CB004302

ATLAS DE HEMATOLOGIA
CLÍNICA HEMATOLÓGICA ILUSTRADA

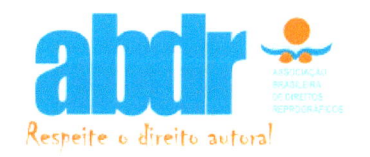

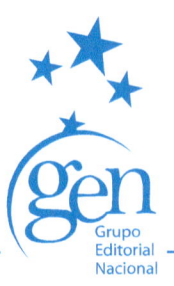

O GEN | Grupo Editorial Nacional – maior plataforma editorial brasileira no segmento científico, técnico e profissional – publica conteúdos nas áreas de ciências da saúde, exatas, humanas, jurídicas e sociais aplicadas, além de prover serviços direcionados à educação continuada e à preparação para concursos.

As editoras que integram o GEN, das mais respeitadas no mercado editorial, construíram catálogos inigualáveis, com obras decisivas para a formação acadêmica e o aperfeiçoamento de várias gerações de profissionais e estudantes, tendo se tornado sinônimo de qualidade e seriedade.

A missão do GEN e dos núcleos de conteúdo que o compõem é prover a melhor informação científica e distribuí-la de maneira flexível e conveniente, a preços justos, gerando benefícios e servindo a autores, docentes, livreiros, funcionários, colaboradores e acionistas.

Nosso comportamento ético incondicional e nossa responsabilidade social e ambiental são reforçados pela natureza educacional de nossa atividade e dão sustentabilidade ao crescimento contínuo e à rentabilidade do grupo.

ATLAS DE HEMATOLOGIA
CLÍNICA HEMATOLÓGICA ILUSTRADA

THEREZINHA FERREIRA LORENZI

Coordenadora

Professora Doutora da Faculdade de Medicina da
Universidade de São Paulo

Médica da Fundação Maria Cecília Souto Vidigal

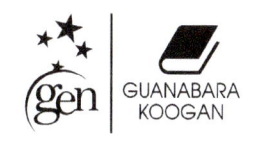

- **Atendimento ao cliente: (11) 5080-0751 | faleconosco@grupogen.com.br**

- Direitos exclusivos para a língua portuguesa
Copyright © 2006, 2021 (5ª impressão) by
Guanabara Koogan Ltda.
Uma editora integrante do GEN | Grupo Editorial Nacional
Travessa do Ouvidor, 11
Rio de Janeiro – RJ – 20040-040
www.grupogen.com.br

- Editoração eletrônica: Uniontask

CIP-BRASIL. CATALOGAÇÃO NA FONTE
SINDICATO NACIONAL DOS EDITORES DE LIVROS, RJ

A891

Atlas de hematologia: clínica hematológica ilustrada / Therezinha Ferreira Lorenzi, coordenadora. – [Reimpr.]. – Rio de Janeiro : Guanabara Koogan, 2021.
il.;

Inclui bibliografia
ISBN 978-85-277-1123-4

1. Hematologia - Atlas. 2. Sangue - Doenças - Diagnóstico.
I. Lorenzi, Therezinha Ferreira. II. Título: Clínica hematológica ilustrada.

05-3122.	CDD 616.150750222
	CDU 616.15-08(084.4)

Colaboradores

Elbio Antonio D'Amico

Professor Doutor da Faculdade de Medicina da Universidade de São Paulo.

Médico Assistente do Serviço de Hematologia do Hospital das Clínicas da Faculdade de Medicina da Universidade de São Paulo.

Elvira Rodrigues Pereira Velloso

Doutora em Hematologia pela Faculdade de Medicina da Universidade de São Paulo.

Médica Colaboradora da Faculdade de Medicina da Universidade de São Paulo.

Médica do Serviço de Hematologia e Hemoterapia do Hospital das Clínicas da Faculdade de Medicina da Universidade de São Paulo.

Coordenadora do Estudo de Síndromes Mielodisplásicas.

Fernando Lopes Alberto

Doutor em Clínica Médica pela Universidade Estadual de Campinas — UNICAMP.

Assessor Médico em Hematologia e Biologia Molecular do Instituto Fleury, Centro de Medicina Diagnóstica, São Paulo.

Gracia Aparecida Martinez

Doutora em Hematologia pela Faculdade de Medicina da Universidade de São Paulo.

Médica Colaboradora da Faculdade de Medicina da Universidade de São Paulo.

Assistente do Serviço de Hematologia do Hospital das Clínicas da Faculdade de Medicina da Universidade de São Paulo.

Luís Fernando Pracchia

Médico Assistente do Serviço de Hematologia e Hemoterapia do Hospital das Clínicas da Faculdade de Medicina da Universidade de São Paulo.

Pós-graduando da Disciplina de Hematologia da Faculdade de Medicina da Universidade de São Paulo.

Manoel de Souza Rocha

Doutor em Medicina pela Faculdade de Medicina da Universidade de São Paulo.

Médico Radiologista Assistente do Instituto de Radiologia do Hospital das Clínicas da Faculdade de Medicina da Universidade de São Paulo.

Médico Radiologista do Departamento de Imagem do Hospital Israelita Albert Einstein.

Maria de Lourdes L. F. Chauffaille

Hematologista.

Livre-Docente em Hematologia pela Escola Paulista de Medicina — UNIFESP-EPM.

Pós-doutorado no Southwest Biomedical Research Institute, Scottsdale, Arizona, EUA, e no Saint Jude Children's Research Hospital, Memphis, Tennesee, EUA.

Professora Adjunta da Disciplina de Hematologia e Hemoterapia da Escola Paulista de Medicina — UNIFESP.

Médica Especialista em Hematologia e Citogenética do Fleury Medicina Diagnóstica.

Maria Hsu Rocha

Patologista Clínica.

Doutora em Pediatria pela Faculdade de Medicina da Universidade de São Paulo.

Estágio de Doutorado no Saint Jude Children's Research Hospital, Memphis, Tennesee, EUA.

Médica Especialista em Hematologia e Citometria de Fluxo do Fleury Medicina Diagnóstica.

Mauro Miguel Daniel

Doutor em Medicina pela Faculdade de Medicina da Universidade de São Paulo.

Médico Radiologista Assistente do Instituto de Radiologia do Hospital das Clínicas da Faculdade de Medicina da Universidade de São Paulo.

Médico Radiologista do Departamento de Imagem do Hospital Israelita Albert Einstein.

Paula Ribeiro Villaça

Professora Doutora da Faculdade de Medicina da Universidade de São Paulo.

Médica da Fundação Pró-Sangue — Hemocentro de São Paulo.

Paulo Augusto Achucarro Silveira

Mestre e Doutor em Medicina (Hematologia) pela Faculdade de Medicina da Universidade de São Paulo.

Professor Colaborador Médico da Faculdade de Medicina da Universidade de São Paulo.

Médico Supervisor do Serviço de Hematologia do Hospital das Clínicas da Faculdade de Medicina da Universidade de São Paulo.

Sandra Fátima Menosi Gualandro

Mestre e Doutor em Medicina (Hematologia) pela Faculdade de Medicina da Universidade de São Paulo.

Professora da Disciplina de Hematologia e Hemoterapia da Faculdade de Medicina da Universidade de São Paulo.

Therezinha Ferreira Lorenzi

Professora Doutora da Faculdade de Medicina da Universidade de São Paulo.

Fundação Maria Cecília Souto Vidigal.

Valeria Buccheri

Professora Doutora da Disciplina de Hematologia do Hospital das Clínicas da Faculdade de Medicina da Universidade de São Paulo.

Diretora Científica da Fundação Maria Cecília Souto Vidigal.

Agradecimentos

À Fundação Maria Cecília Souto Vidigal e sua Diretora Científica Dra. Valeria Buccheri, pelo apoio dado para a realização desta obra.

À Dra. Vera Aldrich, patologista do Hospital das Clínicas da Faculdade de Medicina da Universidade de São Paulo, pelo fornecimento de material histopatológico utilizado nas ilustrações dos linfomas não-Hodgkin e linforma de Hodgkin.

À bibliotecária Maria das Dores S. Dias e à Claudia Viviane R. Pires, responsável pela maior parte dos exames de imunofenotipagem aqui apresentados.

À secretária Elizabeth Cristiane Dalan, pelo inestimável auxílio na composição deste Atlas.

Ao Sr. Reynaldo T. Uezima, pela valiosa ajuda na elaboração dos desenhos e esquemas que ilustram vários capítulos.

À Medsi Editora — Guanabara Koogan, pela atenção e empenho que nos tem dispensado.

Os Autores

Prefácio

A idéia de lançar um *Atlas de Hematologia* com a finalidade de mostrar aos médicos, especialistas ou não desta área, aspectos clínicos relevantes da Hematologia devidamente ilustrados surgiu há alguns meses em encontro científico com alguns colegas que participam desta obra.

O nome *Clínica Hematológica Ilustrada* se justifica por abordar, cada capítulo, pontos essenciais das doenças hematológicas benignas ou malignas que se prestam ao diagnóstico e à compreensão da sua fisiopatologia.

Obviamente, não se pretendeu abranger o universo da especialidade, que continua a se desenvolver de modo muito rápido nos últimos anos.

Procurou-se destacar as doenças comumente encontradas em nosso meio, mas apresentamos também dados sobre outras patologias mais raras que tivemos a oportunidade de diagnosticar.

Os assuntos foram divididos entre especialistas que se preocupam com áreas relativamente específicas e que trabalham de modo continuado na assistência clínica a pacientes portadores de distúrbios hematológicos diversos.

Nesse sentido, a obra foi dividida em duas seções que abordam, de perto, aspectos da fisiologia e da patologia das células sangüíneas: eritrócitos, leucócitos e da hemostasia em geral.

Nossa participação se ateve, de modo especial, à elaboração de uma coleção de *slides* e fotos de pacientes que pudemos acompanhar, quase todos, durante um longo tempo dedicado à sua assistência clínica.

Em virtude do nosso interesse no estudo da citomorfologia e da citoquímica, que constituíam há alguns anos exames fundamentais ao diagnóstico e que se mostram ainda hoje muito úteis na caracterização de várias hemopatias, pudemos documentar um grande número de casos.

Por outro lado, a curiosidade despertada em nós pelo Professor Michel Jamra sobre a fisiopatologia do baço em algumas hemopatias, rendeu-nos uma apreciável coleção de *slides* e fotos sobre esplenopatias e esplenomegalias, já utilizada em livro publicado em 1988, em colaboração com o ilustre Professor.

Achamos conveniente colocar parte daquele material na presente obra, uma vez que o assunto continua a despertar interesse de médicos especialistas e generalistas.

Os doutores Paulo Augusto A. Silveira e Sandra Fátima M. Gualandro são responsáveis pelos capítulos sobre a fisiologia dos eritrócitos e a caracterização das anemias, abordando dados clínicos e exames laboratoriais úteis para o diagnóstico.

Os doutores Elbio Antonio D'Amico e Paula Ribeiro Villaça focalizam a hemostasia normal e seus distúrbios nos Capítulos 4 e 9.

Contamos com a valiosa cooperação de três especialistas em biologia molecular, citogenética e genética molecular, os doutores Fernando Lopes Alberto, Maria de Lourdes L. F. Chauffaille e Maria Hsu Rocha.

A participação desses pesquisadores veio enriquecer sobremaneira o enfoque no diagnóstico das hemopatias, pois, mediante emprego das modernas técnicas de biologia molecular, tem-se chegado a um melhor conhecimento acerca da patogenia de várias doenças hematológicas ligadas a distúrbios genéticos congênitos e adquiridos.

A abordagem das hemopatias malignas, no Capítulo 8, contou com a colaboração de vários colegas como as doutoras Valeria Buccheri, Elvira R. P. Velloso, Gracia Aparecida Martinez e o doutor Luís Fernando Pracchia. São revistas as proliferações malignas agudas e crônicas das linhagens de células mielóides e linfóides, as mielodisplasias, os linfomas de Hodgkin e não-Hodgkin e as proliferações plasmocitárias, como mieloma múltiplo e as doenças afins.

Ainda nesse capítulo abordamos as adenomegalias não-malignas originadas a partir de proliferações reacionais dos componentes linfocitário e monocitoistiocitário dos linfonodos, que servem ao diagnóstico diferencial com as proliferações malignas.

O Capítulo 10 completa a obra com dados muito esclarecedores sobre o comprometimento do tecido ósseo, órgãos parenquimatosos e vísceras obtidos pelos exames de imagem. Colaboram neste capítulo os doutores Mauro Miguel Daniel e Manoel de Souza Rocha, especialistas com experiência no acompanhamento das hemopatias com essas técnicas.

Conforme ressaltamos este *Atlas de Hematalogia. Clínica Hematológica Ilustrada* não está dirigido apenas aos especialistas. É nossa intenção que ele possa abranger um público diversificado, formado por acadêmicos de Medicina, médicos residentes, clínicos gerais, outros especialistas e mesmo cirurgiões interessados em conhecer aspectos importantes e interessantes da Hematologia.

Therezinha Ferreira Lorenzi
Coordenadora

Sumário

Capítulo 2 — Eritrócitos, 69

Paulo Augusto Achucarro Silveira
Sandra Fátima Menosi Gualandro

SEÇÃO II — PATOLOGIA, 299

Capítulo 7 — Anemias, 301

Paulo Augusto Achucarro Silveira
Sandra Fátima Menosi Gualandro

Capítulo 8 — Patologia dos Leucócitos — Doenças Proliferativas, Linfandenopatias Reacionais, 351

Parte A — Leucemias Agudas, 351

Valeria Buccheri
Therezinha Ferreira Lorenzi

Parte B — Síndromes Mielodisplásicas, 399

Elvira Rodrigues Pereira Velloso

Parte C — Síndromes Mieloproliferativas, 433

Therezinha Ferreira Lorenzi

Parte D — Linfomas Não-Hodgkin, 465

Luís Fernando Pracchia
Therezinha Ferreira Lorenzi

Parte E — Linfoma de Hodgkin, 518

Valeria Buccheri

Parte F — Outras Doenças Linfoproliferativas (Linfócitos B), 539

Gracia Aparecida Martinez

Parte G — Linfadenopatias Reacionais e Doenças Linfoproliferativas Benignas, 565

Therezinha Ferreira Lorenzi

Capítulo 9 — Fisiopatologia da Hemostasia, 587

Elbio Antonio D'Amico
Paula Ribeiro Villaça

Capítulo 10 — Métodos de Diagnóstico por Imagem em Hematologia, 613

Mauro Miguel Daniel
Manoel de Souza Rocha

ATLAS DE HEMATOLOGIA
CLÍNICA HEMATOLÓGICA ILUSTRADA

FISIOLOGIA

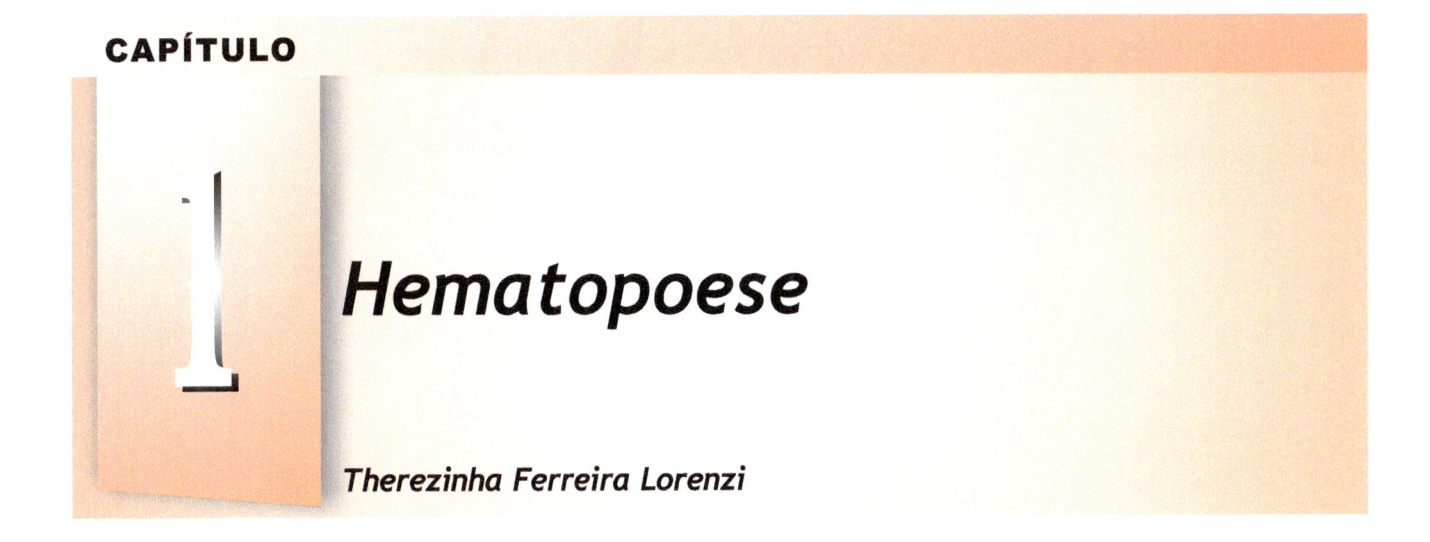

Hematopoese

Therezinha Ferreira Lorenzi

ORIGEM DAS CÉLULAS DO SANGUE

Células-tronco (*Stem Cells*)

Fisiologia e Morfologia

Os elementos celulares do sangue — eritrócitos, leucócitos e plaquetas, originam-se de uma célula indiferenciada pluripotente, denominada célula-tronco ou *stem cell*.

As células pluripotentes costumam ser classificadas em *stem cells* embrionárias e *stem cells* de tecidos adultos. A divisão, embora teórica, baseia-se em experimentos sobre suas potencialidades de originar apenas precursores hematopoéticos ou também elementos de outros tecidos.

As *stem cells* embrionárias estão presentes no saco vitelino durante o período de desenvolvimento do embrião. São designadas *hemangioblastos*, ou seja, células capazes de dar origem a vasos sangüíneos (*angioblastos*) e a células do sangue, ou células hematopoéticas. Estas últimas, numa fase posterior, caem na circulação e se instalam no fígado, no início do período fetal da hematopoese e depois no baço e na medula óssea (Fig. 1-1).

A hematopoese é dividida, classicamente, em três períodos: (1) período *embrionário*, que se inicia entre a quinta e a sétima semana de vida do embrião e termina por volta do quarto mês de vida fetal; (2) período *hepatoesplênico*, vai do quarto ao sexto mês, e (3) período *medular*. A partir de então a hematopoese tem lugar apenas na porção esponjosa dos ossos.

As células pluripotentes da medula óssea mantêm a capacidade de auto-renovação e adquirem a capacidade de diferenciação, dando origem às séries eritroblástica, granulocítica, megacariocitária e também aos linfócitos de tipo B do sangue periférico.

As *stem cells* que circulam até o timo sofrem influência do parênquima desse órgão e dão origem à linhagem dos linfócitos T ou linfócitos timo-dependentes.

As *stem cells* presentes na medula óssea e no sangue circulante correspondem às *stem cells de tecidos adultos*. Têm duas características importantes: (1) capacidade de auto-renovação e (2) pluripotencialidade. Graças a essas características elas foram empregadas para restabelecer a hematopoese normal em animais irradiados letalmente e nos transplantes em indivíduos portadores de hemopatias malignas que são submetidos a irradiações totais.

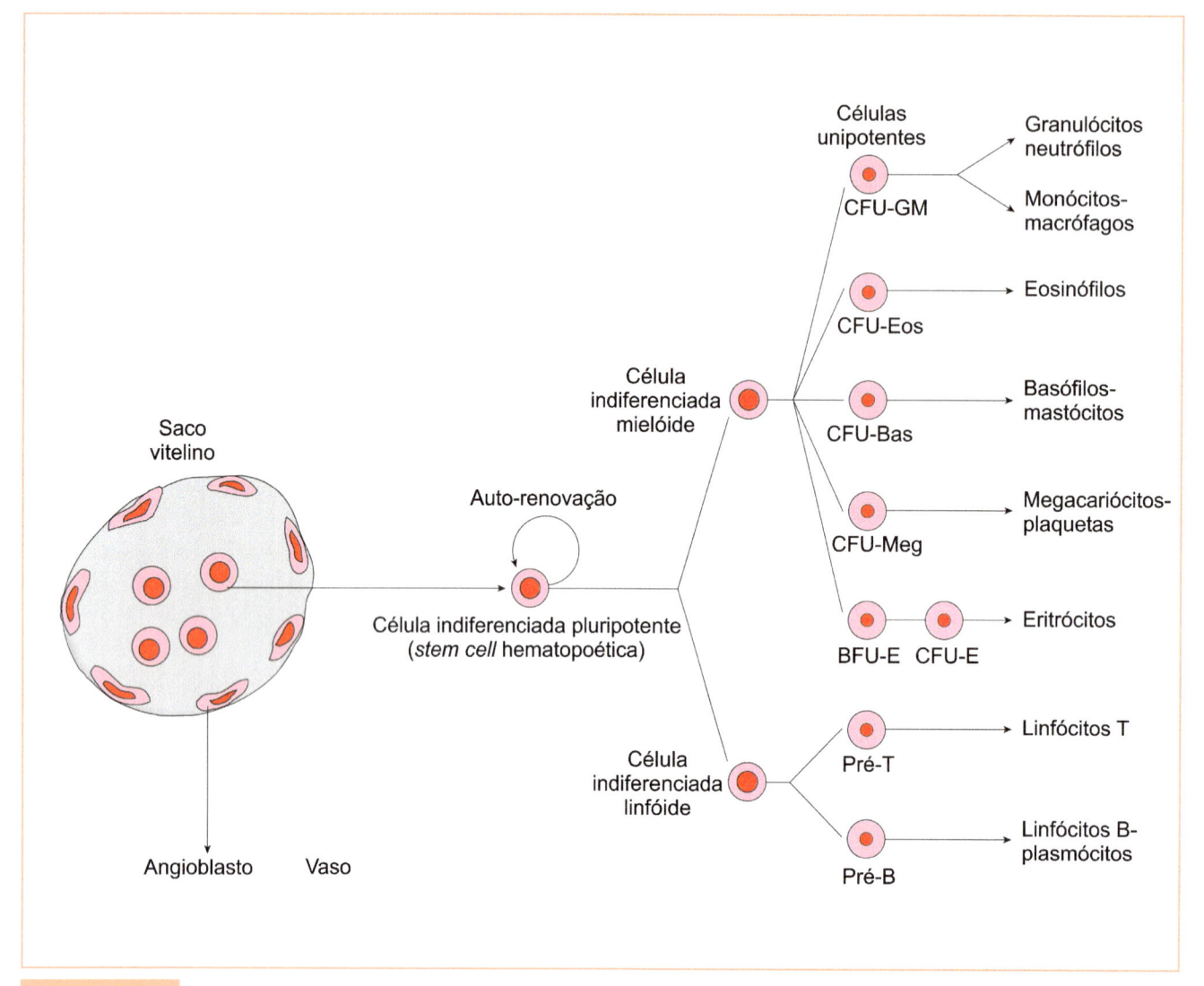

Figura 1-1.

Hematopoese.

O termo *plasticidade* das células-tronco define a sua pluripotencialidade e a sua capacidade de auto-renovação.

O controle da hematopoese em todas as suas fases é feito por ação de vários genes reguladores da produção de fatores estimuladores e inibidores (Quadros 1-1 e 1-2).

As células-tronco também sofrem a ação de várias substâncias que controlam a capacidade de auto-renovação. Dentre essas estão as interleucinas (IL) IL-1, IL-3, IL-6 e IL-11. O fator Steel (SF), também denominado *stem cells factor,* e o G-CSF atuam na fase de expansão das *stem cells*, isto é, na proliferação.

O SF atua sobre os progenitores mais indiferenciados, promovendo proliferação e diferenciação e, possivelmente, também atua sobre as próprias células-tronco.

A diferenciação ou maturação dos progenitores medulares é feita por influência de fatores provenientes do meio externo e que agem diretamente sobre as células. A presença desses fatores na membrana celular é transmitida ao núcleo por meio de um *sinal de transdução*, que, afinal, atinge alguns genes localizados no interior dessas células.

Quadro 1-1.

Nomenclatura dos precursores hematopoéticos e fatores estimuladores

CFU-S	Célula pluripotente. Chamada de *colony forming unit*. Por ter sido descrita no baço, recebeu a denominação S (*spleen*)
CFU-GEMM (CFU-C)	Unidade ou célula formadora de precursores das linhagens granulocítica, eritroblástica, monocitária e megacariocitária
CFU-GM	Unidade ou célula formadora de colônias de neutrófilos e monócitos
CFU-EoS	Unidade ou célula formadora de colônias de eosinófilos
CFU-Bas	Unidade ou célula formadora de colônias de basófilos. Admitem-se que delas se originam os mastócitos (?)
CFU-Meg	Unidade ou célula formadora de colônias de megacariócitos (e plaquetas)
BFU-E	Fator estimulador de progenitores eritroblásticos
CFU-E	Unidade ou célula formadora de eritroblastos
EPO-(Ep)	Eritropoetina. Estimula a diferenciação dos progenitores eritroblásticos
GM-CSF	Fator estimulador de colônias granulocíticas (G) e monocitárias (M)
G-CSF	Fator estimulador de colônias granulocíticas
M-CSF	Fator estimulador de colônias monocitárias

Quadro 1-2.

Fatores inibidores e moduladores da hematopoese

Fator	Atividade	Célula(s) produtora(s)
Interferons IFN-α/IFN-γ	Efeito inibidor sobre precursores granulocíticos	Linfócitos T, monócitos
Prostaglandina E (PGE)	Inibição das colônias CFU-GM	Macrófagos
Lactoferrina	Inibição de proliferação de precursores granulocíticos	Presente nas granulações específicas dos segmentados neutrófilos
Fator de necrose tumoral (TNF-α)	Inibição da granulocitopoese	Linfócitos e monócitos ativados (macrófagos)
Fatores transformadores de crescimento (TGF-β)	Inibição da megacariocitopoese, eritropoese e granulocitopoese	Liberado na degranulação das plaquetas. Produzido por células da medula óssea e armazenado nos grânulos alfa

Outros fatores: MIF (fator inibidor da migração de macrófagos; MCP (fator quimiotático para macrófagos); PDGF (fator de crescimento de plaquetas); BCGF (fator de crescimento de linfócitos B), etc.

A partir da ativação desses genes acontece a transcrição genética. Algumas substâncias, denominadas *fatores de transcrição*, são reguladoras, influindo também na diferenciação celular.

As proteínas GATA-1 e 2, por exemplo, atuam na diferenciação das células pluripotentes em células das linhagens eritroblástica e megacariocitária.

Assim como o fator Steel, tem importância na proliferação das células-tronco o seu receptor, produto do protooncogene *c-Kit*. Mutações deste último, localizado no cromossomo 4 humano, são responsáveis por algumas alterações hematológicas.

As células-tronco embrionárias e as dos tecidos adultos, como as presentes na medula óssea e no sangue periférico, têm sido utilizadas na terapia de várias doenças hematológicas, com algum resultado. Dentre essas doenças, a anemia falciforme, a betatalassemia, vários quadros de imunodeficiência, anemias aplásticas congênitas (anemia de Fanconi) e doenças metabólicas (doença de Gaucher, de Hürler etc.) têm recebido transplante de *stem cells* de doadores compatíveis na tentativa de corrigir os distúrbios genéticos específicos de cada patologia.

A potencialidade de tais células de *desdiferenciação* e *transdiferenciação*, ligada à plasticidade, tem sido explorada em experimentos recentes, na tentativa de reconstrução de tecidos não-hematopoéticos, como músculos, tecidos nervoso e cardíaco, pele, assim como órgãos parenquimatosos (fígado, pâncreas).

As células do estroma medular (ver adiante) também possuem progenitores que parecem ser capazes de produzir células adiposas, cartilaginosas e tecido fibroso.

Morfologia e Marcadores

As *stem cells* estão presentes na medula óssea em porcentagem pequena, assim como no sangue (< 1,0%). Não são facilmente reconhecidas por meio de características morfológicas apenas, embora sejam descritas como células redondas pequenas, desprovidas de granulações e com relação núcleo/citoplasmática grande. Nesse aspecto elas se aproximam dos linfócitos jovens.

Tais células passam facilmente despercebidas em esfregaços de medula óssea e de sangue periférico, por serem muito escassas.

No cordão umbilical é encontrada maior porcentagem delas (até 20%-30%), dependendo da técnica empregada para a obtenção. Além disso, parece que, no cordão umbilical, as células-tronco têm características mais jovens (ou embrionárias) do que quando no sangue.

O emprego de fator de crescimento, como o G-CSF (*granulocyte-colony stimulating factor*), permite o recrutamento de maior número de *stem cells* para o sangue, e por isso ele é utilizado nos transplantes.

As células-tronco exibem na membrana externa uma proteína, o antígeno CD34, denominando-se, então, o conjunto de CD34+. Outras células precursoras, blásticas, também podem exibir esse antígeno, assim como fibroblastos e células endoteliais.

Entretanto, certa porcentagem de células pluripotentes é CD34–. Para alguns pesquisadores, tais células estariam numa fase quiescente e quando *estimuladas* passariam a ser CD34+.

Outros antígenos (CD) são úteis para a completa caracterização das *stem cells*, como CD45, CD38, CD133 e HLA-DR.

A Fig. 1-3 mostra a imunofenotipagem de células-tronco CD34+ a partir de sangue periférico obtido com a manobra de mobilização com G-CSF. A coloração com CD45 (expressão baixa nas células-tronco e alta em células maduras R_1) permite a separação seqüencial mediante coloração com CD34 ($R_2/R_3/R_4$).

O gráfico obtido (Fig. 1-3A) mostra uma porcentagem pequena de células (R_4) correspondente a 0,87% das células pluripotentes isoladas inicialmente. O material separado por *cytospin* foi corado pelo May-Grünwald-Giemsa (Fig. 1-3B e C) e pela reação do Sudan black.

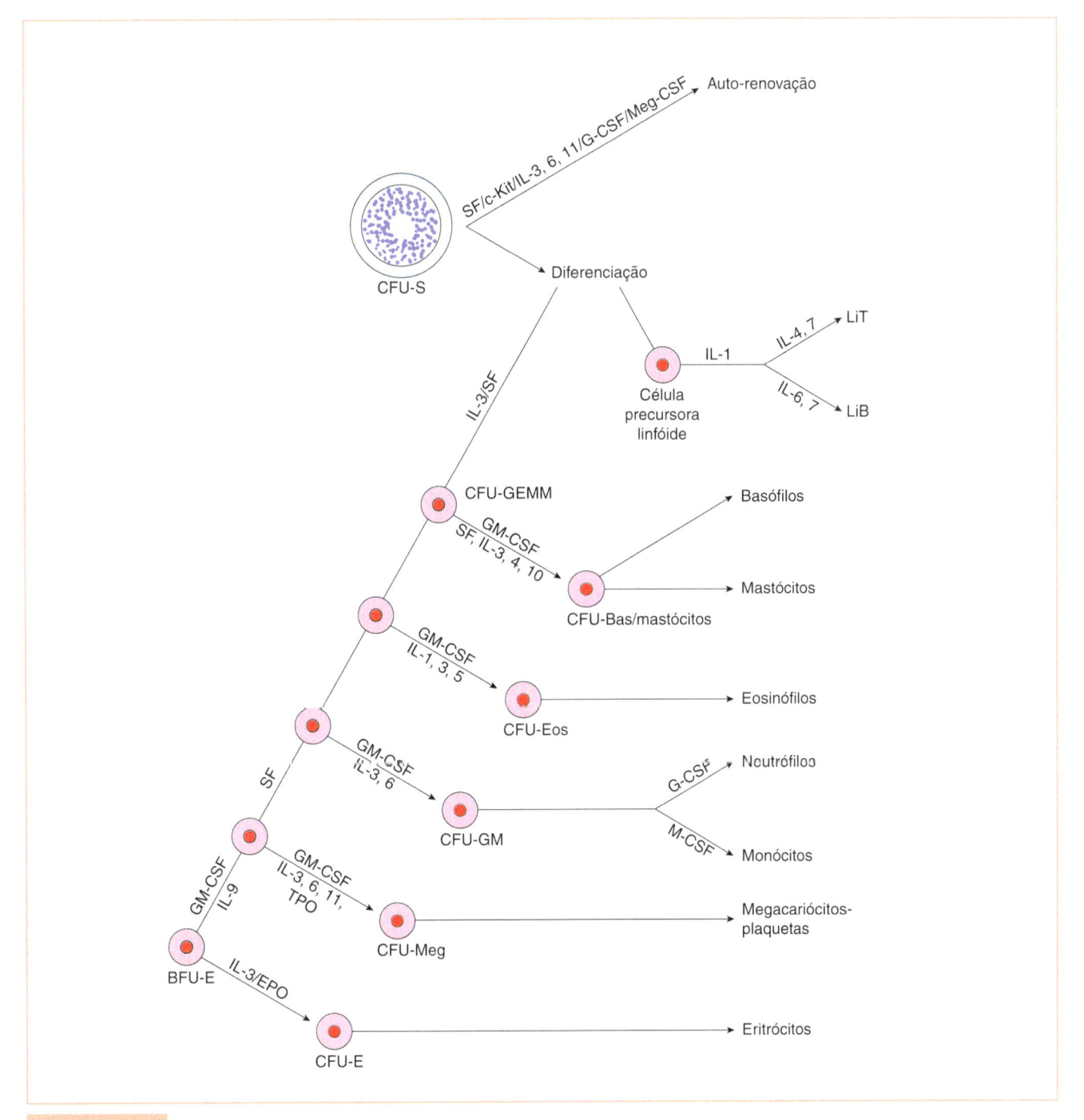

Figura 1-2.

Diferenciação seqüencial das células pluripotentes.

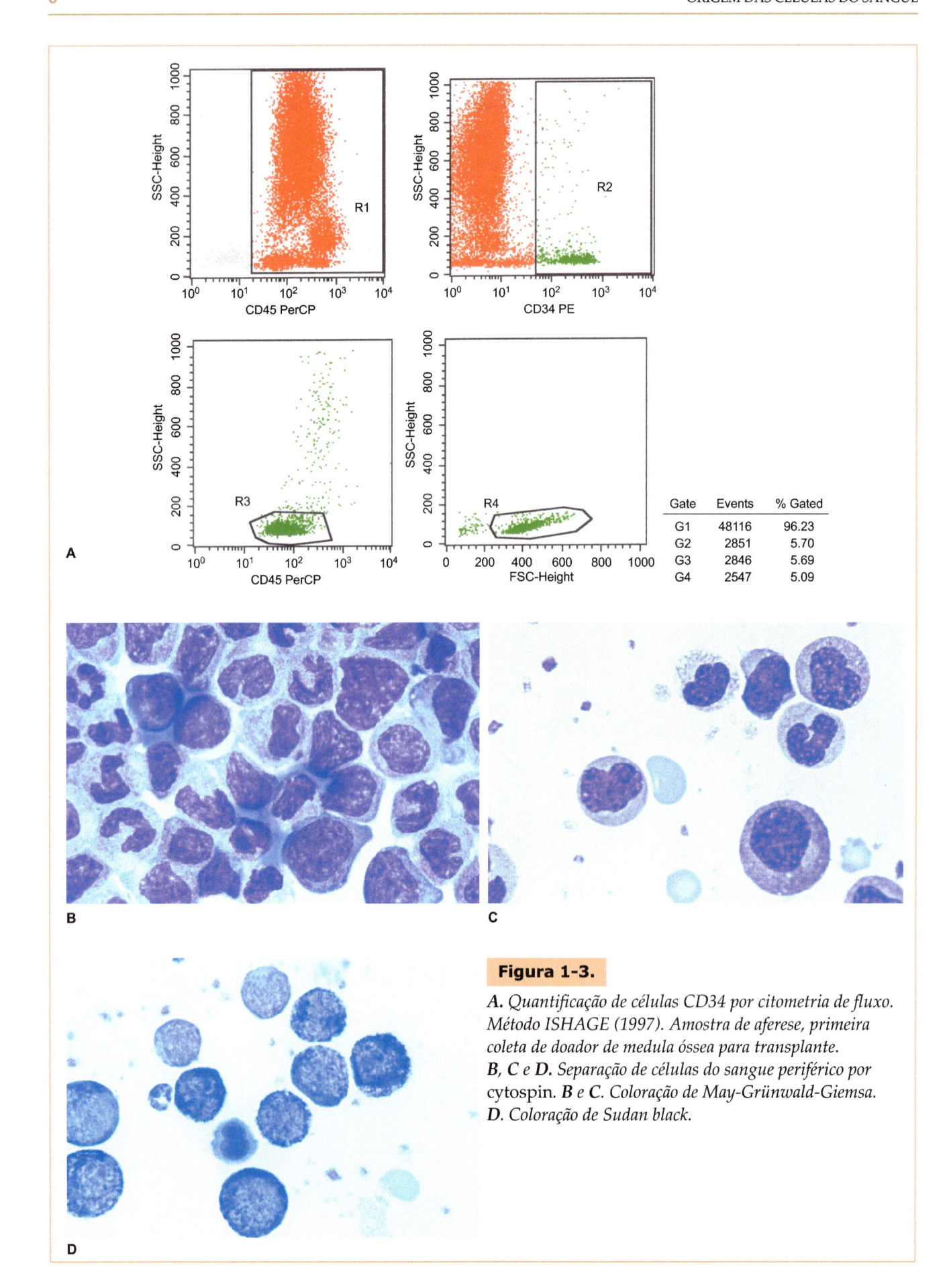

Gate	Events	% Gated
G1	48116	96.23
G2	2851	5.70
G3	2846	5.69
G4	2547	5.09

Figura 1-3.

A. *Quantificação de células CD34 por citometria de fluxo. Método ISHAGE (1997). Amostra de aferese, primeira coleta de doador de medula óssea para transplante.*
B, C e D. *Separação de células do sangue periférico por* cytospin. **B** *e* **C.** *Coloração de May-Grünwald-Giemsa.*
D. *Coloração de Sudan black.*

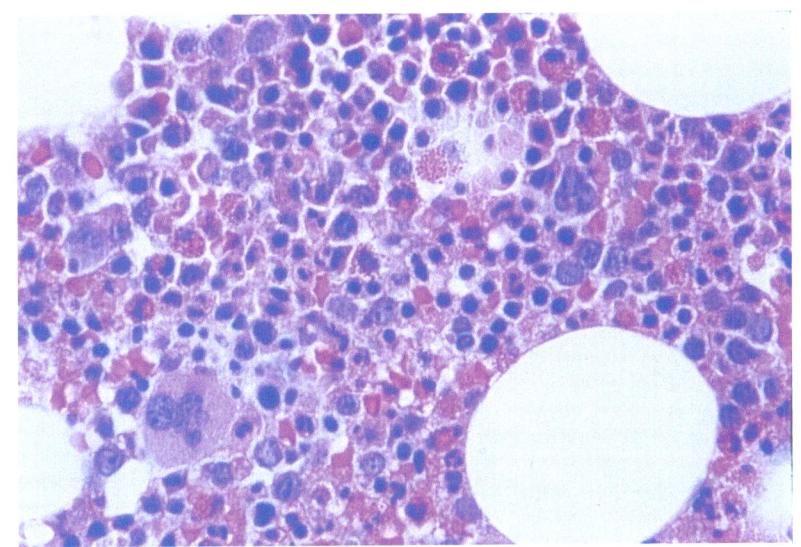

Figura 1-4.

Medula óssea normal. Corte histológico corado pela hematoxilina-eosina.

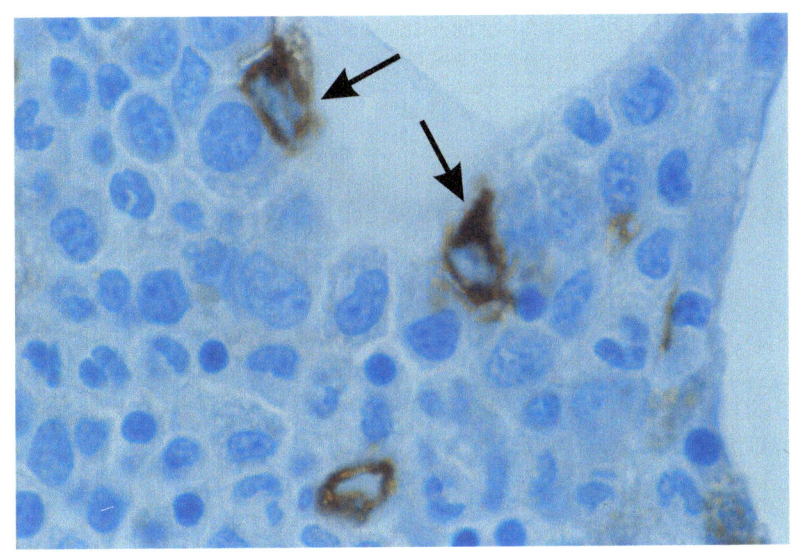

Figura 1-5.

Medula óssea normal. Corte histológico com coloração para antígeno CD34 (setas).

FATORES REGULADORES DO CRESCIMENTO E DA DIFERENCIAÇÃO CELULAR

As células pluripotentes localizadas na medula óssea esponjosa após o nascimento devem se diferenciar para todas as linhagens hematopoéticas, dando origem às células diferenciadas do sangue circulante (Fig. 1-1).

As técnicas de cultura de células em meios de cultura apropriados permitem a observação do crescimento de aglomerados celulares, as colônias de vários tipos, a partir de células pluripotentes circulantes.

Essas colônias têm aspectos diversos, podendo conter poucas células dispersas ou muitas células agrupadas (Figs. 1-6A e B e 1-7).

Para que tais colônias se desenvolvam ou cresçam é preciso juntar ao meio de cultura fatores que estimulem o crescimento e/ou a diferenciação das várias linhagens.

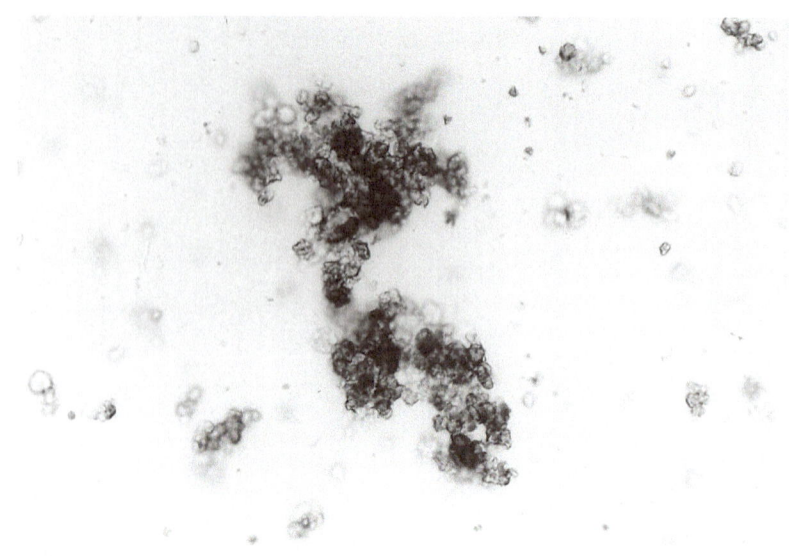

Figura 1-6.

Cultura de células a partir de amostra de sangue periférico. Colônias com número variável de células, pequenas (A) ou maiores (B). Aumento 40 × 8. Leishman.

A

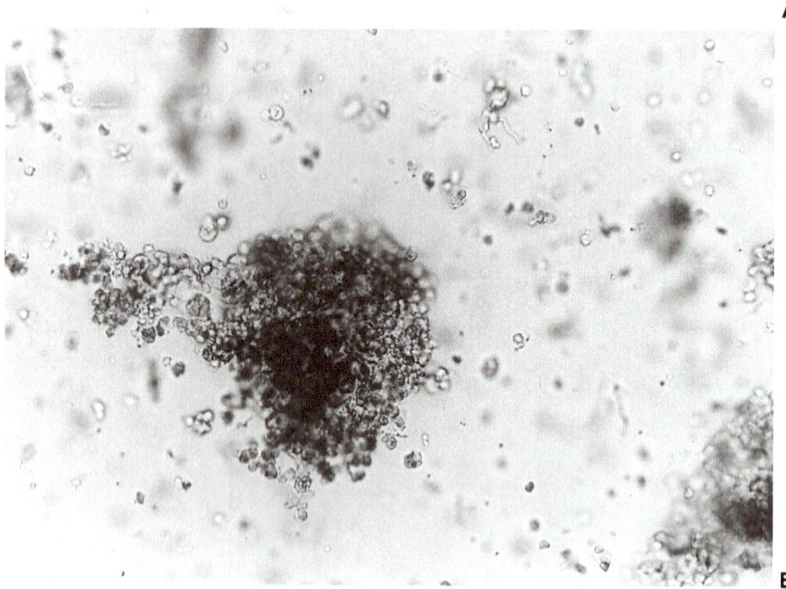

B

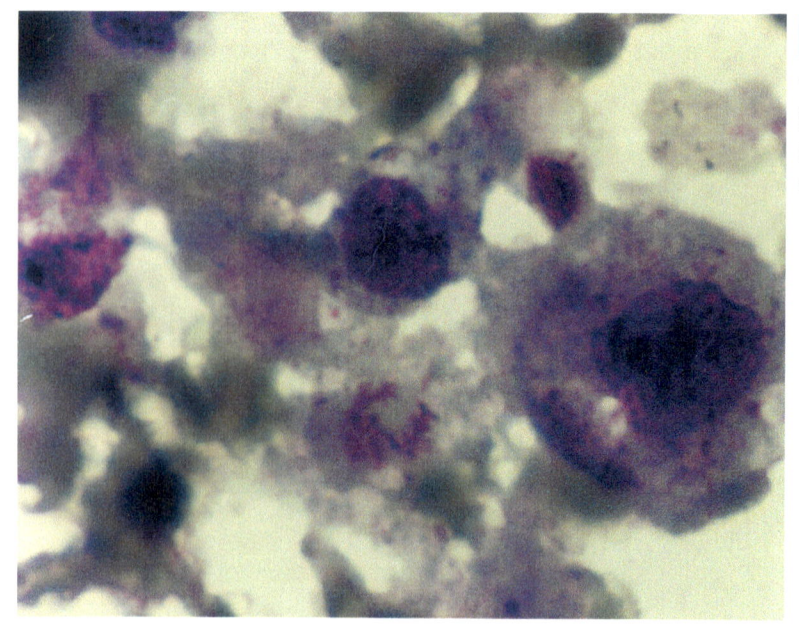

Figura 1-7.

Cultura de células a partir de amostra de sangue periférico (14º dia da cultura. Presença de progenitores granulocíticos. Observar a riqueza de granulações. Leishman 100 × 8).

De modo geral, esses fatores são chamados de estimuladores de colônias (CSF — *colony stimulating factors*) e interleucinas (IL) (Quadros 1-1 a 1-3).

A partir da célula-tronco, a CFU-S pluripotente, originam-se células que seguem o caminho da diferenciação, também chamadas CFU-GEMM (CFU-C). Essa diferenciação é feita, posteriormente, ao acaso ou de modo optativo, em direção à diferenciação final (Fig. 1-2).

Quanto às células linfocitárias há dois tipos de elementos precursores, as CFU-B e as CFU-T. As primeiras predominam em material proveniente da medula óssea e as últimas são obtidas a partir de amostras de sangue periférico, baço e tonsilas.

Fatores Moduladores e Inibidores da Proliferação Celular

Afim de que a proliferação celular corresponda às necessidades do indivíduo, existe um mecanismo *regulador* que consiste na presença de substâncias inibidoras e/ou moduladoras desse crescimento no parênquima medular.

Essas substâncias são produzidas por células do *estroma medular*: linfócitos, macrófagos, células endoteliais e células granulocíticas maduras.

Microambiente Medular. Fisiologia e Morfologia. Moléculas de Adesão

As células pluripotentes que migram do saco vitelino e do baço fetal para a medula óssea vão se localizar junto às trabéculas ósseas por volta do quinto ou sexto mês, quando se inicia a ossificação.

De permeio às traves ósseas existe tecido conjuntivo frouxo, que forma uma malha tridimensional na qual permanecem as células que se diferenciam a partir das células-tronco.

Denomina-se *microambiente medular* ou *estroma* o conjunto de células, vasos, nervos e fibras conjuntivas onde se aninham os precursores hematopoéticos.

Esses precursores são estimulados à proliferação ou à diferenciação pelos fatores já referidos (Quadro 1-2) graças à relação direta entre as células.

Admite-se que hajam diferenças entre a atuação das células estromais, conforme a situação delas no tecido medular.

As células estromais das regiões axiais ou centrais da medula óssea produziriam, de preferência, substâncias *estimuladoras da diferenciação celular*. Aquelas situadas nas zonas periosteais não produzem muito estímulo diferenciador, permitindo que as células pluripotentes aí permaneçam com sua capacidade proliferativa, sem diferenciação.

A relação entre o estroma medular e as células pluripotentes e precursoras das várias linhagens hematopoéticas depende da interação entre as chamadas *moléculas de adesão* e seus *receptores* presentes nas membranas citoplasmáticas celulares.

Essas moléculas são mais numerosas nas células mais indiferenciadas e tornam-se escassas nos elementos maduros (segmentados).

As moléculas de adesão atuam em vários pontos da fisiologia das células sangüíneas, tanto da linhagem granulocítica como em linfócitos, macrófagos e mesmo na hemostasia.

Tais moléculas são divididas em famílias: (1) *integrinas*; (2) superfamília da *imunoglobulina* ou *receptores imunoglobulina-símiles* e (3) *selectinas* (Quadro 1-4).

Quadro 1-3.

Fatores de crescimento e citocinas. Papel na hematopoese

Citocinas	Fonte (células)	Células-alvo	Efeitos biológicos
GM-CSF (pluripoetina)	Linfócitos, células do estroma medular	Células granulocíticas jovens	Estimula a formação de colônias de granulócitos e macrófagos (GM); provoca leucocitose; > poder bactericida dos neutrófilos (aumento de superóxido — O_2)
G-CSF (pluripoetina α)	Idem	Idem	Estimula, preferencialmente, a diferenciação de granulócitos
M-CSF (CSF-1)	Idem	Idem	Estimula, preferencialmente, a diferenciação de monócitos
Eritropoetina (Ep)	Rim, macrófagos	Células eritrocíticas jovens	Estimula a diferenciação de eritroblastos e a produção de hemoglobina no citoplasma
Meg-CSF (BFU-Meg)	Macrófagos (?), células endoteliais (?)	Stem cells	Estimula a proliferação das células pluripotentes
Trombopoetina (TPO)	Macrófagos	Células megacariocitárias jovens	Estimula a diferenciação dos megacariócitos e a produção de plaquetas
Fatores transformadores de crescimento (TGF-β)	Plaquetas	Células megacariocitárias, mielóides e linfóides	Inibem a formação de colônias de megacariócitos
Fator Steel (SF)	Fibroblastos, células estromais da medula óssea	Células precursoras da medula óssea, mastócitos	Estimula a proliferação de CFU-GEMM, BFU-E e CFU-Meg
Fator necrosante de células tumorais (TNF)	Macrófagos, LiT, LiB e outras células	Células tumorais, vasos, fígado	Atua como a IL-1 na inflamação. Necrosa células tumorais
Interleucina 1 (IL-1) (hematopoetina, LAF)	Linfócitos (T, B), macrófagos	Linfócitos T e B	Estimula macrófagos, linfócitos T, B e NK (natural killer); estimula a quimiotaxia de neutrófilos, a produção de prostaglandina e a liberação de GM-CSF/G-CSF
Interleucina 2 (IL-2) (TCGF)	Linfócitos T e NK	Linfócitos T ativados	Estimula a produção de vários CSFs por linfócitos medulares; induz a produção de interferon (IFN-γ)
Interleucina 3 (IL-3, multi-CSF, BPA)	Idem, células mielóides, macrófagos	Stem cells	Estimula a hemopoese como um todo (todas as linhagens derivadas das stem cells)
Interleucina 4 (IL-4, BSF₁)	Linfócitos T helper, mastócitos	Linfócitos CD4, CD8	Estimula o crescimento de linfócitos T; inibe a produção de IL-3; induz a formação de células gigantes a partir de monócitos; interage com IL-5 e IL-6

Interleucina 5 (IL-5, BCGF$_2$, EoGF)	Linfócitos T ativados	Linfócitos B; precursores eosinófilos	Estimula a diferenciação de LiB em plasmócitos; induz a síntese de IgM e a produção de eosinófilos. É fator específico da diferenciação de eosinófilos
Interleucina 6 (IL-6, BSF$_2$, β$_2$ IFN)	Linfócitos T; linfócitos B (?)	Linfócitos B	Estimula a diferenciação de LiB; ativa LiT; induz a síntese de IgG. Atua sinergicamente com IL-2 e IL-3, estimulando a formação de colônias GM, de eosinófilos e de megacariócitos
Interleucina 7 (IL-7)	Células estromais do baço, timo, rim	Linfócitos B	Estimula a diferenciação de pré-LiB e LiT; estimula a diferenciação de timócitos
Interleucina 8 (IL-8)	Várias células (monócitos, macrófagos, neutrófilos, linfócitos etc.)	Neutrófilos	Estimula a quimiotaxia
Interleucina 9 (IL-9)	Linfócitos T	Células eritróides jovens (BFU-E) e megacariócitos jovens (CFU-Meg)	Estimula o *burst* das células eritróides jovens
Interleucina 10 (IL-10)	Linfócitos T	Aumenta o poder citotóxico de células T	Inibe a síntese de IFN
Interleucina 11 (IL-11)	Células do estroma medular, fibroblastos pulmonares, trofoblastos	Células precursoras medulares	Estimula megacariocitopoese, linfócitos B produtores de Ig. Atua sinergicamente com IL-3
Interleucina 12 (IL-12)	Linfócitos B e macrófagos	Células citotóxicas e células NK	Tem função hemopoética e imunológica. Ativação de células NK
Interleucina 13 (IL-13)	Linfócitos T (basófilos?)	Linfócitos B normais e leucêmicos	Tem função sinérgica com IL-4
Interleucina 15 (IL-15)	Células medulares estromais	Linfócitos B leucêmicos	Estimula a proliferação de linfócitos citotóxicos, ativa células NK, induz a proliferação e a diferenciação de células B normais e malignas
Interleucina 16	Macrófagos	Linfócitos CD4, monócitos e eosinófilos	Inibe a proliferação de vírus HIV
Interleucina 17	Linfócitos T	Células estromais	Induz a secreção de IL-6, IL-8 e GM-CSF
Interleucina 18	Macrófagos	Linfócitos	Induz a secreção de IFN-α, atua na apoptose

Quadro 1-4.
Moléculas de adesão

Família	Células que expressam	Ligantes	Função
Integrinas			
$\alpha_1\ \beta_1$ (VLA-1)	Leucócitos, outras células	Laminina, colágeno	Adesão ao ECM
$\alpha_2\ \beta_1$ (VLA-2)	Leucócitos, outras células	Laminina, colágeno	Adesão ao ECM
$\alpha_3\ \beta_1$ (VLA-3)	Leucócitos, outras células	Laminina, colágeno, fibronectina	Adesão ao ECM
$\alpha_4\ \beta_1$ (VLA-4)	Monócitos, linfócitos, eosinófilos	VCAM-1, fibronectina	Adesão ao ECM e a células (estroma medular)
$\alpha_1\ \beta_2$ (LFA-1)	Leucócitos	ICAM-1, 2, 3	Agregação e adesão de leucócitos
αM β_2 (MAC-1)	Neutrófilos, monócitos	ICAM-1, fibrinogênio	Agregação e adesão de neutrófilos ao endotélio
αIIb β_3 (GP IIb/IIIa)	Plaquetas	Fibrinogênio, fibronectina, vWF, vitronectina, trombospondina, colágeno	Adesão de plaquetas
Receptores Ig-símiles			
ICAM-1	Macrófagos, células endoteliais	Fibrinogênio, integrinas $\alpha_1\ \beta_2$	Adesão de leucócitos ao endotélio, função de linfócitos T
ICAM-2	Células endoteliais	Fibrinogênio, integrinas $\alpha_1\ \beta_2$	Adesão de leucócitos ao endotélio, função de linfócitos T
ICAM-3	Leucócitos	Fibrinogênio, integrinas $\alpha_1\ \beta_2$	Agregação de leucócitos, função de linfócitos T
CD2, CD3, CD4, CD8	Linfócitos T	MHC classe I, II, LFA-3	Função de linfócitos T
Selectinas			
P-selectina	Plaquetas ativadas, células endoteliais ativadas	Ligantes de leucócitos	Adesão de leucócitos a plaquetas e a células endoteliais ativadas
E-selectina	Células endoteliais ativadas	Ligantes de leucócitos	Adesão de leucócitos às células endoteliais ativadas
L-selectina	Leucócitos	Ligantes de células endoteliais ativadas e endotélio de linfonodos	Adesão de leucócitos às células endoteliais ativadas e *homing* de leucócitos
Outros receptores			
Complexo Ib/IX/V	Plaquetas	vWF	Adesão de plaquetas ao endotélio
CD36	Plaquetas	Colágeno, trombospondina	Adesão de plaquetas ao ECM
CD44	Leucócitos, outras células	Hialuronan	Linfopoese
Caderinas	Endotélio e outras células	Ligam-se a receptores de caderinas de células adjacentes (*zíper*) e aos filamentos de actina do citoesqueleto	Junção de células entre si

VLA = antígenos de ativação tardia; ECM = matriz extracelular; VCAM = molécula de adesão celular aos vasos; LFA = antígeno associado à função de leucócitos; ICAM = molécula de adesão intercelular; vWF = fator von Willebrand; MAC-1 = CD11b/CD18; MHC = complexo maior de histocompatibilidade.

CITOLOGIA DAS CÉLULAS DO SANGUE E DOS ÓRGÃOS HEMOFORMADORES

A morfologia das células do sangue periférico, da medula óssea e dos órgãos ou tecidos linfóides é reconhecida pelos exames citológicos, os quais se baseiam na coloração de esfregaços obtidos por punção venosa ou pela punção-biopsia, com agulhas apropriadas, da medula óssea, de linfonodos ou de vários tipos de tumores.

O material a ser examinado deve estar em boas condições técnicas, preferindo-se que o estudo das células do sangue periférico seja feito em esfregaços finos recentes e obtidos por picada com lanceta ou agulha, da polpa digital.

A coloração desse material é feita com os *corantes panóticos*, isto é, aqueles que reconhecem os núcleos e as estruturas citoplasmáticas celulares ao mesmo tempo. Por exemplo, Leishman, May-Grünwald-Giemsa etc.

Outras colorações também são usadas em esfregaços, como aquelas que colocam em evidência algumas substâncias químicas presentes nos núcleos ou no citoplasma celular. São as reações *citoquímicas* que podem ser úteis no reconhecimento das estruturas celulares normais e seus desvios. Estes estão muitas vezes presentes em células indiferenciadas ou malignas das diversas formas de leucemia ou de linfoproliferações malignas.

Série Vermelha ou Eritroblástica

A diferenciação dessa série é feita a partir das células pluripotentes, através de etapas sucessivas, até atingir a maturação completa, que se verifica no eritrócito maduro.

O proeritroblasto (PE), originado da célula inicial sofre uma divisão resultando duas células-filhas, que se dividem sucessivamente. Dessa forma, a partir de uma célula jovem, resultam 16 células diferenciadas, em quatro divisões consecutivas.

No Quadro 1-5 estão descritas as principais características da série eritroblástica em suas várias fases evolutivas até o eritrócito maduro circulante, juntamente com as respectivas microfotografias.

Série Branca ou Leucocitária

Os leucócitos englobam granulócitos e a série linfocitária. Dentre os primeiros estão os neutrófilos, os eosinófilos, os basófilos e os monócitos.

Os granulócitos recebem essa denominação por exibirem no citoplasma uma quantidade variável de granulações. As características morfológicas, químicas e funcionais dessas granulações variam conforme o tipo celular, o que serve para diferenciar as três linhagens de granulócitos: neutrófilos, eosinófilos e basófilos.

As granulações neutrófilas, eosinófilas e basófilas que se prestam à diferenciação são denominadas *granulações específicas* ou *secundárias*.

As granulações eosinófilas se coram em tom laranja pelos corantes ácidos, em virtude de seu conteúdo em proteínas básicas. As granulações basófilas são grandes e pouco numerosas, como as anteriores, e têm afinidade com os corantes básicos por causa dos seus mucopolissacarídeos ácidos.

Quadro 1-5.
Características morfológicas principais da série eritroblástica

Célula	Diâmetro aproximado	Núcleo	Citoplasma
Proeritroblasto – PE	18μ	• Redondo • Cromatina frouxa • Nucléolos visíveis	• Basófilo (coloração azul-escura, levemente violácea)
Eritroblasto basófilo – EB	15μ	• Redondo • Cromatina condensada • Nucléolos pouco visíveis	• Basófilo (pequenas zonas mais claras)
Eritroblasto policromatófilo – EPC	12μ	• Redondo • Cromatina grosseira • Nucléolos não-visíveis • Relação núcleo-citoplasmática maior do que a do EB	• Policromatófilo (hemoglobina + basofilia)
Eritroblasto ortocromático – EOC	10μ	• Redondo • Cromatina conspícua • Sem nucléolos • Relação núcleo-citoplasmática maior do que a do EPC	• Acidófilo (hemoglobina)
Reticulócito – Rt	8μ	• Ausente	• Acidófilo (precipitado basófilo: corado pelo azul de Cresil, forma um "retículo)
Eritrócito	7μ / ±2,6μ / ±0,8μ	• Ausente	• Acidófilo • Forma de disco bicôncavo

Quadro 1-6.

Características morfológicas principais dos granulócitos

Célula	Diâmetro aproximado	Núcleo	Citoplasma
Mieloblasto – Mb	20µ	• Redondo • Cromatina delicada • Nucléolos presentes	• Basófilo • Granulações azurófilas abundantes
Promielócito – PMc	20µ	• Redondo • Cromatina delicada • Nucléolos presentes ou não	• Basófilo • Granulações azurófilas • Granulações específicas (áreas claras justanucleares)
Mielócito – Mc	18µ	• Oval • Cromatina mais condensada • Ausência de nucléolos	• Acidófilo • Granulações específicas • Granulações azurófilas raras
Metamielócito – Mm	15µ	• Reniforme • Cromatina grosseira	• Acidófilo • Granulações específicas numerosas • Granulações azurófilas ausentes
Bastonete – Bt	12µ	• Em ferradura • Cromatina grosseira	• Acidófilo • Granulações específicas delicadas
Segmentado – Neu	12µ	• Lobulado (média = 3)	• Acidófilo • Granulações específicas delicadas e claras
Segmentado – Eos	12µ	• Lobulado (média = 2)	• Acidófilo (forte) • Granulações grosseiras acidófilas
Segmentado – Bas	12µ	• Lobulado (média = 2)	• Granulações basófilas grosseiras

As granulações neutrófilas não têm afinidade específica com corantes ácidos ou básicos, como o nome sugere. São numerosas no citoplasma e delicadas. A microscopia eletrônica permite diferenciar com mais detalhes os três tipos de granulações específicas.

Os granulócitos possuem outras granulações, além das referidas: são as *granulações primárias* ou *inespecíficas*, muito mais abundantes nas células jovens (precursoras). Com a maturação elas vão sendo divididas entre as células-filhas, de modo que são raras nos elementos maduros. Maiores detalhes serão revistos ao abordarmos granulocitopoese.

A medula óssea é o local de proliferação e amadurecimento dos glóbulos brancos granulocitários. Como a vida média dessas células na circulação é muito curta (de poucas horas ou dias), e seu período de maturação na medula óssea é relativamente longo (14 dias), compreende-se por que elas são bem mais numerosas do que os eritroblastos nos esfregaços medulares.

Há uma relação normal em torno de 3/1 entre células granulocíticas e eritroblastos medulares — relação G/E = 3/1.

A maturação dos granulócitos é feita em etapas sucessivas, reconhecendo-se tipos celulares definidos, mostrados no Quadro 1-6.

Os tipos citológicos mostrados nesse quadro são: (1) mieloblasto; (2) promielócito; (3) mielócito; (4) metamielócito; (5) bastonete e (6) segmentado, ou célula madura.

A cada célula neutrófila, eosinófila e basófila madura correspondem os precursores anteriormente referidos, porém no Quadro 1-6 estão ilustrados apenas os segmentados das três linhagens.

A linhagem neutrófila é percentualmente a mais numerosa no sangue periférico e na medula óssea. Aqui são muito raros os precursores eosinófilos e basófilos.

Os granulócitos, em especial os neutrófilos, são encontrados no sangue periférico apenas a partir das fases de metamielócitos. Estes últimos, em condições normais, representam uma porcentagem muito baixa na circulação. As formas em bastonetes e, principalmente, os segmentados predominam no sangue normal (50%-60%).

Nas infecções bacterianas agudas há aumento de granulócitos neutrófilos na circulação (leucocitose), que se faz à custa do aumento de segmentados, bastonetes e células precursoras dessa linhagem (neutrofilia). Esse aspecto do sangue recebe a denominação de *desvio à esquerda*.

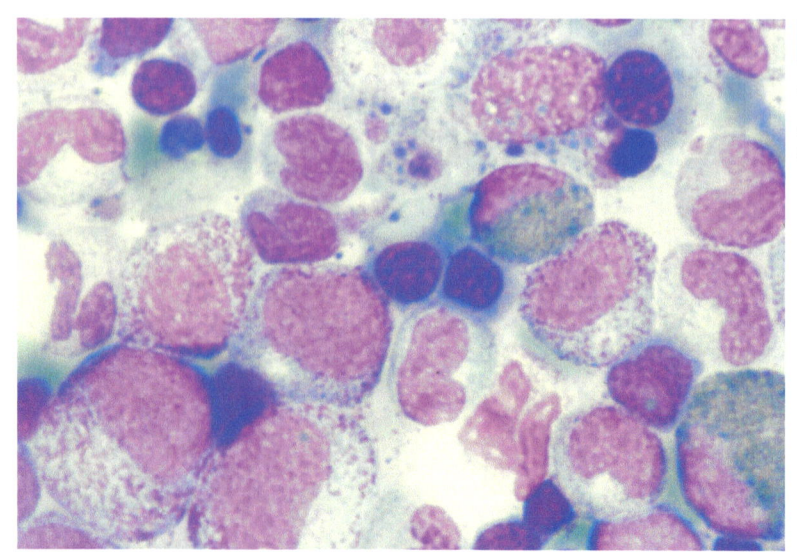

Figura 1-8.

Medula óssea esternal. Predomínio de células granulocíticas sobre os precursores eritroblásticos. Relação 3/1. Leishman.

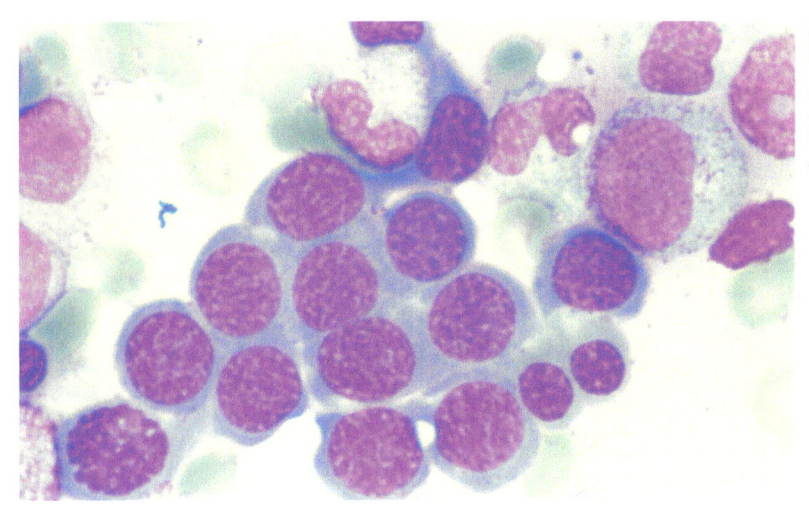

Figura 1-9.

Medula óssea esternal. Predomínio de precursores eritroblásticos sobre os granulocíticos. Leishman.

A linhagem monocitária é formada também por células que contêm granulações citoplasmáticas finas e menos numerosas do que as dos granulócitos.

Reconhecem-se poucos precursores do monócito circulante maduro: os promonócitos e os monoblastos.

Os monócitos circulantes são importantes nas reações imunológicas, assim como a série linfocitária. São células com capacidade de fagocitose e produtoras de substâncias envolvidas com a proliferação e a diferenciação celular, conforme será visto adiante.

Elas dão origem aos macrófagos dos tecidos os quais podem se organizar em *granulomas* de vários tipos, dependendo da causa que determina seu aparecimento.

A morfologia dos macrófagos é extremamente variável. São células que não têm, praticamente, capacidade mitótica, originando-se a partir dos monócitos circulantes (Quadro 1-7).

Na medula óssea eles são responsáveis pela fagocitose de restos celulares e de outras substâncias como grãos de ferro originados da destruição de eritroblastos. Mesmo em condições de normalidade há lise de células precursoras medulares em grau moderado (eritropoese ou granulocitopoese ineficiente). A presença desses macrófagos torna-se necessária para "limpeza" e reaproveitamento de material resultante dessa lise celular.

Linfócitos e Plasmócitos

São células raras na medula óssea, porém, encontram-se em porcentagem apreciável no sangue periférico. Constituem mais de 90% das células dos órgãos linfóides (timo, baço, linfonodos, tonsilas).

As células linfocitárias circulantes são constituídas na maioria por linfócitos maduros, denominados típicos (ver Quadro 1-8). Alguns prolinfócitos podem ser encontrados e, na prática, nenhum linfoblasto é achado nos esfregaços de sangue normal.

Em algumas infecções virótidas, como na mononucleose infecciosa e nas doenças exantemáticas de crianças, a resposta sangüínea pode ser intensa, com surgimento de células linfocitárias, monocitárias e plasmocitárias jovens na circulação. Pequena porcentagem de blastos dessas linhagens é detectada ao exame citológico cuidadoso.

Quadro 1-7.
Características morfológicas da linhagem monocitomacrofágica

Célula	Diâmetro aproximado	Núcleo	Citoplasma
Monoblasto	20μ	• Redondo • Cromatina delicada • Nucléolo	• Regular • Basofilia discreta
Promonócito	15 a 20μ	• Oval ou redondo • Cromatina delicada • Nucléolo (raro)	• Regular • Contorno pouco marcado • Basofilia discreta
Monócito	15 a 20μ	• Oval (irregular, chanfraduras) • Cromatina delicada	• Abundante • Granulações finas • Basofilia muito discreta • Contorno irregular • Pequenos vacúolos
Macrófago da medula com grãos de ferro	• Muito variável em função de sua atividade e do tecido onde é encontrado (sempre maior que o monócito)	• Único ou múltiplo (p. ex., granulomas) • Estrutura nuclear é semelhante à do monócito	• Geralmente abundante; contém material fagocitado de natureza muito variável (parasita, gordura, bactéria, ferro, restos celulares etc.)
Macrófago do baço com leishmânias (calazar)			

Quadro 1-8.
Características morfológicas principais da linhagem linfoplasmocitária

Célula	Diâmetro aproximado	Núcleo	Citoplasma
Linfoblasto – Lb	15 a 20µ	• Redondo • Cromatina fina • Nucléolo	• Regular • Basofilia • Grãos muito escassos ou ausentes
Prolinfócito – ProL	10 a 15µ	• Redondo • Cromatina mais grosseira • Sombra de nucléolos	• Regular • Basofilia discreta • Grãos muito escassos ou ausentes
Linfócito – L	7 a 10µ	• Redondo • Relação núcleo/citoplasma muito grande • Nucléolo ausente • Cromatina grosseira	• Escasso • Basofilia mais ou menos marcada • Grãos muito escassos ou ausentes
Plasmoblasto	15 a 20µ	• Redondo • Cromatina fina • Nucléolo	• Regular • Basofilia violácea • Ausência de grãos
Proplasmócito	10-15µ	• Redondo • Cromatina em grumos • Nucléolos raros	• Regular • Basofilia violácea
Plasmócito	10 a 15µ	• Redondo • Relação núcleo/citoplasmática pequena • Cromatina grosseira • Núcleo rechaçado, em "roda de carroça"	• Abundante • Basofilia acentuada (Ig citoplasmática)

Células com morfologia intermediária são encontradas com freqüência nos esfregaços de sangue periférico naquelas patologias. São denominadas células linfoplasmocitárias e linfomonocitárias.

Série Megacariocitária e Plaquetas

As plaquetas do sangue se originam de precursores que permanecem, em sua maioria, na medula óssea.

As células pluripotentes são estimuladas a se diferenciarem na medula óssea passando por poucas fases intermediárias até originarem as plaquetas (Fig. 1-2 e Quadro 1-9).

Quadro 1-9.
Características morfológicas principais dos megacariócitos e das plaquetas

Célula	Diâmetro aproximado	Núcleo	Citoplasma
Megacarioblasto	15 a 50µ	• Redondo ou reniforme	• Escasso e basófilo, sem plaquetas
Megacariócito basófilo	20 a 80µ	• Redondo, reniforme e irregular	• Mais abundante e basófilo: pode conter plaquetas e/ou granulações
Megacariócito acidófilo	30 a 100µ	• Geralmente multilobulado	• Abundante e acidófilo; • Contém granulações e/ou plaquetas
Núcleo nu	Variável	• Geralmente multilobulado	• Ausente obs: são freqüentes na medula óssea e raros no sangue periférico
Plaquetas	3 a 4µ de diâmetro; em torno de 1µ de espessura	• Não possuem	• Porção granular = granulômero • Porção agranular ou hialina = hialômero

Os precursores costumam ter aspectos muito variáveis mas, de modo geral, ocorre aumento de volume de toda a célula, perda progressiva da basofilia citoplasmática com aumento da sua tonalidade acidófila.

O núcleo da célula mais jovem dessa linhagem exibe o processo de duplicação do conteúdo de ácido desoxirribonucléico (DNA) mas não ocorre a divisão celular. Desse modo, a massa cromatínica torna-se muito grande, havendo poliploidia até a fase de 64N. Os megacariócitos mais facilmente reconhecidos nos esfregaços estão nas fases de 8N até 64N. Além disso, como o citoplasma se diferencia mais tardiamente, a variação do aspecto citológico é grande (Quadro 1-9).

A microscopia eletrônica revela detalhes que escapam à observação ao microscópio óptico, ou seja: (1) há uma zona justanuclear rica em organelas (ribossomos, retículo endoplasmático, mitocôndrias, aparelho de Golgi e centríolos; (2) zona intermediária, onde se formam as plaquetas; e (3) zona marginal, onde se localizam as plaquetas que se desprendem em agrupamentos ou isoladamente.

As plaquetas são estruturas pequenas, desprovidas de material nuclear, ricas em glicogênio pois se originam do citoplasma dos megacariócitos.

ERITROPOESE. FATORES REGULADORES

A Fig. 1-2 mostra a origem dos eritrócitos maduros a partir de células-tronco após serem estimuladas por várias citocinas.

Observa-se que nas fases iniciais da diferenciação formam-se células denominadas BFU-E e CFU-E, as quais não são reconhecíveis à microscopia óptica. Admite-se que as BFU-E são estimuladas por um fator diferente daquele que estimula as CFU-E. Estas últimas correspondem às colônias de células (*colony forming units-eritroblastic*), que respondem à ação da eritropoetina (EPO). Esta glicoproteína (PM = 35-40 KDa) tem maior especificidade sobre as CFU-E do que sobre as BFU-E, que são células mais indiferenciadas.

A partir das CFU-E formam-se os proeritroblastos que passam pelas diversas etapas de diferenciação descritas no Quadro 1-5.

Ao conjunto de células eritroblásticas da medula óssea, os reticulócitos e os eritrócitos circulantes dá-se o nome de *eritron*.

Para o indivíduo adulto normal os glóbulos vermelhos circulantes constituem cerca de 2.000mL, caracterizando o seu *volume globular*.

A partir de uma célula indiferenciada mas já orientada para a linhagem eritroblástica e capaz de responder ao estímulo da EPO na medula óssea, ocorrem três divisões mitóticas sucessivas, de modo a se formarem 16 células-filhas.

A divisão mitótica ocorre nos proeritroblastos, eritroblastos basófilos e nos policromatófilos. Os eritroblastos ortocromáticos não se dividem e seus núcleos sofrem o processo denominado *cariorrexe* ou degeneração. O conteúdo de ácido desoxirribonucléico nuclear é cercado por uma fina camada hemoglobínica do citoplasma celular e é expulso envolto numa capa de membrana.

Os eritroblastos ortocromáticos perdem os núcleos também pelo processo de *extrusão*, ou seja, sua *expulsão* através do citoplasma.

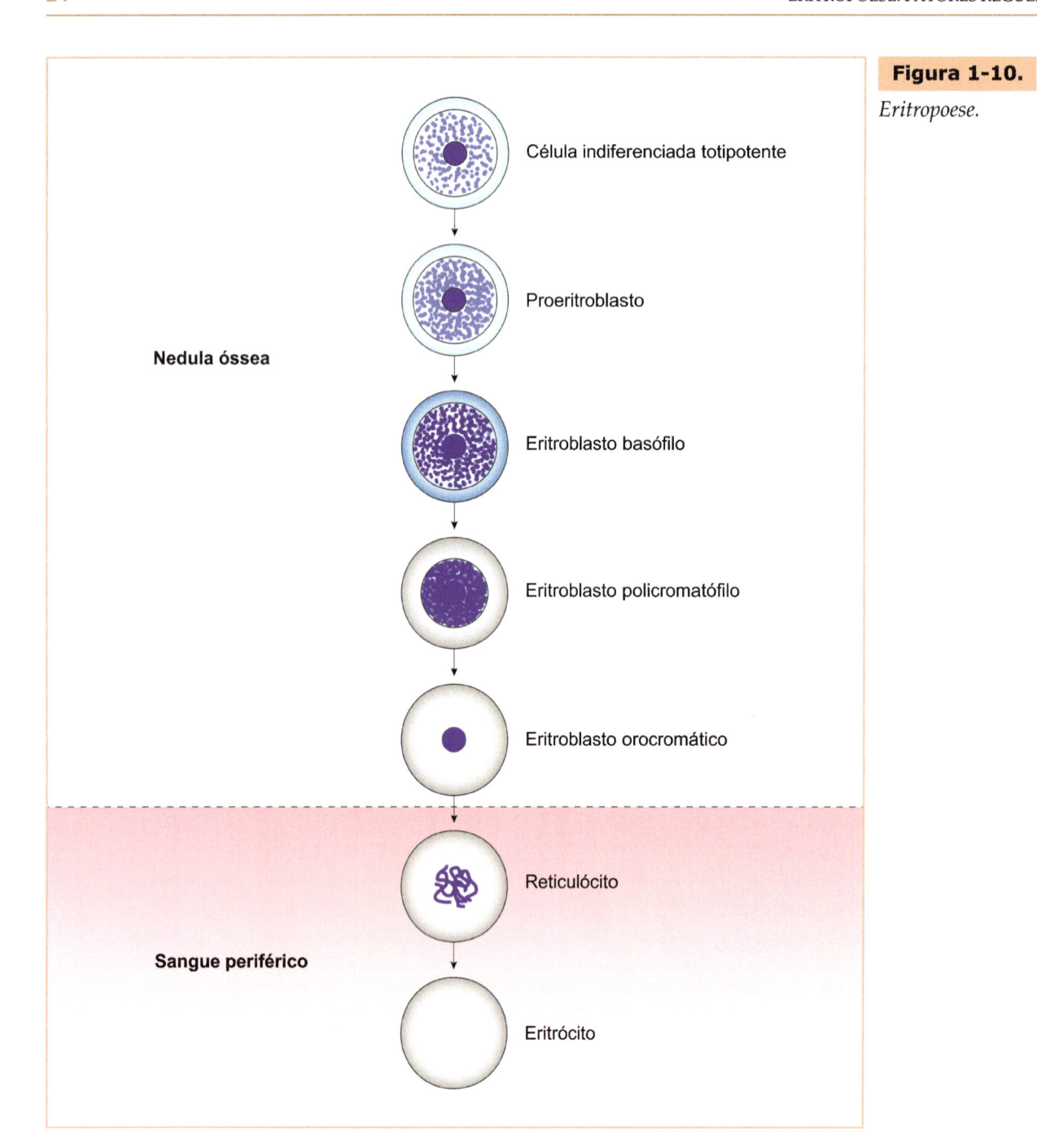

Figura 1-10.
Eritropoese.

Não é raro o encontro de células desse tipo em esfregaços de material medular as quais apresentam núcleo muito picnótico desviado lateralmente na célula, dando a impressão de estar sendo expulso do seu interior (Fig. 1-11).

O que sobra da célula sem núcleo é o eritrócito jovem recém-formado, rico em hemoglobina ou *reticulócito*. Este vive cerca de três dias na circulação, transformando-se em eritrócito maduro.

A maturação dos reticulócitos acontece na circulação porque eles contêm restos de ácido ribonucléico, além de excesso de membrana citoplasmática que faz com que necessitem de alguns ajustes.

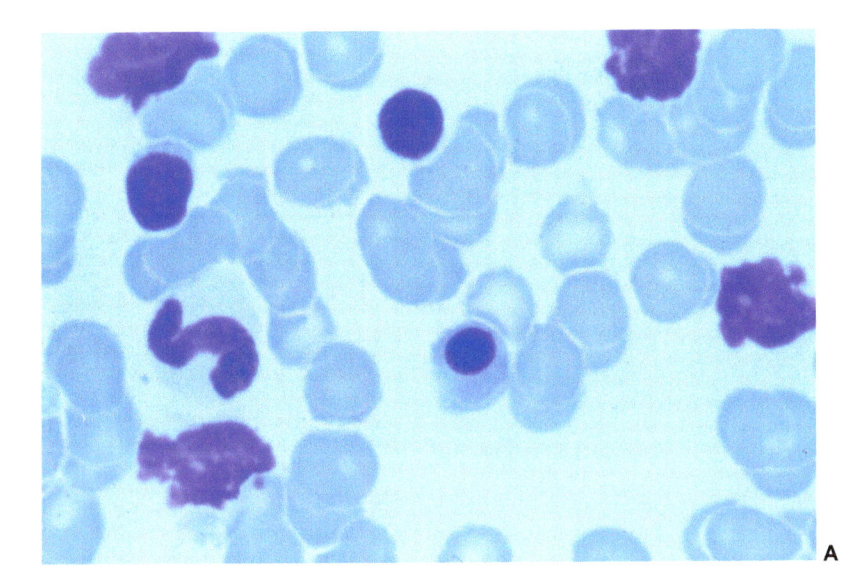

A

Figura 1-11.

A e B. Medula óssea esternal. Eritroblasto ortocromático; o núcleo da célula está sendo expulso (extrusão). May-Grunwald-Giemsa. C. Medula óssea. Hiperplasia dos eritroblásticos em caso de anemia. Observar uma célula grande (megacariócito – seta) e eritroblastos. Giemsa.

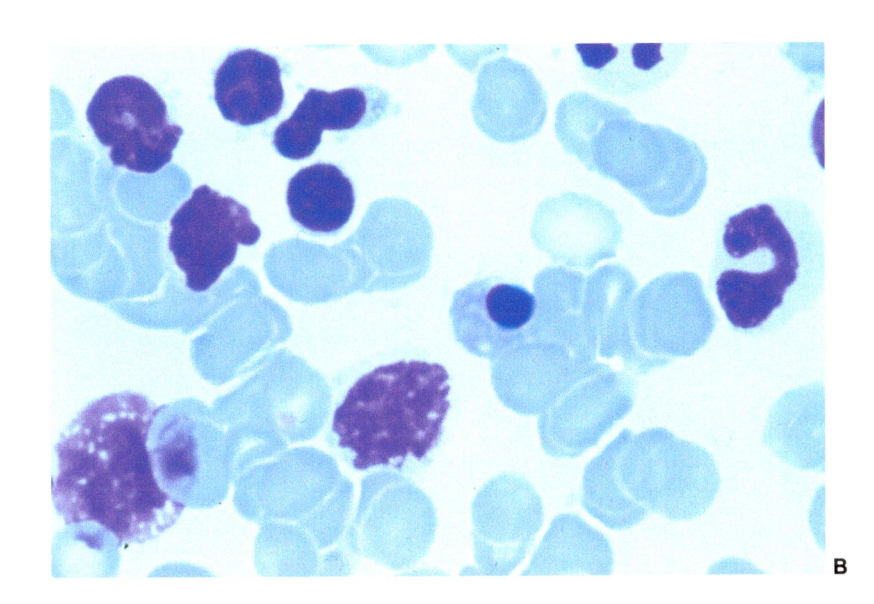

B

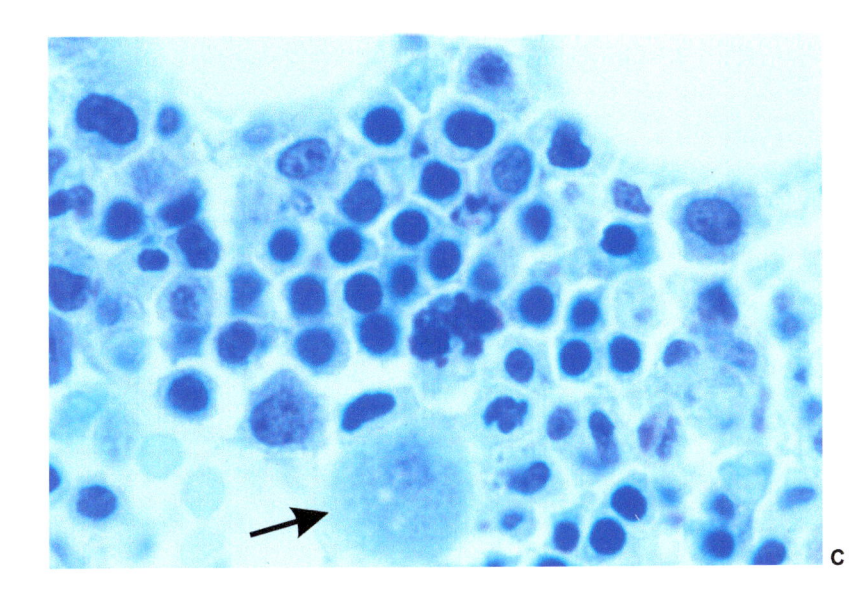

C

Cabe aos macrófagos esplênicos o papel de ajustar a membrana e retirar os corpúsculos citoplasmáticos residuais. A função de *remodeling* e *pitting* é exercida por essas células presentes nos baços normais.

Nem todos os eritroblastos medulares chegam a amadurecer completamente, perdendo-se sempre certa quantidade de células na medula óssea. Esse componente celular que morre na própria medula recebe o nome de *eritropoese ineficiente* e está presente em maior grau em certas anemias graves, como as talassemias.

O tempo de maturação dos precursores eritroblásticos na medula óssea é estipulado em cinco dias. Como o número de eritrócitos destruído diariamente é alto, cerca de 10% do total das células, a medula óssea está sempre repondo quantidade equivalente no sangue periférico, a fim de manter o estado hígido.

As células eritrocitárias nucleadas mais os reticulócitos medulares correspondem a aproximadamente 13×10^9/kg de peso e um dos fatores importantes para a emissão dos eritrócitos maduros para a periferia é o nível das trocas gasosas que ocorre entre estas células e as dos tecidos.

Nas regiões altas onde há baixa tensão de oxigênio, os eritrócitos dos indivíduos que aí habitam absorvem avidamente esse gás, porém, menor quantidade de O_2 chega aos tecidos. A hipoxia nesse nível leva ao aumento da massa eritrocitária como tentativa de melhorar o transporte de O_2 até as células tissulares.

Eritropoetina

A eritropoetina (EPO) tem papel importante na eritropoese e age por intermédio de vários mecanismos que atuam no sentido de aumentar o número de células medulares que vão dar origem aos eritrócitos.

Essa substância é secretada por células tubulares ou células endoteliais peritubulares dos rins que possuem receptores capazes de detectar pequenas variações na concentração de oxigênio do sangue. Além desse local, pequena porcentagem de EPO (10%) é produzida por células hepáticas e por macrófagos da medula óssea.

A EPO age de modo complexo, admitindo-se que atue nos seguintes pontos:

1. Estimula a proliferação dos precursores medulares, produzindo maior número de mitoses.

2. Estimula o amadurecimento dos precursores, encurtando o tempo de maturação.

3. Estimula a síntese da hemoglobina.

4. Aumenta o número de reticulócitos no sangue.

Algumas observações morfológicas demonstram, indiretamente, o estímulo à eritropoese que aparece quando há perda de grande volume sangüíneo (hemorragias) ou quando houve redução da oxigenação dos tecidos na presença de um parênquina medular normal (hipoxia com anemia).

A testosterona e os andrógenos em geral também estimulam a eritropoese e o fazem por duas vias: (1) estímulo à produção de EPO e (2) estímulo direto sobre as *unidades* ou células formadoras de colônias da medula óssea (CFU-E).

FATORES NUTRICIONAIS

Ferro

É um elemento encontrado em grande quantidade na natureza, sobretudo sob a forma insolúvel de Fe^{+++}. Este ferro não é absorvido pelo organismo do homem, porém, ele é facilmente reduzido em contato com meio ácido, passando à forma de Fe^{++}, capaz de ser absorvido pelas células do intestino delgado. Numa dieta normal o ferro é encontrado em quantidade relativamente alta (média de 14mg/dia), porém, apenas 1 a 2mg (5% a 10%) do elemento vai passar ao sangue da circulação portal.

Não há via de excreção do ferro mas ocorrem perdas através da pele e das mucosas, principalmente durante o fluxo menstrual no sexo feminino.

O balanço do ferro no sangue é feito pela quantidade ingerida na dieta e as perdas normais que, geralmente, são pequenas.

Há um mecanismo de *reserva* de ferro regulado, em última análise, por genes que são responsáveis: (1) pela síntese de pequenas moléculas protéicas, encarregadas da absorção normal, (2) pelo transporte intracelular ao nível da mucosa intestinal e (3) pelo transporte de ferro na corrente sangüínea.

As moléculas protéicas envolvidas na absorção e transporte de ferro no plasma são também denominadas *sideróforos* e caracterizam-se pela extrema afinidade em se ligarem a ele sob a influência de variações de pH do meio aonde se localizam.

A Fig. 1-12 mostra, de maneira esquemática, a absorção do ferro a partir de uma dieta normal, que contém cerca de 14mg/dia do mineral. Apenas uma pequena quantidade deste é absorvida ao nível das células do intestino delgado alto (1 a 2mg), o restante sendo eliminado pelas fezes.

O ferro absorvido fixa-se à ferritina no interior do enterócito e, posteriormente, passa para o plasma sangüíneo, em quantidade que depende das necessidades do indivíduo.

No plasma, o ferro circula unido à sua proteína transportadora, denominada *siderofilina* ou *transferrina*.

O ferro vai à medula óssea, onde é utilizado pelas células eritroblásticas para a formação da hemoglobina que integra o citoplasma dos eritrócitos. Estes circulam durante um período de 80 a 100 dias e depois são destruídos. O ferro liberado é absorvido por células macrofágicas teciduais, especialmente aquelas localizadas no baço e na própria medula óssea, sendo reaproveitado novamente na eritropoese.

O excesso de ferro que não é utilizado na eritropoese é armazenado sob a forma de *ferritina* ou de *hemossiderina* por células macrofágicas.

Há duas fontes principais de ferro na dieta: (1) ferro inorgânico, não-hêmico, e (2) ferro hêmico, ligado à hemoglobina e à mioglobina.

A absorção dessas duas formas de ferro é feita por mecanismos diferentes e complexos. A regulação depende da ação de algumas enzimas, como a *ferrorredutase* presente na mucosa intestinal, e outras pequenas moléculas protéicas: (1) DMT-1 (*divalent metal transporter 1*), e (2) IRP (*iron regulatory proteins*).

A DMT-1 é capaz de mediar o transporte de vários cátions divalentes, dentre eles o Fe^{++}.

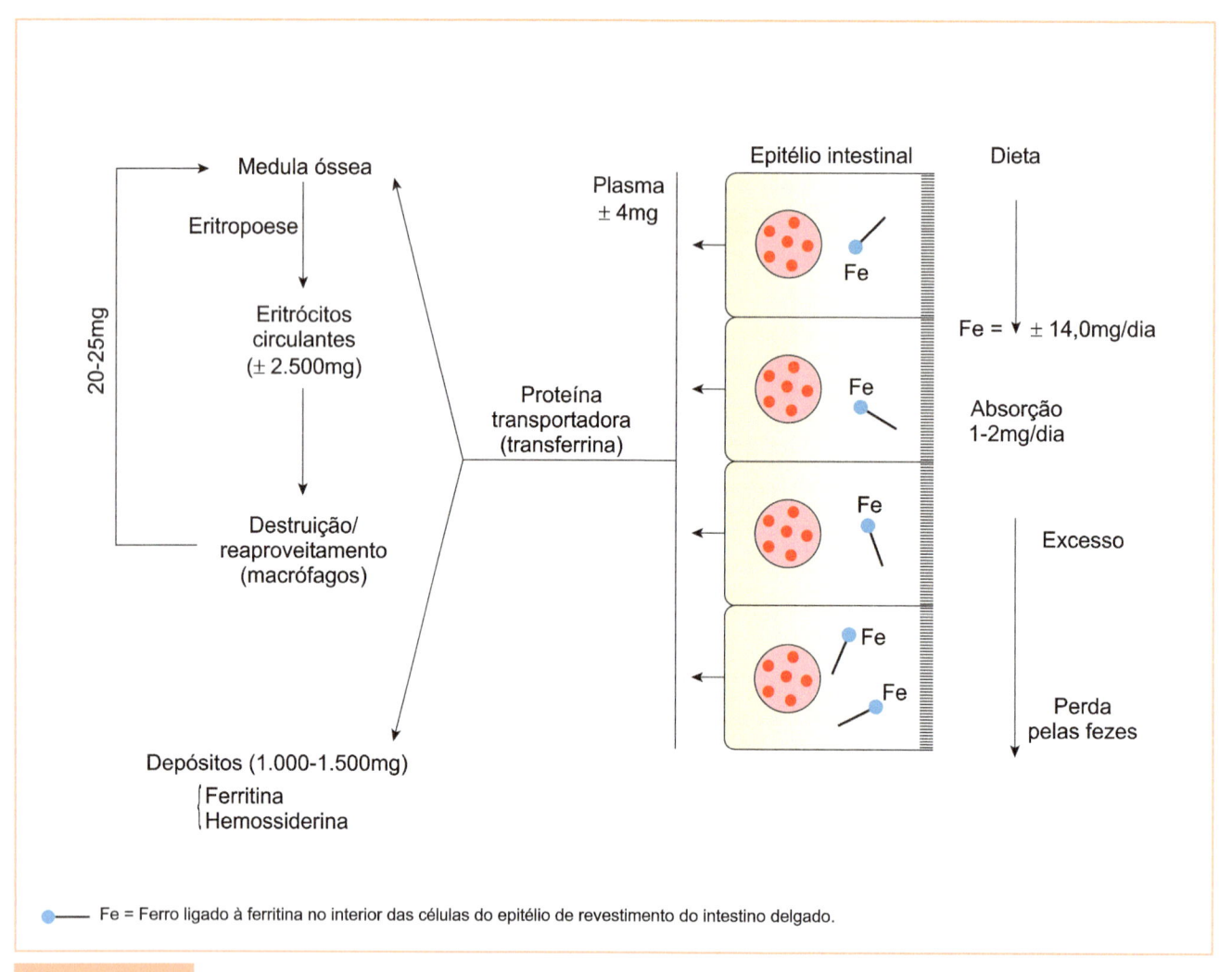

Figura 1-12.

Absorção, transporte, aproveitamento e depósito do ferro em condições normais.

A IRP regula a afinidade da ferritina pelo ferro contido no interior do enterócito. Quando não há necessidade de maior absorção de ferro pelas células intestinais, maior quantidade desse mineral permanece estocado no citoplasma, ligado à ferritina.

Uma vez no interior dos enterócitos, o ferro será encaminhado ao plasma dependendo de alguns fatores, como: (1) presença e quantidade do acúmulo de ferro nos estoques; (2) maior necessidade dele para a eritropoese, o que ocorre nas anemias e hemorragias.

O transporte de ferro no plasma é feito pela transferrina, proteína produzida pelo fígado que se liga, através de seus receptores, a dois átomos de Fe^{++}. A quantidade de transferrina no plasma é de 250-400mg/dL, enquanto a de ferro é de 80-160mg/dL. Apenas uma terça parte da siderofilina ou transferrina se encontra saturada de ferro.

A maior parte do Fe^{++} transportado é cedida aos eritroblastos da medula óssea (90%), embora todas as células do corpo necessitem dele para seu metabolismo normal.

A ferritina e a hemossiderina constituem depósitos ou locais de armazenamento dos quais o organismo lança mão quando há necessidade de formar o *heme*, parte integrante da hemoglobina.

A molécula de ferritina tem estrutura especial que permite ao ferro entrar e sair livremente de seu interior. A hemossiderina é uma forma menos lábil de depósito, correspondendo a agregados grosseiros de ferritina. A quantidade dela no plasma varia em função da quantidade de ferro nos depósitos e é sempre inferior no sexo feminino, sobretudo nas mulheres que menstruam em comparação com aquelas na menopausa e com o sexo masculino.

Os macrófagos tissulares, em especial aqueles presentes na medula óssea, têm papel importante no transporte e no armazenamento do ferro.

Algumas células macrofágicas fagocitam eritrócitos envelhecidos e, rapidamente, metabolizam a hemoglobina contida nos mesmos, liberando o ferro que será reaproveitado pelos precursores eritroblásticos da medula óssea.

Esses macrófagos também são capazes de remover excesso de ferritina presente nos eritrócitos maduros (siderócitos) antes de serem lançados na circulação.

As Figs. 1-13 e 1-14 mostram macrófagos com grãos de ferro na medula óssea. Os eritroblastos circundam os macrófagos, que cedem átomos de ferro aos precursores dos eritrócitos, para a formação da hemoglobina. Por esse motivo esses macrófagos recebem a denominação de nursing cells.

Uma certa população de células macrofágicas não é capaz de ceder ferro aos eritroblastos, permanecendo este, indefinidamente, no citoplasma.

Vitamina B$_{12}$ e Folatos

A vitamina B$_{12}$ e os folatos têm vários pontos em comum na fisiologia das células sangüíneas, em especial dos eritrócitos.

Essas substâncias são encontradas nos alimentos animais e vegetais sendo necessárias em pequenas quantidades. Entretanto, em condições de desnutrição crônica sua ausência é responsável por quadro de anemia importante, além de sintomatologia geral de fraqueza e quadro neurológico mais ou menos grave.

A dose diária de vitamina B$_{12}$ necessária para um indivíduo é de 1 a 2µg, sempre inferior àquela presente numa dieta normal. Há uma reserva de B$_{12}$ de cerca de 300µg, suficiente para manter níveis plasmáticos normais por vários anos, mesmo sob regime alimentar deficiente.

O ácido fólico está presente numa dieta normal de 200 a 400µg/dia, suficiente para manter um estado hígido. Doses maiores são necessárias durante a gravidez e a lactação, sendo o depósito normal no homem adulto da ordem de 10 a 20mg.

A absorção da vitamina B$_{12}$ e do ácido fólico da dieta é feita ao nível do intestino delgado por mecanismos diversos.

A vitamina B$_{12}$ chega ao estômago unida às proteínas dos alimentos. A digestão protéica pela pepsina libera a cobalamina que se une a outra proteína denominada R-proteína. No duodeno as proteases pancreáticas degradam a R-proteína e a cobalamina passa a se ligar a outro composto protéico denominado fator intrínseco.

Na região do íleo o complexo formado pela cobalamina + fator intrínseco é absorvido pelos enterócitos. No interior dessas células é liberada a cobalamina que passa para o plasma unida a sua proteína transportadora — a transcobalamina.

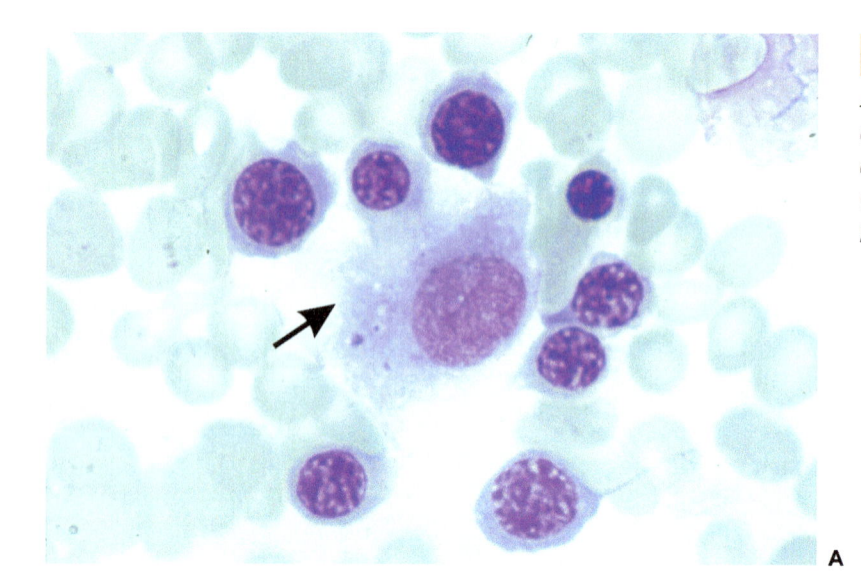

A

Figura 1-13.

A e B. Medula óssea. Macrófago rodeado por eritroblastos (setas). Leishman. C. Medula óssea. Macrófago rodeado por eritroblastos (seta). Corte histológico corado pela hematoxilina-eosina.

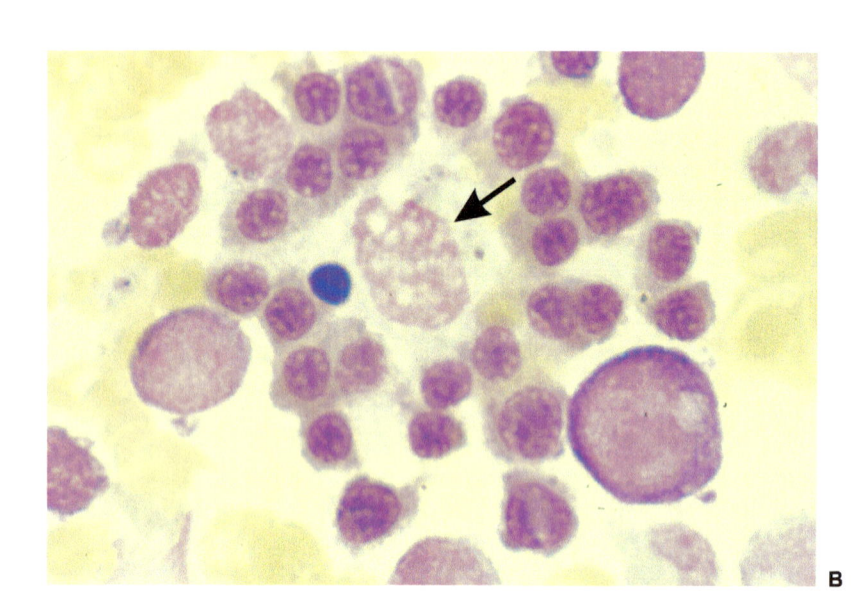

B

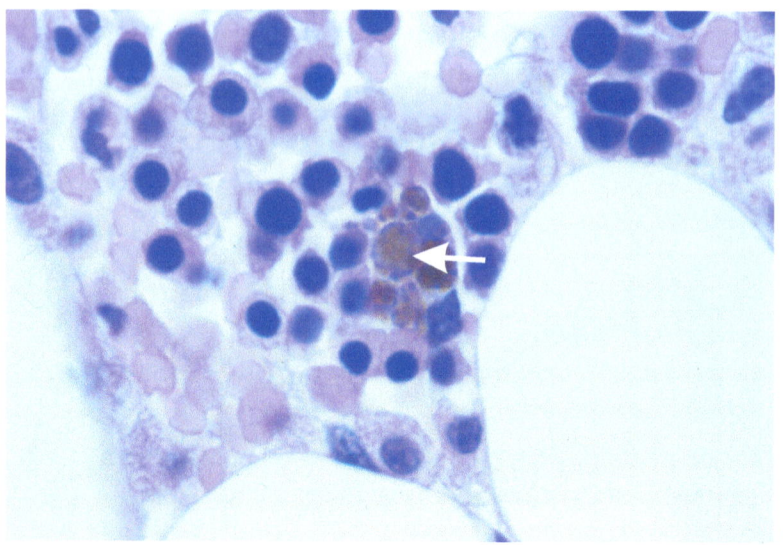

C

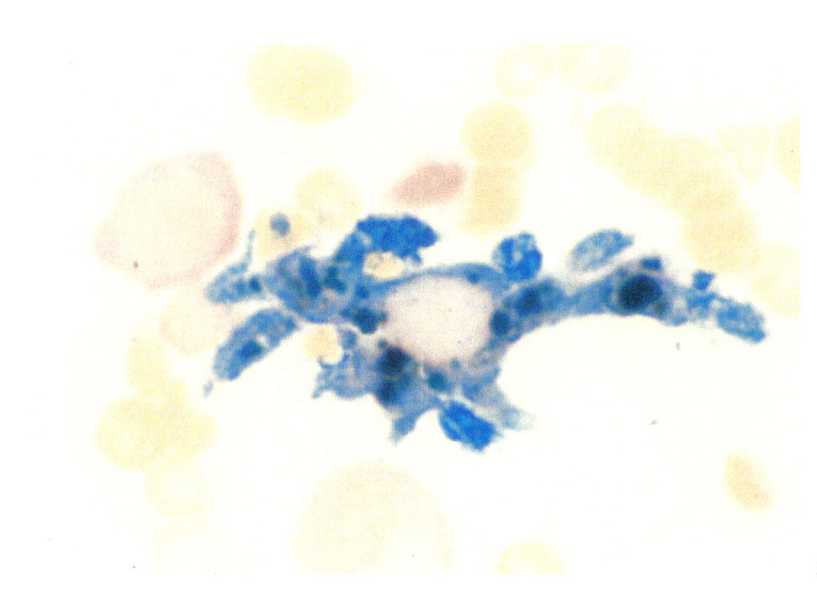

A

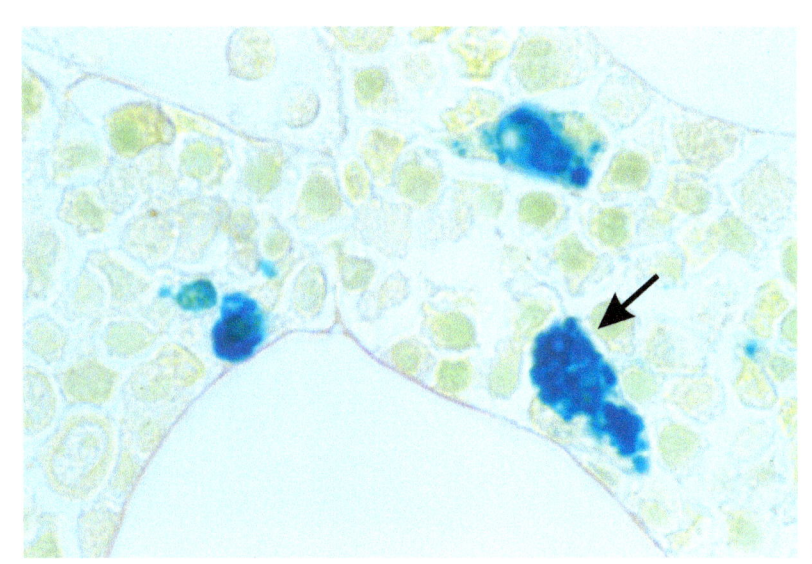

B

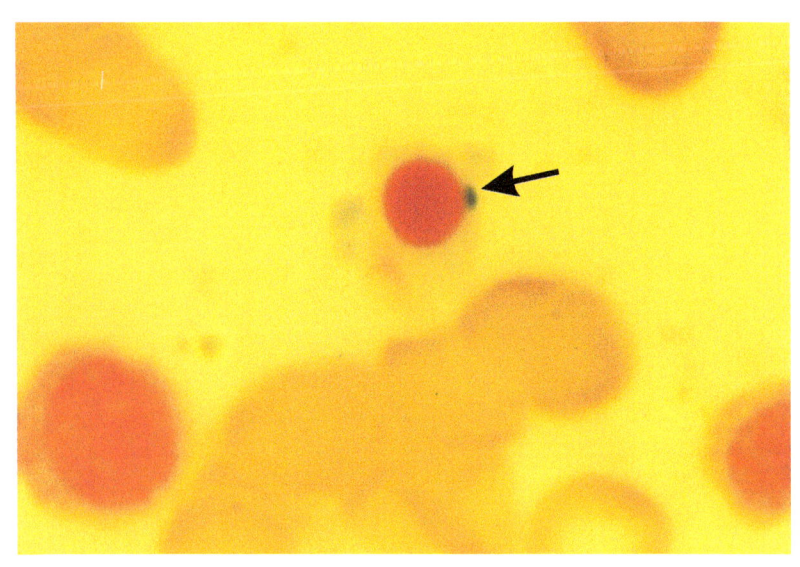

C

Figura 1-14.

Medula óssea. Coloração de Perls.
A. *Macrófago carregado de grãos de ferro.*
B. *Corte histológico com macrófagos contendo ferro (seta).* ***C.*** *Sideroblasto.*

(Continua)

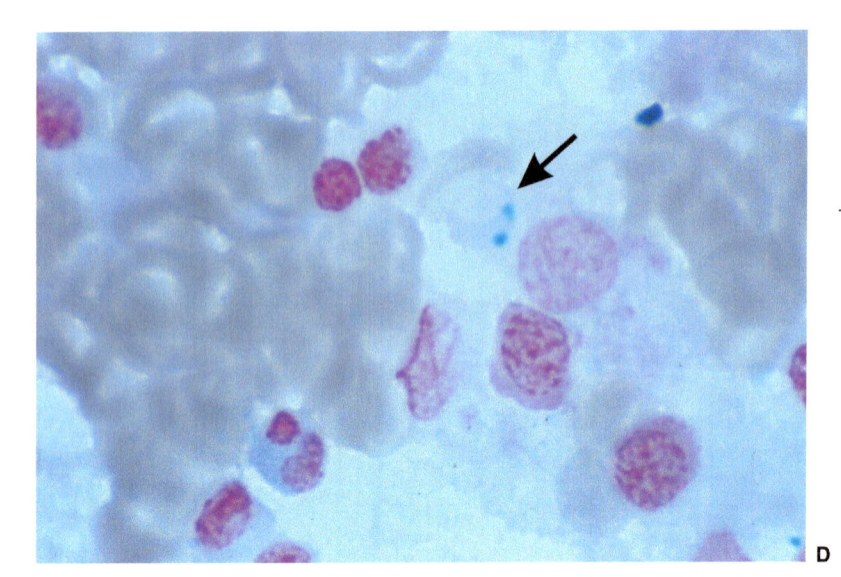

D

Figura 1-14.

Continuação.
D. *Siderócito (seta).* **E.** *Sideroblastos em anel (setas).* **F.** *Macrófago contendo eritroblasto e ferro; sideroblastos em anel (setas).*

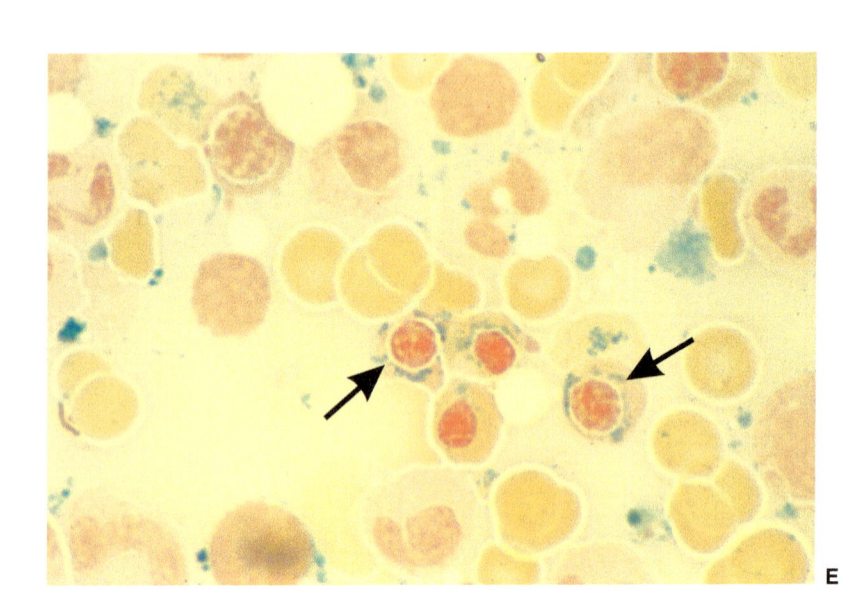

E

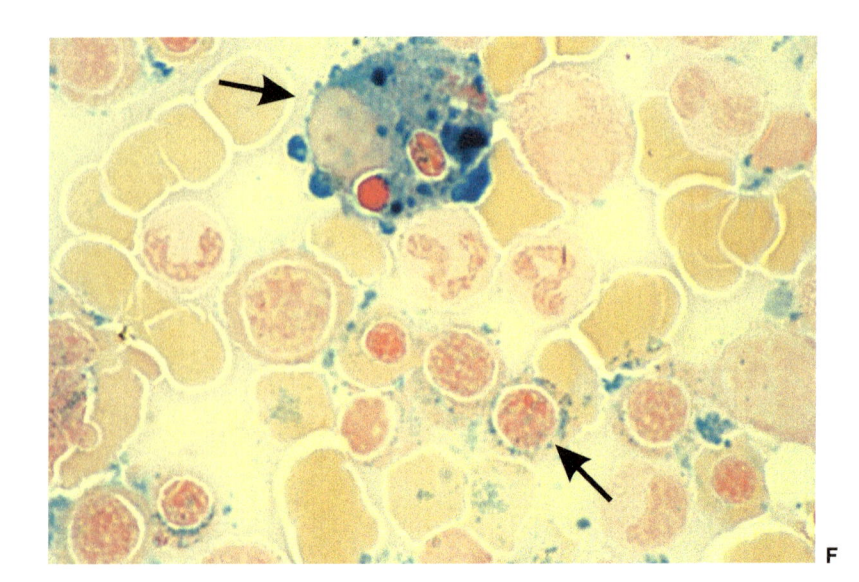

F

A absorção dos folatos presentes nos alimentos é feita no intestino delgado alto por ação direta de células da mucosa.

Os diversos tipos de folatos são absorvidos por ação de várias enzimas. No sangue aparece o metiltetraidrofolato-monoglutamato (CH3H4 Pte Glu1), que vai servir como doador de radicais CH_3^-.

A vitamina B_{12} e o ácido fólico são importantes para a produção das células do sangue, interferindo com a maturação normal de todas as linhagens medulares.

Além disso, a vitamina B_{12} também é importante para a função das células nervosas.

A Fig. 1-15 mostra a atuação da cobalamina na conversão da homocisteína em metionina. A vitamina B_{12} também atua na via metabólica dos ácidos graxos tricarboxilados, convertendo o ácido metilmalônico em ácido succínico. Além disso, quando há deficiência da vitamina B_{12}, o ácido fólico também não é convenientemente utilizado na eritropoese pelas células da medula óssea.

Na deficiência de cobalamina e ácido fólico ocorre aumento da homocisteína no sangue, podendo aparecer distúrbios circulatórios e trombóticos, além de anemia, que possui características especiais.

Essa deficiência interfere na síntese da purina e da timidina que são sintetizadas nas células que se diferenciam ou se dividem, não apenas as células medulares, como também as células dos epitélios de revestimento, que também estão se renovando constantemente.

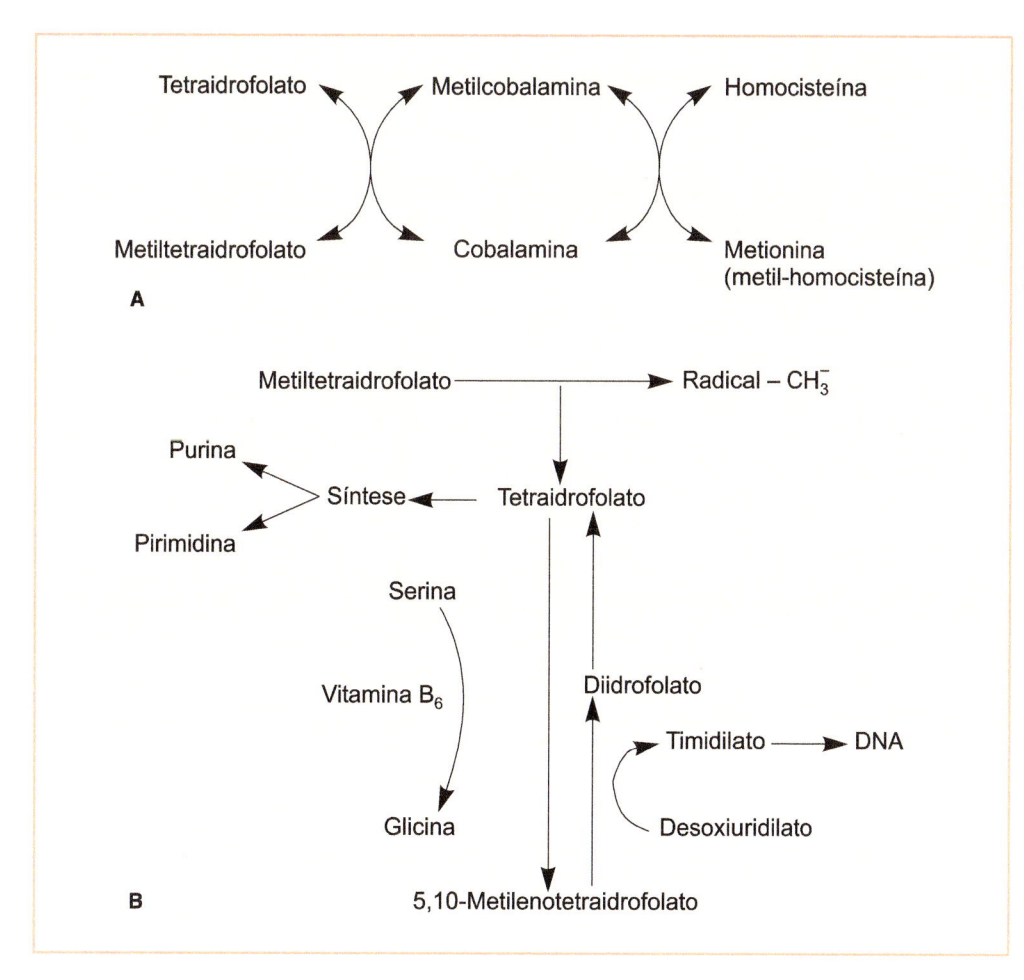

Figura 1-15.

A. Correlação entre a cobalamina, folato e metionima. B. Correlação entre o metiltetraidrofolato e a síntese de purina, pirimidina e DNA.

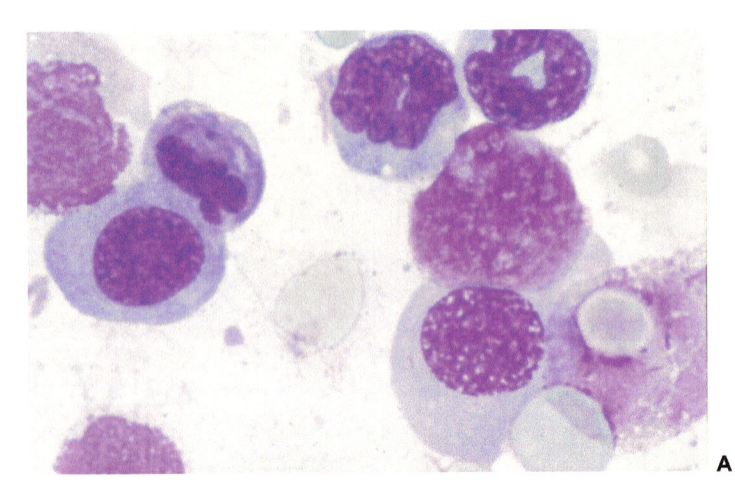

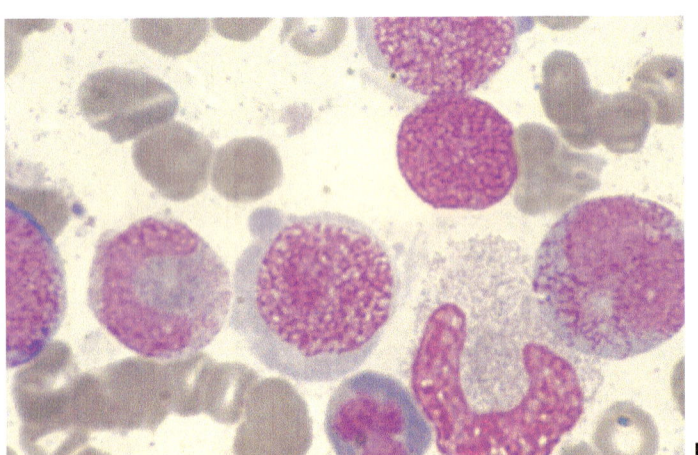

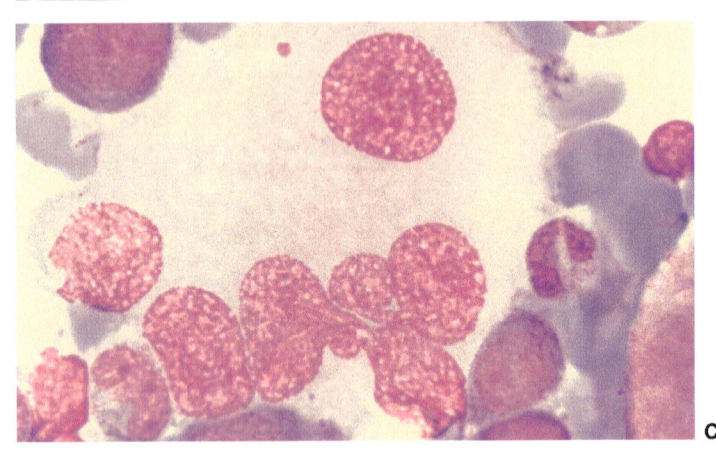

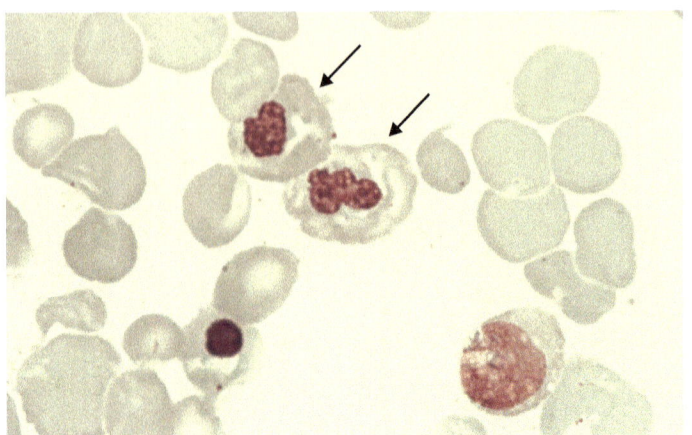

Figura 1-16.

*Aspectos citológicos da medula óssea e sangue na anemia megaloblástica. **A**, **B** e **C**. Medula óssea. Observar o gigantismo das células vermelhas, dos granulócitos e dos megacariócitos. **D**. Sangue periférico com macrócitos e megalócitos. Dois megaloblastos policromatófilos (setas). Leishman.*

Nas células medulares são observadas alterações morfológicas muito típicas — a *transformação megaloblástica*, tanto na avitaminose B_{12} como na deficiência de ácido fólico.

Nos esfregaços de medula óssea observam-se alterações de todas as séries, eritroblástica, granulocítica e megacariocitária.

A série eritroblástica normal é substituída, às vezes completamente, pela série megaloblástica, na qual os precursores vermelhos são de grande tamanho e exibem cromatina nuclear frouxa e grumosa.

A série branca e a megacariocitária mostram sinais de dificuldade de amadurecimento: (1) gigantismo celular; (2) núcleos grandes e frouxos; (3) grãos escassos e, às vezes, muito volumosos, nos granulócitos.

Hemoglobina

Substância pigmentada de peso molecular de 64.000 dáltons, a hemoglobina é formada pelo *heme* e por uma porção protéica — a *globina*. Sua principal função é a absorção e o transporte do oxigênio no sangue e a liberação deste aos tecidos.

O heme é a parte da hemoglobina que contém ferro, o qual chega aos precursores eritroblásticos ligado à sua proteína transportadora — a transferrina. O complexo ferro–transferrina fixa-se à membrana citoplasmática dos eritroblastos através de receptores específicos.

A absorção do ferro é feita após a invaginação de pequenas porções da membrana celular, de modo a se formarem vesículas intracitoplasmáticas onde ele permanece, já desligado da transferrina. Esta volta ao plasma sem ferro (apotransferrina) para servir novamente como transportadora.

O ferro intracitoplasmático entra na mitocôndria, onde se processa a síntese do heme. Quando há excesso de ferro, este se deposita sob a forma de ferritina em pequenos agregados no citoplasma. Os eritroblastos que contêm esses agregados são denominados *sideroblastos* e os eritrócitos que os possuem são chamados *siderócitos* (Fig. 1-14).

As Figs. 1-17 e 1-18 mostram, de forma esquemática, a formação do heme e do ácido delta aminolevulínico (ΔALA). Os eritroblastos utilizam os aminoácidos glicina e ácido succínico para a formação do ΔALA. Duas moléculas de ALA se condensam para formar um anel pirrólico sob a ação de uma enzima (delta-desidratase). A seguir, quatro anéis pirrólicos reagem e formam um anel tetrapirrólico. Este anel dá origem à protoporfirina, que se une ao ferro, por ação de uma enzima (ferroquelatase), dando origem ao heme. Esse processo todo é completado na mitocôndria.

São várias as enzimas que participam da síntese do heme, sendo conhecidos alguns genes reguladores das atividades enzimáticas. Quando ocorre defeito genético com desregulação da síntese dessas enzimas, podem surgir várias patologias, conhecidas como *porfírias*. Para detalhes, recomenda-se leitura do Capítulo 2.

A hemoglobina se forma no citoplasma dos eritroblastos ao nível do ribossomo, a partir da síntese de quatro cadeias polipeptídicas que caracterizam as globinas normais do indivíduo adulto: *alfa* (α); *beta* (β); *gama* (γ) e *delta* (δ).

A síntese de cada uma dessas cadeias é controlada pelos genes α (cromossomo 16) e pelos genes β, γ e δ (cromossomo 11).

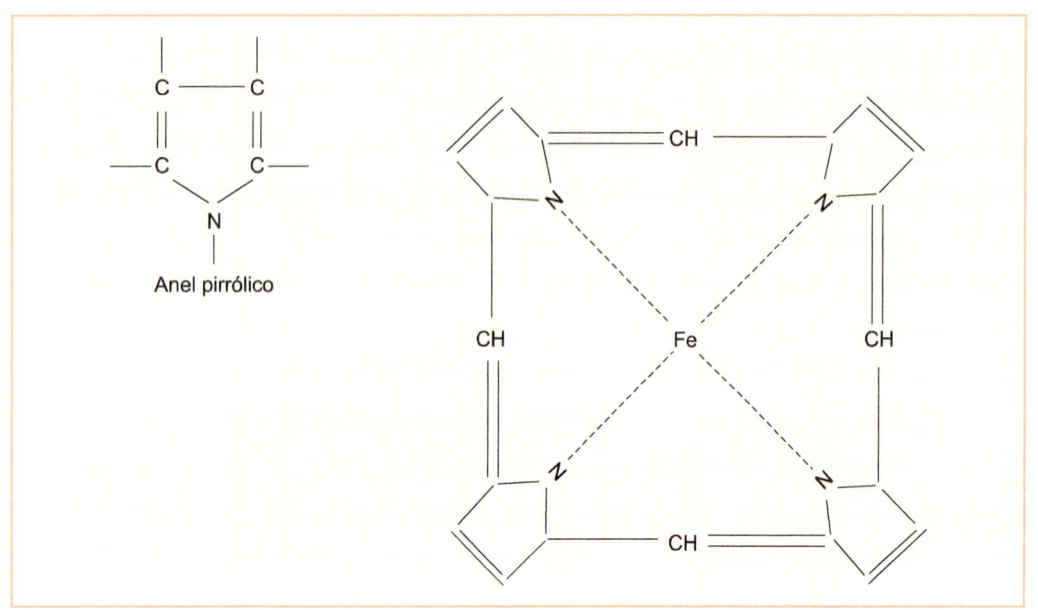

Figura 1-17.
Estrutura do heme em esquema.

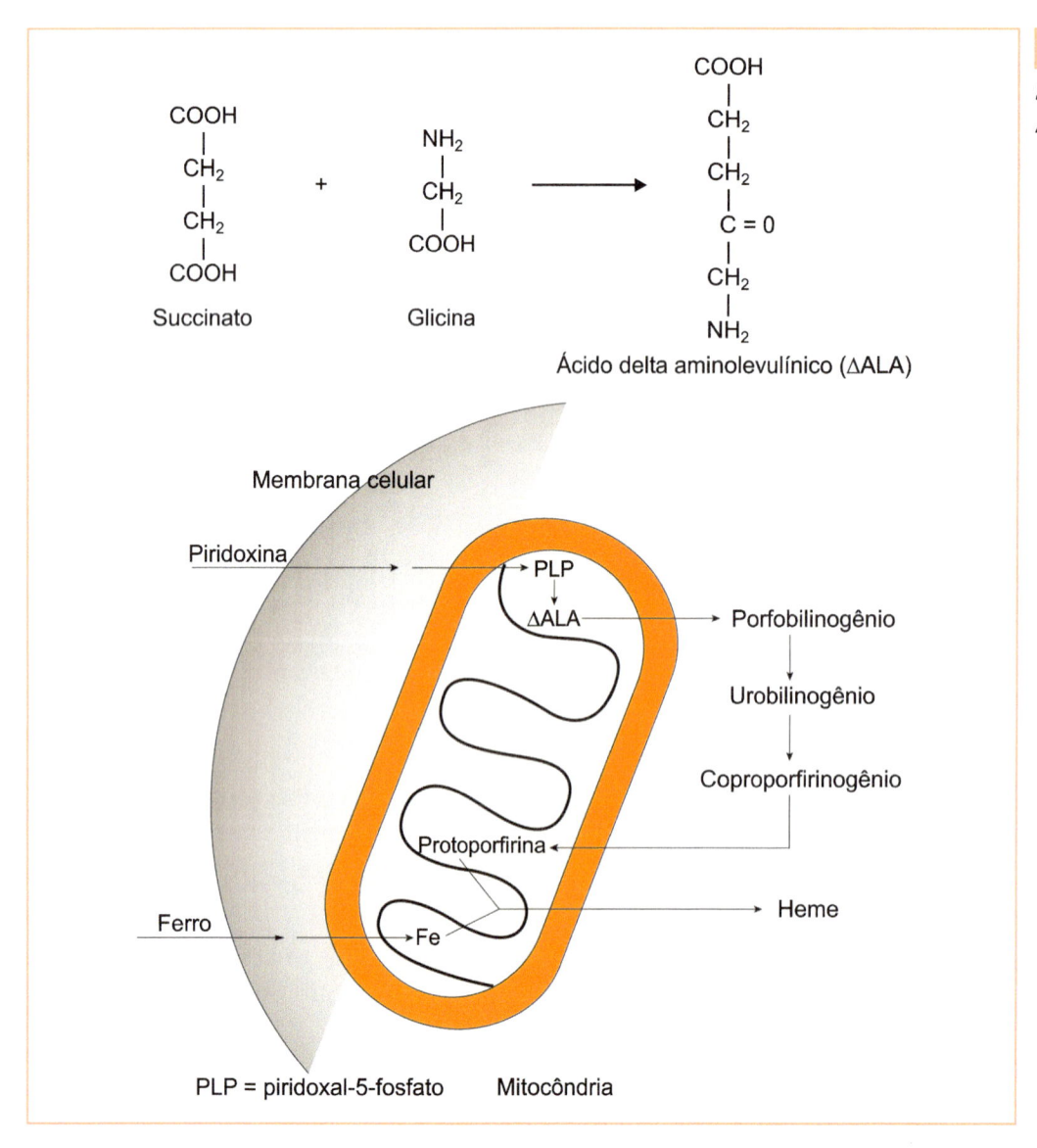

Figura 1-18.
Síntese do heme e do ΔALA no eritroblasto.

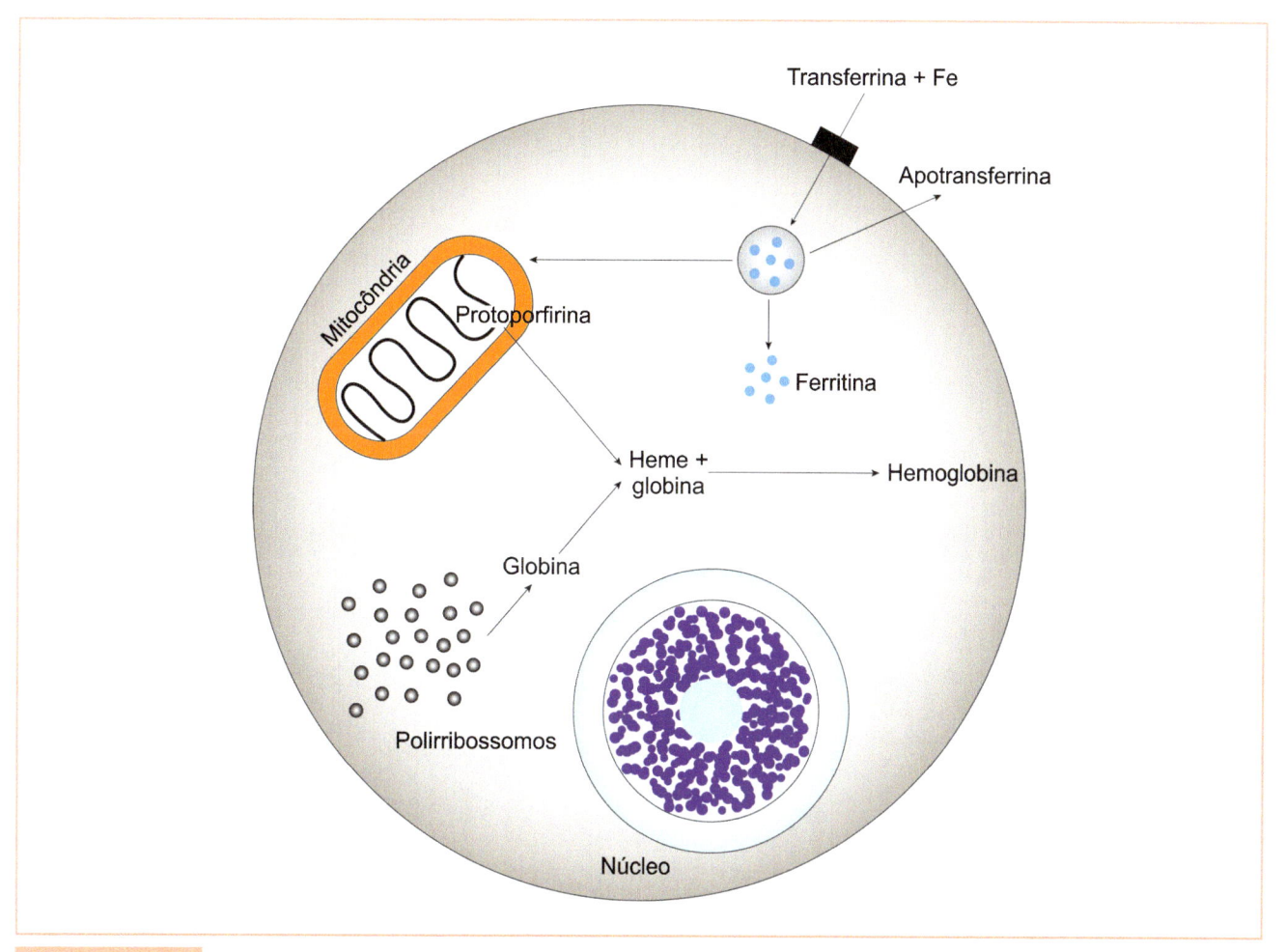

Figura 1-19.

Formação da hemoglobina no citoplasma do eritroblasto.

No período embrionário e início da vida fetal há tipos de hemoglobinas que desaparecem após o nascimento. As cadeias zeta (ζ) e épsilon (ε) se reúnem formando a hemoglobina denominada Gower 1 ($\zeta_2\varepsilon_2$), a hemoglobina Portland ($\zeta_2\gamma_2$) ou a hemoglobina Gower 2 ($\alpha_2\varepsilon_2$), características do embrião.

No período fetal surge a hemoglobina F (HbF) formada por $\alpha_2\gamma_2$. No adulto estão presentes a HbA$_2$ ($\alpha_2\delta_2$) e a HbA ($\alpha_2\beta_2$) (ver Fig. 1-20).

Características Citoquímicas das Células Eritroblásticas

A linhagem eritroblástica e os eritrócitos circulantes não têm características citoquímicas marcadas e que, por si só, possam definir o diagnóstico de determinada patologia. Entretanto, há alguns pontos interessantes que merecem comentários.

- *Reação de Perls*, também denominada reação do azul-da-Prússia. Presta-se à coloração do ferro presente nos precursores eritroblásticos e nas células macrofágicas que o armazenam. Sua positividade aumentada comprova desvios no metabolismo do ferro, conforme mostra a Fig. 1-14A a F.

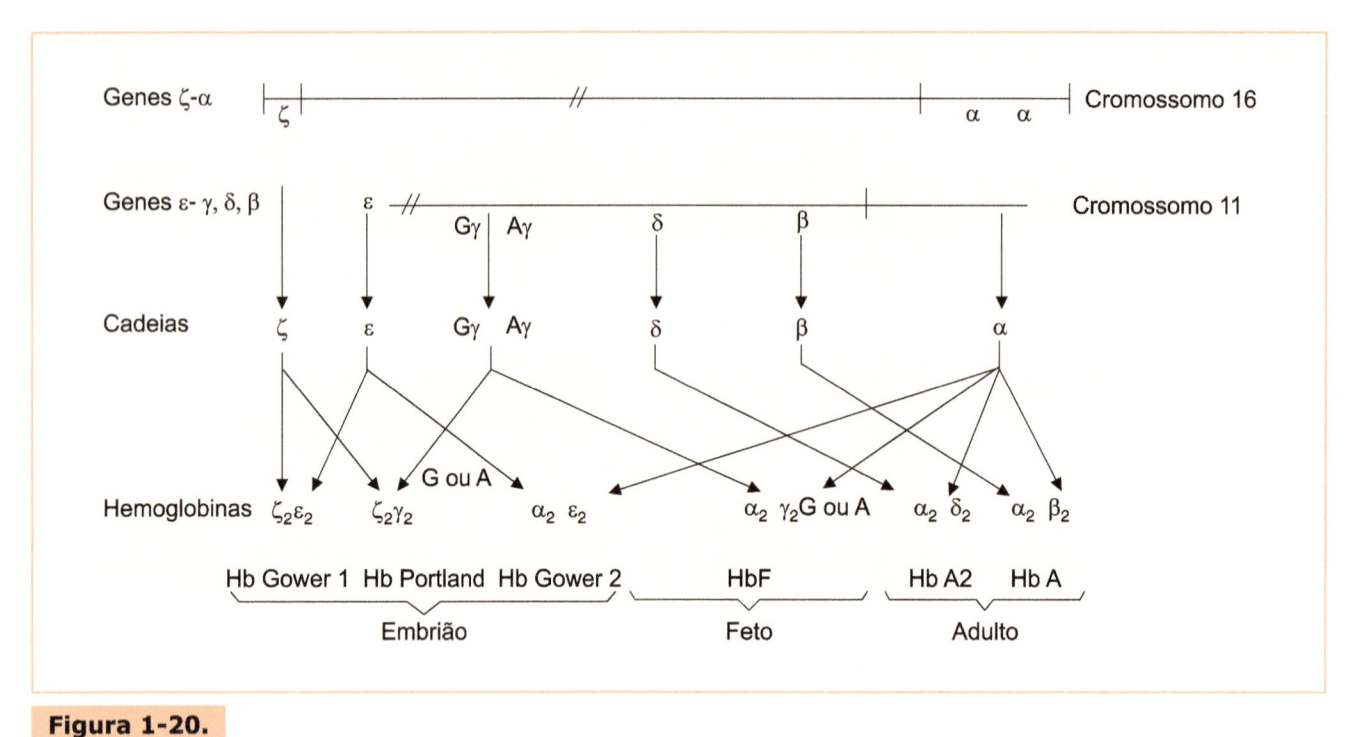

Figura 1-20.

Controle genético das hemoglobinas humanas, em esquema.

- *Reação da peroxidase.* Costuma ser positiva no citoplasma dos eritroblastos, aumentando de intensidade das formas imaturas para as mais maduras. Os eritrócitos também mostram positividade da reação, de aspecto muito brilhante. A reação da peroxidase demonstrada nos granulócitos neutrófilos é inibida com a exposição ao calor e ao metanol, o que não ocorre nos eritroblastos e nos eritrócitos. Por isso, a reação positiva que se mantém após a exposição aos agentes mencionados recebe a denominação de "pseudoperoxidase". Trata-se de uma reação química não-enzimática entre a hemoglobina e os reagentes químicos usados.

- *Reação da esterase.* Fracamente positiva na linhagem eritroblástica, ela é especialmente útil para a coloração de células monocitárias e macrófagos.

- *Reação da fosfatase ácida.* Assim como a reação de esterase, é também negativa ou fracamente positiva nos eritroblastos.

- *Reação do PAS (periodic-acid Schiff).* Essa reação coloca em evidência os mucopolissacarídeos, em especial, o glicogênio. Todas as células sangüíneas apresentam teor (variável) dessa substância, em geral, de forma difusa no citoplasma.

Em alguns casos de talassemia, nos quais ocorre hiperplasia acentuada de eritroblastos na medula óssea e, particularmente, na eritroleucemia ou leucemia mielóide aguda tipo M6 (classificação FAB) ou eritremia, a reação é positiva de forma granular.

Na anemia sideroblástica refratária de tipo congênito, os eritroblastos medulares costumam apresentar coloração do PAS fortemente positiva, em forma de um anel que rodeia o núcleo. Quando há defeito acentuado do metabolismo do ferro estão também presentes os sideroblastos "em anel," descritos anteriormente, após a coloração com azul-da-Prússia (Perls) (ver Fig. 1-21A a F).

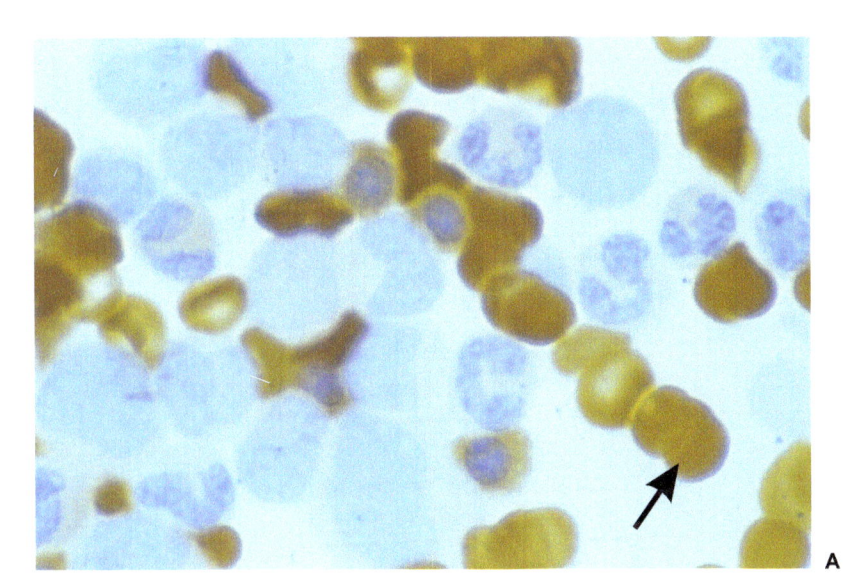

Figura 1-21.

*Colorações citoquímicas na linhagem vermelha. **A.** Peroxidase fortemente positiva em eritrócitos (seta). **B** e **C.** Alfanaftilacetato esterase fracamente positiva no citoplasma de eritroblastos (setas).*

(Continua)

A

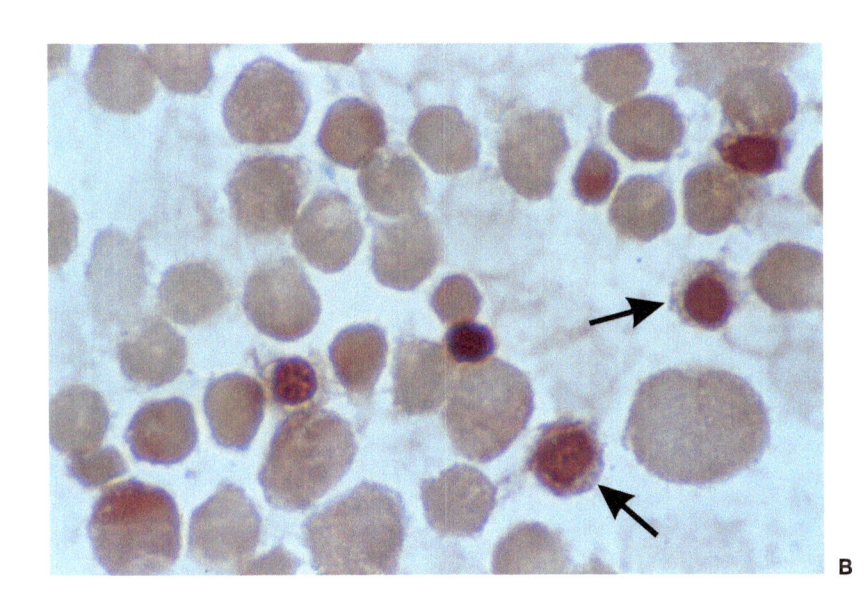

B

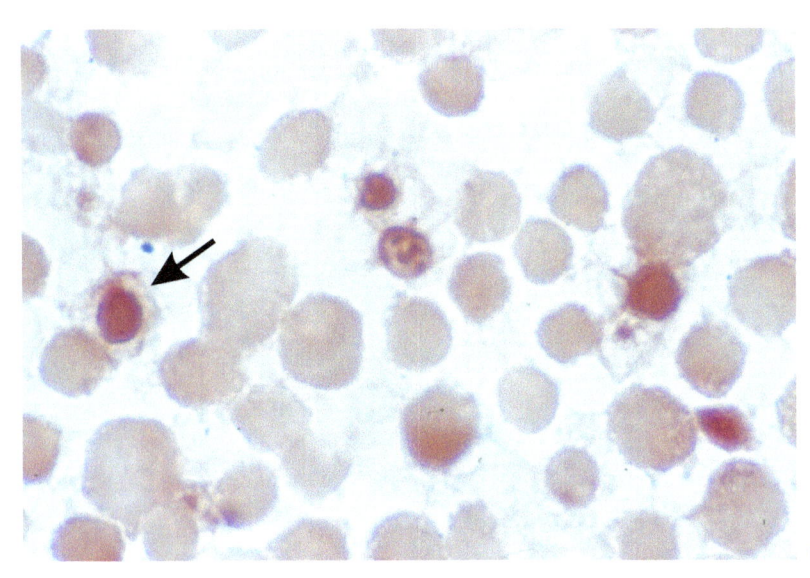

C

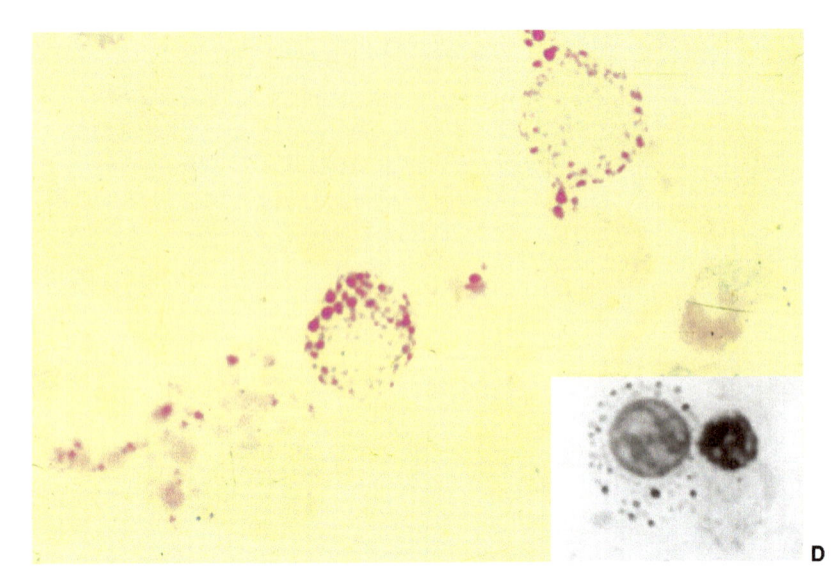

Figura 1-21.

Continuação.
D. *PAS positivo em coroa de grãos em eritroblastos de talassemia;* **E.** *PAS fortemente positivo, em "borrões" no citoplasma de eritroblastos leucêmicos (LMA-M6) (seta).*
F. *PAS fortemente positivo em caso de anemia sideroblástica (seta).*

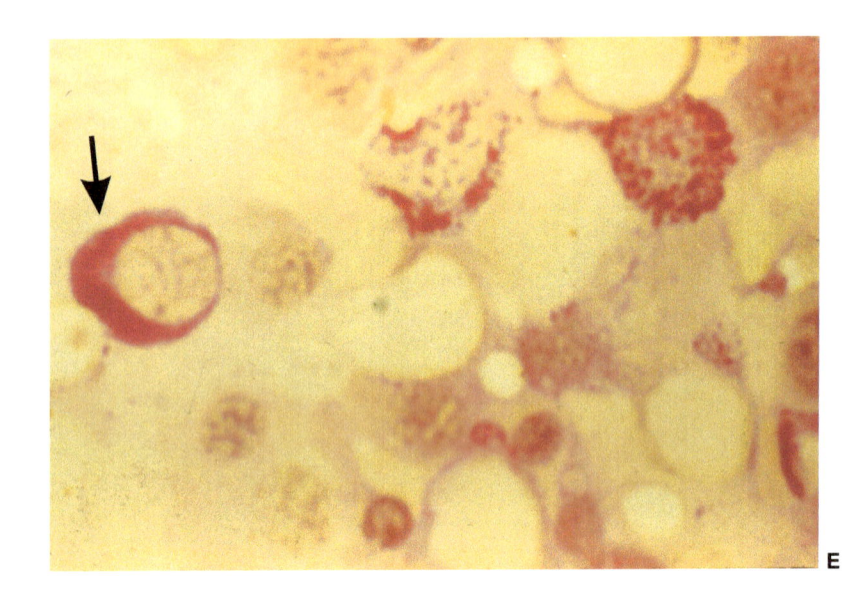

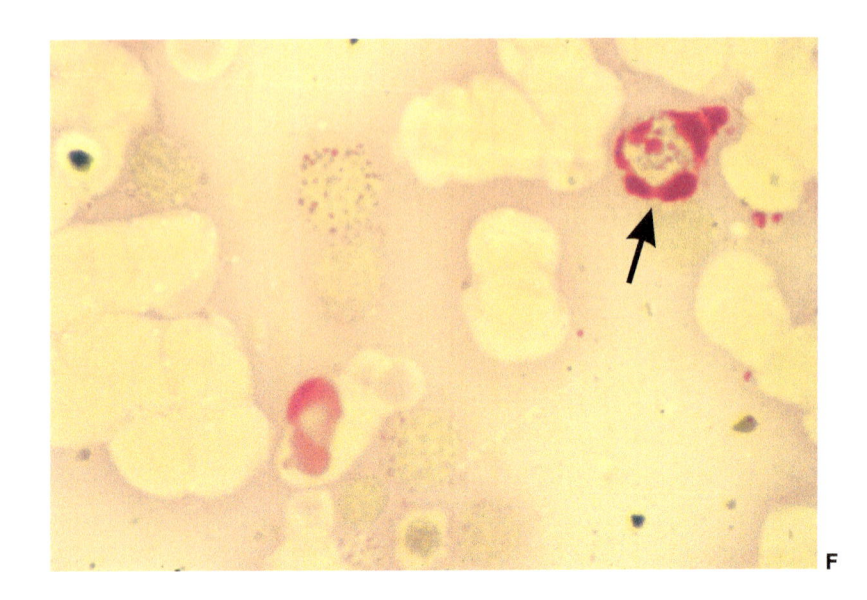

GRANULOCITOPOESE. FATORES REGULADORES

São vários os fatores que influenciam a granulocitogênese a partir das células pluripotentes medulares. Esses fatores são referidos nos Quadros 1-1 a 1-3 e Fig. 1-2.

O aumento de granulócitos no sangue periférico ocorre, principalmente, como resposta à invasão do organismo por agentes infecciosos, em epecial, as toxinas bacterianas.

Os granulócitos, ao contrário dos eritrócitos, têm vida média em circulação bastante curta. Portanto, eles estão sendo produzidos constantemente em grande quantidade pela medula óssea. Uma certa porcentagem de células maduras cai na circulação, mas muitas ficam ao longo das paredes de pequenos vasos sangüíneos, marginalizados, constituindo um *pool* de reserva de que o organismo pode lançar mão quando houver necessidade.

Nos Quadros 1-6 a 1-8 são apresentados as principais características morfológicas dos granulócitos, monócitos-macrófagos e linfócitos, respectivamente.

Granulações Leucocitárias

Constituem estruturas específicas dos granulócitos e se correlacionam com a função dessas células. Há dois tipos de granulações leucocitárias: (1) primárias ou inespecíficas e (2) secundárias ou específicas.

Granulações Primárias

Estão presentes já na fase de mieloblasto, a célula mais jovem da linhagem granulocítica, e são encontradas nas três séries que dela se originam: neutrófila, eosinófila e basófila. Caracterizam-se por apresentarem tamanho grande e coloração avermelhada escura nos esfregaços corados por corantes panópticos.

Têm a seguinte constituição química: (1) mieloperoxidase; (2) fosfatase ácida e outras enzimas hidrolíticas; (3) proteína favorecedora da atividade bactericida (BPI); (4) proteínas antibacterianas catiônicas; (5) fagocitina; (6) lisozima; (7) defensinas; (8) catepsinas; (9) proteoglicanos e proteinases.

As granulações primárias, assim como as secundárias, são formadas de uma *membrana* e uma *matriz*, facilmente observadas à microscopia eletrônica. A microscopia óptica, entretanto, não permite diferenciar detalhes da estrutura das granulações, assim como das demais características dos núcleos e citoplasma.

Granulações Secundárias

São chamadas também de granulações *específicas* porque variam de aspecto conforme a linhagem granulocítica: neutrófila, eosinófila ou basófila.

As granulações específicas neutrófilas são menores do que as granulações primárias e, conforme foi referido, são constituídas de membrana e uma matriz, cuja constituição química varia.

São descritos mais dois tipos de granulações nos neutrófilos: (1) grãos de gelatinase, e (2) vesículas secretoras.

A morfologia e o conteúdo químico dessas granulações variam segundo a função que desempenham. Assim, as granulações primárias (ou inespecíficas) são mieloperoxidase-positivas, ou MPO+, ao passo que as secundárias ou específicas são mieloperoxidase-negativas, ou MPO–.

As granulações MPO+, que correspondem a aproximadamente um terço de todos os grãos neutrófilos, subdividem-se em:

- Granulações MPO+ leves — ricas em defensinas.

- Granulações MPO+ densas — pobres em defensinas.

As granulações MPO–, que constituem cerca de dois terços dos grãos neutrófilos, subdividem-se em:

- Granulações MPO– densas (15%) — contêm lactoferrina.

- Granulações MPO– intermediárias (60%) — contêm lactoferrina e pouca gelatinase.

- Granulações MPO– leves (25%) — contêm gelatinase.

As granulações neutrófilas possuem uma esterase considerada típica ou marcadora, assim como a peroxidase, embora não seja tão usada como esta.

É a cloroacetato esterase, que já é encontrada nas fases iniciais de diferenciação, o mieloblasto. Sua atividade aumenta com a maturação celular atingindo um máximo nos segmentados. Pode ser detectada em cortes de medula óssea, sobretudo em espécimes, não-incluídos em parafina mas sim em resina acrílica.

As granulações específicas eosinófilas são menos numerosas, maiores e têm afinidade tintorial diferente das granulações neutrófilas.

Coram-se muito bem pela eosina, um corante ácido, decorrendo daí o seu nome, *eosinófilos* ou *acidófilos*.

São grãos ricos em proteínas básicas, por isso a avidez com que fixam a eosina. A microscopia eletrônica mostra a estrutura típica das granulações, com uma parte interna (*internum*) e uma porção eletrodensa periférica (*externum*). Essa porção é nitidamente demarcada na reação da peroxidase. Entretanto, os eosinófilos não têm MPO mas, sim, uma enzima diferente, denominada EPO, com papel importante no ataque e morte de parasitas multicelulares.

Com freqüência, os eosinófilos estimulados apresentam-se vacuolizados. Os grãos eosinófilos possuem outras enzimas além da EPO: fosfatase ácida e arilsulfatase.

As granulações específicas basófilas também são de grande tamanho e têm afinidade pelos corantes básicos, graças à riqueza de mucopolissacarídeos ácidos.

A microscopia eletrônica revela a estrutura cristalóide das granulações (*maduras* e *imaturas*). As granulações maiores são peroxidase-positivas. Elas são denominadas granulações *metacromáticas*, corando-se em vermelho pelo corante azul-de-toluidina.

A reação do PAS, cloroacetato esterase e fosfatase ácida são negativas.

As células monocitárias e os macrófagos, que delas derivam, possuem granulações geralmente delicadas quando não estão estimulados. Esses granulócitos têm capacidade fagocitária grande, por isso podem apresentar *restos* de material fagocitado no citoplasma que são confundidos com suas granulações. Em especial os macrófagos encontrados nos tecidos apresentam-se com grânulos grosseiros, vacúolos e restos celulares fagocitados.

Quadro 1-10.

Principais componentes químicos das granulações neutrófilas

Granulações	Membrana	Matriz
Primárias (ou inespecíficas)	Antígenos: CD63, CD68	Glicerofosfatase α1-antitripsina α-manosidase β-glucuronidase Elastase Lisozima Mieloperoxidase Proteinase Catepsinas Defensinas
Secundárias (ou específicas)	Antígenos de diferenciação: CD15, CD66, CD67 Moléculas de adesão e ligantes	β2-microglobulina Colagenase Gelatinase Histaminase Lactoferrina Lisozima Atividade do plasminogênio Proteína ligante da vitamina B_{12}
Terciárias (ou de gelatinase)	Antígeno CD11b FMLP (formil-metionil-leucil-fenilalanima)	Gelatinase Acetiltransferase Lisozima

As granulações dessa linhagem têm rico conteúdo enzimático: peroxidase, esterase de vários tipos, colagenase, elastase.

As reações citoquímicas do PAS, alfanaftil acetato esterase, naftol AS acetato esterase, alfanaftil butirato esterase são positivas nessa linhagem. A peroxidase e o Sudan black são negativos ou fracamente positivos.

Características Citoquímicas

As principais características citoquímicas dos granulócitos foram referidas ao tratarmos de suas granulações, isto é, o conteúdo em proteínas enzimáticas. Há outras proteínas não-enzimáticas que não são usadas nos processos de fagocitose e morte de microrganismos mas têm atividade biológica importante na defesa dos indivíduos, como as proteínas básicas ricas em arginina, a lactoferrina, as defensinas, a histamina.

Quadro 1-11. Algumas enzimas presentes nas granulações leucocitárias	
Hidrolases	**Oxigenases**
α-amilase	Catalase
α e β-galactosidases	Mieloperoxidase (MPO)
α e β-glucosidases	Peroxidase de eosinófilos (EPO)
α-manosidase	
Arilsulfatase	
β-glucuronidase	
Colagenase	
Elastase	
Esterases (várias)	
Fosfolipases	
Fosfatase ácida	
Fosfatase alcalina	
γ-glucuronidase	
Lisozima	
Lipase	
Nucleases	
5'-nucleotidase	
Proteases e peptidases	

Imunocitoquímica. Imunofenotipagem

Certas substâncias, especialmente as proteínas enzimáticas (antígenos), são visualizadas por meio de reações citoquímicas que as identificam através da ligação com seus anticorpos específicos.

Essas técnicas foram usadas em suspensão de células frescas ou congeladas e em tecidos incluídos em parafina ou plástico (imunocitoquímica e imuno-histoquímica).

A microscopia óptica identifica as reações por meio de indicadores enzimáticos, enquanto o microscópio de fluorescência é usado para identificar as reações visualizadas com indicadores fluorescentes.

A reação entre os antígenos e seus anticorpos específicos é realizada por técnicas diversas, a saber: (1) direta; (2) indireta ou (3) técnicas de *sandwich*.

Os determinantes antigênicos estão presentes na membrana, no citoplasma ou no núcleo das células. As técnicas que empregam suspensão celular ou tecidos não fixados frescos preservam melhor os antígenos, embora não se prestem para o estudo morfológico. Os antígenos de superfície costumam ser os mais afetados pelas manobras técnicas. Certos antígenos como a lisozima, ao contrário, são muito estáveis.

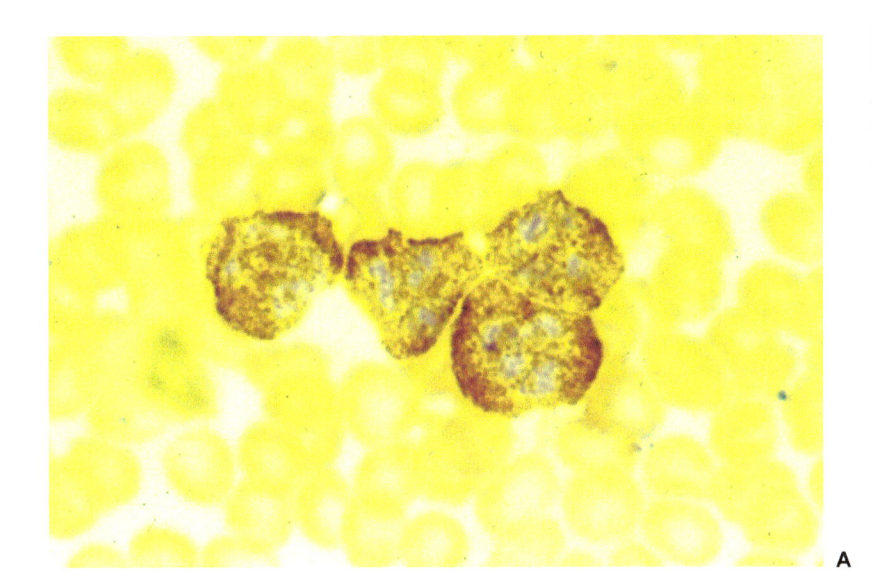

A

Figura 1-22.

A. *Sangue normal corado pela peroxidase.*
B. *Medula óssea corada pela peroxidase.*
C. *Sangue com reação leucemóide corado*
pelo Sudan black B.

(Continua)

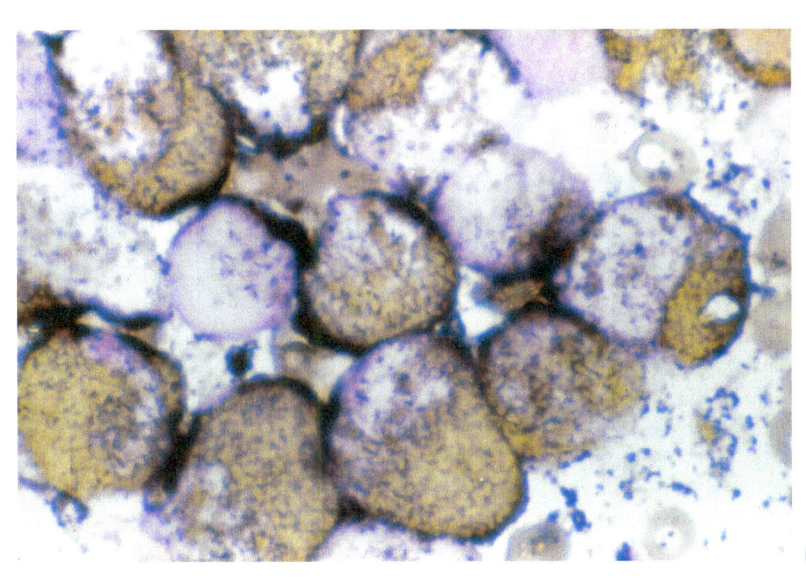

B

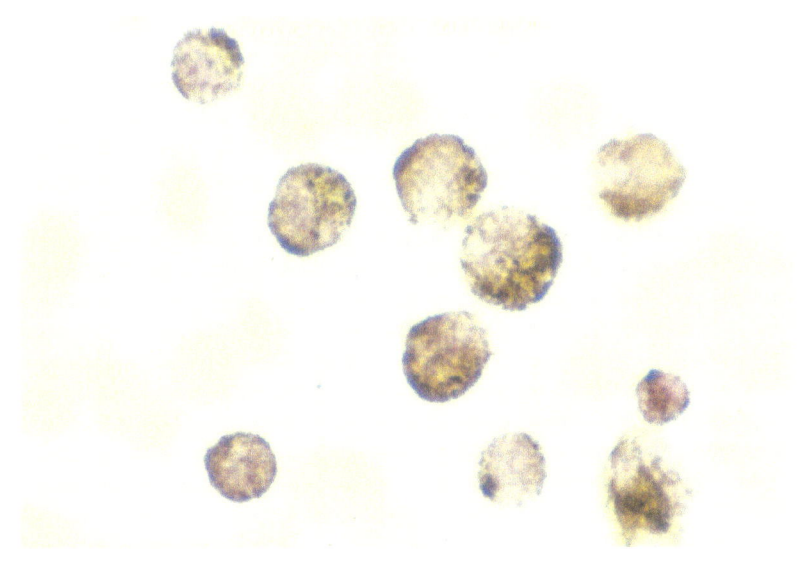

C

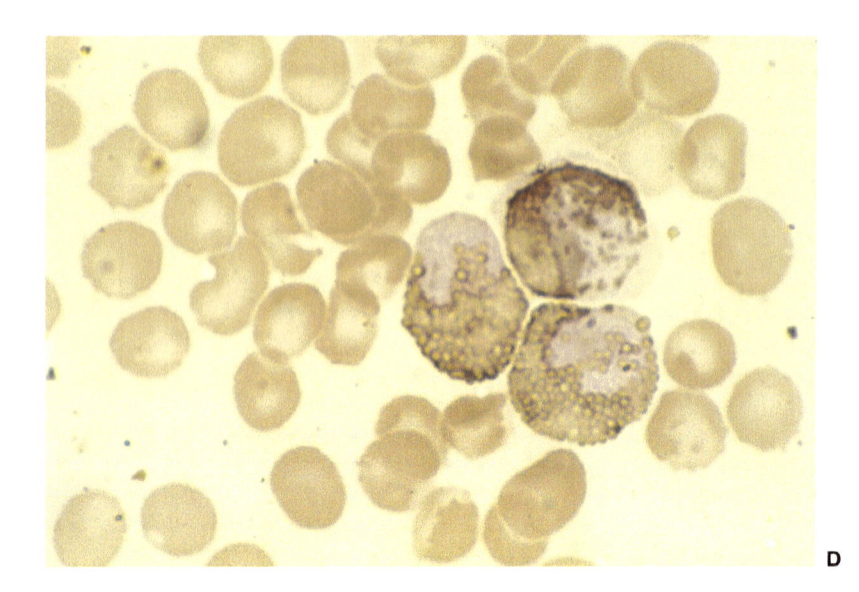

D

Figura 1-22.

Continuação.
***D**. Sangue corado pelo Sudan black B — eosinófilos com coloração típica. **E**. Medula óssea — coloração do Sudan black B em precursores granulocíticos. **F**. Medula óssea — coloração do PAS positiva no citoplasma de precursores granulocíticos.*

(Continua)

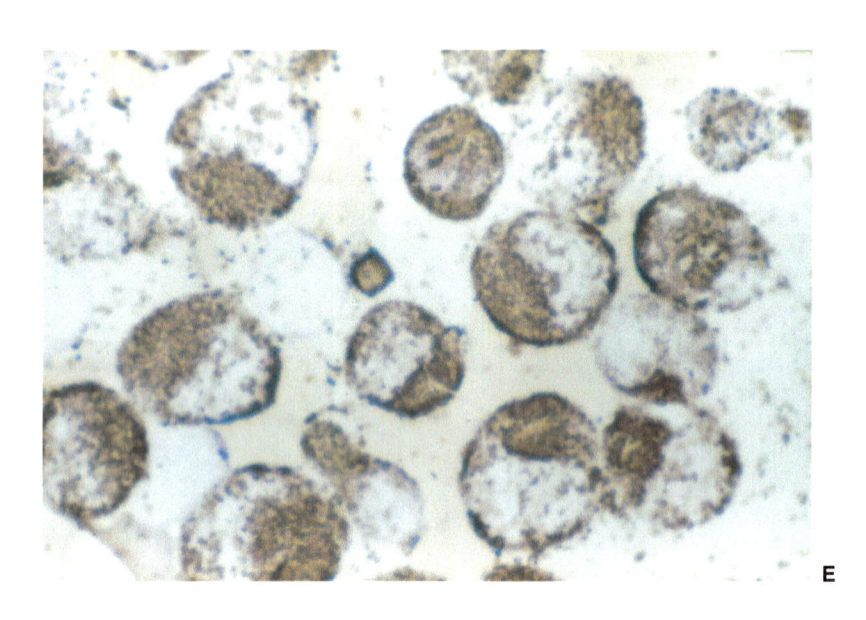

E

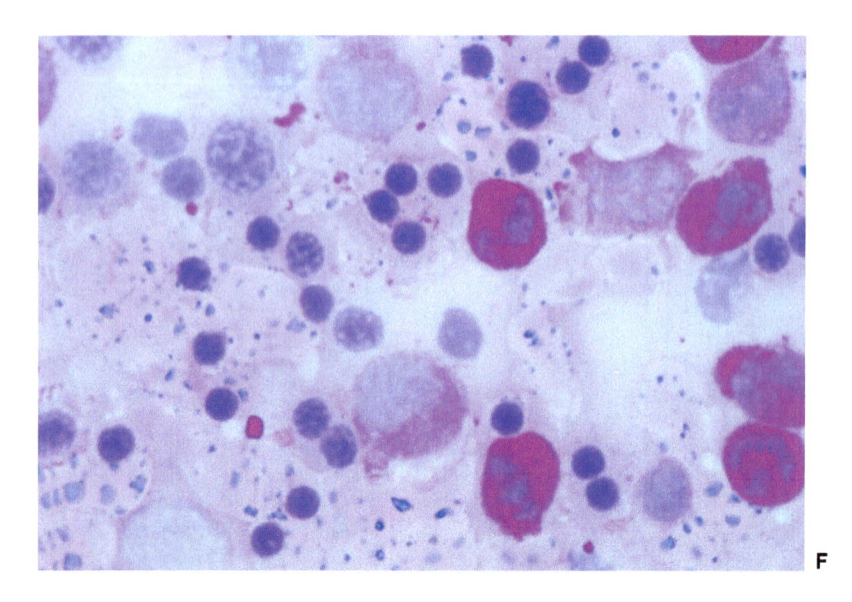

F

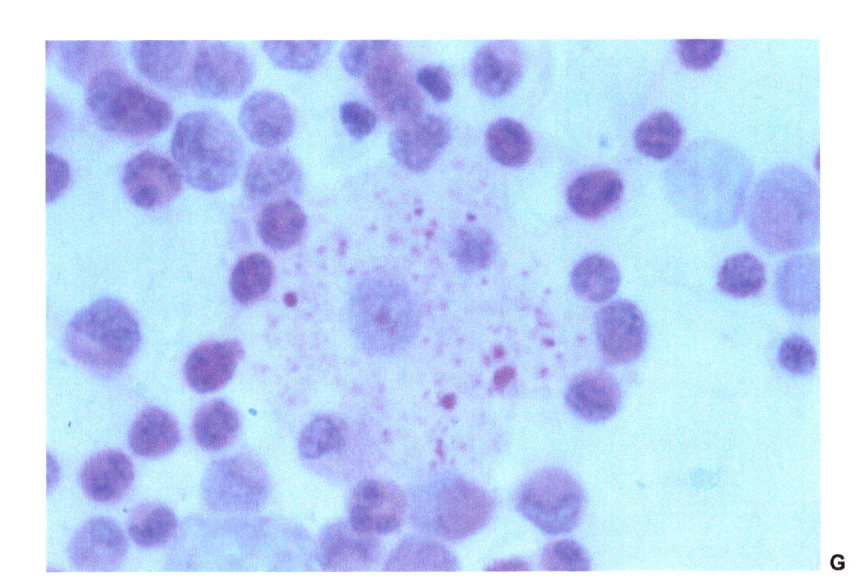

G

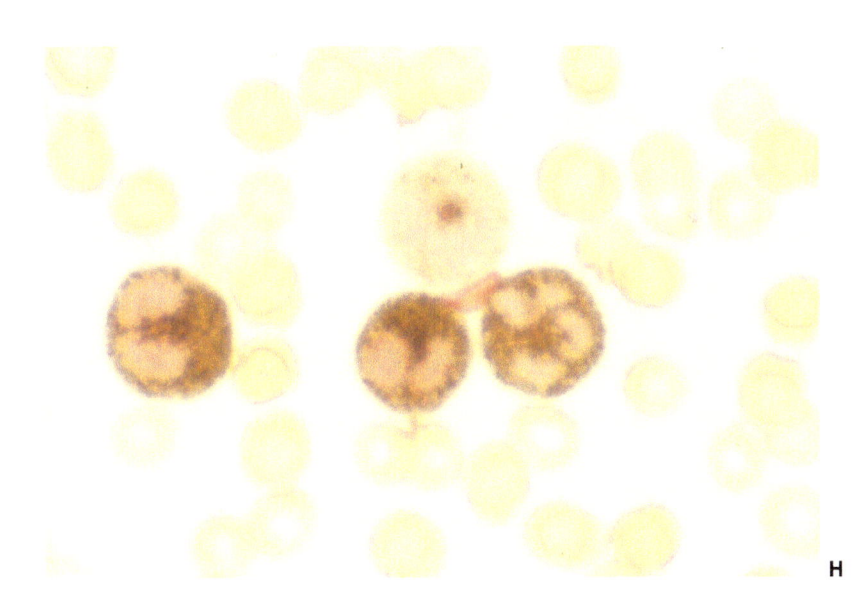

H

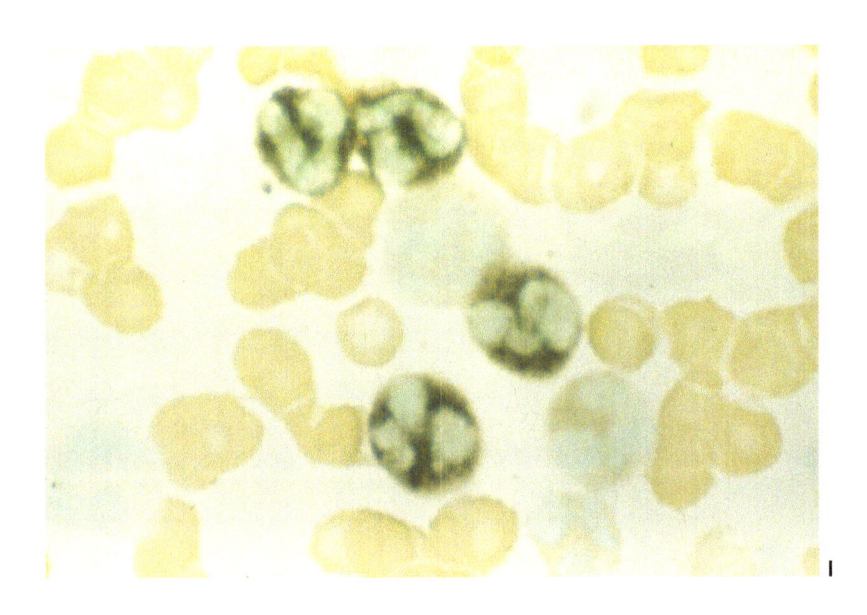

I

Figura 1-22.

Continuação.
G. Macrófago da medula óssea com citoplasma carregado de granulações PAS positivas.
H e I. Segmentados do sangue periférico corados pela fosfatase alcalina.

(Continua)

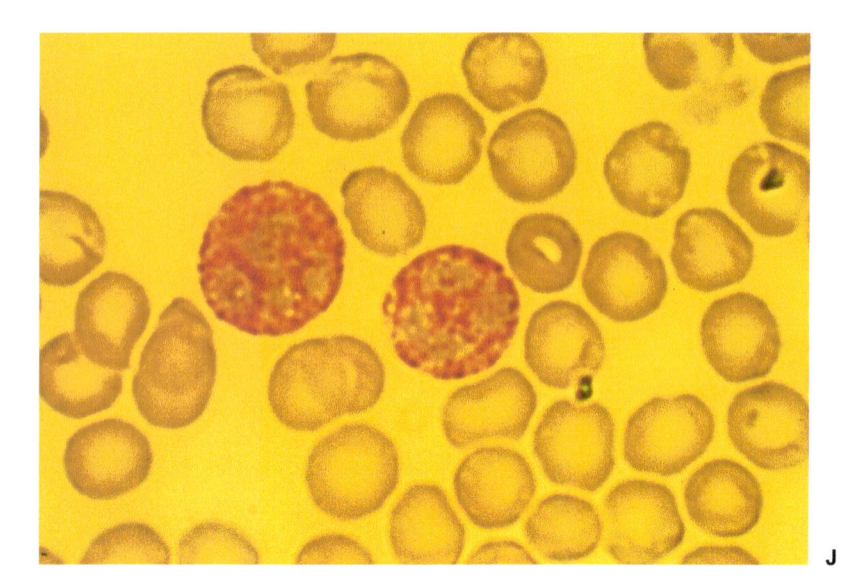

J

Figura 1-22.

Continuação.
J. Sangue periférico — dois segmentados neutrófilos corados pela cloroacetato esterase.
K. Concentrado de monócitos do sangue — coloração da alfanaftil acetato esterase.
L. Punção de liquor com meningite purulenta: reação do PAS em piócitos.

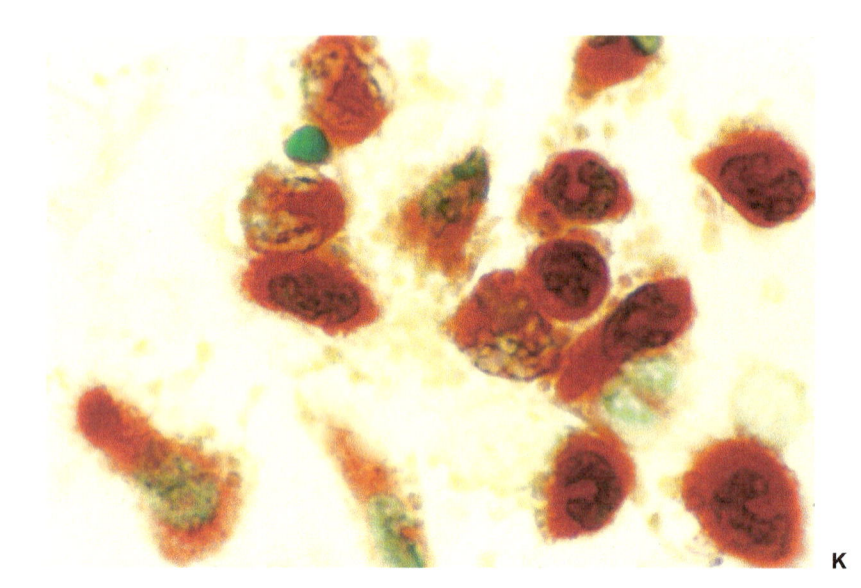

K

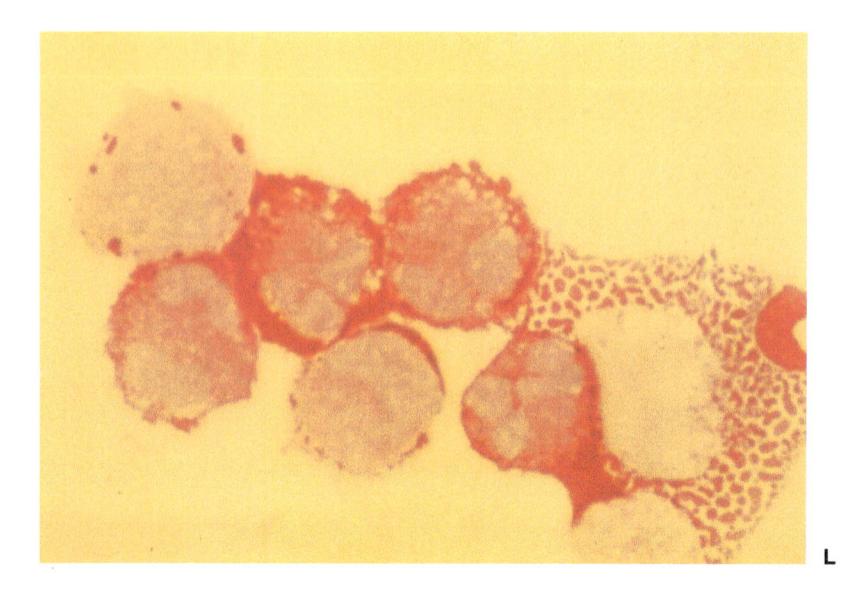

L

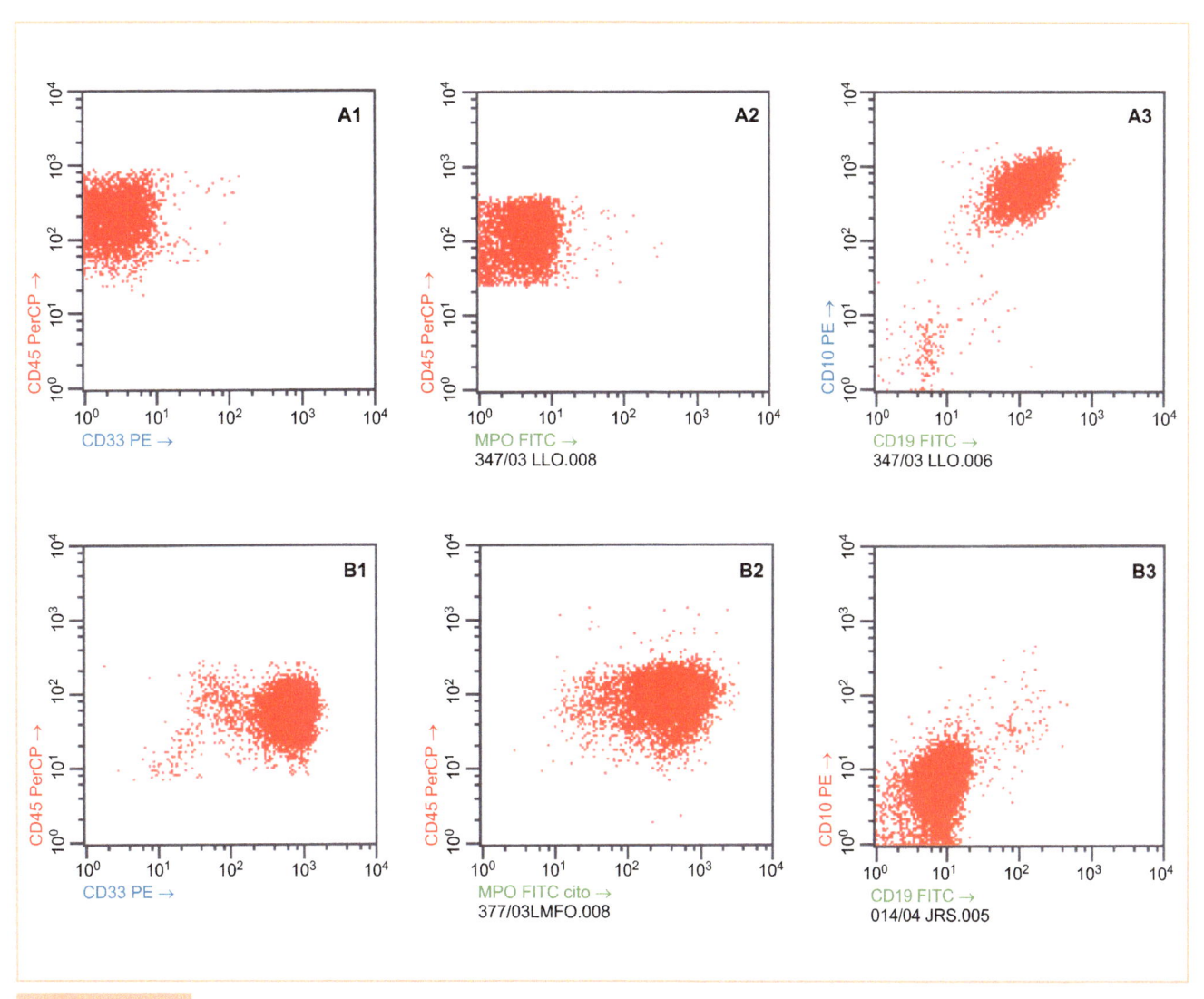

Figura 1-23.

*Imunofenotipagem em casos de leucemia linfóide aguda (**A1, A2, A3**) e leucemia mielóide aguda (**B1, B2, B3**). **A1, A2** e **A3**. Amostra de sangue periférico com 85% de linfoblastos B, expressando antígenos CD10 (CALLA) e CD19 em **A3**. Antígeno CD33 e mieloperoxidase negativos (**A1** e **A2**). **B1, B2** e **B3**. Amostra de sangue periférico com 90% de blastos mielóides (mieloblastos) expressando antígenos CD33 (**B1**) e mielopcroxidase (MPO) em **B2**. Observar que os linfoblastos não expressam os antígenos CD33 (**A1**) nem MPO (**A2**), enquanto os blastos mielóides não expressam CD19 e CD10 (**B3**).*

As técnicas que utilizam a evidenciação da reação antígeno-anticorpo por imunofluorescência são simples mas não permitem que as lâminas sejam guardadas. Elas devem ser fotografadas logo após a coloração, pois a reação vai desaparecendo. Utilizou-se então a imunocitoquímica, em especial a técnica de imunoperoxidase e depois a imunofosfatase alcalina.

Mais tarde a imunofenotipagem pela citometria de fluxo mostrou-se exame mais preciso, tendo eliminado a necessidade de contagem das células pelo observador.

Essa análise imunofenotípica atualmente é fundamental para o diagnóstico e a caracterização das proliferações monoclonais que ocorrem nas leucemias e nos linfomas.

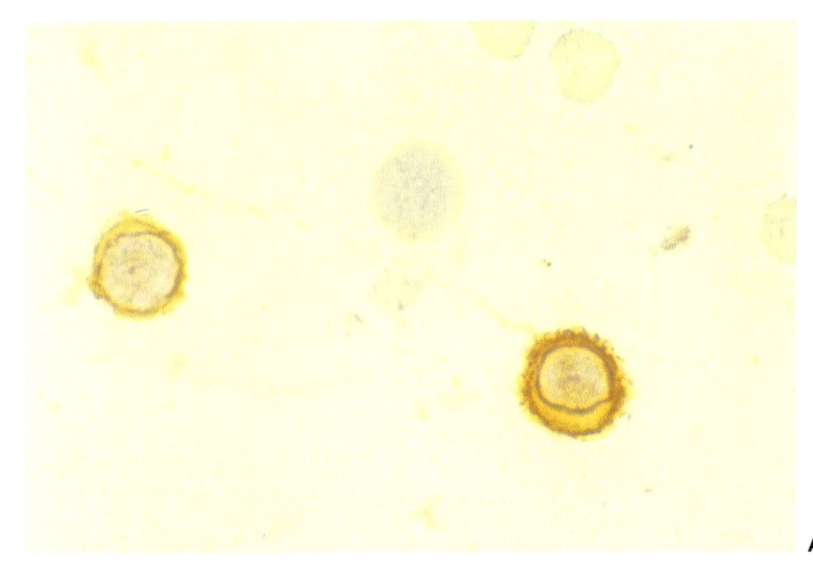

A

Figura 1-24.

*Imunocitoquímica em células de sangue normal: **A**. PAP (peroxidase antiperoxidase — coloração com Leu 1 (CD5) em linfócitos. **B**. APAAP (fosfatase alcalina antifosfatase alcalina-coloração positiva em neutrófilo com CD15). **C**. PAP — coloração com DR em segmentado neutrófilo.*

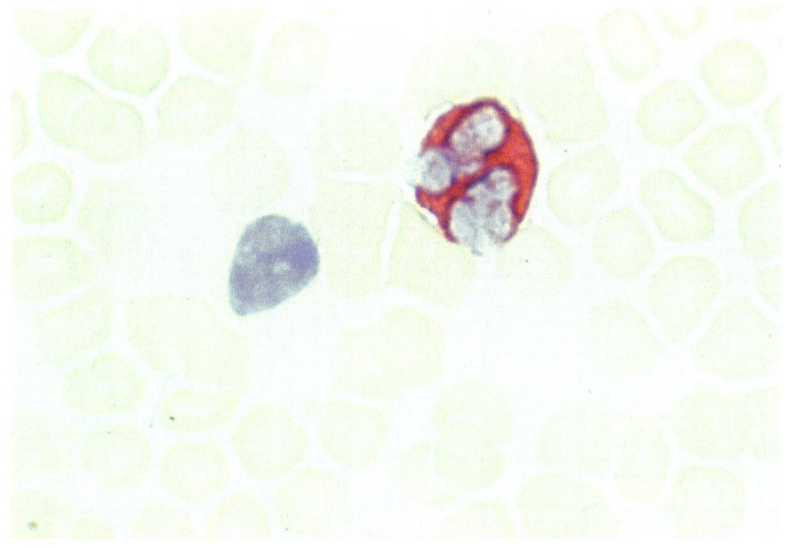

B

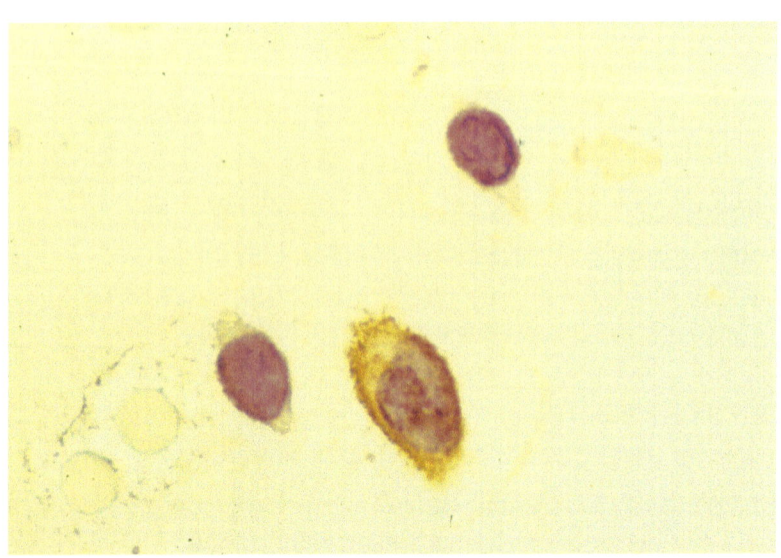

C

LINFOCITOPOESE

Linfócitos T e B

Os linfócitos T e B são células presentes no sangue circulante em porcentagem que varia de 20% a 30%. Originam-se de células indiferenciadas situadas na medula óssea e no timo, passando por poucas fases intermediárias de amadurecimento (Quadro 1-8). São semelhantes morfologicamente, mas diferem funcionalmente. Aqueles que se originam na medula óssea são denominados linfócitos B (*bursa-símile*) e os que se formam no timo são os linfócitos T, ou timo-dependentes.

Os linfócitos T são encarregados das funções de *imunidade celular*, e os linfócitos B se encarregam da *imunidade humoral*, ou seja, são produtores de anticorpos. Essas células compõem o *sistema imune*, atuando na resposta à invasão do organismo por agentes estranhos, ou antígenos invasores.

A capacidade de reconhecer e reagir à invasão de um grande número de antígenos é possível graças à enorme variabilidade de estruturas presentes nos linfócitos (*receptores antigênicos*). Essas estruturas reconhecem pontos específicos dos antígenos invasores (bactérias, macromoléculas etc.), os quais são chamados de *determinantes antigênicos* ou *epítopos*.

Como primeira resposta à presença de antígenos os linfócitos encarregados da imunidade celular se multiplicam. Essa reação é denominada resposta inicial ou *primária*. Os linfócitos que responderam ao antígeno inicial são capazes de reconhecê-lo toda vez que ocorrer nova exposição a ele.

A cada antígeno corresponde um *clone* linfocitário capaz de distingui-lo, havendo, portanto, um número muito grande de *especificidades* desses clones.

Denomina-se reação *secundária* aquela que ocorre depois da primeira reação. Um maior número de linfócitos é estimulado, expandindo-se mais o clone específico. Muitos desses linfócitos estimulados morrem por *apoptose*, mas outros permanecem vivos após a reação, caracterizando os linfócitos de *memória*.

Tanto os linfócitos T quanto os B podem reconhecer antígenos, entretanto, apenas estes últimos fabricam anticorpos.

A resposta imune se acompanha de alterações morfológicas dos linfócitos T e B e podem ser visualizadas nas preparações coradas por corantes panópticos.

As células aumentam de tamanho, o núcleo se torna volumoso exibindo nucléolo e o citoplasma torna-se mais basófilo, azulado. Há transformação do aspecto maduro em imaturo, formando-se linfoblastos de tipo T ou B.

Os linfócitos B estimulados transformam-se em plasmoblastos, que dão origem aos plasmócitos. Essa linhagem é produtora de imunoglobulinas de vários tipos. Uma porcentagem dos linfócitos B volta ao aspecto anterior, tornando-se *células de memória*, enquanto outros caminham para a apoptose.

Os linfócitos T estimulados também se expandem e se transformam em linfoblastos T que, posteriormente, transformam-se em *células efetoras*. Estas são de dois tipos: (1) células produtoras de citocinas, que atuam sobre outros linfócitos T e B e sobre macrófagos e (2) células (linfócitos) citolíticas ou citotóxicas, capazes de lisar células infectadas por vários antígenos.

Alguns linfócitos T são especializados em matar diretamente células infectadas por vírus ou células tumorais. São chamados linfócitos T *natural-killers* ou NK.

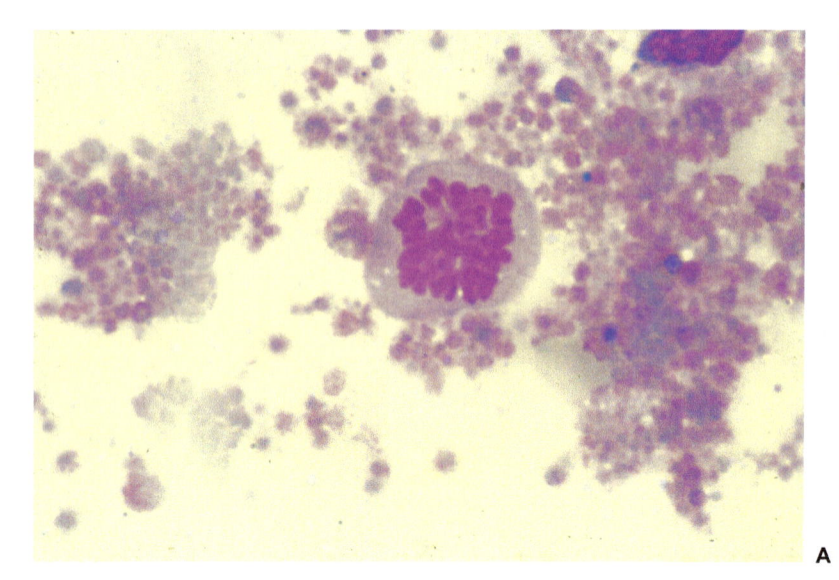

Figura 1-25.

A e B. Linfócitos do sangue periférico em cultura, estimulados pela fitoemaglutinina.

A

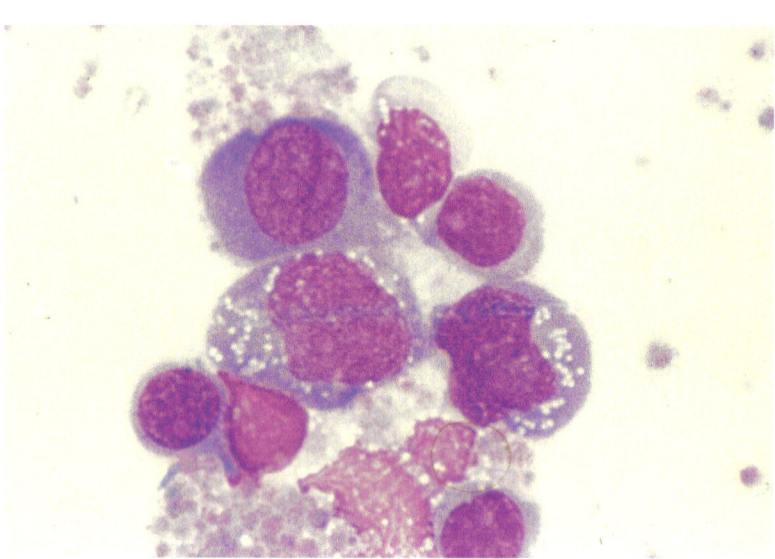

B

A resposta imune é muito mais complexa envolvendo a participação de outras células, denominadas *acessórias*. Essas são os monócitos/macrófagos e as células dendríticas.

As células monocitárias originam-se na medula óssea, como foi visto. As células dendríticas também têm precursores mielóides sendo denominadas células *dendríticas mielóides*. Elas atuam sobre linfócitos T, estando presentes na pele (células de Langerhans). Outro tipo de células dendríticas são aquelas encontradas nos folículos linfóides, onde se relacionam com linfócitos B (células dendríticas foliculares).

Os linfócitos T e B, assim como as outras células que atuam na resposta imune, têm características especiais nas sua membranas citoplasmáticas e no seu interior que permitem a diferenciação através da imunofenotipagem.

Essa diferenciação baseia-se na detecção de proteínas presentes na membrana celular que funcionam como *antígenos* contra os quais são produzidos anticorpos monoclonais, assim denominados porque servem para identificar diferentes *clones* de linfócitos.

Os anticorpos monoclonais são então denominados *marcadores fenotípicos*, porque caracterizam os linfócitos como também outras células sangüíneas.

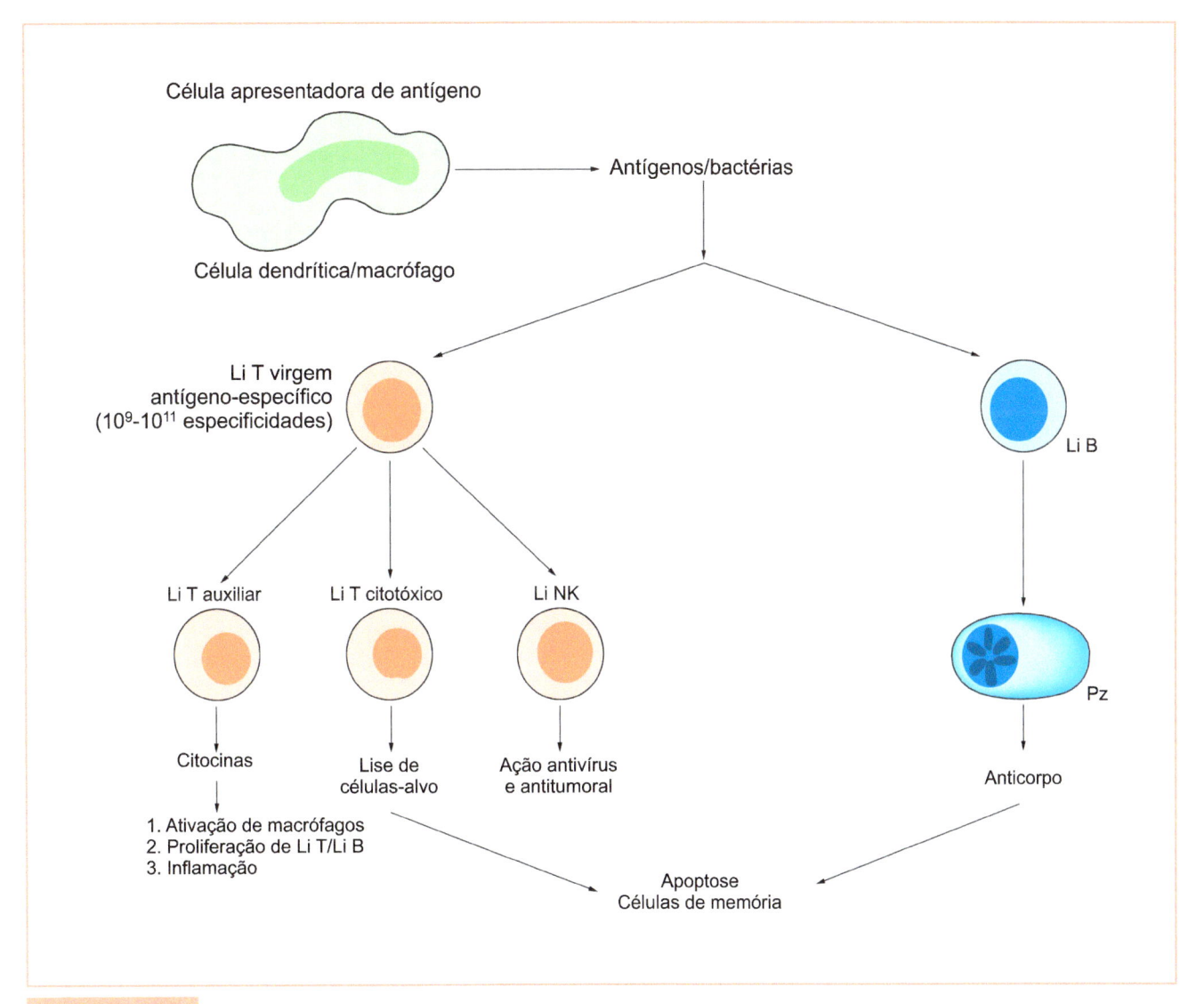

Figura 1-26.

Resposta imune em esquema.

A nomenclatura usada para esses marcadores é a CD ou *cluster differenciation*, existindo um número grande deles para estudo das células.

Os linfócitos T se dividem em: (1) auxiliares (*helper*); (2) citotóxicos e (3) NK (*natural killer*).

Os linfócitos T auxiliares são CD3+, CD4+ e CD8– e constituem as células predominantes no sangue periférico e baço (50% a 60%). Os linfócitos T citotóxicos estão em porcentagem menor no sangue (15% a 25%), nos linfonodos (15% a 20%) e no baço (10% a 15%).

Esses linfócitos são marcados como CD3+, CD4– e CD8+. Os linfócitos *natural killers* são bem menos numerosos e têm como marcadores o CD16 e o CD56.

Os linfócitos B, encarregados da produção de anticorpos, caracterizam-se pela presença de moléculas de imunoglobulinas na superfície da membrana celular que atuam como receptores de antígenos. Tais células têm vários marcadores ou CD específicos:

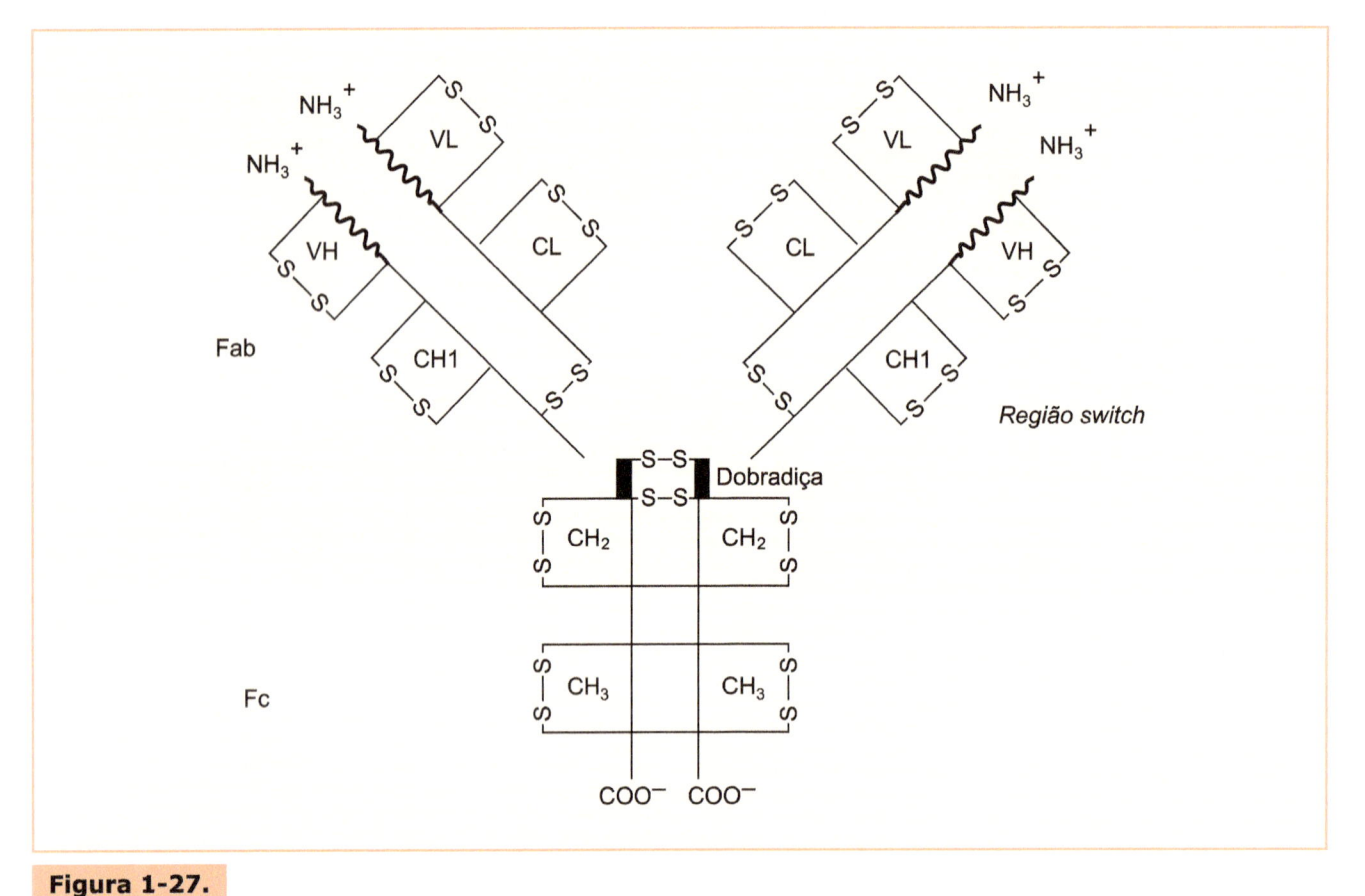

Figura 1-27.

Representação esquemática de uma imunoglobulina (unidade monomérica).

CD19, 20, 21 e 22. Estão presentes no sangue periférico (10% a 15%), em linfonodos (20% a 25%), no baço (40% a 45%) e em outros agrupamentos linfóides, como placas de Peyer e amígdalas.

Os linfócitos B secretam imunoglobulina (Ig) a partir do retículo endoplasmático rugoso. Após a formação completa da molécula de Ig esta é fixada à membrana citoplasmática. Graças a alterações de genes envolvidos na síntese dessas proteínas formam-se, posteriormente, vários tipos de Ig.

Outras moléculas protéicas com estrutura semelhante à das Ig estão presentes nas membranas dos linfócitos T, denominadas *receptores de células T ou TCR*.

Assim como as moléculas de Ig dos linfócitos B, os TCR servem ao reconhecimento de antígenos na superfície celular.

A produção das Ig e dos TCR está na dependência de ativação e rearranjo de genes de modo a formar as diversas classes de Ig (Ig A, D, E, G e M) e os TCR α, β, γ e δ.

Nos chamados órgãos linfóides centrais, isto é, medula óssea e timo, localizam-se e proliferam as células antígeno-independentes enquanto nos órgãos linfóides periféricos, como linfonodos, tecidos linfóides associados às mucosas e baço se situam e proliferam as células antígeno-dependentes, com diferenciação posterior de células imunocompetentes.

No timo se diferenciam linfócitos T com receptores α e β rearranjados, que são CD4+, CD8+. Essas células predominam no sangue periférico.

Os receptores γ e δ, ao contrário, são encontrados em pequena porcentagem de linfócitos no sangue.

Os linfócitos B e T, denominados *virgens*, passam pelos linfonodos, baço e outros agrupamentos linfóides, situando-se em zonas preferenciais.

Os linfócitos B se fixam nos folículos primários onde reagem a antígenos apresentados por células foliculares dendríticas, dando origem aos folículos secundários, com centro germinativo mais ou menos marcado.

Os linfócitos T situam-se nas zonas paracorticais ou interfoliculares, onde proliferam em resposta à ação de antígenos apresentados por células denominadas reticulares interdigitais.

A fixação das células linfocitárias nesses locais preferenciais depende da ação de moléculas de adesão.

Os linfócitos T e B estimulados por antígenos se transformam em grandes células que contêm nucléolos muito evidentes, denominadas *imunoblastos* de tipo T ou B. Estes últimos são os precursores imediatos dos plasmócitos, secretores de imunoglobulinas.

A anatomia dos órgãos linfóides secundários, em especial os linfonodos, será abordada no Capítulo 8.

Citoquímica

As células linfocitárias possuem poucas organelas citoplasmáticas, em condições de repouso. Quando estimuladas, seu metabolismo aumenta, tornam-se maiores e passam a ter maior quantidade de carboidratos e proteínas. De modo geral o teor de lípides, carboidratos e proteínas é inferior àquele dos granulócitos.

Os linfócitos T apresentam duas enzimas marcadoras de linhagem: a fosfatase ácida e a alfanafilacetato esterase ácida.

Elas se apresentam como coloração unipolar (*dot*) no citoplasma dessas células.

A fosfatase ácida tartarato-resistente, ou TRAP, é considerada típica das células da leucemia linfocitária tipo *hairy cells* ou células cabeludas.

Imunofenotipagem

A diferenciação entre linfócitos T e B é possível de ser feita por citometria de fluxo através da reação entre os antígenos de superfície, citoplasmáticos ou nucleares das células e os anticorpos monoclonais. Esses anticorpos são marcados com fluorocromos e a reação antígeno-anticorpo é medida pela fluorescência emitida, a qual é captada por um sistema eletrônico. A leitura é feita no computador por meio de um programa específico que conta as diferentes células analisadas.

Utilizam-se anticorpos monoclonais reconhecidamente marcadores das diferentes linhagens de células do sangue.

Os linfócitos T são marcados com os anticorpos monoclonais CD1, CD2, CD3, CD7, CD4 e CD8. Os linfócitos B apresentam antígenos, basicamente marcados pelos anticorpos CD10, CD19, CD20, CD22, CD23 e CD79.

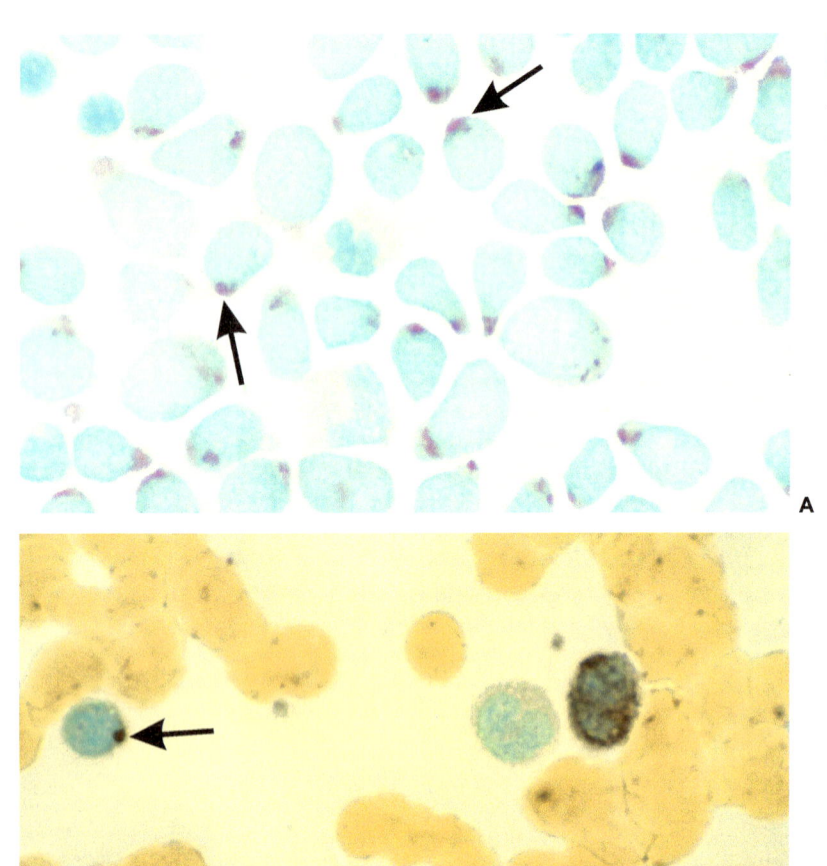

Figura 1-28.

A. Fosfatase ácida em linfócitos T. Reação positiva em dot *(setas). B. Alfanaftil acetato esterase. Reação positiva em* dot, *em linfócito T (seta). Observar uma célula monocitária com coloração positiva difusa no citoplasma.*

Existem outros anticorpos que definem certas características de diferenciação celular assim como o estado funcional das linhagens T e B.

A análise imunofenotípica dos linfócitos T e B, assim como das outras linhagens sangüíneas é fundamental no diagnóstico das proliferações monoclonais encontradas nas leucemias e nos linfomas. O assunto voltará a ser focalizado ao ser abordado o dignóstico dessas condições no Capítulo 8.

MEGACARIOCITOPOESE E PLAQUETOPOESE. FATORES REGULADORES

A linhagem megacariocitária também se origina a partir das células indiferenciadas CD34+ na medula óssea. A Fig. 1-2 mostra a diferenciação sob ação de várias citocinas que atuam na megacariocitopoese: GM-CSF, interleucinas 3, 6, 11 e a trombopoetina, além do fator Steel (SF).

As células muito jovens ou indiferenciadas dessa linhagem não são facilmente reconhecidas quando observadas apenas através das colorações de rotina, assemelhando-se, como é classicamente descrito, a grandes linfócitos.

À medida que elas se diferenciam adquirem maior tamanho e maior quantidade de citoplasma. O núcleo torna-se facilmente visível pois aumenta a quantidade de DNA, tor-

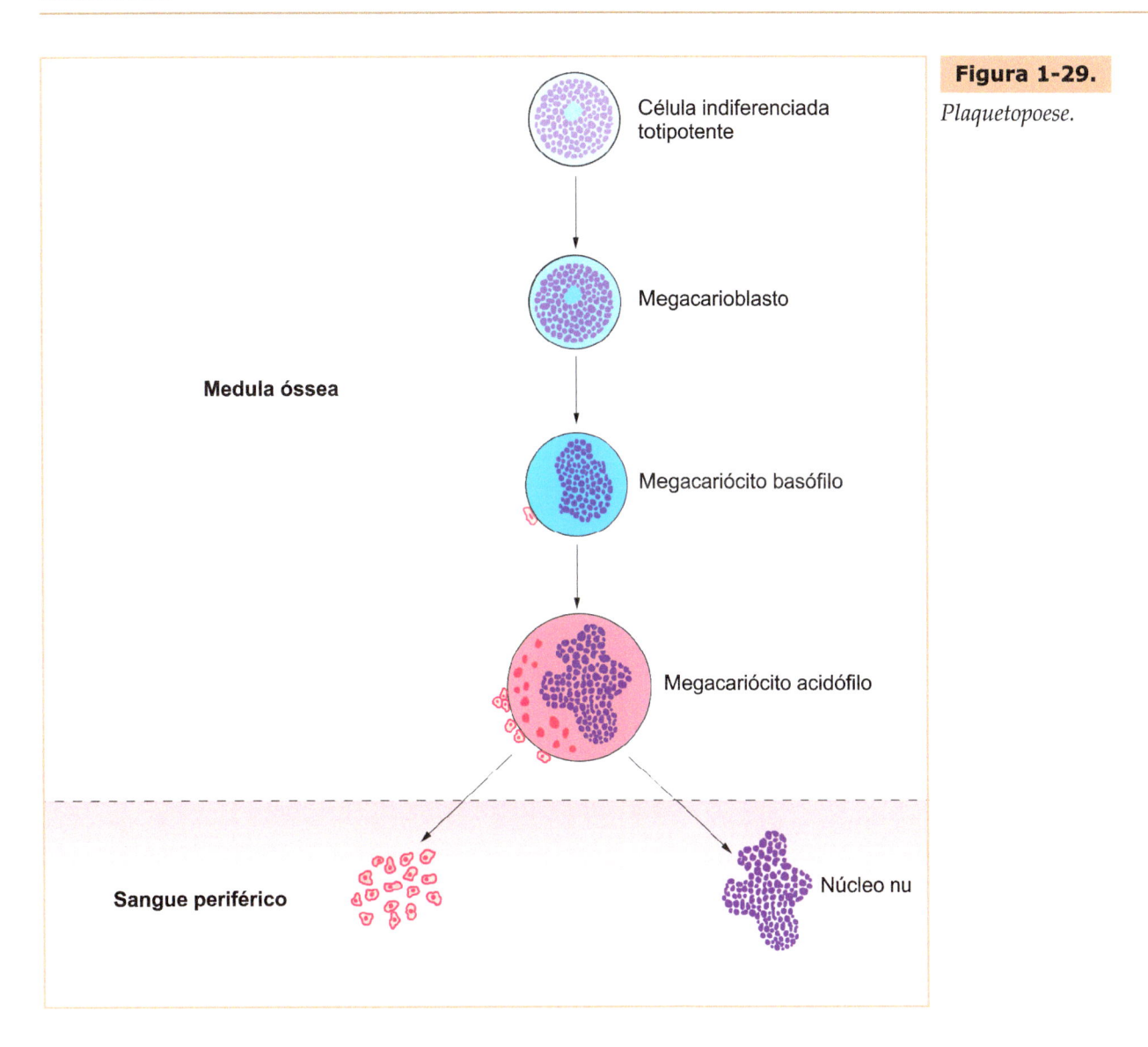

Figura 1-29.

Plaquetopoese.

Célula indiferenciada totipotente

Megacarioblasto

Medula óssea

Megacariócito basófilo

Megacariócito acidófilo

Sangue periférico

Núcleo nu

nando-se poliplóides. A massa cromatínica aumenta sem que haja divisão celular, o que torna as células bastante polimorfas.

A plaquetopoese pode ser observada já em fases precoces da diferenciação. São identificadas plaquetas no interior do citoplasma, uma vez que elas não possuem material nuclear. Com o progredir da diferenciação observam-se plaquetas isoladas ou em grumos (grumos plaquetários) nas bordas do citoplasma dos megacariócitos.

Por fim, os agrupamentos plaquetários se desprendem da célula megacariocitária, restando os *núcleos nus* que permanecem na medula óssea e, mais raramente, passam para o sangue circulante (Fig. 1-29).

Durante a maturação os megacariócitos adquirem características de coloração especiais. As células menos diferenciadas são sempre ricas em ribossomos, o que lhes confere coloração basófila, azulada, mais ou menos intensa no citoplasma.

As células mais diferenciadas são sempre acidófilas, isto é, têm coloração rosada no citoplasma.

Os núcleos vão duplicando o conteúdo de DNA, tornando-se volumosos (8N, 16N, 32N, 64N) (poliploidia) (Fig. 1-30).

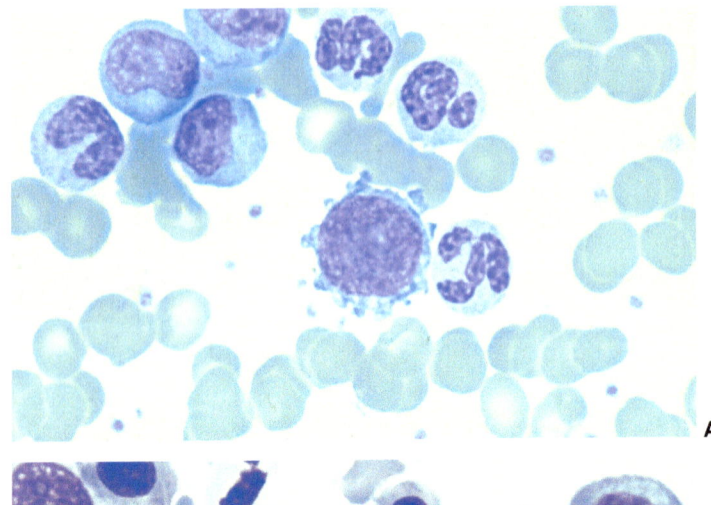

Figura 1-30.

A. *Megacarioblasto junto a um grupo de granulócitos.*
B. *Megacariócito basófilo — o núcleo já apresenta lóbulos e o citoplasma é basófilo.*
C e D. *Megacariócitos acidófilos, sem plaquetas (**C**) e formando plaquetas (**D**). Coloração de Leishman.*

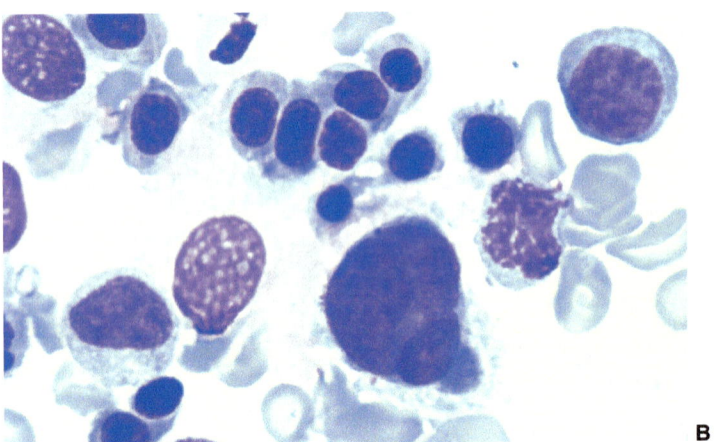

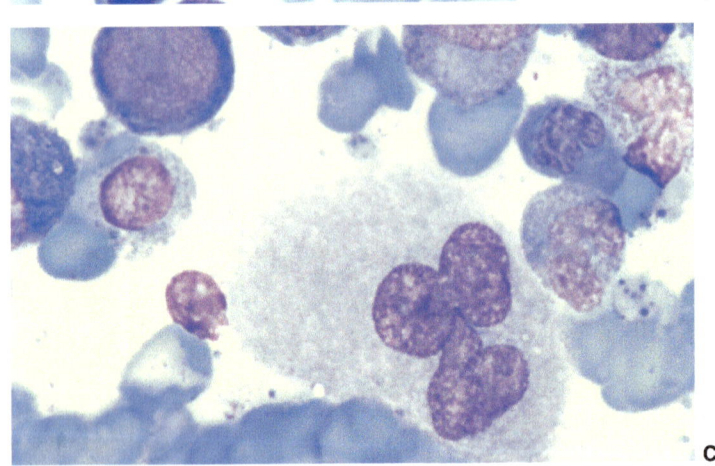

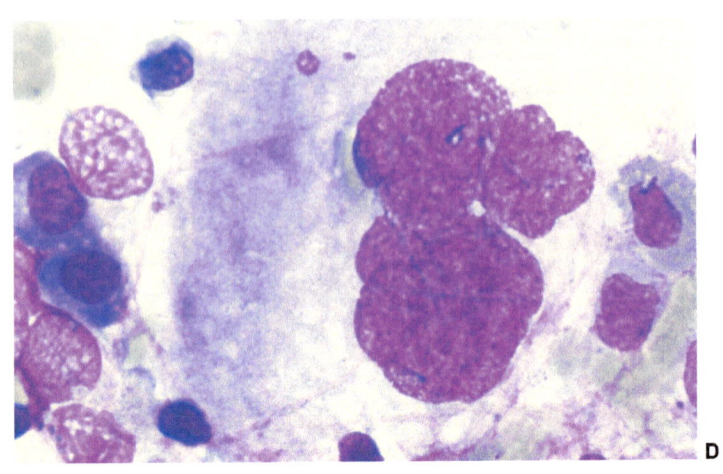

Características Citoquímicas

As células jovens dessa linhagem possuem uma enzima nuclear, a acetilcolinesterase, que vai desaparecendo com a maturação. Pouco a pouco, também aparece nas células um complexo glicoprotéico que define a linhagem. É o complexo glicoprotéico IIb/IIIa, responsável pela positividade na análise fenotípica quando se usam os anticorpos monoclonais CD41 e CD61.

O complexo IIb/IIIa localiza-se na superfície de membrana dos megacariócitos, mas há outras proteínas situadas no interior do citoplasma. Algumas dessas são sintetizadas pelas células, como o fator plaquetário 4, o fator von Willebrand (vWF), o fator VIII da coagulação, a trombospondina e certas enzimas lisossomais, como a fosfatase ácida e as esterases.

Outras substâncias são encontradas no citoplasma, admitindo-se que não sejam aí sintetizadas, mas penetrem nas células por endocitose a partir do plasma: fibrinogênio, albumina e imunoglobulinas.

Um grande número de substâncias, como as glicoproteínas, mucoproteínas, mucopolissacarídeos e, em especial, o glicogênio, é posto em evidência pela reação do PAS.

Essa coloração citoquímica é nítida nas células megacariocitárias. Nelas são visíveis sob a forma de granulações de tamanhos diversos no citoplasma, algumas finas, e outras grosseiras sob a forma de "borrões".

O glicogênio é a substância responsável pela maior parte dessa positividade. Está presente no citoplasma dos megacariócitos e nas plaquetas, representando a maior fonte de energia dessas células (Figs. 1-31 a 1-33).

Imunofenotipagem

Foi visto que a definição da linhagem corresponde ao aparecimento das glicoproteínas IIb/IIIa, que permitem a caracterização fenotípica através dos anticorpos monoclonais CD41 e CD61.

As plaquetas se originam do citoplasma dos megacariócitos e não possuem material nuclear. A estrutura esquemática desses elementos é mostrada na Fig. 1-34.

Os megacariócitos são numerosos nas medulas ósseas normais, porém, as plaquetas não são encontradas aí em grande número.

Admite-se que na sua maturação existe uma fase em que aparecem agrupamentos plaquetários ainda incipientes no citoplasma megacariocitário. A esses agrupamentos dá-se o nome de *proplaquetas*. São estruturas bem identificadas à microscopia eletrônica, mas difíceis de serem visualizadas à microscopia óptica.

Em casos de plaquetogênese estimulada, essas proplaquetas são vistas como acúmulos de material rosado no citoplasma megacariocitário (Fig. 1-36A). Além desse achado, são encontrados megacariócitos geralmente pequenos mas rodeados de grande quantidade de plaquetas, já bem individualizadas (Fig. 1-36B).

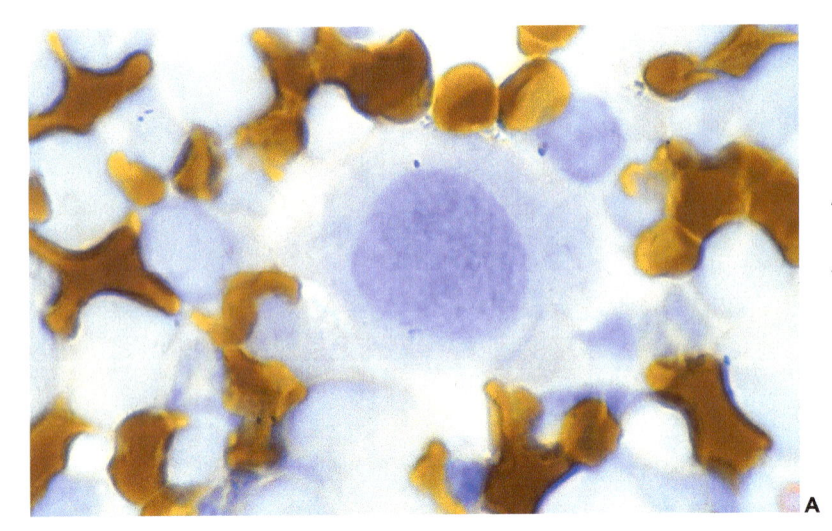

Figura 1-31.

*Megacariócitos na medula óssea: **A**. Coloração da peroxidase — reação positiva nas hemácias e negativas no megacariócito. **B**. Reação da fosfatase ácida positiva no citoplasma (seta). **C**. Reação da alfanaftilacetato esterase ácida fortemente positiva no citoplasma.*

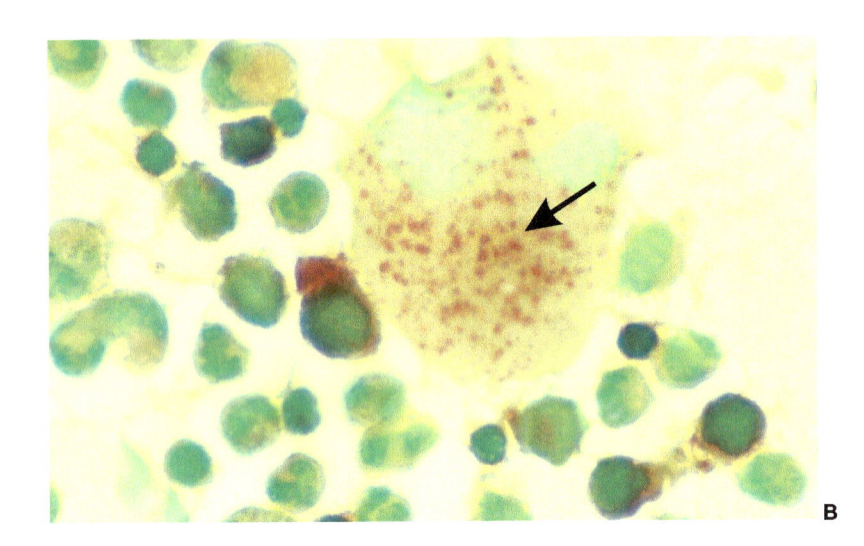

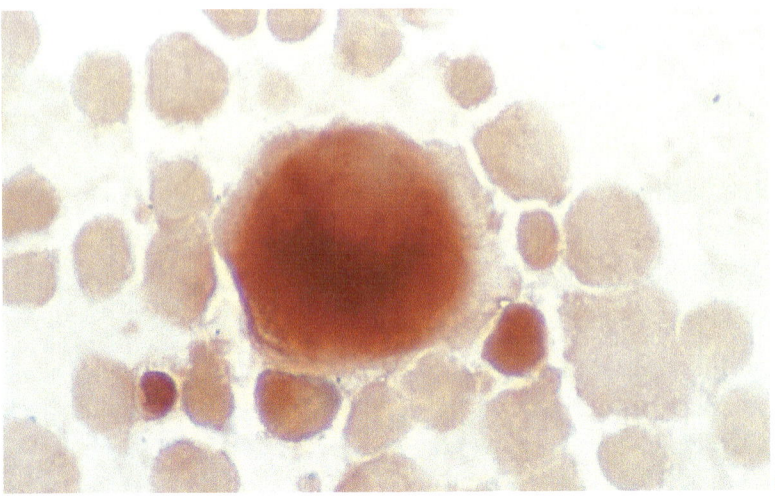

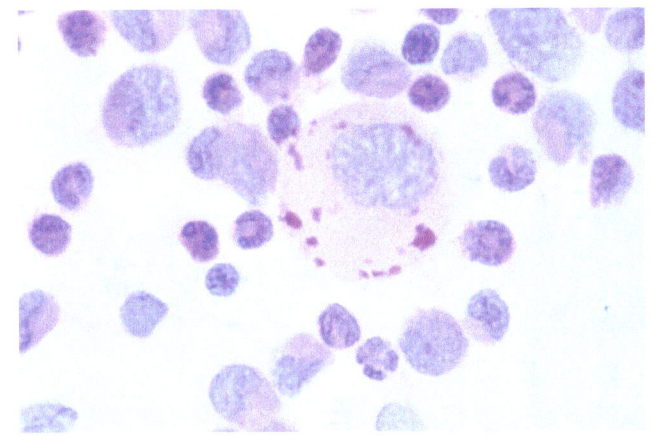

A

Figura 1-32.

*Medula óssea normal. Megacariócitos corados pelo PAS:
A. Célula com citoplasma difusamente corado e raros
"borrões" PAS positivos; **B.** Célula contendo vários
"borrões" fortemente positivos ao PAS. Ao lado, acúmulo de
plaquetas PAS+; **C.** Coloração PAS+ em grãos finos;
D. Grande agrupamento de plaquetas com coloração fina,
positiva, ao lado de grãos maiores.*

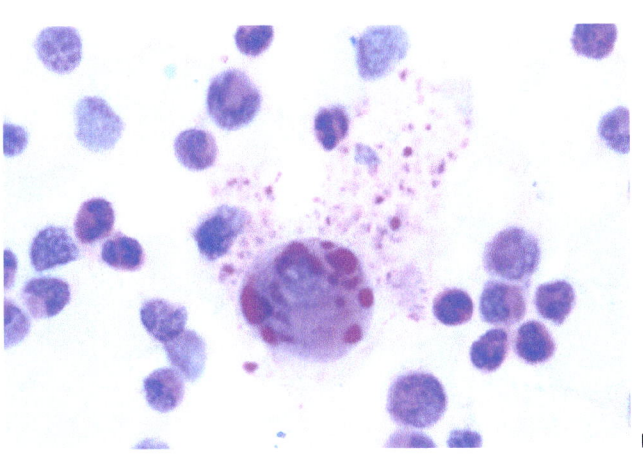

B

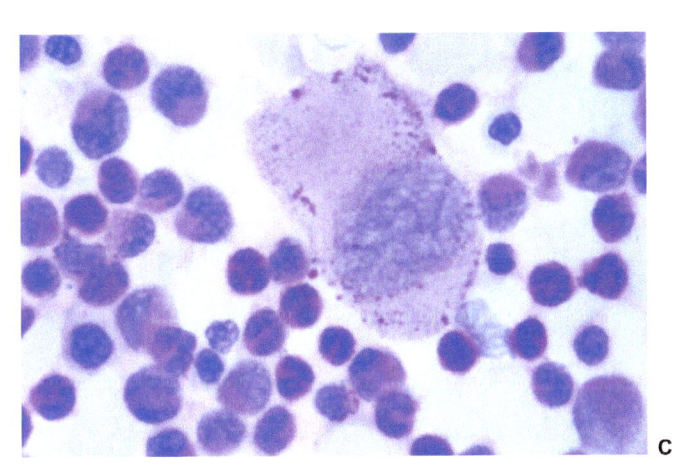

C

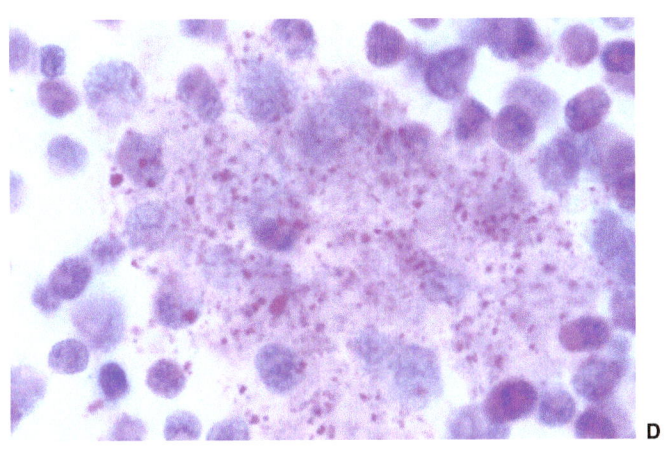

D

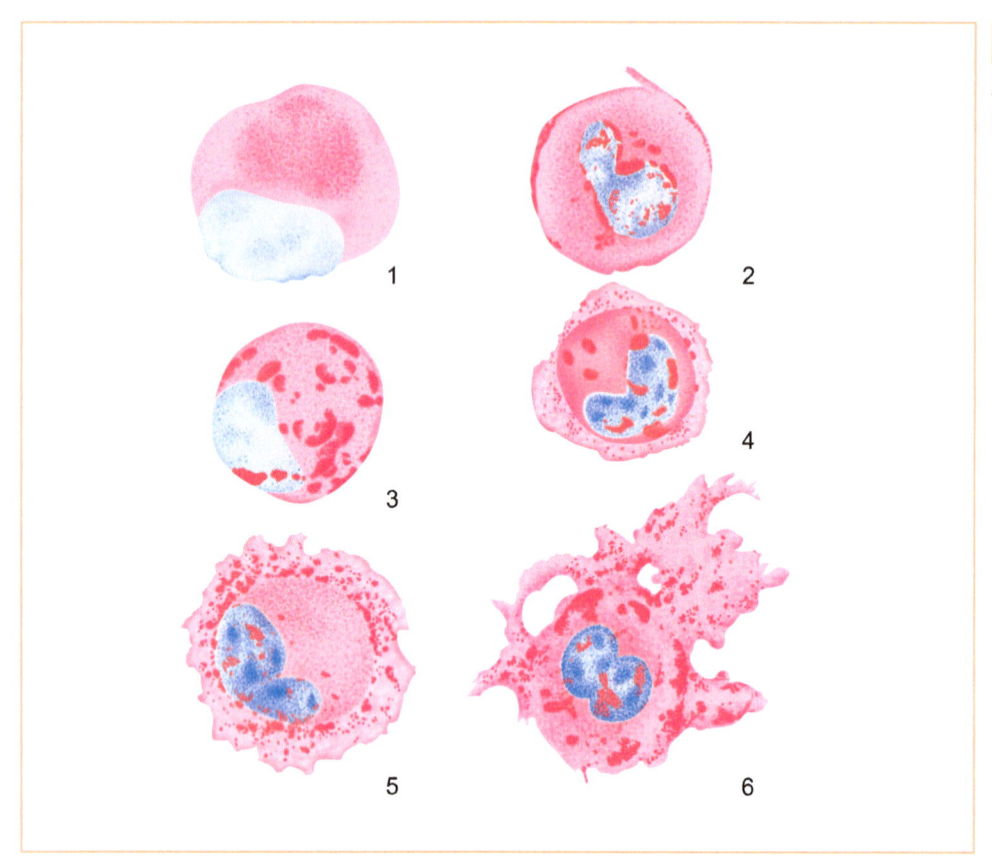

Figura 1-33.

Reação do PAS nos megacariócitos (esquema).

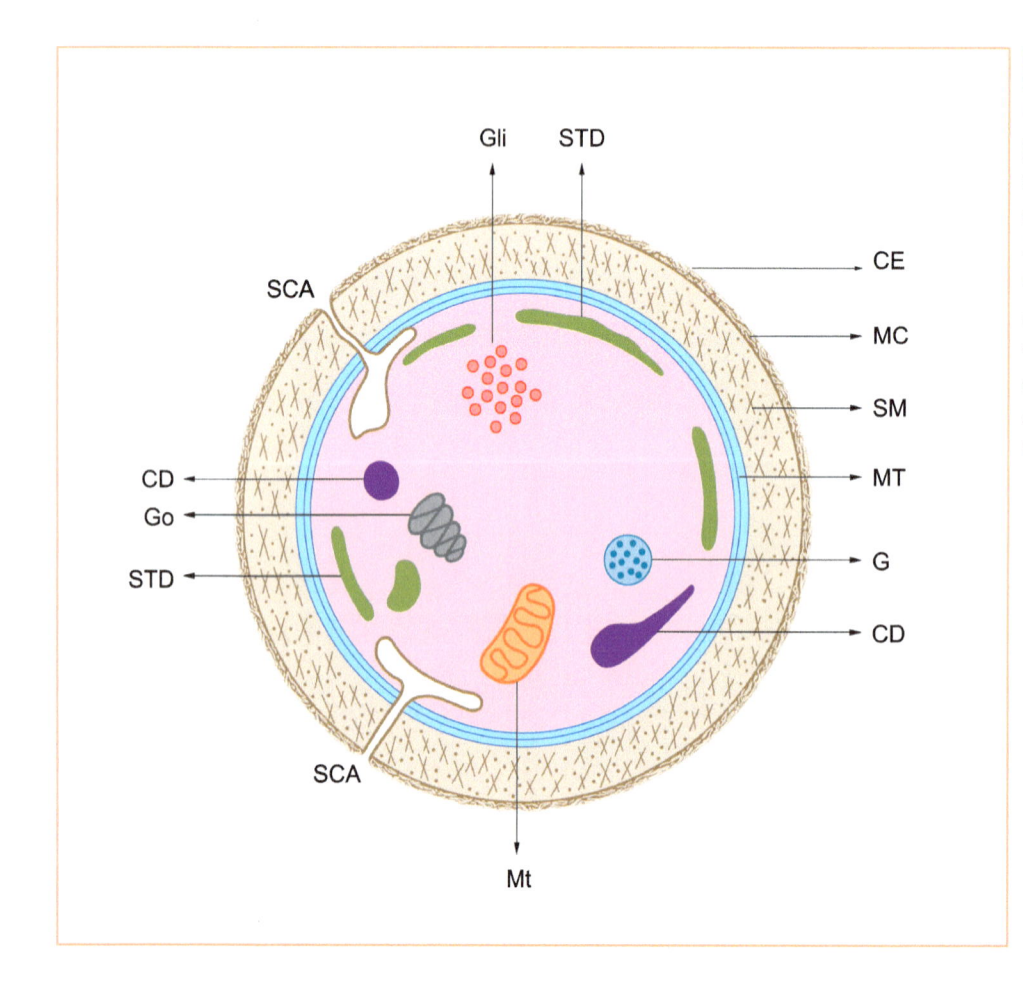

Figura 1-34.

Corte esquemático de uma plaqueta. (CE = camada externa; MC = membrana celular; SM = submembrana; MT = microtúbulos; G = grânulos; CD = corpos densos; Mt = mitocôndria; Go = Golgi; SCA = sistema de canalículos abertos; STD = sistema tubular denso; Gli = glicogênio).

Quadro 1-12.

Conteúdo dos grânulos plaquetários

Corpos densos (grânulos delta)
ADP
ATP
Cálcio
Serotonina
Pirofosfato

Grânulos alfa
Albumina
Fibrinogênio
Fibronectina
Fator V
Fator VIII
Fator von Willebrand (vWF)
Fator plaquetário 4 (FP4)
β-tromboglobulina
Trombospondina

Fator de crescimento derivado das plaquetas ou fator mitogênico
Fator quimiotático
Fator bactericida

Lisossomos (grânulos lambda)
Hidrolases ácidas
Catalase

Proteínas granulares de localização duvidosa
Antiplasmina
Catepsinas
Elastases
Arilsulfatase
Colagenase
α_2-macroglobulina

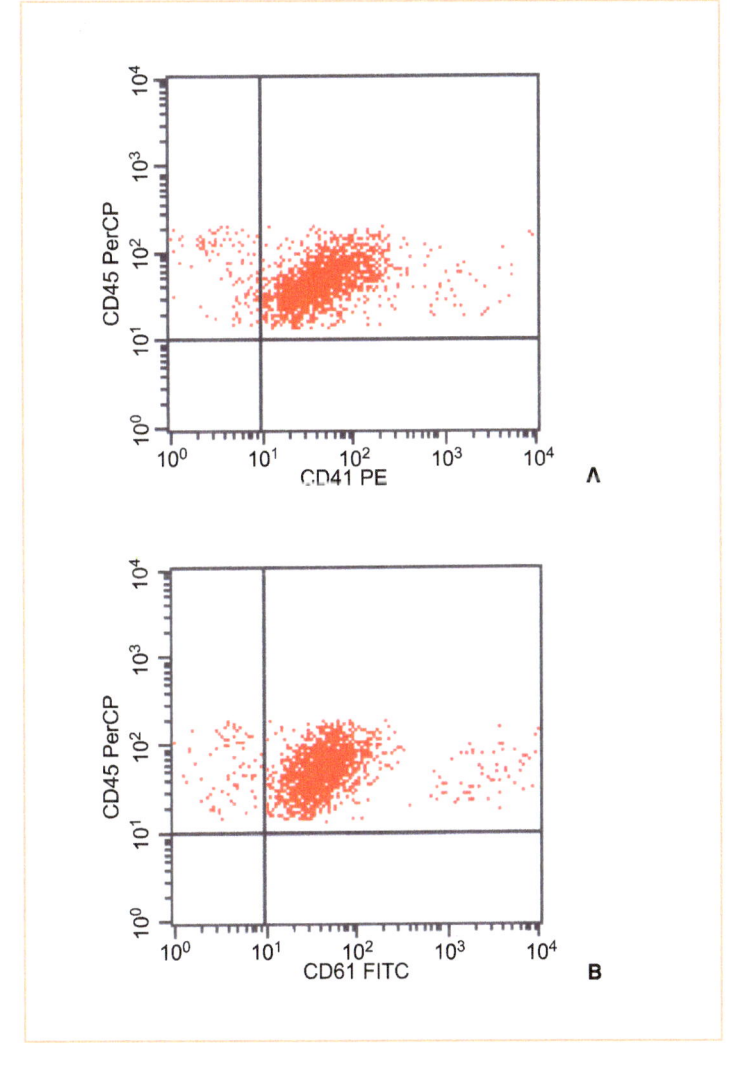

Figura 1-35.

Imunofenotipagem de células megacariocitárias por citometria de fluxo. Caso de leucemia mielóide aguda com morfologia de LMA tipo M7 (FAB). Separação de blastos pelo CD45 com positividade para CD41 e CD61.

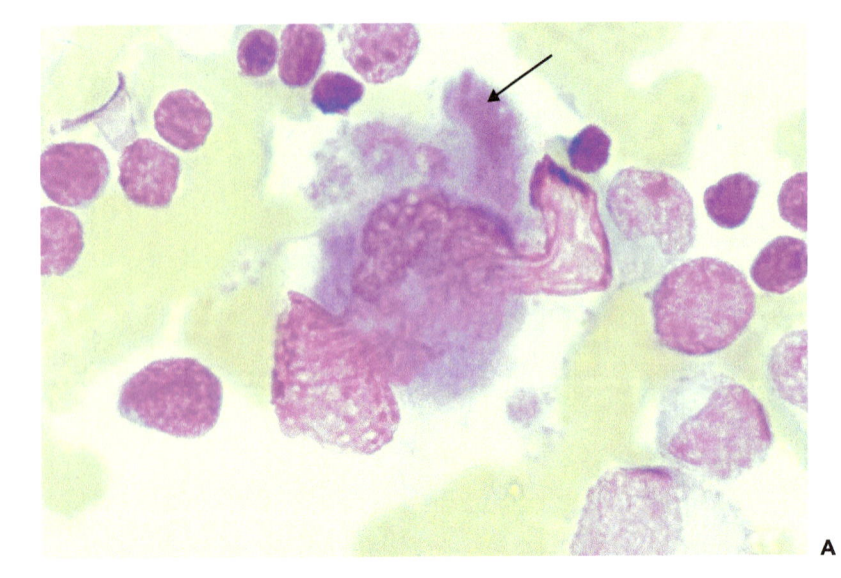

Figura 1-36.

A. Megacariócito com acúmulos de material pouco delimitado que, provavelmente, correspondem a aglomerados de proplaquetas (seta). Leishman.
B. Megacariócito com núcleo de pequeno tamanho e grande quantidade de plaquetas esparsas (coloração do PAS positiva).

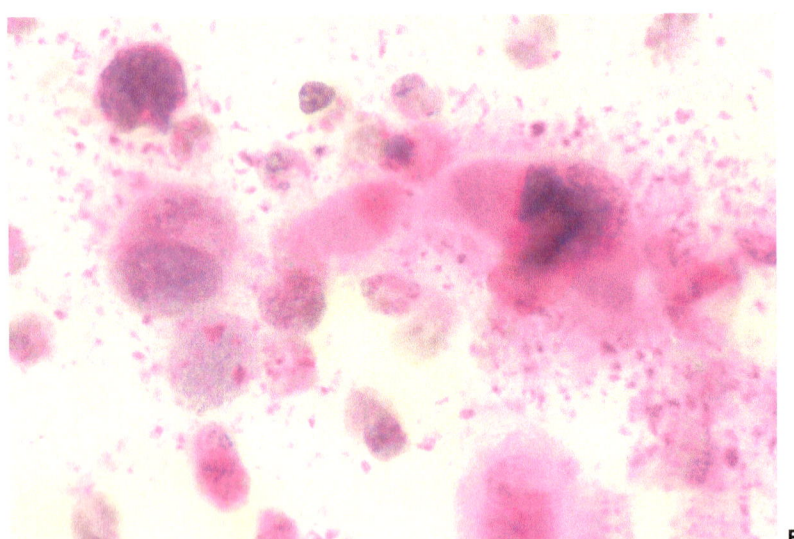

As plaquetas em condições normais são raras nos esfregaços de medula óssea e isso ocorre porque os megacariócitos costumam liberá-las, já na corrente sangüínea, ao nível dos capilares medulares. Para isso, o citoplasma com plaquetas já formadas penetra pelo interstício entre as células endoteliais de revestimento dos vasos e caem na circulação ainda contendo restos nucleares.

Por esse motivo podem ser vistos grandes acúmulos plaquetários e núcleos nus nos esfregaços de sangue circulante, especialmente quando colhidos da ponta do dedo.

Embora não seja completamente explicado, a separação completa entre os núcleos e citoplasma dos megacariócitos se dá ao nível da rede sangüínea dos pulmões.

Outro aspecto interessante da morfologia dessas células é a "aparente" fagocitose de células medulares das linhagens granulocítica ou eritroblástica pelo citoplasma megacariocitário. Isso parece ocorrer porque tais células podem atravessar livremente os interstícios entre os chamados "campos plaquetários". Estes são, na verdade, acúmulos de plaquetas em formação, freqüentes na hiperplasia megacariocitária, que ocorre nas púrpuras plaquetopênicas (Fig. 1-37C e D).

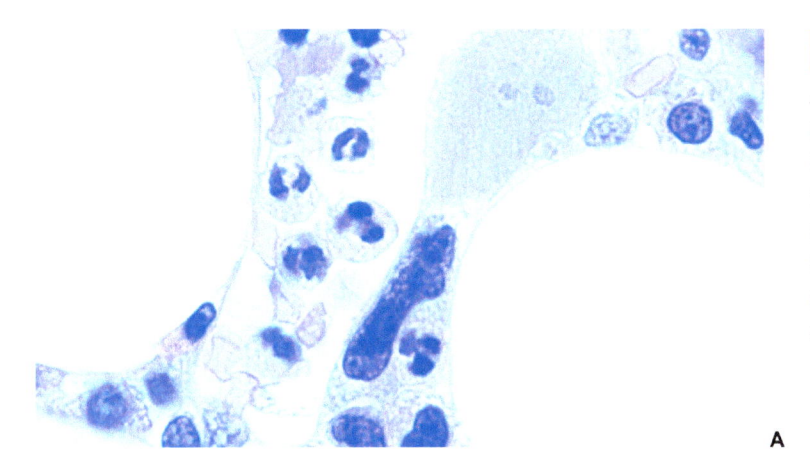

A

Figura 1-37.

A. Megacariócito emitindo porção do citoplasma em direção a um vaso sinusóide (HE). B. Megacariócito no interior de um vaso da medula óssea (Masson). C. Megacariócito contendo uma célula granulocítica no citoplasma (emperilopoese) HE. D. Megacariócito contendo duas células eritrocitárias no interior do citoplasma (emperilopoese) (PAS).

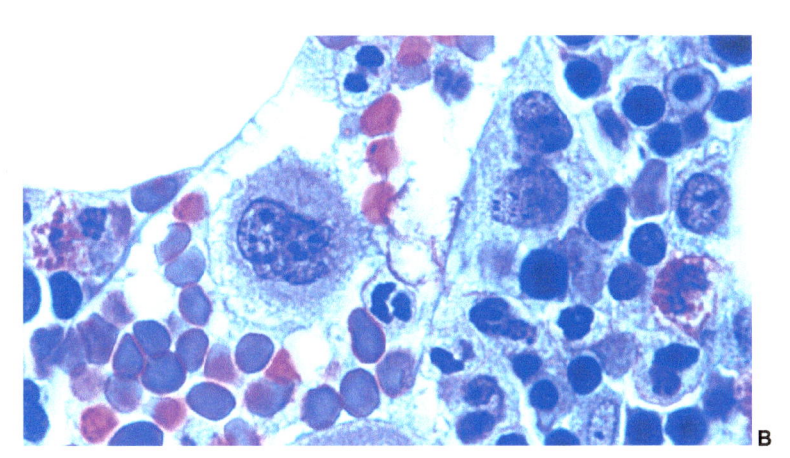

B

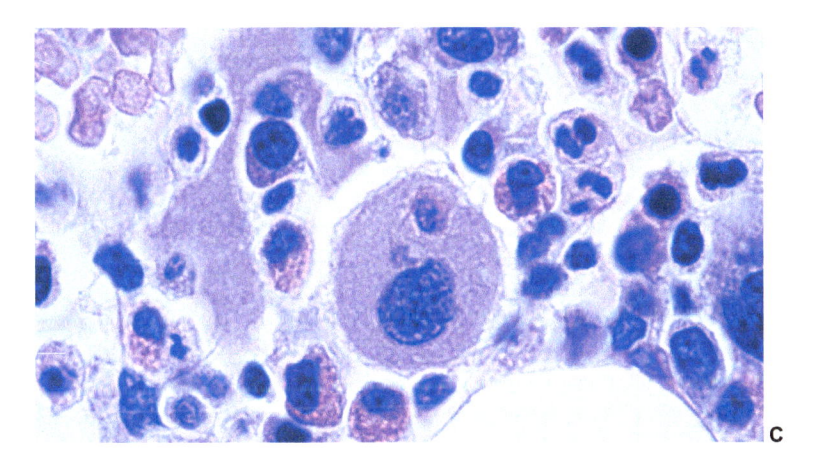

C

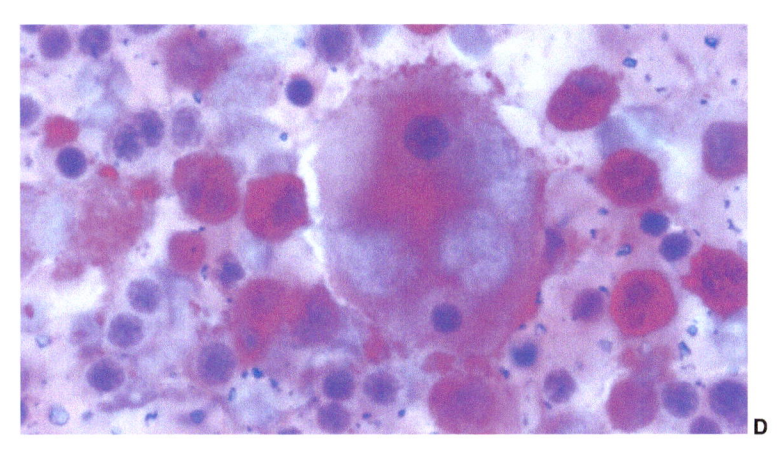

D

Referências Fundamentais

1. Aggarwal BB, Gutterman JU (eds.). *Human Cytokines: Handbook for Basic and Clinical Research*. Houston: Blackweel Scientific Publications, 1992: 46-252.

2. Berga L, Corrons JLV, Feliu E, Woessner S, Rozman C. *Hemorreologia: Bases Teóricas y Aplicacciones Clinicas*. Barcelona: Salvat Editores, 1983: 11-81.

3. Furukawa Y. Cell cycle control genes and hematopoietic cell differentiation. *Leuk Lymph* 2002; *43*: 225-31.

4. Golde DW. Hematopoitec growth factors. *Hematol Oncol Clin N Amer* 1989; *3*(3): 369-553.

5. Graf T. Differentiation plasticity of hematopoietic cells. *Blood* 2002; *99*: 3.089-101.

6. Hassan HT, Drexler HG. Interleukins and colony stimulating factors in human myeloid leukemia cell lines. *Leuk Lymph* 1995; *20*: 1-15.

7. Jamra M, Lorenzi TF. Citologia do sangue e dos órgãos hemoformadores. São Paulo, Biblioteca Brasileira do Livro Médico em Slides: Livraria Editora Santos, 1986.

8. Johnson GR. Haematopoietic multipotential stem cells in culture. *Clin Haematol* 1984; *13*(2): 309-27.

9. Mc Culloch EA. Stem cells and diversity. *Leukemia* 2003; *17*: 1.042-48.

10. Martin-Rendon E, Watt SM. Stem cell plasticity. *Br J Haematol* 2003; *122*: 877-91.

11. Marshall CJ, Thrasher AJ. The embryonic origins of human haematopoiesis. *Br J Haematol* 2001; *112*: 838-50.

12. McEver RP. Cell adhesion. *In:* Hoffman R *et al. Hematology — Basic Principles and Practice*. New York: Churchill Livingstone, 1995: 53-9.

13. Metcalf D, Nicola NA (eds.). *The Hemopoietic Colony-Stimulating Factors*. Cambridge: Cambridge University Press, 1995: 1-165.

Leitura Recomendada

1. Broudy VC. Stem cell factor and hematopoiesis. *Blood* 1997; *90*: 1.345-64.

2. Charbord P, Tamayo E, Deschaseaux F *et al.* Phenotype and functional characterization of human marrow vascular stromal cells. *Hematology* 1999; *4*: 257-82.

3. Engelhardt M, Lübbert M, Guo Y. CD34+ or CD34–: which is the more primitive? *Leukemia* 2002; *16*: 1.603-8.

4. Frenette PS, Wagner DD. Molecular medicine: adhesion molecules — Part I. *N Engl J Med* 1996; *334*: 1.526-9.

5. Frenette PS, Wagner DD. Molecular medicine: adhesion molecules — Part II. *N Engl J Med* 1996; *335*: 43-5.

6. Ghilzon R, McCulloch CAG, Zohar R. Stromal mesenchymal progenitor cells. *Leuk Lymph* 1999; *32*: 211-21.

7. Hayhoe FGJ, Flemans RJ. *A colour atlas of haematological cytology*. Weert (Netherlands): Wolfe Medical Publ., 1982.

8. Kansas GS. Selectins and their ligands: current concepts and controversies. *Blood* 1996; *88*: 3.259-87.

9. Koç ON, Lazarus HM. Mesenchymal stem cells: heading into the clinic. *Bone Marrow Transplant* 2001; *27*: 235-9.

10. Körbling M, Estrov Z. Adult stem cells for tissue repair — a new therapeutic concept? *N Engl J Med* 2003; *349*: 570-82.

11. Mendoza JF, López R, Machuca C *et al.* Los factores estimuladores de colônias (CSFs) y las interleucinas (ILs): reguladores de la producción hematopoyética. *Sangre* 1993; *38*: 309-22.

12. Mertelsmann R, Herrmann F. *Hematopoietic Growth Factors in Clinical Applications*. New York: Marcel Kekker, 1990.

13. Ogawa M. Differentiation and proliferation of hematopoietic stem cells. *Blood* 1993; *81*:2.844-53.

14. Schivdasani RA, Orskin SH. The transcriptional control of hematopoiesis. *Blood* 1996; *87*: 4.026-39.

15. Tenen DG, Hromas R, Licht JD, Zhang DE. Transcription factors, normal myeloid development and leukemia. *Blood* 1997; *90*: 489-519.

16. Terstappen LWMM, Gandour D, Huang S *et al*. Assessment of hematopoietic cell differentiation by multidimensional flow cytometry. *J Hematol* 1993; *2*: 431-47.

17. Waele M, Renmans W, Damiaens S *et al*. Different expression of adhesion molecules on myeloid and B-lymphoid CD34+ progenitors in bone marrow. *Eur J Haematol* 1997; *59*: 277-86.

18. Zucker-Franklin D, Grossi CE. *Atlas of Blood Cells — Function and Pathology*. Milano: Edi-Ermes. Vol. 1 & 2, 2003.

2 *Eritrócitos*

Paulo Augusto Achucarro Silveira • Sandra Fátima Menosi Gualandro

INTRODUÇÃO

A hemácia é uma das células mais especializadas do organismo humano, sendo responsável pelo transporte do oxigênio aos tecidos. Para bem desempenhar esta importante função, a sua forma madura é anucleada, o que lhe traz inúmeras vantagens do ponto de vista reológico, facilitando a sua passagem por pertuitos menores do que o seu diâmetro, no baço e na microcirculação em geral. A hemácia madura é, basicamente, constituída por uma membrana plasmática que acondiciona uma solução de proteínas e eletrólitos; a hemoglobina, proteína transportadora de oxigênio, constitui 95% do total protéico citosólico da hemácia. Além da hemoglobina, o citosol da hemácia madura apresenta enzimas, importantes na produção de energia a partir da glicólise e para manter a hemoglobina em condições funcionais. Como a hemácia não tem núcleo e, portanto, não é capaz de síntese protéica, o seu arsenal enzimático é muito importante para que ela possa viver na circulação de 80 a 120 dias, gerando energia necessária à manutenção da sua forma e à regulação do volume celular.

METABOLISMO ENERGÉTICO ERITROCITÁRIO

A produção de energia pelo eritrócito é obtida a partir da metabolização da glicose. A glicose entra na hemácia através de transportador específico presente na membrana, independentemente de insulina ou de outro mecanismo hormonal. Como a hemácia não acumula glicogênio, a oferta e a entrada de glicose na célula devem ser constantes. A quebra da glicose vai gerar energia por meio de dois mecanismos: a glicólise anaeróbica (mecanismo de Embden-Meyerhof), responsável por 90% da utilização da glicose em condições normais, e o ciclo das pentoses (ciclo da pentose-fosfato, ou *shunt* da hexose monofosfato), mecanismo aeróbico, que responde por 10% da utilização da glicose em condições normais. Em situações de estresse oxidativo pode aumentar muito a utilização da glicose por este último mecanismo.

A quebra anaeróbica da glicose requer a presença de várias enzimas, cada uma necessária a uma determinada etapa do seu metabolismo.

No Quadro 2-1 estão representadas as enzimas eritrocitárias de atividade glicolítica.

Quadro 2-1.

Enzimas glicolíticas eritrocitárias

Hexoquinase (HK)

Fosfoglicose isomerase (PGI)

Fosfofrutoquinase (PFK)

Aldolase (Ald)

Triosefosfato isomerase (TPI)

Gliceraldeído-3 fosfato desidrogenase (GAPD)

Fosfogliceratoquinase (PGK)

Difosfogliceromutase (DPGM)

Fosfogliceromutase (PGM)

Enolase

Piruvatoquinase (PK)

Desidrogenase lática (DHL)

O mecanismo glicolítico anaeróbico produz ATP (trifosfato de adenosina), principal nucleotídeo fosforilado, altamente energético, importante na manutenção da bomba de cátions. Além de ATP, a glicólise anaeróbica produz NADH (nicotinamida-adenina dinucleotídeo) e 2,3-DPG (2,3-difosfoglicerato). O NADH age como co-fator na reação de metemoglobina redutase, e o 2,3-DPG funciona como regulador da avidez da hemoglobina pelo oxigênio. A produção do 2,3-DPG ocorre no chamado *shunt* de Luebering-Rapoport.

Para cada molécula de glicose metabolizada por via anaeróbica, são geradas duas moléculas de NADH.

São usadas duas moléculas de ATP nas etapas iniciais da glicólise. A capacidade máxima de produção de ATPs é de quatro moléculas nas etapas tardias da cadeia glicolítica anaeróbica. Assim, o maior ganho energético possível da cadeia de reações da glicólise anaeróbica é de duas moléculas de ATP. Na Fig. 2-1 observamos as diversas etapas da metabolização da glicose e conseqüente geração de energia.

A via da pentose monofosfato tem como principal produto o NADPH (nicotinamida-adenina dinucleotídeo fosfato reduzido). O NADPH serve como co-fator na redução da glutationa oxidada e é o principal agente protetor contra os ataques oxidativos que a célula sofre. O NADPH é o principal estímulo para a utilização da enzima glicose-6-fosfato (G-6P) pelo *shunt* da hexose monofosfato (Fig. 2-2).

Além da produção de NADPH, o mecanismo das pentoses também tem por função converter hexoses a pentoses.

É importante lembrar que deficiências enzimáticas vão concorrer para distúrbios metabólicos eritrocitários. Deficiências congênitas de enzimas da via glicolítica, como,

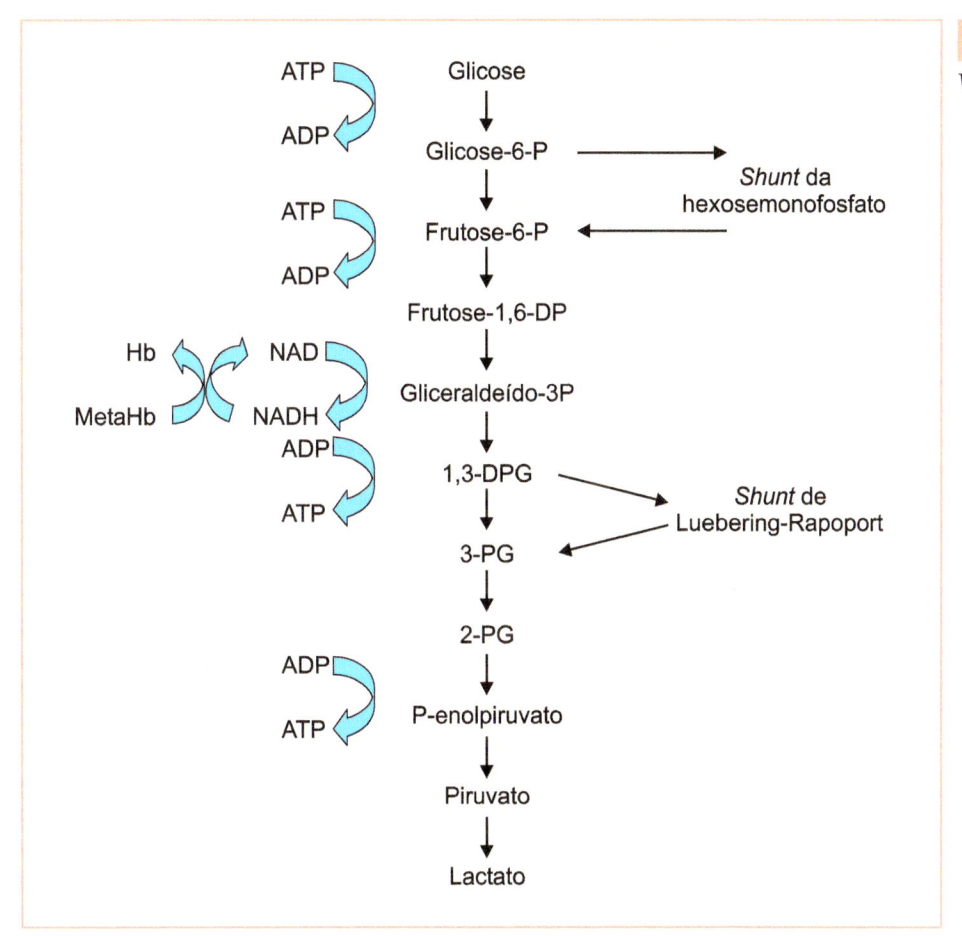

Figura 2-1.
Via glicolítica Embden-Meyerhof.

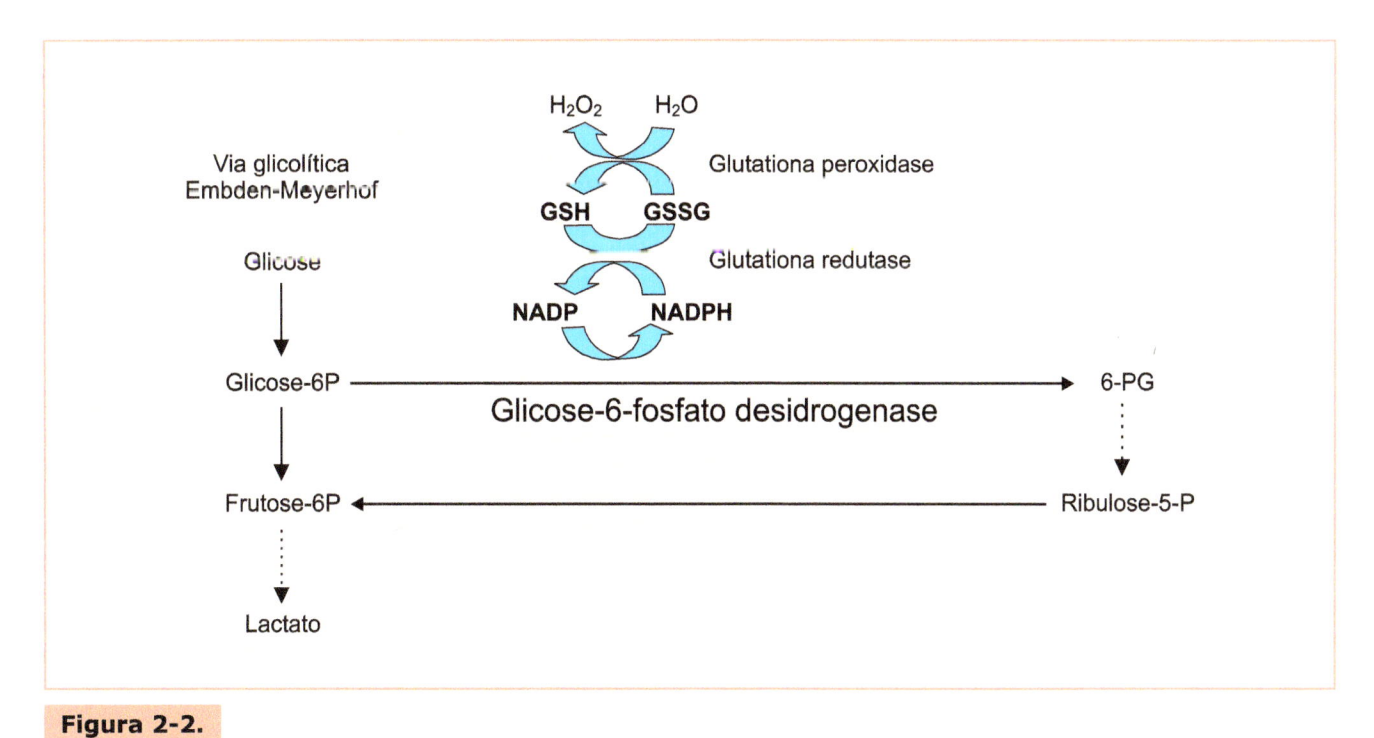

Figura 2-2.

Shunt *da hexosemonofosfato. Glicólise oxidativa.*

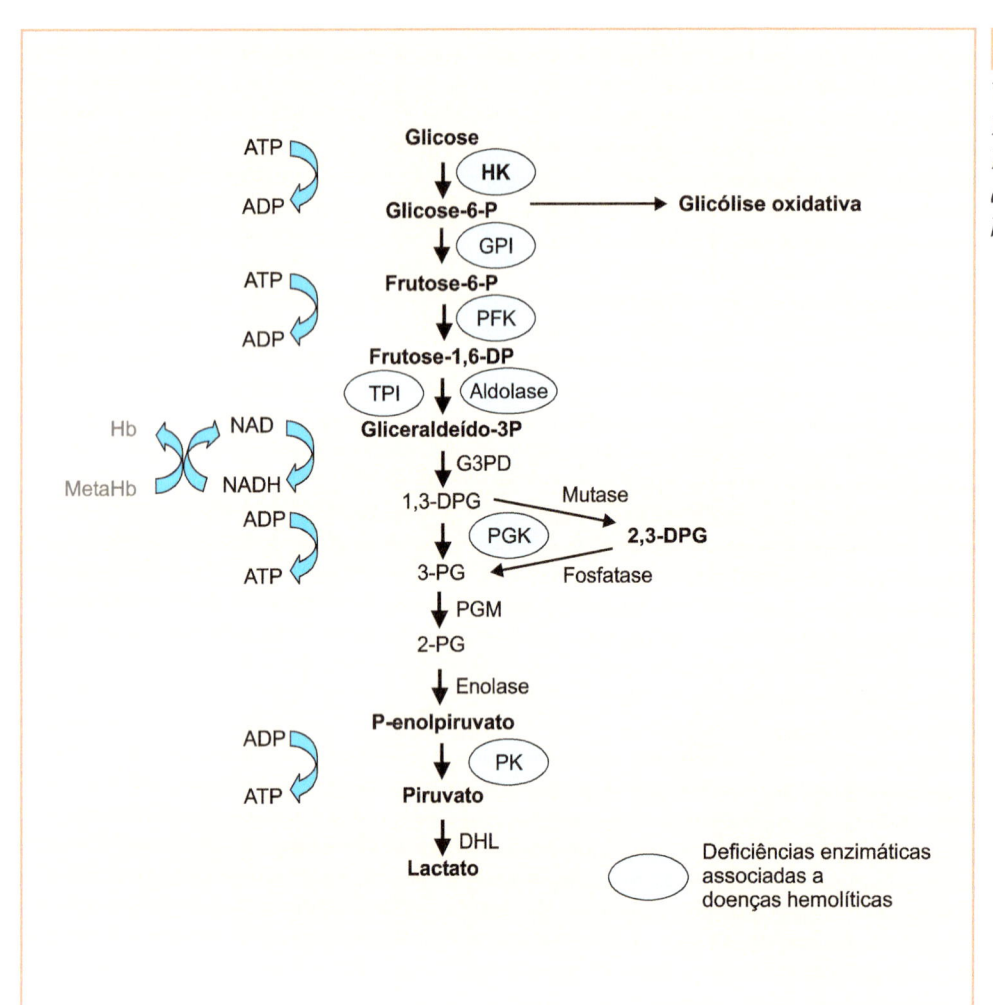

Figura 2-3.

Via glicolítica Embden-Meyerhof. Deficiências enzimáticas associadas a doenças hemolíticas.

por exemplo, a piruvatoquinase, vão cursar com diminuição da vida média eritrocitária, com hemólise exacerbada e anemia, em decorrência da diminuição da síntese de ATP. A deficiência da enzima glicose-6-fosfato desidrogenase (G-6PD), importante na passagem da glicose-6-fosfato (G-6P) a 6-fosfogluconato, no *shunt* das pentoses, vai diminuir a produção de NADPH, e com isso tornar a célula menos protegida dos ataques oxidativos, levando muitas vezes a crises hemolíticas.

MEMBRANA ERITROCITÁRIA

Durante o período em que está presente na circulação sangüínea, o eritrócito deve ser maleável e forte para poder circular por capilares muito estreitos, particularmente no baço, e suportar as turbulências existentes na rede vascular. Essas características dos eritrócitos lhes são conferidas por uma membrana resistente e flexível, cujas propriedades se devem à integridade de seus constituintes.

A membrana eritrocitária é um constituinte muito importante do glóbulo vermelho, tendo como funções a contenção da hemoglobina no interior da célula, isolando-a e protegendo-a do meio externo, e a manutenção de importantes características físicas da hemácia. Dentre essas propriedades, destacam-se a deformabilidade e a elasticidade eritrocitárias e a capacidade de proporcionar trocas entre os meios interno e externo da célula.

Uma série de anormalidades na estrutura da membrana eritrocitária vem sendo descrita, associada a defeitos quantitativos e/ou qualitativos dos diferentes componentes da membrana. Para a melhor compreensão das chamadas anemias congênitas por defeito da membrana eritrocitária, que incluem a esferocitose e a eliptocitose hereditárias, a piropoiquilocitose e a ovalocitose do sudeste asiático, é indispensável o conhecimento dos constituintes da membrana e de como estes estão organizados.

Constituintes da Membrana do Glóbulo Vermelho

A membrana do glóbulo vermelho é composta por duas principais unidades estruturais: uma dupla camada formada por lípides e proteínas integrais e um esqueleto protéico periférico que reveste a face interna da membrana. Lípides e proteínas estão presentes na membrana em proporções semelhantes.

Lípides da Membrana Eritrocitária

A quase-totalidade dos lípides da membrana (95%) é constituída por fosfolípides e colesterol não-esterificado, presentes em proporções praticamente iguais. O restante é constituído por pequena quantidade de glicolípides, glicerídeos e ácidos graxos livres. Os fosfolípides estão divididos em subclasses (30% fosfatidilcolina, 28% fosfatidiletanolamina, 14% fosfatidilserina e 25% esfingomielina). Também estão presentes, em pequenas quantidades, fosfatidilinositídeos, ácido fosfatídico e poliglicerolfosfatídeos, que parecem ter importância fisiológica, podendo modular a ação de proteinoquinases, o nível de associação protéica da membrana e, talvez, interferir no metabolismo do cálcio.

A maior parte dos lípides da membrana está arranjada na forma de uma dupla camada, na qual os grupos polares dos fosfolípides ficam posicionados para fora e os grupos não-polares para dentro, formando um *core* hidrofóbico. Esta dupla camada apresenta uma conformação assimétrica, com os fosfolípides catiônicos fosfatidilcolina e esfingomielina sendo encontrados, predominantemente, na metade externa da dupla camada (68% e 70%, respectivamente), enquanto os fosfolípides aniônicos fosfatidiletanolamina e fosfatidilserina se localizam na metade interna da dupla camada. Os fosfolípides não estão imóveis, podendo movimentar-se no plano em que estão inseridos e, mais raramente, entre as camadas, de um plano para outro. O colesterol, hidrofóbico, é encontrado no *core* da dupla camada lipídica, entre os dois folhetos de lípides.

Proteínas da Membrana Eritrocitária

Para promover trocas entre os meios interno e externo, a hemácia precisa dispor de mecanismos que as favoreçam. A membrana contém canais e bombas para trocas iônicas e para o transporte da glicose e outras moléculas. Essas funções de transportadores são desempenhadas por proteínas, que têm também a função de manter a forma bicôncava da hemácia. As proteínas da membrana são habitualmente divididas em dois tipos: proteínas integrais e proteínas periféricas.

As *proteínas integrais* possuem um segmento central hidrofóbico que interage com os lípides da dupla camada lipídica e, muito freqüentemente, assumem uma orientação transmembrana. Apresentam uma porção externa glicosilada e um outro segmento polar citosólico, que se estende para a face interna da membrana.

As *proteínas periféricas* estão localizadas na face citosólica ou interna da membrana, formando uma rede subjacente à membrana. Elas estabelecem ligações com as proteínas integrais e com os lípides da membrana, constituindo o *citoesqueleto da membrana eritrocitária*.

As proteínas recebem denominação de acordo com a posição ocupada à eletroforese em gel de poliacrilamida na presença do detergente SDS (SDS-PAGE) (Fig. 2-4).

As principais proteínas integrais são a proteína 3 (banda 3) e as glicoforinas, e, dentre as periféricas, destacamos a espectrina (proteínas 1 e 2), a anquirina (proteína 2.1), a actina (proteína 5) e a proteína 4.1.

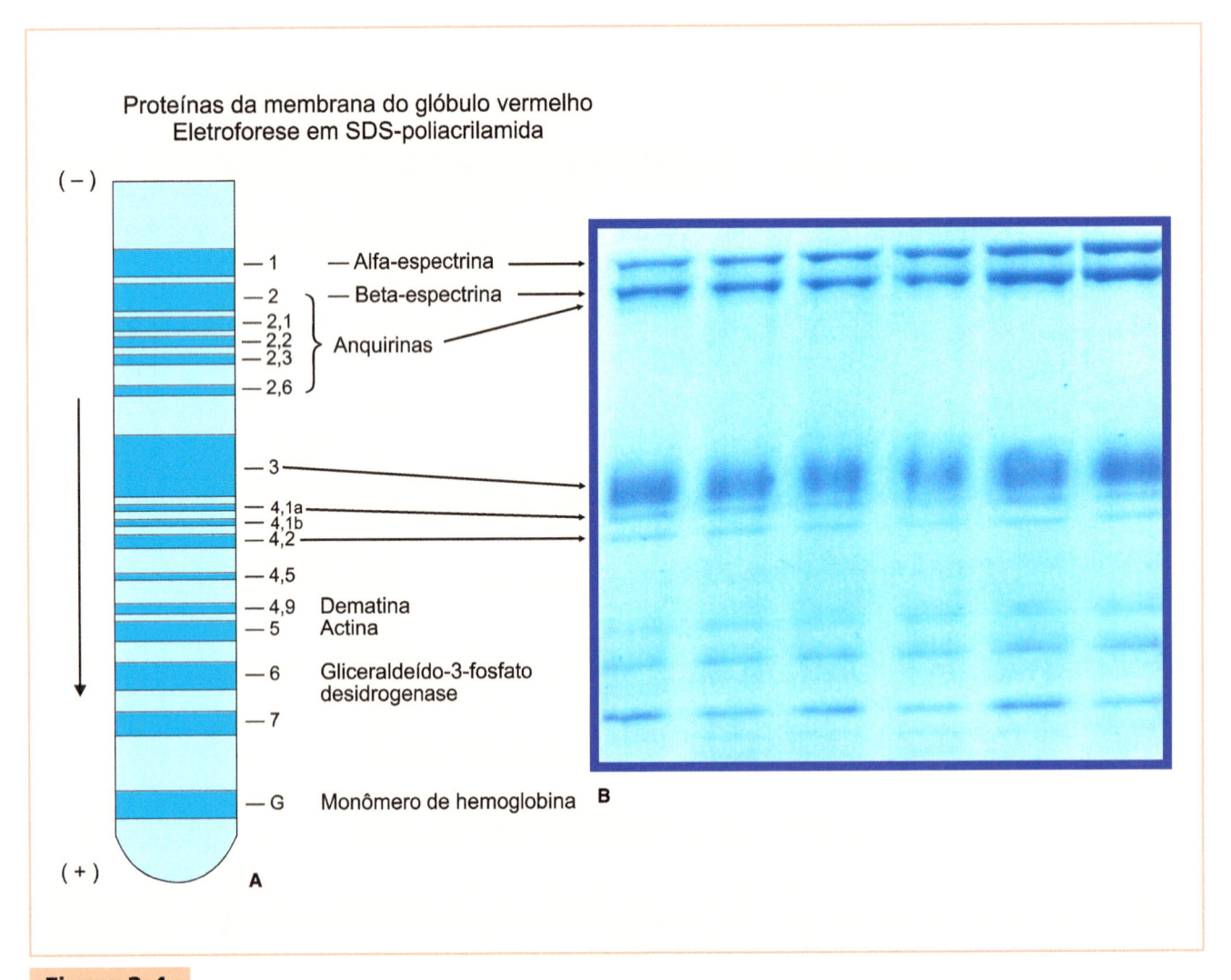

Figura 2-4.

A. Representação esquemática das posições adotadas pelas proteínas da membrana eritrocitária à eletroforese em gel de poliacrilamida (SDS-PAGE). B. Gel de poliacrilamida.

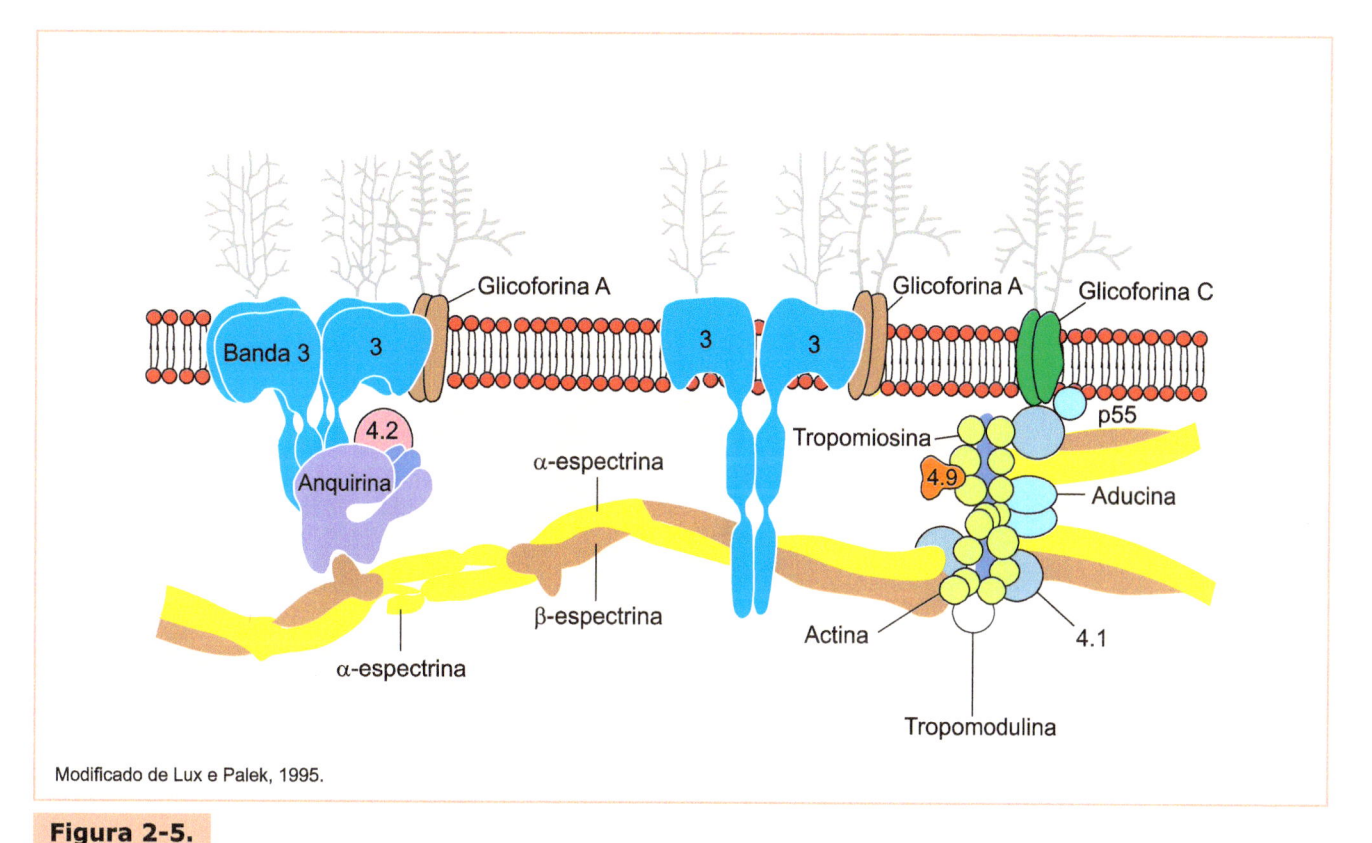

Modificado de Lux e Palek, 1995.

Figura 2-5.

Membrana eritrocitária.

As proteínas da membrana se associam por meio de ligações bem estabelecidas, configurando uma rede que propicia a capacidade do eritrócito em manter a sua forma e as suas propriedades (Fig. 2-5).

Proteínas Integrais

Banda 3

É a maior das proteínas integrais da membrana eritrocitária, correspondendo a 25% da quantidade total de proteína da membrana. O seu peso molecular é de aproximadamente 95.000 e está presente na quantidade de 10^6 unidades por célula, sendo encontrada sob a forma de dímeros e tetrâmeros. A banda 3, o maior componente das partículas intramembranas observadas à microscopia eletrônica, segue um curso sinuoso intramembrana, atravessando-a cerca de 12 vezes (Fig. 2-6). Apresenta dois domínios, um citoplasmático com 43kDa, e um domínio transmembrana. Esse domínio transmembrana, com 52kDa, forma um canal de troca aniônica.

A banda 3 funciona como um canal entre os meios interno e externo, sendo a principal proteína transportadora de ânions da membrana eritrocitária, responsável pelas trocas cloreto/bicarbonato (Fig. 2-7).

Na sua porção citosólica, a proteína 3 liga-se à gliceraldeído-fosfato-desidrogenase (GAPD, a banda 6), à aldolase e a outras enzimas glicolíticas, à hemoglobina, aos hemicromos e às proteínas 2.1 (anquirina) e 4.2. Serve, portanto, para ancorar o citoesqueleto à

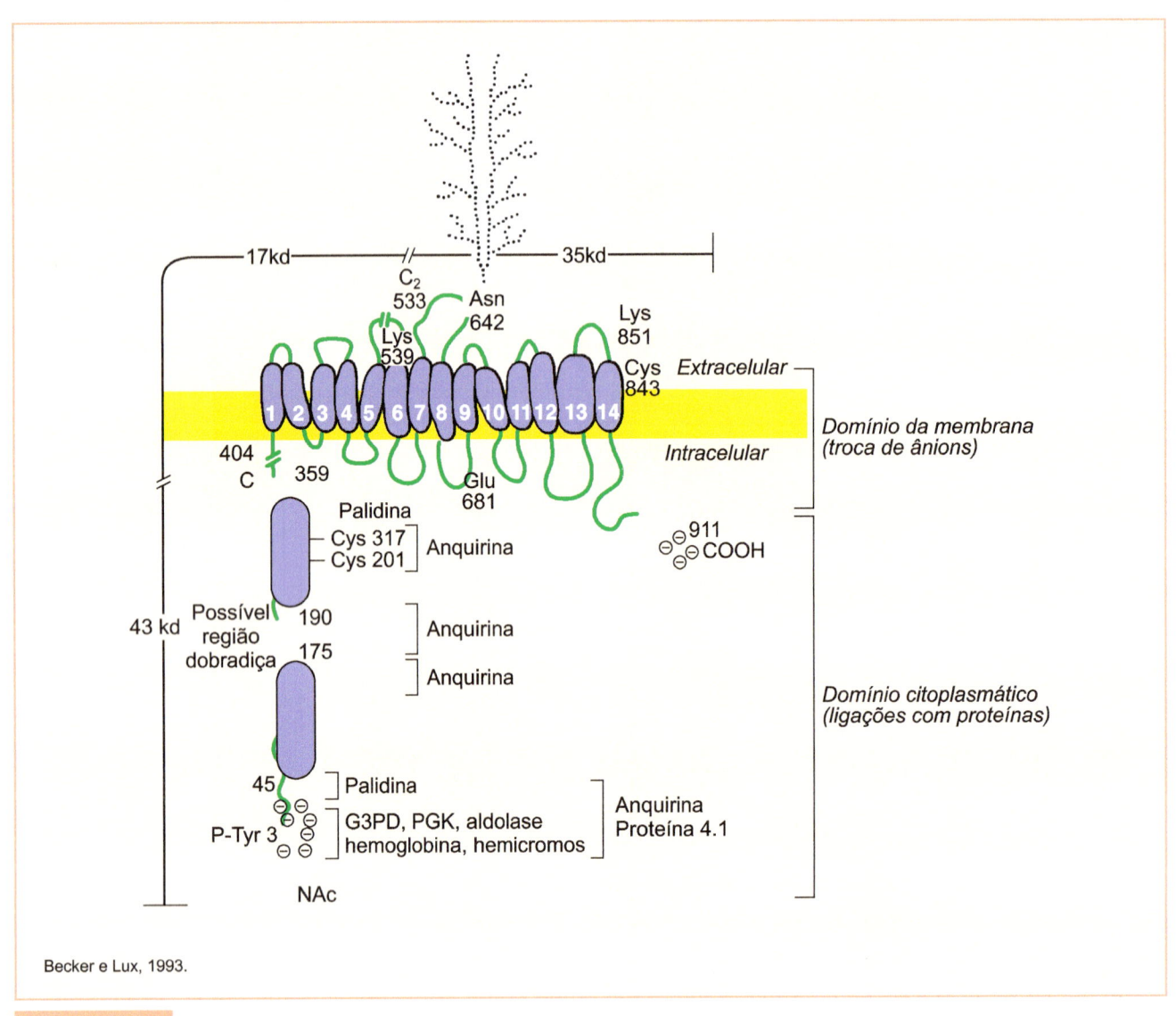

Figura 2-6.

Banda 3. Modelo de organização.

membrana eritrocitária. Na sua porção externa são encontrados os antígenos eritrocitários dos sistemas I-i, ABO e Diego, dentre outros.

Glicoforinas

As glicoforinas são sialoglicoproteínas, ou seja, glicoproteínas que apresentam ácido siálico como carboidrato terminal. São identificadas pelas suas posições à corrida eletroforética ao SDS-PAGE após coloração pelo ácido periódico de Schiff (PAS) e denominadas glicoforinas A, B, C (ou glicoconectina), D e E.

A glicoforina A está presente em número aproximado de 200.000 dímeros ou 400.000 monômeros, a glicoforina B, cerca de 70.000 monômeros e a glicoforina C, em aproximadamente 35.000 unidades por célula.

Elas parecem interagir com a proteína 3 para formar as chamadas partículas trans-membrana observadas à microscopia eletrônica, as quais servem para aumentar a força protéica da membrana.

Estão ligadas às glicoforinas, em sua parte externa, os antígenos eritrocitários dos sistemas M, N e Ss.

Em sua porção citosólica as glicoforinas ajudam a ancorar e estabilizar o citoesqueleto, mediante suas ligações com a proteína 4.1.

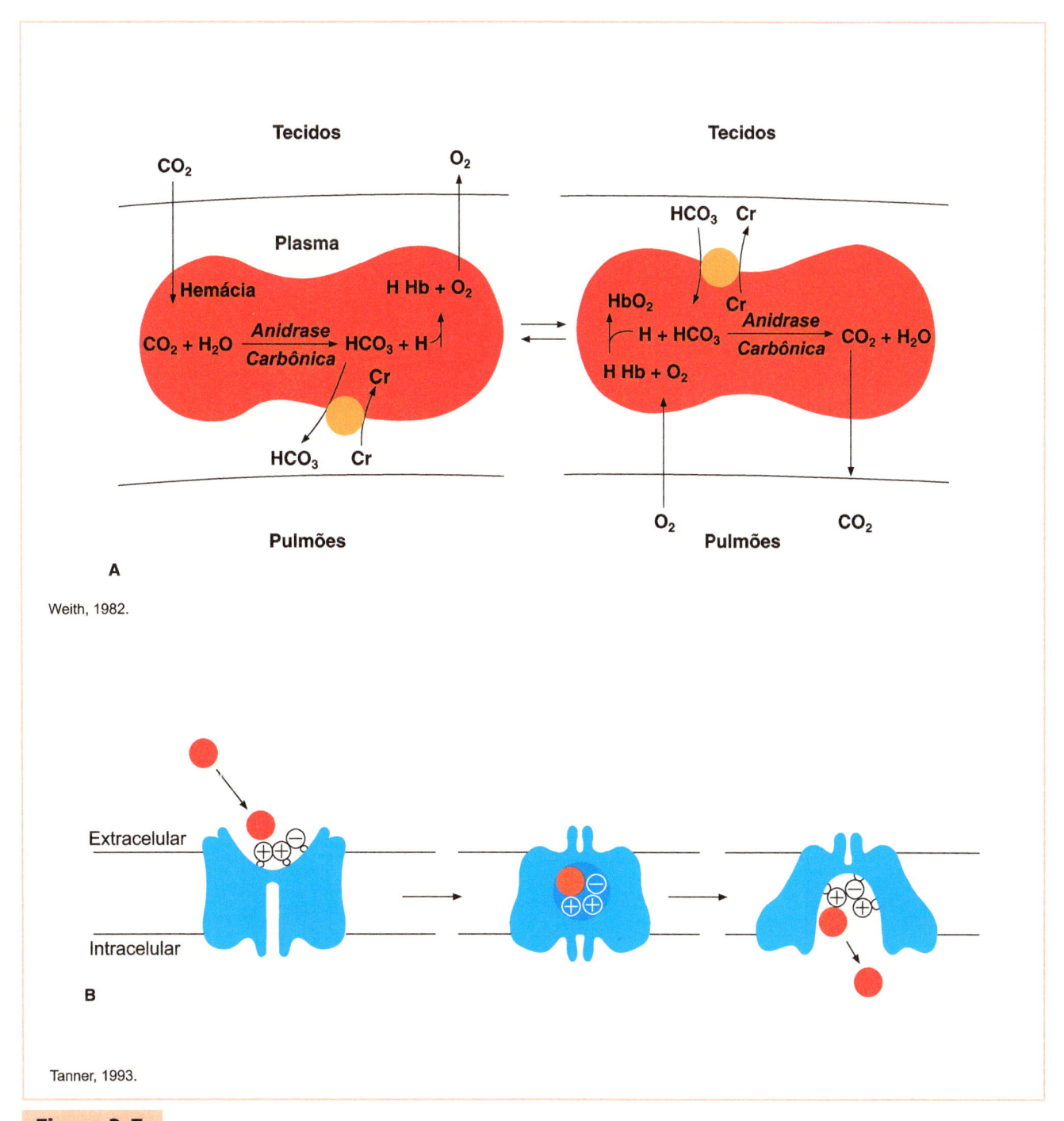

Figura 2-7.

A. *Funções de transporte* O_2/CO_2. **B.** *Modelo de transporte de ânions.*

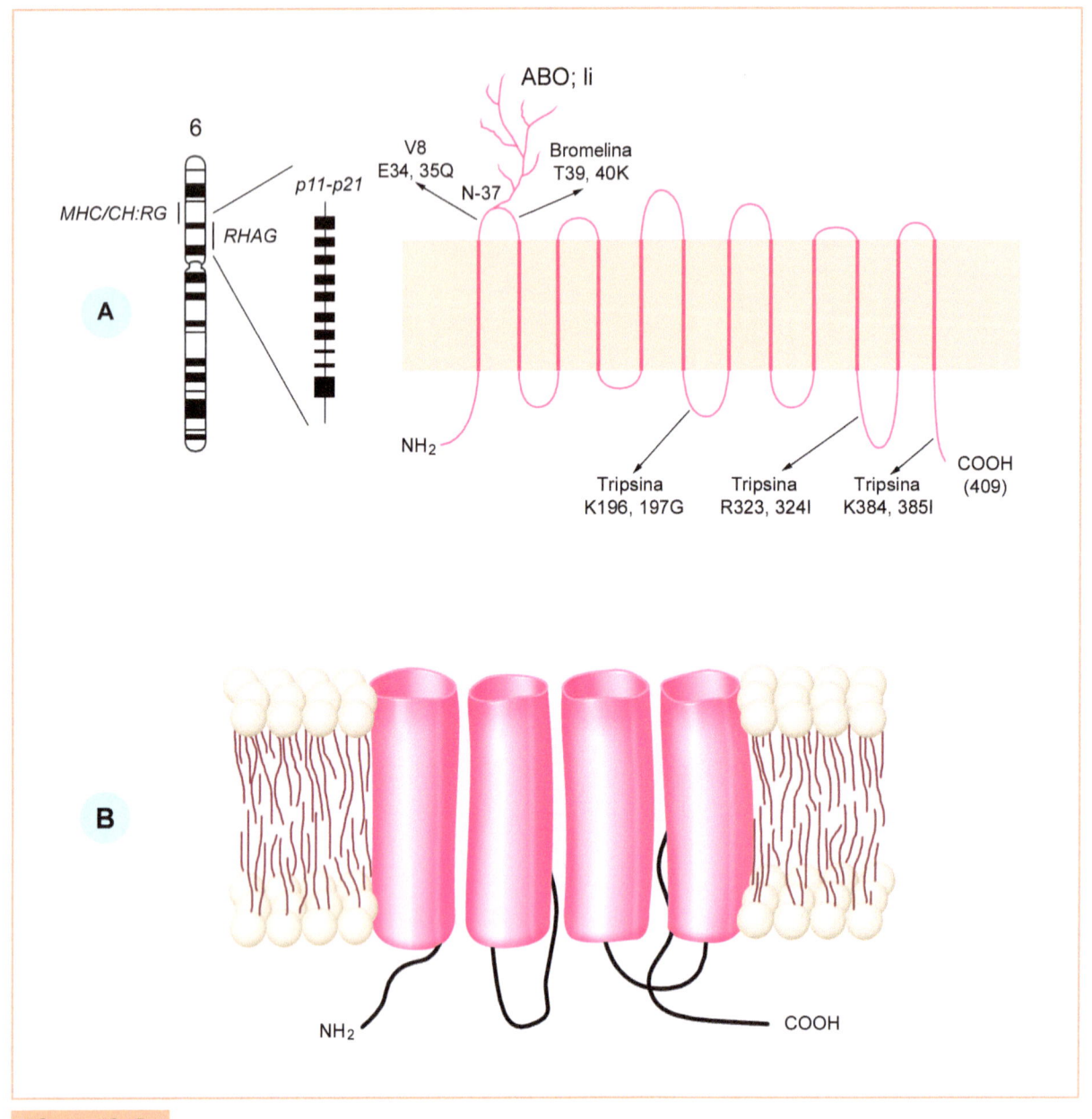

Figura 2-8.

A e B. Proteínas Rh.

Proteínas Rh

As proteínas Rh são também importantes proteínas integrais da membrana eritrocitária. Estão presentes na quantidade de 100.000 cópias por célula, sendo sua importância estrutural demonstrada pela "síndrome do *Rh null*", na qual a ausência de todas as proteínas Rh cursa com diversas anormalidades eritrocitárias e anemia hemolítica. A sua estrutura é muito semelhante à da banda 3, atravessando inúmeras vezes a membrana eritrocitária (Fig. 2-8). Fazem parte de um complexo protéico multimérico, junto com a banda 3 e as glicoforinas, cuja função permanece ainda obscura, mas que provavelmente reforça a estrutura da membrana.

Aquaporina 1

A aquaporina é uma proteína de 28kDa, também conhecida como CHIP-28 (*chanel-forming integral protein 28kDa*). Forma o canal de troca de água da célula; na parte externa expressa antígenos dos grupos sangüíneos A, B, H e Colton. Pouco se sabe sobre o seu papel na estrutura da membrana, mas a sua ausência cursa com discreta diminuição da vida média eritrocitária.

Proteína Transportadora de Glicose

A proteína transportadora de glicose é uma proteína transmembrana que à eletroforese corre na banda 4.5. Por ser muito glicosilada, apresenta um aspecto difuso à eletroforese, com peso molecular variando entre 45 e 75kDa. Constitui cerca de 5% do total protéico da membrana, onde se encontra sob a forma de homotetrâmeros.

Outras Proteínas Integrais

Inúmeras outras proteínas são consideradas proteínas integrais. Dentre elas, podemos destacar a acetilcolinesterase, as ATP-ases, e o DAF (*decay accelerating factor*, CD55).

Proteínas Periféricas

Espectrina

É a proteína mais abundante do esqueleto da membrana eritrocitária, correspondendo a 25% a 30% do total protéico da membrana. É uma molécula filamentosa, constituída de duas subunidades, α-espectrina e β-espectrina (ou proteínas 1 e 2, respectivamente), com pesos moleculares de 240.000 e 220.000. As duas subunidades, que existem em proporções semelhantes na membrana da hemácia, apresentam-se juntas, em uma forma não-paralela, torcidas entre si ao longo do seu comprimento, formando um heterodímero. Essas subunidades apresentam vários "domínios" (α I a V e β I a IV), responsávcis por funções específicas tais como ligações entre si e a outros componentes da membrana (Fig. 2-9).

Os heterodímeros são unidos em suas extremidades ("cabeça"), nos domínios α I e β I, associam-se lateralmente para formar tetrâmeros e podem formar oligômeros maiores. Formam uma rede bidimensional pela ligação de suas extremidades caudais e complexos juncionais de proteína 4.1 e actina, que vão promover a ligação do citoesqueleto à glicoforina C. A forma tetramérica é a mais estável e constitui a base do citoesqueleto.

A β-espectrina apresenta locais determinados para a sua ligação à anquirina (proteína 2.1), que vai promover a ligação do citoesqueleto à proteína 3. Esse local é próximo ao local da auto-associação dos heterodímeros.

A síntese de α e β-espectrinas se inicia no estádio de CFU-E (*colony forming units-erythroid*) e prossegue até o estádio de reticulócito. A α-espectrina é produzida em quantidade quatro vezes maior do que a da β-espectrina. No entanto, quando organizadas no citoesqueleto permanente, associam-se em condições equimolares, sendo o excesso de α-espectrina catabolizado.

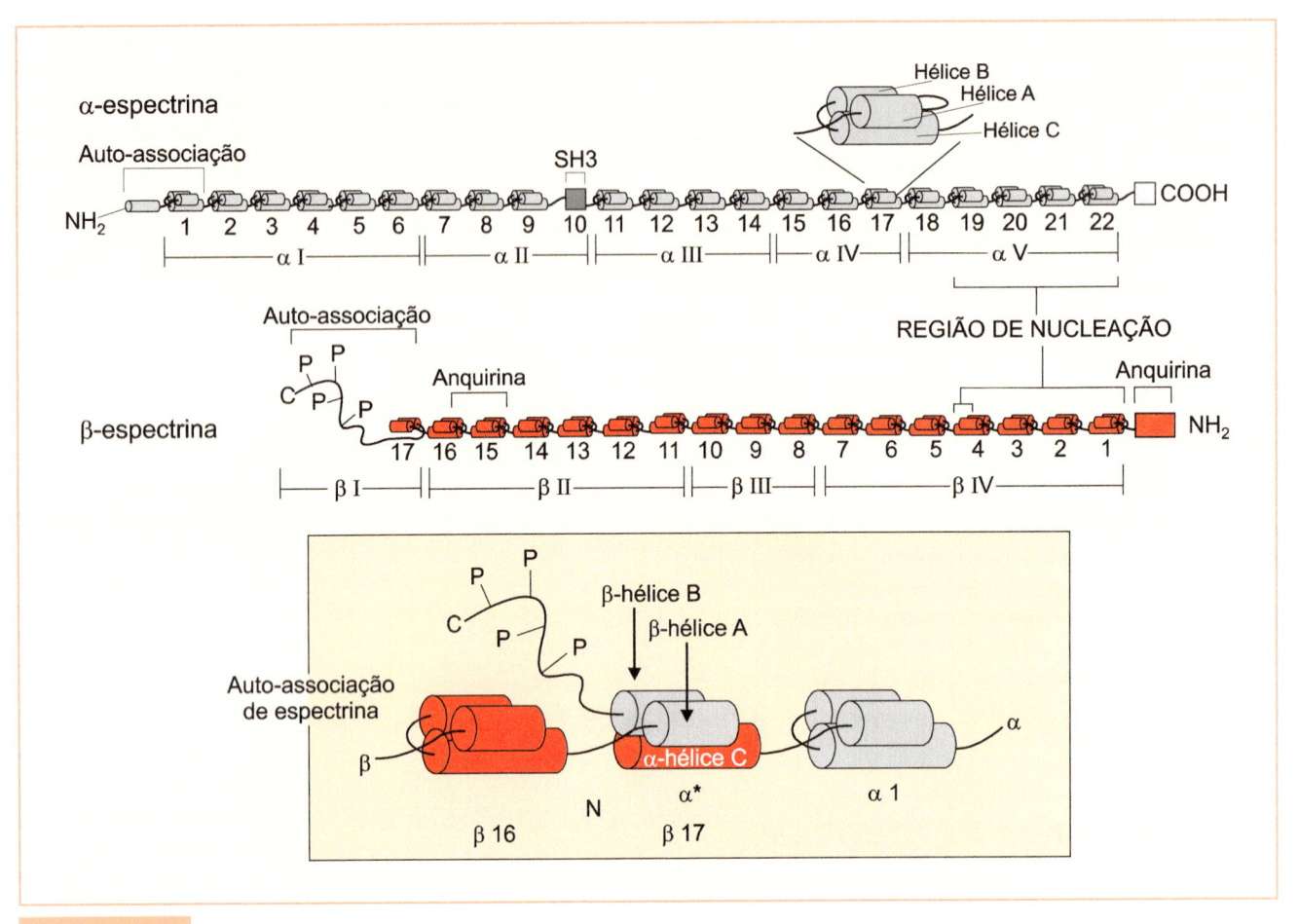

Figura 2-9.

Espectrina.

Anquirina (Proteína 2.1)

A anquirina é a principal proteína envolvida na ligação do citoesqueleto da membrana à membrana. A anquirina tem peso molecular de 215.000 e está presente na quantidade de 100.000 unidades por célula. Encontramos uma molécula de anquirina para cada tetrâmero de espectrina.

A anquirina é uma proteína globular e contém dois domínios funcionais: um que se liga ao transportador de ânions (banda 3) e outro que se liga com grande afinidade à β-espectrina, ancorando dessa forma a espectrina à membrana. Um terceiro domínio C terminal ainda não tem função bem determinada.

À eletroforese em gel de poliacrilamida as membranas dos eritrócitos podem conter bandas adicionais (2.2, 2.3 etc.), que reagem com anticorpos contra anquirina, e parecem ser produtos de proteólise da banda 2.1 ou então proteínas derivadas de diferentes transcrições do mesmo RNA mensageiro.

Proteína 4.1

A proteína 4.1 é importante na manutenção da estabilidade da membrana, por promover a ligação da espectrina à actina, ligar-se à glicoforina C, à proteína banda 3 e diretamente aos lípides da dupla camada lipídica, em especial à fosfatidilserina.

A proteína 4.1 tem peso molecular de 80.000, está presente na quantidade aproximada de 200.000 moléculas por hemácia, sendo responsável por 6% das proteínas da membrana eritrocitária. Apresenta-se sob duas formas, 4.1a e 4.1b, que podem ser evidenciadas à eletroforese com sistema de géis descontínuos de Laemmli, sendo a forma 4.1b a predominante nos reticulócitos.

Proteína 4.2 (Palidina)

A palidina é uma proteína com peso molecular de 72.000 que representa cerca de 5% do total protéico da membrana eritrocitária. Está presente, aparentemente, no mesmo número de unidades que a espectrina e a anquirina.

Apresenta ligações com a porção citosólica da proteína banda 3 e com a anquirina, o que sugere que a banda 4.2 tenha um papel importante na organização da membrana.

Proteína 4.9 (Dematina)

Esta proteína tem o peso molecular de 48.000, liga-se à actina e empacota filamentos da actina.

Sua função na membrana eritrocitária ainda não está clara, mas parece desempenhar papel importante na célula em desenvolvimento, tendo em vista a diminuição de sua concentração na célula à medida que esta se torna madura.

Actina (Proteína 5)

A actina na forma monomérica tem peso molecular de 42.000. Faz parte do chamado "complexo juncional" (Fig. 2-10), composto por oligômeros curtos de actina, com cerca de 12 moléculas de actina, provavelmente associadas a proteína 4.1, aducina e tropomiosina. Essas ligações aumentam a estabilidade da F-actina e fortalecem a ligação da actina à espectrina.

Gliceraldeído Fosfato Desidrogenase — Banda 6

A banda 6 corresponde à enzima gliceraldeído fosfato desidrogenase (GAPD), enzima glicolítica cujo peso molecular é de 35.000. A GAPD se liga à proteína banda 3 no mesmo local de ligação da hemoglobina.

Tropomiosina

A tropomiosina é composta por dois polipeptídeos de pesos moleculares de 29.000 e 27.000. Cada hemácia contém cerca de 80.000 moléculas de tropomiosina, equivalendo a 1% do total de proteína da membrana eritrocitária.

Tal como as outras tropomiosinas, a tropomiosina eritrocitária tem a propriedade de se associar à F-actina, e sugere-se que ela faça parte dos chamados complexos juncionais, que são importantes na manutenção da estabilidade da membrana eritrocitária. À eletroforese corre na banda 7.

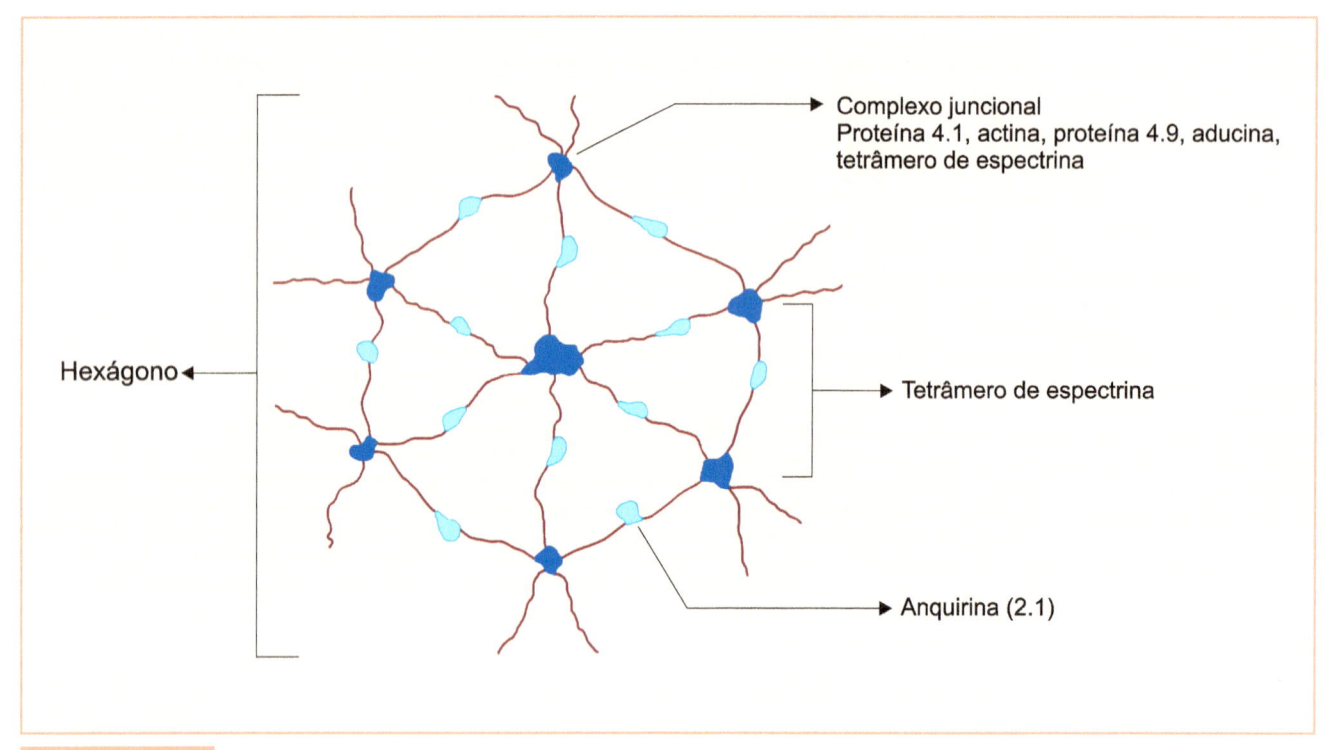

Figura 2-10.

Representação esquemática da anatomia ultra-estrutural da membrana eritrocitária mostrando um dos hexágonos formadores da rede do citoesqueleto da membrana eritrocitária (apud Liu e cols., 1987).

Estomatina

A estomatina é uma proteína que, à eletroforese em gel de poliacrilamida, corre na banda 7. Sua função é desconhecida, estando diminuída ou ausente em casos de distúrbios hereditários da regulação do volume eritrocitário (estomatocitose hereditária variante hiper-hidratada — hidrocitose). Parece ter íntimo contato com os componentes lipídicos da membrana, provavelmente tendo função na movimentação interfolhetos das moléculas de fosfolípides.

Aducina

A aducina é constituída de duas subunidades, de pesos moleculares de 105.000 e 100.000, que formam um heterodímero. Está presente com cerca de 30.000 unidades por células.

A aducina liga-se à actina e à espectrina e promove a ligação da actina à espectrina, na proporção de 2 moles de espectrina para 1 mol de aducina. A ligação da aducina ao esqueleto é inibida pela proteína 4.1, sugerindo que essas duas proteínas possam competir pelos mesmos pontos de ligação na molécula de espectrina. Liga-se também à calmodulina.

Um resumo das proteínas da membrana eritrocitária está representado no Quadro 2-2.

Quadro 2-2.

Proteínas da membrana eritrocitária

Nome/Tipo	Peso molecular (dáltons)	Quantidade na membrana	Características e funções
Espectrina (bandas 1 e 2 ou proteínas α e β) periférica	α = 240.000 β = 220.000	25%-30% das proteínas 2×10^5 heterodímeros/hemácia	α e β em proporções iguais. Locais de ligação para anquirina, β-espectrina e calmodulina. Apresenta área de contato com proteína 4.1 e actina.
Anquirina (proteína 2.1) periférica	215.000	10^5 moléculas/hemácia	Liga a banda 3 à β-espectrina. Parece estabilizar a proteína 4.2 à membrana.
Banda 3 integral	95.000	± 25% das proteínas 10^6 monômeros/hemácia	Maior proteína transportadora de ânions. Tem ligações para GAPD, aldolase, Hb e hemicromos. Liga-se à anquirina e ancora o citoesqueleto da membrana. Na sua parte externa liga-se aos antígenos i e I.
Proteína 4.1 (4.1a + 4.1b) periférica	4.1a = 80.000 4.1b = 78.000	± 6% das proteínas 2×10^5 moléculas/hemácia	Participa dos complexos juncionais. Fixa o citoesqueleto à dupla camada lipídica através de ligações com a banda 3, glicoforina C e fosfatidilserina.
Proteína 4.2 periférica	72.000	± 5% das proteínas	Parece interagir com a banda 3. Liga-se à anquirina e à proteína 4.1.
Proteína Rh integral		10^5 moléculas/hemácia	Reforça a estrutura da membrana. Semelhança estrutural com a banda 3. Na sua parte externa apresenta os antígenos do sistema Rh (Cc, Dd, Ee).
Banda 4.5 integral	45.000 a 75.000		Banda difusa à eletroforese. Migram nesta área: transportadora de glicose, catalase, proteínas citosólicas.

(Continua)

Quadro 2-2.

Proteínas da membrana eritrocitária (Continuação)

Nome/Tipo	Peso molecular (dáltons)	Quantidade na membrana	Características e funções
Proteína 4.9 (dematina) periférica	48.000		Empacotadora da actina.
Actina (banda 5) periférica	42.000		Forma curtos filamentos de F-actina, com 10 a 13 monômeros.
GAPD periférica	35.000 (o monômero)		Liga-se à banda 3 no mesmo local que a hemoglobina se liga.
Glicoforinas integral			Ajudam a ancorar e estabilizam o citoesqueleto, interagindo com a proteína 4.1. Podem interagir com a proteína 3 para formar partículas intramembranas.
Aducina periférica	2 subunidades 105.000 e 100.000	3×10^4 moléculas/hemácia	Liga-se à actina e à espectrina e promove a ligação da espectrina à actina. Maior proteína ligadora de calmodulina.
Aquaporina 1 integral	28.000		Canal de troca de água. Na parte externa expressa antígenos dos grupos sangüíneos ABH e Colton.
Tropomiosina periférica	2 polipéptides 29.000 e 27.000	1% das proteínas 8×10^4 moléculas/hemácia	Associa-se à actina nos complexos juncionais. Corre na banda 7.

Organização Protéica da Membrana

Estudos à microscopia eletrônica têm demonstrado que o esqueleto da membrana assemelha-se a uma malha que reveste o folheto interno da dupla camada lipídica. O esqueleto é constituído por uma bem-organizada rede de hexágonos e ocasionais heptágonos e pentágonos (Fig. 2-11). Nos ângulos dos hexágonos encontramos estruturas globulares chamadas de "complexos juncionais", compostos de oligômeros curtos de actina, ligados a outras proteínas, tais como a tropomiosina, a proteína 4.1 e a aducina. Essas proteínas associadas aumentam a estabilidade da F-actina e fortalecem a ligação da actina à espectrina. Os complexos juncionais funcionam como verdadeiros *nós*, reforçando a malha do citoesqueleto.

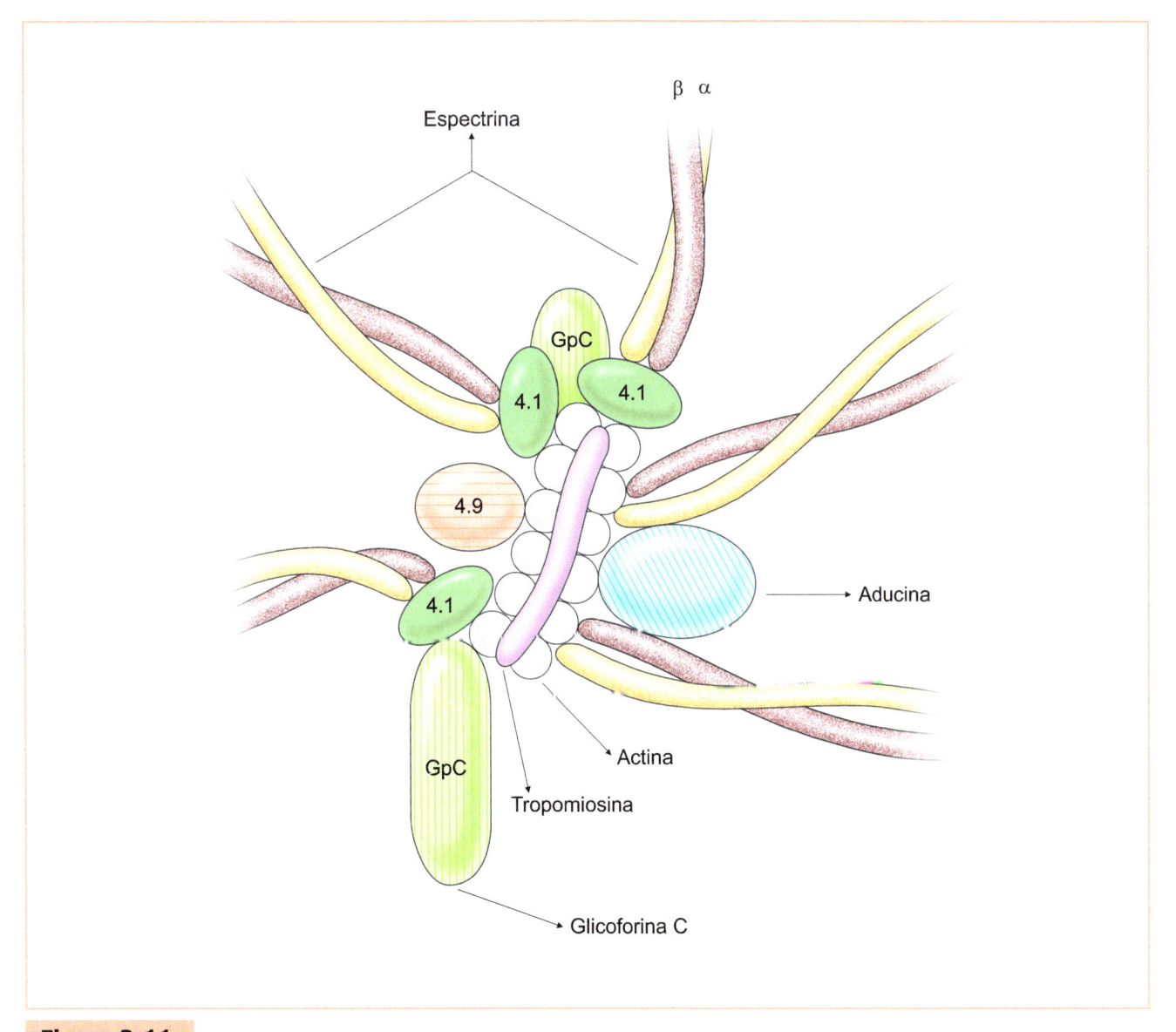

Figura 2-11.

Representação esquemática do "complexo funcional" formado pelas proteínas 4.1, 4.9, actina, tropomiosina e aducina. Tais complexos promovem a ligação entre os tetrâmeros de espectrina e ancoram o citoesqueleto à membrana pela ligação da proteína 4.1 à glicoforina C (modificado do modelo proposto por Bennett, 1989).

Os braços dos hexágonos são compostos por espectrina, formando ligações cruzadas entre os complexos juncionais individuais. A espectrina está presente principalmente sob a forma de tetrâmeros, com ocasionais tetrâmeros duplos ou hexâmeros. Cada um dos tetrâmeros é composto de dois heterodímeros α e β, ligados lateralmente entre si. Em suas extremidades caudais, os tetrâmeros se ligam ao complexo juncional de actina, proteína 4.1 e aducina.

A ligação do esqueleto à membrana ocorre de várias maneiras. A β-espectrina se liga à anquirina, e esta se conecta com a banda 3. Esta ligação ocorre próxima aos centros dos tetrâmeros de espectrina, a aproximadamente 20nm do local de auto-associação dos heterodímeros. Nas terminações distais dos tetrâmeros de espectrina, a espectrina se liga à membrana pela conexão da proteína 4.1 com as glicoproteínas transmembrana, as glicoforinas C e A.

Além disso, existem fracas ligações diretas da espectrina e da proteína 4.1 com a fosfatidilserina, que se localiza no folheto interno da dupla camada lipídica.

As proteínas α e β-espectrina, anquirina e proteína 4.1 são detectadas já no estádio de CFU-E (*colony forming units-erythroid*) e podem formar um esqueleto instável. O esqueleto passa a se tornar estável apenas a partir da fase de eritroblasto basófilo, pois é nessa fase que se inicia a síntese da proteína banda 3, o transportador de ânions, havendo então a possibilidade de ligações fortes entre o citoesqueleto e a membrana.

Para que haja a formação de uma rede estável do citoesqueleto são necessárias, além da presença do transportador de ânions (que provê locais de ligação de alta afinidade para a anquirina), a presença adequada da anquirina, que vai fornecer sítios de ligação de alta afinidade para a β-espectrina.

A β-espectrina, sintetizada em quantidade consideravelmente menor do que a α-espectrina, limita a quantidade de α-espectrina a ser incorporada à membrana, pois elas são incorporadas em quantidades semelhantes.

HEMOGLOBINA

Estrutura e Função

A hemoglobina é o maior constituinte do citoplasma do glóbulo vermelho, sendo responsável por aproximadamente 90% do peso seco da célula madura. Sua principal função é o transporte de oxigênio para os tecidos.

A hemoglobina é uma proteína conjugada, grosseiramente esférica, com diâmetro de 6,4nm e peso molecular de aproximadamente 64.500 dáltons. É um tetrâmero, composto por dois pares de cadeiais polipeptídicas, chamadas globinas. Cada cadeia globínica está ligada a um grupo prostético colorido (o heme), com complexo de ferro e protoporfirina (Fig. 2-12). O heme é essencial para o transporte de oxigênio enquanto a globina protege o heme da oxidação, torna a molécula solúvel e permite variações na afinidade pelo oxigênio. A estrutura da molécula de hemoglobina produz um ambiente interno de radicais hidrofóbicos que protegem o ferro do heme do contato com a água e, portanto, da oxidação; os radicais externos são hidrofílicos, tornando a molécula solúvel.

O ferro da hemoglobina normalmente está na forma de íon ferroso (Fe^{2+}), estando apto a ligar-se reversivelmente ao oxigênio. A oxidação do ferro para a forma férrica (Fe^{3+})

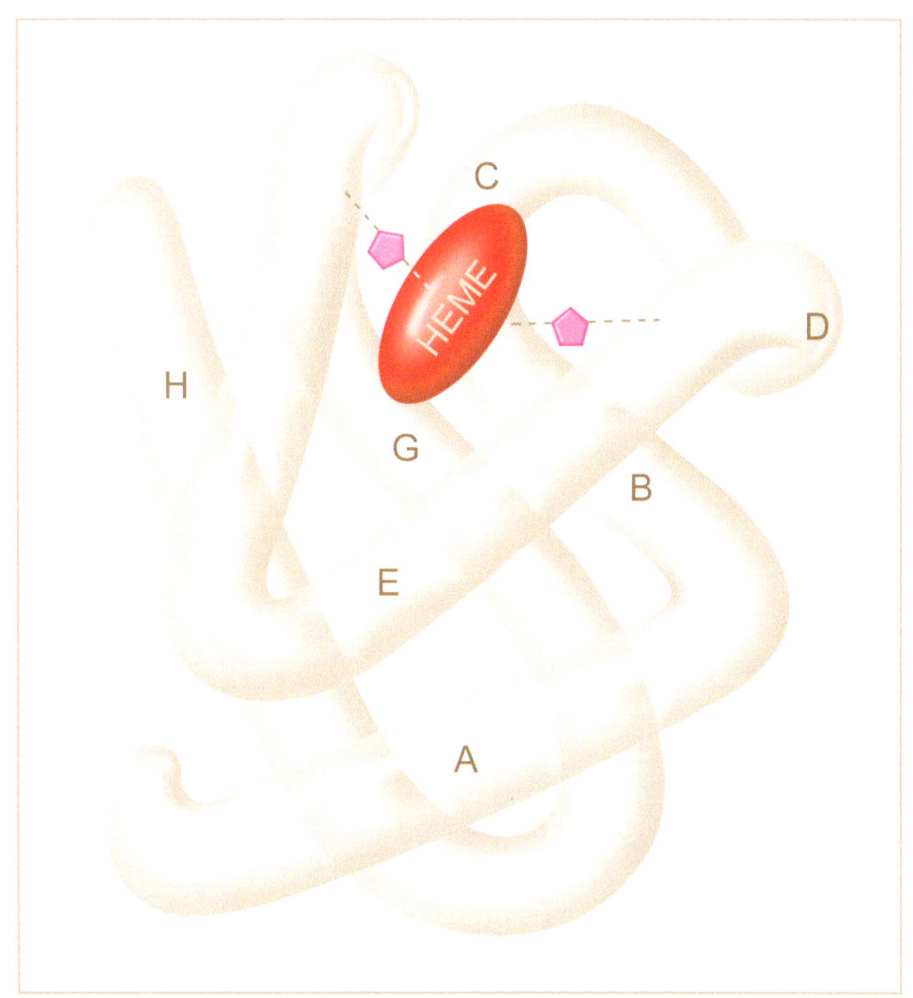

Figura 2-12.

Estrutura terciária de uma cadeia globínica polipeptídica. O heme está situado em fendas entre as hélices E e F.

é uma reação irreversível, convertendo a hemoglobina em metemoglobina, uma forma da molécula que não é apta a transportar oxigênio.

Outra função da hemoglobina é transportar dióxido de carbono (CO_2), sendo responsável por aproximadamente 10% do transporte de CO_2 dos tecidos para os pulmões. Diferentemente do que ocorre com o transporte de oxigênio, o transporte de CO_2 não é feito por intermédio da ligação direta com o grupo heme. O CO_2 liga-se ao N-amino-terminal de cada cadeia polipeptídica da hemoglobina desoxigenada, formando carbamino-hemoglobina. O restante do CO_2 entra livremente na célula vermelha, e a presença da anidrase carbônica favorece a formação de H_2CO_3, que, por sua vez, dissocia-se de H^+ e HCO_3^-, de acordo com as seguintes reações:

1. $CO_2 + H_2O \rightarrow H_2CO_3$
2. $H_2CO_3 \rightarrow H^+ + HCO_3^-$

O H^+ é aceito pela hemoglobina desoxigenada e o HCO_3^- atravessa livremente a membrana do eritrócito, sendo carregado pelo plasma até os pulmões, onde ocorre a reação inversa com formação de CO_2, que é eliminado no ar expirado. Além disso, a molécula de hemoglobina também se combina com o óxido nítrico (NO) tanto para limpá-lo da circulação como para transportá-lo ativamente.

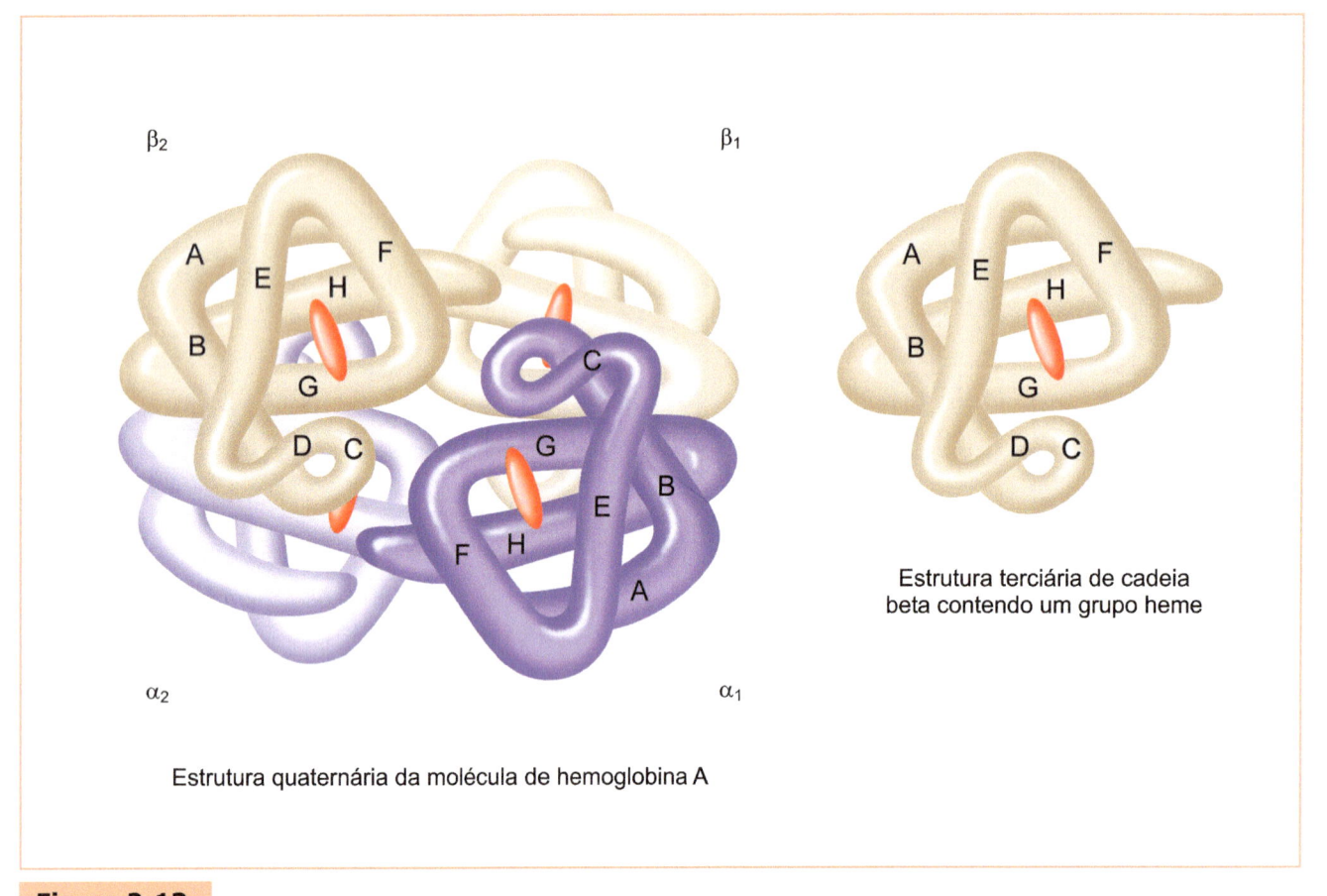

Figura 2-13.

Estrutura terciária de um monômero de cadeia beta e estrutura quaternária da hemoglobina A.

O tipo de hemoglobina presente nos glóbulos vermelhos difere na vida adulta e nos períodos embrionário e fetal. Nos adultos, 96% a 98% da hemoglobina é hemoglobina A (HbA) ou hemoglobina do adulto; um componente menor é representado pela hemoglobina A_2 (aproximadamente 2,5% do total) existindo também quantidades muito pequenas de Hb fetal (0,5% a 1,0%).

A estrutura de todas essas hemoglobinas é semelhante. Cada uma delas é constituída por dois pares de cadeias globínicas idênticas. Com exceção das hemoglobinas embrionárias, todas as hemoglobinas normais são constituídas por um par de cadeias α, combinadas com um par de cadeias não-α, sintetizadas na proporção de aproximadamente 1:1. As hemoglobinas embrionárias, sintetizadas no saco vitelínico, são: Gower 1 ($\xi_2\varepsilon_2$), Gower 2 ($\alpha_2\varepsilon_2$) e Portland ($\xi_2\gamma_2$). A hemoglobina fetal ($\alpha_2\gamma_2$) é uma mistura de duas formas moleculares: $\alpha_2\gamma_2^{136GLy}$ e $\alpha_2\gamma_2^{136Ala}$. As cadeias γ que contêm glicina na posição 136 são chamadas de $^G\gamma$, e as que contêm alanina, de $^A\gamma$. Durante a vida fetal 75% das cadeias γ são do tipo $^G\gamma$, enquanto na vida adulta predomina o tipo $^A\gamma$. A HbA é formada por cadeias α e 2β ($\alpha_2\beta_2$) e a HbA_2 por duas cadeias α e 2δ ($\alpha_2\delta_2$) (Fig. 2-14).

A síntese das cadeias globínicas ocorre inicialmente no saco vitelínico. A partir da oitava semana de gestação existe síntese de hemoglobina no fígado fetal e no baço e, mais tarde, ainda na vida intra-uterina, a medula óssea torna-se o principal local de síntese de hemoglobina.

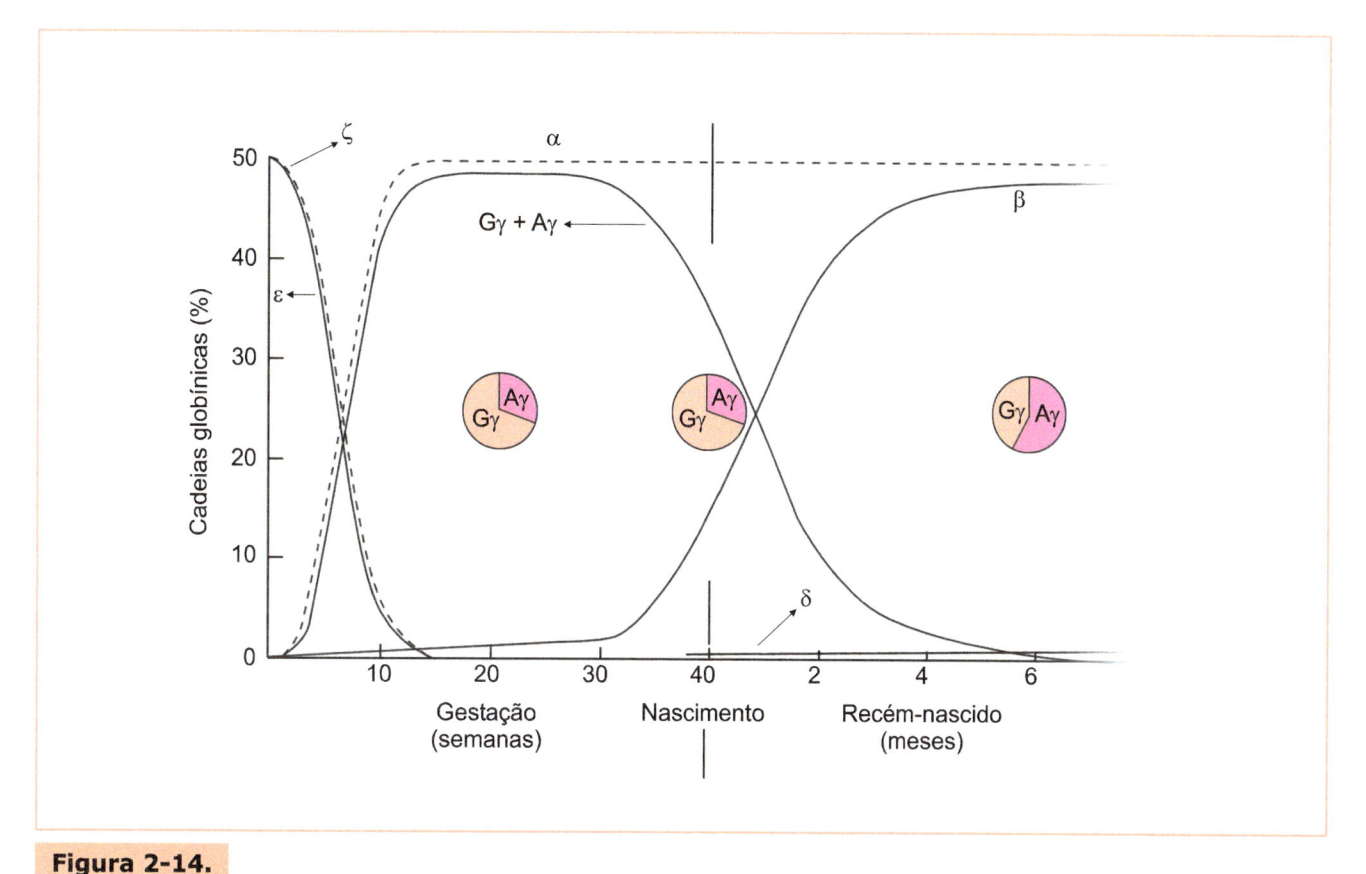

Figura 2-14.

Hemoglobinas presentes durante o desenvolvimento fetal e ao nascimento (%).

A estrutura da molécula de hemoglobina é extremamente complexa, sendo definidos quatro níveis:

1. *Estrutura primária* é a seqüência de aminoácidos da cadeia polipeptídica chamada de *cadeia globínica*. As cadeias globínicas diferem umas das outras pela seqüência de aminoácidos. As cadeias α contêm 141 aminoácidos e as cadeias não-α, 146. As cadeias β e δ diferem em somente 10 dos 146 aminoácidos, enquanto a β e a γ diferem em 39 aminoácidos. Os aminoácidos são designados por números, iniciando no aminoácido N-terminal, até atingir o C-terminal. Assim, os aminoácidos são numerados de 1 a 141 na cadeia α e de 1 a 146 nas cadeias β, δ e γ.

2. *Estrutura secundária* é o arranjo das cadeias globínicas em hélices. Ela é semelhante para todas as cadeias globínicas, com oito hélices designadas por letras (A a H). Na cadeia α falta a hélice D. Oitenta por cento a 90% dos aminoácidos da hemoglobina fazem parte das hélices. Entre as hélices existem sete segmentos não-helicóides. Este arranjo é importante estruturalmente porque as hélices são lineares e relativamente rígidas, enquanto os segmentos não-helicóides conferem flexibilidade à molécula.

3. *Estrutura terciária* é o arranjo da espiral das cadeias globínicas em uma estrutura tridimensional, a qual possui uma superfície contendo um "bolso" para o heme entre as hélices E e F. É essencial uma ligação firme entre o heme e as duas histidinas das hélices E e F para a manutenção das estruturas secundária e terciária da hemoglobina (Fig. 2-13).

4. *Estrutura quaternária* é a relação entre as quatro cadeias globínicas, a qual não é fixa, variando no estado oxigenado e desoxigenado. A molécula de hemoglobina oxigenada é menor que a desoxigenada. As ligações $\alpha_1\beta_1$ e $\alpha_2\beta_2$ (ligações diméricas) são fortes e mantêm a forma da molécula estável, enquanto as ligações $\alpha_1\beta_2$ e $\alpha_2\beta_1$ (ligações tetraméricas), embora também contribuam para a estabilidade, fazem-no em menor grau, permitindo a mobilidade das cadeias globínicas que podem, dessa forma, rodar e deslizar umas sobre as outras. A alteração na estrutura quaternária da hemoglobina é a responsável pela forma sigmóide da curva de dissociação de oxigênio, pelo efeito Bohr e pela variação da afinidade pelo oxigênio decorrente da interação com o 2,3-difosfoglicerato (2,3-DPG) (Fig. 2-13).

A interação entre as quatro cadeias globínicas é tal que a oxigenação de um grupo heme altera a forma da molécula, favorecendo a oxigenação dos demais grupos heme, o que é conhecido como cooperatividade ou interação entre as subunidades e é refletido na forma da curva de dissociação de oxigênio. A alteração da afinidade da hemoglobina pelo pH é conhecida como efeito Bohr. A afinidade diminui à medida que aumenta a acidez. Isto facilita a liberação de oxigênio para os tecidos (Fig. 2-15). Outro fator importante que afeta a afinidade da hemoglobina pelo oxigênio é a concentração de 2,3-DPG (Fig. 2-16). As alterações nos níveis de 2,3-DPG exercem um papel significativo na adaptação à hipoxia. Nessas condições, o aumento do 2,3-DPG nos glóbulos vermelhos diminui a afinidade da

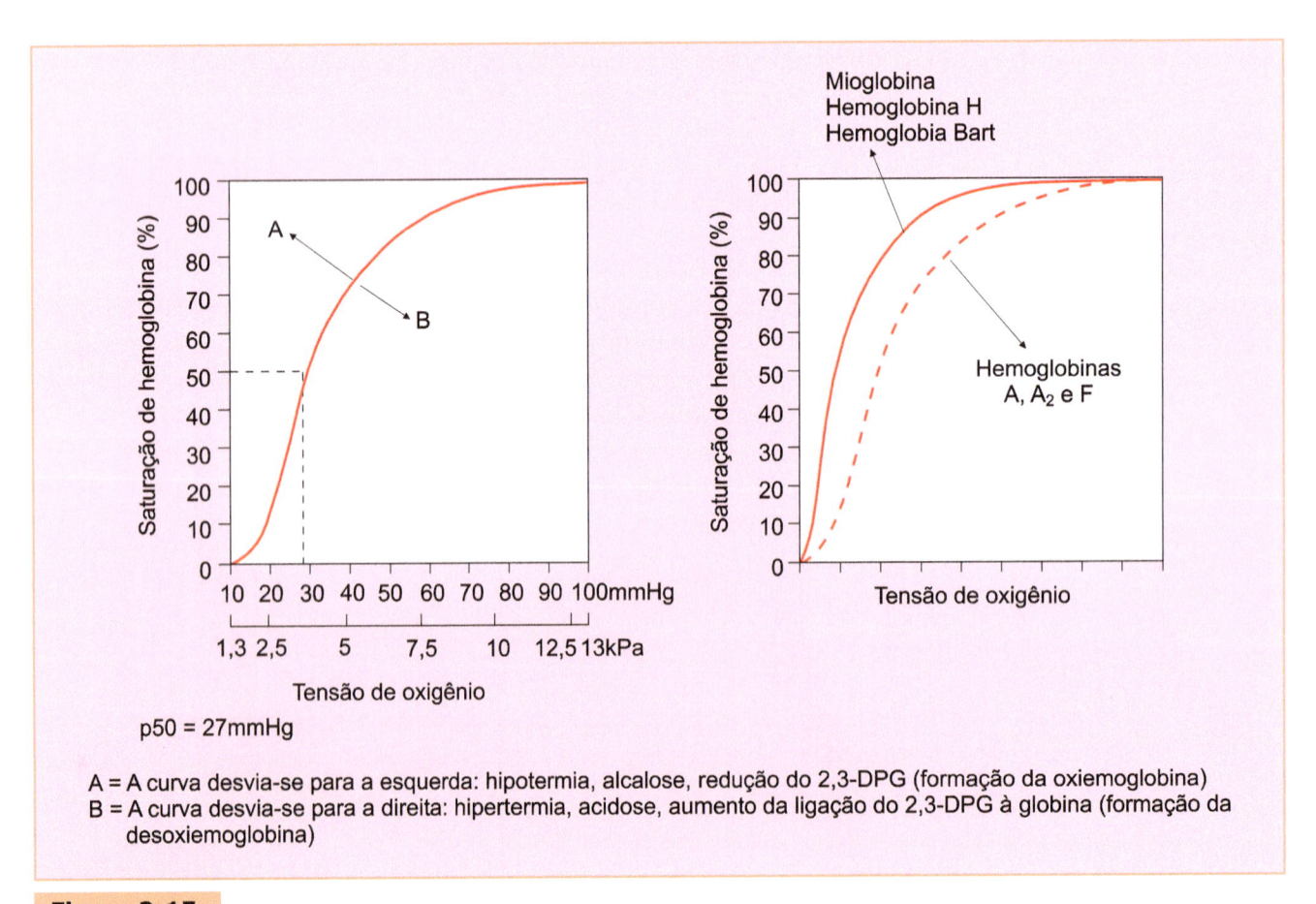

Figura 2-15.

Curva de dissociação do oxigênio. Efeito Bohr.

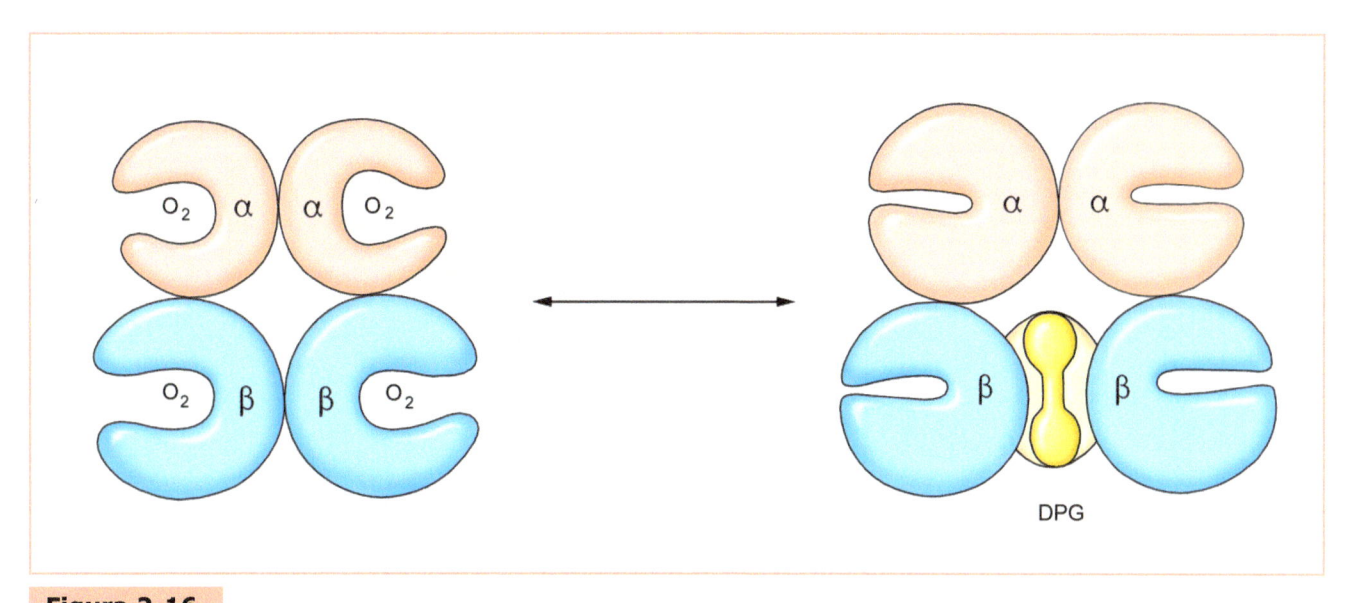

Figura 2-16.

Formação da oxi e desoxiemoglobina. Papel do 2,3-DPG.

hemoglobina pelo oxigênio, favorecendo a liberação para os tecidos. Tais situações incluem exposição abrupta a altas altitudes, anoxia resultante de doença pulmonar ou cardíaca, perda de sangue e anemia, além de adaptação ao exercício.

Genética da Síntese da Hemoglobina

A síntese da hemoglobina compreende a síntese do heme, que se dá em parte na mitocôndria e em parte no citoplasma, e a síntese das cadeias globínicas, que ocorre nos ribossomos.

A síntese do heme ocorre nos precursores eritróides, do estádio de pró-eritroblasto até o de reticulócito (Fig. 2-17). Durante a síntese do heme são necessárias oito enzimas, sob controle genético distinto. O primeiro passo é a formação de ácido delta aminolevulínico, pela condensação de glicina e succinil-CoA na mitocôndria. A taxa de formação de ácido delta aminolevulínico (ALA) é controlada pela disponibilidade do ferro. Os passos seguintes ocorrem no citosol até a formação de coproporfirinogênio III, que entra novamente na mitocôndria, onde é convertido a protoporfirina IX recebendo o ferro para formar o heme. A incorporação de ferro pela célula eritróide é feita *via* transferrina. A molécula de transferrina com o ferro liga-se ao receptor de transferrina da membrana da célula eritróide, e todo o complexo é internalizado por endocitose. O ferro é retirado da transferrina dentro da vesícula endocítica, reduzido à forma de Fe^{2+}, transferido para a mitocôndria para síntese do heme ou estocado como ferritina no citoplasma. A transferrina e seu receptor são externalizados e a transferrina, liberada para o plasma. Existe um *feedback* negativo de controle da síntese do heme pelo heme, o qual inibe a ferroquelatase e a aquisição de ferro a partir da transferrina. A diminuição da captação celular de ferro, por sua vez, inibe a produção de ácido delta aminolevulínico. Em vigência da diminuição de ferro ou do aumento da eritropoetina, a captação de ferro pelas células aumenta. Isto

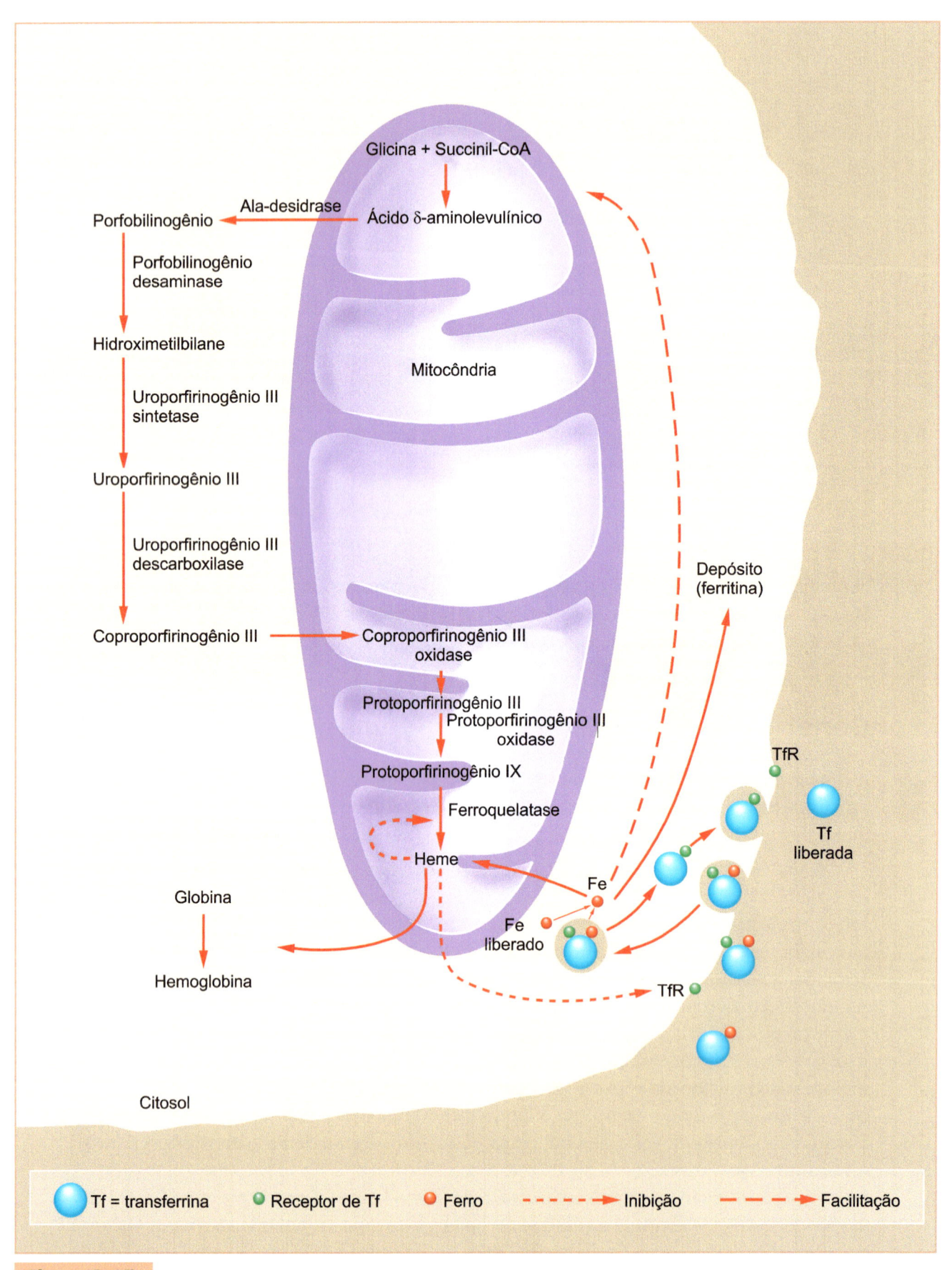

Figura 2-17.

Síntese do heme.

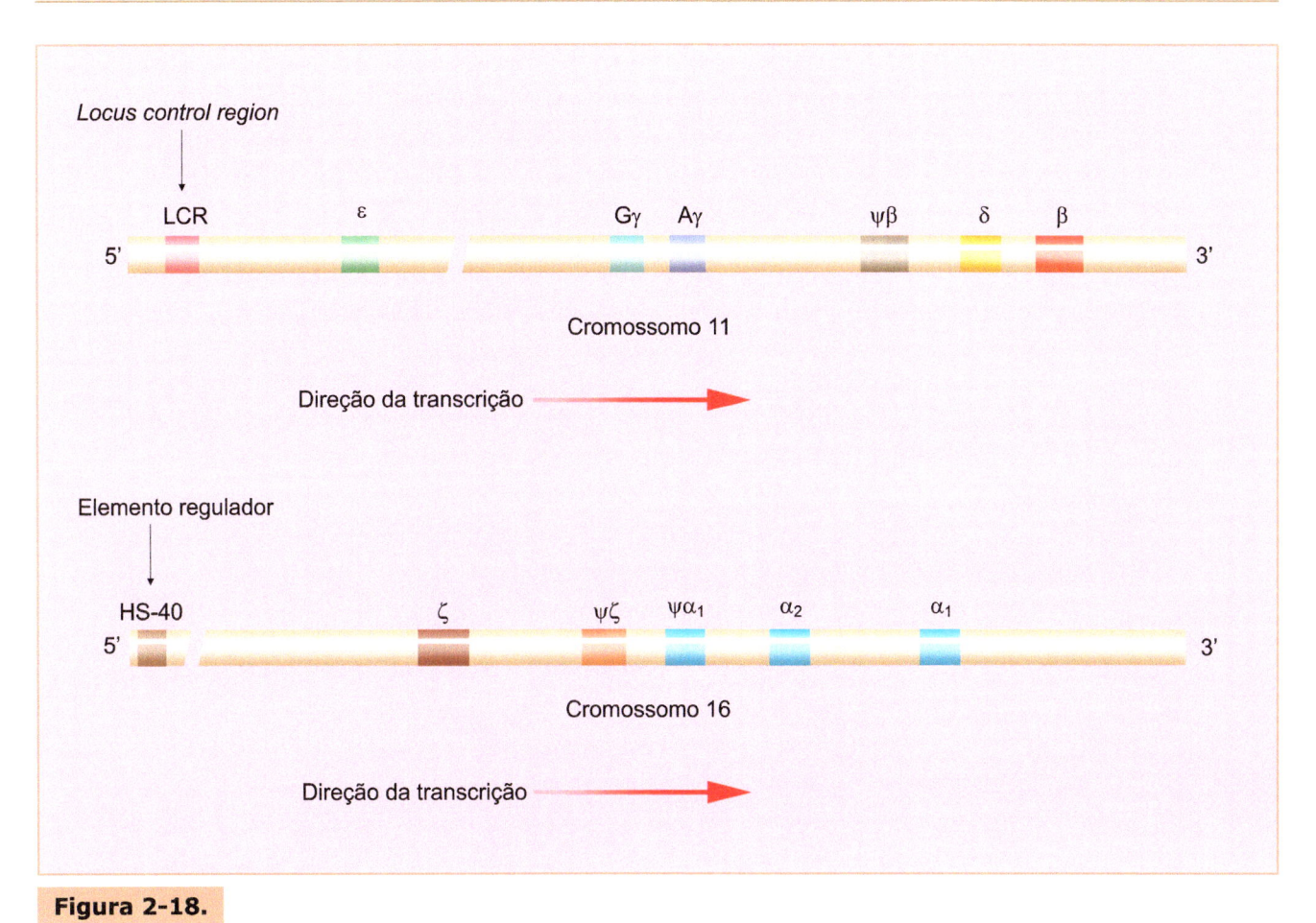

Figura 2-18.

Genes β e α (clusters) localizados nos cromossomos 11 e 16, respectivamente.

ocorre em razão do aumento da expressão dos receptores de transferrina na membrana das células, com maior captação de ferro.

A síntese das cadeias globínicas, assim como a do heme, tem lugar nos precursores eritróides, indo do pró critroblasto até o estádio de reticulócito. É controlada por dois agrupamentos gênicos localizados nos cromossomos 11 a 16.

O agrupamento do gene α está próximo do telômero do cromossomo 16, em 16p13.3. O gene β está no cromossomo 11, em 11p15.5. Além dos genes conhecidos, esses agrupamentos contêm pseudogenes, homólogos não-funcionais dos genes da globina, que são transcritos mas não traduzidos.

A síntese das cadeias globínicas do tipo β é controlada por um agrupamento gênico localizado no braço curto do cromossomo 11, onde os diferentes genes estão dispostos na seguinte ordem: $5' - \varepsilon - G\gamma - A\gamma - \varphi\beta - \delta - \beta - 3'$. O agrupamento gênico das cadeias do tipo α está no braço curto do cromossomo 16, ordenado da seguinte forma: $5' - \xi - \varphi\xi - \varphi\alpha - \alpha2 - \alpha1 - \theta - 3'$. Os genes estão agrupados na ordem de ativação, iniciando pelos genes das hemoglobinas embrionárias (Fig. 2-18).

Cada gene da globina contém três seqüências codificantes (éxons 1, 2 e 3) intercaladas por duas seqüências não-codificantes, ou íntrons (IVS1 e IVS2), flanqueadas pelas seqüências não-codificantes 3' e 5'. Certas seqüências de DNA nas regiões não-traduzidas,

3′ e 5′ do gene, são importantes para a expressão gênica. A região promotora consiste, aproximadamente em 100 pares de bases que precedem o ponto no qual a transcrição começa ("CAP"). Nesta região existem três seqüências curtas que ligam DNA polimerase, a qual catalisa a síntese do RNA mensageiro (RNAm). Duas seqüências (referidas como TATA box e CAT box) são particularmente importantes para a iniciação da transcrição gênica. As mutações que envolvem essas seqüências reduzem a ligação enzimática, limitando a transcrição do RNAm. A transcrição é controlada pela interação entre os genes, fatores de transcrição que se ligam aos seus promotores e elementos reguladores, referidos como região controladora do *locus* (LCR) para o agrupamento do gene beta e HS-40 para o agrupamento do gene alfa. A região a jusante do éxon 3 contém uma seqüência (AATAAA) que sinaliza o término da transcrição gênica. Acredita-se que esta região ative um processo enzimático que corta o RNAm no ponto apropriado e o libera para novo processamento.

O RNAm primário inclui cópias de toda a seqüência do DNA genômico, incluindo éxons e íntrons. Este pré-RNAm, antes de ser transportado para o citoplasma, é processado por *capping* na extremidade 5′, *splicing* para remover as seqüências transcritas dos íntrons a poliadenilação na terminação 3′. O último passo parece ser importante para o transporte núcleo-citoplasmático do produto final, assim como para a estabilidade do RNAm no citoplasma. O *splicing* envolve a formação de alças no pré-RNAm para excisão de íntrons, de tal modo que as terminações a jusantes dos éxons (locais doadores) se aproximam das terminações a montante dos íntrons subseqüentes (locais aceptores). As seqüências dos íntrons são, então, enzimaticamente removidas e os locais doadores e aceptores dos éxons, selados. Os locais doadores são identificados pelo dinucleotídeo GT na extremidade 5′ e os locais aceptores, por AG na extremidade 3′. Em adição a esses dinucleotídeos invariáveis, certas seqüências preferenciais de nucleotídeos, adjacentes a eles, são necessárias para *splicing* eficiente e acurado. Estas seqüências são chamadas de seqüências de consenso. As mutações envolvendo as junções de *splicing* e os locais de consenso resultam em *splicing* anormal e, portanto, em RNAm anormais.

O RNAm é então transportado do núcleo para o citoplasma. Associa-se a ribossomos, RNA de transferência e fatores de iniciação e alongamento, necessários para a tradução nos polirribossomos. As moléculas do RNAm que se moveram do núcleo para o citoplasma ligam-se a ribossomos e servem como molde para produção das seqüências polipeptídicas das cadeias globínicas, processo conhecido como tradução. Cada trio de nucleotídeos (códon) serve como molde para um aminoácido específico ligado covalentemente e transportado por um RNA de transferência (RNAt) ao ribossomo. Os RNAt são específicos para cada códon e, portanto, para cada aminoácido. Os aminoácidos são então ordenados na seqüência correta, formando o polipeptídeo. Existem 64 códons possíveis, 61 dos quais codificam e três não codificam aminoácidos. Estes últimos servem de *stop* códons, levando ao término da síntese da cadeia globínica. O início da tradução requer o aminoácido metionina, guanosina trifosfato (GTP) e um fator de iniciação. As cadeias polipeptídicas de globina recém-sintetizadas combinam-se com heme e umas com as outras para formar os tetrâmeros que constituem a molécula de hemoglobina (Fig. 2-19).

O tetrâmero, produto final deste processo complexo, é uma molécula extremamente solúvel. Em contraste, as cadeias globínicas individuais são relativamente insolúveis. Para impedir a precipitação é essencial que as cadeiais α e as não-α sejam sintetizadas em quantidades balanceadas. A fisiopatologia das talassemias envolve o desequilíbrio de síntese das cadeias globínicas, com precipitação das cadeias não-pareadas.

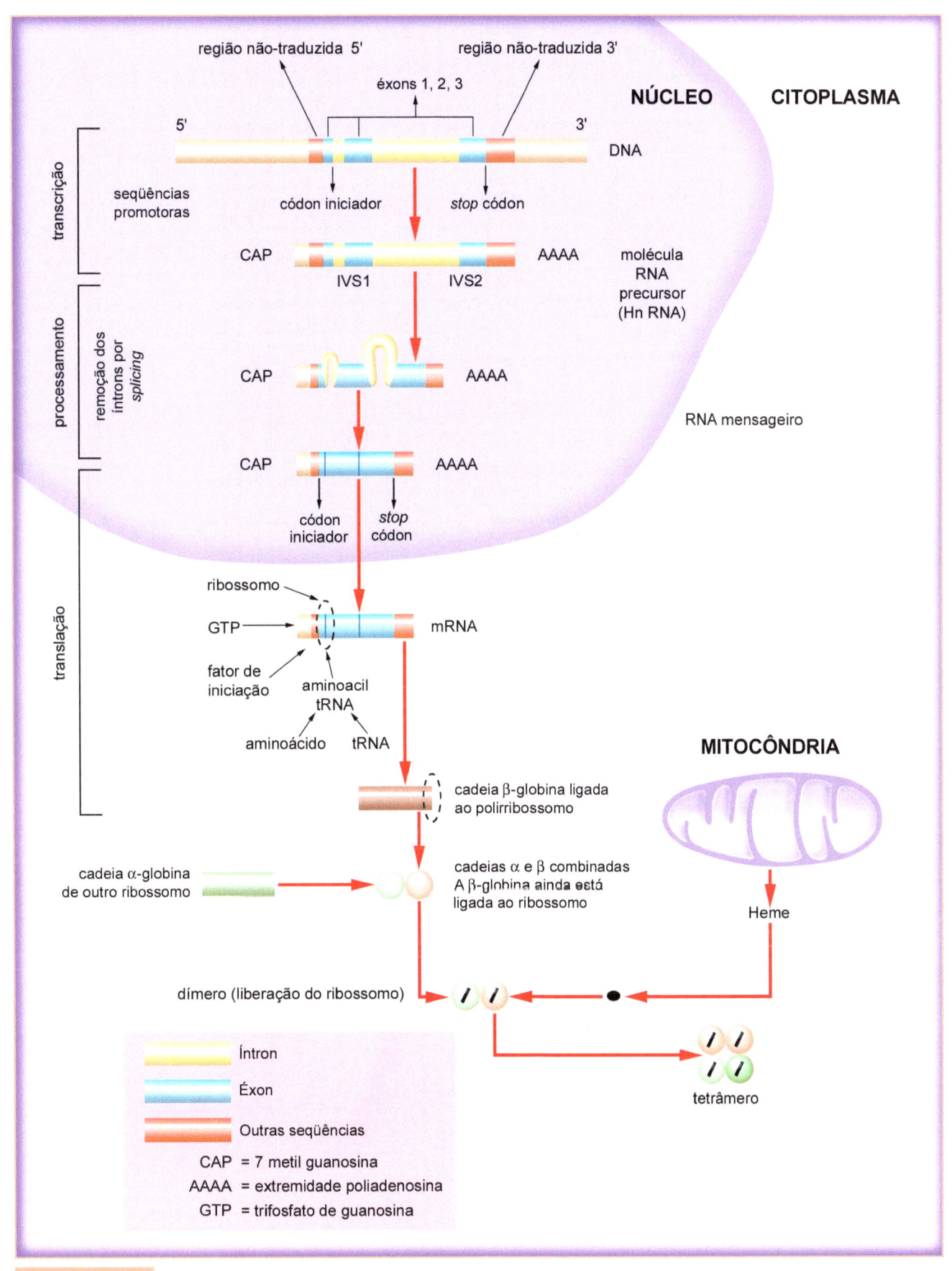

Figura 2-19.

Síntese da hemoglobina.

Referências Fundamentais

1. Delaunay J, Dhermy D. Mutations envolving the spectrin heterodimer contact site: clinical expression and alterations in specific functions. *Semin Hematol* 1993, *30*:21-33.

2. Glader BE, Lukens JN. Hereditary spherocytosis and other anemias due to abnormalities of red cell membrane. *In*: Lee GR, Foerster J, Lukens J, Paraskevas F, Greer JP, Rodgers GM (eds.). *Wintrobe's Clinical Hematology*. 10 ed., 1999: 1.132.

3. Liu SC, Derick LH, Palek J. Visualisation of the hexagonal lattice in the erythrocyte membrane skeleton. *J Cell Biol* 1987; *104*: 527-36.

4. Lux SE, Palek J. Disorders of the red cell membrane. *In*: Handin RI, Lux SE, Stossel TO (eds.). *Blood: Principles and Practice of Hematology*. Philadelphia: JB Lippincott Company, 1995:1.701.

5. Palek J. Hereditary elliptocytosis and related disorders. *In*: Willians WJ, Beutler E, Erslav AJ, Lichtman MA (eds.). *Hematology* (4 ed.), New York: McGraw Hill, 1990:569.

6. Palek J, Jarolin P. Clinical expression and laboratory detection of red cell membrane protein. *Semin Hematol* 1993; *30*:249-83.

7. Palek J, Lambert S. Genetics of the red cell membrane skeleton. *Semin Hematol* 1990; *27*:290-332.

8. Schrier SB. Red cell membrane biology. *Clin Haematol* 1985; *14*:1-12.

9. Shohet SB, Beutler E. The red cell membrane. *In*: Willians WJ, Beutler E, Erslav AJ, Lichtman MA (eds.). *Hematology*. (4 ed.), New York: McGraw Hill, 1990: 368.

10. Silveira P, Cynober T, Dhermy D, Mohandas N, Tchernia G. Red blood cell abnormalities in hereditary elliptocytosis and their relevance to variable clinical expression. *Am J Clin Pathol* 1997; *108*: 391-9.

11. Telen JT, Kaufman RE. The mature erythrocyte. *In*: Lee GR, Foerster J, Lukens J, Paraskevas F, Greer JP, Rodgers GM (eds.). *Wintrobe's Clinical Hematology*, 10 ed., 1999:193.

12. Tse WT, Lux SE. Red blood cell membrane disorders. *Br J Haematol* 1999; *104*:2-13.

Leitura Recomendada

1. Liu SC, Derick LH. Molecular anatomy of the red blood cell membrane skeleton: structure-function relationship. *Semin Hematol* 1992; *29*:231-43.

2. Mohandas N, Chasis JA. Red blood cell deformability, membrane material properties and shape: regulation by transmembrane, skeletal and cytosolic proteins and lipids. *Semin Hematol* 1993; *30*: 171-92.

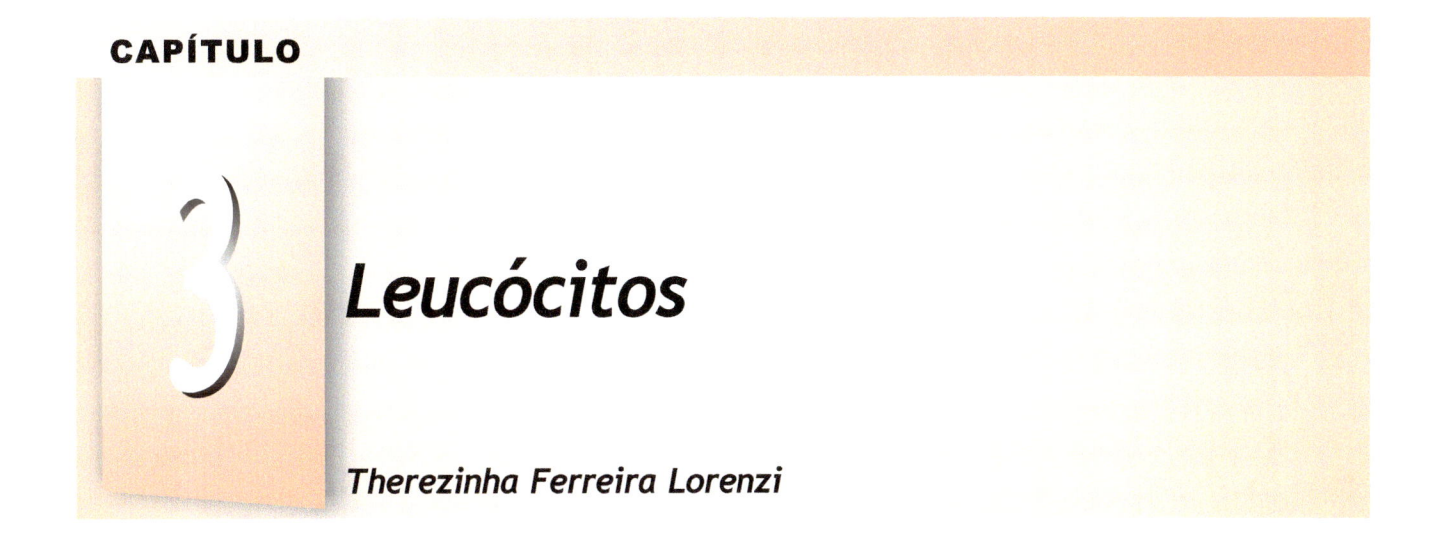

3 *Leucócitos*

Therezinha Ferreira Lorenzi

GRANULÓCITOS, MONÓCITOS/MACRÓFAGOS

Fisiologia

No Capítulo 1 foram abordados aspectos da origem dos leucócitos a partir das células pluripotentes da medula óssea e, basicamente, suas características morfológicas. Neste serão revistos alguns pontos sobre a fisiologia dos glóbulos brancos em geral, granulócitos, linfócitos e as células do sistema monocitomacrofágico.

O termo granulócito é usado para definir o grupo de glóbulos brancos que possuem grãos no citoplasma, incluindo, portanto, as linhagens de células neutrófilas, eosinófilas, basófilas e os monócitos.

Além desses, há os linfócitos e os plasmócitos que deles se originam e que são definidos como agranulócitos, por não possuírem riqueza de granulações no citoplasma. A presença dessas granulações citoplasmáticas correlaciona-se com a função das células. Nelas encontram-se várias substâncias, cuja composição química, por sua vez, tem importância no metabolismo celular.

Os leucócitos atuam na defesa do organismo de várias maneiras, quer no bloqueio à invasão de agentes nocivos, como bactérias, vírus ou parasitas, quer através da resposta imunológica.

Os granulócitos neutrófilos e, em especial os monócitos, são dotados de atividade fagocitária. Os granulócitos basófilos e eosinófilos têm essa capacidade em grau muito menor.

A *fagocitose* é, pois, função específica dos neutrófilos e dos monócitos e macrófagos. Esta atividade correlaciona-se com a constituição química dessas células, sobretudo com as enzimas e outras proteínas de efeito antimicrobiano, algumas já referidas no Capítulo 1.

Em condições de repouso o metabolismo celular é baixo, porém, quando ocorre a fagocitose de material bacteriano ou inerte, o consumo de O_2 aumenta bastante.

Os carboidratos constituem a principal fonte de energia das células leucocitárias maduras, atuando mediante três mecanismos principais: (1) glicólise anaeróbica, (2) *shunt* da hexosemonofosfato (HMP) e (3) ciclo de Krebs.

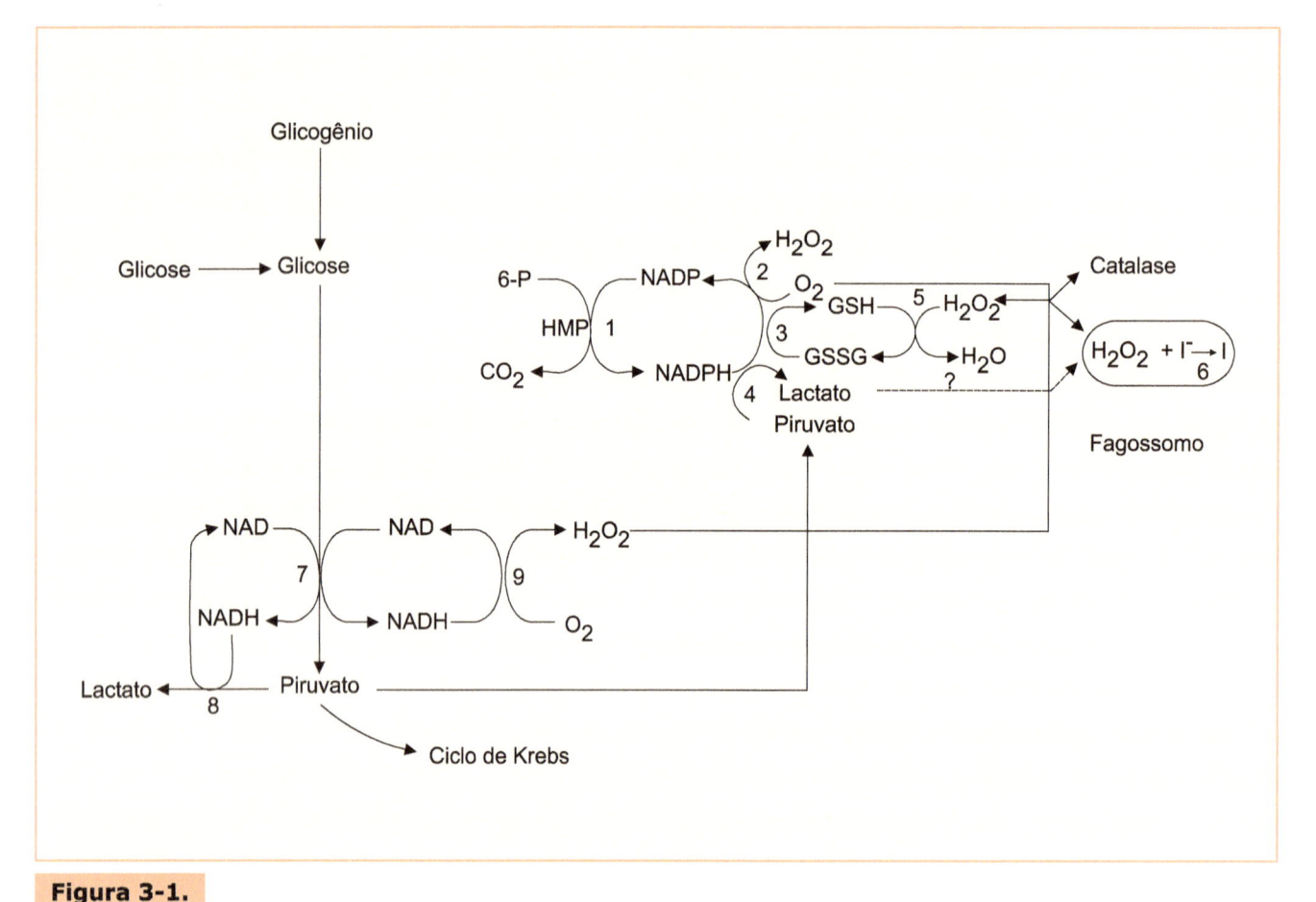

Figura 3-1.

Vias metabólicas na fagocitose e morte bacteriana por granulócitos.

A glicólise anaeróbica utiliza principalmente a glicose, o glicogênio, a galactose ou a frutose, resultando na formação de lactato e liberação de energia.

A quantidade de lactato produzida por uma célula durante a glicólise varia conforme o tipo celular, estando na seguinte ordem decrescente: monócitos, neutrófilos e linfócitos.

O *shunt* da hexosemonofosfato é ativado durante a fagocitose, resultando em formação de lactato, liberação de peróxido de hidrogênio e formação de O_2 (Fig. 3-1).

As células possuem enzimas que atuam no ciclo de Krebs, ou ciclo dos ácidos tricarboxílicos, mas este não tem tanta importância no metabolismo energético dos granulócitos.

A reação do PAS (*periodic acid Schiff*) mostra aumento de teor dos carboidratos (polissacarídeos) à medida que a célula amadurece, alcançando o máximo nos segmentados.

As células granulocíticas jovens e maduras também são ricas em material lipídico: (1) colesterol e triglicerídeos, (2) fosfolípides e (3) esfingolípides. Essas substâncias lipídicas podem ser utilizadas como fontes de energia. Os fosfolípides e o colesterol entram na composição das membranas celulares e parte delas é interiorizada por ocasião da fagocitose, especialmente nas células monocitárias e neutrófilas, nas quais formam os fagossomos ou vacúolos fagocíticos que englobam as partículas estranhas ao meio interno.

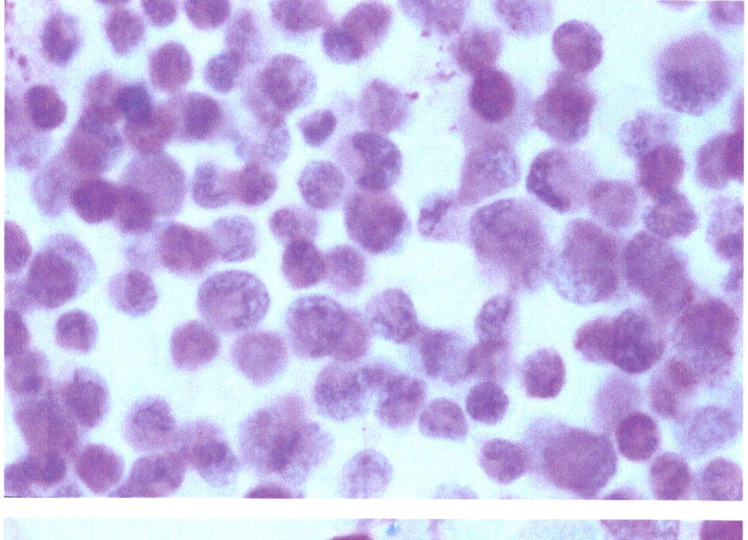
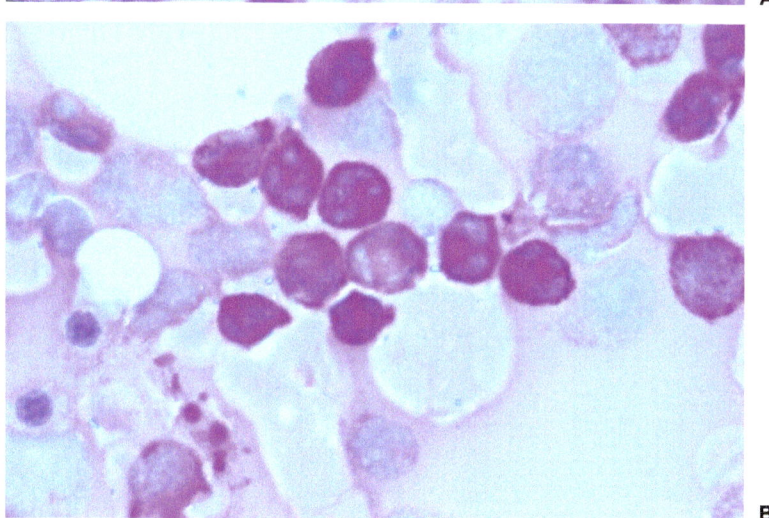

Figura 3-2.

*Medula óssea corada pelo PAS: (**A**) positividade difusa nas células granulocíticas jovens; (**B**) reação fortemente positiva em células granulocíticas maduras.*

A

B

Há, portanto, perda parcial dos lípides de membrana que precisam ser sintetizados novamente. Como nem todos os lípides que se perdem podem ser sintetizados pelas células *de novo*, ocorrem trocas entre o plasma e o interior dos granulócitos.

A degradação dessas substâncias e o seu uso como fonte de energia se devem à presença de enzimas citoplasmáticas.

A reação do Sudan black põe em evidência o conteúdo lipídico dos granulócitos, que é sempre um pouco maior nas células maduras do que nos precursores granulocíticos, como mieloblastos e promielócitos.

As células das linhagens linfocitária e plasmocitária não possuem granulações sudanófilas. As da linhagem monocitomacrofágica, entretanto, contêm granulações positivas, especialmente os macrófagos. Nos monócitos, as granulações sudanófilas são finas, delicadas e estão em menor número do que na linhagem neutrófila.

Os granulócitos basófilos também têm escassas granulações sudanófilas.

Os granulócitos possuem substâncias protéicas no citoplasma e no núcleo. As mais importantes para o desempenho da função de defesa são as proteínas enzimáticas que atuam na fagocitose e na morte bacteriana.

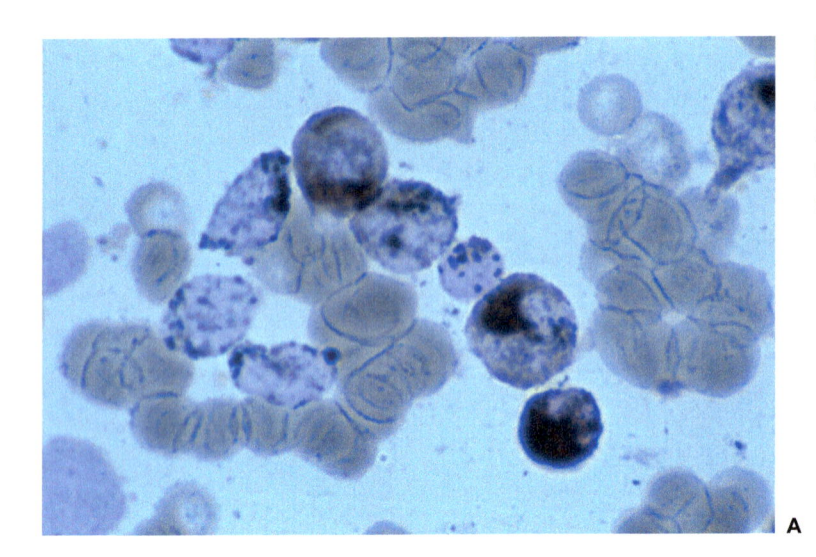

A

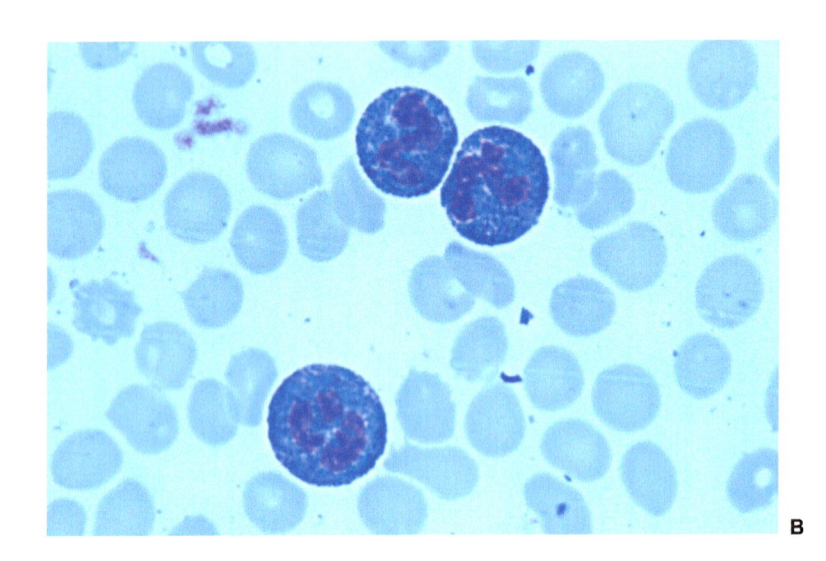

B

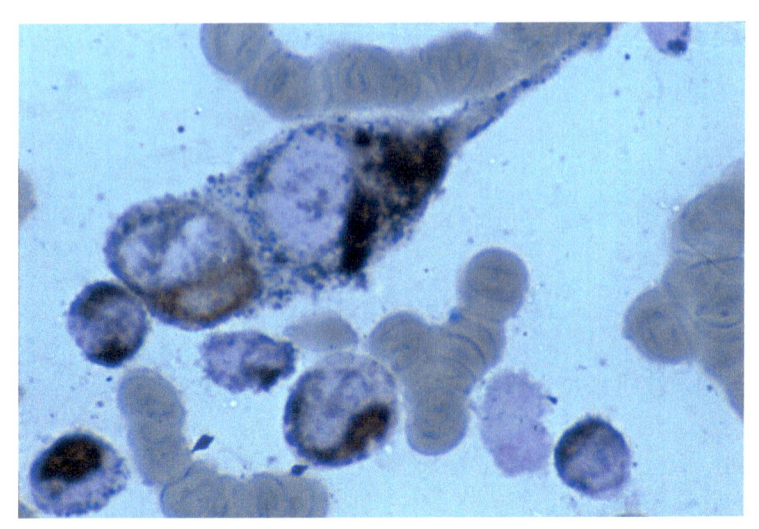

C

Figura 3-3.

Medula óssea corada pelo Sudan black:
(A) células granulocíticas precursoras;
(B) células granulocíticas maduras;
(C) macrófagos carregados de grãos sudanófilos.

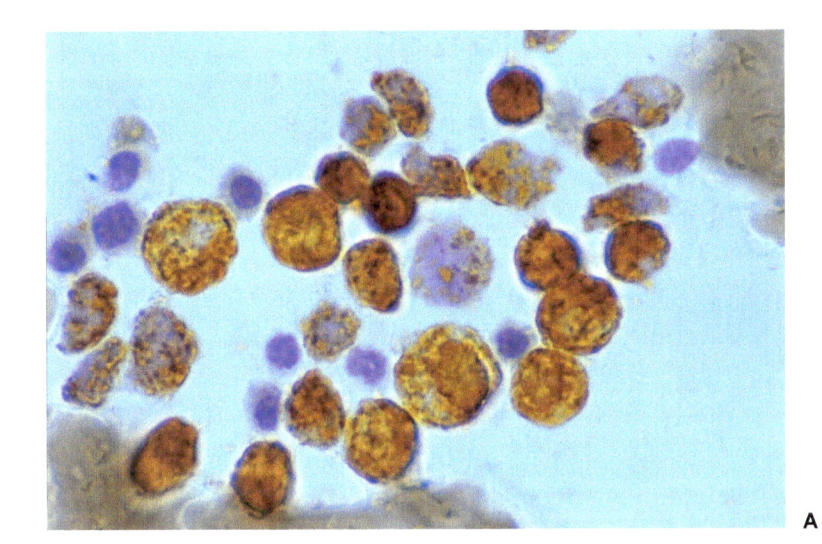

Figura 3-4.

Medula óssea corada pela peroxidase: (A) células granulocíticas precursoras fortemente positivas e alguns eritroblastos negativos; (B) células granulocíticas positivas e algumas com raros grãos positivos; (C) leucemia linfóide aguda. Observar célula granulocítica fortemente positiva e muitas células linfóides jovens negativas (linfoblastos).

A

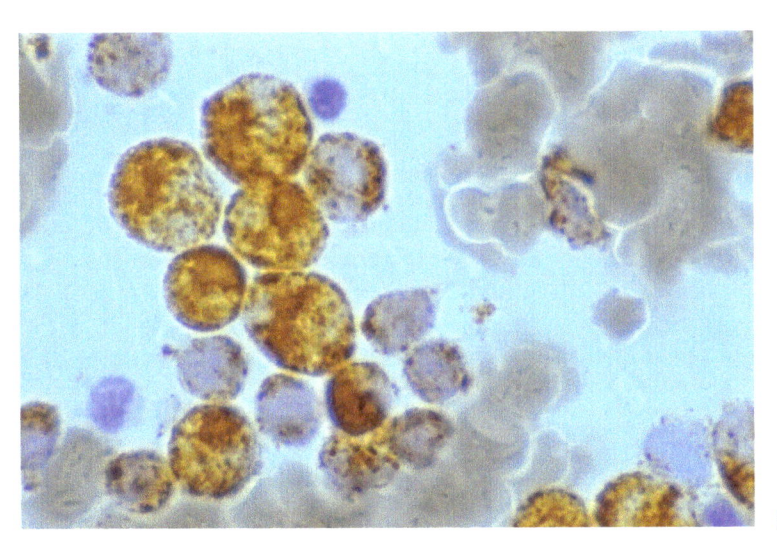

B

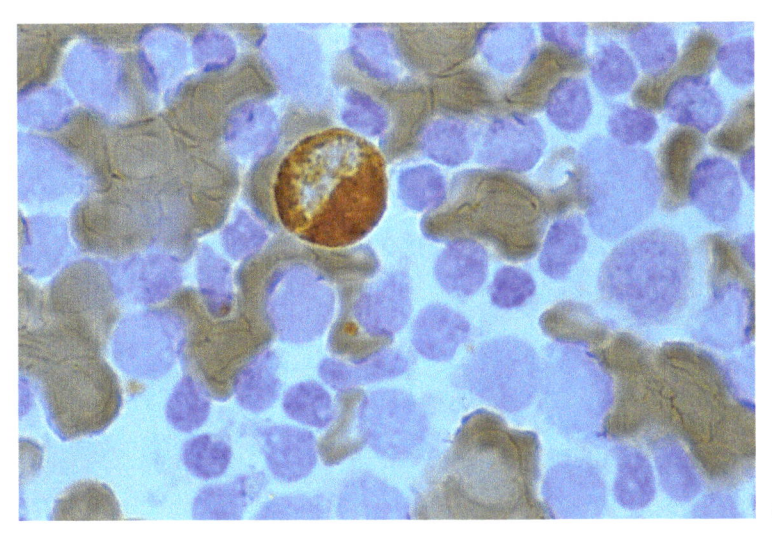

C

As enzimas hidrolíticas e oxidativas, *hidrolases* e *oxigenases*, estão presentes nas granulações leucocitárias. Muitas podem ser pesquisadas por colorações citoquímicas e, dentre estas, algumas são consideradas específicas ou *marcadoras* de linhagem.

A mieloperoxidase (MPO), por exemplo, é marcadora da linhagem mielóide, servindo para defini-la com segurança. É evidenciada por método citoquímico ou pela imunofenotipagem (ver Fig. 1-23).

Outra enzima importante para caracterização da linhagem neutrófila, diretamente relacionada com a presença de infecção aguda, é a fosfatase alcalina.

Diferentemente da MPO, que está presente nas granulações *primárias* ou *inespecíficas*, a fosfatase alcalina localiza-se nas granulações *secundárias* ou *específicas* dos neutrófilos, denominadas *vesículas secretoras*.

Em casos de infecções bacterianas há aumento do teor dessa enzima, facilmente verificado quando se usa a reação citoquímica. Esse achado é muitas vezes importante para o diagnóstico diferencial entre uma reação *leucemóide* e a leucemia mielóide ou granulocítica crônica. Nesta forma de leucemia há ausência de fosfatase alcalina no citoplasma dos neutrófilos (Fig. 3-5A e B).

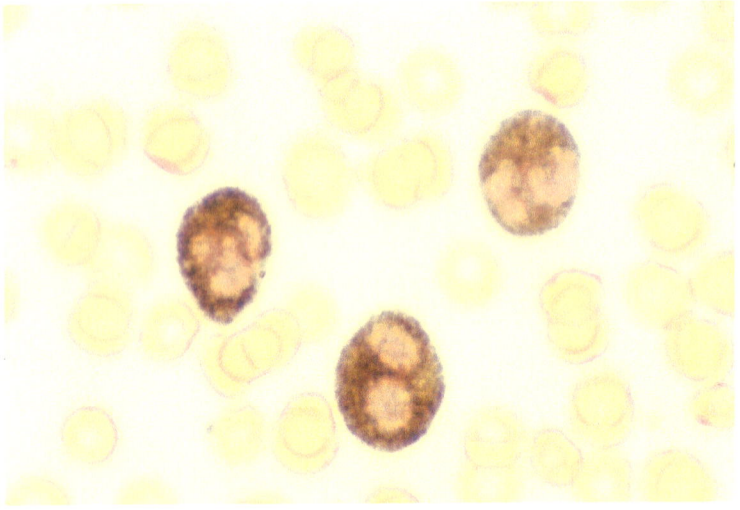

A

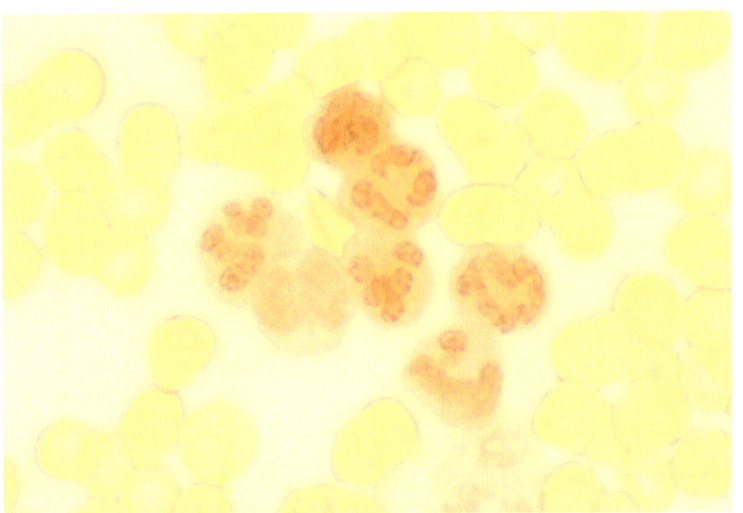

B

Figura 3-5.

Sangue periférico. Coloração da fosfatase alcalina: (A) reação leucemóide. Neutrófilos segmentados com reação fortemente positiva no citoplasma; (B) leucemia mielóide crônica. Segmentados neutrófilos com reação totalmente negativa.

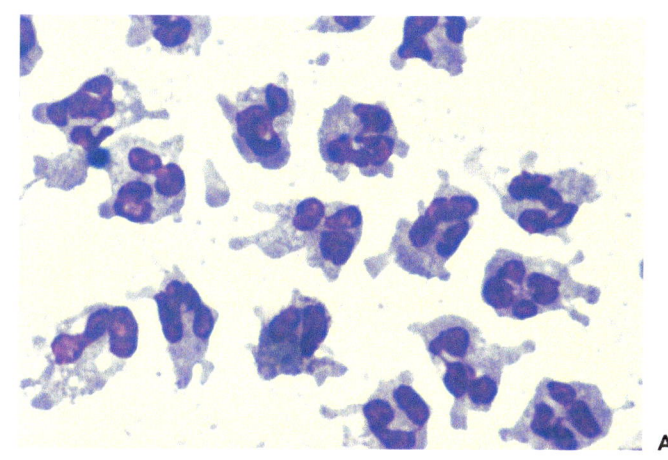

A

Figura 3-6.

Granulócitos neutrófilos: (A) células do sangue periférico colocadas em contato com complemento. Observar a emissão de "pseudópodos". Leishman; (B) células neutrófilas obtidas por punção de líquido cerebroespinal de paciente com meningite aguda (piócitos corados pela reação do PAS); (C e D) piócitos agrupados em secreção amigdaliana purulenta. Coloração de May-Grümwald-Giemsa.

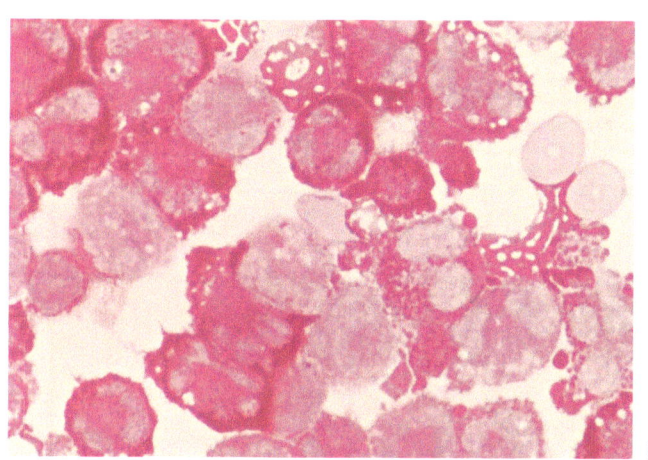

B

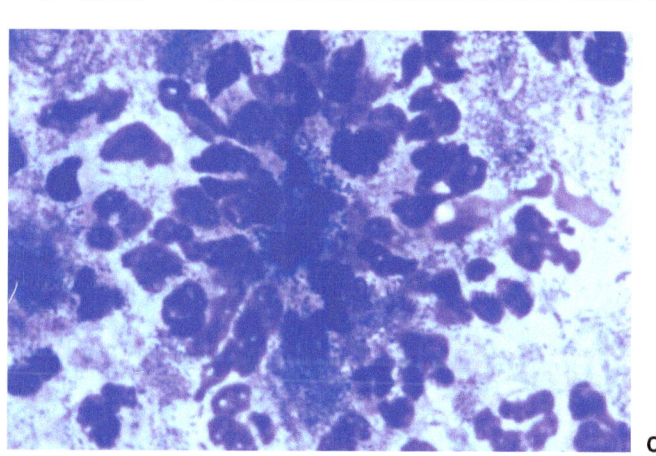

C

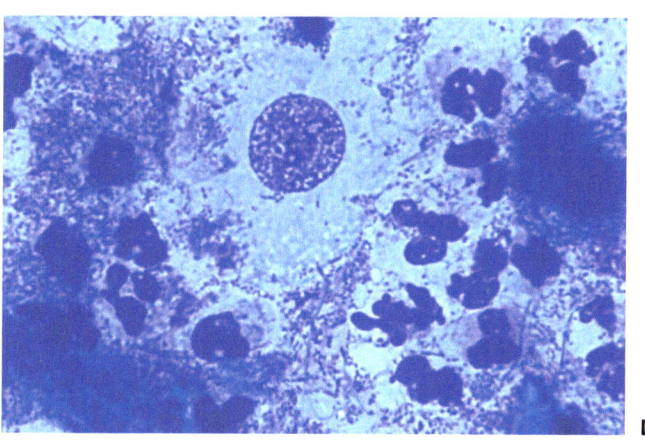

D

Os granulócitos neutrófilos são ricos em granulações, as quais se caracterizam por apresentar uma porção membranosa e uma porção interna, ou matriz. As porções membranosas das granulações possuem antígenos de diferenciação e substâncias várias, que funcionam como receptores para as moléculas de adesão situadas no endotélio vascular.

Em condições normais, de repouso, esses receptores estão em pequena quantidade na superfície dos neutrófilos. Quando há infecção, maior quantidade das substâncias que funcionam como receptores vão se localizar na membrana das células. Isso facilita a adesão dos neutrófilos ao endotélio e a sua passagem para fora dos vasos, em direção ao(s) agente(s) agressor(es) extravascular(es).

São vários os agentes que têm a capacidade de atrair as células neutrófilas (*agentes quimiotáticos* ou *atraentes*) para fora dos vasos (*diapedese*), em direção aos tecidos.

A quimiotaxia e a diapedese, características dos neutrófilos, são também observadas em eosinófilos e nos monócitos circulantes.

A propriedade de locomoção das células está na dependência de um sistema de fibrilas formado por *microfilamentos* e *microtúbulos*, denominado *citoesqueleto* celular.

Quando em repouso, os leucócitos mantêm a forma arredondada. Possuem um excesso de membrana que permite a mudança de forma, com propulsão de porções do citoplasma (pseudópodos) em direção ao endotélio vascular (Fig. 3-6A).

Normalmente, os neutrófilos circulam na porção lateral da corrente sangüínea, junto ao endotélio, mas não aderido a ele.

Quando no meio extravascular existe uma substância ou agente quimiotático, as células se aderem ao endotélio e passam a emitir pseudópodos em direção a esse agente atraente.

A saída das células para os tecidos tem a finalidade de defesa. Os neutrófilos que englobam partículas estranhas, como bactérias etc., não mais retornam à corrente sangüínea e morrem no local, transformando-se em piócitos.

Quimiotaxia, Fagocitose e Morte Bacteriana

Essas funções são exercidas pelas células maduras da circulação.

Graças à presença de estruturas especializadas da membrana celular, os granulócitos são capazes de deixar a corrente sangüínea e se locomover ativamente na direção de partículas estranhas ao meio interno. Essas partículas são então imobilizadas, fagocitadas e mortas por ação das enzimas existentes no citoplasma. Os neutrófilos e os monócitos (macrófagos) têm essa capacidade de locomoção, mas também os eosinófilos e basófilos, embora estes o façam de modo mais lento.

São várias as substâncias capazes de ação quimiotática sobre os neutrófilos, dentre as quais: (1) produtos derivados de bactérias (toxinas); (2) componentes do sistema do complemento; (3) produtos originados de células ou tecidos necrosados; (4) proteínas estranhas; (5) produtos de degradação da fibrina, calicreína, ativador do plasminogênio.

Os agentes quimiotáticos que atuam sobre os eosinófilos são: (1) histamina, (2) complexo antígeno-anticorpo, (3) imunoglobulinas etc.

Tais agentes, também denominados quimioquinas ou citocinas quimiotáticas, atuam sobre as células leucocitárias e outros tipos de células os como fibroblastos. Essas citocinas atuam no processo fisiológico que regula a movimentação dos leucócitos na circulação geral e na saída deles dos vasos capilares.

Sua função não depende apenas da natureza dos agentes quimioatraentes, mas também das moléculas de adesão presentes no endotélio vascular.

Além de desempenharem papel importante nos processos infecciosos e inflamatórios, as citocinas quimiotáticas regulam a circulação dos linfócitos e sua fixação aos gânglios linfáticos (*homing* dos linfócitos).

A calicreína é um agente quimiotático para neutrófilos, promovendo a liberação, por parte dessas células, de uma enzima importante para a digestão de substâncias protéicas — a *elastase*. Esta enzima encontra-se nas granulações primárias dos neutrófilos segmentados e é liberada após a exocitose (ver adiante) desses grânulos para o meio extracelular.

Com freqüência os neutrófilos segmentados estão aumentados durante os processos infecciosos, especialmente quando há endotoxinas circulantes. Eles podem desempenhar papel importante na ativação da coagulação sangüínea por meio da calicreína.

Por ação da elastase ocorre aumento do metabolismo oxidativo dos neutrófilos e aumento do consumo do oxigênio, característico da reação inflamatória.

O papel da elastase é muito complexo, descrevendo-se: (1) ação sobre as proteínas situadas nos locais de inflamação; (2) ação sobre as proteínas da coagulação sangüínea; (3) possível ação sobre o fator IX e a antitrombina III; (4) papel na degradação do fibrinogênio; e (5) ativação do complemento (C1).

A Fig. 3-8 mostra os principais eventos relacionados com a ativação dos neutrófilos pelos agentes quimiotáticos.

A quimiotaxia e a fagocitose são fenômenos correlacionados e se desenvolvem quase simultaneamente.

O termo fagocitose significa ingestão de partícula por uma célula. A natureza dessa partícula varia, podendo ser bactéria, fungo, vírus, parasita monocelular ou partícula inerte.

O material a ser fagocitado deve ter contato com a membrana celular do fagócito e tamanho compatível com a capacidade de ingestão por parte da célula.

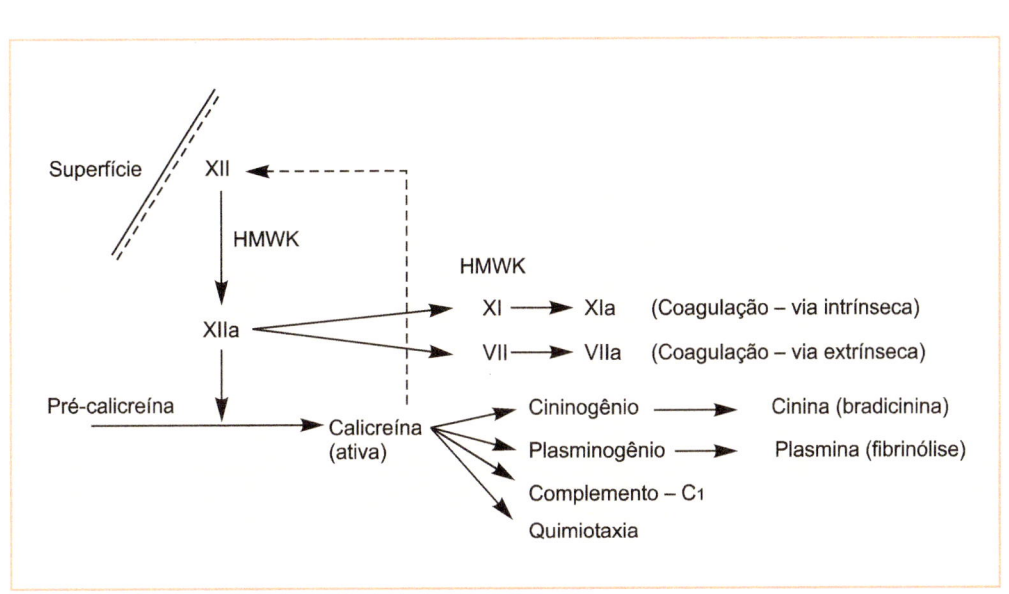

Figura 3-7.

Ativação recíproca do fator XII e da pré-calicreína. Correlação entre os sistemas da coagulação, fibrinólise, complemento e inflamação.

Ação sobre a membrana

a) Aumento das protrusões
    celulares

↓

Inchaço da célula (penetração
de H_2O) > do volume
celular

b) Aumento da atividade da
    ATPase

↓

> fluxo de   > fluxo de
Na$^+$ para   K$^+$ para
fora da   dentro da
célula   célula

c) Aumento da aderência às
    superfícies

↓

Marginalização dos neutrófilos

↓

Saída da circulação

↓

Neutropenia inicial

↓

Estímulo sobre a medula
óssea

↓

Neutrofilia final

d) Aumento da agregação das
    células entre si

Ação sobre estruturas celulares

a) Aumento da atividade da
    ATPase

↓

ATP celular (ativação da HMA)

↓

Burst da atividade glicolítica

↓

Liberação de CO_2
Liberação de lactato
Geração de ânions superóxido (O_2^-)

b) Perda do Ca^{++} da membrana celular

↓

I - Diminuição da rigidez da
    membrana → > elasticidade
    → facilita locomoção e
    fagocitose

II - Aumento da fusão dos microtúbulos
    em torno do centríolo →
    ativação da locomoção direcionada
    para o agente quimiotático

Figura 3-8.

Ação dos agentes quimiotáticos sobre os neutrófilos (HMA = shunt da hexosemonofosfato).

Portanto, a fagocitose depende da ação dos receptores de superfície das células e é muito influenciada pela opsonização das partículas a serem fagocitadas.

Após a fixação dessas partículas na superfície celular ocorrem alterações da membrana que visam à interiorização do material e à formação de um vacúolo citoplasmático ou fagossomo, também denominado *vacúolo digestivo*. Neste são despejados os grãos leucocitários ricos em conteúdo enzimático que promoverão a morte de bactérias ou a digestão de substâncias capazes de sofrer a ação dessas enzimas.

Após esse ataque aos corpúsculos estranhos, a célula pode eliminar para o exterior o que resultou da digestão. É a *exocitose* celular.

As células especializadas nessa função são os fagócitos neutrófilos e monócitos/macrófagos.

A Fig. 3-9 mostra, de modo esquemático, as alterações que ocorrem em uma célula neutrófila após o estímulo à fagocitose.

A fagocitose e a morte de bactérias pelos fagócitos são acompanhadas de uma série de alterações morfológicas e metabólicas, que se inicia na superfície das células e se propaga, seqüencialmente, para as proteínas citoplasmáticas.

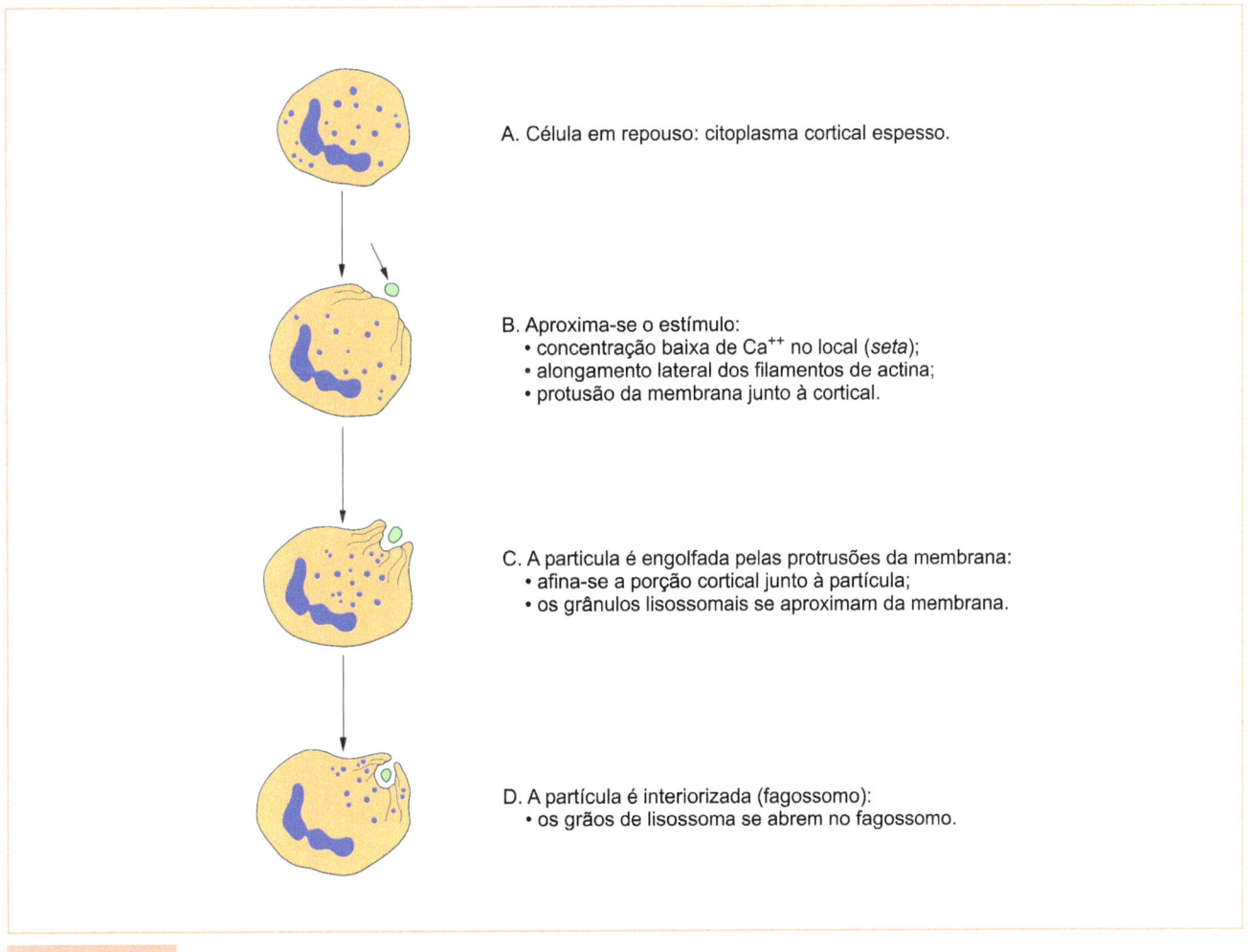

A. Célula em repouso: citoplasma cortical espesso.

B. Aproxima-se o estímulo:
- concentração baixa de Ca^{++} no local (*seta*);
- alongamento lateral dos filamentos de actina;
- protusão da membrana junto à cortical.

C. A partícula é engolfada pelas protrusões da membrana:
- afina-se a porção cortical junto à partícula;
- os grânulos lisossomais se aproximam da membrana.

D. A partícula é interiorizada (fagossomo):
- os grãos de lisossoma se abrem no fagossomo.

Figura 3-9.

Modificações da porção cortical dos neutrófilos após estímulo para a fagocitose.

São os seguintes os eventos importantes ao nível das membranas e do citoplasma:

- Glicólise — aumenta o metabolismo da glicose, com quebra de glicogênio, produção de ácido lático e queda do pH no fagossomo.

- Aumento de consumo de O_2 por estímulo do *shunt* da hexosemonofosfato.

- Geração de peróxido de hidrogênio (H_2O_2) e de superóxido (O_2^-) (Fig. 3-1). Os metabólitos gerados a partir do oxigênio molecular, o H_2O_2 e o superóxido formam um sistema antimicrobiano que atua em conjunto com as enzimas que desgranulam no interior do fagossomo.

- Queda do pH no interior do fagossomo com acúmulo de íons H^+ que leva à ativação das hidrolases ácidas lisossomais e à ativação da MPO. Forma-se o ácido lático e há descarga de mucopolissacarídeos ácidos nos vacúolos fagocíticos.

- A MPO e o H_2O_2 levam à oxidação de radicais haletos e tiocianato com formação de produtos tóxicos para bactérias, vírus, micoplasma, fungos e células tumorais.

- Outras substâncias são despejadas nos vacúolos fagocíticos, como hidrolases ácidas e neutras, proteínas básicas e catiônicas, que têm ação digestiva.

- Liberação de substâncias presentes nas granulações específicas dos neutrófilos, como lisozima, colagenase e lactoferrina, de efeito digestivo e antimicrobiano.

- O papel da lactoferrina é complexo e muito importante, pois ela compete com as bactérias no sentido de ligar-se firmemente aos íons Fe^{++}. Além disso, ela reduz a carga elétrica dos neutrófilos segmentados, permitindo sua maior adesão às paredes dos capilares e agregação aos focos infecciosos.

- O mecanismo da fagocitose e da morte bacteriana é mais complexo do que foi exposto até aqui. É necessário acrescentar que na superfície da membrana dos fagócitos existem várias substâncias que funcionam como receptores e atuam na transmissão de *sinais* para as estruturas celulares internas. Na defesa do organismo é importante o sistema de enzimas oxidativas dependentes da NADPH (nicotinamida-adenina-dinucleotídeo-fosfato) da membrana citoplasmática. Quando esse sistema é ativado, há redução de O_2, formação de (O_2^-), liberação de íons H^+ e redução de pH para níveis muito baixos, o que contribui para a morte dos microrganismos fagocitados.

- O LTB4 ou *leucotriene* dependente do metabolismo das prostaglandinas atua estimulando a quimiotaxia e a agregação dos neutrófilos, a formação de superóxido (O_2^-) e a liberação de *óxido nítrico* (NOS), que também possui ação antimicrobiana. As *defensivas* presentes nas granulações primárias têm atividade antimicrobiana, antifúngica e antiviral.

Monócitos e Macrófagos

Os monócitos e os macrófagos estão presentes no sangue circulante (monócitos) e nos tecidos (macrófagos tissulares, também denominados *histiócitos*). Atuam na fagocitose de microrganismos, substância inerte, restos celulares e parasitas monocelulares, após o contato entre esses agentes e seus receptores de membrana.

Os fatores MAF (fator ativador de macrófagos) e MIF (fator inibidor da migração de macrófagos) são linfocinas descritas há vários anos.

Existem outras substâncias que atuam como agentes quimiotáticos para monócitos, como o MCP (proteína quimiotática para monócito) e o MIP (proteína quimiotática para macrófago).

As células monocitárias têm receptores específicos para essas quimioquinas, do tipo β-quimioquinas ou CC (CCR_1, CCR_2, CCR_5) e fractalquina. Elas não atuam sobre os neutrófilos, tendo certa seletividade para monócitos, eosinófilos, basófilos e linfócitos.

Assim como ocorre com os neutrófilos segmentados, os monócitos se locomovem em direção aos agentes estimulantes graças à formação de pseudópodos, o que depende, também, do aparelho locomotor ou citoesqueleto.

Os monócitos/macrófagos têm grande capacidade de aderência às superfícies e essa propriedade relaciona-se com a fagocitose de partículas.

A membrana das células exibe receptores de vários tipos: (1) receptores para a porção Fc da imunoglobulina G (IgG); (2) para as frações C3b e C4 do complemento; (3) receptores para opsoninas; e (4) receptores de quimioquinas.

Os macrófagos podem se reunir nos tecidos, dando origem a *granulomas*. São exemplos os granulomas tuberculosos, parasitários, os granulomas de corpo estranho, sarcoidose etc.

Os microrganismos fagocitados por macrófagos geralmente são mortos no citoplasma, mas podem se multiplicar nesse local, resultando na morte da célula e extravasamento dos germes para o exterior. Há, então, recrutamento de novos macrófagos para fagocitar os restos celulares provenientes da atividade macrofágica.

O conteúdo enzimático das granulações monocitárias permite a ação dessas células na defesa do organismo.

A colagenase ou elastase e as esterases têm papel importante no ataque às bactérias, vírus, fungos e, por intermédio de mecanismo imunológico, às células tumorais.

Há interação entre os macrófagos e os linfócitos T, CD4 e CD8 por meio das citocinas secretadas por estes, interferon γ (IFNγ) e fator de necrose tumoral ou TNF.

Portanto, o papel desempenhado pelos macrófagos é extremamente importante na manutenção da higidez do indivíduo.

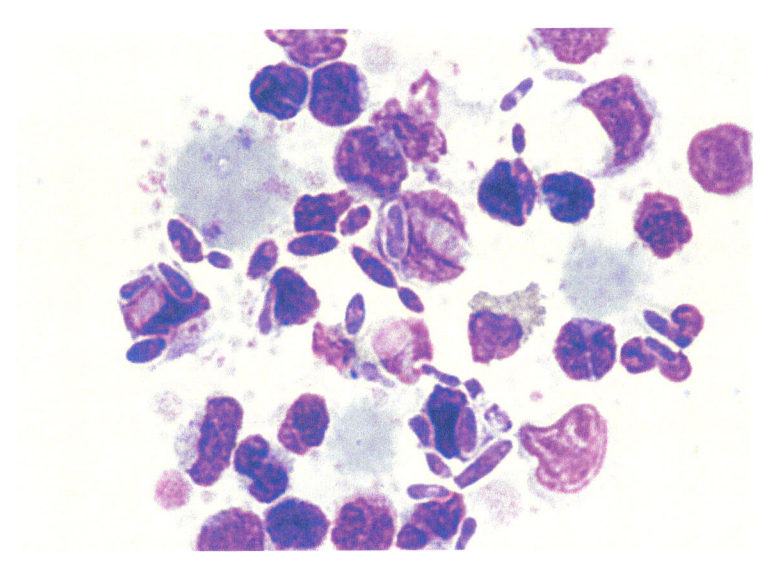

Figura 3-10.

Monócitos normais do sangue. Fagocitose de microrganismos (cândidas). Leishman.

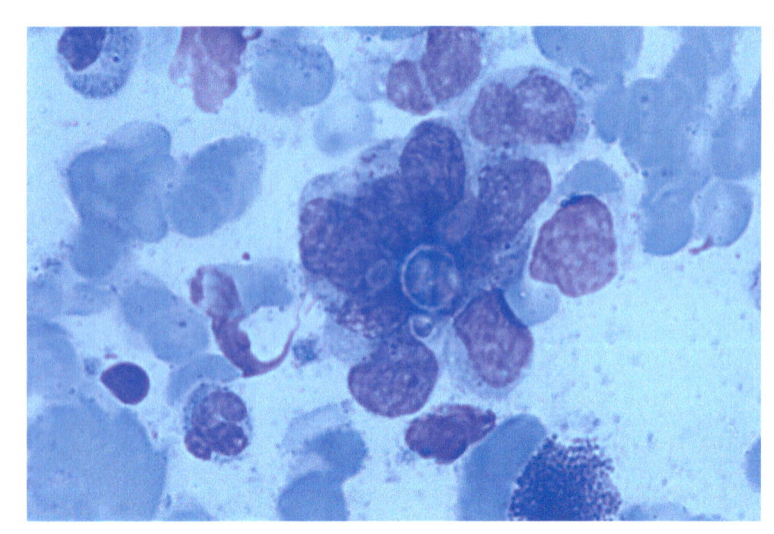

Figura 3-11.

Punção de gânglio cervical. Presença de células multinucleadas (macrófagos) contendo Paracoccidiodes braziliensis. *Leishman.*

Figura 3-12.

Monócitos normais do sangue periférico. Fagocitose de eritrócitos revestidos com IgG. Leishman.

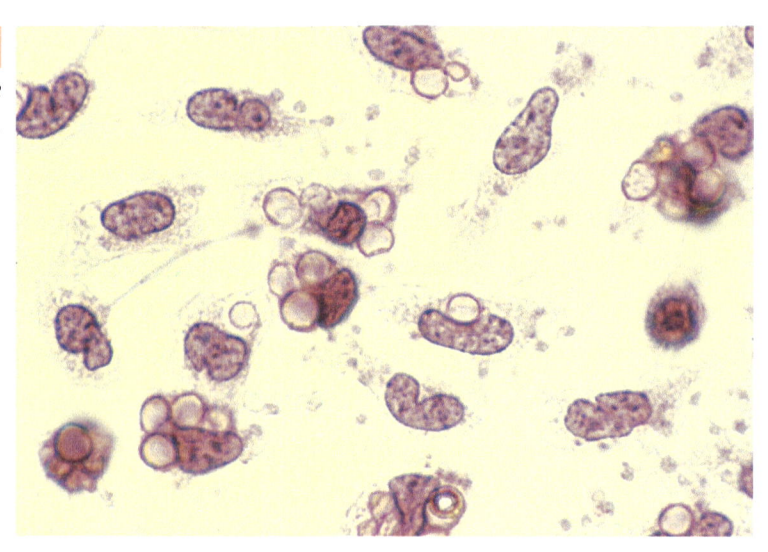

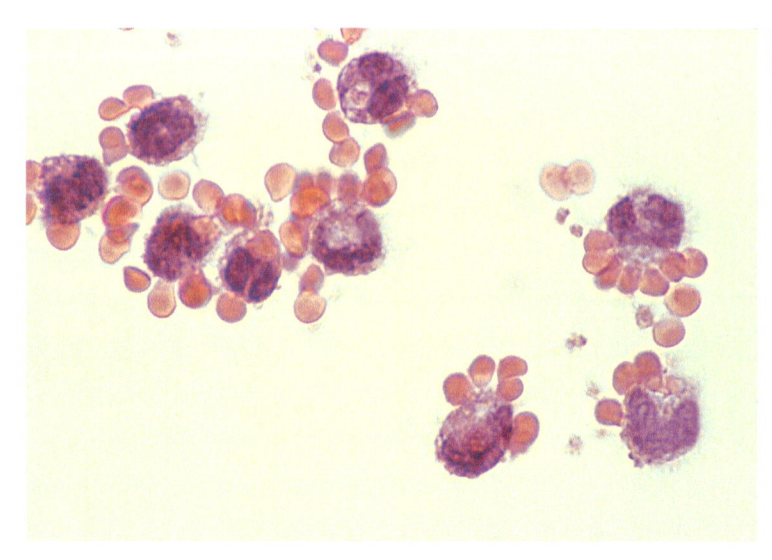

Figura 3-13.

Monócitos normais do sangue periférico. Aderência de eritrócitos revestidos com IgM. Leishman.

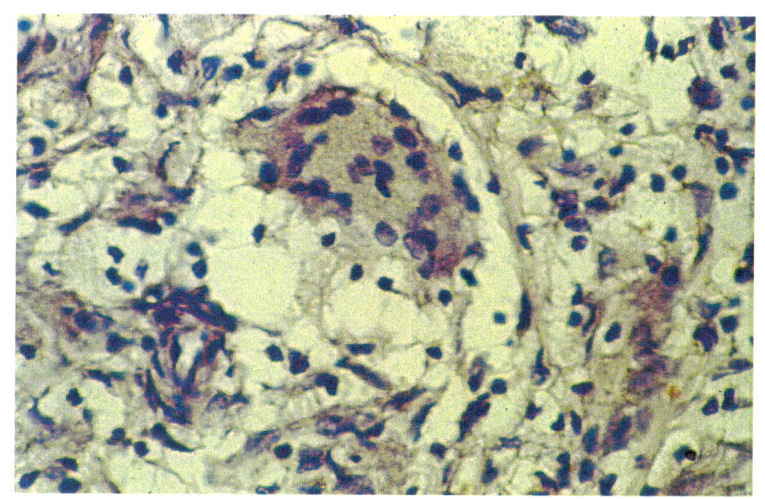

Figura 3-14.

Sarcoidose em material de baço retirado por esplenectomia. Presença de granulomas. HE.

Figura 3-15.

Esfregaço de material amigdaliano. Macrófago corado pela fosfatase ácida.

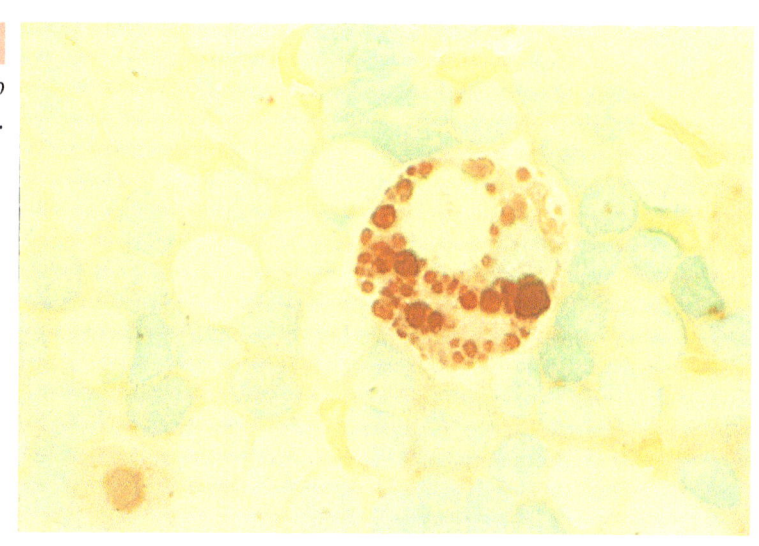

Figura 3-16.

Sangue normal. Acúmulo de monócitos corados pela reação da alfa-naftilacetato esterase ácida (α-NAE).

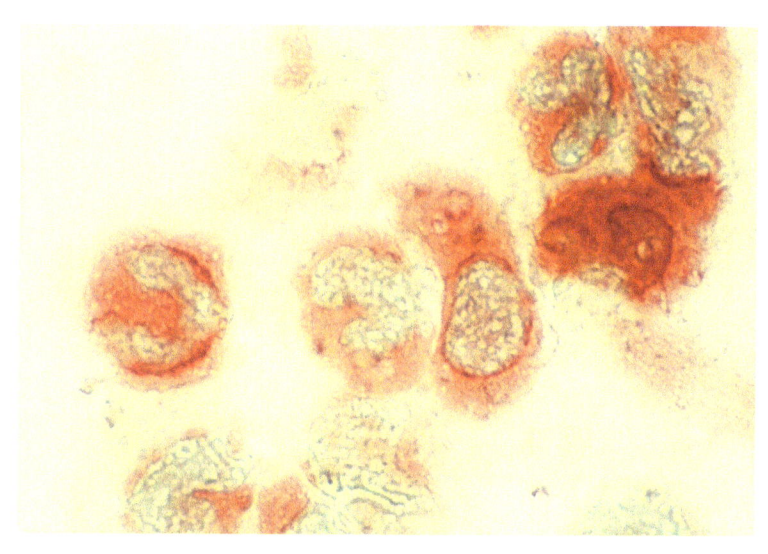

LINFÓCITOS E PLASMÓCITOS

A origem dessas células, ou linfocitogênese, é determinada por diferenciação da célula pluripotente situada na medula óssea. Enquanto os linfócitos tipo B se diferenciam completamente nesse local, os linfócitos T devem migrar para o timo, onde terminam o amadurecimento.

A medula óssea e o timo formam os órgãos linfóides primários. A partir destes as células T (*timo-dependentes*) e as células B (*bursa-símile-dependentes*) migram para os órgãos linfóides denominados secundários, que são: (1) baço; (2) linfonodos ou gânglios linfáticos; e (3) agrupamentos linfocitários situados na submucosa do aparelho digestivo e amígdalas.

Nos órgãos linfóides primários, há constante produção de células que suprirão as necessidades dos órgãos linfóides secundários.

A diferenciação dos linfóides T inicia-se no timo, por volta da sétima semana de gestação, fazendo-se no sentido da cortical para a medular do órgão.

Essa diferenciação requer um mecanismo complexo de rearranjos genéticos do qual resulta o aparecimento na membrana celular dos receptores específicos da linhagem T, denominados TCR. Formam-se os TCR tipos α e β e depois os tipos γ e δ – TCRα, TCRβ, TCRγ e TCRδ.

Apenas uma pequena população de linfócitos T exibe TCR de tipo γ e δ.

A estrutura química desses receptores é muito próxima à das imunoglobulinas. Esquematicamente, os TCR $\alpha\beta$ são compostos de uma porção variável — Vα e Vβ N-terminal — e uma porção constante — Cα e Cβ. Além disso, há uma porção celular intramembranosa e uma pequena porção citoplasmática. Há também pontes de dissulfeto — S — S — que ligam as porções variáveis e constantes, assim como ocorre nas imunoglobulinas (porção Fab).

Cada cadeia do TCR é codificada por genes que sofrem rearranjos durante a maturação dos linfócitos T, como também ocorre com as Igs.

Os receptores $\alpha\beta$ das células T desempenham papel importante no reconhecimento do antígeno associado ao MHC ou *complexo maior de histocompatibilidade*.

Existem outras moléculas na membrana dos linfócitos T, além dos TCR, que desempenham papel importante no reconhecimento de antígenos. Tais moléculas recebem a denominação de *moléculas acessórias*. São elas: CD4 ou CD8, CD28, CD2, CD3, CD44, CD152, entre outras.

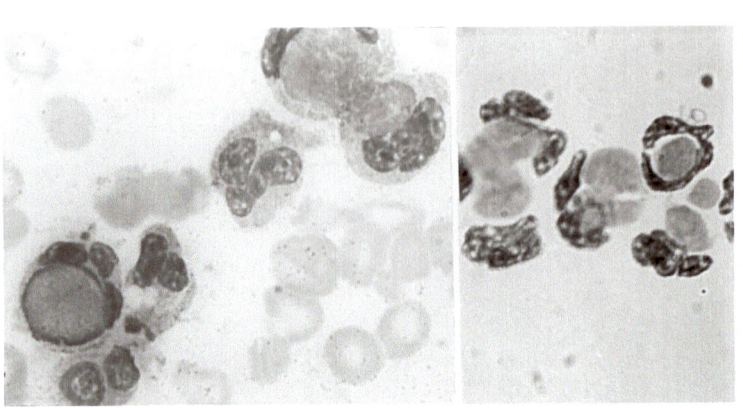

Figura 3-17.

Esfregaços de sangue corados pelo Leishman. Material nuclear parcialmente alterado fagocitado por polimorfonucleares neutrófilos. Células de LE (lúpus eritematoso disseminado).

Na linfocitogênese é descrita a dicotomia segundo a qual os linfócitos T e B se originam da mesma célula hematopoética totipotente, mas, conforme foi visto, diferenciam-se no timo ou na medula óssea, adquirindo características funcionais diversas.

O timo não é um órgão hematopoético, tendo sua origem a partir de invaginação do ectoderma do pescoço e do tórax, que forma um órgão multilobular e fibroso na porção superior do mediastino. Ele é povoado, posteriormente, por células provenientes da medula óssea. Essas células se diferenciam em linfócitos T, a partir das regiões corticais do órgão onde penetram trazidas pela corrente sangüínea. Nele são encontradas células com características próprias, designadas células T citotóxicas e células T auxiliares ou *helper*. As células T imaturas recebem o nome de *timócitos*, as quais predominam na porção cortical dos vários lóbulos que compõem o timo.

Na medula óssea, a célula hematopoética se diferencia em células B imaturas ou pré-B e estas em linfócitos maduros ou B.

Outro tipo de linfócito, os *natural killers* ou linfócitos NK, provém de células linfóides jovens que se diferenciam na própria medula óssea.

A partir do timo e da medula óssea formam-se os linfócitos, que vão povoar os órgãos linfóides secundários, já mencionados. Esses órgãos são os linfonodos (gânglios), o baço e os tecidos linfóides da pele e das mucosas.

A Fig. 3-18 mostra a origem dos linfócitos T, B e NK a partir da célula hematopoética totipotente da medula óssea. Enquanto as células comprometidas para a linhagem T vão amadurecer no timo, as da linhagem B permanecem na própria medula.

Os timócitos muito jovens ou imaturos do córtex ainda não exibem as características fenotípicas da linhagem, sendo também denominados *células pró-T*. Eles não têm o que se convenciona chamar de *complexo receptor célula pré-T*, isto é, são TCR, CD3 (e cadeiasζ), CD4 e CD8 negativos. Esse complexo atua no reconhecimento de antígenos e nos sinais de transdução que são responsáveis pela ativação das células T. Tais receptores aparecem numa fase posterior denominada pré-T.

A maturação até essa fase continua no timo, quando as células já exibem TCR $\alpha\beta$, $\gamma\delta$, mas são todas ainda de tipo CD4 e CD8 positivas.

Na fase posterior, os linfócitos (timócitos) se dividem em células CD8$^+$, CD4$^-$, ou linfócitos citotóxicos e células CD4$^+$, CD8$^-$, ou linfócitos auxiliares. Esses tipos só são encontrados posteriormente no sangue periférico.

Os linfócitos B amadurecem na medula óssea, passando também por uma fase denominada *pró-B*, reconhecida porque já apresenta marcadores de superfície de tipo B: CD19 e CD10.

As células pró-B se diferenciam em linfócitos imaturos pré-B, que possuem cadeias pesadas tipo μ no citoplasma. A seguir são secretadas cadeias leves κ ou λ e a imunoglobulina completa de superfície SIgM. Posteriormente, as células são capazes de sintetizar cadeias pesadas μ e δ ao lado das cadeias leves κ ou λ, formando-se as Igs tipos IgM e IgD e, finalmente, os demais tipos — IgA, IgG e IgE.

Os linfócitos NK originam-se das células hematopoéticas totipotentes medulares e têm características morfológicas e funcionais específicas.

Apresentam-se como células maiores do que os linfócitos T, com núcleos compactos e citoplasma mais abundante de tipo granular. Esses grãos são muito bem visíveis em alguns esfregaços de sangue periférico (Figs. 3-18 e 3-19).

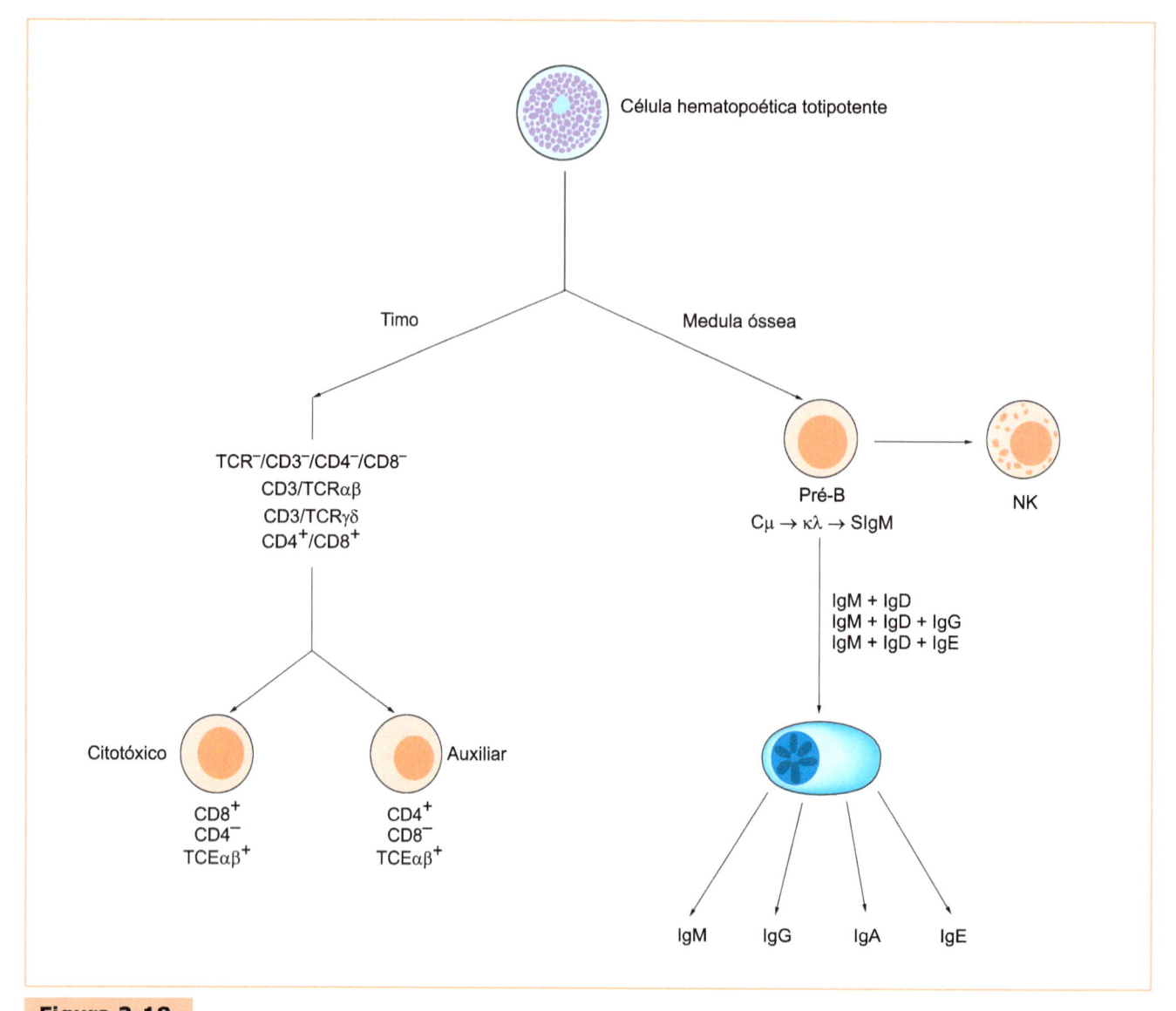

Figura 3-18.

Linfocitogênese. Maturação e características funcionais dos linfócitos T e B.

São linfócitos capazes de atacar e destruir células tumorais, assim como vírus, vários tipos de bactérias gram-positivas e gram-negativas e protozoários unicelulares.

Apresentam fenótipo muito variável, os principais sendo: CD2, CD7, CD11a e b, CD16, CD18, CD38, CD56, CD57 e CD58.

As células T maduras do sangue periférico são, predominantemente, tipos CD4 e CD8 e quase todas elas apresentam rearranjos de receptores tipos α e β.

Na verdade, esses receptores α e β são rearranjados na fase de timócitos de tipo CD4+ e CD8+, ou timócitos *duplo-positivos*. Depois desse rearranjo os timócitos passam a ter positividade única, isto é, CD4+ e CD8- ou CD4- e CD8+.

Os TCR γδ são rearranjados pouco antes dos TCR αβ mas estão presentes numa porcentagem inferior de células T do sangue periférico.

As células T que expressam TCR αβ não expressam o TCR γδ e vice-versa.

Quadro 3-1.

Classes e subclasses de imunoglobulinas

Constantes	IgG	IgA	IgM	IgD	IgE
Peso molecular (κD)	160	170	900	180	200
Constante S	7	7	9	7	8
Vida média (T 1/2 em dias)	23	6	5	2,8	2,4
Concentração sérica (mg/ml)	12	2	1	0,03	0,005
Cadeia pesada	γ	α	μ	δ	ε
Subclasses	$\gamma_1, \gamma_2, \gamma_3, \gamma_4$	α_1, α_2	μ_1, μ_2	δ_1, δ_2	?
Cadeia leve	κ, λ	κ, λ	κ, λ	κ, λ	κ, λ
Cadeia J (*joint*)	–	+	+	–	–
Componente secretor (SC)	–	+	–	–	–
Estrutura	$\gamma_2 L_2$	$(\alpha_2 L_2)$ 1 a 5	$(\mu_2 L_2)$ 5	$\delta_2 L_2$	$\varepsilon_2 L_2$

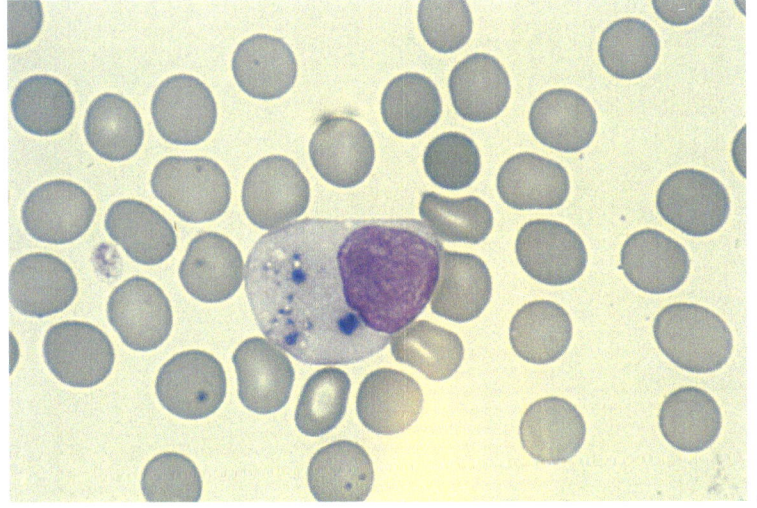

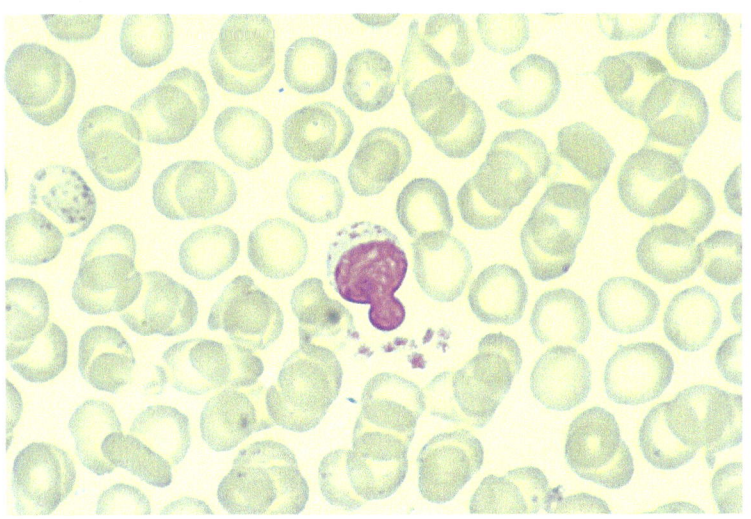

Figura 3-19.

*Sangue periférico: (**A**) linfócito grande com citoplasma abundante contendo granulações; (**B**) linfócito com forma típica em "espelho de mão", com granulações citoplasmáticas. Leishman.*

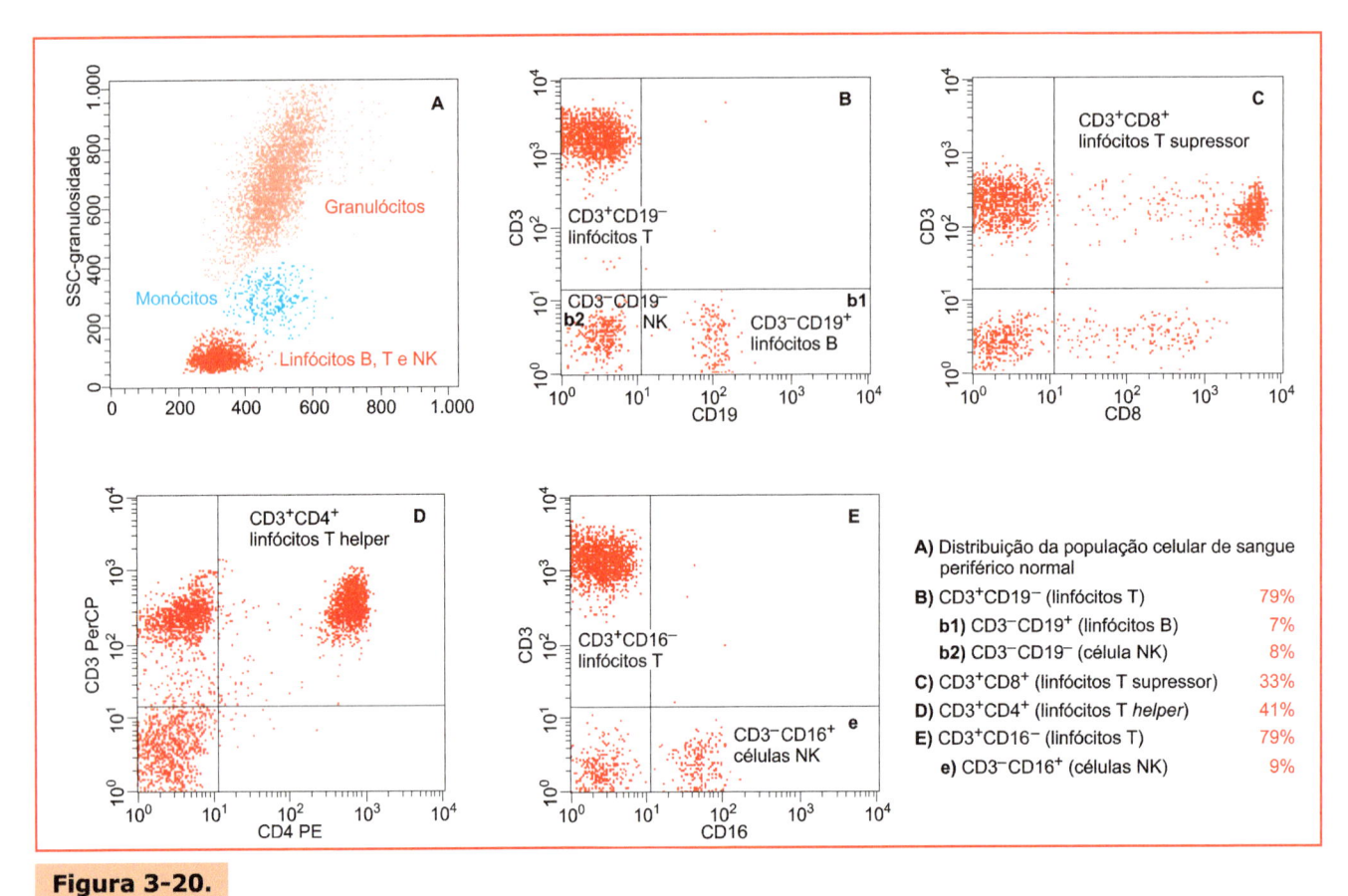

Figura 3-20.

*Imunofenotipagem de células normais do sangue: (**D**) Linfócitos CD4⁺; (**C**) linfócitos CD8⁺.*

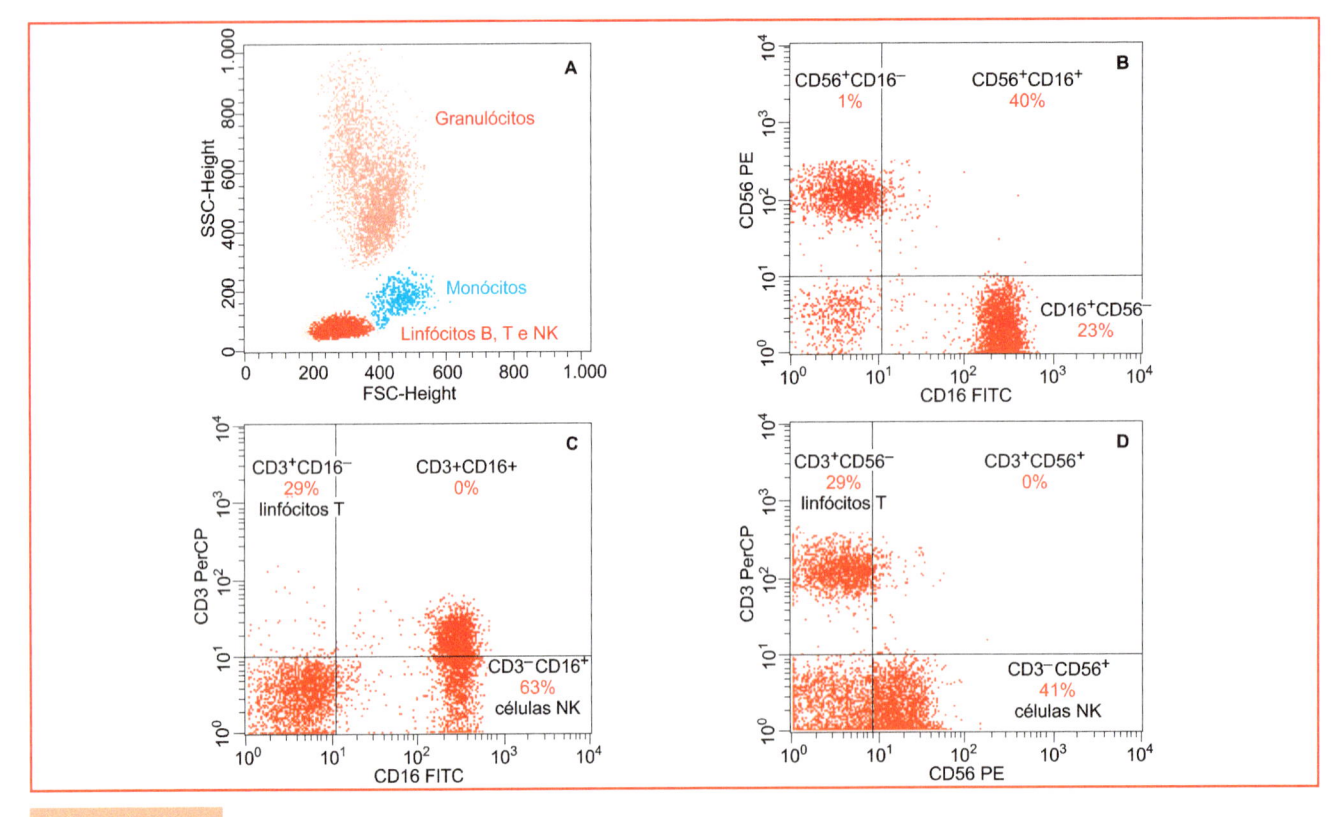

Figura 3-21.

Imunofenotipagem de células NK do sangue periférico de um caso de leucemia de células NK (CD16⁺/CD56⁺).

Gânglio Linfático: Arquitetura

Os gânglios linfáticos apresentam estrutura anatômica próxima à do baço. Os demais órgãos linfóides periféricos, como as amígdalas e os agrupamentos linfóides da submucosa intestinal, têm disposição anatômica mais simples.

São descritas, a seguir, as estruturas importantes nos gânglios linfáticos.

Sinus

São vasos que conduzem a linfa para o interior dos gânglios, reconhecendo-se: (1) aqueles localizados na periferia, abaixo da cápsula de revestimento — sinus *subcapsulares*; (2) sinus *trabeculares*; e (3) sinus *medulares*. Estes últimos acompanham as traves fibrosas ou se localizam na porção mais interna dos gânglios (medular) (Fig. 3-22).

Descrevem-se três zonas no interior de um gânglio: (1) cortical, (2) paracortical e (3) medular.

- *Zona cortical ou córtex*. É a zona de proliferação das células B, principalmente. Aí estão localizadas estruturas globóides ricamente vascularizadas, os folículos linfóides, que têm aspecto diferente de acordo com a atividade funcional. Folículos que não tiveram contato com antígenos vindos do exterior, apresentam-se como estruturas ricas em linfócitos B pequenos, que dão a eles aspecto homogêneo e conspícuo. São denominados *folículos primários*.

  Quando os folículos já tiveram contato com antígenos, evidencia-se um centro claro, denominado *centro germinativo*, que é constituído por linfócitos B, células dendríticas, macrófagos e certa quantidade de linfócitos auxiliares.

  Para fora do centro germinativo há uma zona mais escura, de dimensões variáveis — *zona do manto*, que se situa como "coroa" ao redor do centro germinativo. É formada por linfócitos B (CD19$^+$, CD20$^+$, CD22$^+$) e linfócitos CD10$^+$.

  Ao redor dessa zona do manto forma-se uma camada de linfócitos mais claros e maiores. É a *zona marginal*, difícil de ser identificada em gânglios linfáticos e mais facilmente visualizada em cortes do baço (Figs. 3-23 e 3-24).

- *Zona paracortical*. Também chamada de zona interfolicular. Contém linfócitos T, células dendríticas interdigitais, células de Langerhans e outras células, como imunoblastos T, eosinófilos e células histiocitárias. Nessa região estão localizadas estruturas importantes para a fisiologia do órgão: as *vênulas pós-capilares*. Estas últimas são revestidas por células endoteliais altas, as quais expressam um ligante — *adressina*, que atua com a L-selectina, permitindo a seleção e a entrada de linfócitos para o interior do gânglio.

- *Zona medular*. É formada por uma malha de sinusóides que se conectam com os *sinus* trabeculares e subcapsular. Essa zona é rica em linfócitos B e plasmócitos e aí são sintetizadas imunoglobulinas.

Outras estruturas encontradas nos gânglios são: (1) tecido fibroso de suporte; (2) vasos linfáticos aferentes e eferentes; (3) macrófagos; (4) histiócitos; (5) células dendríticas; (6) células de Langherans; (7) células reticulares interdigitais; e (8) células sangüíneas, eritrócitos, neutrófilos e eosinófilos.

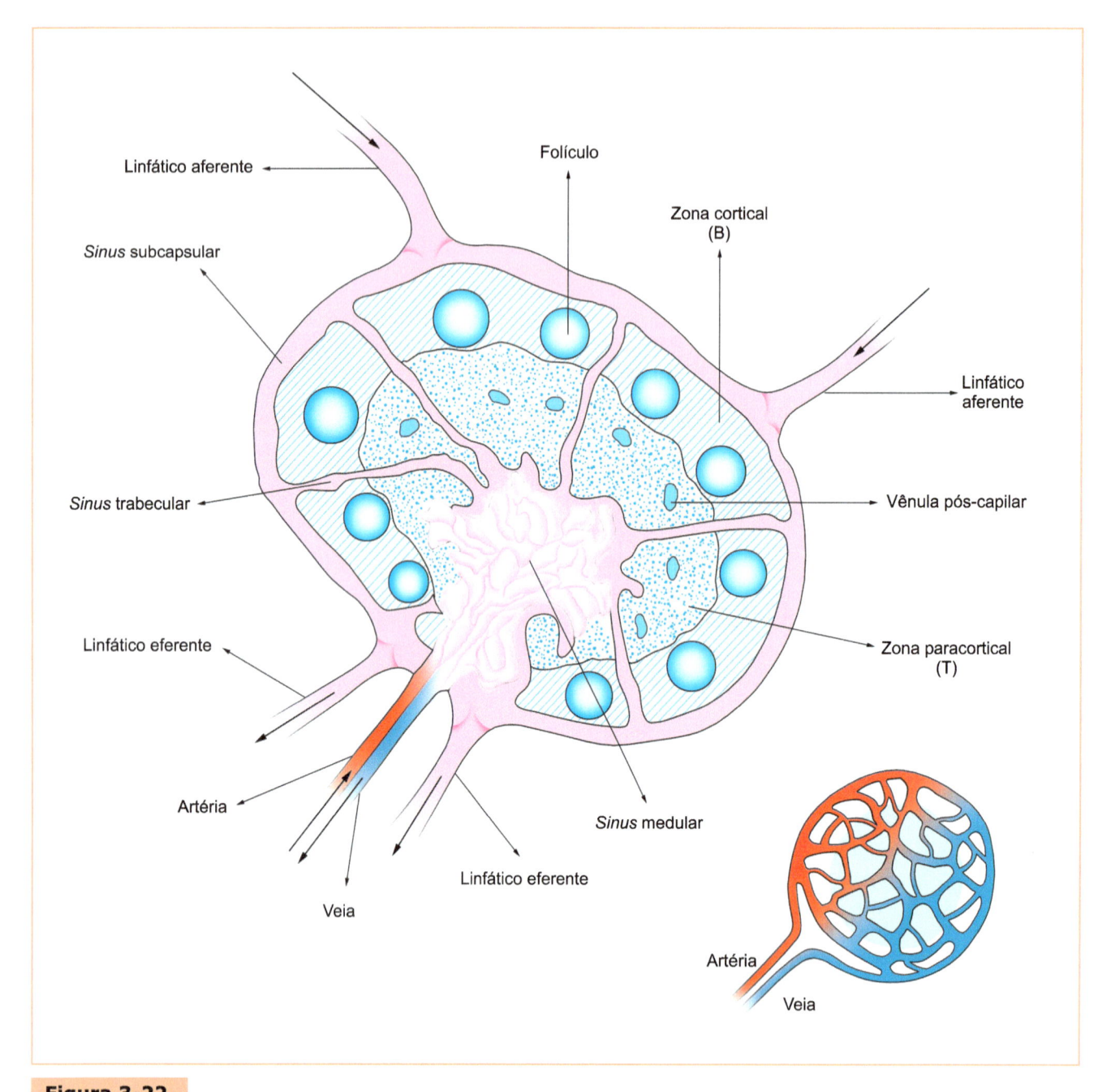

Figura 3-22.

Arquitetura de gânglio linfático em esquema.

A zona paracortical tem vital importância na fisiologia dos gânglios, pois aí se encontram os linfócitos T cuja proliferação depende do estímulo antigênico. Este estímulo é feito como resposta aos antígenos que são apresentados pelas células reticulares interdigitais (células T antígeno-dependentes).

O reconhecimento e a entrada dos linfócitos circulantes no sangue são controlados pelas altas células endoteliais que revestem as vênulas pós-capilares, conforme descrito.

Assim, na zona paracortical são encontrados linfócitos T ativados, imunoblastos T e outras células recrutadas por citocinas produzidas pelos linfócitos ativados.

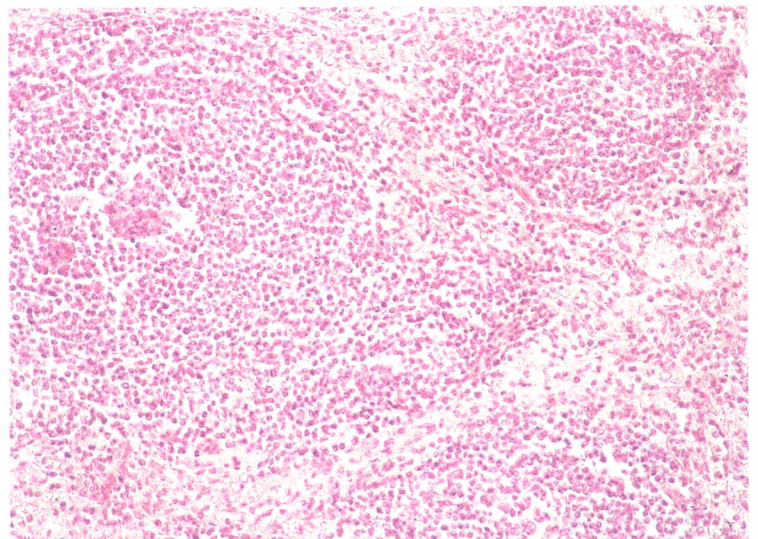

Figura 3-23.

Gânglio linfático mesentérico retirado para estudo após acidente abdominal traumático. HE.

Figura 3-24.

Baço. Anemia de Cooley (esplenectomia). Notar folículo linfóide com grande centro germinativo, zona do manto e zona marginal bem diferenciadas. HE.

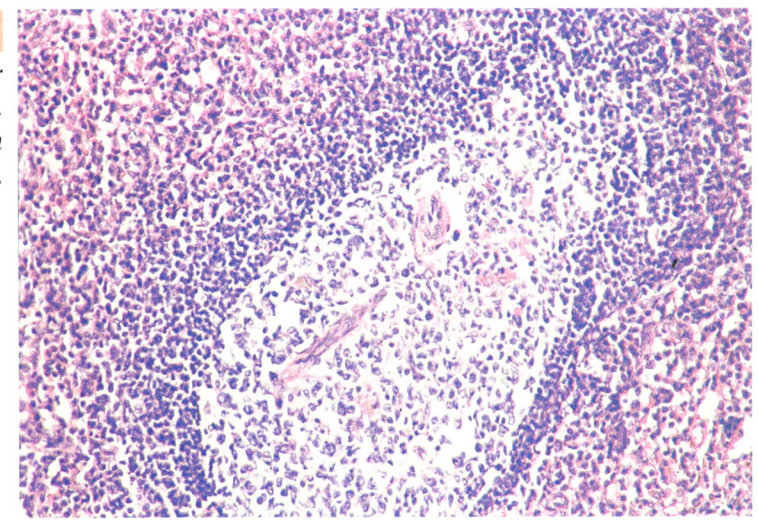

Imunofenotipagem

A citometria de fluxo começou a ser empregada em meados da década de 60, no século passado, para medir o número de células em amostras de sangue. A partir de então eram utilizados os contadores automáticos de células que vieram substituir as técnicas de contagem óptica em câmaras, nos laboratórios de hematologia.

Depois de algum tempo, as células começaram a ser marcadas com corantes fluorescentes ou *fluorocromos*. De início, usava-se a marcação única, mas logo a seguir começaram a ser empregados vários corantes fluoroceinados (coloração dupla etc.). As células podiam, então, ser separadas de acordo com as características dessa marcação. É o que se denominou FACS (*fluorescence activated cell sorting*).

Os citômetros de fluxo foram, rapidamente, introduzidos nas pesquisas e na prática médica não só para caracterizar as várias linhagens hematopoéticas normais, mas, em especial, para definir as proliferações celulares malignas monoclonais.

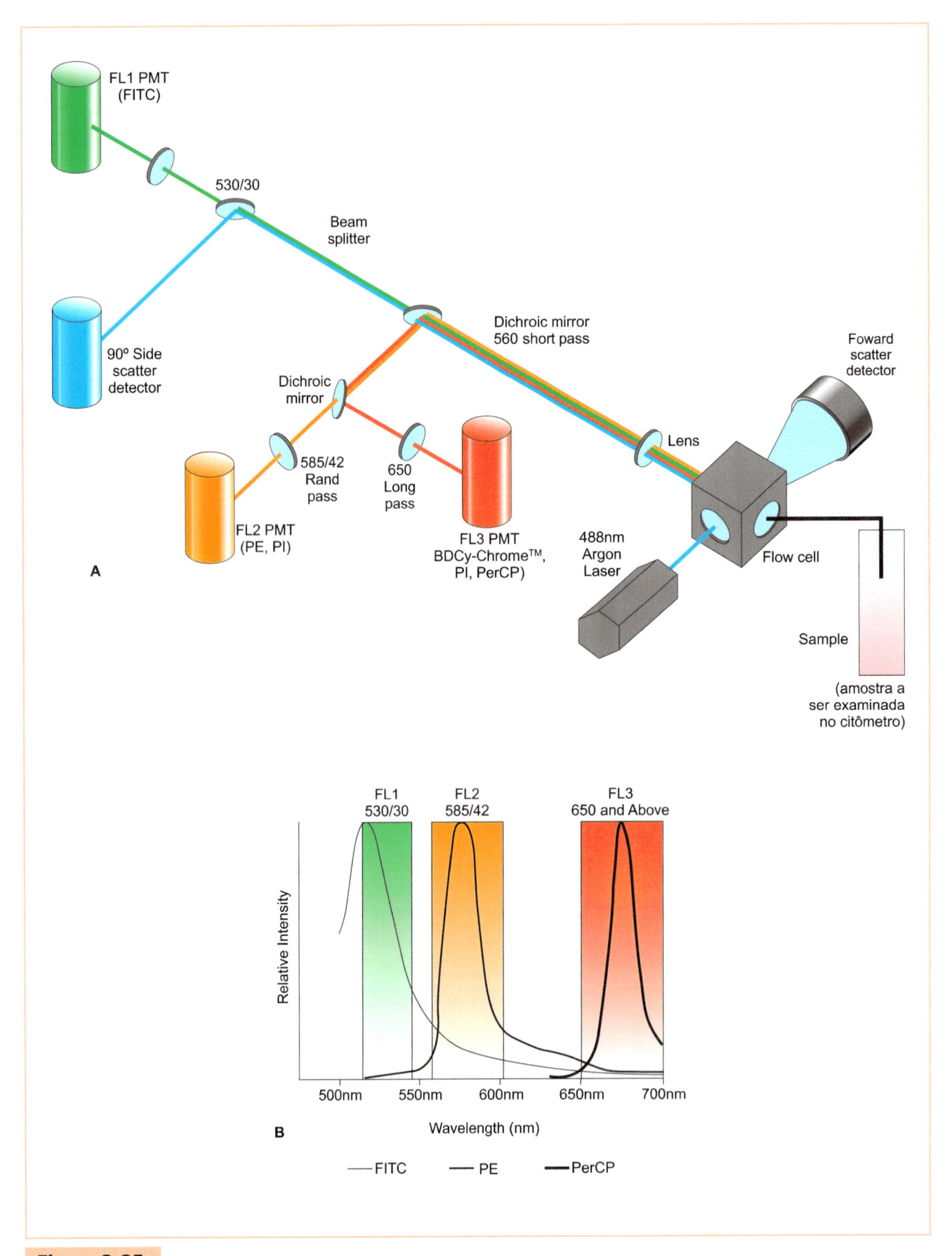

Figura 3-25.

A. Citômetro de fluxo. B. Comprimentos de onda emitidos pelos fluocromos. (FITC, PE, PerCP).

A marcação dessas células pôde ser feita graças ao desenvolvimento das técnicas de produção de anticorpos monoclonais, à evolução dos citômetros e ao uso de programas de um computador acoplado a eles.

Os anticorpos monoclonais permitem reconhecer antígenos situados na superfície das células ou em suas estruturas internas, de citoplasma ou de núcleo. Mediante o uso de gráficos obtidos no computador, que podem ser armazenados para análise, são estudadas as características das células sangüíneas normais e malignas.

Atualmente, a imunofenotipagem é feita de modo rotineiro, toda vez em que há suspeita de proliferação monoclonal.

O hemograma e o mielograma realizados com cuidado podem diagnosticar a maioria das hemopatias malignas, no entanto, a definição do tipo celular proliferante é recomendada quando há possibilidade de se efetuar a imunofenotipagem em laboratório qualificado. A posse desses dados pode aumentar as chances de sucesso em um tratamento.

Um grande número de CDs já identificados permite caracterizar as várias linhagens sangüíneas, mielóide ou granulocítica, linfocitária, eritroblástica ou megacariocitária, em seus diversos estágios de maturação ou de ativação.

Outras células presentes em órgãos hematopoéticos (medula óssea e tecidos linfóides) exibem marcadores imunofenotípicos específicos, como as células endoteliais, células dendríticas e células do estroma medular.

Além disso, os anticorpos monoclonais podem caracterizar vários tipos de proteínas, carboidratos e glicoproteínas presentes nas membranas celulares, dentre elas as moléculas de adesão e seus respectivos receptores, as moléculas de grupos sangüíneos, as glicoforinas etc.

O grande número de anticorpos monoclonais continua crescendo, reconhecendo-se mais de duas dezenas (aproximadamente 250 CDs). Um número pequeno tem sido usado no diagnóstico de rotina, em virtude, principalmente, de seu alto custo. Ainda assim seu emprego é de grande utilidade.

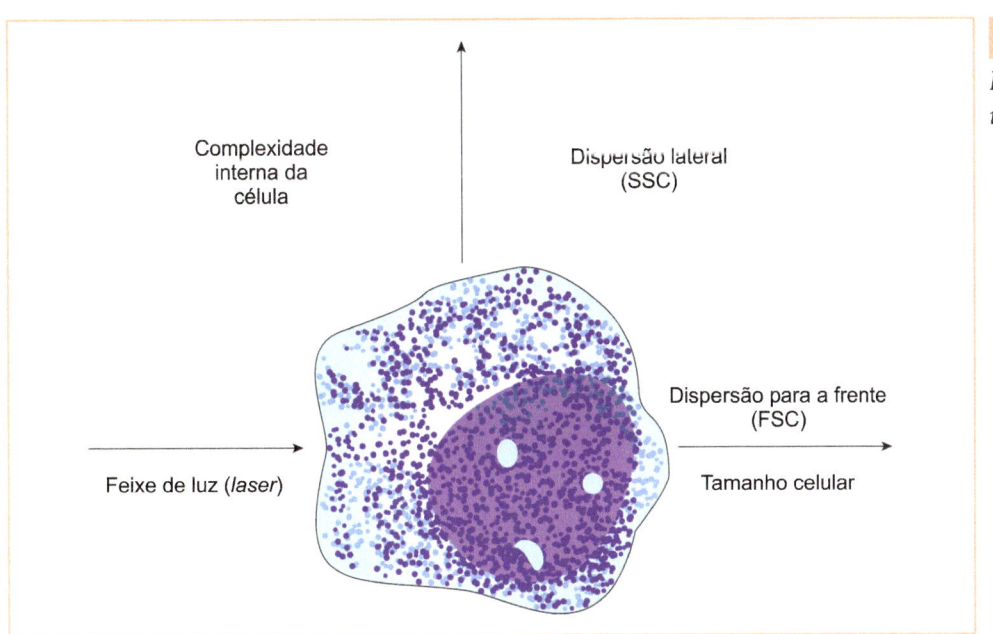

Figura 3-26.

Interação dos raios laser *com uma célula.*

Quadro 3-2.
Relação de anticorpos marcadores de células do sangue (CDs)

Ac monoclonais	Especificidade
CD1	Timócitos
CD2	Linfócitos T
CD3	Linfócitos T maduros
CD4	Linfócitos T (auxiliar/indutor)
CD5	Linfócitos precursores e maduros
CD6	Linfócitos T maduros e timócitos maduros
CD7	Linfócitos T precursores e maduros
CD8	Linfócitos T (citotóxico/supressor)
CD9	Linfócitos pré-B, monócitos, plaquetas
CD10	Linfócitos pré-B (leucêmicos)
CD13	Granulócitos, monócitos
CD14	Monócitos
CD15	Monócitos, granulócitos
CD16	Células NK, macrófagos, granulócitos
CD17	Granulócitos, monócitos, plaquetas
CD19 e CD20	Linfócitos B precursores e maduros
CD21, CD22, CD23, CD24	Linfócitos B
CD25, CD26	Linfócitos T e B ativados, células cabeludas
CD30	Linfócitos T ativados, plasmócitos, células Reed-Sternberg
CD31, CD32	Monócitos, granulócitos, plaquetas
CD33	Células mielóides jovens, monócitos, granulócitos
CD34	Células mielóides jovens, precursores linfóides B e T
CD36	Monócitos, plaquetas, megacariócitos, eritroblastos
CD38	Linfócitos T ativados, plasmócitos
CD41, CD42	Plaquetas, megacariócitos
CD44	Linfócitos T, B, monócitos, granulócitos
CD45	Leucócitos
CD48	Leucócitos
CD52, CD53	Leucócitos
CD56, CD57	Células NK, linfócitos ativados
CD61	Plaquetas, megacariócitos
CD65, CD66	Granulócitos
CD68	Monócitos, macrófagos

Quadro 3-2.

Relação de anticorpos marcadores de células do sangue (CDs) (Continuação)

Ac monoclonais	Especificidade
CD70	Linfócitos T e B ativados, células Reed-Sternberg
CD79	Linfócitos B
CD82	Monócitos, linfócitos T e B ativados, *large granular lymphocytes*
CD87	Monócitos, granulócitos, células endoteliais
CD91	Monócitos
CD94	Células NK, linfócitos T
CD95	Várias células (Ag Fas, APO-1)
CD98	Linfócitos T, B, plaquetas
CD102	Células endoteliais, monócitos, linfócitos (ICAM-2)
CD106	Células endoteliais, macrófagos, células dendríticas foliculares e estromais medulares
CD114	Granulócitos, monócitos, plaquetas, células endoteliais
CD115	Monócitos, macrófagos
CD116	Precursores mielóides
CD117	Células-tronco e precursores mielóides
CD138	Linfócitos B
CD141	Células endoteliais
CD142	Células endoteliais ativadas, epiteliais e estromais
CD154	Linfócitos T CD4+ ativados
CD161	Células NK
CD162	Linfócitos T, monócitos, granulócitos, alguns linfócitos B
CD164	Progenitores hematopoéticos
CD173, 174	Grupo sangüíneo H, Lewis
CD230	Proteína príon
CD233	Proteína banda 3 (membrana eritrocitária)
CD235a a 236R	Glicoforinas A, B, C/D
CD238	Grupo sangüíneo Kell
CD240CE	Rh C, E, D
CD240D	
CD240DCE	
CD241	Ag Rh
CD243	MDR-1 (*stem cell* e progenitores)
CD246	Linfócitos T
CD247	Linfócitos T (cadeia zeta)

Complexo Maior (ou Principal) de Histocompatibilidade

O complexo maior de histocompatibilidade (MHC) corresponde a um *locus* genético localizado no braço curto do cromossomo 6 do homem. Os genes contidos dentro do MHC são vários e se dividem em dois grupos: (1) genes de classe I, e (2) genes de classe II.

Tais genes codificam produtos que, por serem expressos em leucócitos humanos, receberam a designação de antígenos leucocitários humanos ou HLA (*human leukocyte antigens*).

Os HLA classe I são designados HLA-A, HLA-B e HLA-C, e os de classe II são os HLA-DR, HLA-DQ e HLA-DP.

Os genes do MHC são recebidos por herança dos pais, portanto cada cromossomo tem um número simples de gene, que é denominado *haplótipo* MHC.

É grande a complexidade do MHC, tendo sido descrito grande número de alelos para cada um desses genes.

A importância do MHC se deveu, de início, às pesquisas sobre a rejeição de enxertos entre animais (camundongos) e os homens, em decorrência das reações provocadas pelo reconhecimento dos linfócitos T dos indivíduos receptores (de tecidos ou de órgãos) aos antígenos presentes nos indivíduos doadores.

Posteriormente, verificou-se que os genes do MHC controlam não só a rejeição aos enxertos mas também a resposta imune aos antígenos protéicos.

As moléculas do MHC classe II expressas pelos linfócitos T CD4+ auxiliares reconhecem os antígenos peptídicos apresentados pelas *células apresentadoras de antígenos* ou APC, representadas pelos macrófagos, células dendríticas e linfócitos B.

Por esse mecanismo há eliminação de microrganismos fagocitados do meio externo e ativação de linfócitos B que visam à produção de anticorpos.

As moléculas do MHC classe I, de natureza polipeptídica como os da classe II, são expressas por, praticamente, todas as células nucleadas do indivíduo, incluindo-se os linfócitos CD8+. A função dessas células é matar microrganismos intracelulares e vírus.

Como a infecção viral acomete qualquer tipo de célula nucleada, estas possuem ligantes que os linfócitos T CD8+ reconhecem e esses ligantes se prestam à sua função citotóxica.

Apoptose

Há duas formas de morte celular: (1) necrose, e (2) apoptose. Esta última é definida como sendo a *morte celular programada*, que ocorre como processo fisiológico de eliminação de certo número de células de um tecido.

Nas células programadas para morrer, ou apoptóticas, acontecem algumas alterações morfológicas que se processam de modo mais ou menos rápido ao nível dos núcleos (condensação e fragmentação) e formação de "bolhas" nas membranas citoplasmáticas responsáveis pela presença de "corpos apoptóticos", com posterior fagocitose por células macrofágicas, sem que haja reação inflamatória nas regiões próximas.

No processo necrótico, a membrana citoplasmática se rompe por ação de fatores tóxicos mais ou menos graves e as estruturas celulares internas são liberadas para fora após degradação por vários tipos de enzimas. Segue-se uma reação de tipo inflamatória.

A apoptose é mecanismo importante na fisiologia dos linfócitos, pois permite a eliminação dos clones linfocitários denominados *auto-reativos*.

Na verdade, a apoptose é um dos mecanismos que determinam a autotolerância. No indivíduo normal, o sistema imune reconhece e reage a antígenos estranhos, mas não a antígenos próprios. Essa tolerância imunológica parece estar relacionada com a eliminação dos clones linfocitários, que têm capacidade de reagir aos antígenos próprios.

Os linfócitos situados nos órgãos linfóides centrais — medula óssea e timo — possuem autotolerância, uma vez que nesses locais predominam as células ainda imaturas.

A persistência de linfócitos auto-reativos nesses sítios deve levar à sua eliminação pelo mecanismo da apoptose.

Mecanismo da Apoptose

A morte de linfócitos tem por finalidade manter a massa linfocitária dentro de seus limites normais. São vários os mecanismos de eliminação dessas células, dentre os quais aquele que provê a eliminação dos clones de células que não encontram os antígenos para os quais foram programados, não tendo, portanto, condições de proliferar.

Existem dois outros mecanismos reguladores importantes: (1) a morte programada via ativação dos *receptores de morte* das células e (2) a apoptose desencadeada por ativação das cisteína-proteases ou *caspases*, enzimas presentes no citoplasma das células.

Dentre os receptores de morte, os mais bem estudados são os pertencentes a uma família de proteínas que possuem domínios extracelulares homólogos ricos em cisteína. Dentre essas proteínas estão o TNF/Fas e o CD40.

O receptor Fas (CD95) é expresso por linfócitos e outras células, e a proteína FasL ou Fas ligante é expressa por linfócitos T após a ativação por interleucina 2. Quando esses linfócitos são muito estimulados por antígenos, eles passam a expressar Fas e FasL ao mesmo tempo. No mecanismo da apoptose o FasL liga-se a três moléculas de Fas da mesma célula ou de células próximas. A seguir o Fas/FasL liga-se a uma outra proteína citoplasmática denominada FADD (domínio de morte associado ao Fas). Este último se relaciona com a procaspase 8 por meio do DED ou *domínio efetor de morte*. Esta enzima sofre ativação autocatalítica, transforma-se em caspase 8 e ativa as demais caspases efetoras — 3, 6, 7 e 10 —, o que leva à apoptose. Esta via é denominada morte celular *induzida pela ativação* (nos linfócitos), via receptor Fas (CD95).

A outra via da apoptose se estabelece por ativação das caspases, ou cisteína-proteases, presentes nas células sob a forma inativa (ou zimogênio). Há vários tipos de caspases envolvidas no processo:

- Caspases iniciadoras: 2, 8, 9 e 10.
- Caspases efetoras: 3, 6 e 7.

Existe cerca de 14 tipos de caspases no total, até o momento. As caspases inflamatórias constituem proteínas que não têm ação na apoptose.

Essa via das caspases pode ser estimulada de diversas maneiras e envolve alterações nas mitocôndrias das células que, por sua vez, estão correlacionadas com as proteínas da família Bcl-2. Esta família de proteínas (cerca de 15 membros) engloba produtos que têm funções opostas, isto é, algumas estimulam a apoptose, enquanto outras a inibem.

- Proteínas pró-apoptóticas: Bax, Bak, Bad, Bcl-xs e Bid.
- Proteínas antiapoptóticas: Bcl-2, Bcl-xl, Bcl-w.

Normalmente, existe um balanço entre a ação das proteínas Bax e Bcl-2.

Na presença de um estímulo pró-apoptótico, o Ca^{2+} intracitoplasmático aumenta, elevando também o seu conteúdo no interior da mitocôndria. O acúmulo de Ca^{2+} mitocondrial provoca liberação do citocromo-c, através de poros formados na membrana mitocondrial. O estímulo pró-apoptótico acarreta também aumento na produção das proteínas Bax/Bid citoplasmáticas, que se movem para a membrana mitocondrial provocando a lesão desta, com a liberação do citocromo-c, o qual interage com o Apaf-1 (fator de ativação da apoptose-1) e com a caspase-9, estimulando, a seguir, a atividade das caspases efetoras 3, 6 e 7 (Figs. 3-27 e 3-28).

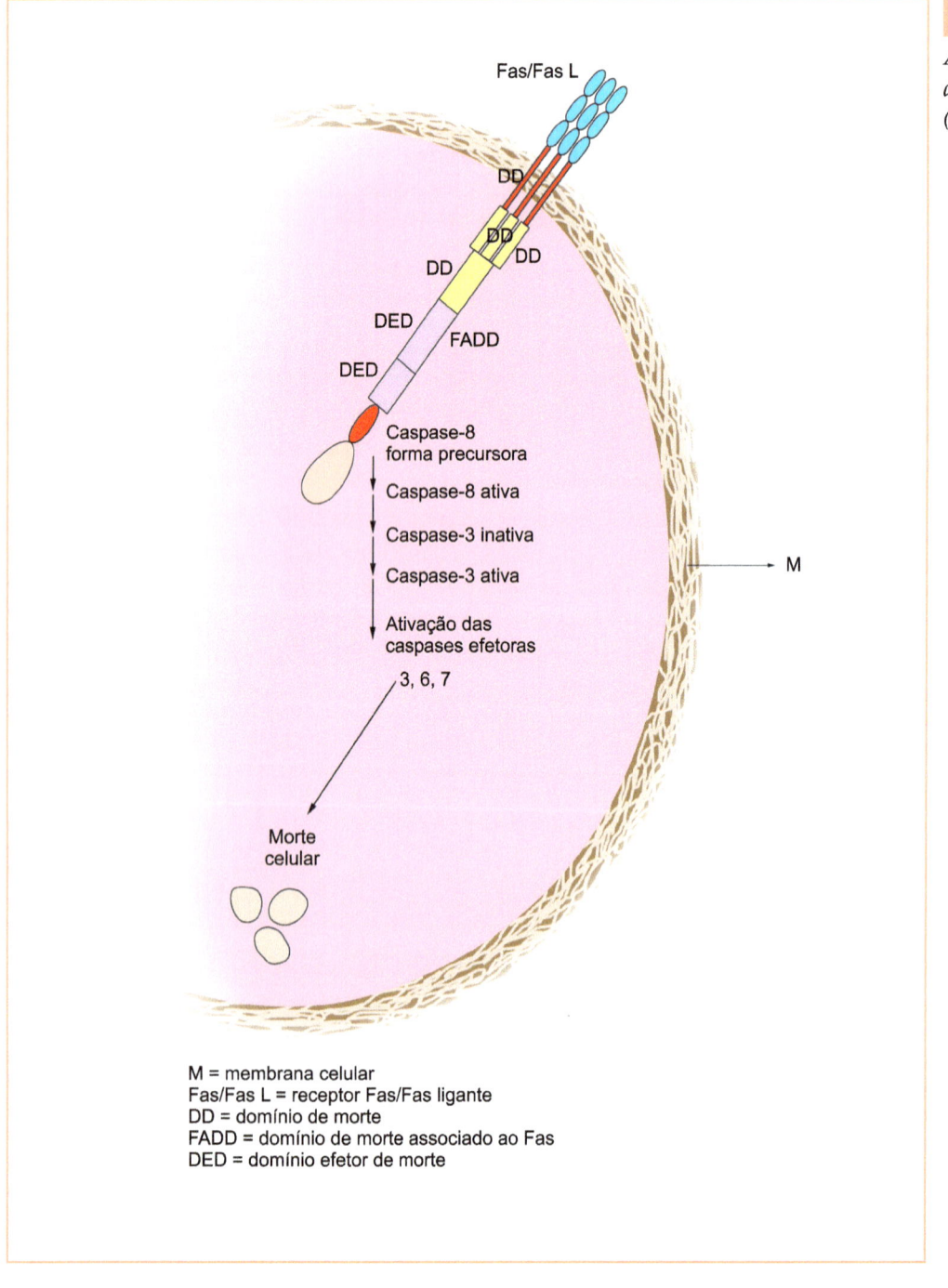

Figura 3-27.

Apoptose. Ativação das caspases via CD95 (Fas/Fas ligante).

M = membrana celular
Fas/Fas L = receptor Fas/Fas ligante
DD = domínio de morte
FADD = domínio de morte associado ao Fas
DED = domínio efetor de morte

As proteínas reguladoras da apoptose podem ser avaliadas por citometria de fluxo com o uso de anticorpos monoclonais específicos.

As células a serem estudadas, de sangue periférico ou de medula óssea, são colocadas em contato com o anticorpo conjugado com fluorocromo (PE, FITC ou PerCP), após serem ajustadas a uma certa concentração. Depois da lavagem, as células são analisadas no citômetro de fluxo.

Esta técnica permite a avaliação da apoptose de células das leucemias aguda e crônica e de células linfomatosas.

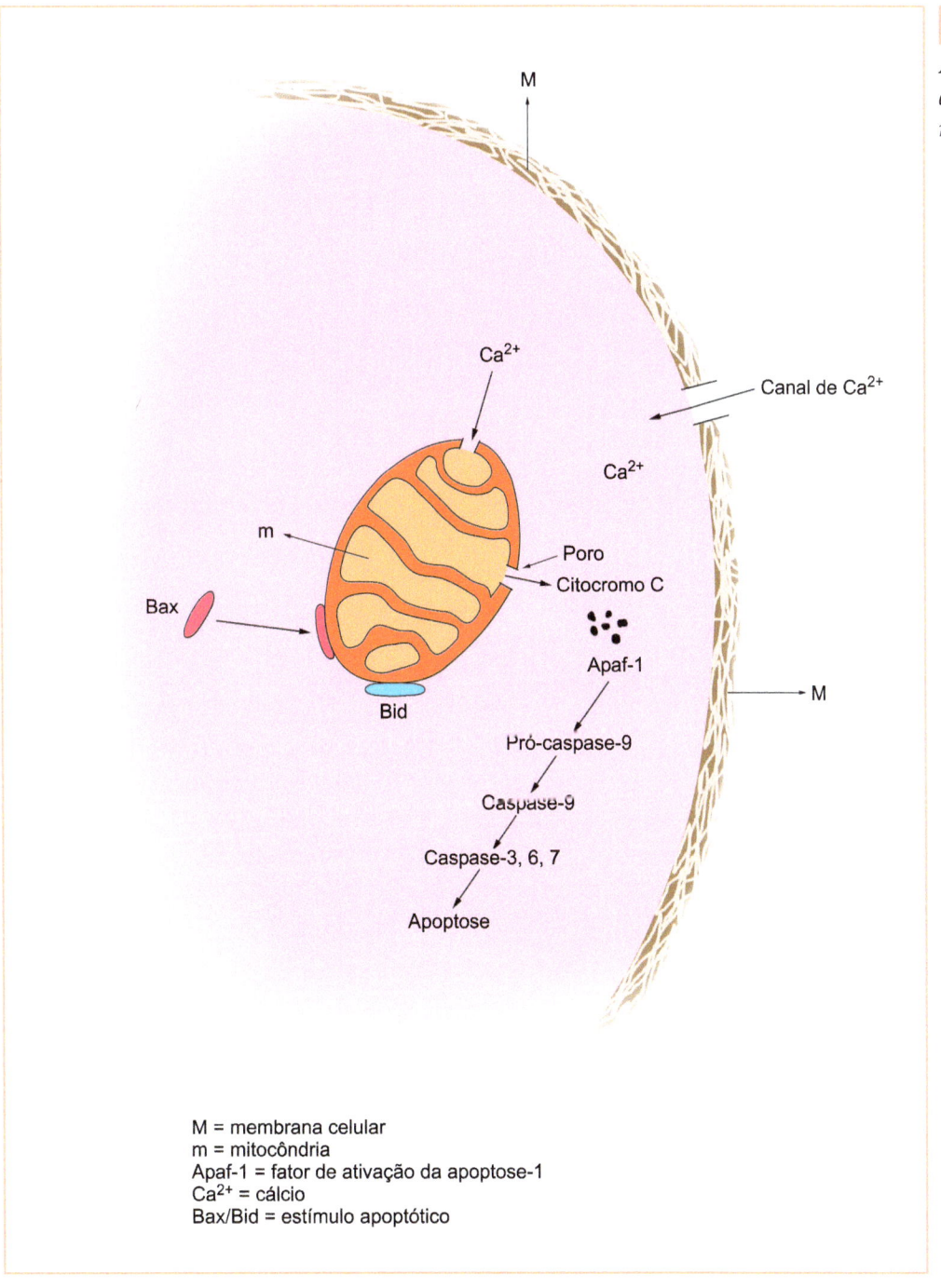

Figura 3-28.

Apoptose. Ativação das caspases pela via mitocondrial.

M = membrana celular
m = mitocôndria
Apaf-1 = fator de ativação da apoptose-1
Ca^{2+} = cálcio
Bax/Bid = estímulo apoptótico

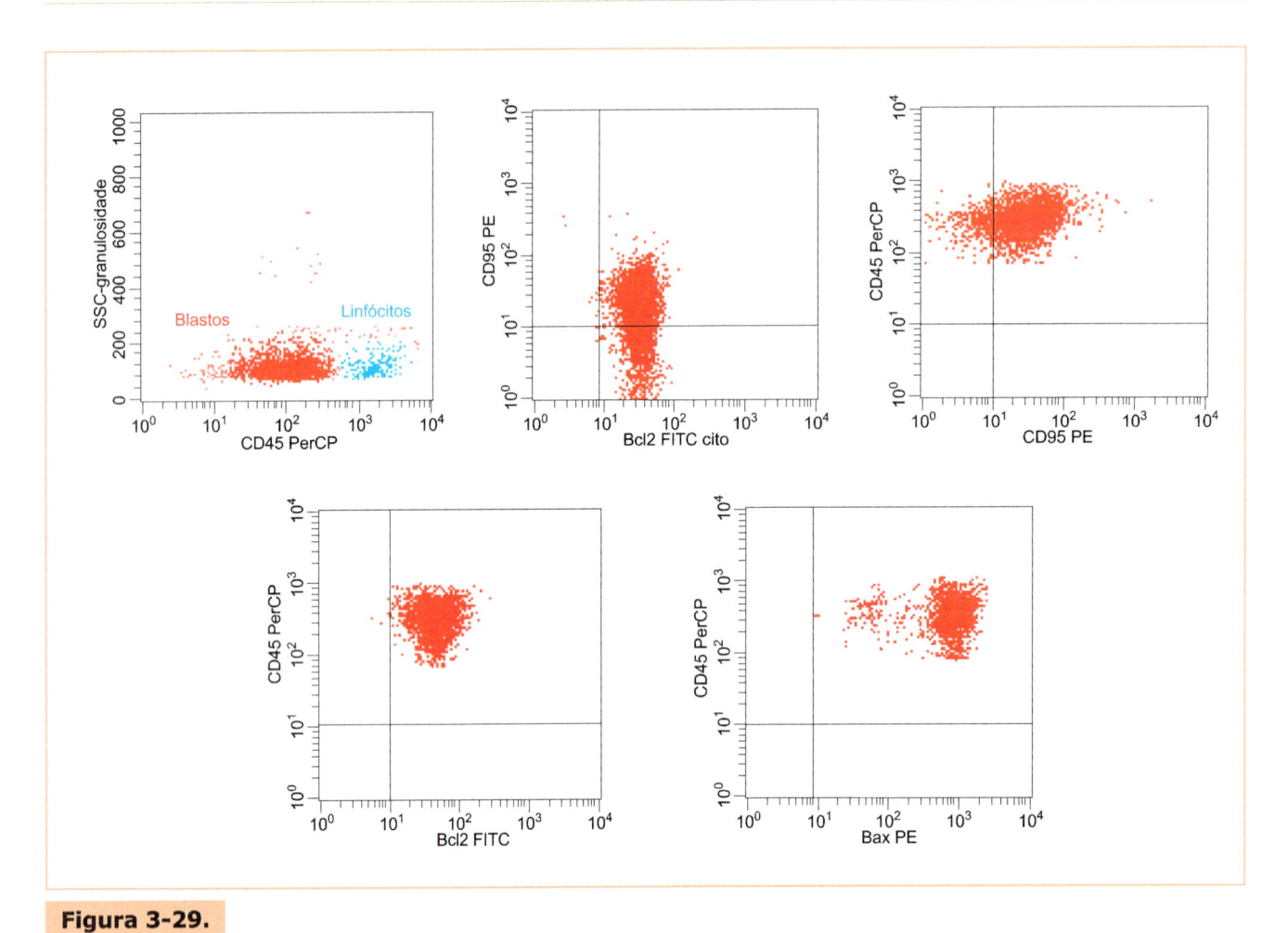

Figura 3-29.

Citometria de fluxo. Expressão das proteínas reguladoras da apoptose CD95, Bcl-2 e Bax em sangue periférico de portador de leucemia linfóide de tipo B.

ANOMALIAS LEUCOCITÁRIAS

Nas anomalias leucocitárias estão presentes alterações de *forma* e de *função* dos leucócitos em geral. Os leucócitos alterados são, principalmente, os granulócitos neutrófilos, entretanto, monócitos e linfócitos podem estar comprometidos. As anomalias de *forma* usualmente comprometem a função dos leucócitos, porém, isso não ocorre na totalidade dos casos. Há anomalias de *função*, com pequena ou mesmo nenhuma alteração na forma das células.

Sempre que há função leucocitária alterada estão presentes manifestações clínicas importantes ligadas à queda de defesa do organismo à ação de germes patogênicos.

Entretanto, é importante lembrar que essas patologias dos leucócitos são condições raras na prática médica geral e mesmo na clínica hematológica.

Há dois grupos de anomalias leucocitárias:

• Anomalias leucocitárias propriamente ditas — Existem alterações de forma e função (freqüente) dos leucócitos.

• Anomalias funcionais dos leucócitos — Não há alteração de forma das células.

Anomalias Leucocitárias Propriamente Ditas

Estas anomalias leucocitárias têm caráter hereditário, sendo transmitidas como doenças autossômicas *recessivas* ou *dominantes*.

Anomalias Leucocitárias Autossômicas Dominantes

- *Anomalia de Pelger-Huët*. É relativamente freqüente. Ocorre assincronismo de maturação núcleo/citoplasma, de modo que este último já tem coloração normal de célula madura mas o núcleo não tem lobulação. É descrita a forma clássica do núcleo que lembra as lentes de óculos. Há formas homozigóticas e heterozigóticas e a forma de *pseudo*-Pelger-Huët presente na leucemia mielóide crônica e na síndrome mielodisplásica.

- *Anomalia de May-Hegglin*. Consiste na presença de granulações citoplasmáticas grandes e acinzentadas nos neutrófilos e monócitos, ricas em ácido ribonucléico (pironinófilas). As plaquetas costumam ser gigantes e com deficiência do fator plaquetário 3, por isso a tendência a hemorragias nesses pacientes, com retração do coágulo deficiente.

- *Hipersegmentação constitucional dos neutrófilos*. Os segmentados são grandes e com núcleos multilobulados. Deve-se fazer a distinção dessas células com aquelas presentes no sangue de indivíduos com deficiência de vitamina B_{12} e de folatos.

- *Gigantismo dos segmentados neutrófilos*. É anomalia rara. As células têm grande tamanho (diâmetro médio de 16μ ou mais). Tais células devem ter por origem divisões celulares sucessivas, nas quais ocorre divisão dos núcleos sem divisão do citoplasma.

Anomalias Leucocitárias Autossômicas Recessivas

- *Anomalias de Alder-Reilly*. Trata-se de anomalia que ocorre em neutrófilos (tipo neutrofílico), monócitos (tipo monocítico) ou linfócitos (tipo linfocítico). É encontrada em algumas mucopolissacaridoses (síndromes de Hürler e Hunter), em que há um erro metabólico das granulações lisossomais das células, com acúmulo de grãos muito finos. O quadro clínico de alterações ósseas, oculares, cardíacas e neurológicas é grave.

- *Anomalia de Chédiak-Higashi-Steinbrinck*. Está presente nos neutrófilos e nos mononucleares (linfócitos e monócitos). Há gigantismo das granulações lisossomais que são coradas pela reação citoquímica da mieloperoxidase. Há duas formas clínicas: (1) homozigótica, grave, geralmente incompatível com a vida, e (2) heterozigótica, que pode chegar a idades mais avançadas. Caracteriza-se por curso clínico grave (homozigóticos), com infecções graves e repetidas, albinismo, hepato e esplenomegalia e manifestações neurológicas.

Anomalia de Allius-Grignaschi

Anomalia de Jordan

As anomalias de Allius-Grignaschi e de Jordan são raras, sem quadro clínico. Na anomalia de Allius-Grignaschi há ausência de granulações neutrófilas primárias (peroxidase-positivas), e na de Jordan há vacuolização do citoplasma dessas células que correspondem a lípides (reação do Sudan III positiva).

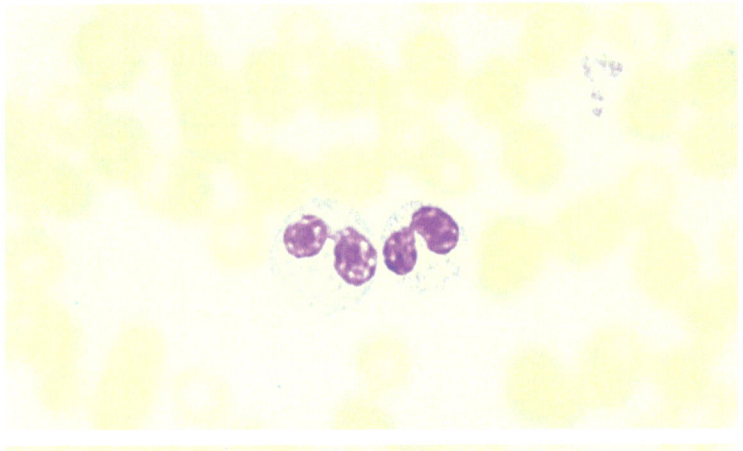

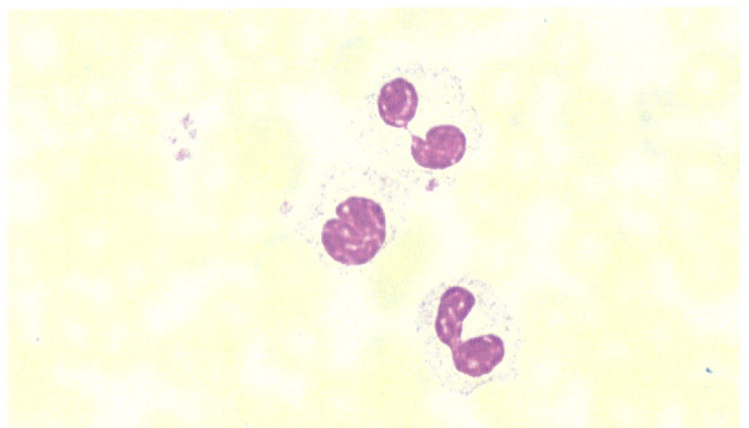

Figura 3-30.

A e B. Sangue periférico. Anomalia de Pelger-Huët. Leishman.

A

B

Anomalias Funcionais dos Leucócitos

Nessas anomalias ocorrem modificações intrínsecas das células, em especial dos granulócitos neutrófilos, ou alterações no soro, que se traduzem pela função alterada desses leucócitos.

O Quadro 3-3 mostra várias patologias nas quais a função leucocitária se altera. São doenças quase sempre raras e que se acompanham de quadro clínico variável, às vezes graves, e outras até com ausência de sintomatologia.

O caráter hereditário está presente, sendo as formas homozigóticas sempre mais graves, levando à morte em tenra idade.

Em todas as anomalias funcionais ocorre tendência a infecções, geralmente de tipo recorrente por bactérias comuns e quase sem formação de material purulento.

- *Deficiência de adesão leucocitária ao endotélio (LAD).* Ocorre quando as moléculas CD11/CD18 pertencentes à família das integrinas estão deficientes nos neutrófilos. Essas moléculas se ligam aos seus ligantes ICAM1 e ICAM2 presentes nas células endoteliais, condição importante para que possam atravessar os pertuitos existentes no revestimento endotelial, a fim de se dirigirem aos tecidos nos quais há focos de infecção.
  Há dois tipos de deficiência, LAD-1 e LAD-2.

- *Síndrome do leucócito preguiçoso.* A deficiente polimerização das proteínas contráteis dos neutrófilos leva à quimiotaxia deficiente por diminuição da motilidade deles. Nessa síndrome há muitos neutrófilos retidos na medula óssea e poucas células circulantes.

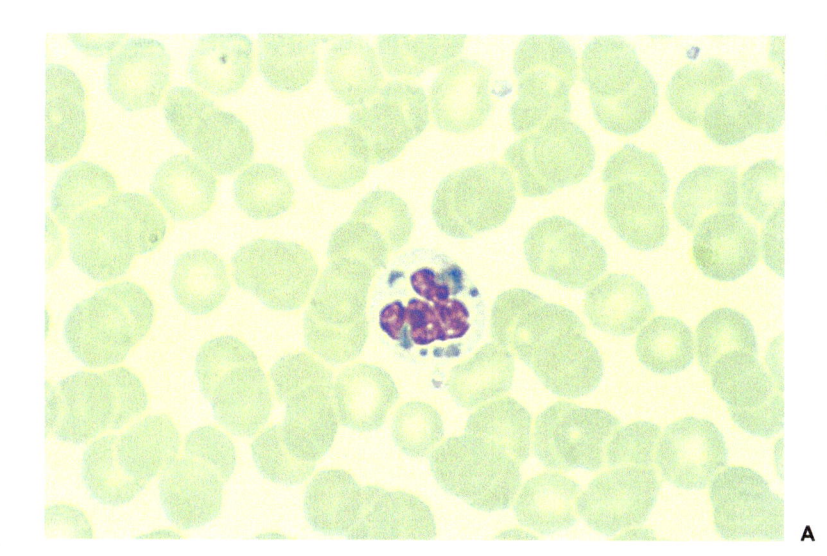

Figura 3-31.

A, B e *C. Anomalia de Chédiak-Higashi-Steinbrick: granulações mieloperoxidase-positivas gigantes em segmentados neutrófilos e em mononucleares.*

A

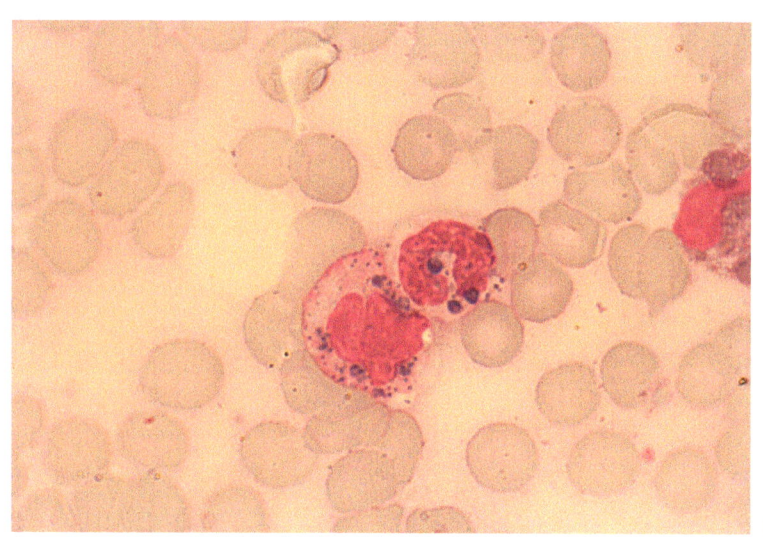

B

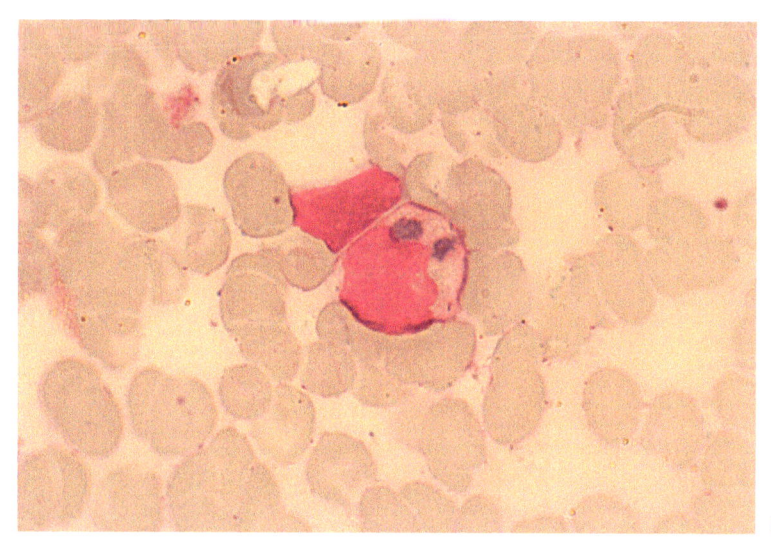

C

- *Síndrome de Chédiak-Higashi-Steinbrinck.* O gigantismo das granulações primárias, peroxidase-positivas nos leucócitos se soma à anomalia funcional com defeito da capacidade de deformação e quimiotaxia. Além disso, há alterações linfocitárias por redução da citotoxicidade celular e diminuição da atividade das células NK.

- *Doença granulomatosa crônica (DGC).* Trata-se de quadro puramente funcional, decorrente de deficiente geração de H_2O_2 e O_2, por diminuição de NADPH ou de NaDH (ver Fig. 3-1). No metabolismo normal dos granulócitos atuam enzimas transportadoras de hidrogênio, destacando-se os sistemas NAD⇔NADH, NADP⇔NADPH e o GSH⇔GSSG, importantes na geração de H_2O_2. A genética da DGC é complexa, considerando-se que seja herdada como caráter autossômico recessivo ou ligada ao sexo. Os neutrófilos da DGC não são capazes de produzir H_2O_2 e lançá-lo nos fagossomos, por isso as infecções graves, pois as bactérias têm a possibilidade de se multiplicar no citoplasma celular.

- *Deficiência de G-6PD.* Em alguns indivíduos com deficiência de G-6PD nos eritrócitos pode haver também a deficiência em células granulocíticas, com anemia hemolítica associada a infecções freqüentes.

- *Deficiência de mieloperoxidase.* O gene da mieloperoxidase se situa no braço longo do cromosomo 17 e já foi clonado. A deficiência dessa enzima raramente se traduz em tendência a infecções, desde que os outros mecanismos de geração de H_2O_2 estejam normais (ver Fig. 3-1).

Anomalias Devidas a Alterações do Soro ou Extracelulares

- *Deficiência de fatores quimiotáticos.* Está presente em certas doenças, como diabetes e artrite reumatóide. Sempre que há deficiência de síntese do complemento (em especial as frações C3 e C5, que atuam como quimiotáticos), o sistema de defesa do organismo pode se alterar. A fenilbutazona, os corticóides e os agentes citotóxicos podem promover efeito antiinflamatório por alterarem a quimiotaxia dos neutrófilos.

- *Deficiência de opsoninas.* As opsoninas são macromoléculas presentes na superfície de patógenos que podem ser reconhecidas pelos receptores de neutrófilos e monócitos. Graças a elas há aumento da fagocitose dos microrganismos. As imunoglobulinas IgG e IgM, como as frações C3 e C5 do complemento, atuam como opsoninas. Nas infecções por bactérias capsuladas é importante o papel das opsoninas. Na anemia falciforme, na qual ocorrem enfartes esplênicos freqüentes, há diminuição do parênquima medular, com fibrose e redução do número de macrófagos. Além disso, as crises hemolíticas repetidas levam ao aumento de consumo do complemento. Por isso a grande suscetibilidade de infecções aos agentes capsulados.

- *Síndrome de hiperimunoglobulinemia E.* É condição rara ligada, possivelmente, à redução de linfócitos T supressores no sangue e à produção exagerada de IgE.

Anomalias Granulocíticas Adquiridas

Além das anomalias descritas, decorrentes de alterações inerentes às células ou de caráter extracelular, os leucócitos circulantes, em especial os granulócitos, podem exibir morfologia diferente, secundária a agressões externas, em especial às infecções.

Essas alterações estão resumidas no Quadro 3-4.

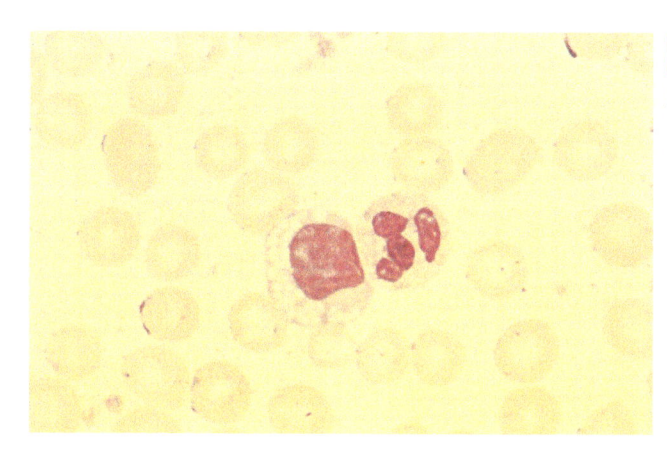

Figura 3-32.

Idiotia amaurótica infantil. Linfócito com vacúolos. Leishman.

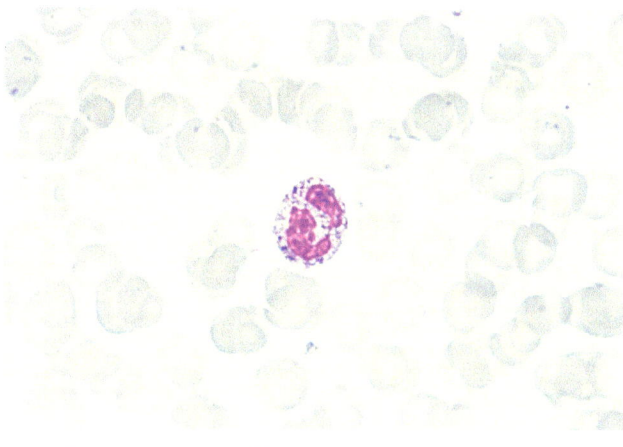

Figura 3-33.

A. Sangue periférico: segmentado neutrófilo com granulações tóxicas. B. Sangue periférico: segmentados muito vacuolizados. C. Segmentado com cinco lobos (avitaminose). Leishman.

A

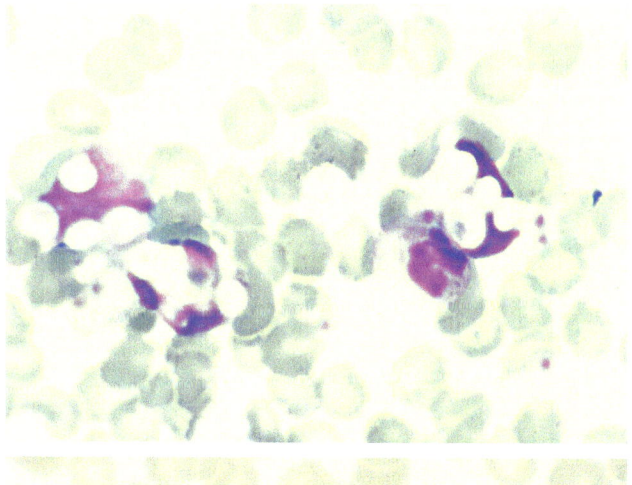

B

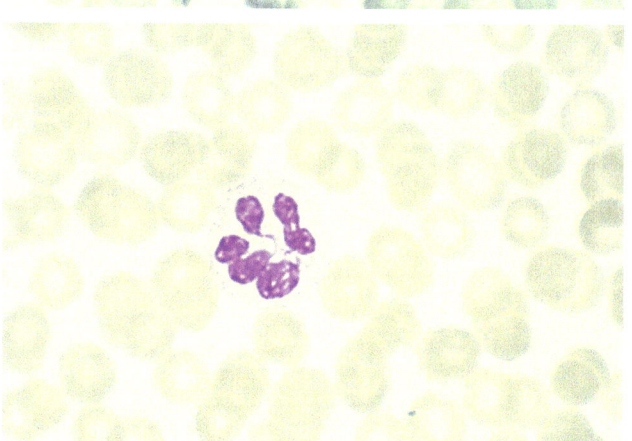

C

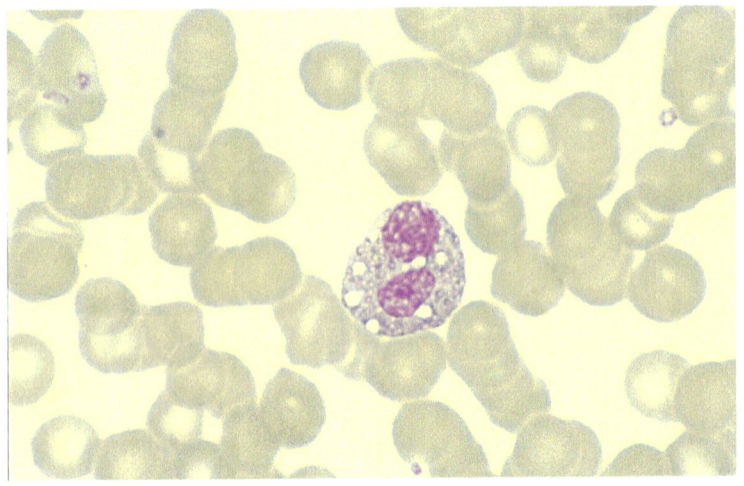

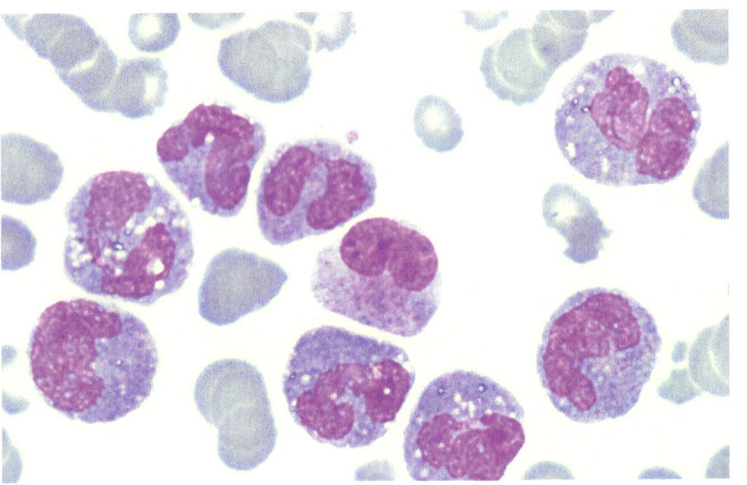

Figura 3-34.

A e B. Sangue periférico: estrongiloidíase com eosinofilia maciça. Segmentados eosinófilos vacuolizados (desgranulação). Leishman.

A

B

Quadro 3-3.

Anomalias funcionais dos leucócitos

Devidas a alterações intrínsecas dos granulócitos (em especial os polimorfonucleares neutrófilos)

- Deficiência de adesão leucocitária ao endotélio

- Síndrome do leucócito preguiçoso

- Síndrome de Chédiak-Higashi-Steinbrinck

- Deficiente geração de peróxido de hidrogênio

  — Doença granulomatosa crônica

  — Deficiência de glicose-6-fosfato desidrogenase (G-6PD)

- Deficiência de mieloperoxidase (MPO)

- Outras deficiências enzimáticas

Devidas a alterações extracelulares

- Deficiência de fatores quimiotáticos. Vários mecanismos (p. ex., deficiência de complemento, efeito de substâncias inibidoras ou inativadoras)

- Deficiência de opsoninas

Quadro 3-4.

Alterações granulocíticas adquiridas

	Tipo de alteração	Significado
Granulações tóxicas	Aumento de granulações azurrófilas nos segmentados neutrófilos *Origem*: lisossômica (peroxidase positiva)	Resposta medular acelerada a uma infecção, inflamação, queimadura etc., com provável redução do número de mitoses nas células jovens
Corpúsculos de Döhle	Granulação grosseira, basófila, na borda do citoplasma dos segmentados neutrófilos *Origem*: RE rugoso (RNA) não-lisossômico (peroxidase negativa)	Incerto. Comum em infecções graves (escarlatina), queimaduras e após uso de citotóxicos
Pseudo-Pelger-Huët	Núcleo não-segmentado ou com apenas dois lobos	Assincronismo de maturação núcleo/citoplasma. Comum em leucemias após uso de quimioterápicos e mixedema
Vacuolização tóxica	Vacúolos citoplasmáticos *Origem*: fagolisossomas	Fagocitose de bactérias com grande atividade lisossômica
Hipersegmentação e gigantismo celular	Núcleo com mais de quatro lobos e células de grande tamanho	Alteração na maturação celular por várias causas, deficiência de vitamina B_{12}, de ácido fólico ou após uso de citotóxicos que interferem na síntese de DNA

Referências Fundamentais

1. Abbas AK, Lichtman AH, Pober JS (eds.) *Imunologia celular e molecular*. Rio de Janeiro (RJ): Livraria e Editora Revinter 4ª ed. 2003; 1-528.

2. Amarante-Mendes GP, Green DR. The regulation of apoptotic cell death. *Braz J Med Biol Res* 1999; 32: 1.053-61.

3. Bagby Jr. GC, Heinrich MC. Growth factors, cytokines, and the control of hematopoiesis. *In*: Hoffman R *et al.* (eds.). *Hematology: basic principles and practice*. 3 ed., New York: Churchill Livingstone, 2000: 154-244.

4. Borregaard N. The human neutrophil: funcion and dysfunction. *Eur J Haematol* 1988; 41: 401-13.

5. Cline MJ. *The White Cell*. Cambridge (Mass). Harvard University Press, 1975.

6. Daniel PT. Dissecting the pathways to death. *Leukemia*, 2000, 14: 2.035-44.

7. Epstein AD. Chemokines; chemotactic cytokines that mediate inflammation. *N Engl J Med* 1998; 338: 436-45.

8. Gruen JR, Weissman SM. Evolving views of the major histocompatibility complex. *Blood* 1997; 90: 4.252-65.

9. Hoffman R, Benz EJ, Shattil SJ *et al.* (eds.). *Hematology — Basic principles and practice*. New York: Churchill Livingstone, 2 ed., 1995.

10. Klebanoff SJ. Antimicrobial mechanisms in neutrophilic polymorphonuclear leukocytes. *Semin Hematol* 1975; 12: 117-42.

11. Krause K, Lew DP. Bacterial toxins and neutrophil activation. *Semin Hematol* 1988; 25: 112-22.

12. Lewin B. *Genes IV.* Oxford: Oxford University Press, 1990: 19-38.

13. Quie PG. Pathology of bactericidal power of neutrophilis. *Semin Hematol* 1975; *12*:143-60.

14. Rosenquist M. 14-3-3 proteins in apoptosis. *Braz J Med Biol Res* 2003; *36*: 403-8.

15. Rubens CV. Avaliação das proteínas reguladoras da apoptose (CD95, Bcl-2 e Bax), por citometria de fluxo, na leucemia linfoblástica aguda. Tese (mestrado). FMUSP 2002.

16. Sengel VH. Secretory vesicles of neutrophils. *Eur J Haematol* 1996; *57* (supl): 1-20.

17. Smobwski P, Darzynkiewicz Z, Robak T. Caspase-mediated cell death in hematological malignancies: theoretical considerations, methods of assessment, and clinical implications. Leuk Lymph 2003; *44*: 1.089-104.

18. So C, Wong KF. May Hegglin anomaly. *Br J Hematol* 2003; *120*: 373.

19. Spry CJF. *Eosinophils: A comprehensive review and guide to the scientific and medical literature.* Oxford: Oxford University Press, 1988.

20. Stossel TP. Phagocytosis: Recognition and ingestion. *Semin Hematol* 1975; *12*:83-116.

21. Strauchen JA. Diagnostic histopathology of the lymph node. New York/Oxford: Oxford University Press 1998; 3-40.

22. Sun T, Yang li, Yam LT. Atlas of cytochemistry and immunochemistry of hematologic neoplasms. Chicago: American Society of Clinical Pathologists Press 1985; 22-133.

23. Tong J, Traycoff C, Sprour EF, Hoffman R. Human hematopoietic stem cells: characterization and potential clinical use. *Hematol Rev* 1994; *8*: 7-14.

24. Van Furth R (ed.). *Mononuclear phagocytosis in immunity, infections and pathology.* Oxford: Blackwell, 1975.

Leitura Recomendada

1. Borregaard N, Kjeldsen L, Lollike K, Sengel VH. Granules and vesicles of human neutrophils: The role of endomembranes as source of plasma membrane proteins. *Eur J Haematol* 1993; *51*: 318-22.

2. Borregaard N, Lollike K, Kjeldsen L *et al.* Human neutrophil granules and secretory vesicles. *Eur J Haematol* 1993; *51*: 187-98.

3. Cline MJ. *Leukocyte Function.* New York: Churchill Livingstone, 1981.

4. Esteve JI, Azqueta C, López JG. La función de la molécula CD34: todavía una incógnita. *Sangre* 1996; *41*: 47-64.

5. Ganz T, Selsted ME, Lehrer RI. Defensins. *Eur J Haematol* 1990; *44*: 1-18.

6. Gulberg U, Andersson E, Garwicz D, Lindmark A, Olsson I. Biosynthesis, processing and sorting of neutrophil proteins: insight into neutrophil granule development. *Eur J Haematol* 1997; *58*: 137-53.

7. Hayhoe FGJ. Quaglino D. *Haematological cytochemistry.* Edinburgh: Churchill Livingstone, 1980.

8. Lehrer RI, Ganz T, Selsted ME *et al.* Neutrophils and defense (conference). *Ann Intern Med* 1988; *109*: 127-42.

9. Levy O. Antibiotic proteins of polymorphonuclear leukocytes. *Eur J Haematol* 1996; *56*: 263-77.

10. Macedo A, Orfao A, Ciudad J *et al.* Phenotypic analisis of CD34 subpopulations in normal human bone marrow and its applications for the detection of minimal residual disease. *Leukemia* 1995; *9*: 1.896-901.

11. Mackay I, Rosen FS. The immune system. First of two parts. *N Engl J Med* 2000; *343*: 37-49.

12. Mackay I, Rosen FS. The immune system. Second of two parts. *N Engl J Med* 2000; *343*: 108-17.

13. Marshall CJ, Thrasher AJ. The embryonic origins of human haematopoiesis. *Br J Haematol* 2001; *112*: 838-50.

14. Parwaresch MR. *The human blood basophil.* Berlin: Springer, 1976.

15. Phagocytic defects I: abnormalities outside of the respiratory burst. *In:* Curnutte JT (ed.). *Haematol Oncol Clin N Amer* 1988; 2(1):1-179.

16. Phagocytic defects II: abnormalities of the respiratory burst. *In:* Curnutte JT (ed.). *Hematol Oncol Clin N Amer* 1988; 2(2):185-334.

17. Rafii S, Mohle R, Shapiro F, Frey BA, Moore MAS. Regulation of hematopoiesis by microvascular endothelium. *Leuk Lymph* 1997; 27: 375-86.

18. Seljelid R, Busund L-TR. The biology of macrophages: II — inflammation and tumors. *Eur J Haematol* 1994; 52: 1-12.

19. Seljelid R, Eskeland T. The biology of macrophages: I — general principles and properties. *Eur J Haematol* 1993; 51: 267-75.

20. Tapper H. Out of the phagocyte or into its phagosome: signaling to secretion. *Eur J Haematol* 1996; 57: 191-201.

21. Weller PF. The immunobiology of eosinophils. *N Engl J Med* 1991; 324: 1.140-18.

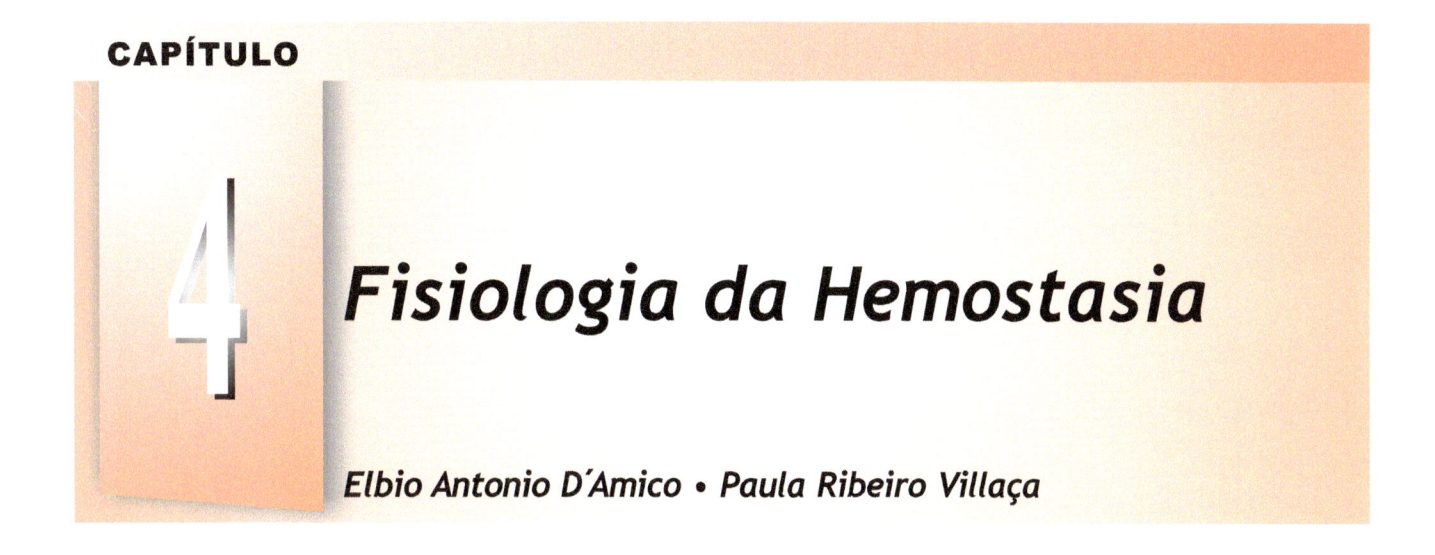

4

Fisiologia da Hemostasia

Elbio Antonio D'Amico • Paula Ribeiro Villaça

INTRODUÇÃO

A função básica do sangue é o transporte de células, nutrientes, catabólitos etc. Para realizar esta função de maneira adequada, quando dentro dos vasos, o sangue deve permanecer no estado fluido. No entanto, quando ocorre uma lesão vascular, nesse local o sangue deve passar para o estado sólido, visando à redução da perda sangüínea. O tampão hemostático que se forma tem também a finalidade de servir de arcabouço sobre o qual irá ocorrer a reparação do tecido lesado. Por outro lado, a presença deste tampão altera o fluxo sangüíneo, causando o turbilhonamento local do sangue, o que promove choque intercelular, com ativação de células do sangue, propiciando a formação de novos eventos trombóticos. Por isso, após o tampão hemostático ter desempenhado as suas funções, ele deve ser removido para que a luz do vaso e o fluxo do sangue retornem às suas características normais.

Para realizar todas estas atividades descritas, o organismo utiliza mecanismos relacionados com as células endoteliais, com as plaquetas e com os sistemas de coagulação e de fibrinólise.

Dessa maneira, o conjunto de mecanismos que faz com que o sangue permaneça líquido dentro dos vasos, solidificando-se quando ocorre uma lesão vascular e depois removendo o tampão hemostático é chamado de *hemostasia*.

Neste capítulo serão abordados os mecanismos hemostáticos fisiológicos, ou seja, a função normal das células endoteliais, das plaquetas e dos sistemas de coagulação e de fibrinólise.

ENDOTÉLIO VASCULAR

As células endoteliais desempenham várias importantes atividades para a manutenção da função vascular. O endotélio normal é uma interface metabolicamente ativa entre o sangue e os tecidos extravasculares, que produz e secreta várias substâncias que realizam o controle molecular da agregação plaquetária, da coagulação e da fibrinólise, conferindo à superfície endotelial características anticoagulante e antitrombótica.

O equilíbrio normal entre as atividades antitrombótica e pró-trombótica do endotélio pode ser rompido em várias situações, levando a complicações vasooclusivas ou hemorrágicas. O Quadro 4-1 enumera os produtos de origem endotelial envolvidos na hemostasia.

Quadro 4-1.

Produtos de origem endotelial que participam da regulação da hemostasia

Produtos	Função
Antitrombóticos	
• Prostaciclina	• Antiagregante plaquetário e vasodilatador
• Óxido nítrico	• Antiagregante plaquetário e vasodilatador
• Ectonucleotidases	• Inibição do ADP
• Trombomodulina	• Receptor de trombina, com ativação da proteína C
• t-PA	• Ativação do sistema fibrinolítico
• Inibidor da via extrínseca da coaguação	• Retroalimentação negativa da coagulação
Pró-trombóticos	
• Fator ativador das plaquetas	• Agregação plaquetária (?)
• Fator von Willebrand	• Adesão plaquetária e transporte do fator VIII
• Receptores de trombina	• Secreção do fator von Willebrand
• PAI-1	• Inibição do sistema fibrinolítico
• Fator tecidual	• Desencadeamento dos mecanismos de coagulação

Prostaciclina e Óxido Nítrico

A prostaciclina é um prostanóide lábil, sintetizado a partir do ácido araquidônico liberado dos fosfolípides da membrana da célula endotelial, que, uma vez secretado, inibe potencialmente a agregação plaquetária, além de ser potente vasodilatador. O óxido nítrico (NO), originado a partir da arginina, também promove inibição da agregação plaquetária e da adesão das plaquetas a superfícies. Como a prostaciclina, o óxido nítrico é produzido e secretado local e transitoriamente pela célula endotelial em resposta à ação de vários agonistas, sobretudo moléculas envolvidas no processo de coagulação, como trombina e bradicinina, ou secretadas por plaquetas ativadas, como difosfato de adenosina (ADP) e trifosfato de adenosina (ATP).

As sínteses da prostaciclina e do óxido nítrico são desencadeadas pela elevação da concentração do cálcio citoplasmático na célula endotelial. Entretanto, o aumento necessário para ativar completamente a produção do NO é menor do que o requerido para a síntese da prostaglandina. Como conseqüência, a produção da prostaglandina tende a ser curta, enquanto a do óxido nítrico é mais prolongada.

As células endoteliais são muito responsivas a alterações do estresse de cisalhamento, de modo que as alterações do cisalhamento ou do fluxo correspondem a um dos mais importantes reguladores da produção do óxido nítrico, resultando em vasodilatação dependente do fluxo. O estresse de cisalhamento aumenta a síntese de NO sem ocorrer alterações detectáveis do Ca^{2+} citoplasmático. Aparentemente, isto se deve à proximidade física entre a NO sintase e a membrana plasmática, sobretudo nas invaginações conhecidas como cavéolas, as quais parecem atuar como microambientes especializados para resposta a sinais externos, como as forças de cisalhamento.

Em decorrência das importantes propriedades vasodilatadora e de antiagregação plaquetária do óxido nítrico e da prostaciclina, os distúrbios nas suas produções podem ser prejudiciais e contribuir para uma variedade de condições pró-trombóticas, como, por exemplo, a predisposição para o infarto agudo do miocárdio.

As células endoteliais são também fonte de um potente vasoconstritor, a endotelina (ET-1). Ainda não estão bem esclarecidos os mecanismos de síntese e secreção da ET-1, porém trabalhos *in vitro* mostram que a secreção da ET-1 é modulada por forças físicas, como cisalhamento e estiramento.

Fator Ativador de Plaquetas

Quando estimuladas por agonistas que causam a mobilização de Ca^{2+}, as plaquetas sintetizam o fator ativador de plaquetas (PAF), cuja maior quantidade fica ligada à membrana plaquetária. Embora o PAF tenha meia-vida proporcionalmente longa, não é claro o seu papel na interação plaqueta-vaso, já que concomitantemente são secretados o óxido nítrico e a prostaciclina, que apresentam meia-vida mais curta. Contudo, o PAF também tem função quimiotática para neutrófilos e de adesão dessas células ao endotélio.

Ectonucleotidases

O ATP e o ADP secretados pelas plaquetas ativadas atuam em purinorreceptores-P_2 endoteliais, iniciando a síntese de NO e prostaciclina (PGI_2). O ADP, além dessa função, é

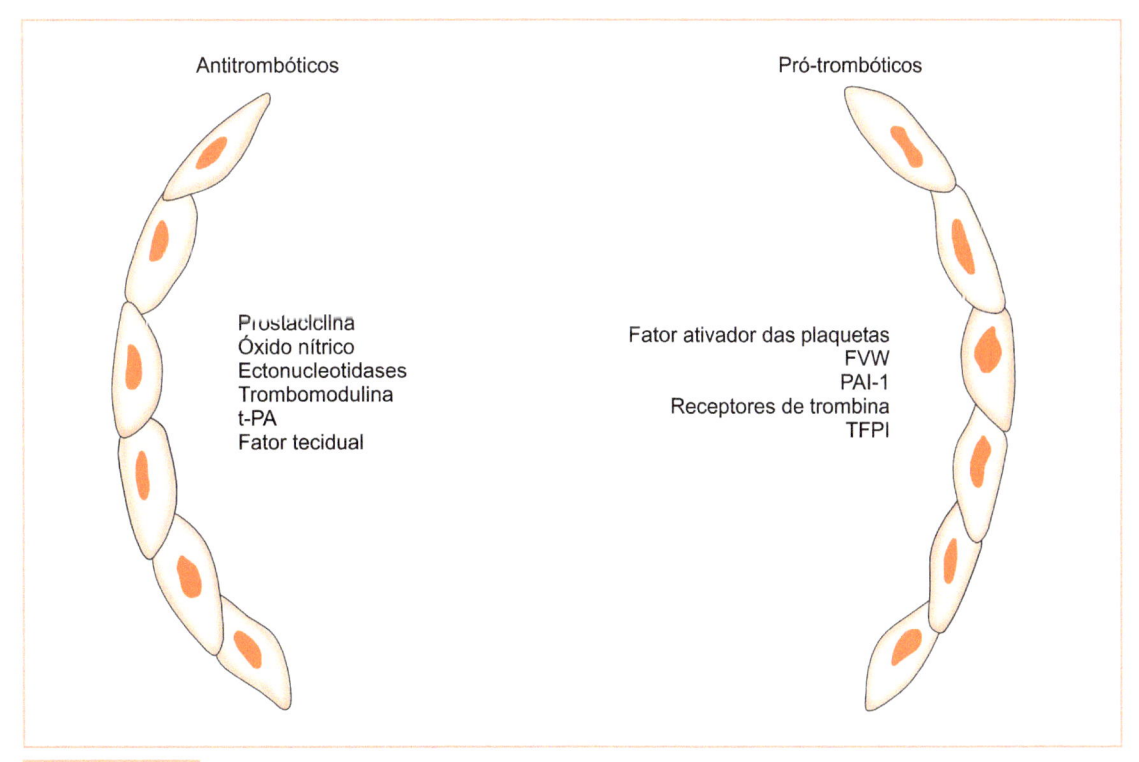

Figura 4-1.

Produtos de origem endotelial que participam da hemostasia.

um potente agente estimulante das plaquetas. O mecanismo mais importante para bloquear as ações do ADP é decorrente da presença de ectonucleotidases (apirase) presentes na superfície luminal das células endoteliais, levando à desfosforilação seqüencial do ADP à AMP e, então, adenosina, um inibidor da agregação plaquetária. Assim sendo, essas ectonucleotidases contribuem para limitar a agregação plaquetária, como o fazem o NO e a PGI_2.

Fator von Willebrand

O fator von Willebrand (FVW) é uma glicoproteína de forma multimérica, que exerce duas funções biológicas (a) liga e estabiliza o fator VIII coagulante (FVIII:C) e (b) é o co-fator necessário para a ligação das plaquetas aos componentes expostos da matriz extracelular quando a parede vascular é lesada, dessa maneira permitindo que as plaquetas persistam ligadas mesmo na presença do fluxo sangüíneo.

Embora o FVW também seja produzido pelos megacariócitos, a maior parte do FVW plasmático é produzida pelo endotélio. Na célula endotelial o FVW está presente em dois compartimentos: um essencialmente secretado para o plasma e outro na forma de estoque granular (corpos de Weibel-Palade), que contém as formas com maior multimerização, as quais podem ser rapidamente mobilizadas por ação de agonistas como a trombina.

Os níveis plasmáticos circulantes do FVW quase sempre são estáveis, mas podem sofrer elevações transitórias durante episódios infecciosos ou inflamatórios. Desse modo, o FVW comporta-se como uma proteína de fase aguda.

O FVW pode apresentar valores plasmáticos cronicamente elevados em pacientes com uma variedade de doenças envolvendo a parede vascular e com maior risco trombótico, como, por exemplo, vasculites auto-imunes, diabetes melito, hipertensão arterial e aterosclerose. Não são conhecidos precisamente os mecanismos responsáveis por essas elevações crônicas do FVW, mas podem ser decorrentes da lesão celular bem como da ativação endotelial.

Receptores de Trombina e Trombomodulina

Praticamente todos os efeitos da trombina sobre a célula endotelial (Quadro 4-2) são decorrentes da interação da trombina com receptores de alta afinidade presentes na superfície da célula endotelial. São descritos quatro receptores ativados por proteases ligados à proteína G (PAR-1, PAR-2, PAR-3 e PAR-4). Nas células endoteliais, o receptor de trombina predominante é o PAR-1, existindo menores quantidades de PAR-3. É relatada, ainda, a expressão de PAR-2, que *in vitro* é ativado pela tripsina ou triptase. Em todos esses receptores, sua ativação leva a secreção de FVW e aumento da expressão do fator tecidual (FT).

A superfície da célula endotelial é rica em glicosaminoglicanos semelhantes à heparina, aos quais se liga a antitrombina, fazendo com que o endotélio microvascular represente um local de inativação *in vivo* da trombina.

Além disso, as células endoteliais produzem e expressam a trombomodulina, que se liga à trombina e altera a sua especificidade catalítica. Isto porque a trombina ligada à trombomodulina reduz sua atividade de clivar o fibrinogênio e passa a expressar maior

Quadro 4-2.
Efeitos da trombina sobre a célula endotelial

Síntese e secreção de PGI_2 e NO

Síntese e secreção de PAF

Secreção de FVW e expressão de P-selectina

Aumento rápido e transitório da permeabilidade de solutos entre as células endoteliais

Aumento da transcrição do gene do FT e da sua secreção protéica

Aumento da transcrição do gene do t-PA e do PAI-I e da sua secreção protéica

Ligação da trombina à trombomodulina

Inativação da trombina ao se ligar à antitrombina

capacidade de clivar e ativar a proteína C. Esta, por sua vez, inativa os fatores Va e VIIIa e o inibidor do ativador do plasminogênio do tipo 1 (PAI-1). Mais recentemente, foi descrito o receptor específico para a proteína C (EPCR), presente em maior quantidade no endotélio dos grandes vasos, que atua aumentando a interação da proteína C com a trombina ligada à trombomodulina. Trabalhos feitos *in vitro* e *in vivo* revelam que a expressão da trombomodulina é reduzida pela exposição da célula endotelial a citocinas (fator de necrose tumoral ou interleucina-1) e lipopolissacárides bacterianos, por ação da hipoxia e do aumento do estresse de cisalhamento, tornando a superfície endotelial mais pró-trombótica ou pró-coagulante.

Fator Tecidual e Inibidor da Via do Fator Tecidual

Quando expostos à trombina, citocinas ou lipopolissárides, células endoteliais e monócitos, em cultura, produzem e expressam o fator tecidual (FT), que é o receptor do fator VII/VIIa. Dessa maneira, é desencadeado o sistema de coagulação. Contudo, *in vivo*, aparentemente, há a necessidade de uma combinação de estímulos para que a síntese e exposição do FT ocorram.

O mais importante inibidor fisiológico do FT é o inibidor da via do fator tecidual (TFPI), que é produzido pelas células endoteliais, sendo encontrado na circulação e constitutivamente ligado a essas células, das quais é deslocado por ação da heparina ou fosfolipase C.

Ativador Tecidual do Plasminogênio e Inibidor do Ativador do Plasminogênio do Tipo 1

A célula endotelial, além de apresentar uma secreção constitutiva do ativador tecidual do plasminogênio (t-PA), pode ter uma secreção rápida, a partir de pequenos estoques granulares, por ação de agonistas como a trombina e a vasopressina. De maneira clássica, o t-PA é ativado por se ligar à fibrina, dessa maneira localizando a geração de plasmina nos locais em que existem coágulos. Além disso, a superfície endotelial possui sítios ligantes de plasminogênio e receptores específicos de t-PA.

O principal inibidor do t-PA é o inibidor do ativador do plasminogênio do tipo 1 (PAI-1), que também é secretado constitutivamente pelas células endoteliais, normalmente circulando em excesso em relação ao t-PA. Trabalhos *in vitro* mostram que por ação de lipopolissacárides, interleucina-1, fator de necrose tumoral ou fator transformador de crescimento do tipo β (TGFβ) ocorre aumento na secreção do PAI-1, sem alteração ou com redução da secreção do t-PA, dessa maneira levando a um estado pró-coagulante. Alterações semelhantes acontecem *in vivo* por ação dos lipopolissacárides, que estão implicados na patogênese da coagulação intravascular disseminada que ocorre no choque séptico.

Também por ação de citocinas e vários fatores de crescimento, o endotélio produz e secreta a uroquinase (u-PA), que apresenta efeitos mais importantes na remodelação tecidual e na angiogênese.

PLAQUETAS

As plaquetas são pequenos fragmentos citoplasmáticos dos megacariócitos da medula óssea, que, embora anucleados, atuam como células com elevada atividade bioquímica, uma vez que apresentam muitos componentes estruturais metabólicos e sinalizadores presentes nas células nucleadas. Dessa forma, as plaquetas possuem um mecanismo ativo para a produção e utilização do trifosfato de adenosina (ATP). O ATP plaquetário encontra-se em dois compartimentos: o *pool* de estoque, que pode ser secretado e está dentro dos grânulos densos, e o *pool* metabólico ou citoplasmático, presente fora dos grânulos.

Nos indivíduos normais, aproximadamente um terço da massa plaquetária total fica transitoriamente "seqüestrada" no baço, permanecendo em equilíbrio com a circulação periférica. A meia-vida plaquetária é de 7 a 10 dias, e durante esse período sua função normal é uma condição essencial para que seja obtida a hemostasia primária, a fase inicial da hemostasia que ocorre após a lesão vascular.

As funções plaquetárias compreendem adesão, agregação, secreção e atividade pró-coagulante, porém, para um melhor entendimento dessas atividades plaquetárias, é necessário o conhecimento da estrutura das plaquetas.

Estrutura Plaquetária

Na circulação, as plaquetas na forma não-ativada mantêm um aspecto discóide, tornando-se esferóides quando ativadas. A membrana plasmática apresenta canais invaginados, o sistema canalicular de superfície, que forma uma rede de membranas através de todo o interior plaquetário e representa uma enorme expansão possível e disponível da superfície plaquetária. A expansão da membrana plaquetária ainda pode ser maior quando ocorre a fusão entre as membranas dos grânulos α e a membrana plaquetária, durante os processos de ativação e secreção das plaquetas. O sistema de membranas internas é o sistema tubular denso, derivado do retículo endoplasmático megacariocitário, que concentra o *pool* de estoque de cálcio e é o local de produção das prostaglandinas. Nas membranas plasmáticas, tanto na superfície plaquetária como no sistema canalicular aberto e

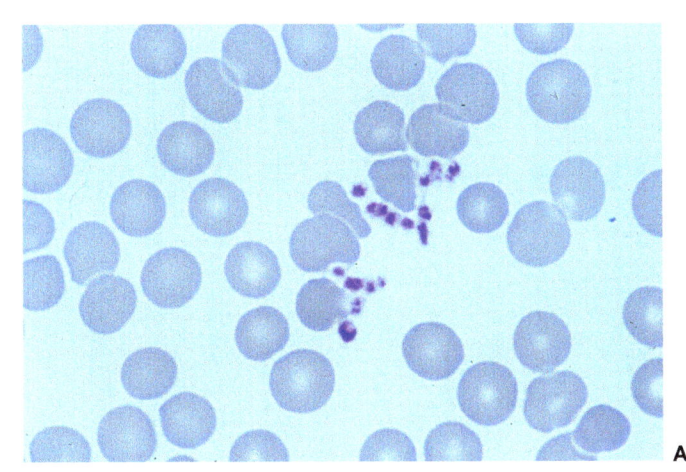
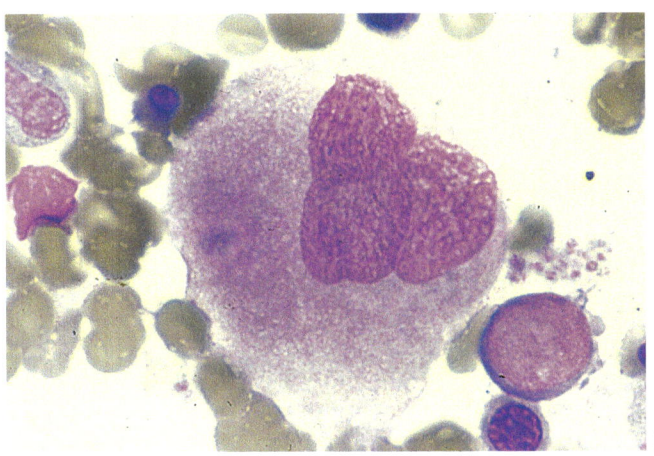
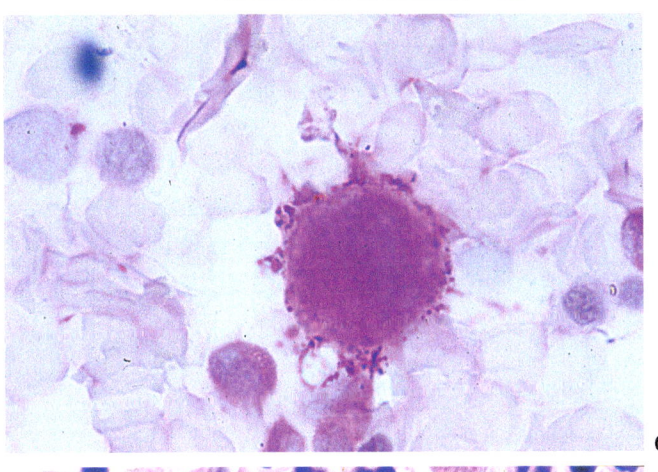
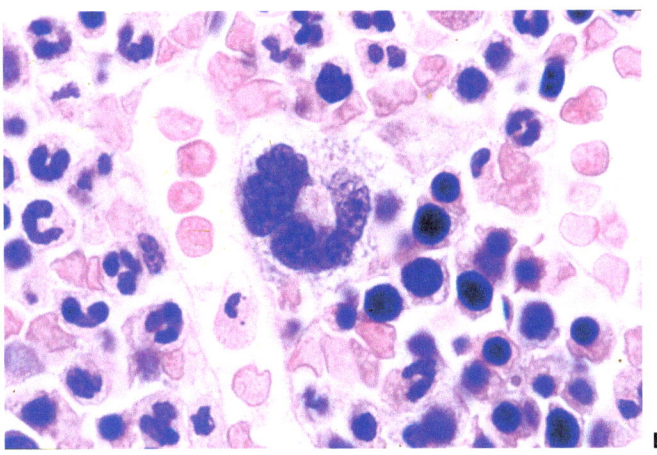

Figura 4-2.

*Plaquetas e megacariócitos. **A**. Plaquetas normais em esfregaço de sangue periférico. **B**. Megacariócito da medula óssea (Leishman). **C**. Megacariócito da medula óssea corado pelo PAS. **D**. Corte de material de medula óssea com megacariócito, células granulocíticas e eritroblastos. HE.*

Quadro 4-3.

Glicoproteínas de membrana plaquetária e respectivas funções

Glicoproteína	Função
GD Ib/IX/V	Receptor de fator von Willebrand
GP Ia/IIa	Receptor de colágeno
GP Ic*/IIa	Receptor de fibronectina
GP Ic/IIa	Receptor de laminina
GP IIb/IIIa	Receptor de fibrinogênio

nos grânulos α, estão ancorados receptores glicoprotéicos (Quadro 4-3), sendo os mais importantes a glicoproteína (GP) Ib/IX/V e a GP IIb/IIIa. A GP IIb/IIIa é a glicoproteína mais abundante na superfície da membrana, sendo também muito abundante nas membranas dos grânulos α. Assim, quando há ativação e secreção plaquetária, a densidade dos receptores GP IIb/IIIa aumenta 30% a 50%. Quando em repouso, a GP IIb/IIIa apresenta baixa afinidade por ligantes solúveis. Entretanto, quando ocorre a ativação plaquetária, a GP IIb/IIIa sofre uma alteração conformacional, aumentando muito a sua capacidade de ligação. O ligante principal da GP IIb/IIIa é o fibrinogênio, mas outros ligantes, como fibrina, fator von Willebrand, vitronectina, fibronectina e trombospondina, também podem se ligar à GP IIb/IIIa. A GP Ib/IX/V é encontrada, praticamente, apenas na superfície plaquetária, sendo o principal receptor para o fator von Willebrand. Assim, a GP Ib/IX/V é a principal responsável pela adesão plaquetária ao subendotélio, embora também esteja envolvida no processo de agregação das plaquetas.

Conforme mencionado, observa-se que as glicoproteínas plaquetárias apresentam localização dinâmica, que varia de acordo com o estado de ativação das plaquetas: quando há ativação plaquetária, a glicoproteína IIb/IIIa passa do interior para a superfície das plaquetas, enquanto a glicoproteína Ib/IX/V faz caminho inverso, do exterior para o interior plaquetário.

A forma discóide das plaquetas é mantida pelo citoesqueleto da membrana, que se localiza imediatamente após a membrana plasmática, e por um anel circunferencial de microtúbulos. O citoesqueleto é formado por actina, espectrina e proteínas associadas, servindo para ancorar a porção citoplasmática dos receptores transmembrana e, também, para transmitir os sinais do interior plaquetário para os sítios receptores de ligantes na superfície plaquetária. Quando ocorre a ativação plaquetária, as proteínas do citoesqueleto, particularmente a actina e a miosina, organizam-se em microfilamentos, fornecendo a força contrátil que promove a mudança da forma plaquetária e a formação dos pseudópodes. Durante a ativação das plaquetas os microtúbulos também se constringem, não apenas contribuindo para a transformação esferóide das plaquetas, mas fazendo com que o grânulos secretórios se localizem no centro da célula e se aproximem dos canais de membrana que se dirigem para a superfície.

Os grânulos α são as organelas mais proeminentes e numerosas das plaquetas, além de serem os principais grânulos secretórios. Os grânulos α contêm fator plaquetário 4, β-tromboglobulina, fator von Willebrand, fibrinogênio, albumina e outras proteínas captadas pelas plaquetas. Tais proteínas são produzidas por síntese endógena ou são internalizadas por processos de endocitose ou pinocitose. Os grânulos densos estão presentes em quantidade muito mais reduzida do que os grânulos α e servem de local de estocagem de moléculas menores, como serotonina, ATP, ADP não metabólico, catecolaminas, cálcio e magnésio. Os lisossomos estão presentes em número muito pequeno, aceitando-se que façam a digestão do coágulo e componentes da matriz vascular como parte do processo de reparação de lesão (Fig. 1-34).

Funções Plaquetárias

As plaquetas desempenham as funções de adesão, agregação, secreção e atividade pró-coagulante.

Quando ocorre uma lesão das células endoteliais, são expostas fibras de colágeno (tipos I e III) e o fator von Willebrand, componentes normais da matriz subendotelial. Isto faz as plaquetas presentes no local sofrerem o processo de adesão, que é a formação de uma camada plaquetária que reveste a superfície lesada. De maneira clássica, a adesão é mediada pelas ligações da GP Ia/IIa e da GP Ib/IX/V ao colágeno e ao fator von Willebrand, respectivamente. Contudo, como as plaquetas vão rolando sobre o tecido exposto, isto faz com que elas sejam ativadas, ocasionando o início das reações de mudança de forma, secreção e ativação da GP IIb/IIIa. Com a ativação da GP IIb/IIIa, esta glicoproteína passa a expressar regiões com capacidade de se ligar a moléculas de adesão que expressam a seqüência Arg-Gly-Asp, como o fibrinogênio e o fator von Willebrand. Assim, a GP/IIb/IIIa ativada, ao se ligar ao fator von Willebrand presente na matriz subendotelial, também participa do processo de adesão plaquetária.

A atividade secretória plaquetária está associada ao processo de mudança da forma das plaquetas, pois, com a contração do citoesqueleto, os grânulos plaquetários se centralizam e fundem as suas membranas com as membranas do sistema canalicular superficial, fazendo com que o conteúdo granular seja secretado para o meio periplaquetário. Com isso haverá maior concentração local de produtos com atividade agonista sobre as

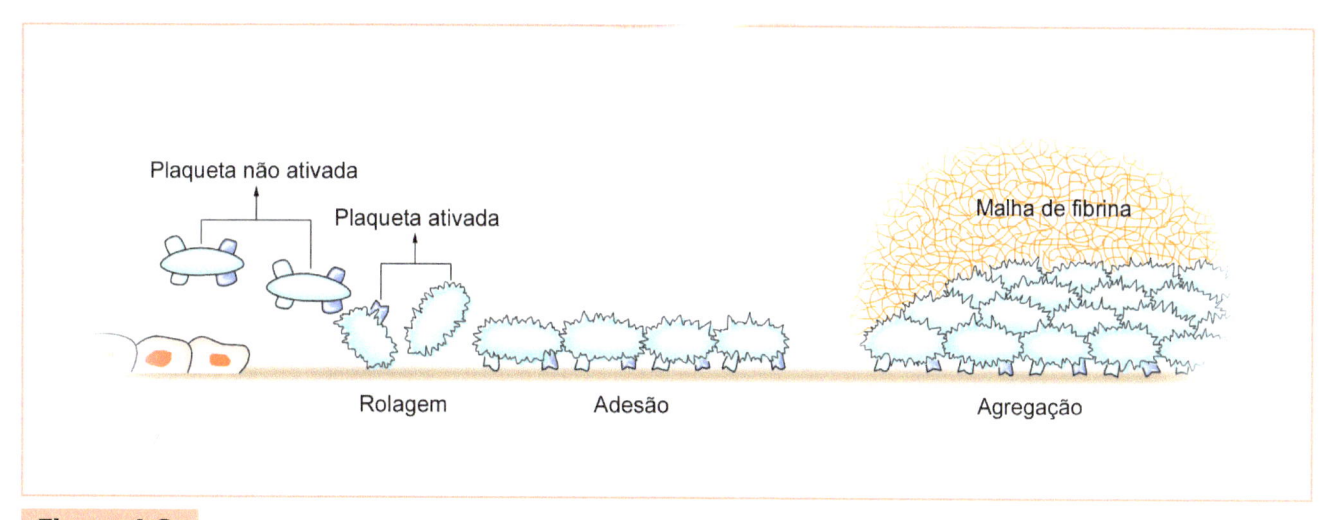

Figura 4-3.

Formação de tampão hemostático: rolagem e ativação das plaquetas, adesão plaquetária, agregação plaquetária e formação da malha de fibrina.

plaquetas (ADP e tromboxano A_2), resultando em um maior número de plaquetas ativadas e envolvidas no processo de formação do tampão ou trombo plaquetário. Para que esse tampão se desenvolva é necessário que haja a interação interplaquetária ou agregação plaquetária. A agregação plaquetária é a ligação de uma plaqueta a outra em um processo no qual há o envolvimento da GP IIb/IIIa, com o fibrinogênio fazendo a função de "ponte" entre duas plaquetas. Todavia, atualmente está bem demonstrado que nos capilares esta "ponte" é realizada sobretudo pelo fator von Willebrand, o que explica a presença dos sangramentos de mucosas quando existe anormalidade quantitativa ou funcional do fator von Willebrand, ou seja, na doença de von Willebrand.

Contudo, o tampão plaquetário assim formado é pouco resistente e duradouro, já que a força do fluxo sangüíneo atuando sobre as plaquetas agregadas é capaz de separá-las, fazendo com que o trombo plaquetário perca a sua função hemostática.

Portanto, para que esse tampão seja resistente, é necessário que a ligação entre as plaquetas seja mais forte. Isto ocorre quando sobre as plaquetas se forma a malha de fibrina, aumentando a força da ligação plaqueta–plaqueta. Para que isso aconteça é necessário que sobre o tampão plaquetário ocorra a seqüência de reações enzimáticas que culmina com a formação dos polímeros de fibrina, possível porque, quando as plaquetas são ativadas, a sua membrana citoplasmática passa a expressar maior carga elétrica negativa, possibilitando a ligação dos fatores da coagulação sobre elas e o desenrolar da "cascata da coagulação". Esta última característica é chamada de atividade pró-coagulante das plaquetas.

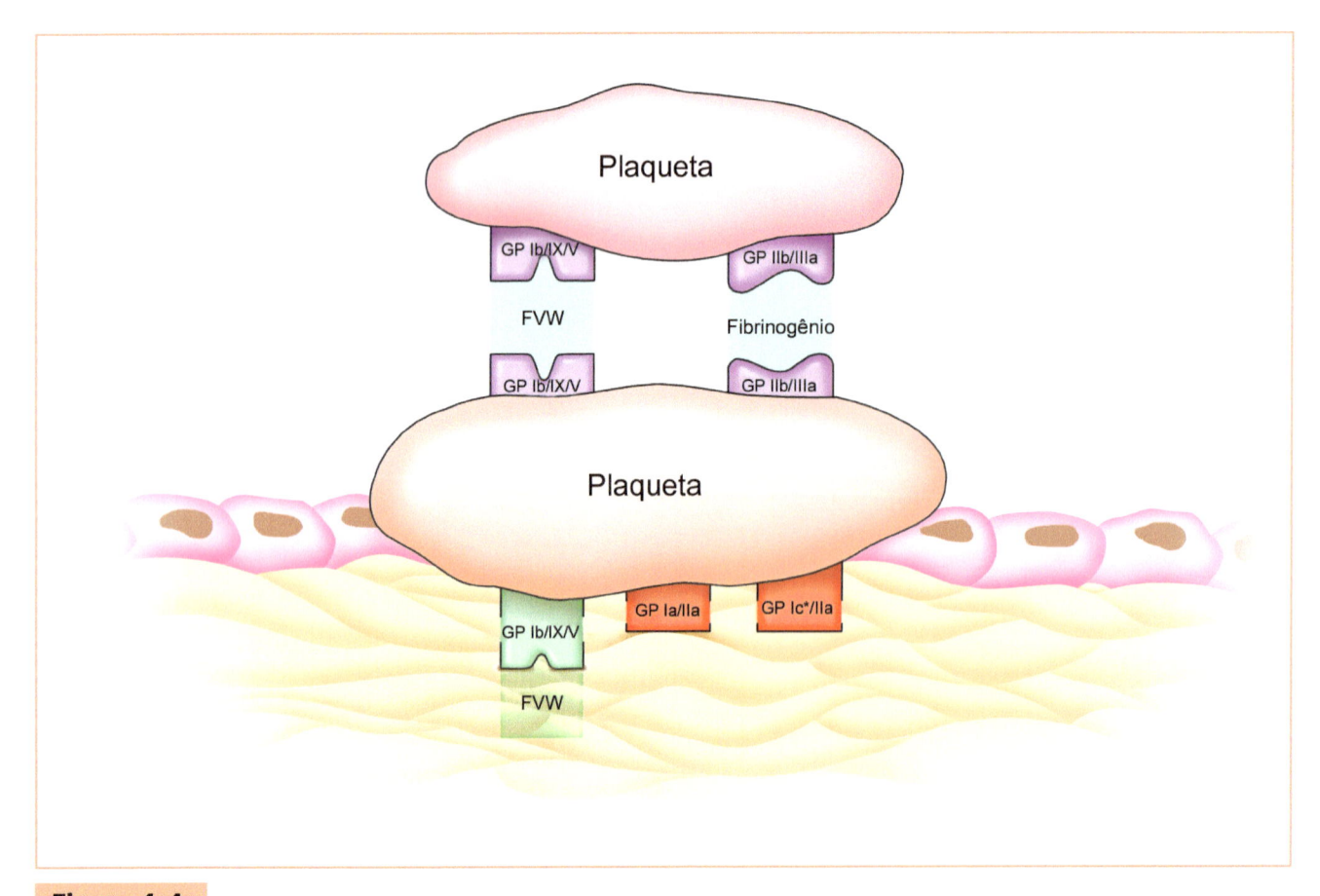

Figura 4-4.

Representação esquemática da adesão e agregação plaquetárias.

Mecanismos Bioquímicos Envolvidos na Função Plaquetária

Vários eventos bioquímicos estão envolvidos nos processos que se iniciam com a ativação plaquetária e progridem para a mudança de forma, agregação, secreção e atividade pró-coagulante das plaquetas.

Os agonistas plaquetários iniciam a ativação das plaquetas ao se ligarem a receptores na membrana plaquetária. Os receptores são específicos para cada agente agonista (ADP, adrenalina, trombina, colágeno, tromboxano A_2) e, em sua maioria, estão ligados a proteínas G. Os receptores apresentam uma porção N-terminal extracelular, vários domínios transmembrana e domínios citoplasmáticos que interagem com as proteínas G específicas.

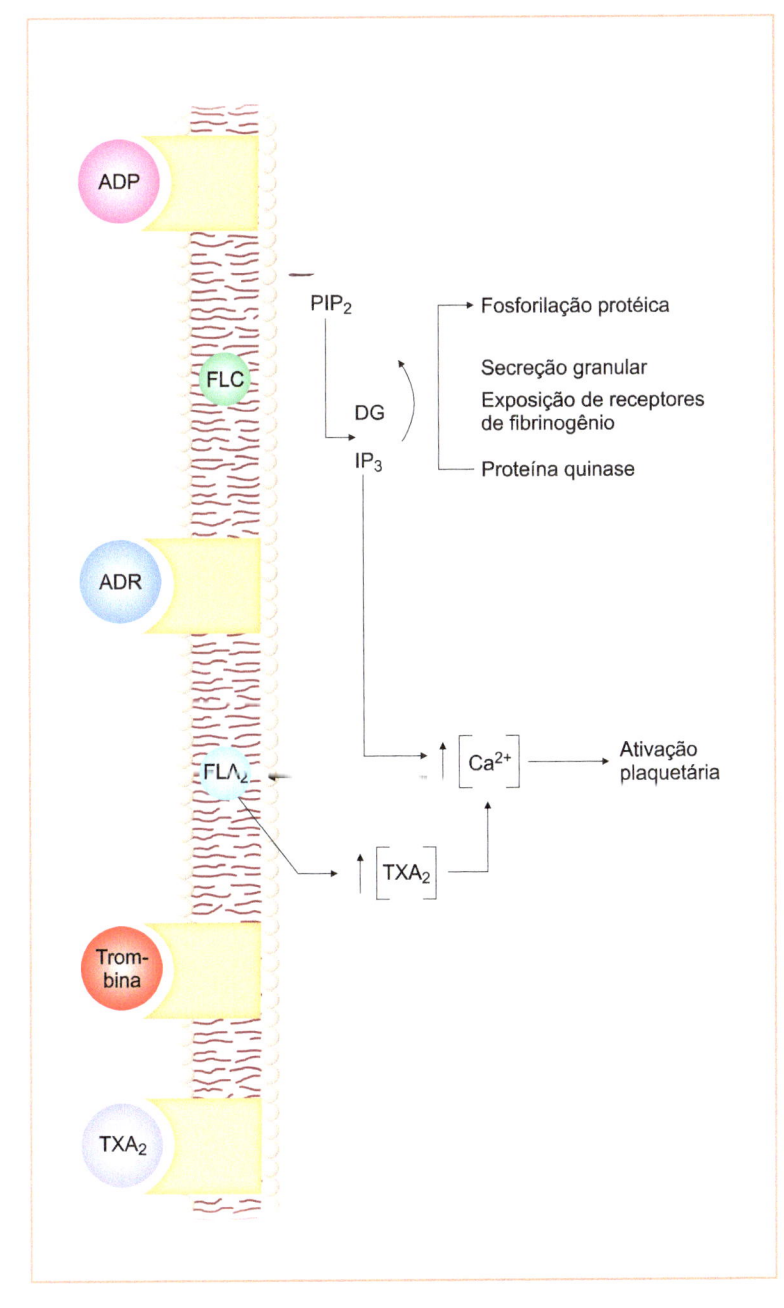

Figura 4-5.

Mecanismos bioquímicos envolvidos na função plaquetária. ADP = difosfato de adenosina; ADR = adrenalina; TXA_2 = tromboxano A_2; PIP_2 = fosfatidilinositol 4,5-bifosfato; DG = diacilglicerol; IP_3 = inositol trifosfato; FLC = fosfolipase C; FLA_2 = fosfolipase A_2.

Após a ligação do agonista ao seu receptor, duas vias metabólicas são desencadeadas: a via que produz a hidrólise dos fosfoinositídeos e a via de síntese dos eicosanóides ou araquidonato.

A via de hidrólise dos fosfoinositídeos tem início com a ativação da fosfolipase C pela proteína $G_q\alpha$ e proteína $C\beta\gamma$. A fosfolipase C ativada irá hidrolisar o fosfatidilinositol 4, 5-bifosfato (PIP_2 ou PI 4, 5-P_2), resultando na produção do diacilglicerol (DG) e inositol 1, 4, 5-trifosfato (1, 4, 5 IP_3). O DG ativará a proteinoquinase e contribuirá para fosforilação protéica, secreção granular e exposição de receptores de fibrinogênio. O 1, 4, 5 IP_3 irá se ligar a receptores no sistema tubular denso, promovendo a liberação de íons Ca^{2+}.

O aumento transitório dos íons Ca^{2+} no citosol plaquetário faz com que eles tenham ação de segundos-mensageiros, promovendo a ativação da fosfolipase A_2, a qual atuará sobre os fosfolípides da membrana celular (fosfatidilserina e fosfatidilcolina), liberando o araquidonato, metabolizado na via da ciclooxigenase (COX-1), formando o tromboxano A_2 (TXA_2). O aumento da concentração dos íons Ca^{2+} ativa também outras enzimas, dentre elas a quinase que fosforila a cadeia leve da miosina e as calpaínas I e II. A miosina com a cadeia leve fosforilada apresentará maior interação com a actina. Dessa forma, o aumento transitório da concentração dos íons Ca^{2+} relaciona-se com a mudança de forma e atividade secretória das plaquetas.

Embora a ativação plaquetária tenha um papel fundamental na resposta normal à lesão vascular, a ativação não apropriada pode causar uma lesão irrecuperável. Por isso existem vários processos que se contrapõem à ativação plaquetária, incluindo: (a) minimização do contato das plaquetas com os agentes agonistas; (b) resposta plaquetária limitada aos agonistas; (c) receptores plaquetários com duração limitada da sua atividade; (d) retroalimentação negativa durante o processo de ativação plaquetária.

Os agentes que elevam a concentração intraplaquetária do AMP cíclico inibem a ativação plaquetária, uma vez que níveis elevados de AMPc reduzem a ligação aos agonistas, prejudicam a hidrólise dos fosfoinositídeos, aumentam a captação dos íons Ca^{2+} pelo sistema tubular denso e não permitem que as concentrações de Ca^{2+} sejam tão elevadas em resposta à ação dos agonistas plaquetários. Os receptores plaquetários ligados às proteínas G são rapidamente dessensibilizados após ativados, limitando os que permanecem no estado ativo, de modo a reduzir ou impedir uma segunda resposta desencadeada pelo mesmo agonista. Essa dessensibilização usualmente decorre da fosforilação de resíduos citoplasmáticos do receptor, executada por *quinases de receptores ligados à proteína G*.

MECANISMOS DE COAGULAÇÃO E DE FIBRINÓLISE

O sistema de coagulação é uma seqüência de reações enzimáticas que converte um grupo de pró-enzimas plasmáticas nas suas formas ativas. A enzima final deste processo é a trombina, que transforma o fibrinogênio solúvel em polímeros insolúveis de fibrina, os quais, ao se formarem sobre o tampão plaquetário, tornam-no mais resistente e, portanto, duradouro.

Há 40 anos o processo de coagulação foi descrito como uma série de reações em que o produto derivado de uma reação fornece a protease essencial para a reação subseqüente. Dessa observação, derivou o conceito de "cascata" da coagulação. A trombina é a enzima-chave desse sistema, apresentando várias importantes funções biológicas, das quais

Quadro 4-4.

Proteínas do sistema de coagulação

Fator	Concentração plasmática (nM)	Meia-vida (dias)
Fibrinogênio	7.000	3-5
II	1.400	2,5
V	20	0,5
VII	10	0,25
VIII	0,7	0,3-0,5
IX	90	1
X	1,25	170
XI	2,5-3,3	30
XIII	30	9-10
Proteína C	60	0,25
Proteína S	300	1,75
Antitrombina	470	2,5-4

se destacam a ativação plaquetária, a conversão do fibrinogênio em fibrina e os mecanismos de retroalimentação de amplificação da coagulação.

Os fatores da coagulação (Quadro 4-4) são glicoproteínas com peso molecular superior a 40.000 daltons, sendo a maior parte deles produzida pelo fígado. Os fatores da coagulação podem ser classificados em vários grupos, de acordo com as suas funções: (a) os fatores XII, XI, pré-calicreína, X, IX, VII e protrombina são zimogênios de serinoproteases convertidos em enzimas ativas durante a coagulação; (b) os fatores VIII, V e cininogênio de alto peso molecular devem ser ativados ou modificados para atuarem como co-fatores; (c) os fatores II, VII, IX e X são chamados de fatores vitamina K-dependentes, uma vez que necessitam desta vitamina para apresentarem função completa, decorrente da presença de resíduos de ácido γ-carboxiglutâmico.

Alguns aspectos dos mecanismos de coagulação devem ser destacados:

- Em condições normais, o sistema de coagulação predomina no sentido da anticoagulação.

- As concentrações plasmáticas das várias proteínas da coagulação relacionam-se com os seus papéis específicos, sendo que os fatores envolvidos nas fases iniciais da coagulação circulam em concentrações menores do que os fatores envolvidos nas fases posteriores, o que é consistente com um sistema que se organizou em múltiplas reações e com potencial de amplificação. Somente como exemplo dessa atividade amplificadora, sabe-se que 32 unidades do fator Xa resultam na geração de 1.600 unidades de trombina.

- O iniciador fisiológico da coagulação é o fator tecidual, que pode entrar em contato com o sangue no local de lesão vascular ou mediante sua expressão por células ativadas, como monócitos.

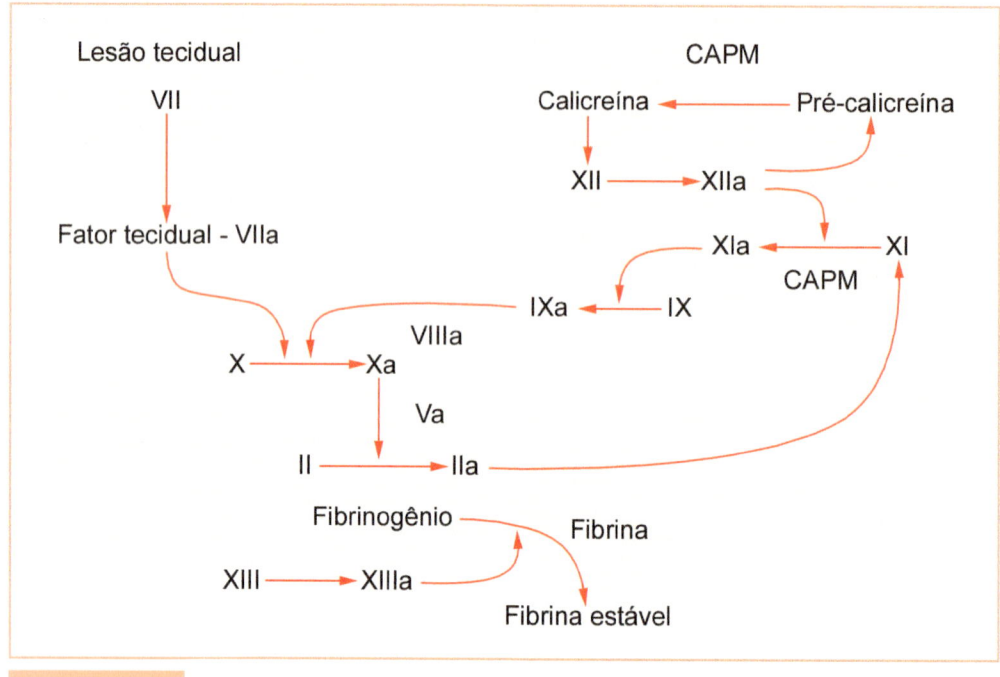

Figura 4-6.

Esquema da cascata clássica da coagulação (CAPM = cininogênio de alto peso molecular).

- A organização dos complexos enzima–co-fator sobre uma superfície fosfolipídica carregada negativamente aumenta a concentração local dos componentes da coagulação e se contrapõe à regulação pelos mecanismos anticoagulantes.

Nos estudos iniciais, foram descritos dois tipos de iniciadores da coagulação *in vitro*. A reação poderia começar com a presença de cálcio, fosfolípides e uma superfície insolúvel com carga elétrica negativa. Este processo foi denominado de *via intrínseca*, uma vez que apenas componentes protéicos originalmente presentes no plasma foram necessários para a expressão da atividade trombínica e geração do coágulo de fibrina. A via intrínseca consiste em um conjunto de proteínas plasmáticas ativadas ao interagir com uma superfície carregada negativamente. Esta via tem início com a formação do fator XIIa que, na presença do cininogênio de alto peso molecular, transforma o fator XI em XIa. O fator XIa, na presença de Ca^{2+}, transforma o fator IX em fator IXa. Este se liga ao seu co-fator (fator VIIIa), na presença de Ca^{2+} e de uma superfície lipídica adequada e ativa o fator X em fator Xa. Tal fator associado ao seu co-fator (fator Va), na presença de Ca^{2+} e de uma superfície lipídica adequada, ativa o fator II (protrombina) em fator IIa (α-trombina).

A outra via de geração da trombina iniciaria quando o cálcio e um extrato de proteína extravascular rico em fosfolípides (fator tecidual) fossem adicionados ao plasma. Em virtude da presença de uma fonte protéica extravascular, esta via foi denominada de *via extrínseca*. O fator VII ao se ligar ao fator tecidual seria transformado em fator VIIa, o qual ativaria o fator X em fator Xa.

A seguir, a seqüência de reações seria a mesma anteriormente descrita, terminando na geração da trombina. Como essas reações poderiam ter início tanto pela via intrínseca como via extrínseca, ela foi chamada de *via final comum*.

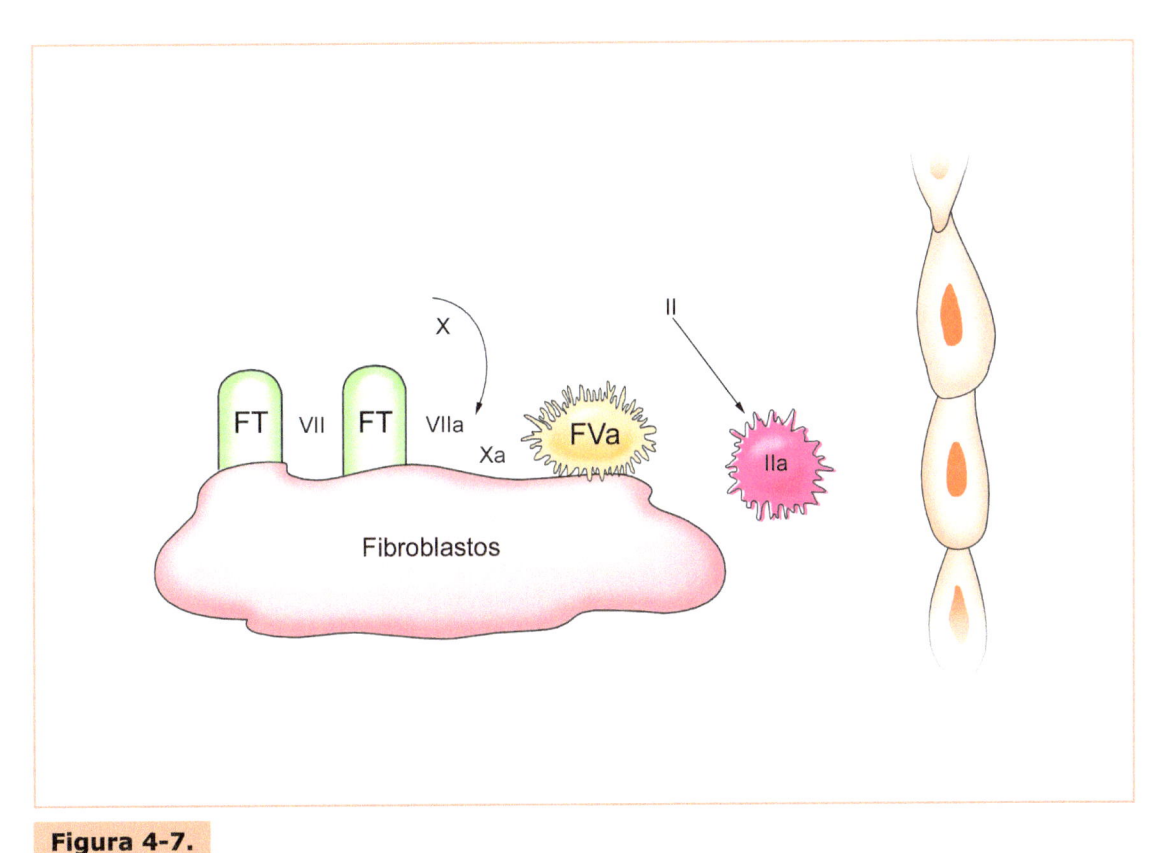

Figura 4-7.

Fase de iniciação da coagulação: formação contínua de trombina no espaço subendotelial íntegro.

Grande parte dos conhecimentos sobre o sistema de coagulação deriva de experimentos artificiais *in vitro* empregando proteínas purificadas e, desse modo, não necessariamente aplicáveis para os eventos que ocorrem *in vivo*. A partir de observações feitas *in vivo* sabe-se, por exemplo, que as deficiências de cininogênio de alto peso molecular, pré-calicreína e fator XII não cursam com manifestações hemorrágicas. Por sua vez, está bem claro que os fatores II, V, VII, VIII, IX e X e o fibrinogênio são essenciais para a hemostasia normal. O fator XI aparentemente teria participação acessória na geração de trombina.

No modelo atual, o fator tecidual é considerado essencial, considerando-se o seu papel na expressão da atividade do fator VIIa, fundamental para a *fase de iniciação* da coagulação. O fator tecidual é uma glicoproteína transmembrana que está presente na superfície de muitas células, as quais normalmente não estão em contato com a circulação. Além disso, o fator tecidual pode ser expresso por monócitos e macrófagos estimulados por endotoxina bacteriana. O fator VII é um fator da coagulação com uma característica peculiar. Uma pequena quantidade dele (1%) circula sob a forma ativada de fator VIIa, ligando-se com muita avidez ao FT exposto. Quando ligado ao fator tecidual, formando o complexo FT-FVIIa, a atividade do fator VIIa aumenta de maneira exponencial, promovendo a ativação dos fatores X e IX. O fator X ativado (FXa) formado, em associação com o fator Va, será capaz de produzir localmente pequenas quantidades de trombina, a qual desempenhará importantes funções na *fase de amplificação* da coagulação. As atividades realizadas pela trombina são: separação do complexo fator von Willebrand–fator VIII com ativação do FVIII; ativação do fator V; ativação do fator XI; ativação das plaquetas. Esta última é de fundamental importância para a continuidade do processo de coagula-

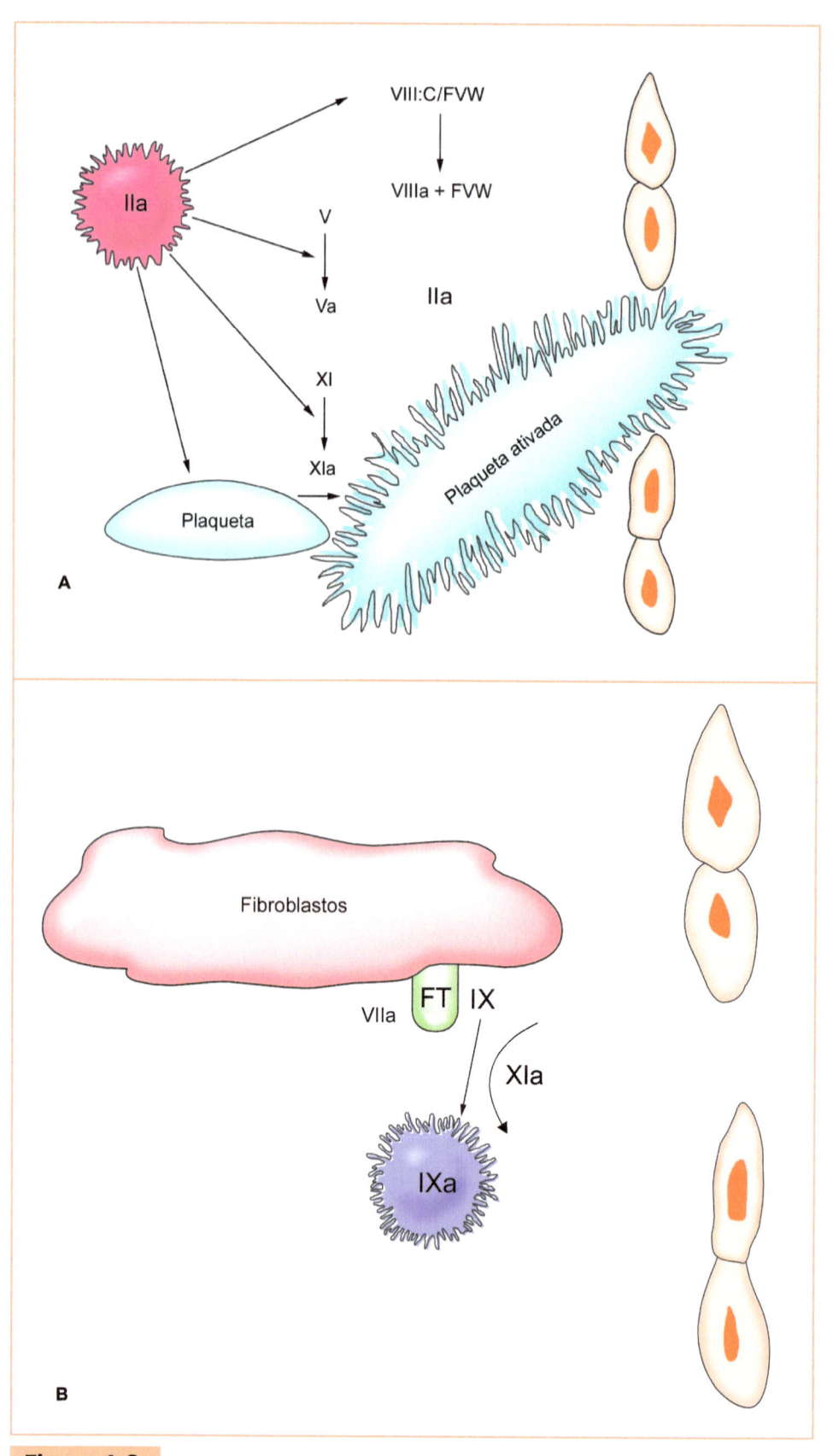

Figura 4-8.

*Fase de amplificação da coagulação: com a lesão da camada endotelial, há migração de fatores da coagulação e de plaquetas para este local. Com isso ocorrerá ativação das plaquetas, do fator VIII, do fator V e do fator XI (**A**) além da ativação do fator IX (**B**).*

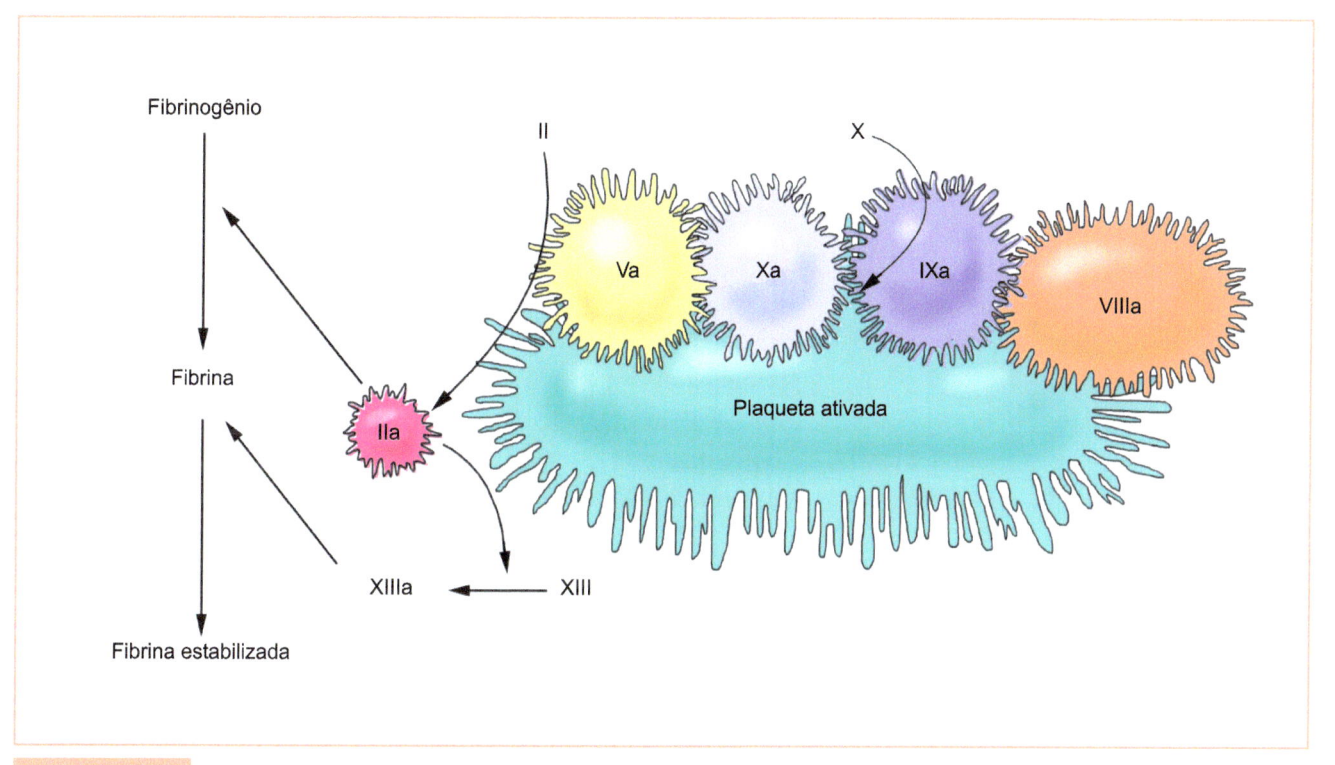

Figura 4-9.

Fase de propagação da coagulação: nesta fase, que ocorre sobre o tampão plaquetário, há geração de elevadas concentrações de trombina, com formação dos polímeros de fibrina.

ção, uma vez que, com a ativação plaquetária, sua membrana citoplasmática apresentará carga elétrica negativa, permitindo que sobre ela se formem complexos enzimáticos pró-coagulantes, responsáveis pela geração de grandes concentrações de trombina.

O primeiro desses complexos é o formado pelo fator IXa e fator VIIIa, denominado de complexo "tenase" por sua capacidade de produzir o fator Xa a partir do fator X. Provavelmente, esse complexo FIXa-FVIIIa terá a maior importância na produção do fator Xa, visto que ele é 50 vezes mais eficiente do que o complexo FT–FVIIa e porque este último complexo terá a sua atividade bloqueada por ação do inibidor da via extrínseca da coagulação (TFPI). O segundo complexo que será formado sequencialmente sobre a membrana plaquetária será o complexo "protrombinase", formado pelo FXa e FVa, que ao agir sobre a protrombina irá causar a geração de grandes concentrações de trombina. Nessa fase, amplificação da coagulação, o fator XIa tem atividade de retroalimentação positiva, já que pode aumentar a velocidade de transformação do FIX em FIXa, realizada pelo complexo FT–FVIIa.

Na *fase de propagação* ocorre um deslocamento do local de geração de trombina, antes sobre a superfície celular que expressava o FT e agora sobre a superfície plaquetária. Por ação do TFPI associado ao FXa, a ativação da coagulação mediada pelo complexo FT-FVIIa é bloqueada e, nessa fase, a trombina será gerada principalmente por ação dos complexos "tenase" e "protrombinase" formados sobre a membrana plaquetária, como mencionado. Por ação da trombina, o fator XIII será ativado, catalisando a formação de ligações químicas entre as fibras de fibrina. A trombina presente em concentrações elevadas nessa fase ativará, ainda, o inibidor da fibrinólise ativado pela trombina (TAFI), que

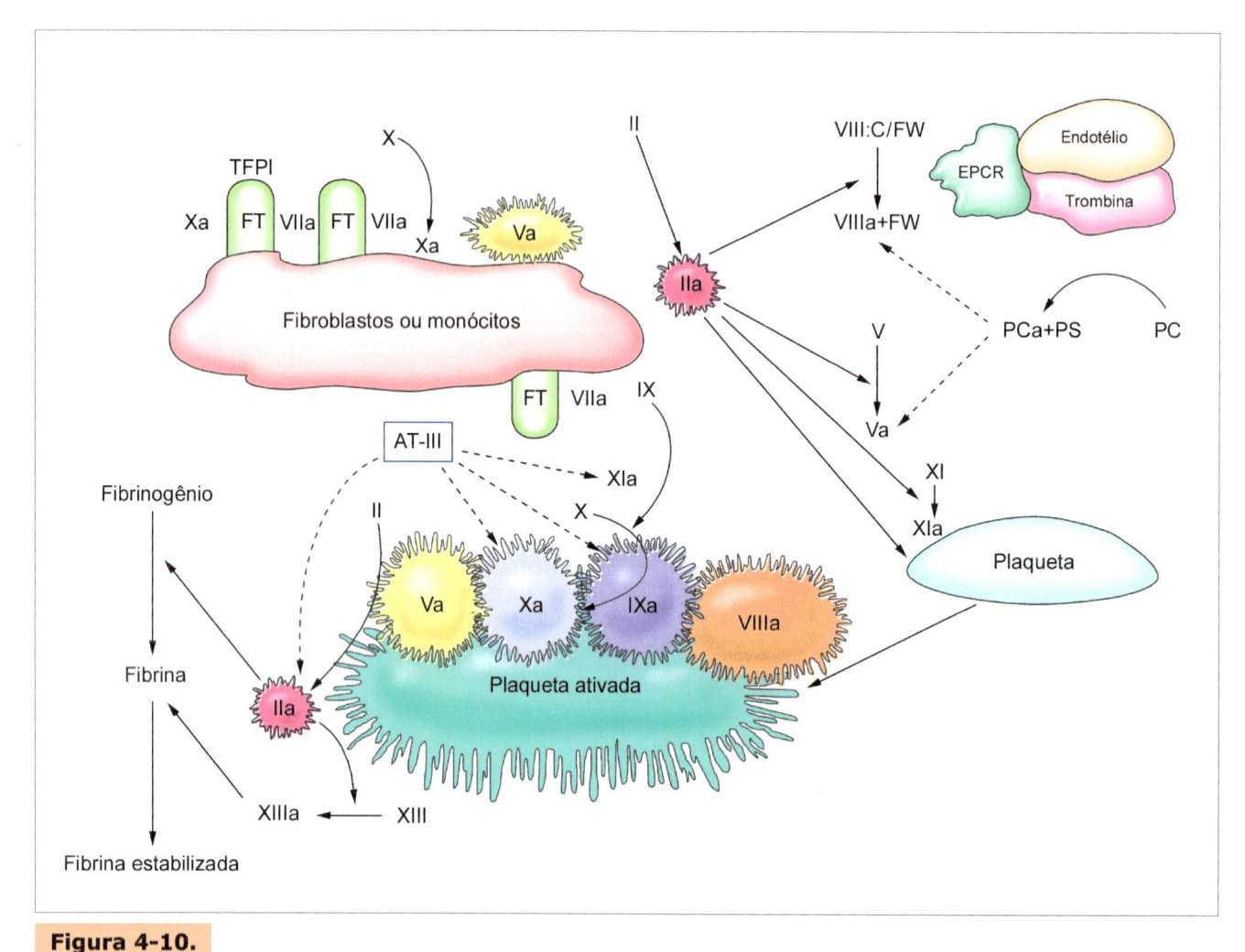

Figura 4-10.

Esquema geral da coagulação (EPCR = receptor endotelial de proteína C).

reduzirá a atividade fibrinolítica, por alterar a interação do plasminogênio com a plasmina. A ação combinada do FXIIIa e TAFI faz com que o coágulo se torne menos permeável e, portanto, mais resistente à fibrinólise. Demonstra-se que o FXIa também é capaz de ativar o TAFI, explicando por que os pacientes com deficiência do fator XI têm maior tendência hemorrágica em locais nos quais a atividade fibrinolítica é elevada.

Além do TFPI, outras enzimas desempenham atividade retroalimentadora negativa sobre os mecanismos de coagulação. A *antitrombina*, anteriormente denominada antitrombina III, é uma glicoproteína que neutraliza a ação das suas enzimas-alvo. Embora essa associação seja reversível, a dissociação ocorre de maneira muito lenta para ter algum significado. A antitrombina neutraliza a trombina por formar complexos 1:1 entre os dois componentes mediante interação entre o sítio arginina ativo da antitrombina e o centro ativo serina da trombina. Na ausência de heparina, a formação desses complexos ocorre numa taxa relativamente lenta. No entanto, quando a heparina se liga a resíduos lisil da antitrombina, ocorre uma modificação alostérica na antitrombina, que a torna mais disponível para interagir com a trombina e com outros fatores da coagulação, como FIXa, FXa e FXIIa. Quantidades mínimas de heparina catalisam a interação de grandes quantidades do fator da coagulação e a antitrombina. Isto porque a neutralização do fator da coagulação pelo complexo heparina–antitrombina produz a separação da heparina da antitrombina, permitindo que ela se ligue a outras moléculas de antitrombina. Por sua vez, a heparina é um glicosaminoglicano sulfatado presente dentro dos mastócitos, que, por se localizarem abaixo da camada endotelial, estão distribuídos por vários órgãos, como fígado, coração, pulmões, rins e intestino. Um outro tipo de proteoglicano seme-lhante à heparina é o heparan sulfato. Este proteoglicano é sintetizado pelas células endo-teliais, localizando-se, contudo, na superfície celular ou na matriz celular. Tanto quanto a heparina, o heparan sulfato potencializa a ligação da antitrombina com os fatores da coa-gulação.

A proteína C (PC) é uma glicoproteína plasmática vitamina K-dependente produzi-da pelo fígado com propriedades anticoagulantes. A sua forma ativada (proteína C ativa-da – PCa) apresenta especificidade para substratos sintéticos contendo resíduos de arginina, fator VIIIa e fator Va. A proteína S (PS) também é uma glicoproteína vitamina K-dependente sintetizada pelos hepatócitos, pelas células endoteliais e pelos megacarió-citos. Sobre a membrana citoplasmática das plaquetas e das células endoteliais, a PCa for-ma complexos com a PS, catalisando a inativação dos fatores VIIIa e Va.

Cerca de 60% da PS encontra-se reversivelmente ligada à proteína que liga a fração C4b do complemento (C4bP) e 40% está sob a forma livre, a única com atividade de co-fator para a PCa. A proteína S complexada com a C4bP mantém sua capacidade de se ligar à PCa, portanto inibindo competitivamente a atividade anticoagulante da PS livre. A trombina é a única serinoprotease que converte de maneira significativa a PC em PCa. Contudo, para que essa ativação ocorra de maneira adequada é necessário que a trombi-na esteja ligada a um receptor de membrana denominado trombomodulina. Além disso, ao se ligar à trombomodulina, a trombina reduz sua capacidade de ativar o fator V, de atuar sobre o fibrinogênio e de ativar as plaquetas. Conforme mencionado, a PCa promo-ve a proteólise limitada dos fatores Va e VIIIa, dessa maneira, suprimindo a ativação da protrombina pelo complexo FXa–FVa, sobre a superfície plaquetária, e modulando a ge-

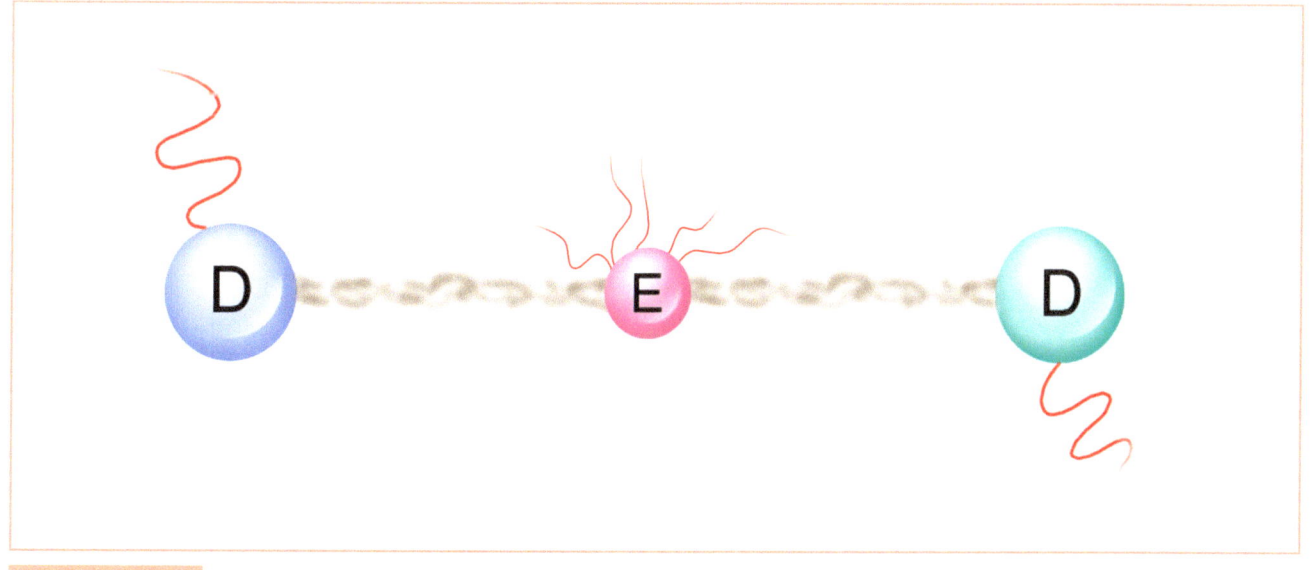

Figura 4-11.

Representação esquemática da molécula de fibrinogênio.

ração do fator Xa, mediada pelo complexo FIXa-FVIIIa. A proteína S teria participação nessa atividade anticoagulante ao aumentar a ligação da PCa às membranas celulares.

O fibrinogênio é uma molécula composta por três pares de cadeias polipeptídicas diferentes, que possui dois domínios bilobulados terminais (domínios D), mantidos alinhados com um domínio central, menor (domínio E). Esta região central é dimérica e contém aminoácidos terminais de todas as seis cadeias polipeptídicas. As cadeias são designadas como $A\alpha$, $B\beta$, e γ.

Cada monômero de fibrina possui sítios específicos de polimerização no domínio central E, normalmente recobertos pelos fibrinopeptídeos A e B. Quando esses fibrinopeptídeos são liberados, por ação proteolítica limitada da trombina, expõem-se regiões carregadas positivamente. Estas regiões, ao se ligarem, de maneira complementar, com locais com carga elétrica negativa nos domínios D de moléculas vizinhas, dão início à formação dos polímeros de fibrina, que podem "crescer" em qualquer direção do monômero inicial. Em uma etapa seguinte, por ação do fator XIIIa e de íons Ca^{2+}, as ligações entre os monômeros de fibrina se tornam covalentes. Isto porque o fator XIIIa catalisa a formação de pontes intermoleculares γ-glutamil-ε-lisina entre moléculas adjacentes de fibrina. O crescimento longitudinal de polímeros de fibrina baseia-se em ligações covalentes secundárias de cadeias γ adjacentes, mas o crescimento lateral, que torna as fibras mais espessas, ocorre por ligações entre cadeias α. Cada cadeia α pode se ligar, no mínimo, a duas outras cadeias α, com formações poliméricas múltiplas que aumentam a rigidez do coágulo.

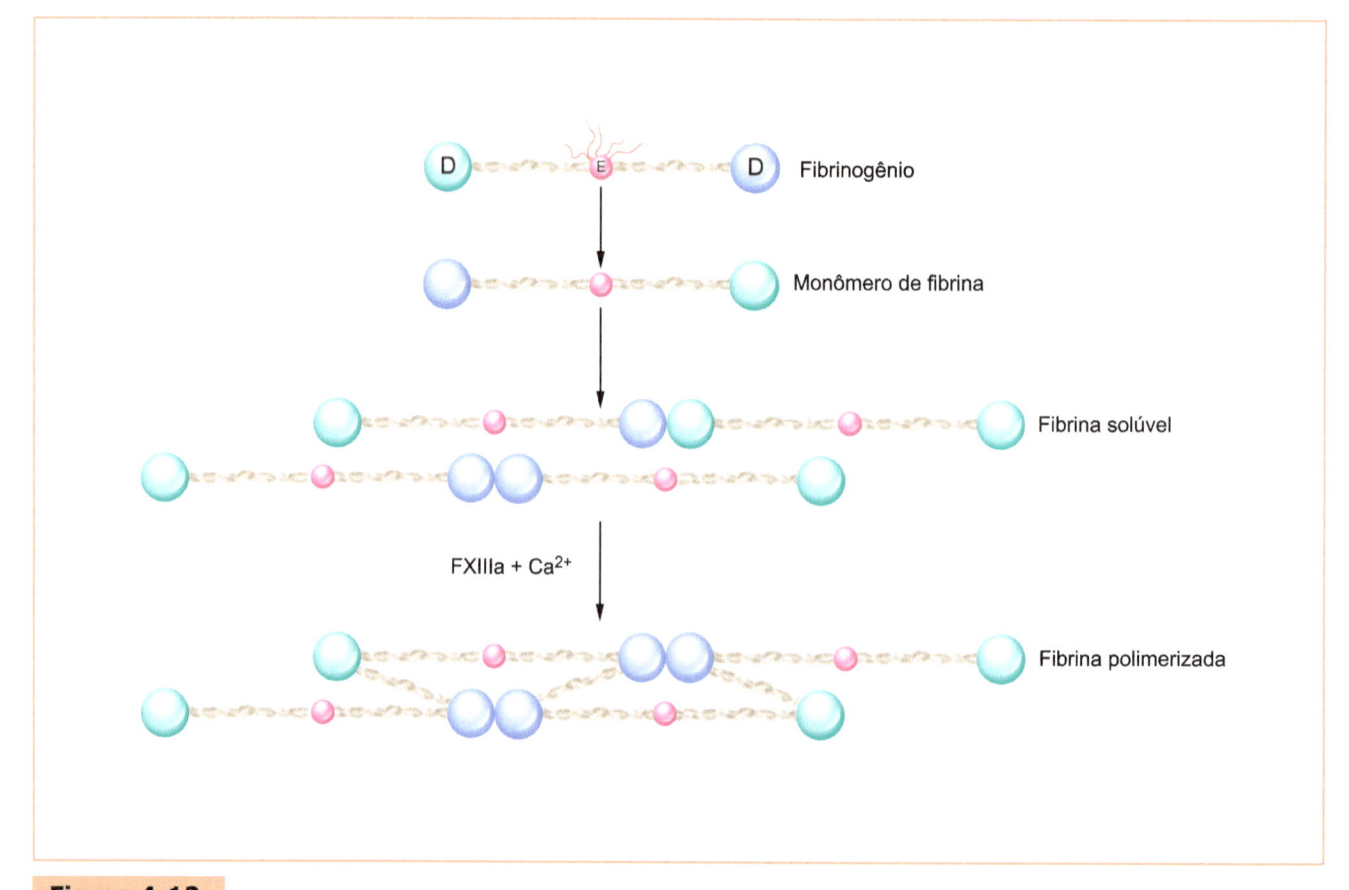

Figura 4-12.

Polimerização da fibrina: representação esquemática.

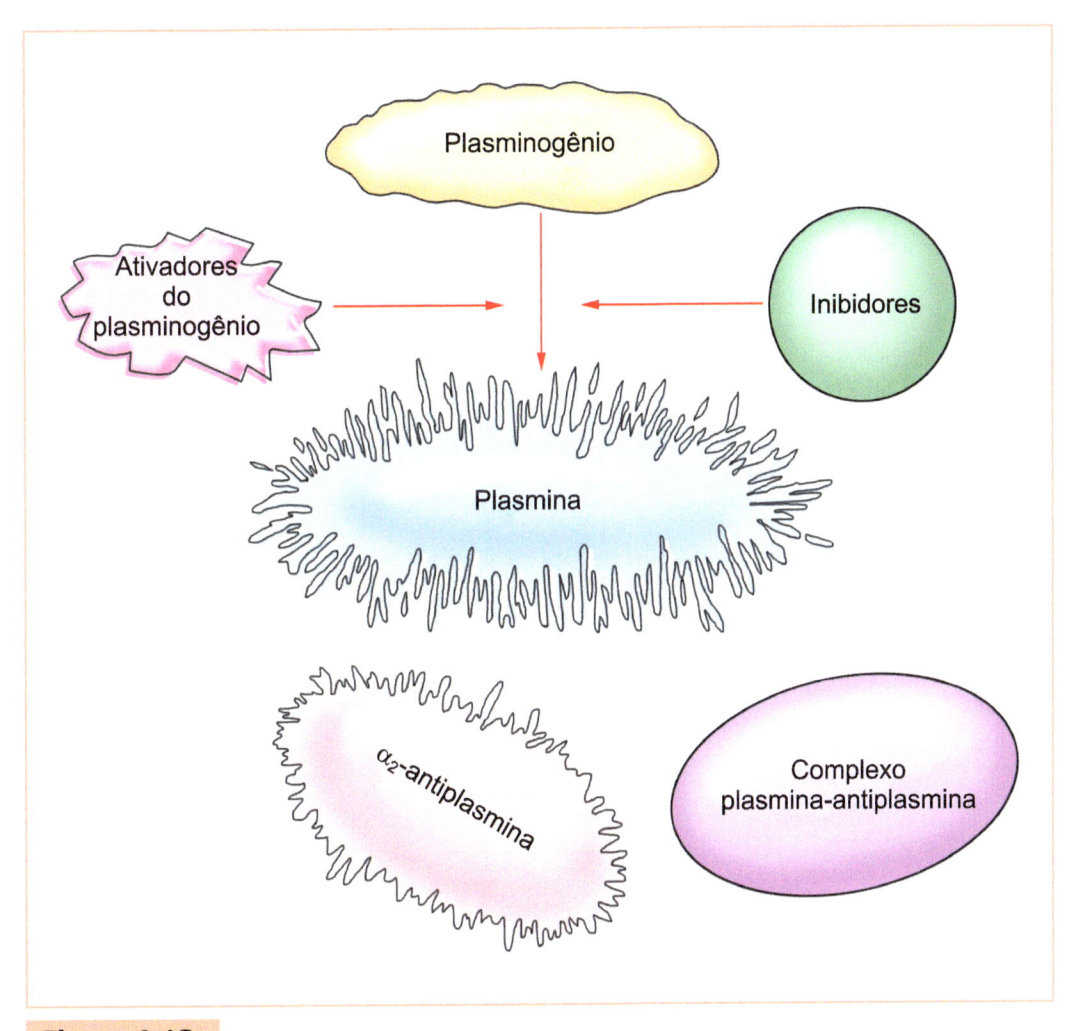

Figura 4-13.

Sistema fibrinolítico.

A fibrinólise é o mecanismo final que se contrapõe ao processo de coagulação. A dissolução ou solubilização do coágulo de fibrina no momento adequado é fundamental no processo de cicatrização da lesão. A fibrinólise é iniciada pelos ativadores do plasminogênio, que convertem o plasminogênio na enzima ativa, a plasmina, com ação fibrinolítica. Os ativadores do plasminogênio presentes na maioria dos tecidos normais e neoplásicos são dois: o ativador tecidual do plasminogênio (t-PA) e o ativador tipo uroquinase do plasminogênio (u-PA).

O t-PA é produzido pelas células endoteliais, sendo liberado após estimulação celular pela trombina. Após sua liberação, ele se liga à fibrina, na qual também está ligado o plasminogênio. Assim, a fibrina atua como importante co-fator que permite a ativação eficiente do plasminogênio em plasmina. A plasmina cliva a fibrina e/ou o fibrinogênio, gerando os produtos de degradação da fibrina/fibrinogênio, que inibem a ação da trombina e a polimerização da fibrina. A plasmina ainda exerce um efeito de retroalimentação positiva ao clivar um peptídeo da região N-terminal do glu-plasminogênio nativo, convertendo-o em lys-plasminogênio, que é mais sensível à ativação. O u-PA é produzido por vários tipos celulares, incluindo o endotélio, com atuação nos tecidos, onde tem importante função de degradação da matriz extracelular, permitindo a migração celular.

A ativação do plasminogênio pode, ainda, ocorrer por ação do sistema de contato, quando o cininogênio de alto peso molecular é ativado, liberando bradicinina, que aumenta a liberação do t-PA. Ainda quanto ao sistema de contato, sabe-se que a calicreína ativa a pró-uroquinase em uroquinase.

O sistema fibrinolítico está sujeito a múltiplos sistemas regulatórios. A α_2-antiplasmina é o inibidor direto da plasmina, além de interferir com a adsorção do plasminogênio à fibrina e de se ligar às cadeias A da fibrina durante a formação do coágulo. A α_2-macroglobulina é um inibidor de muitos componentes do sistema fibrinolítico, porém inibe de maneira mais lenta plasmina, calicreína, t-PA e u-PA. O inibidor do plasminogênio do tipo 1 (PAI-1) é o principal inibidor do t-PA e do u-PA, sendo produzido principalmente pelas células endoteliais e adipócitos, além dos megacariócitos. O TAFI reduz a fibrinólise por remover resíduos de lisina da fibrina que são críticos para a ligação do plasminogênio.

Na ausência da fibrina, o t-PA é um ativador fraco do plasminogênio. Entretanto, assim que ocorre a formação das fibras de fibrina, o t-PA e o plasminogênio se ligam a elas. Ao se formar esse complexo ternário, a atividade catalítica do t-PA sobre o plasminogênio aumenta muito, resultando na produção da plasmina, que inicia a proteólise da fibrina a partir da porção C-terminal da cadeia α. A fibrina parcialmente digerida apresenta maior capacidade de ligação ao glu-plasminogênio, ao qual se liga o u-PA, promovendo a sua ativação. Quando ocorre uma lesão endotelial, a ativação local do sistema de contato faz

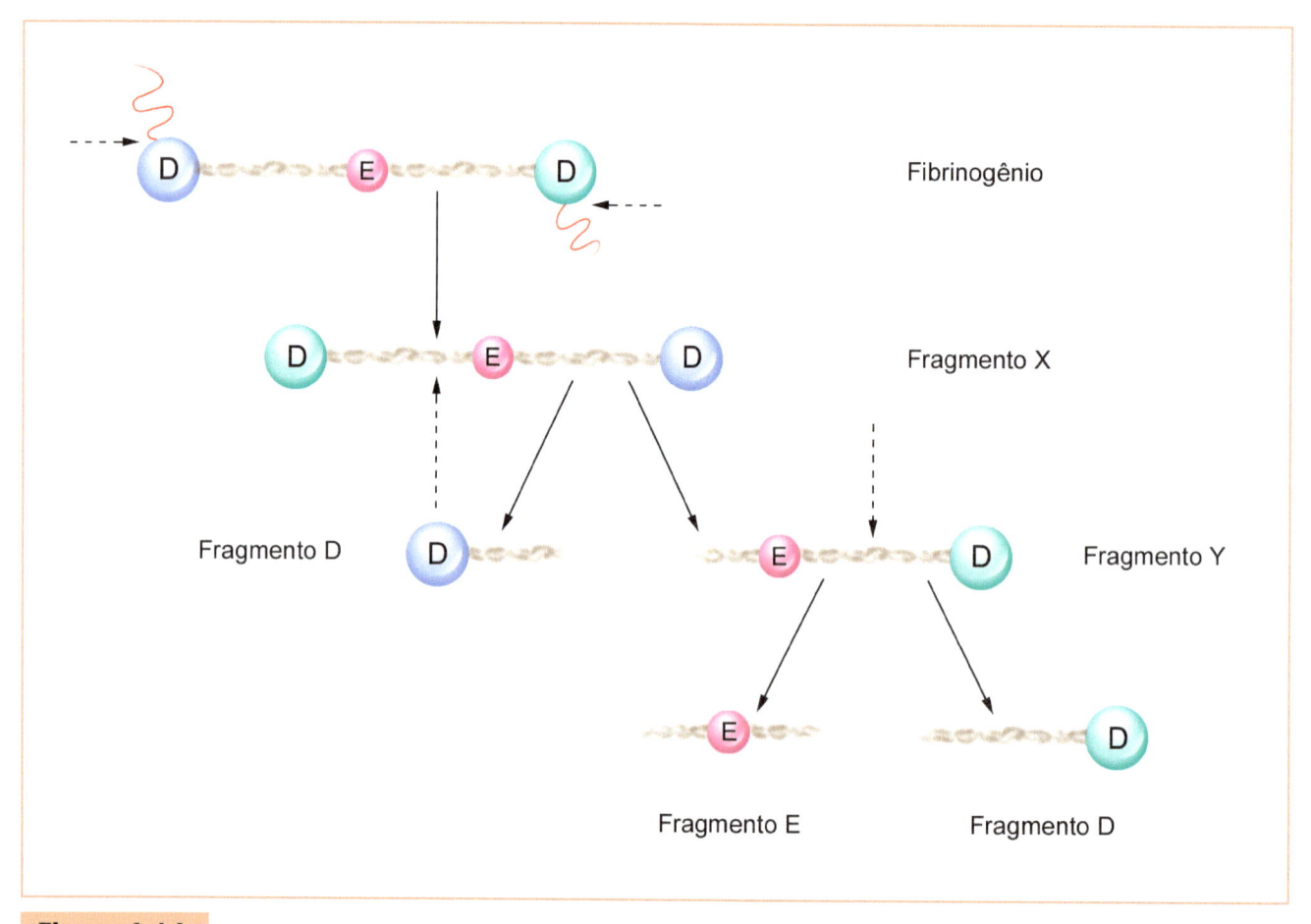

Figura 4-14.

Fibrinogenólise: representação esquemática da lise do fibrinogênio pela plasmina.

com que a fibrinólise seja ativada por ação não só da calicreína, como também do fator XIIa. Dessa maneira, cada reação produz novos eventos, todos aumentando a eficiência da fibrinólise e, ao mesmo tempo, restringindo o processo aos locais em que houve a formação da fibrina. A plasmina que se encontra ligada à fibrina é parcialmente protegida da ação da α_2-antiplasmina, permitindo que a fibrinólise aconteça na superfície do coágulo. Todavia, assim que a plasmina retorna à circulação, ela é imediatamente inativada pela α_2-antiplasmina. Dois tipos de receptores desempenham, ainda, importantes papéis na regulação do sistema fibrinolítico: *receptores de ativação* localizam os ativadores do plasminogênio sobre as superfícies celulares e *receptores de depuração* removem continuamente os ativadores livres e os complexos ativadores–inibidores da circulação.

Em condições fisiológicas, por efeito de mecanismos plasmáticos que impedem a proteólise de proteínas circulantes, a ação da plasmina se restringe aos locais onde houve deposição de fibrina. Contudo, sob condições patológicas, pode haver plasminemia sistêmica, resultando na degradação de proteínas plasmáticas, especialmente o fibrinogênio. A plasmina apresenta afinidade para a hidrólise de ligações lisil e arginil, embora apenas cerca de 15% dos resíduos lisina e arginina do fibrinogênio sejam clivados.

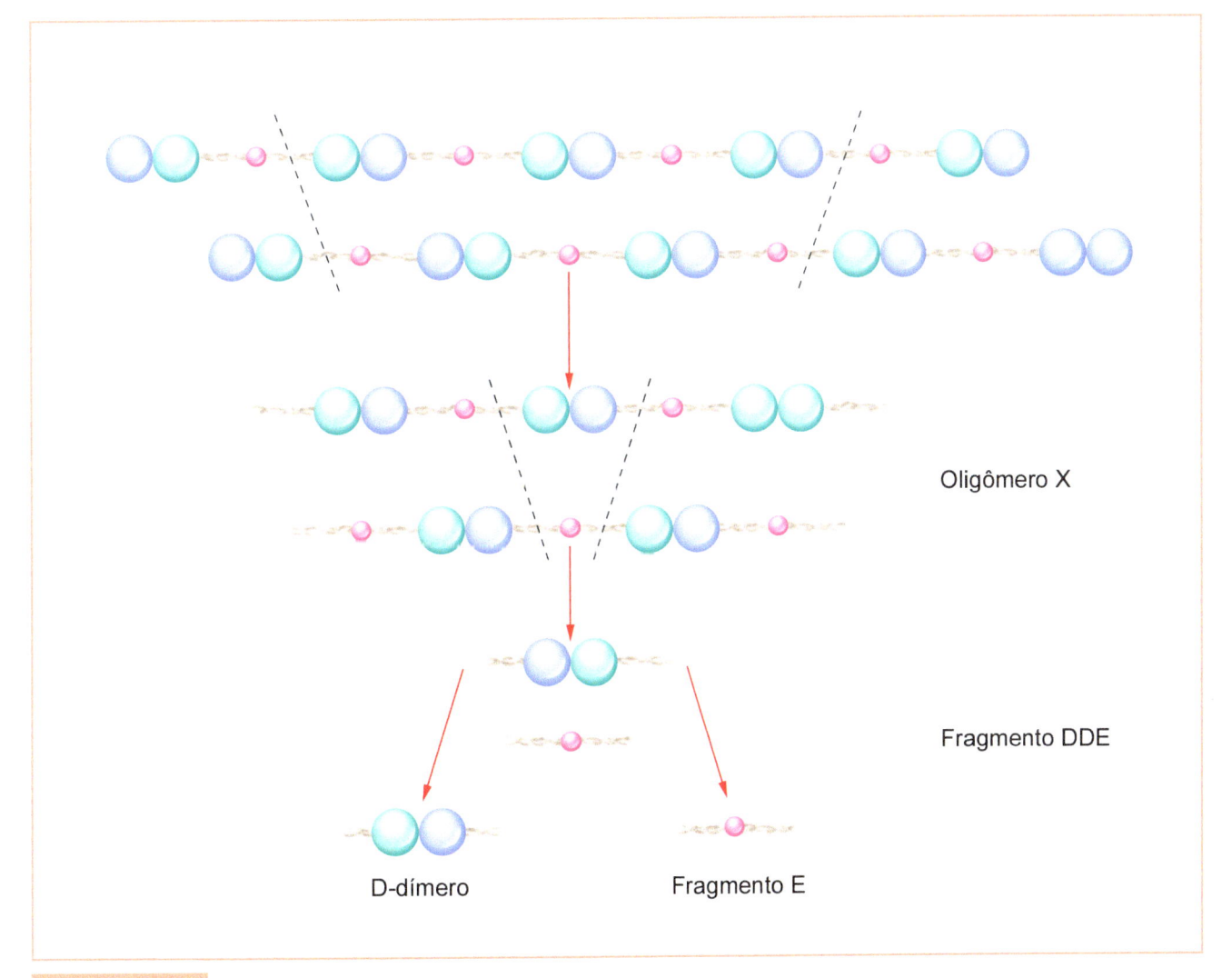

Oligômero X

Fragmento DDE

D-dímero

Fragmento E

Figura 4-15.

Fibrinólise: representação esquemática da lise da fibrina estabilizada.

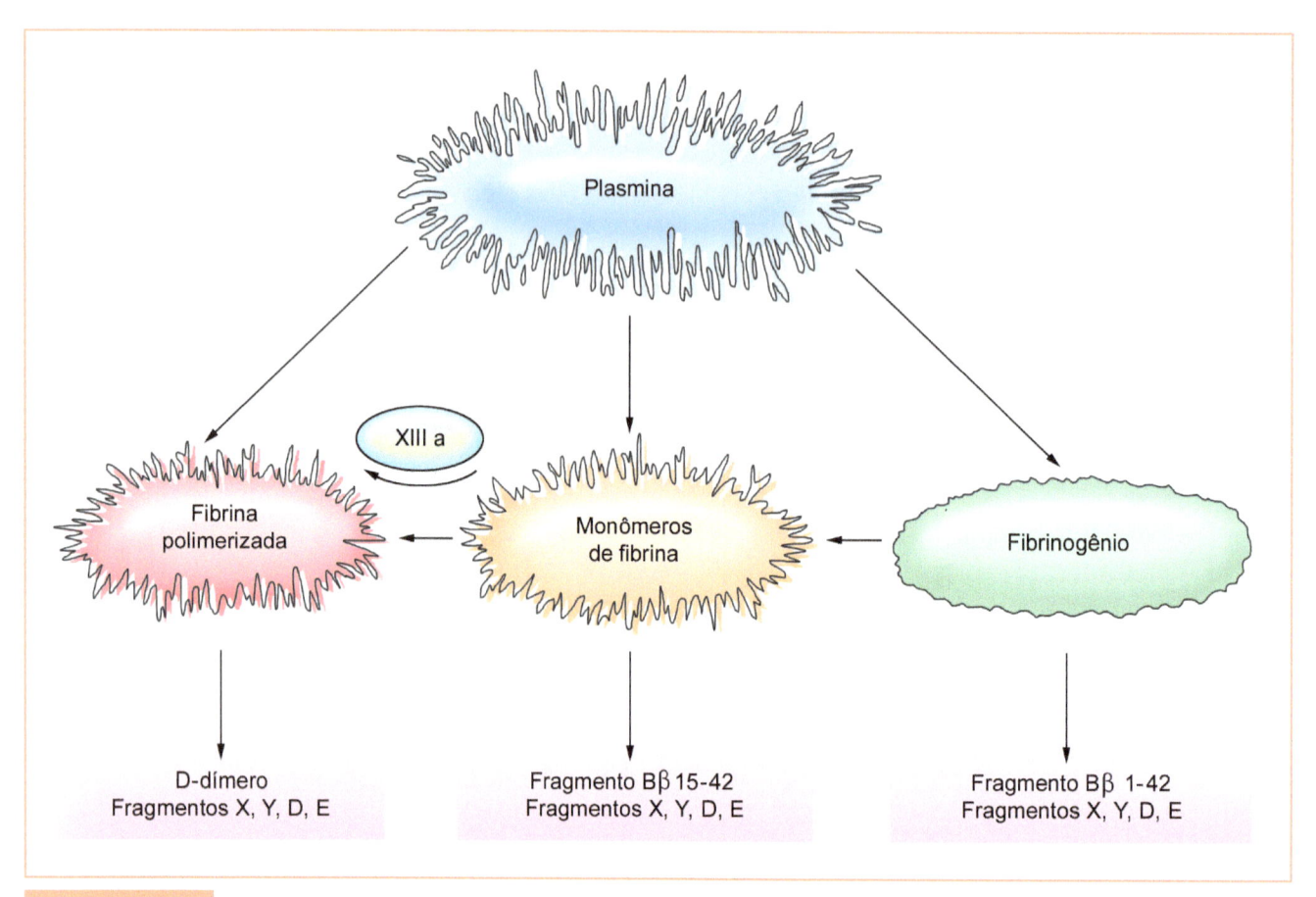

Figura 4-16.

Representação esquemática da ação da plasmina sobre o fibrinogênio, monômeros de fibrina e fibrina polimerizada, com geração dos diferentes produtos de degradação do fibrinogênio/fibrina.

A clivagem inicial do fibrinogênio remove o apêndice carboxi-terminal da cadeia Aα e um peptídeo da porção N-terminal Bβ, convertendo o fibrinogênio em fragmento X. Na etapa seguinte, o fragmento X é clivado de maneira assimétrica nos fragmentos D, que correspondem às porções carboxi-terminais das três cadeias, e Y, compostos pelos domínio D associado ao domínio central E. A clivagem subseqüente do fragmento Y produz os fragmentos D e E.

A degradação da fibrina que não sofreu ação do fator XIIIa é idêntica à do fibrinogênio. Por outro lado, embora os locais de ação da plasmina e a seqüência da clivagem proteolítica sejam similares em todos os substratos, a proteólise da fibrina polimerizada é mais lenta e, devido à presença de ligações intermoleculares produzidas pela ação do fator XIIIa, os produtos derivados são diferentes daqueles originados da ação da plasmina sobre a fibrina não polimerizada e do fibrinogênio. Uma variedade de produtos de degradação é produzida e a proteína inicialmente liberada apresenta estrutura constante, independentemente do tamanho do coágulo ou do tempo de exposição da fibrina à plasmina. O menor desses fragmentos gerados é o complexo DD/E, constituído por dois fragmentos D, ligados por ligações γ-γ, unidos a um fragmento E, por meio de ligações não-covalentes. Esses derivados ligados não-covalentemente representam uma série de complexos progressivamente maiores, que se originam de pedaços mais longos da fibrina formada por duas fibras.

Referências Fundamentais

1. Abrams CS, Brass LF. Platelet signal transduction. *In*: Colman RW, Hirsh J, Marder VJ, Clowes AW, George JN (eds.). *Hemostasis and Thrombosis*. Basic Principles and Clinical Practive. 4 ed., Philadelphia: Lippincott, 2001: 541-55.

2. Bachmann F. Plasminogen-plasmin enzyme system. *In*: Colman RW, Hirsh J, Marder VJ, Clowes AW, George JN (eds.). *Hemostasis and Thrombosis*. Basic Principles and Clinical Practive.4 ed., Philadelphia: Lippincott, 2001: 275-320.

3. Bauer KA, Rosenberg RD. Control of coagulation reactions. *In*: Beutler E, Lichtman MA, Coller BS, Kipps TJ (eds.). *Hematology*. 5 ed., New York: McGraw-Hill, 1995: 1.239-1.251.

4. Francis CW, Marder VJ. Mechanisms of fibrinolysis. *In*: Beutler E, Lichtman MA, Coller BS, Kipps TJ (eds.). *Hematology*. 5 ed. New York: Mcgraw-Hill, 1995: 1.252-1.260.

5. Ghorashian S, Hunt BJ. "Off-license" use of recombinant activated factor VII. *Blood Rev* 2004.

6. Jesty J, Nemerson Y. The pathways of blood coagulation. *In*: Beutler E, Lichtman MA, Coller BS, Kipps TJ (eds.). *Hematology*. 5 ed., New York: McGraw-Hill, 1995: 1.227-1.238.

7. Mann K, Gaffney D, Bovill EG. Molecular biology, biochemistry, and lifespan of plasma coagulation factors. *In*: Beutler E, Lichtman MA, Coller BS, Kipps TJ (eds.). *Hematology*. 5 ed., New York: McGraw-Hill, 1995: 1.206-1.226.

8. Pearson JD. Endothelial cell function and thrombosis. *Baillière's Clin Hematol.* 1999; 12:329-41.

9. Rao AK. Congenital disorders of platelet function: Disorders of signal transduction and secretion. *Am J Med Sci* 1998; 316:69-76.

10. Saito H. Normal hemostatic mechanisms. *In*: Ratnoff OD, Forbes CD (eds.). *Disorders of Hemostasis*. 3 ed., Philadelphia: WB Saunders, 1996: 23-53.

Leitura Recomendada

1. Colman RW, Hirsh J, Marder VJ, Clowes AW. Overview of coagulation, fibrinolysis, and their regulation. *In*: Colman RW, Hirsh J, Marder VJ, Clowes AW, George JN (eds.). *Hemostasis and Thrombosis*. Basic Principles and Clinical Practive. 4 ed., Philadelphia: Lippincott, 2001: 17-20.

2. George JN, Colman RW. Overview of platelet structure and function. *In*: Colman RW, Hirsh J, Marder VJ, Clowes AW, George JN (eds.). *Hemostasis and Thrombosis*. Basic Principles and Clinical Practice. 4 ed., Philadelphia: Lippincott, 2001: 381-386.

3. Pearson JD. Normal endothelial cell function. *Lupus*. 2000; 9:183-8.

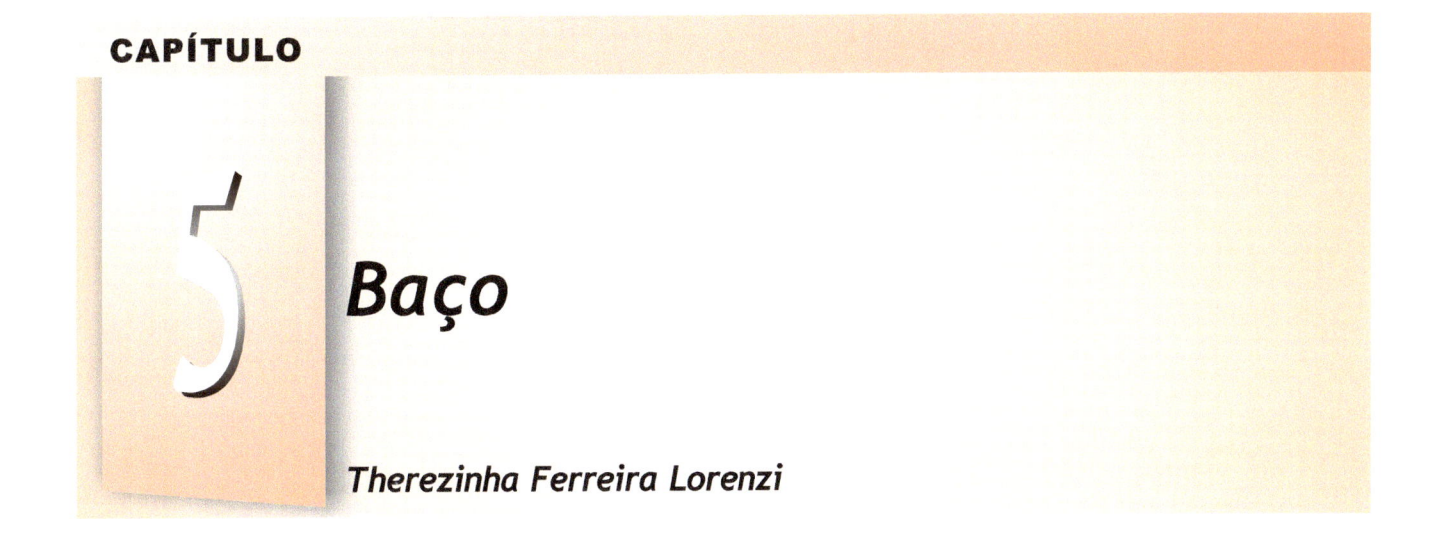

Baço

Therezinha Ferreira Lorenzi

ANATOMIA/FISIOLOGIA

O baço desempenha papel importante na fisiopatologia das células sangüíneas, funcionando como um lago venoso pelo qual circula grande volume de sangue diariamente (em média 300mL por minuto). Esse fluxo sangüíneo é descontínuo e variável de acordo com o período do dia, modificando-se segundo as fases digestivas e interdigestivas.

Órgão de pequeno tamanho, com 10 a 12cm de comprimento, 6 a 8cm de largura e espessura de 3 a 4cm, o baço pesa, em média, apenas 150 a 200g, em condições normais. Em algumas patologias, o seu peso aumenta muito, podendo atingir até 15 vezes o normal, o que acarreta grande desconforto aos pacientes.

O aumento de peso e de volume é acompanhado, com freqüência, de hiperfunção esplênica e esta se traduz, clinicamente, com quadro de anemia mais ou menos grave, além de certa tendência a hemorragias.

A anatomia microscópica do baço é relativamente simples, não existindo células específicas do parênquima esplênico.

Distinguem-se dois tipos de estruturas no interior: (1) as *trabéculas fibrosas*, que partem da porção cortical também fibrosa, e (2) uma porção celular, de consistência friável, que preenche os interstícios limitados pelas traves fibrosas. Esta última foi designada *pulpa* ou *polpa*, graças às suas características de tecido mole e esponjoso.

A cápsula fibrosa externa é revestida pela serosa peritoneal, uma vez que o baço ocupa a loja superior esquerda da cavidade abdominal. Partindo da cápsula as trabéculas ou septos fibrosos formam um conjunto de ramos secundários, terciários e quaternários que serve de guia para os *vasos* e *nervos* que penetram ou deixam o parênquima esplênico.

No interior, a porção celular compreende a *polpa branca* e a *polpa vermelha*. A polpa branca compreende os *folículos linfóides* ou *linfonodos* ou corpúsculos de Malpighi.

A distribuição das artérias e veias do baço é responsável pela arquitetura desses folículos. Assim, a artéria esplênica, que penetra o hilo, emite ramificações que caminham na estrutura interna das trabéculas. São as *artérias trabeculares*, pelas quais passa um fluxo sangüíneo de cerca de 300mL por minuto, ou seja, mais de 250 litros a cada 24 horas.

Dessas artérias partem as *arteríolas centrais*, ou *foliculares*, também chamadas *arteríolas da polpa branca*.

Das arteríolas centrais, que na verdade costumam ser excêntricas nos cortes histológicos dos folículos, partem os finos *capilares foliculares*, que são perpendiculares aos vasos que lhes dão origem.

Esses capilares terminam nos folículos, na zona do *manto* ou na zona *marginal*. Esta última é de difícil delimitação e separa os folículos linfóides (polpa branca) da polpa vermelha. Nesta região são encontradas estruturas denominadas *seios marginais*.

O manto de revestimento linfático das artérias ou *manguito linfocitário periarterial* é formado por células histiomonocitárias e linfocitárias.

Os linfócitos dos folículos estão em diversos estágios de maturação. As células centrais variam, quanto ao aspecto, assim como ocorre nos gânglios, em pequenas e bem coradas ou células maiores e mais pálidas à coloração.

Assim como se observa nos gânglios linfáticos, o aspecto da polpa branca varia em função da idade e das condições gerais dos indivíduos, alterando-se rapidamente na presença de infecções ou de estímulos antigênicos.

A zona do manguito linfocitário é rica em linfócitos T, timo-dependentes, pequenos, originários dos timócitos, que aí encontram condições de desenvolvimento. Esses linfócitos T atuam no reconhecimento de substâncias antigênicas e na sensibilidade de tipo tardio.

À medida que o indivíduo entra em contato com esses antígenos vindos do meio externo, há hiperplasia de células linfocitárias de citoplasma basófilo no centro dos folículos, zona onde estão presentes linfócitos B capazes de secretar anticorpos ou imunoglobulinas, em especial as de tipo IgG.

Em resposta às infecções, os folículos linfóides se hiperplasiam, assim como ocorre nos linfonodos, e o baço aumenta de volume. Por isso não é raro o encontro de baço palpável em algumas infecções agudas, como certas viroses (ver Quadro 5-2).

A zona marginal dos folículos também é importante, pois aí se encontram linfócitos B capazes de circularem. Essas células podem migrar para o centro dos folículos ou seguir para a polpa vermelha, onde se transformam em plasmócitos secretores de imunoglobulinas (IgM e IgG).

A zona marginal se limita com a polpa vermelha. Esta é composta pelos *cordões de Billroth*, ou *cordões celulares*, e *pelos sinusóides* vasculares, que se dispõem como plexos de vasos sangüíneos de forma e tamanhos variados.

Os sinusóides têm a forma de ampolas revestidas por células endoteliais que repousam sobre uma fina membrana basal, ao longo da qual se situam *células adventiciais*, que têm atividade macrofágica.

A estrutura anatômica dos sinusóides esplênicos é especial, pois deve permitir a passagem das células do sangue que atravessaram a polpa branca, caíram nos cordões de Billroth e devem penetrar nos sinusóides e atingir as veias ou circulação de retorno.

As células de revestimento dos seios esplênicos são alongadas e mantidas justapostas por uma espécie de "anéis" interligados da membrana basal.

Por serem muito importantes na fisiologia do baço como órgão de filtração (ver adiante), tais células eram consideradas típicas do órgão, recebendo a denominação de *esplenócitos*.

As células endoteliais têm forma alongada, com 50 a 120μ de comprimento, possuem núcleos também alongados, que podem estar salientes na luz dos seios, e estão colocadas justapostas.

Elas são mantidas assim graças à presença de microfibrilas contráteis, denominadas *miofilamentos*, por sua semelhança com fibras musculares.

O conjunto formado pelas células endoteliais, miofilamentos e pela membrana basal, sobre a qual repousam aquelas células, forma pequenas fenestrações ou microporos, denominados *estômatos*, cujas dimensões variam de acordo com o estado funcional dos sinusóides.

Pela microscopia de varredura podem ser visualizadas células sangüíneas atravessando os poros entre duas células endoteliais. Esses poros têm dimensões variáveis, de 1 a 5μ, ou até bem menores, da ordem de 0,2 a 0,5μ.

A abertura e o fechamento das passagens virtuais existentes nas paredes dos sinusóides são regulados pela tensão maior ou menor dos miofilamentos.

As hemácias têm capacidade de atravessar pertuitos bem estreitos graças à sua grande deformabilidade. Os granulócitos e os linfócitos atravessam poros maiores para caírem na luz dos seios esplênicos.

Desse modo, a polpa vermelha atua na filtração das células sangüíneas.

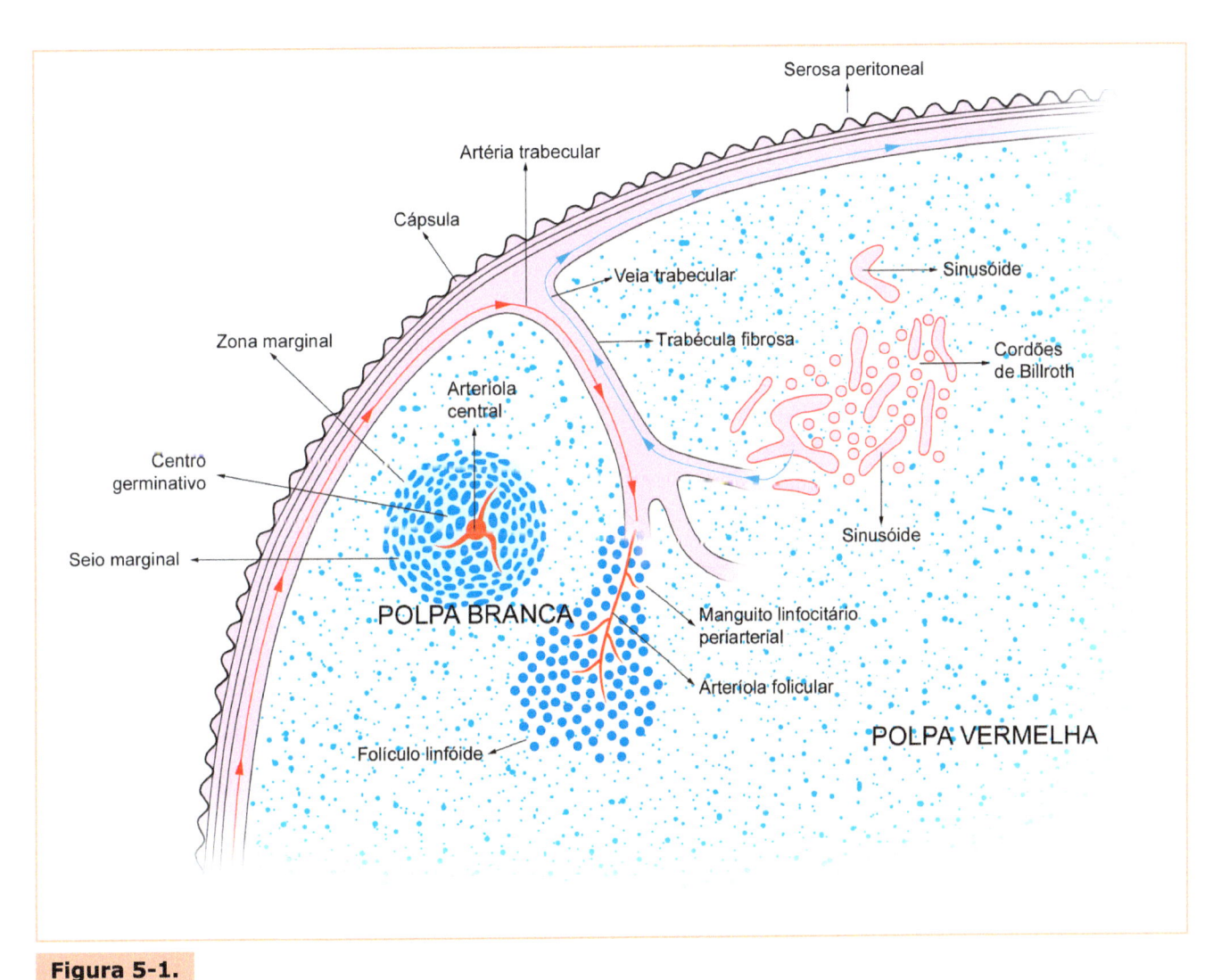

Figura 5-1.

Esquema da anatomia do baço.

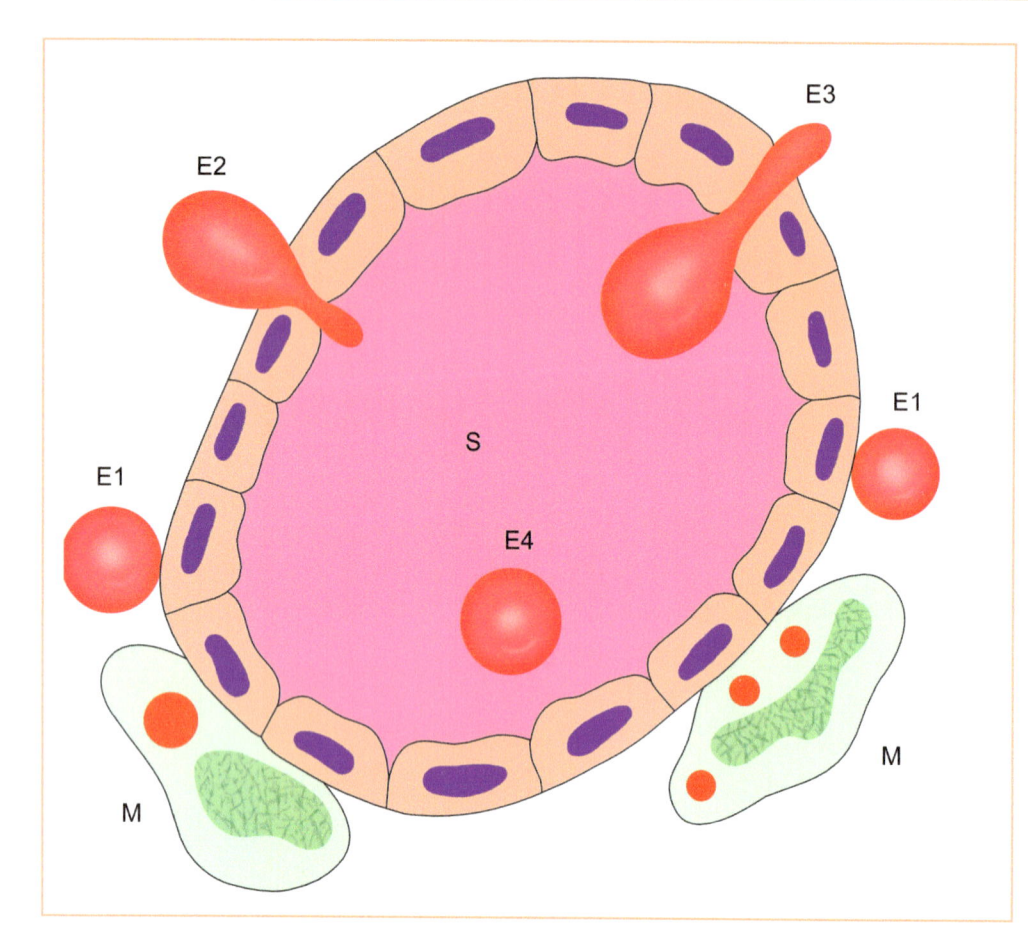

Figura 5-2.

Polpa vermelha. Corte transversal de um sinusóide da polpa vermelha (esquema). (E1, E2, E3 e E4 = eritrócitos atravessando a parede do sinusóide; M = macrófago com restos de eritrócitos no citoplasma; S = luz do sinusóide).

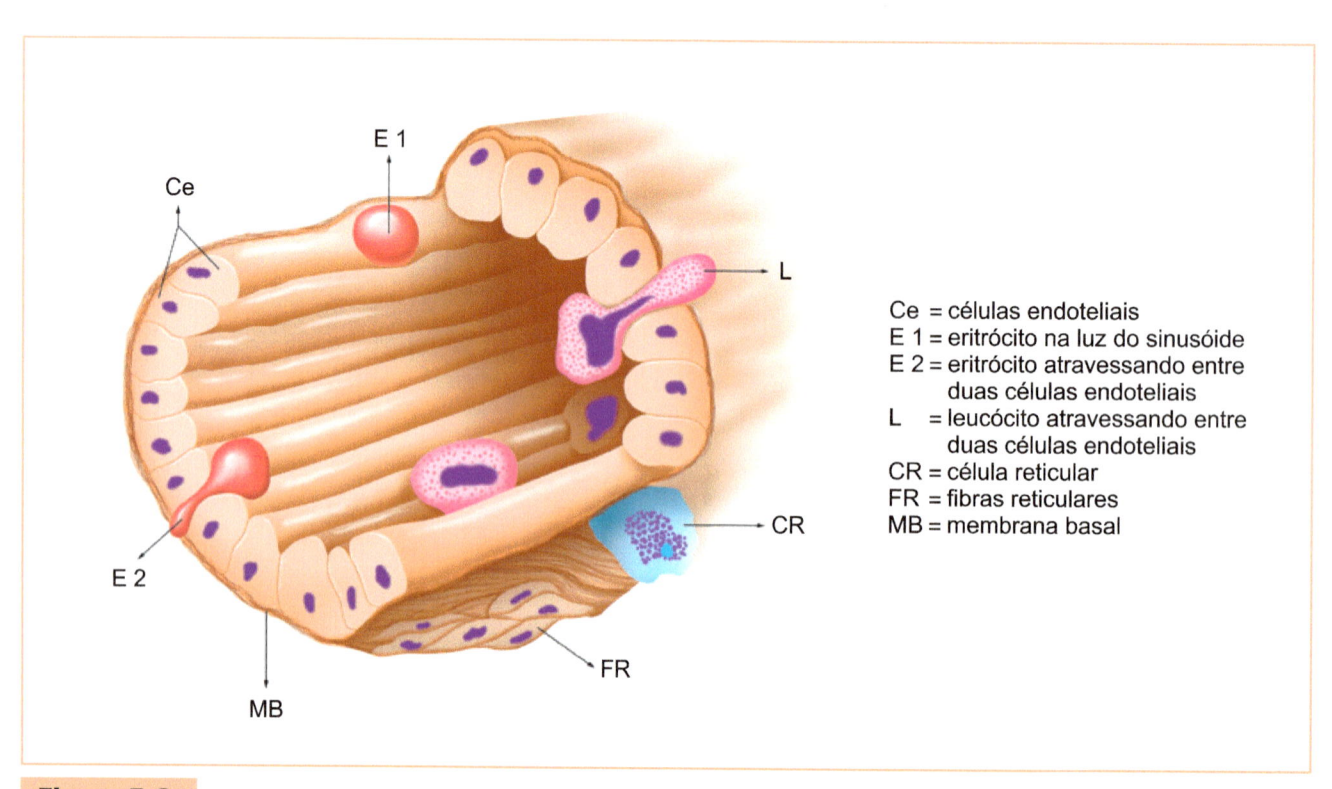

Ce = células endoteliais
E 1 = eritrócito na luz do sinusóide
E 2 = eritrócito atravessando entre
      duas células endoteliais
L   = leucócito atravessando entre
      duas células endoteliais
CR = célula reticular
FR = fibras reticulares
MB = membrana basal

Figura 5-3.

Polpa vermelha. Corte longitudinal de um sinusóide (esquema).

As células endoteliais que revestem os sinusóides da polpa vermelha continuam com o revestimento das vênulas. Considera-se, entretanto, que o revestimento dos seios e aquele das vênulas tenham características funcionais diferentes. A atividade funcional é bem mais intensa no endotélio sinusal, daí este ser considerado como um endotélio *especializado*.

Os cordões da polpa vermelha contêm vários tipos de células fixas e móveis: eritrócitos, granulócitos, plaquetas, linfócitos (T e B), monócitos, plasmócitos e macrófagos. Estes últimos são encontrados mais freqüentemente nas adjacências dos seios. Sua morfologia é muito variável, mantendo contatos íntimos com linfócitos, com células reticulares e plaquetas.

Os eritrócitos são vistos, em maior ou menor quantidade, em toda a extensão da polpa vermelha.

Figura 5-4.

Baço de um caso de esplenomegalia congestiva. Observar folículo linfóide pequeno, sem centro reativo. HE.

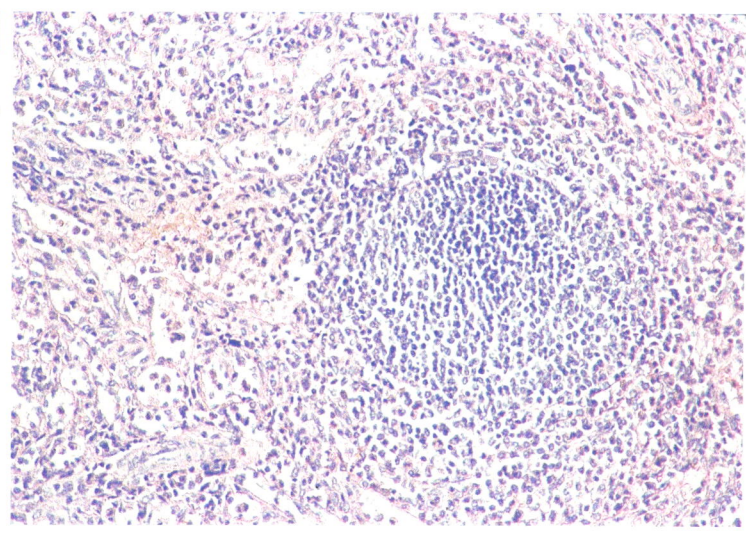

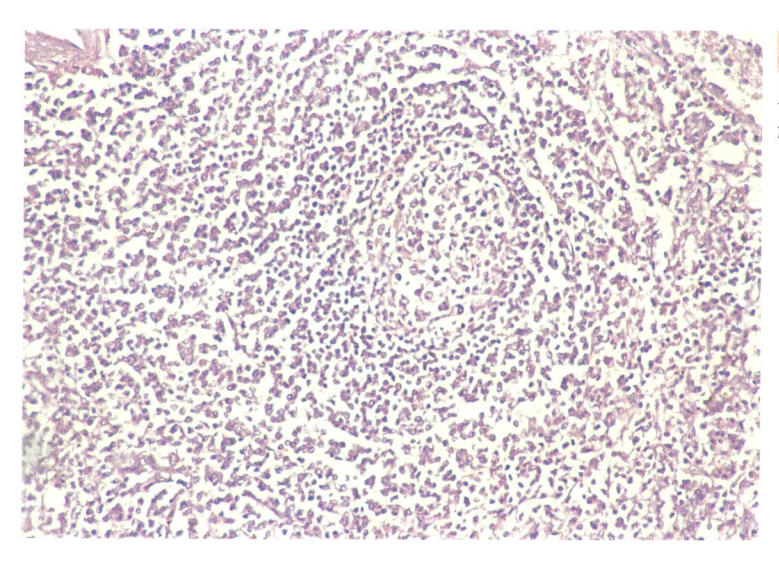

Figura 5-5.

Baço normal. Observar folículo linfóide sem centro reativo. HE.

Figura 5-6.

Baço normal. Centro de um folículo linfóide com células de núcleos claros. HE.

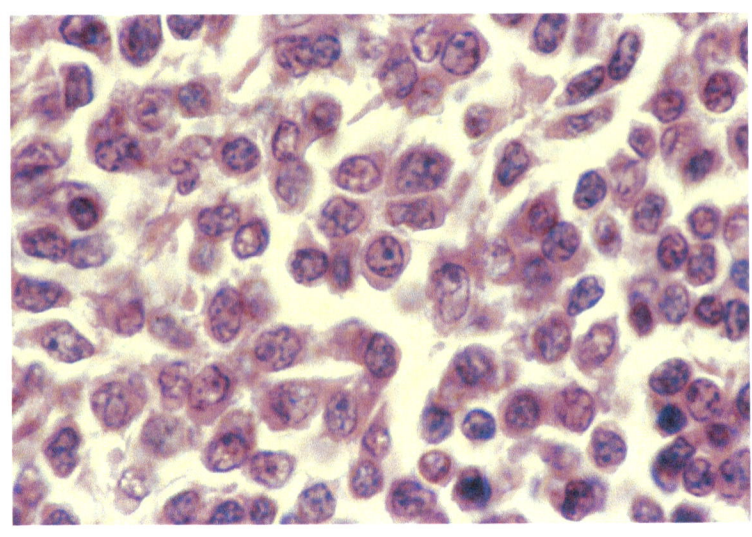

Figura 5-7.

Baço de um caso de púrpura plaquetopênica idiopática (PTI). Observar folículo linfóide de grande tamanho e penetração da arteríola centro-folicular. HE.

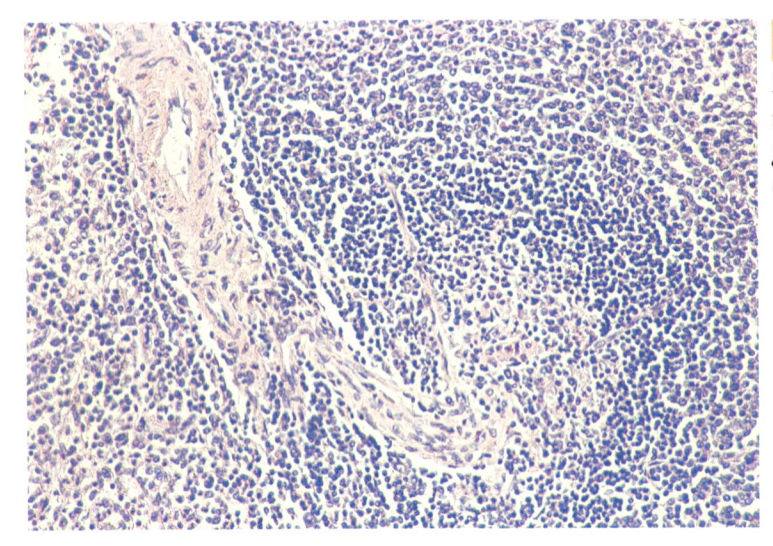

Figura 5-8.

Baço de um caso de púrpura trombocitopênica idiopática. Folículo linfóide grande, com centro reativo claro. Observar a camada linfocitária do manto e zona marginal bem definidas. HE.

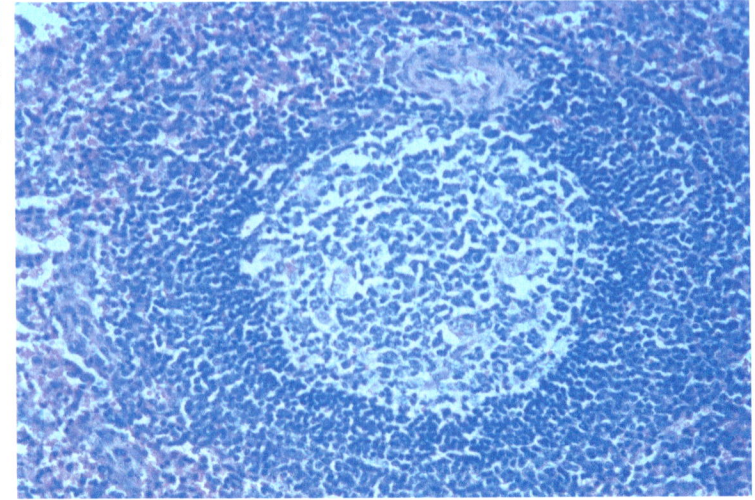

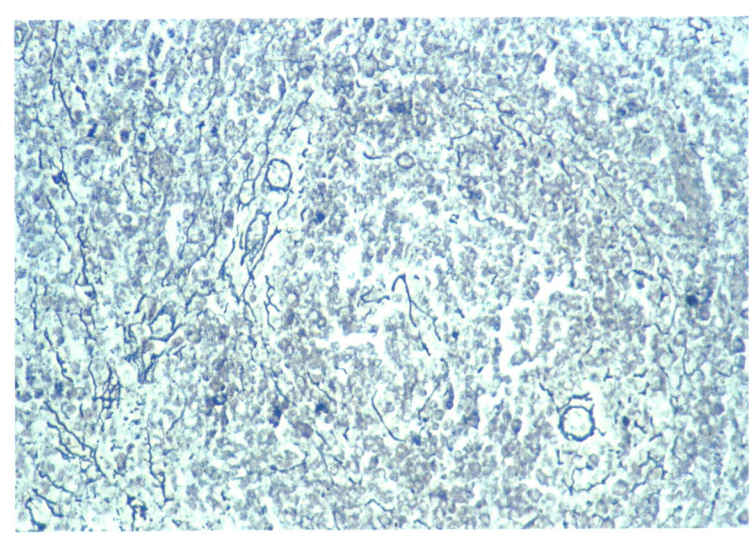

Figura 5-9.

Baço normal. Folículo linfóide com poucas fibrilas perifoliculares coradas pela prata. Coloração de Perdrau.

Figura 5-10.

A e B. Baço normal. Polpa vermelha. Desenho perivascular de fibrilas coradas pela prata. Coloração de Perdrau.

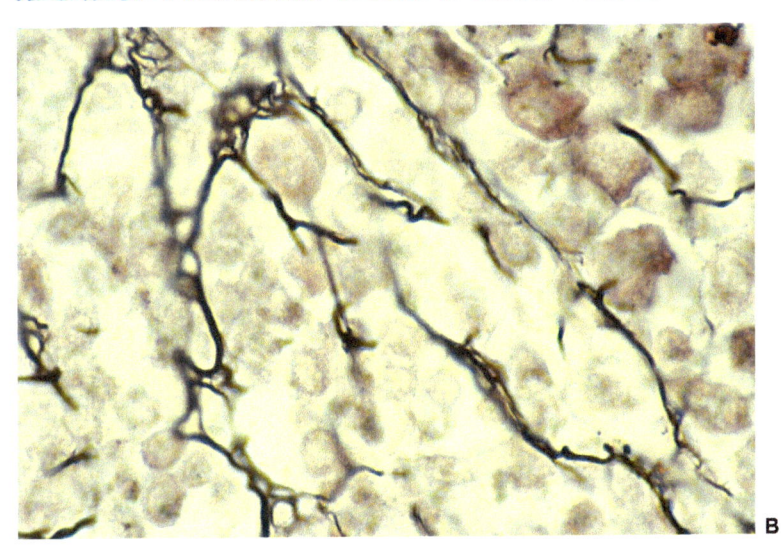

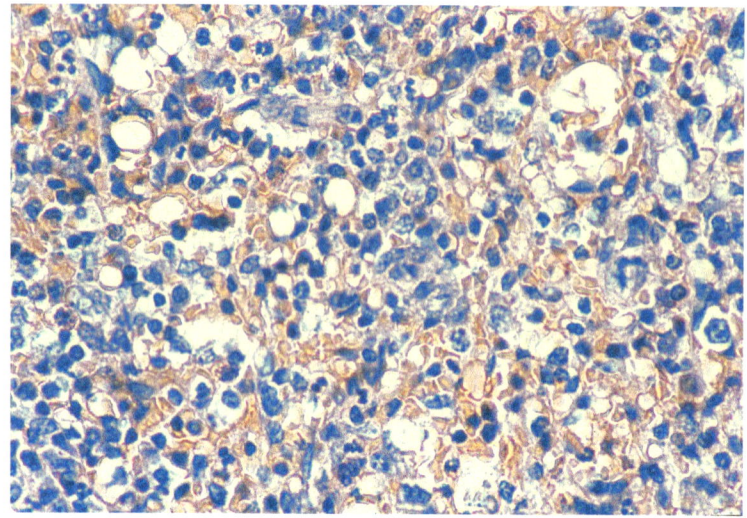

A

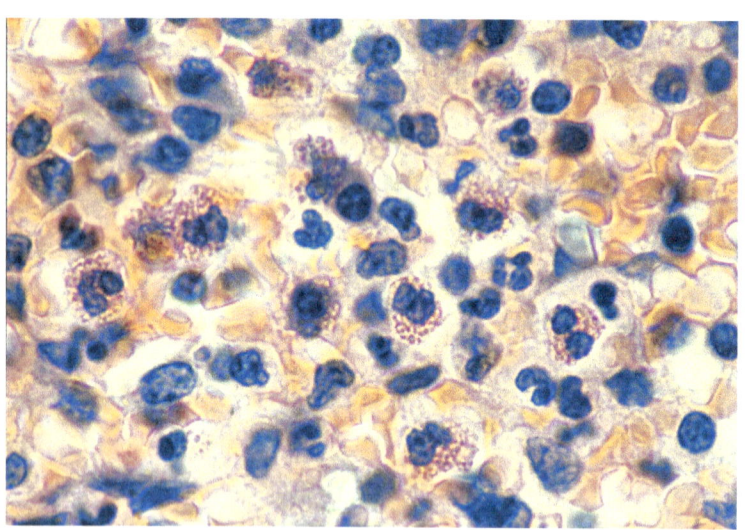

B

Figura 5-11.

A e B. Baço de PTI — Polpa vermelha com congestão. Grande quantidade de eritrócitos, neutrófilos e eosinófilos. HE.

Figura 5-12.

Baço de PTI. Polpa vermelha. Corte de sinusóide com células endoteliais proeminentes da luz (setas). HE.

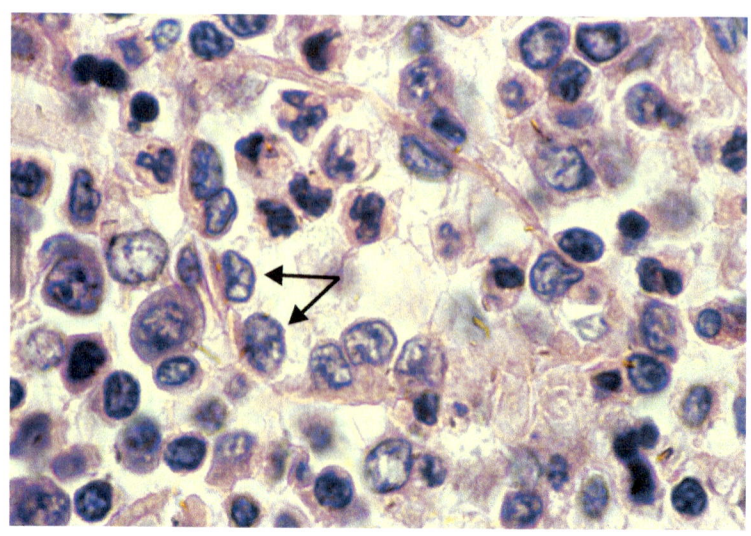

Figura 5-13.

A e B. Baço de anemia esferocítica constitucional. Polpa vermelha com grande quantidade de eritrócitos nos cordões. Sinusóide com células proeminentes na luz. HE.

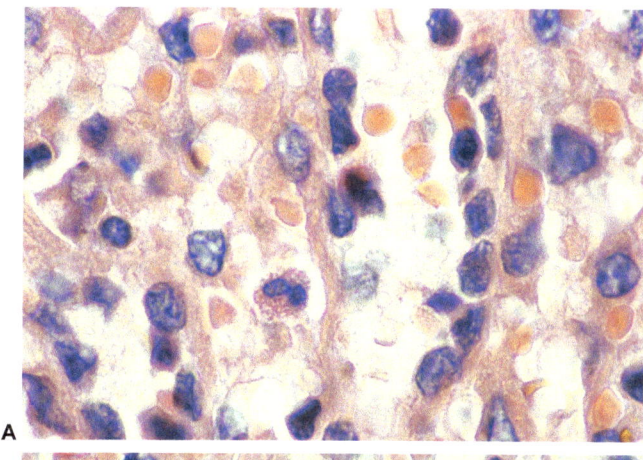

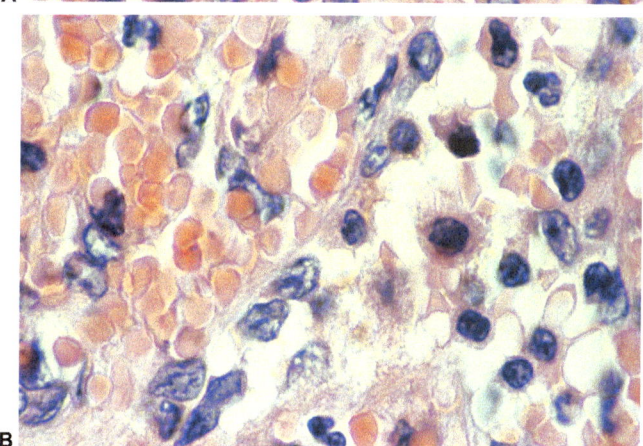

Figura 5-14.

Cortes de baço corados pela cloroacetato esterase para evidenciar células granulocíticas. A. Folículos linfóides com células linfocitárias negativas. Observar "coroa" de granulócitos positivos ao redor do folículo.
B. Granulócitos positivos na polpa vermelha.

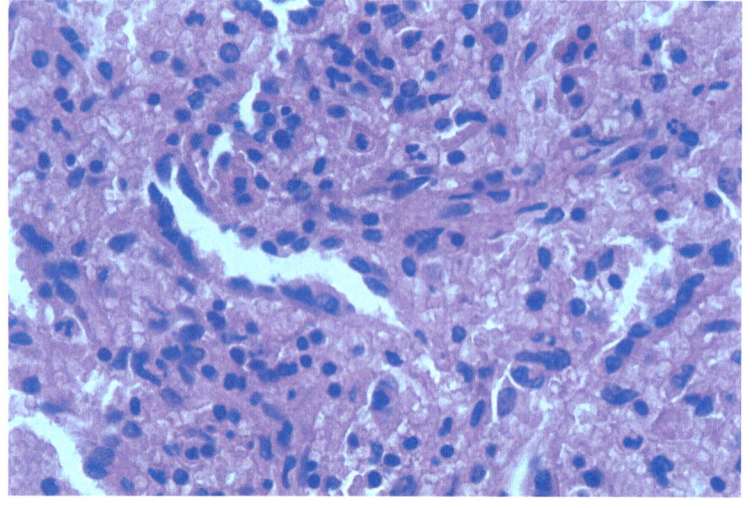

A

Figura 5-15.

Baço na anemia esferocítica constitucional.
***A.** Polpa vermelha com congestão nos cordões e sinusóides vazios. **B.** Polpa vermelha com eritrócitos, granulócitos e macrófagos com grãos de ferro (setas). Algumas células na luz do sinusóide. HE.*

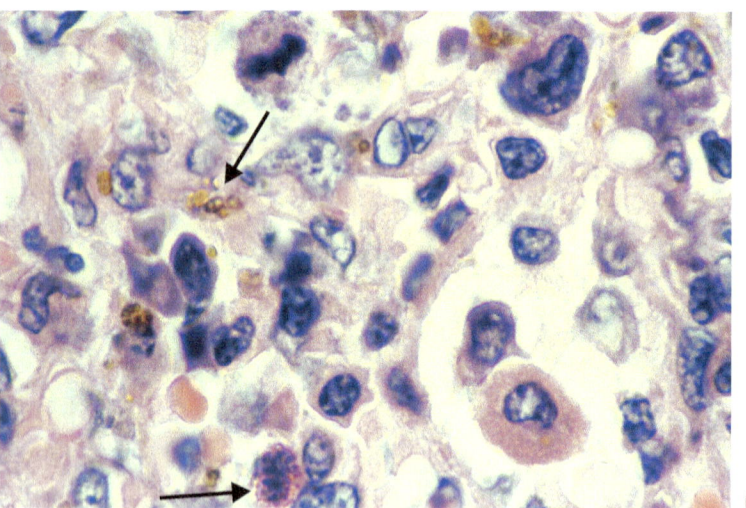

B

Circulação do Baço

O órgão apresenta um tipo de circulação sangüínea peculiar. O sangue que penetra pela circulação arterial, em grande volume, quando comparado com seu peso e dimensões, deve ganhar a circulação de retorno e o faz seguindo duas vias principais.

A primeira consiste na via ou *circulação fechada*, que ocorre de forma a manter uma continuidade entre o sangue arterial, os sinusóides esplênicos e as vênulas que se iniciam nesse nível.

O segundo tipo corresponde à *circulação aberta*. Neste caso o sangue arterial cai nos espaços formados pelos cordões celulares (Billroth), circulando pelo emaranhado celular que se dispõe, segundo alguns autores, como "favos de mel". É nesta fase que as células circulantes entram em contato com os linfócitos (T e B) e os macrófagos esplênicos para depois forçarem a passagem através das células endoteliais do revestimento sinusal, conforme foi descrito anteriormente. A filtração e/ou seqüestração dos elementos sangüíneos se processa neste nível.

Haveria os dois tipos de circulação, a primeira (fechada) sendo responsável pelo trânsito sangüíneo rápido e a segunda (aberta) pela filtração e seqüestração, principalmente. Qual tipo de circulação seria a principal em baços normais ainda não foi definido.

Uma terceira hipótese aceita a concomitância dos dois tipos de circulação (*circulação mista*), considerando-a como *anatomicamente aberta* mas *funcionalmente fechada*.

Funções do Baço

No Quadro 5-1 estão colocadas as funções do órgão. Essas funções são particularmente importantes para a fisiopatologia dos glóbulos vermelhos, como será visto.

Quadro 5-1.
Funções do baço

Hematopoese: eritropoese, granulocitopoese, linfomonocitopoese

Reservatório: eritrócitos, granulócitos, plaquetas

Destruição de células sangüíneas

Funções particularmente importantes para a fisiopatologia dos eritrócitos:

- remodelagem da membrana eritrocitária externa (*remodeling*)

- retirada de material intra-eritrocitário (*pitting*)

- destruição seletiva de eritrócitos anormais (*culling*)

- reutilização do ferro liberado pela destruição dos eritrócitos

Função imunológica

Função Hematopoética

É importante durante o período hepatoesplênico ou fetal da hematopoese. As células hematopoéticas indiferenciadas se fixam no baço durante essa fase graças à presença de moléculas de adesão, em especial o CD44.

Aceita-se que permaneça uma capacidade *potencial de* hematopoese no órgão, evidenciada nas doenças mieloproliferativas. Nesses casos são encontradas células eritroblásticas, células granulocíticas jovens e megacariócitos nos cordões da polpa e na luz dos sinusóides.

Função de Reservatório de Eritrócitos, Granulócitos e Plaquetas

Essa função de reservatório é mais importante apenas em relação às plaquetas humanas. Cerca de um terço do total da massa plaquetária no homem se encontra no parênquima esplênico, onde são armazenadas aquelas formas ainda não completamente amadurecidas — as *macroplaquetas*. O uso de drogas que promovem arterioconstrição, como adrenalina, faz aumentar o número de plaquetas circulantes em decorrência da *esplenocontração*.

Em doenças hematológicas, nas quais ocorrem anticorpos antiplaquetas, como a púrpura plaquetopênica idiopática (PTI), o aparecimento de plaquetas revestidas por

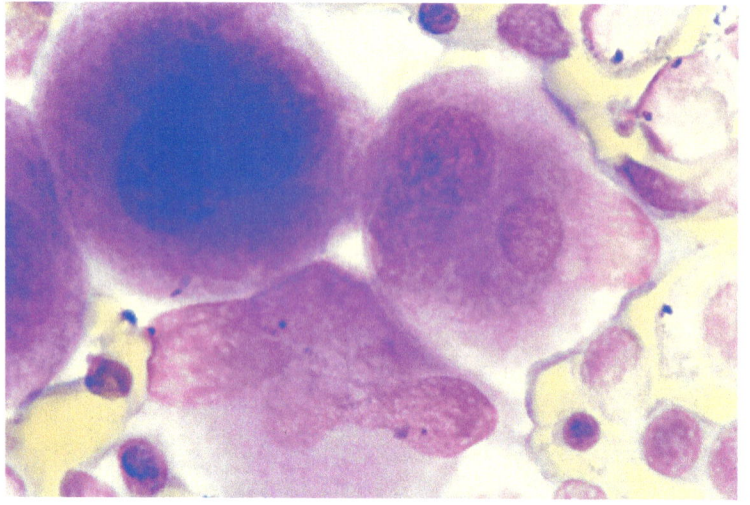

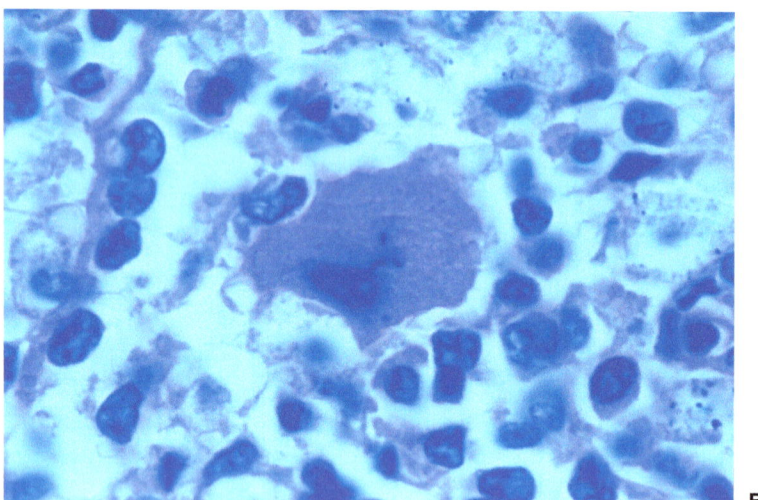

Figura 5-16.

*Púrpura plaquetopênica idopática. **A**. Punção de medula óssea esternal. Hiperplasia de megacariócitos sem plaquetogênese. Leishman. **B**. Corte de baço corado pela HE. Polpa vermelha com metaplasia mielóide, sendo encontrados vários megacariócitos.*

imunoglobulinas torna-as mais aderentes ao endotélio dos vasos esplênicos. Daí os bons resultados obtidos com a esplenectomia em casos de PTI crônica.

Função de Destruição das Células Sangüíneas

Esse aspecto foi abordado ao rever os tipos de circulação, aberta e fechada, do baço.

A maior ou menor capacidade de destruição das células sangüíneas, em especial os eritrócitos, depende do grau de estase do sangue no complexo parênquima da polpa vermelha, aliado, obviamente, às características de suas membranas.

Funções Particularmente Importantes para a Fisiopatologia dos Eritrócitos

Há três funções relacionadas com a atividade dos macrófagos esplênicos e os eritrócitos que circulam no parênquina esplênico: (1) função de remodelagem da membrana eritrocitária (*remodeling* ou *polishing*), (2) retirada de material intra-eritrocitário estranho (*pitting*) e (3) destruição seletiva de eritrócitos anormais (*culling*).

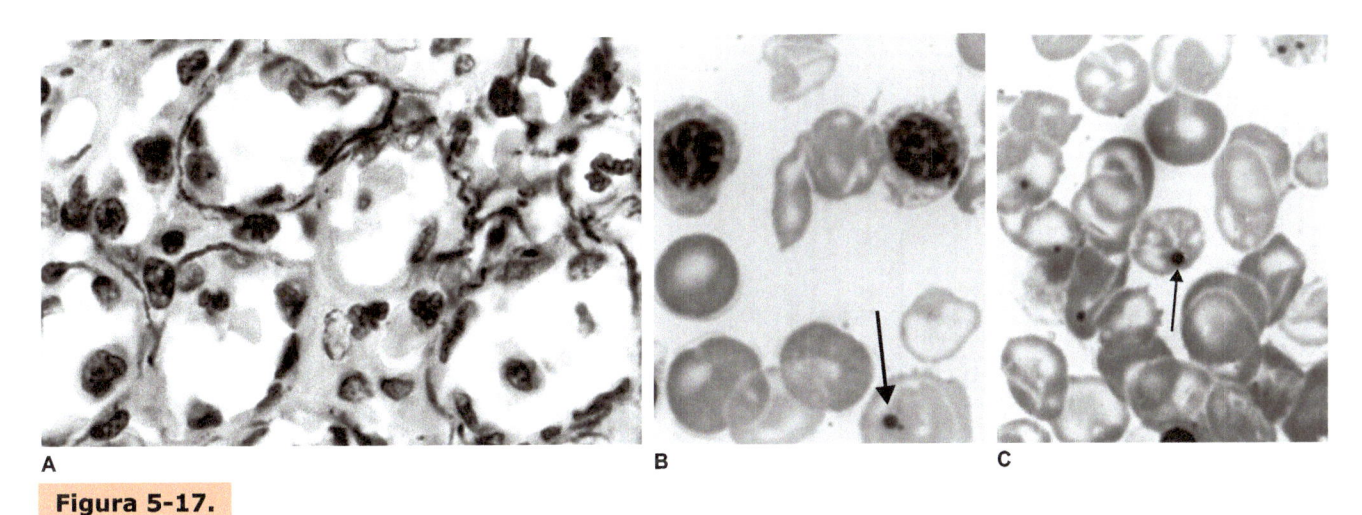

Figura 5-17.

Caso de anemia do Mediterrâneo, forma major. *A. Corte de baço corado pela prata para observar os sinusóides armados e numerosos eritrócitos nos cordões de Billroth. B e C. Sangue periférico corado pelo Leishman. Observar corpúsculos de Howell-Jolly nos eritrócitos e eritroblastos circulantes (setas).*

A remodelagem ou polimento é o processo que sofrem os eritrócitos jovens recém-saídos da medula óssea, os reticulócitos, ao atravessarem o baço. O excesso de membrana dessas células é retirado pelos macrófagos esplênicos.

O *pitting* corresponde à limpeza dos eritrócitos de partículas presentes nas hemácias, como restos de hemoglobina precipitada (corpúsculos de Howell-Jolly) ou parasitas, como plasmódios etc. Com a retirada dessas partículas estranhas pelos macrófagos, perde-se também certa porção da membrana eritrocitária e, com isto, a célula perde parte da capacidade de deformabilidade. Mais facilmente tais células serão fagocitadas por macrófagos da polpa em novas passagens pelo baço.

Os eritrócitos alterados, assim como as células envelhecidas, são fagocitados durante o tempo que sobrevivem na circulação (*culling*).

Quando o parênquima esplênico está alterado ou atrofiado, como acontece em certas anemias crônicas (talassemia *major* e anemia falciforme), os enfartes repetidos do órgão levam ao hipoesplenismo. Aquelas partículas estranhas deixam de ser retiradas pelos macrófagos e aparecem em número maior ou menor nos eritrócitos circulantes.

Função de Reutilização do Ferro Liberado pela Destruição dos Eritrócitos

Sempre que há retenção de eritrócitos pelo baço e nos animais em que este mantém a função de fabricação de hemácias na idade adulta, o ferro liberado neste local pela destruição dessas células é oferecido aos macrófagos, que o fagocitam. Ele poderá ou não ser oferecido aos eritroblastos, que se diferenciam em novas hemácias.

Nas síndromes mieloproliferativas, como a policitemia vera e a mielofibrose, costuma haver eritropoese esplênica, sendo encontrados numerosos eritroblastos nos cordões de Billroth.

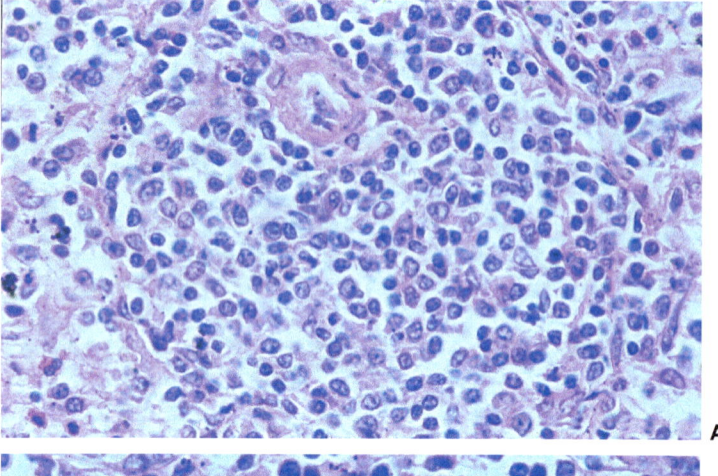

A

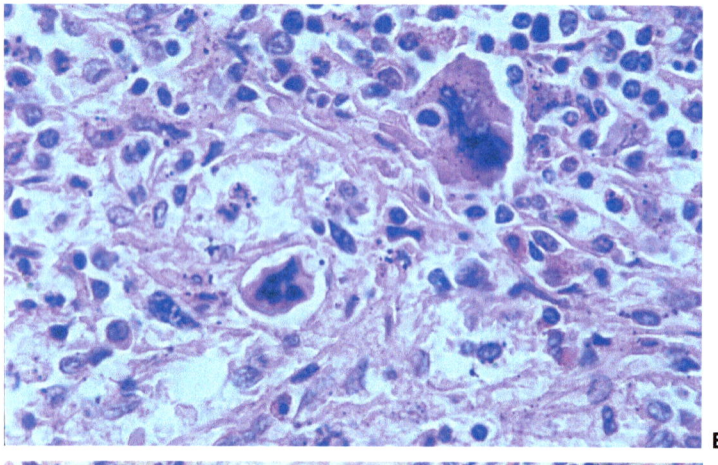

B

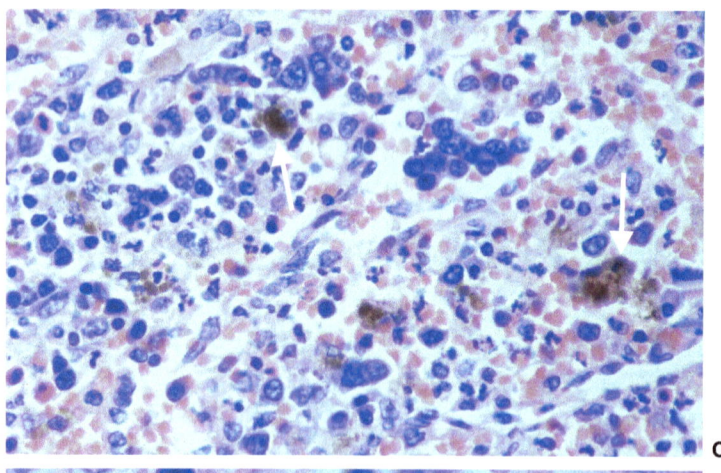

C

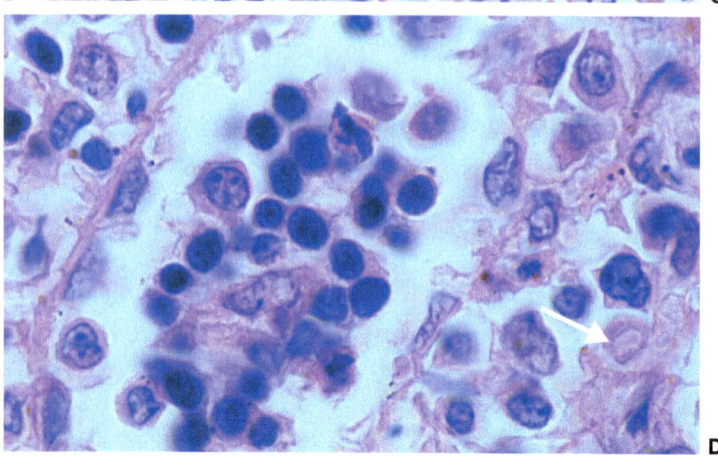

D

Figura 5-18.

*Mielofibrose idiopática. **A**. Polpa branca. Folículo pequeno. **B**. Polpa vermelha. Fibrose acentuada e metaplasia mielóide. Observar dois megacariócitos. **C**. Polpa vermelha rica em células granulocíticas. Macrófagos carregados de grãos de ferro (setas). **D**. Cordões da polpa ricos em hemácias lisadas (seta). HE.*

Função Imunológica

O baço é um órgão linfóide importante para a manutenção das defesas dos indivíduos. O componente de linfócitos T e B e de macrófagos espalhados pelas polpas branca e vermelha é responsável pela capacidade de reação aos agentes infecciosos e aos antígenos que chegam pelos vasos aferentes linfáticos e pela circulação arterial.

Há uma inter-relação ampla entre linfócitos T, linfócitos B e macrófagos no parênquima, o que permite o reconhecimento de antígenos e a síntese de imunoglobulinas regulada por linfócitos supressores capazes de manter as condições de normalidade.

As vezes em que essas condições são alteradas a função imunológica também se altera. A falta do baço, após acidentes traumáticos ou a sua remoção em idades precoces, costuma causar maior suscetibilidade às infecções por bactérias capsuladas. A redução de macrófagos, produtores de opsoninas e de tuftsina, leva a essa situação.

A ausência do baço pode estar relacionada com outras doenças auto-imunes, encontrando-se, por exemplo, anticorpos antinúcleos ou anticitoplasma de células gástricas em indivíduos jovens esplenectomizados.

Outras vezes o tecido esplênico também participa da produção exagerada de anticorpos antiplaquetas. Na PTI costuma haver aumento de células linfoplasmocitárias nos cordões da polpa e com isso há produção de anticorpos antiplaquetas. Essas células alteradas são fagocitadas em maior quantidade pelos macrófagos, daí a seqüestração e o aumento, embora quase sempre discreto, de tamanho do baço.

O papel do baço como órgão produtor de anticorpos é nítido, portanto, nas púrpuras plaquetopênicas com mecanismo imunológico. Tanto nas púrpuras induzidas por drogas como nas púrpuras com auto-anticorpos há aumento de síntese de imunoglobulinas por linfócitos esplênicos.

O número de linfócitos e de plasmócitos dos cordões da polpa aumenta, assim como o de macrófagos. Como conseqüência há aumento de volume do órgão ou esplenomegalia.

Hiperesplenismo, Hipoesplenismo, Anesplenismo

Hiperesplenismo

Síndrome presente em algumas doenças, o hiperesplenismo caracteriza-se principalmente, por: (1) diminuição de uma ou mais de uma linhagem de células do sangue; (2) medula óssea rica em precursores celulares que correspondem àquelas células que estão em número diminuído no sangue periférico; e (3) esplenomegalia.

Com freqüência há também pequena porcentagem de células ainda jovens no sangue circulante, da mesma linhagem das que estão em hiperplasia na medula óssea.

O hiperesplenismo pode ser primário ou secundário. A forma secundária pode ser encontrada, em grau variável, em várias doenças:

- *Doenças parasitárias*: malária, calazar, esquistossomose hepatosplênica.

- *Doenças do colágeno*: lúpus eritematoso sistêmico, artrite reumatóide, síndrome de Felty.

- *Doenças proliferativas*: leucemia de células cabeludas, metaplasia mielóide agnogênica (mielofibrose), linfomas.

- *Doenças de depósito*: doenças de Gaucher e de Niemann-Pick, amiloidose

- *Cirrose e trombose da veia esplênica.*

- *Talassemias.*

- *Outras*: tuberculose, sarcoidose, esplenomegalia da hemodiálise.

A presença de células sangüíneas alteradas, como eritrócitos, granulócitos ou plaquetas nos cordões da polpa esplênica costuma promover esplenomegalia, quando se acompanha de hiperplasia das células macrofágicas. Em especial os eritrócitos anômalos (defeitos congênitos) ou células parasitadas por bactérias, plasmódios etc. ficam retidos nos cordões de Billroth, por encontrarem dificuldade para atravessar as paredes dos sinusóides.

Aquelas patologias que cursam com lesões hepáticas também causam congestão dos vasos esplênicos e, em última análise, dos sinusóides, levando à esplenomegalia com grau variável de hiperesplenismo.

Os granulócitos circulam nos cordões celulares, ficando uma grande quantidade *marginalizada*, como ocorre na circulação geral. Nos baços volumosos, uma maior quantidade dessas células fica aí retida, podendo causar neutropenia no sangue.

A síndrome de Felty, caracterizada por artrite reumatóide, esplenomegalia e neutropenia (abaixo de 2.500 células por mm^3), é excelente modelo para estudo da cinética de leucócitos humanos.

A esplenomegalia presente levaria à "hiperseqüestração" de neutrófilos circulantes, não se tratando, portanto, de neutropenia verdadeira, mas sim causada por aumento dos neutrófilos marginalizados.

Assim como acontece com os eritrócitos, os granulócitos revestidos por anticorpos, geralmente IgG, são seqüestrados por macrófagos ao circularem no tecido esplênico, o que pode ser causa de neutropenia.

No lúpus eritematoso disseminado, em certas leucemias e linfomas, um componente de hiperesplenismo pode estar presente, de causa imunológica.

O baço tem papel importante como reservatório de plaquetas, pois um terço do total da massa plaquetária no homem está aí armazenado. Grande número dessas plaquetas é jovem, de grande tamanho (macroplaquetas) e tem função hemostática mais ativa.

Nos baços aumentados de volume, a quantidade de plaquetas no órgão também aumenta. Por isso, recomenda-se a esplenectomia em muitos casos de plaquetopenia crônica, com ou sem mecanismo imunológico.

A púrpura plaquetopênica idiopática, ou PTI, seria exemplo típico de *hiperesplenismo primário*. A remoção do baço costuma se seguir de aumento das plaquetas no sangue. Outro aspecto interessante é que na PTI há aumento do número dos megacariócitos na medula óssea, porém essas células não exibem plaquetogênese normal. Haveria um fator inibidor desta, o TIF (*thrombogenesis inhibitor factor*), produzido por células do baço, responsável pela falta de produção de plaquetas na medula.

As plaquetas revestidas por anticorpos produzidos pelos linfócitos B encontram dificuldade em seguir a via direta da circulação esplênica. Permanecem aderidas à superfície das células retículo-histiocitárias macrofágicas e aí são fagocitadas.

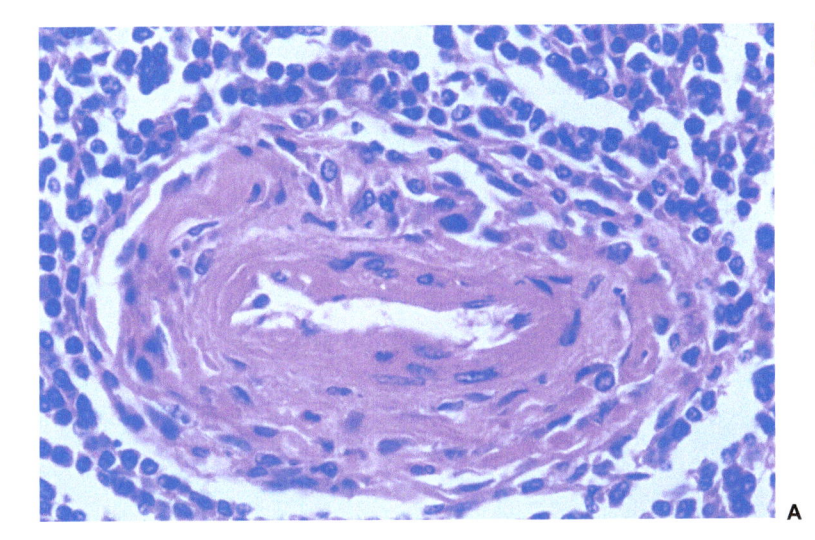

Figura 5-19.

*Lúpus eritematoso sistêmico. **A**. Arteríola centrofolicular com paredes espessadas. **B**. Folículo linfóide grande, com centro alargado em caso de PTI. HE.*

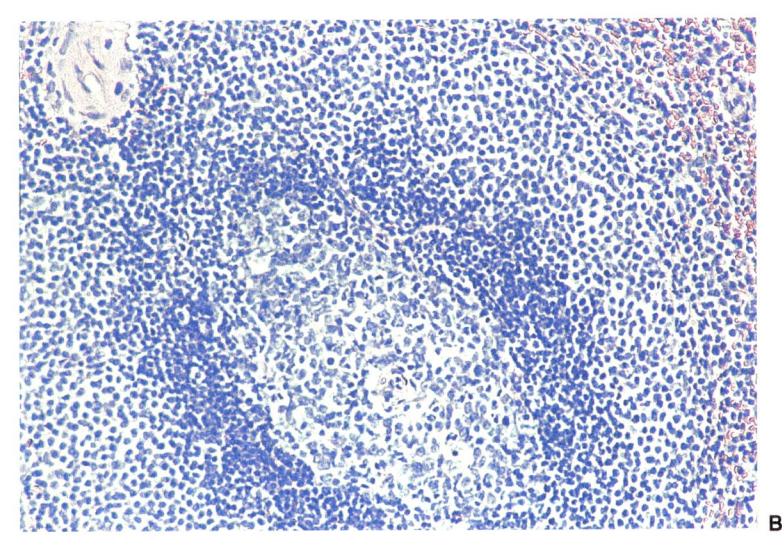

O aspecto histológico de baços de PTI mostra alguns dados importantes, abaixo resumidos:

- *Polpa branca*. Presença de folículos linfóides numerosos, sendo muitos de grande tamanho. O centro dos folículos costuma estar alargado, com células claras que contêm, freqüentemente, material PAS-positivo. As células claras, lembram, às vezes, o aspecto de céu estrelado (*starry sky*). As zonas do manto e marginal são bem diferenciadas, reconhecendo-se nesta última linfócitos grandes e plasmócitos.

- *Polpa vermelha*. Os cordões são ricos em granulócitos, linfócitos, plasmócitos e macrófagos. Às vezes é tão grande a quantidade de granulócitos e megacariócitos que o aspecto lembra o da *metaplasia mielóide*.

As plaquetas retidas na polpa se alteram e degradam, aparecendo como corpos densos no citoplasma dos macrófagos (material PAS-positivo).

As plaquetas também são fagocitadas pelas células endoteliais, mas estas não têm capacidade de digeri-las, por isso aparecem quase íntegras à microscopia eletrônica.

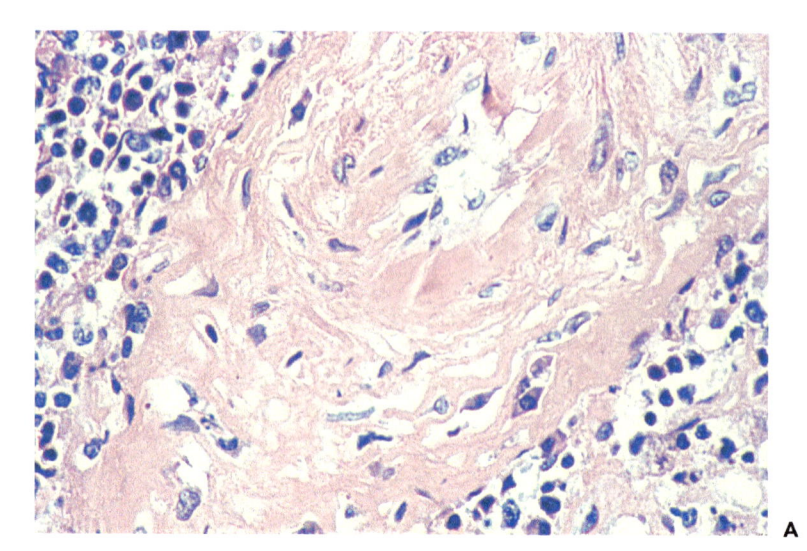

Figura 5-20.

*Amiloidose no baço. **A**. Vaso com depósito de substância amilóide. **B** e **C**. Polpa vermelha com vasos congestos. Presença de numerosos plasmócitos jovens. Depósitos de substância amilóide (seta). HE.*

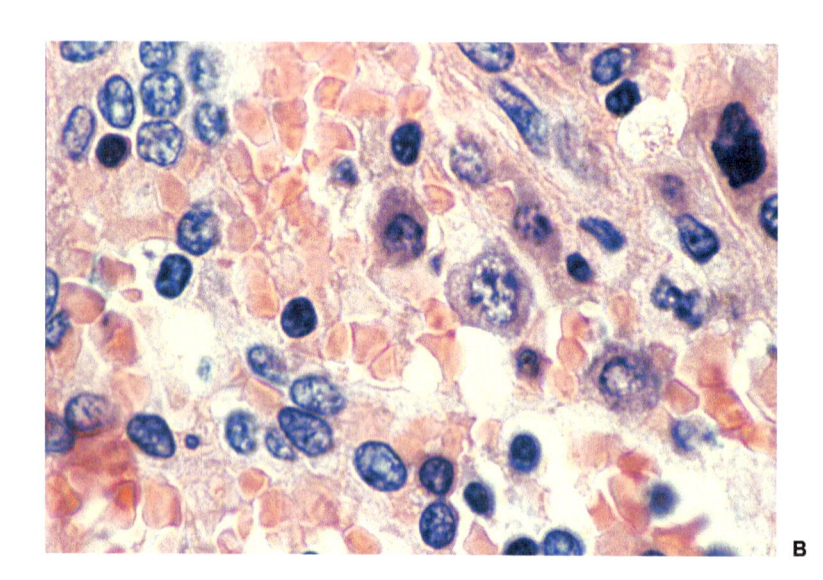

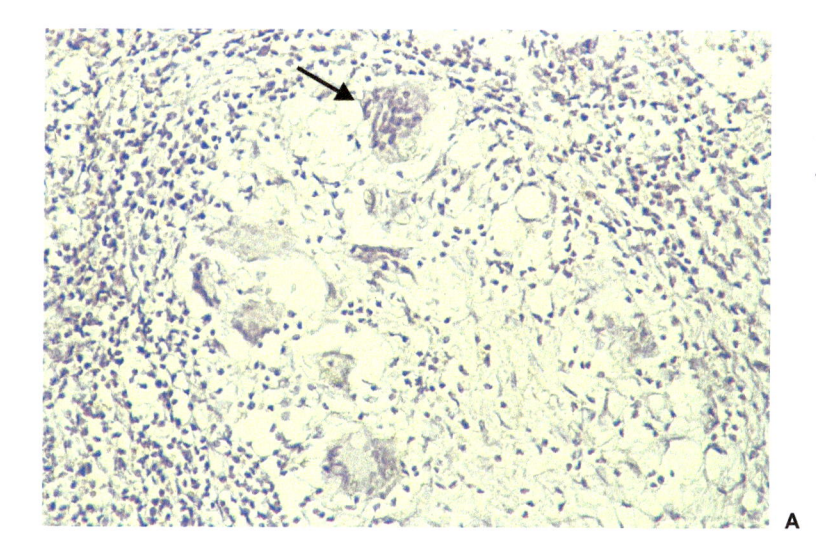

Figura 5-21.

*Sarcoidose. **A**. Lesão da polpa vermelha. **B**. Depósito de substância fibrinóide. **C**. Células gigantes de Langhans (seta). HE.*

A

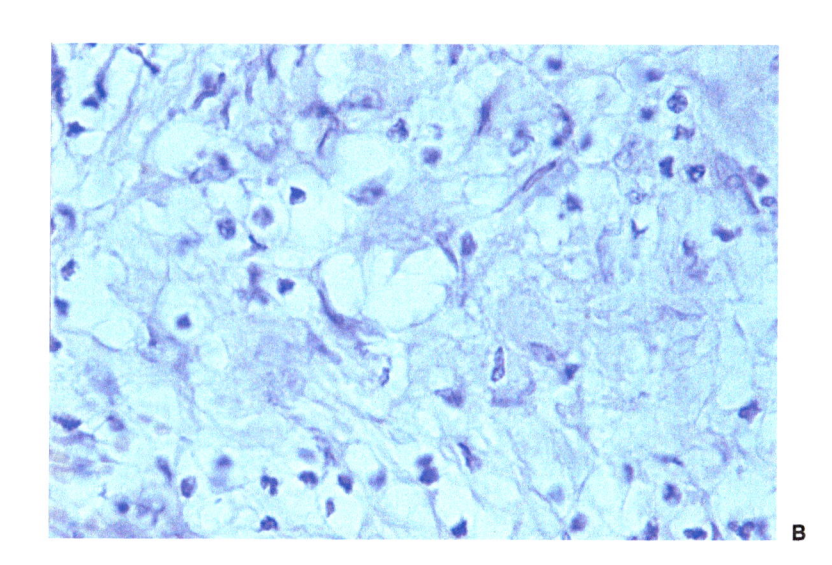

B

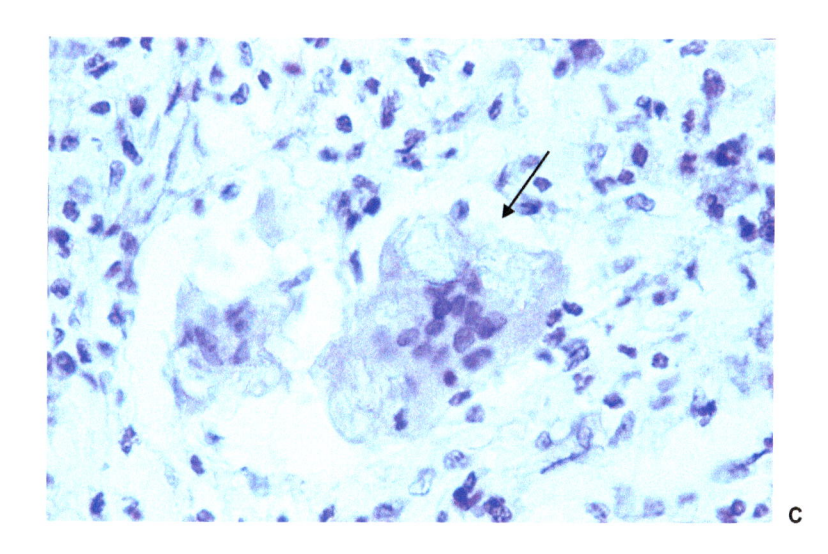

C

Como é freqüente a síntese de anticorpos pelos linfócitos B seguida de ativação do complemento, esses produtos atuam como agentes quimiotáticos para eosinófilos, daí o encontro freqüente dessas células nos cordões celulares.

Diferencia-se o aspecto do baço na PTI e nas anemias hemolíticas pelos seguintes achados:

• Nas púrpuras não é encontrado pigmento hemossiderótico ou este está presente em pequena quantidade, enquanto nas anemias hemolíticas costuma ser abundante.

• Os folículos linfóides estão, geralmente, em pequeno número nessas anemias. Além disso, a variação de tamanho dos folículos é maior, sendo encontrados folículos pequenos ao lado de outros maiores. É menos freqüente o encontro de folículos confluentes.

• A metaplasia mielóide é vista com freqüência na PTI, mas não nas anemias hemolíticas.

É sempre importante examinar cuidadosamente as artérias e arteríolas no baço retirado, uma vez que o lúpus eritematoso sistêmico pode ter um curso clínico longo apenas com sintomas de sangramento e plaquetopenia crônica, lembrando o quadro clínico da PTI.

Hipoesplenismo e Anesplenismo

A hipofunção esplênica ou a ausência de função do baço — anesplenismo — é traduzida, quase sempre, por redução tanto da polpa branca quanto da polpa vermelha. De um modo geral isso ocorre pela substituição das células por tecido fibrótico.

Exemplo típico de hipo ou anesplenismo é encontrado na anemia falciforme, em que os enfartes repetidos acabam por, praticamente, destruir o órgão. Há redução progressiva de volume e depósito de material calcário no parênquima.

Nem sempre os baços hipoesplênicos ou anesplênicos são de pequeno tamanho. Nas talassemias, por exemplo, pode haver hipofunção esplênica e esplenomegalia volumosa. O mesmo ocorre em casos de mielofibrose e nos de infiltração por células anômalas, como leucemias e linfomas.

Os sinais da hipofunção no sangue periférico são sempre os mesmos, isto é, presença de corpúsculos de Howell-Jolly, pontuação basófila nos eritrócitos circulantes, siderócitos etc.

ESPLENOPATIAS/ESPLENOMEGALIAS

Diz-se que há uma *esplenopatia* quando a estrutura anatômica do baço se altera, qualquer que seja a etiologia. De um modo geral a esplenopatia se manifesta pelo aumento de volume do órgão, ou esplenomegalia, que, por sua vez, quase sempre se acompanha de hiperfunção ou hiperesplenismo.

O acometimento do baço é comum nas hemopatias que se manifestam, de modo freqüente, pela esplenomegalia.

No Quadro 5-2 estão colocadas as causas mais comuns de esplenomegalias.

Quadro 5-2.

Esplenomegalias

- *Esplenomegalias infecciosas e inflamatórias*: (1) agudas e subagudas (febre tifóide, septicemias, abscessos do baço, mononucleose infecciosa, endocardite bacteriana); (2) crônicas (tuberculose, sífilis congênita, malária, calazar, tripanossomíase, histoplasmose, sarcoidose, síndrome de Felty, lúpus eritematoso sistêmico).

- *Esplenomegalias congestivas* (hipertensão portal): cirrose do fígado; trombose da veia porta; obstrução da veia esplênica; transformação cavernosa da veia porta.

- *Esplenomegalias reativas ou hiperplásicas* (reação dos elementos linforretículo-histiomacrofágicos): (1) anemias hemolíticas de vários tipos — anemia esferocítica constitucional e adquirida; anemias crônicas com componente de destruição eritrocitária; anemias megaloblásticas; talassemias; anemias de hemoglobinopatias diversas; (2) púrpura trombocitopênica crônica; (3) lúpus eritematoso sistêmico (geralmente com anemia hemolítica e/ou trombocitopenia); (4) neutropenia esplênica primária; (5) hiperplasias linfocitárias benignas – linfocitose benigna da criança, linfadenite angioimunoblástica.

- *Esplenomegalias por metaplasia mielóide do baço*: metaplasia mielóide agnogênica ou mielofibrose primária; policitemia vera; doença hemolítica do recém-nascido.

- *Esplenomegalias das doenças metabólicas ou de depósitos*: (1) tesaurismoses (doença de Gaucher; doença de Niemann-Pick; mucolipidoses); (2) mucopolissacaridoses (gargulismo); (3) amiloidose e lipemia diabética.

- *Esplenomegalias dos linfomas, leucemias e histiomonocitoses malignas*: (1) linfomas Hodgkin e não-Hodgkin; (2) leucemias agudas e crônicas (linfóides, mielóides e monocíticas); (3) retículo-histiomonocitoses malignas (histiocitoses malignas; eritrofagocitose familial).

- *Esplenomegalias dos cistos e neoplasias*: (1) cistos verdadeiros e falsos; (2) metástases de carcinomas e sarcomas; (3) hamartomas.

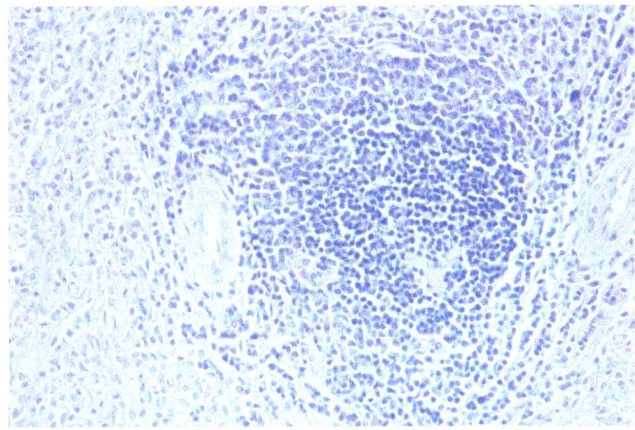

A

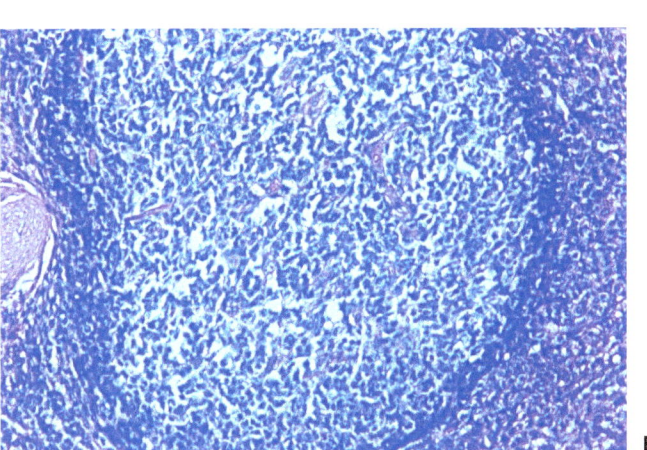

B

Figura 5-22.

*Baço na esquistossomose hepatoesplênica. **A**. Folículo linfóide pequeno. **B**. Folículo linfóide grande com centro germinativo alargado.*

(Continua)

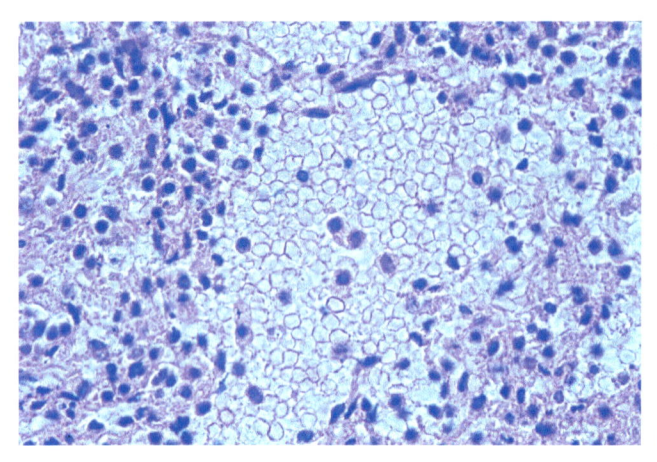

C

Figura 5-22.

Continuação.
C. Área da polpa vermelha com hemácias hemolisadas.
D. Cordões da polpa ricos em hemácias. E. Sinusóides
alargados e "armados". F. Fibrose da polpa vermelha. HE.

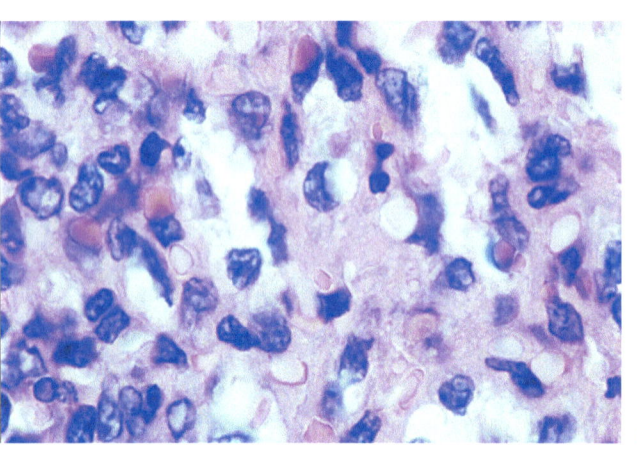

D

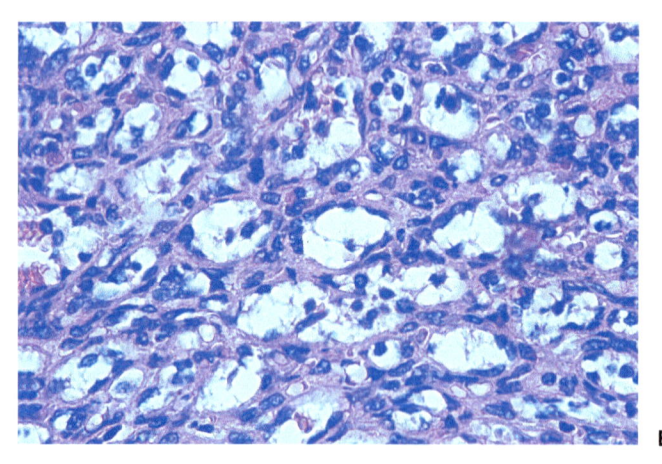

E

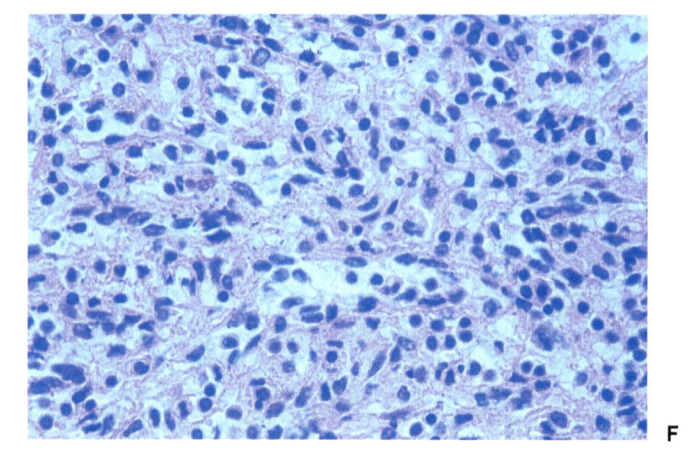

F

Figura 5-23.

*Baço e medula óssea na esplenomegalia congestiva (cirrose pós-necrótica). **A.** Polpa vermelha. Observar os cordões cheios de hemácias e sinusóides com poucas células. HE. **B.** Medula óssea (punção) — hiperplasia da série granulocítica com aumento de precursores. Leishman.*

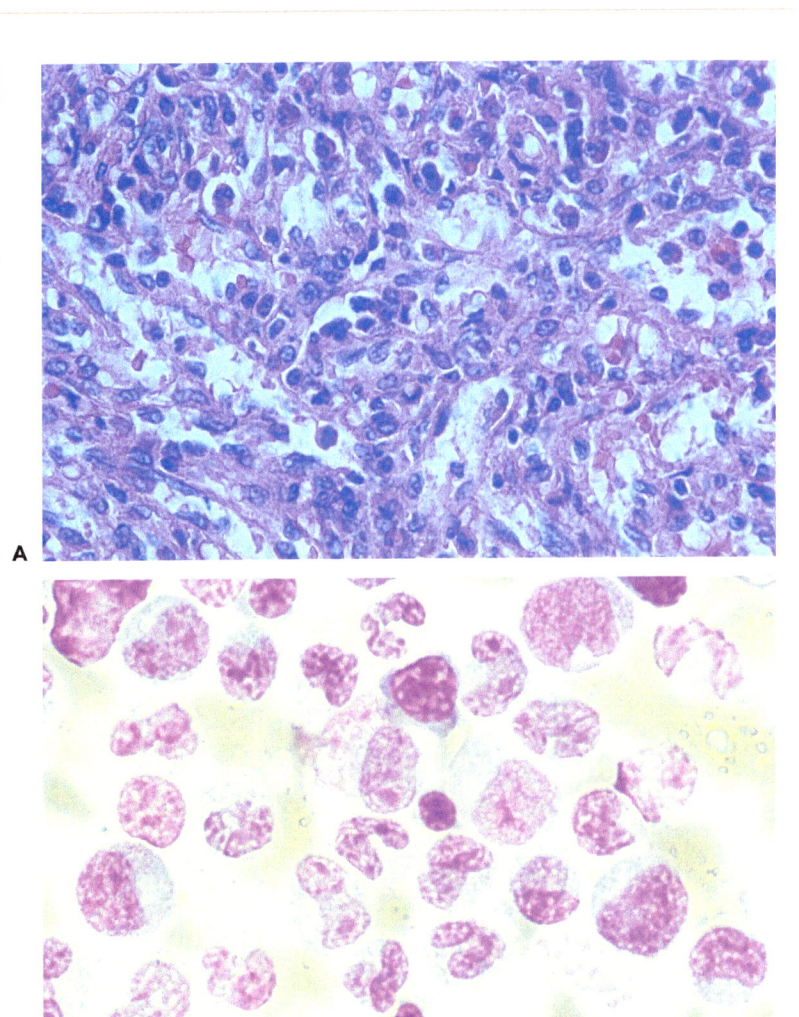

A

B

Figura 5-24.

Caso de lúpus eritematoso disseminado com plaquetopenia acentuada. Lesão de tuberculose no baço. HE.

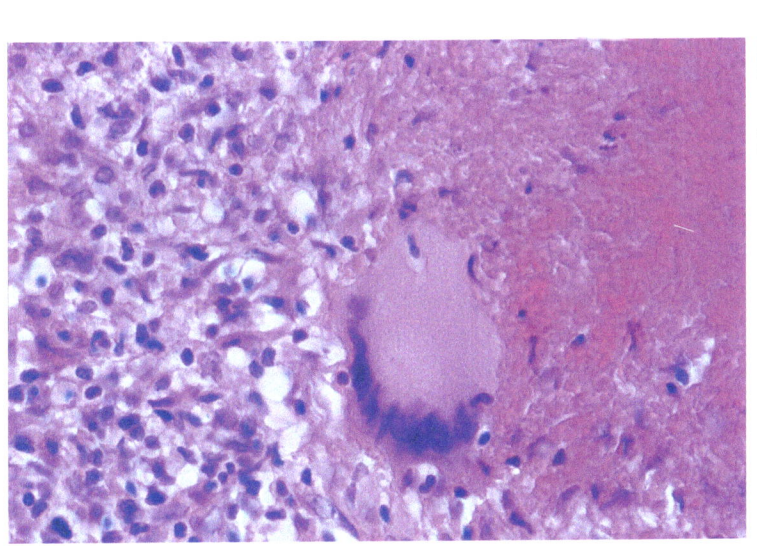

Alterações Anatômicas Freqüentes nas Hemopatias

Até meados do século XIX considerava-se que o baço se situava entre os órgãos encarregados dos processos digestivos. A partir de então começou-se a relacionar a presença de esplenomegalia com quadros clínicos de anemia. A denominação "anemia esplênica" englobava casos que mais tarde foram definidos como sendo malária, anemia hemolítica ou leucemia. Alguns desses pacientes eram encaminhados para a esplenectomia e ficavam curados do seu estado anêmico.

Posteriormente, verificou-se que este último tipo de anemia costumava ser detectado em mais de um membro da mesma família, caracterizando-se, então, um estado constitucional e familial.

A noção de que a hiperfunção esplênica pudesse ser a causa de citopenia(s) do sangue e os bons resultados obtidos com a esplenectomia na anemia esferocítica constitucional levaram à sua indicação em algumas hemopatias que cursavam com plaquetopenia e neutropenia, além de anemia.

O exame anatomopatológico dos baços retirados na tentativa de correção dessas citopenias revelou algumas alterações freqüentes em determinadas patologias. Essas alterações, embora não possam ser consideradas típicas ou patognomônicas, são descritas a seguir.

Anemias Hemolíticas

Em decorrência da alteração intrínseca dos glóbulos vermelhos, em especial na esferocitose congênita, estes têm dificuldade de atravessar os pertuitos intercelulares localizados nos cordões da polpa, ficando aí retidos por algum tempo. Depois desse tempo durante o qual sofrem algum tipo de dano nas suas membranas, as células atingem a luz sinusoidal. Em conseqüência, observa-se congestão mais ou menos acentuada nos cordões esplênicos e constatam-se sinusóides praticamente vazios.

Na esferocitose congênita há também: (1) hiperplasia das células de revestimento dos sinusóides; (2) eritrofagocitose pelos macrófagos; e (3) depósitos de hemossiderina relativamente pequeno em comparação com outras anemias hemolíticas. Quando as crises de hemólise são mais acentuadas, pode haver grande quantidade de grãos de ferro no citoplasma dos macrófagos.

A polpa vermelha predomina sobre a branca, como nas demais síndromes hemolíticas.

Os folículos são, geralmente, de pequeno tamanho e em alguns casos pode ser encontrada hiperplasia da zona marginal perifolicular. A hemólise leva à proliferação dos macrófagos, que se hiperplasiam todas as vezes que há estímulo à fagocitose de eritrócitos alterados.

A microscopia eletrônica é mais eficaz em evidenciar estase eritrocitária nos cordões. Ela também pode mostrar que os sinusóides são apenas *aparentemente* vazios. Na verdade, os eritrócitos aí retidos perdem seu conteúdo hemoglobínico, que é pinocitado pelas células do revestimento endotelial.

As células endoteliais ficam, então, intumescidas e salientes na luz desses vasos. Também podem ser vistas plaquetas contendo ferritina no interior. Essas plaquetas parecem, portanto, participar do *clearance* de produtos derivados da hemólise.

Anemia Falciforme

Na anemia falciforme raramente ocorre hiperfunção esplênica. São descritos casos de hiperesplenismo agudo em crianças abaixo dos 5 anos de idade, porém, em geral, o baço é de tamanho normal ou atrofiado em virtude de enfartes repetidos.

Ocorre hiperplasia das células monocitomacrofágicas somente em pacientes jovens. A circulação dos eritrócitos nos cordões, ambiente relativamente pobre em oxigênio e baixo nível de glicose e pH facilitam a formação dos drepanócitos ou eritrócitos falcêmicos que, no início, é passível de regressão.

A aderência dos drepanócitos entre si pode levar à oclusão de vasos, à atrofia e à fibrose do órgão. Há, então, diminuição da celularidade das duas polpas, com depósitos de cálcio em células endoteliais e nos cordões. A atrofia esplênica é sempre mais intensa nos homozigóticos SS.

Talassemias

As formas homozigóticas são graves e podem evoluir para grandes esplenomegalias, quando a função do órgão está muito comprometida. Nesses casos o hiperesplenismo costuma estar presente. Em épocas passadas, tais casos, com baço volumoso, chegavam a ser esplenectomizados para corrigir uma plaquetopenia ou neutropenia.

Esses baços exibiam folículos pequenos e em número reduzido ou normal, com centros germinativos alargados ou não.

Assim como na anemia falciforme, a polpa vermelha predomina sobre a branca. Os cordões da polpa costumam conter, além de linfócitos e plasmócitos, células de origem mielóide, como neutrófilos, eosinófilos e megacariócitos. Descrevem-se um certo grau de metaplasia mielóide e presença de corpos de Gamna-Gandy (grãos de ferro + cálcio).

Os vasos sinusóides são alargados ("armados") e há fibrose dos cordões que pode dar um aspecto "adenóide", ao exame histológico.

Anemia Aplástica

A síndrome de aplasia medular ocorre em várias patologias sangüíneas. Quando predomina a manifestação de anemia sem que seja determinada a causa, ela é denominada anemia aplástica idiopática.

Vários casos de anemia aplástica foram encaminhados à esplenectomia quando o tratamento clínico falhava, pois havia a idéia de que o baço pudesse exercer papel inibidor ou frenador da maturação das células medulares.

O estudo anatomopatológico desse material revela alguns dados que, embora não específicos, mostram alterações freqüentes.

Os folículos linfóides são, geralmente, numerosos e de tamanhos variáveis, predominando grandes folículos confluentes e com centros germinativos alargados.

A polpa vermelha é sempre rica em células linfóides, plasmócitos e macrófagos carregados de hemossiderina.

Os cordões da polpa mostram congestão e os vasos sinusóides são ricos em eritrócitos. Sua luz é alargada e as células endoteliais ficam salientes. A reação de Perls é bem positiva nos macrófagos e nas células endoteliais.

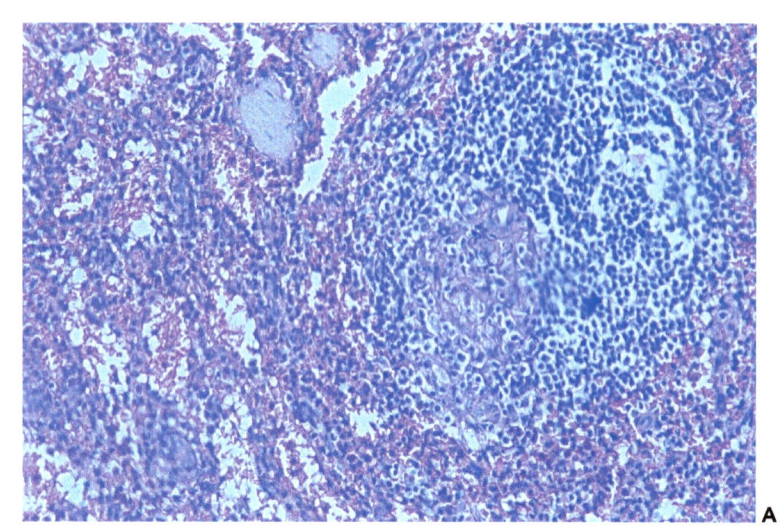

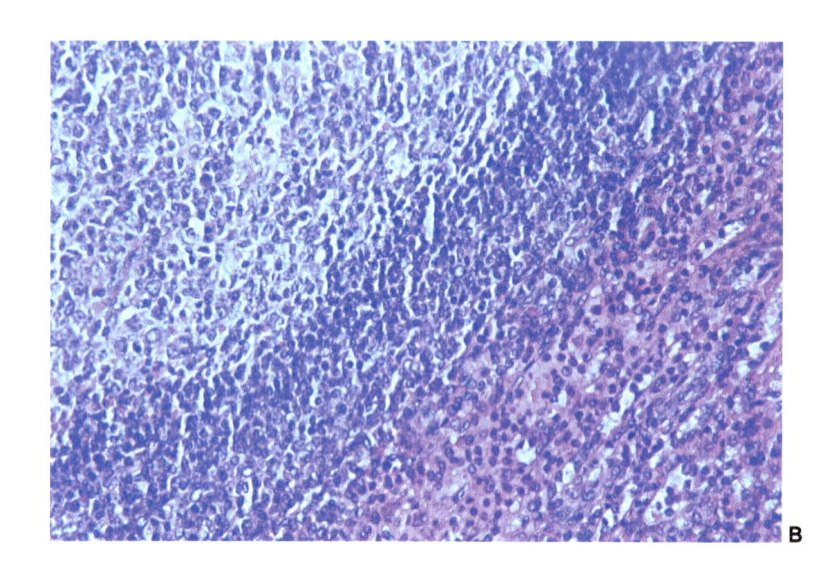

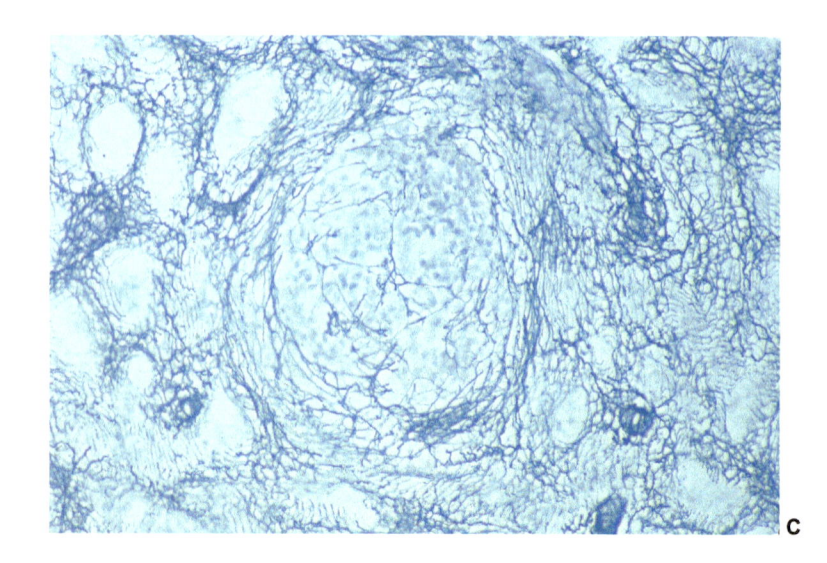

Figura 5-25.

*Púrpura plaquetopênica idiopática. **A.** Folículo linfóide com centro claro e polpa vermelha com sinusóides "armados". **B.** Grande folículo linfóide. Observar centro claro, zona do manto, zona marginal e polpa vermelha. **C.** Coloração da prata. Desenho de fibras em torno de um folículo e desenho de sinusóides.*

(Continua)

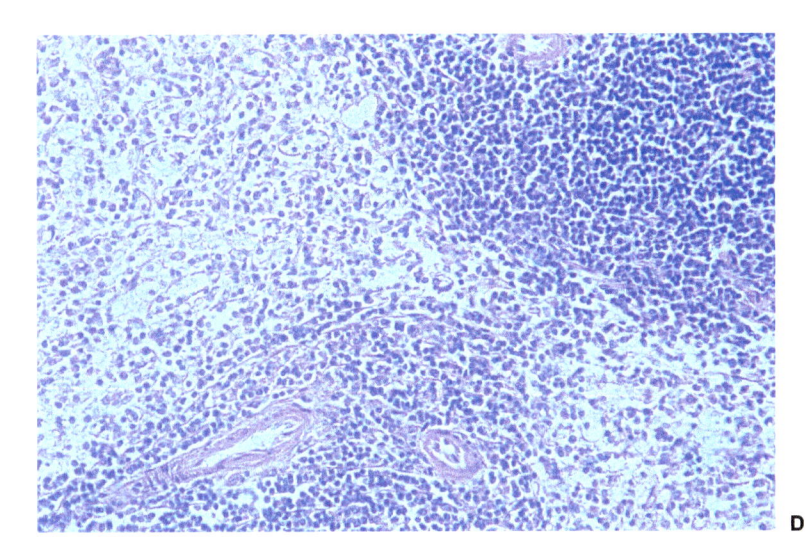

D

Figura 5-25.

Continuação.
D. Folículos grandes e confluentes. E. Polpa
vermelha mostra os cordões da polpa e os
sinusóides "armados". F. Polpa vermelha.
Presença de megacariócito (seta). HE.

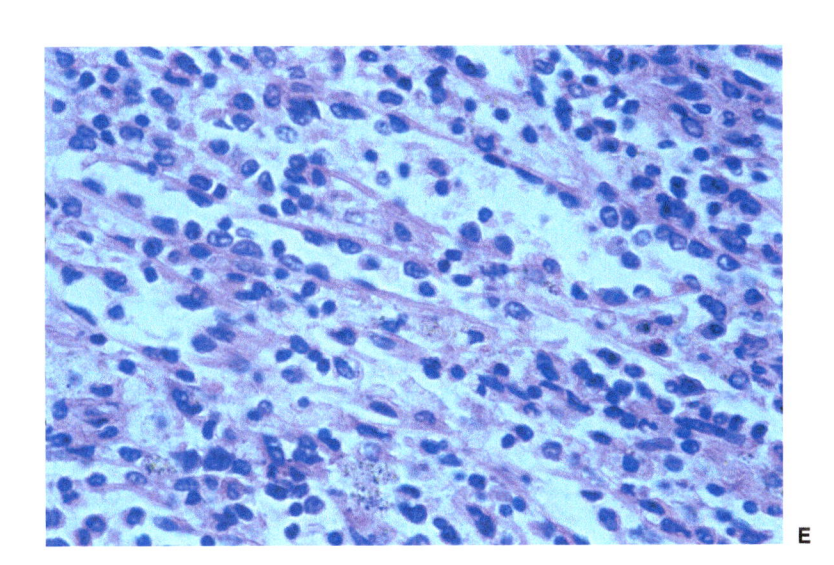

E

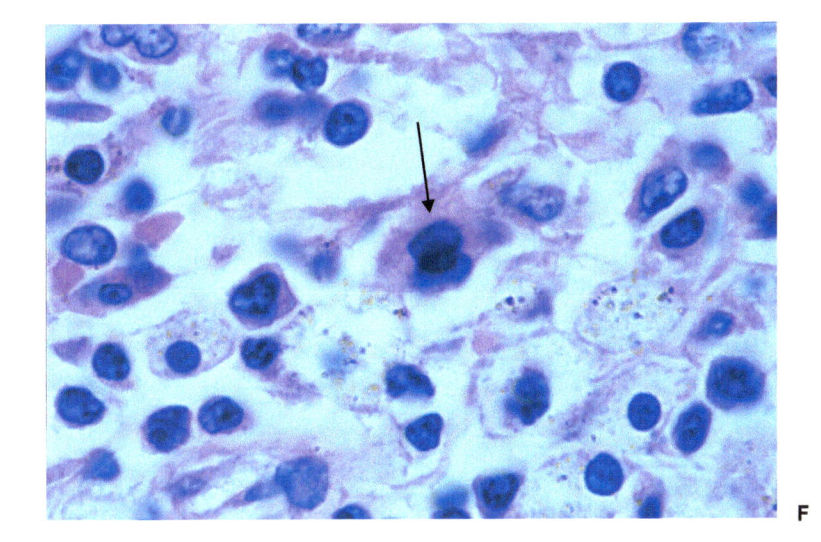

F

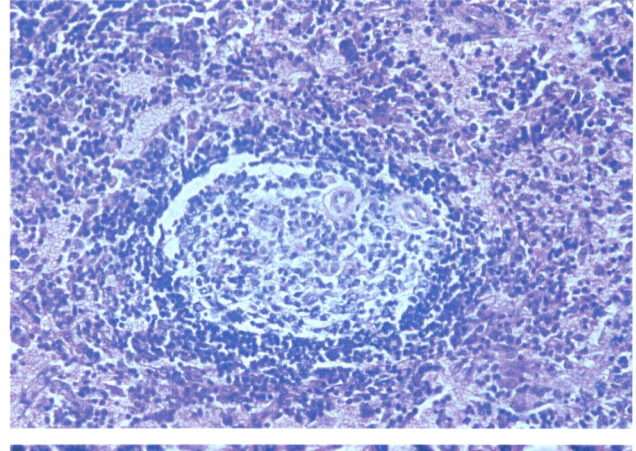

A

Figura 5-26.

*Baço no lúpus eritematoso disseminado com anemia hemolítica. **A**. Folículo grande, com centro claro, zonas perifoliculares e polpa vermelha. **B**. Cordões da polpa com hemácias lisadas e riqueza de hemossiderina. HE.*

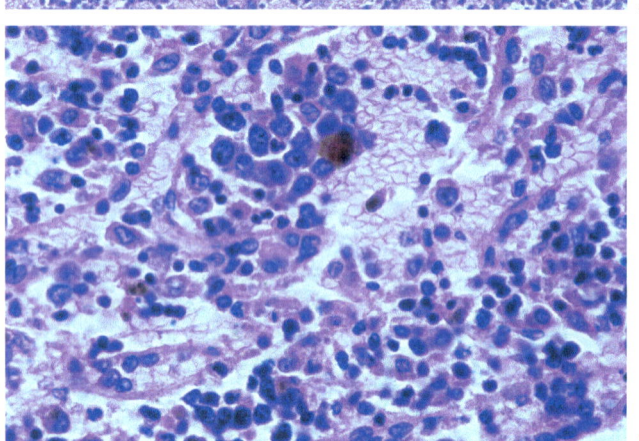

B

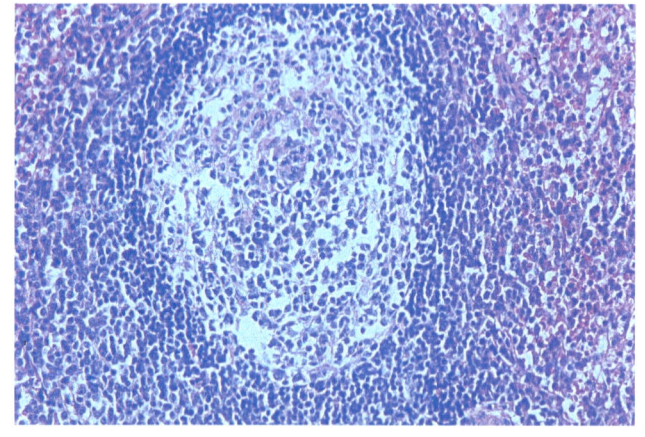

A

Figura 5-27.

*Baço na anemia hemolítica esferocítica constitucional. **A**. Folículo linfóide com centro germinativo alargado. Visualiza-se a polpa vermelha ingurgitada de sangue. **B**. Centro do folículo com células jovens, grandes e claras.*

(Continua)

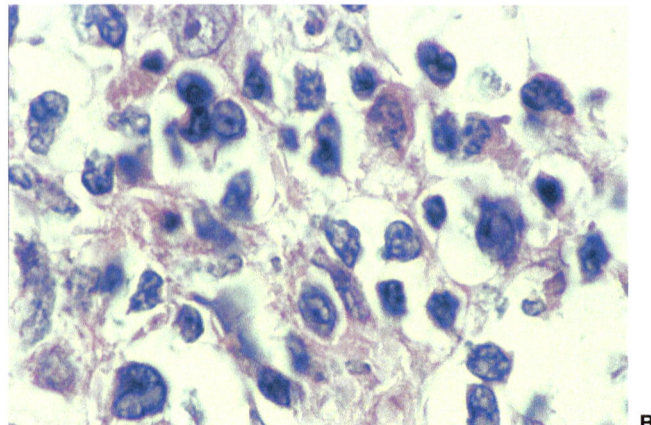

B

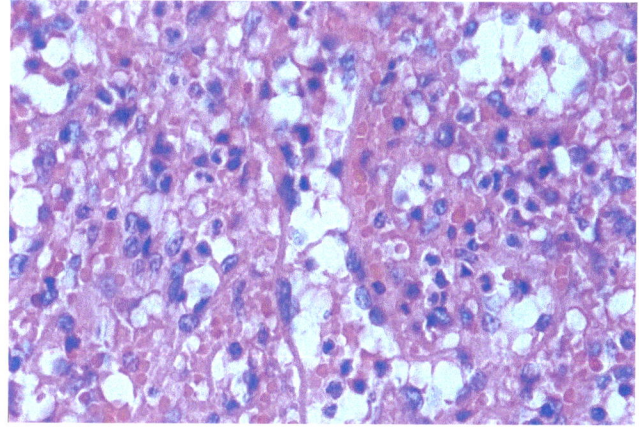

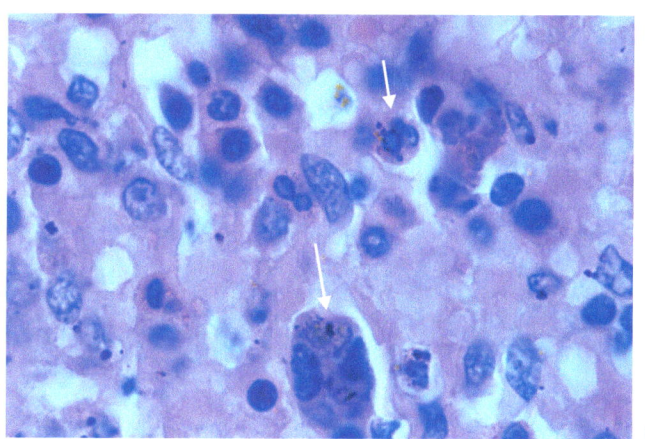

Figura 5-27.

Continuação
C e **D**. *Polpa vermelha com eritrócitos parcialmente hemolisados. Riqueza de hemossiderina em macrófago (setas). HE.*

Figura 5-28.

*Baço de anemia falciforme. **A**. HE. **B**. Mallory. Observar a riqueza de hemácias nos cordões e aspecto adenóide dos sinusóides.*

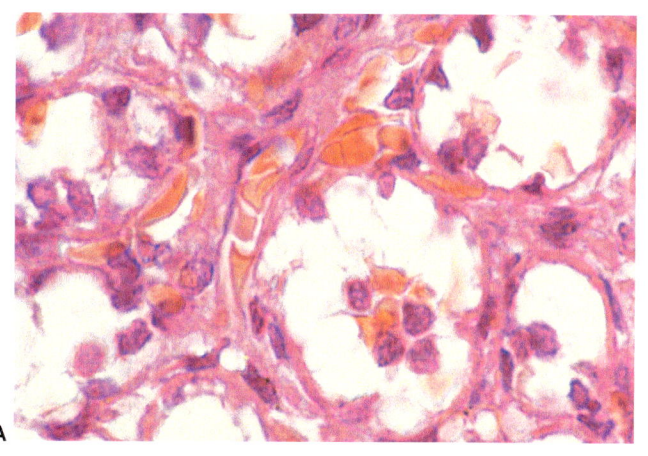

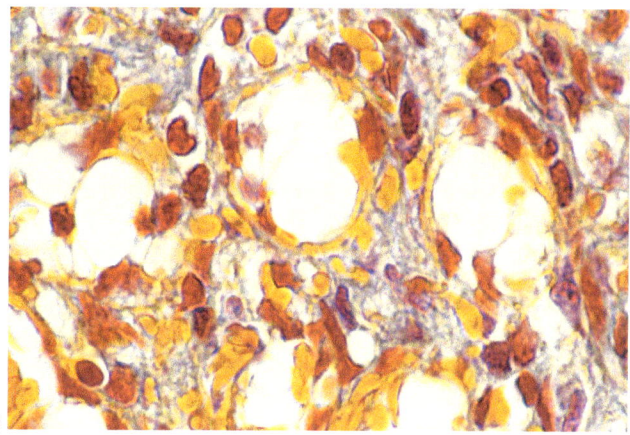

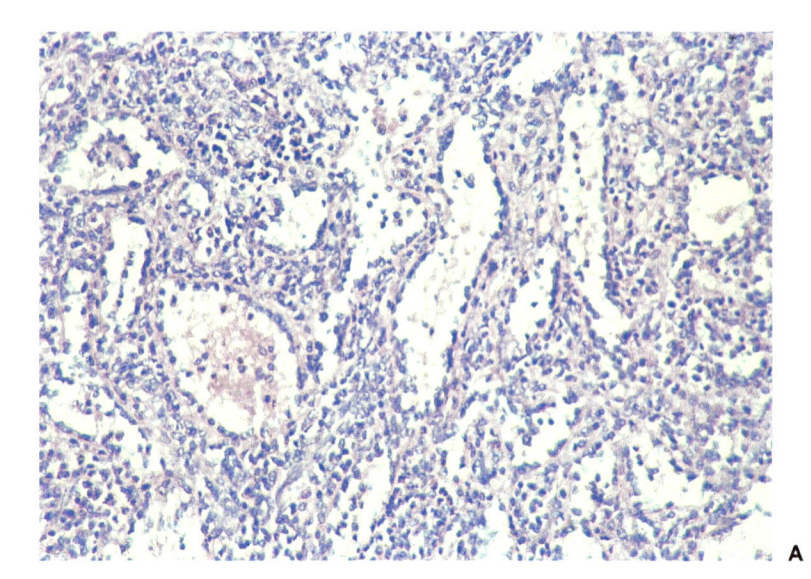

Figura 5-29.

*Baço na hemoglobinopatia C. **A**. Polpa vermelha, aspecto adenóide; **B**. Cordões da polpa espessados. **C**. Sinusóide de aspecto adenóide. Células endoteliais intumescidas na luz do sinusóide. HE.*

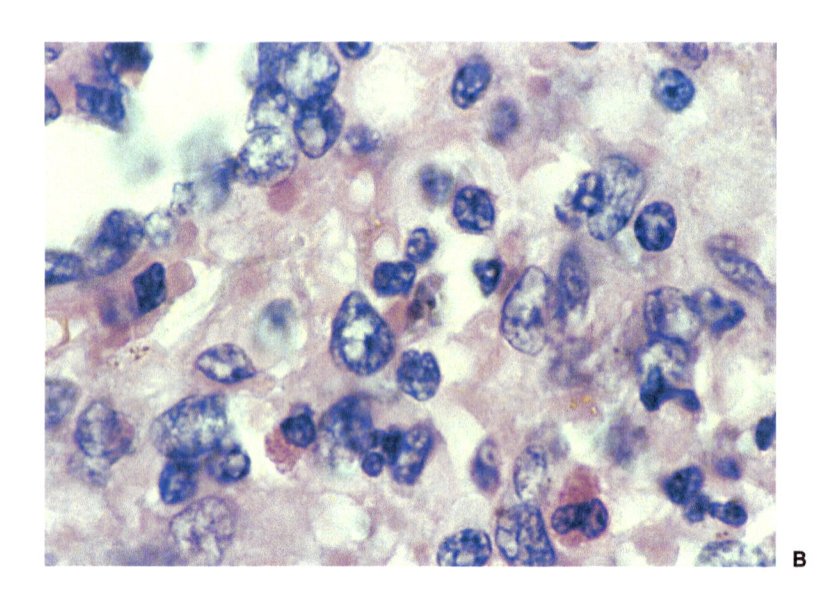

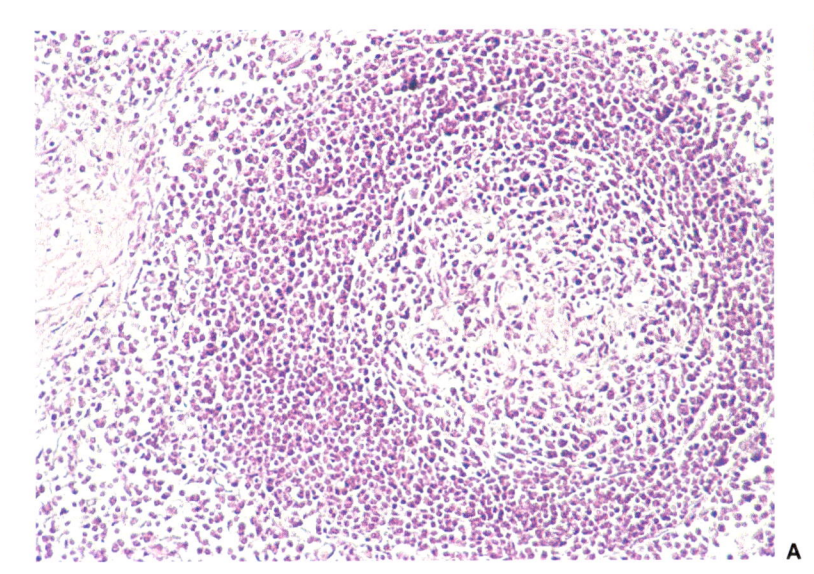

Figura 5-30.

Baço de talassemia major *(Cooley).* ***A.*** *Folículo linfóide com centro germinativo alargado.* ***B.*** *Polpa vermelha com área de hemorragia.* ***C.*** *Células granulocíticas na polpa vermelha.*

(Continua)

A

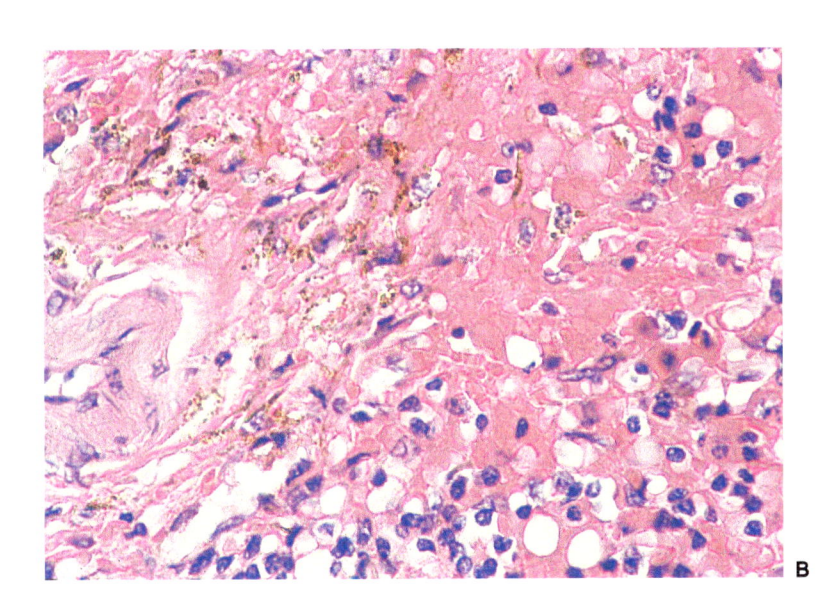

B

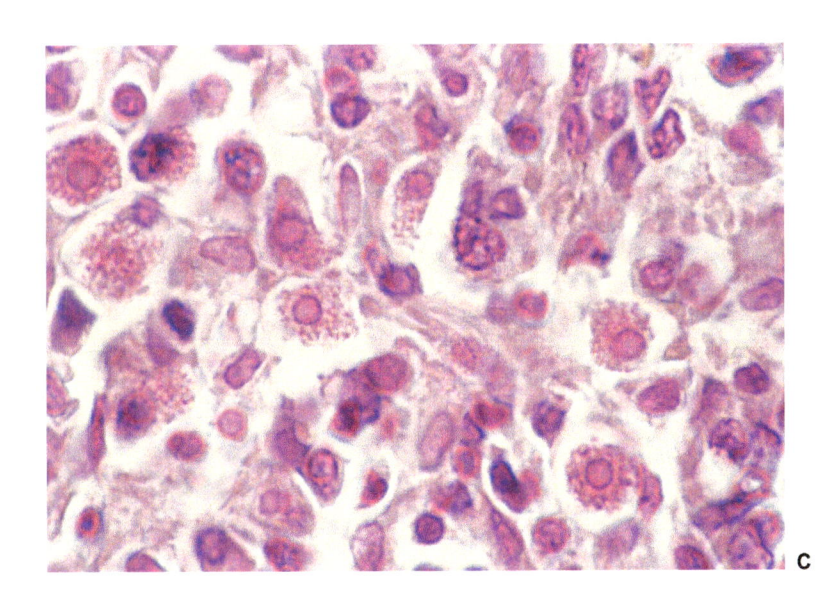

C

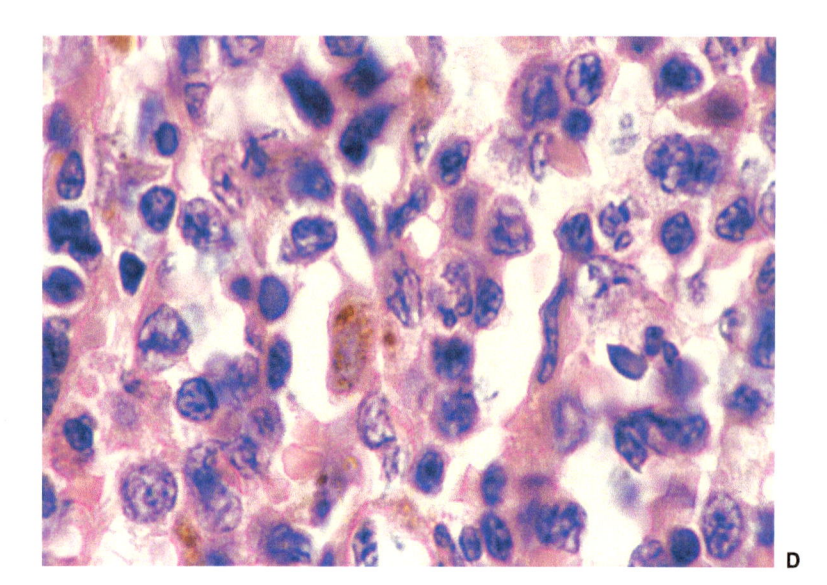

D

Figura 5-30.

Continuação.
D. *Cordões celulares espessados, presença de hemossiderina.* **E** *e* **F.** *Polpa vermelha com fibrose acentuada e depósitos de ferro e cálcio — corpos de Gamna-Gandy (*setas*). HE.*

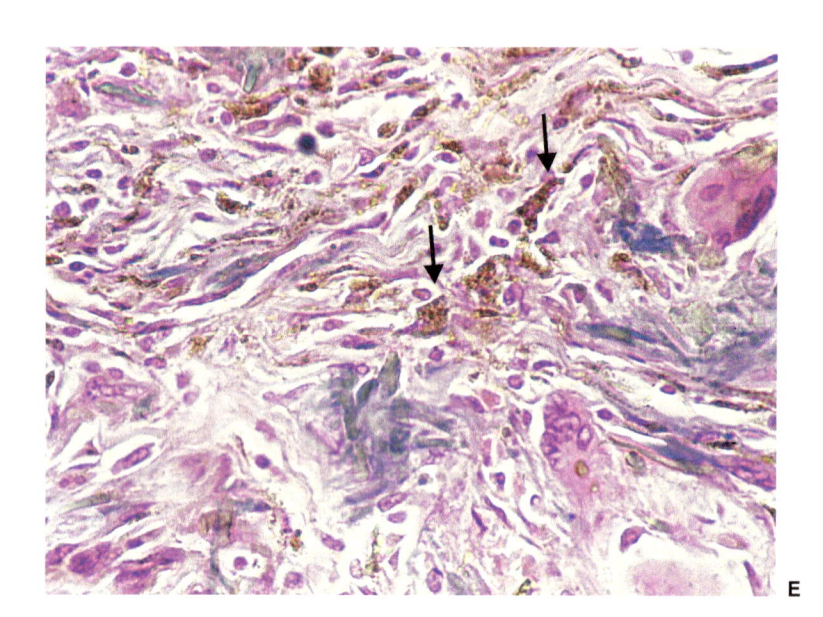

E

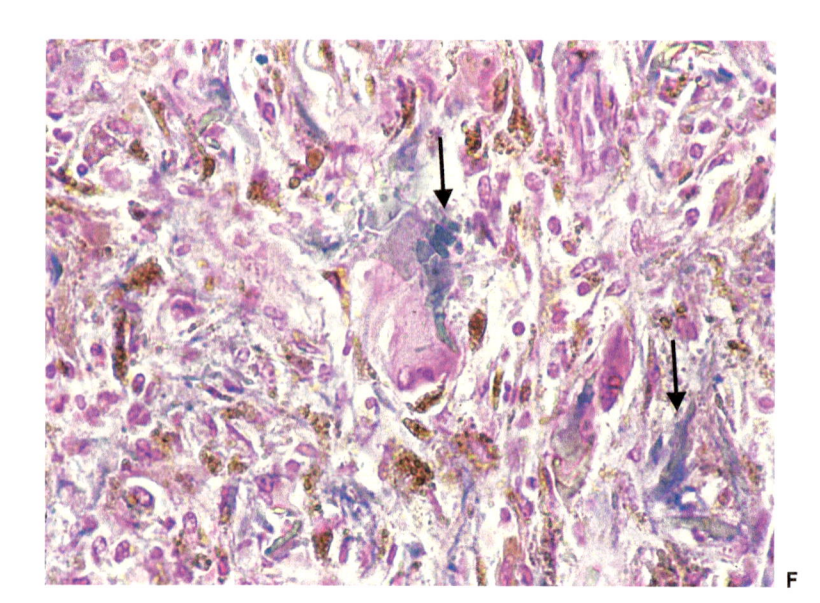

F

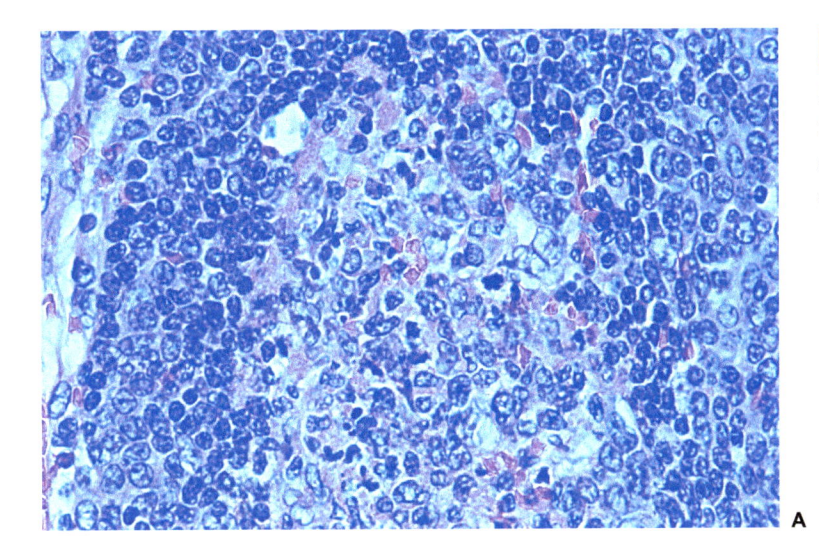

Figura 5-31.

*Baço na anemia aplástica. **A**. Folículo de grande tamanho, com centro alargado. **B**. Folículos confluentes. **C**. Cordões da polpa vermelha cheios de sangue. HE.*

A

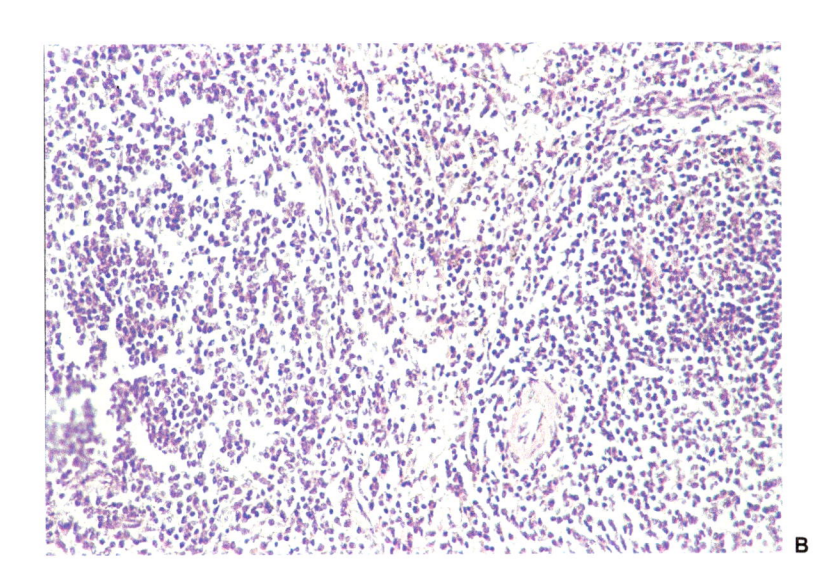

B

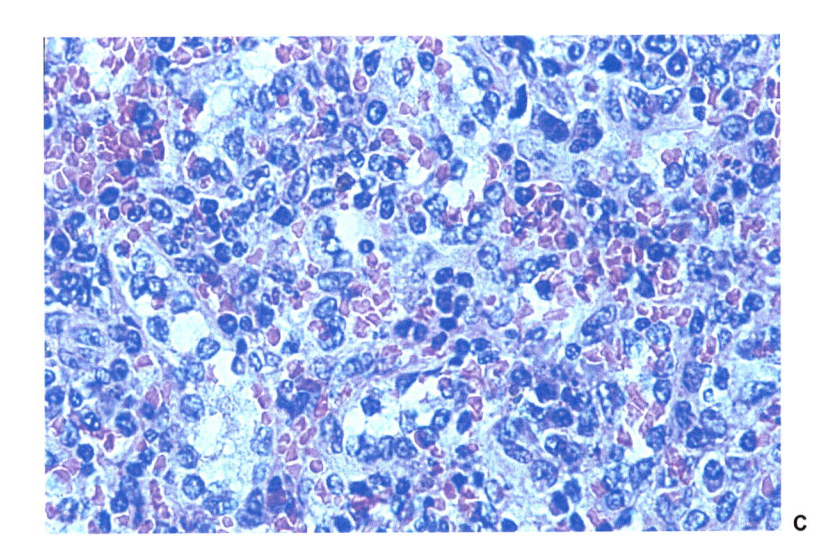

C

Hemopatias Malignas

O baço mantém durante toda a vida um ambiente propício à proliferação das células sangüíneas, em especial as da linhagem eritrocitária.

Sua estrutura anatômica pode ser profundamente alterada nas hemopatias malignas, como leucemias e linfomas.

Leucemias

Nas *leucemias agudas* a hepatoesplenomegalia ocorre com freqüência, principalmente a esplenomegalia.

Na leucemia linfóide aguda (LLA) essa esplenomegalia varia conforme a fase da doença, o mesmo ocorrendo com a leucemia mielóide aguda (LMA).

Ao exame anatomopatológico nos casos de leucemia linfóide aguda, há hiperplasia dos folículos linfóides, que mostram centros germinativos muito alargados, com presença de células jovens.

A polpa vermelha está sempre alterada, com congestão, hemorragias e muitas células blásticas nos cordões e na luz dos sinusóides.

Quando há hemorragias extensas, pode ser encontrada grande quantidade de macrófagos carregados com grãos de ferro.

Nas formas crônicas de leucemia, o tamanho do baço é, quase sempre, grande e tende a aumentar com a evolução da doença.

Na leucemia mielóide crônica (LMC), o baço cresce e se torna, progressivamente, duro e fibrosado. Na leucemia crônica linfóide (LLC), o baço cresce de modo lento, à medida que aumentam a linfocitose do sangue periférico e as adenomegalias.

Algumas formas de LLC, entretanto, cursam com maior tendência ao aparecimento de esplenomegalia, como a leucemia de *células cabeludas (hairy cells)* e a leucemia pró-linfocítica.

O aumento progressivo dos linfócitos circulantes passa a dificultar o trânsito dessas células nos cordões da polpa esplênica, ocasionando o que se denomina "pletora linfocitária". Isso causa também maior dificuldade de circulação dos eritrócitos que ficam retidos na polpa, sofrendo com a redução progressiva da baixa tensão de oxigênio, fato que, aliado à presença freqüente de auto-anticorpos (IgG), pode ser responsável por agressão aos eritrócitos, do que resulta anemia de tipo hemolítico associada à LLC (ver Fig. 5-32F).

Ainda devido à pletora linfocitária, há redução relativa de vascularização do tecido esplênico e conseqüentes necroses focais.

Além da LMC, outras doenças mieloproliferativas, especialmente a mielofibrose (MF), se caracterizam por apresentar esplenomegalia na sua evolução.

Na MF em estágio avançado, o baço se fibrosa, podendo ser palpados nódulos na sua superfície.

O exame anatomopatológico de baços com LMC costuma mostrar acúmulos de células jovens, blásticas, mesmo em fases de doença crônica e bem controlada. Isto levou a se pensar que seriam esses focos de blastos os responsáveis pela transformação da LMC, por isso a indicação de remoção do órgão durante a fase crônica, a fim de retardar a agudização ou transformação blástica.

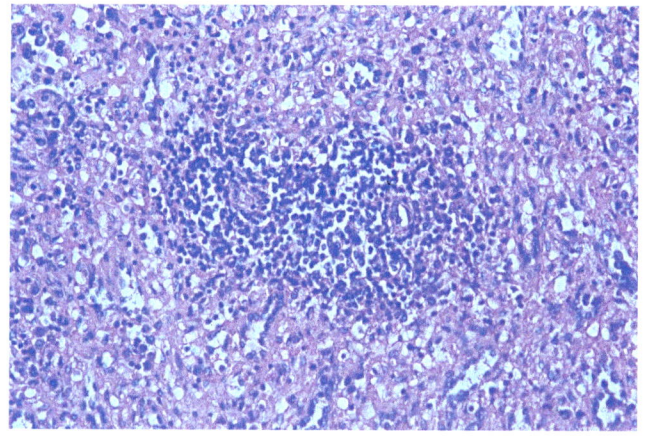

A

Figura 5-32.

*Baço na leucemia linfóide aguda (LLA). **A** e **B**. Folículo linfóide com blastos, não havendo delimitação do centro folicular. **C** e **D**. Polpa vermelha com cordões infiltrados por células linfóides grandes e pequenas.*

(Continua)

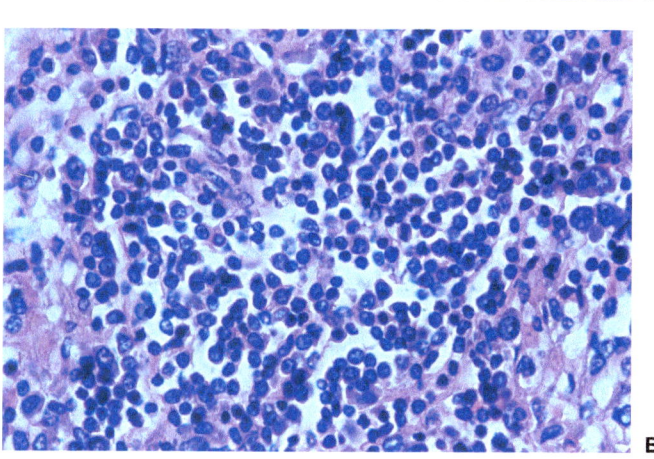

B

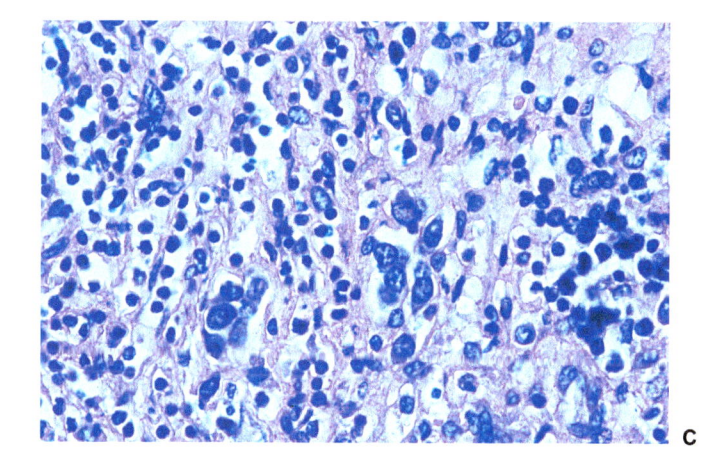

C

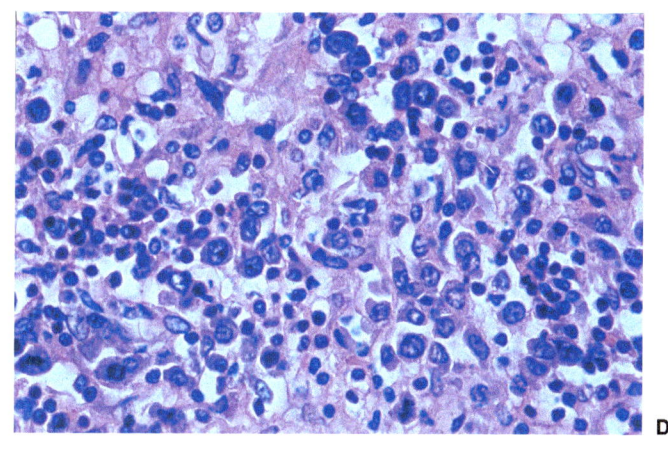

D

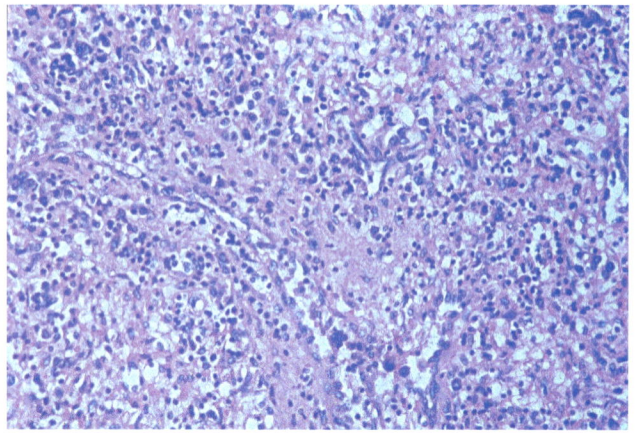

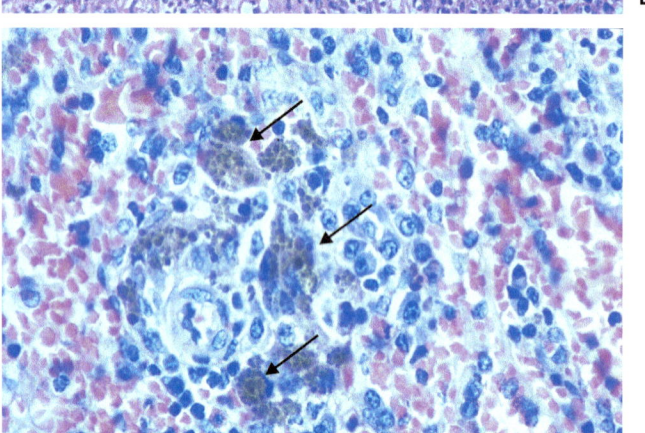

Figura 5-32.

Continuação.
E e F. *Leucemia linfóide aguda com quadro de hemólise. Polpa vermelha congesta e rica em macrófagos com muito pigmento hemossiderótico* (setas). *HE.*

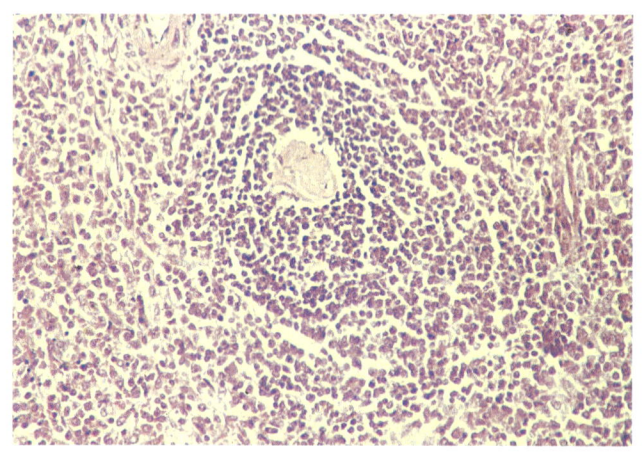

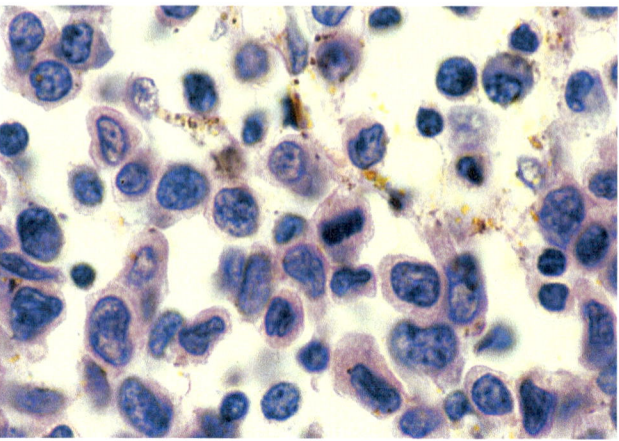

Figura 5-33.

Baço na leucemia mielóide aguda (LMA).
A. *Folículo linfóide pequeno. Observar hiperplasia da polpa vermelha.* **B.** *Polpa vermelha infiltrada por grandes blastos leucêmicos. Caso de LMA-M4, da classificação FAB. HE.*

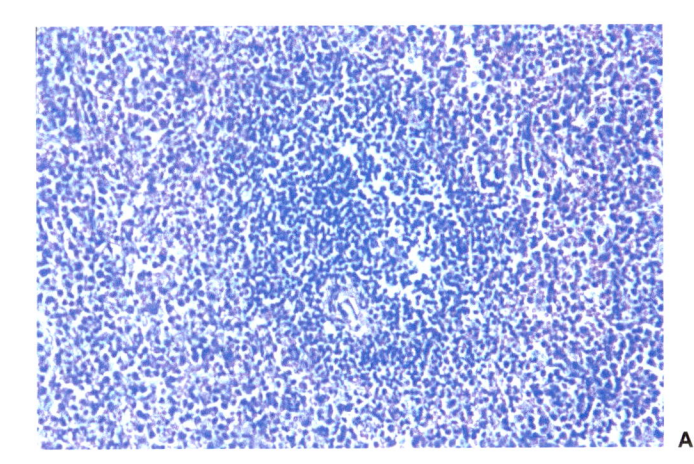

A

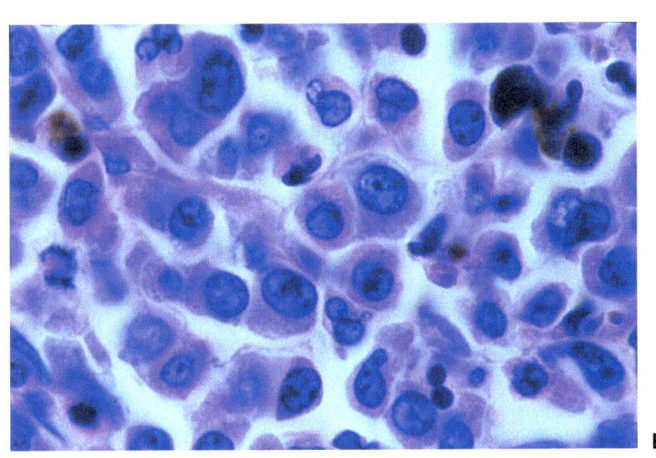

B

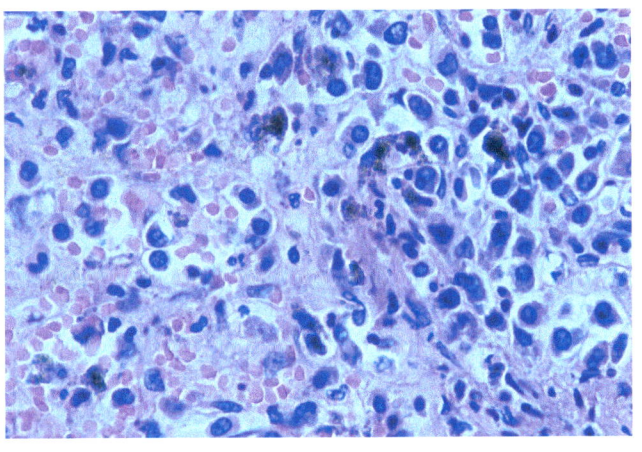

C

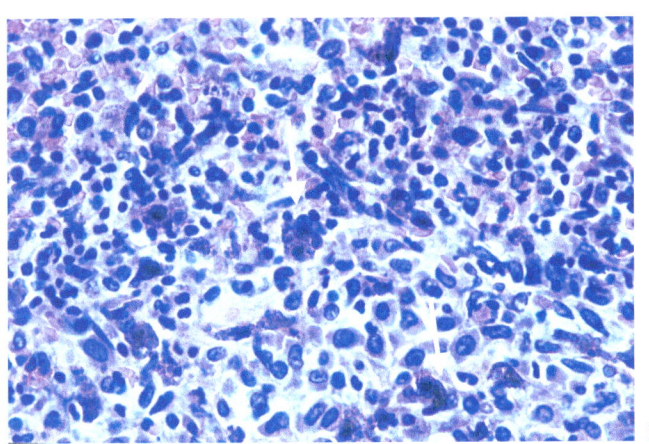

D

Figura 5-34.

*Baço na leucemia mielóide aguda (LMA). **A**. Folículo pequeno e hipercelularidade da polpa vermelha. **B**. Infiltração da polpa por grandes blastos. **C**. Zona de hemorragia. **D**. Macrófagos carregados de grãos de ferro (setas). HE.*

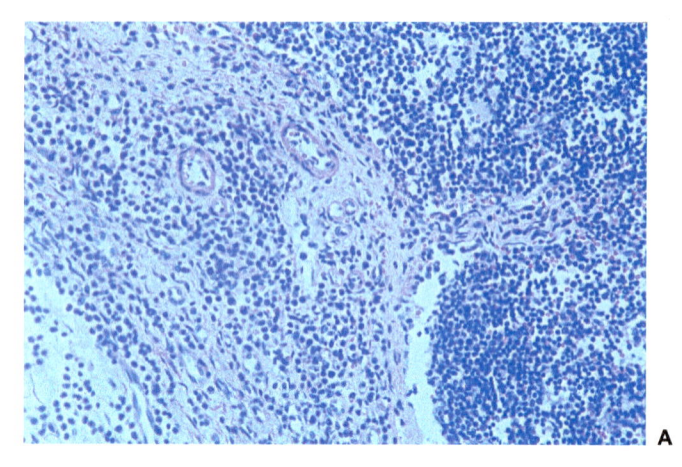

A

Figura 5-35.

*Baço na leucemia linfática crônica (LLC). **A**. Proliferação linfocitária com infiltração da cápsula de revestimento.*
***B**. Mesmo aspecto de **A**, em maior aumento.*
***C** e **D**. Aumento de células linfóides na polpa vermelha ("pletora linfocitária"). HE.*

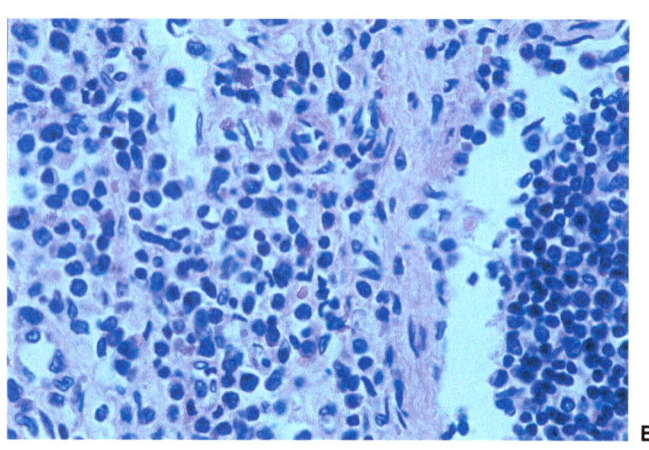

B

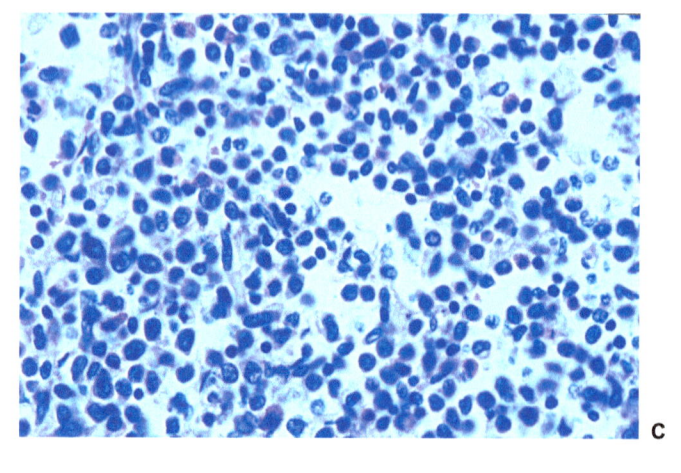

C

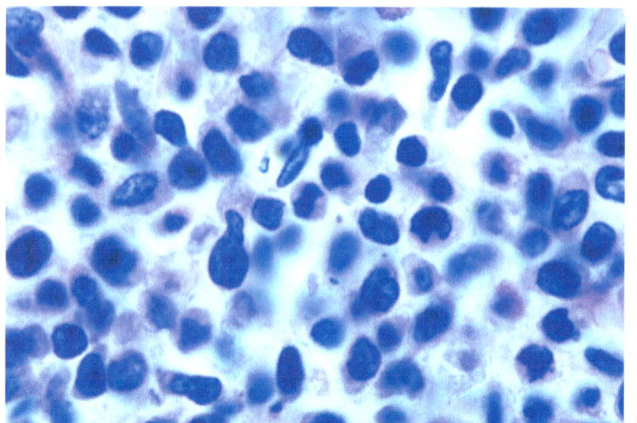

D

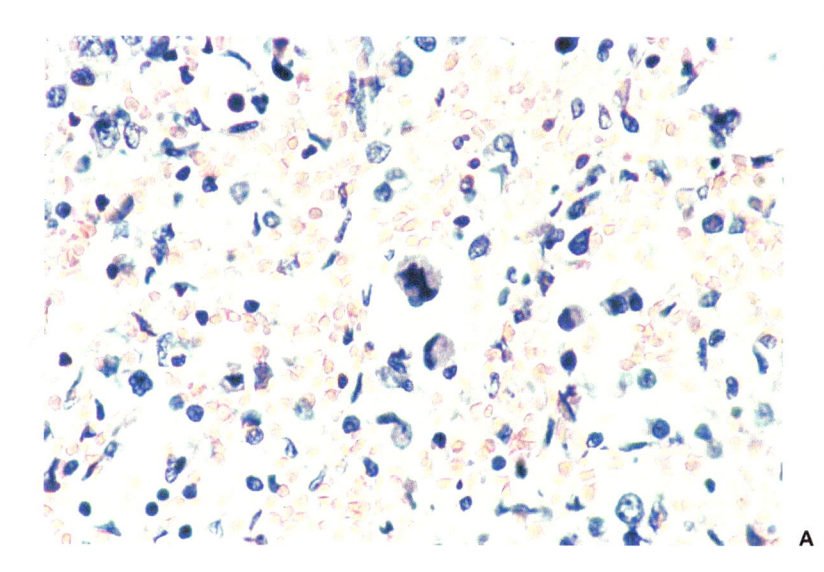

Figura 5-36.

Baço na leucemia mielóide crônica agudizada.
A. Metaplasia mielóide da polpa vermelha.
B e C. Metaplasia mielóide e presença de blastos.
HE.

A

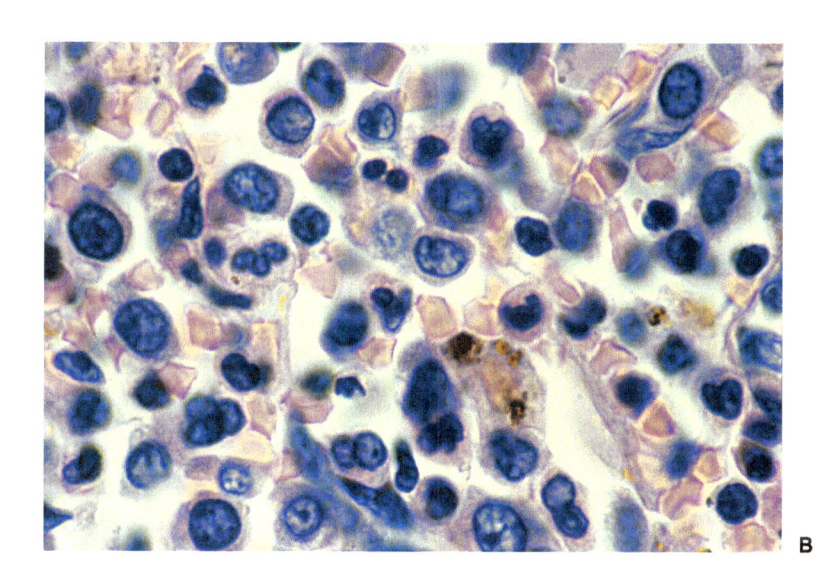

B

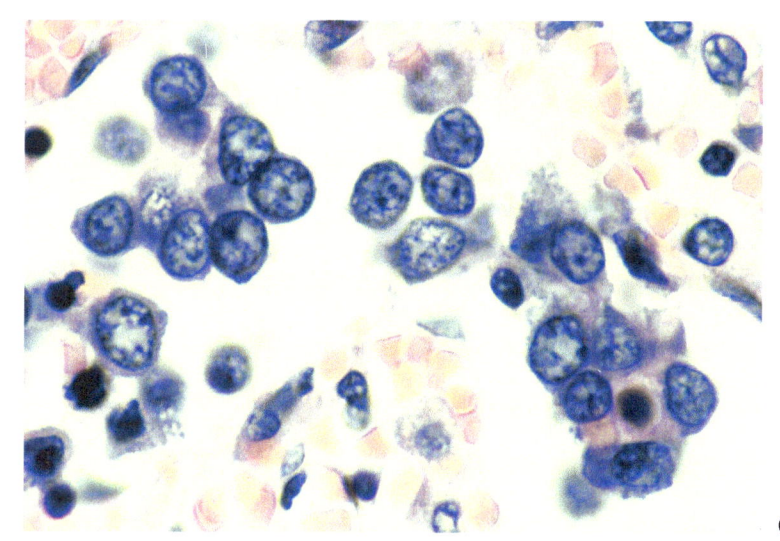

C

Em outras doenças mieloproliferativas, como a MF, a policitemia vera (PV) e a trombocitemia essencial (TE), o baço também aumenta de volume.

A metaplasia mielóide está sempre presente nesses casos e parece resultar, pelo menos em parte, da proliferação de células indiferenciadas que se aninham no órgão por duas razões principais: (1) o baço mantém certas características que permitem a diferenciação dessas células, e (2) a fibrose progressiva da medula óssea leva à lesão irreversível do microambiente medular, o que dificulta o processo de diferenciação.

A histologia do baço revela pontos interessantes nas síndromes mieloproliferativas. A polpa branca está, quase sempre, atrofiada. Há poucos folículos linfóides e estes têm tamanho pequeno.

Na polpa vermelha, há congestão e focos de hematopoese disseminados. Na LMC, há predomínio de granulócitos e na PV, de eritroblastos. Os megacariócitos são ricos em granulações e são menos numerosos.

A fibrose da polpa faz com que os contornos dos sinusóides fiquem marcados, especialmente na MF.

Os macrófagos se hiperplasiam e são vistos fagocitando restos de granulócitos e eritrócitos que ficaram retidos nos cordões (ver Figs. 5-18A a D).

Linfomas

O linfoma de Hodgkin (LH) acomete o baço em alta porcentagem de doentes mas nem sempre há grande esplenomegalia.

A quantidade de linfócitos pode estar ou não muito reduzida. Há casos com celularidade reduzida e grande fibrose do órgão, nos quais o diagnóstico depende do encontro das células típicas de Reed-Sternberg.

Na polpa vermelha são encontrados, com freqüência, congestão sangüínea, eosinofilia e hiperplasia de macrófagos contendo hemossiderina.

Os linfomas não-Hodgkin (LNH) podem causar ou não esplenomegalia acentuada. Os linfomas disseminados ou leucemizados, mais freqüentemente, levam ao aumento de volume, como costuma ocorrer na leucemia linfóide crônica.

Os LNH, segundo alguns autores, infiltram o baço de quatro formas: (1) infiltração específica, com aumento apenas dos folículos linfóides; (2) alargamento e infiltração da polpa vermelha; (3) infiltração difusa da polpa vermelha com diminuição ou hipotrofia da polpa branca, e (4) sob forma de massas isoladas ou coalescentes.

Os linfomas que se originam de células dos folículos linfóides de tipo pequeno e clivado parecem ter maior facilidade de disseminação, daí a alta incidência de formas leucêmicas nesses casos.

A extensão do envolvimento esplênico nesses linfomas não parece corresponder à variação de tamanho do órgão, uma vez que o tecido linfomatoso pode ser encontrado em baços de peso normal.

Assim, mesmo em casos de linfomas nodulares de linfonodos, o baço pode estar envolvido, pois essas células circulam e podem ficar retidas aí.

Os linfomas de grandes células, ao contrário, costumam adquirir o aspecto de grandes massas tumorais no parênquima esplênico.

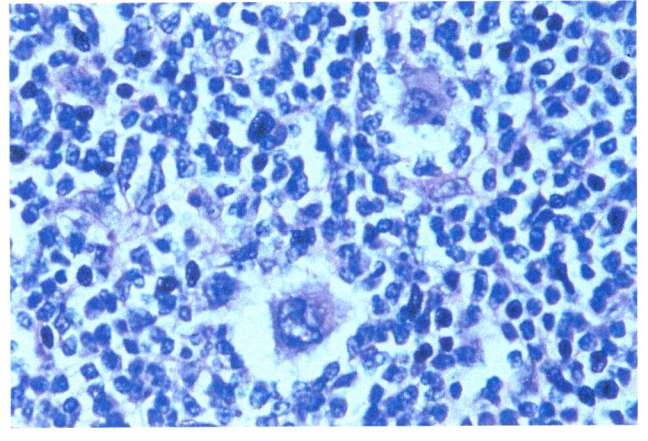

A

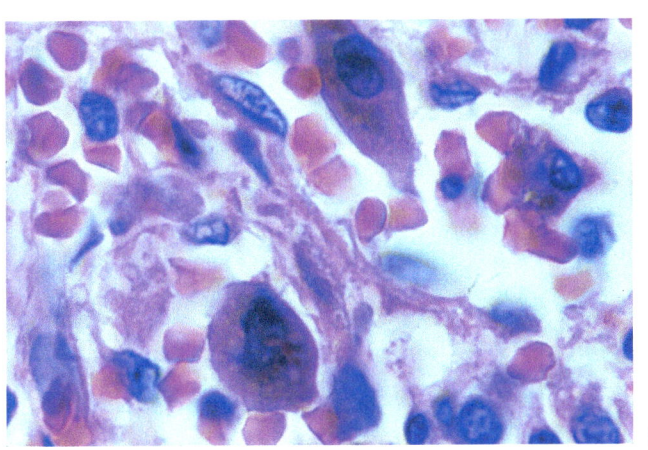

B

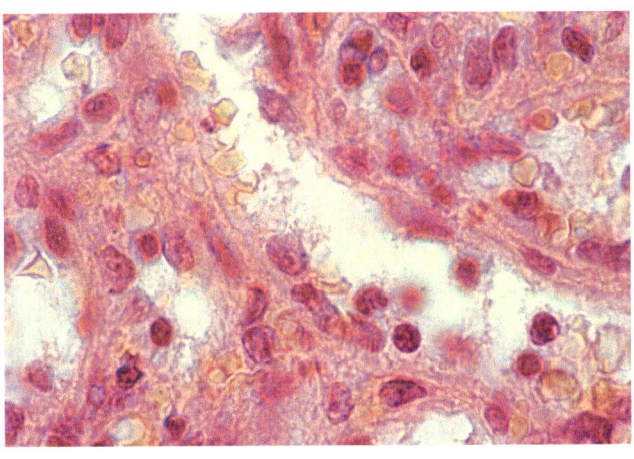

C

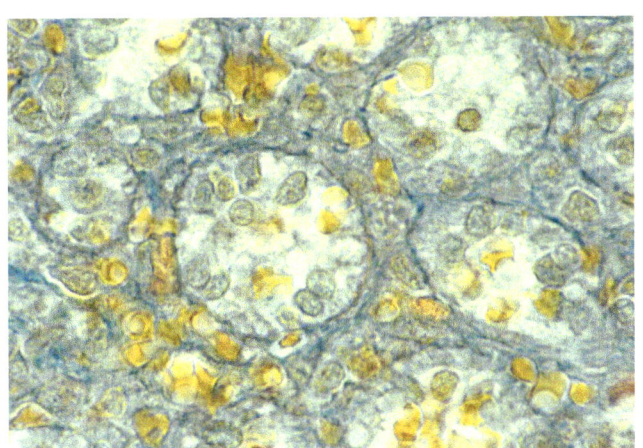

D

Figura 5-37.

*Baço no linfoma de Hodgkin. **A** e **B**. Polpa vermelha. Presença de células tipo Reed-Sternberg. **C**. Fibrose na polpa vermelha. HE. **D**. Fibrose da polpa. Coloração pelo Masson.*

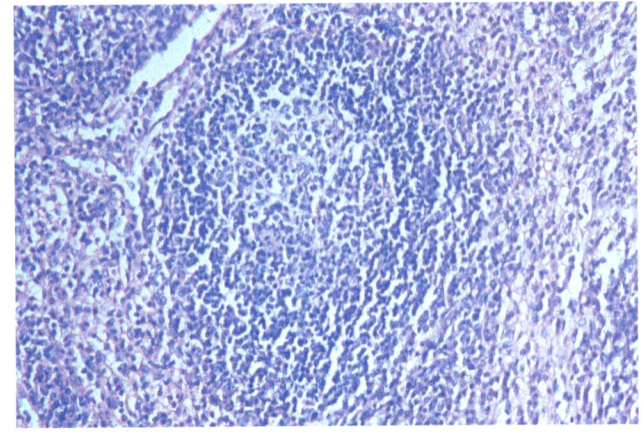

A

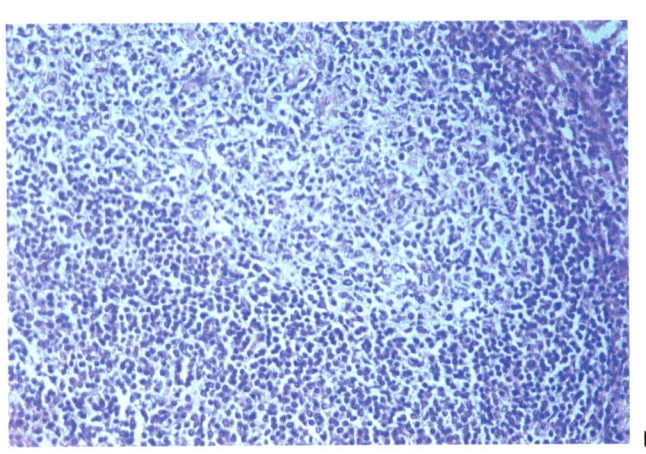

B

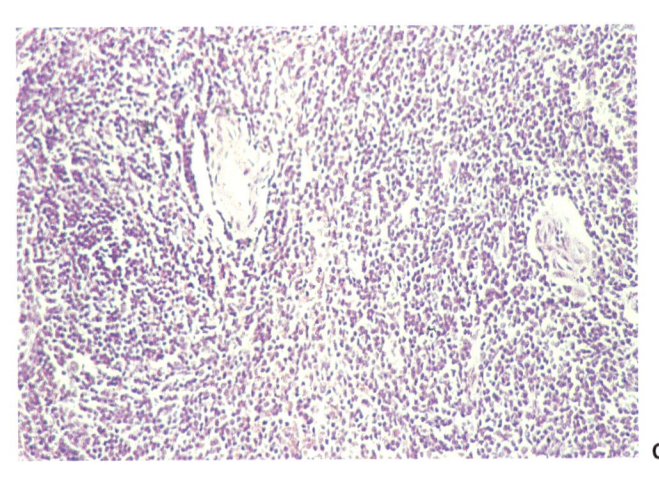

C

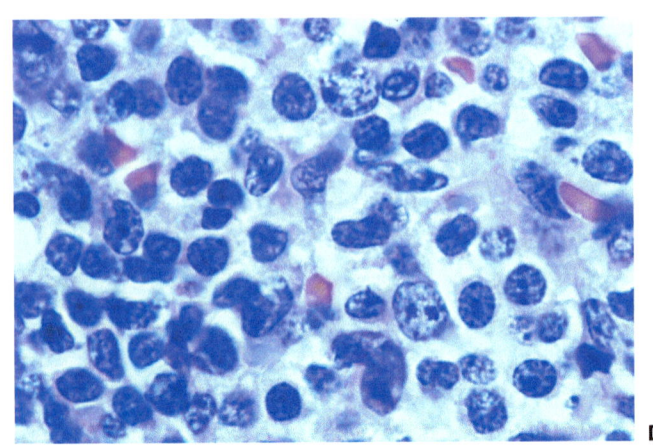

D

Figura 5-38.

Baço em vários casos de linfoma não-Hodgkin.
A a C. Folículos linfóides pequeno, grande e confluentes,
respectivamente. D. Células do centro do folículo. Observar
anaplasia celular com predomínio de células blásticas.

(Continua)

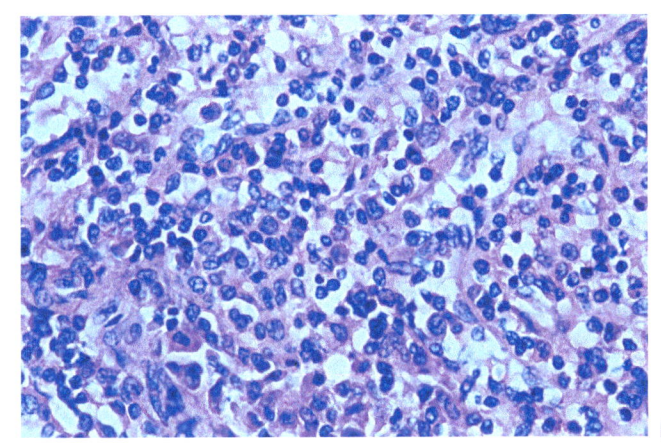

E

Figura 5-38.

Continuação.
*E. Polpa vermelha com células linfomatosas. **F.** Mesmo caso de **E**, com maior aumento. **G.** Linfoma difuso do baço. **H.** Linfoma nodular do baço.*

(Continua)

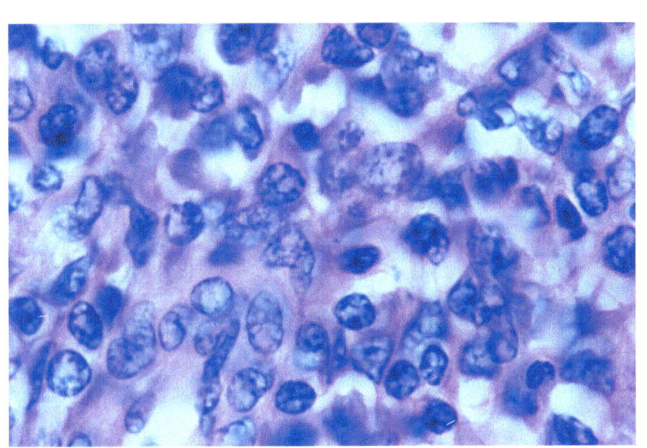

F

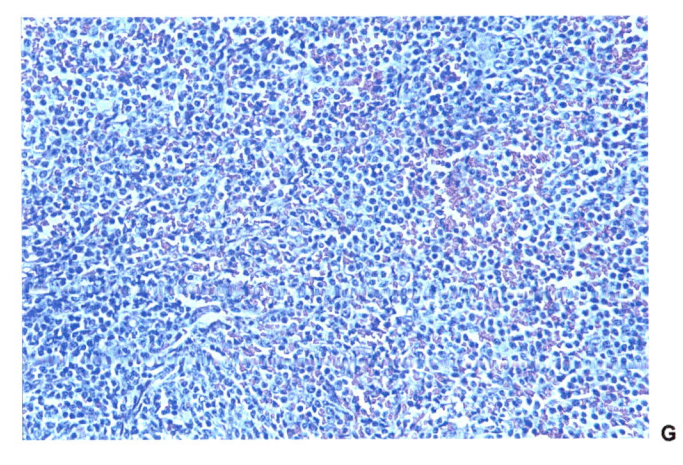

G

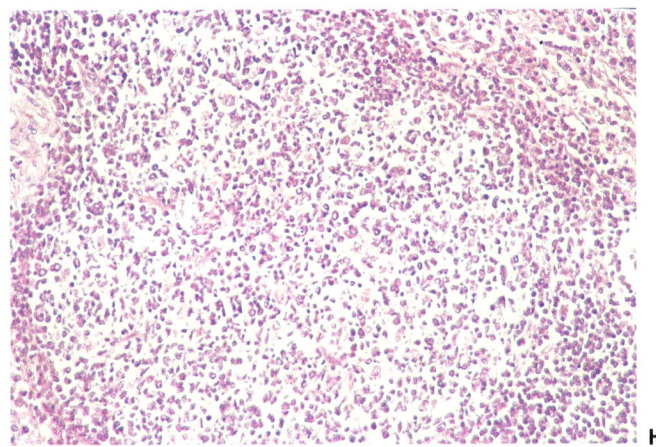

H

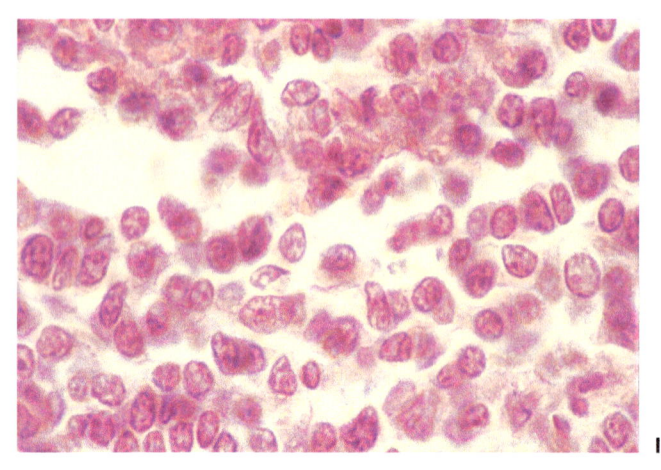

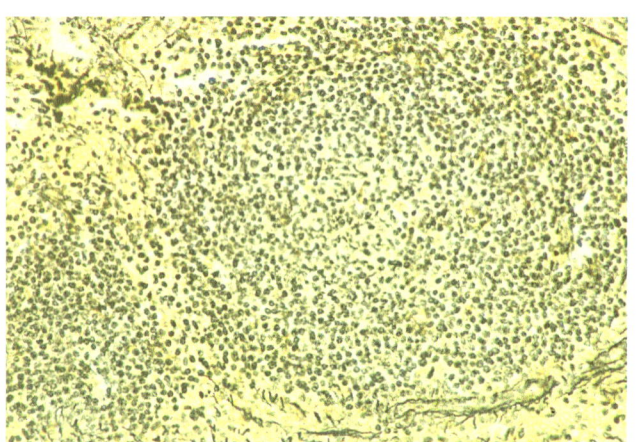

Figura 5-38.

Continuação.
I. Células do centro do folículo. HE. J. Linfoma nodular (mesmo caso anterior, com coloração de Perdrau).

De qualquer forma, há grande dificuldade de obter o diagnóstico preciso da natureza maligna ou não de linfócitos presentes no baço em casos de linfomas não-Hodgkin, mediante exame anatomopatológico de rotina. Há que se empregar novas técnicas imunoistológicas para definir a natureza clonal dos linfócitos malignos como se faz com linfonodos, a fim de avaliar a presença e a extensão do linfoma.

Baço nas Hemopatias Secundárias e Associadas

Denominam-se *hemopatias secundárias* aquelas alterações hematológicas causadas por agentes etiológicos conhecidos, cuja patologia principal ou inicial se manifesta em tecidos e/ou órgãos não-hematopoéticos. São exemplos a anemia secundária à malária, a pancitopenia que acompanha a leishmaniose visceral, as hemorragias presentes em casos de esquistossomose etc.

Diz-se que há *hemopatia associada* quando o sangue se altera, em maior ou menor grau, na presença de uma patologia geral. O agente etiológico nesses casos é capaz de lesar diferentes órgãos e tecidos, assim como os tecidos hematopoéticos.

Isso ocorre em algumas doenças hereditárias, como aquelas em que há um "erro metabólico" cujo resultado é o acúmulo de material insuficientemente metabolizado. Esse material deve ser fagocitado pelo sistema de células monocitofagocitárias presentes em vários tecidos, incluindo-se a medula óssea e o baço. Como conseqüência há hiperplasia de macrófagos nesses locais, surgindo esplenomegalia de grau variável.

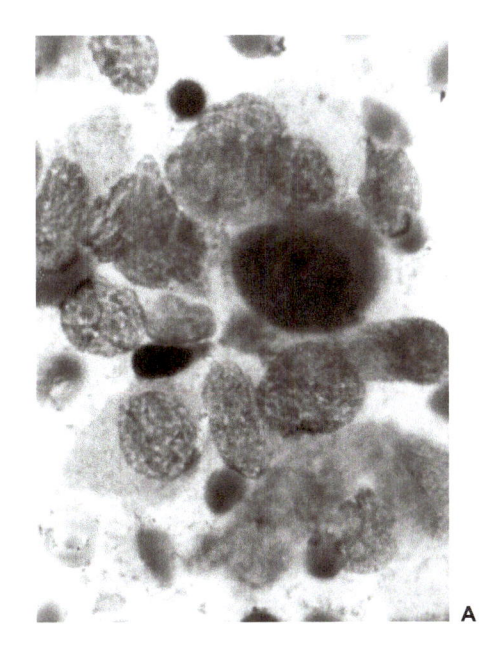

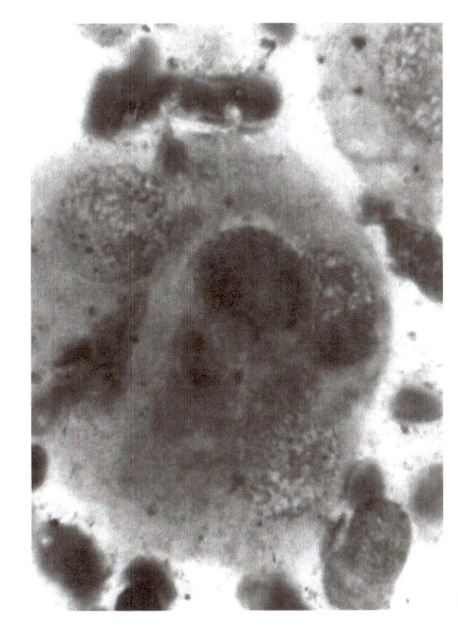

Figura 5-39.

Punção de baço em casos de esplenomegalias associadas. A e B. Esfregaços mostram células gigantes multinucleadas (B) e células menores (A). Esses tipos celulares têm atividade macrofágica mas não apresentam características de malignidade. Diagnóstico: histiomonocitose sistêmica (HMS) com esplenomegalia, adenomegalia e hepatomegalia. C. Grande célula de Gaucher. D. Macrófago carregado de L. donovani. *Leishman.*

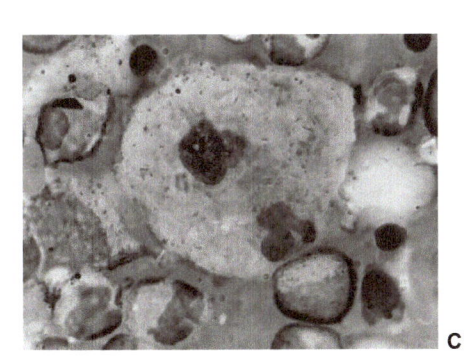

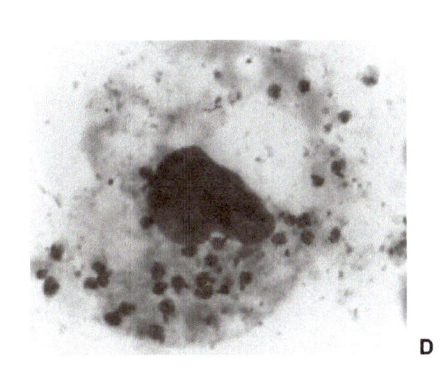

Essas doenças são denominadas de "depósito", incluindo, pela ordem de freqüência, a doença de Gaucher, a de Niemann-Pick e a síndrome de Hüler-Hunter.

São condições raras, a maioria delas incompatível com a vida, exceto a de Gaucher, e que levam à morte na infância.

A esplenomegalia e a hepatomegalia decorrem de hiperplasia das células macrofágicas. Pode surgir quadro de anemia hemolítica e de púrpura plaquetopênica. Alguns desses casos eram encaminhados à esplenectomia, principalmente antes do aparecimento da terapêutica de substituição enzimática.

Podem ser incluídas ainda nesse grupo de doenças algumas patologias nas quais se encontra hiperplasia de células macrofágicas, cujo caráter neoplásico não fica muito evidente, como a histiomonocitose sistêmica e a eritrofagocitose familial.

Sob o aspecto morfológico, as células proliferantes nesses casos não são neoplásicas, mas a evolução das doenças, com comprometimento ganglionar, hepático, esplênico e de medula óssea, mostra características de malignidade.

No nosso meio era muito comum o achado de grandes esplenomegalias secundárias a infestações crônicas parasitárias, como a esquistossomose hepatoesplênica e o calazar.

Referências Fundamentais

1. Barnhart MI, Lusher JM. Structural physiology of the human spleen. *Amer J Ped Hematol / Oncol* 1979; *1*: 311-30.

2. Bowdler AJ. Splenomegaly and hypersplenism. *Clin Haematol* 1983; *12*(2): 467-88.

3. Carvalho CAF de. Baço: Anatomia microscópica. *In:* Jamra M, Lorenzi TF (eds.). *Baço: Anatomia, fisiopatologia, clínica, cirurgia*. Rio de Janeiro: MEDSI, 1988: 1-36.

4. Crosby WH. The spleen. *In:* Wintrobe MM (ed.). *Blood pure and eloquent: A story of discovery, for people, and of ideas*. New York: MacGraw-Hill, 1980: 97-138.

5. Eichner ER. Splenic function: Normal, too much, too little. *Am J Med* 1979; *66*: 311-20.

6. Lorenzi TF, Jamra M. Síndromes esplenomegálicas com hiperesplenismo, normoesplenismo, hipoesplenismo e anaesplenismo. *In:* Jamra M, Lorenzi TF (eds.). *Baço: Anatomia, fisiopatologia, clínica, cirurgia*. Rio de Janeiro: MEDSI, 1988: 37-82.

7. Lorenzi TF, Jamra M. Baço e hemopatias. *In:* Jamra M, Lorenzi TF (eds.). *Baço: Anatomia, fisiopatologia, clínica, cirurgia*. Rio de Janeiro: MEDSI, 1988: 107-63.

8. Lukes RJ. The pathology of the white pulp of the spleen. *In:* Lennert E, Harms D (eds.). *The Spleen*. Berlin: Springer, 1979: 130-8.

9. Rozman C, Berga L, Feliu E. Baço como órgão filtrador. *In:* Jamra M, Lorenzi TF (eds.). *Baço: Anatomia, fisiopatologia, clínica, cirurgia*. Rio de Janeiro: MEDSI, 1988: 219-43.

10. Weiss L. The red pulp of the spllen: structural basis of blood flow. *Clin Hematol* 1983; *12*(2): 375-93.

11. Weiss L. The spleen in malaria: The role of barrier cells. *Immunol Letters* 1990; *25*: 165-72.

Leitura Recomendada

1. Coad JE, Matutes E, Catovsky D. Splenectomy in lymphoproliferative disorders: A report on 70 cases and review of the literature. *Leuk Lymph* 1993; *10*: 245-64.

2. Dameshek W. Hypersplenism. *Bull N York Acad Med* 1955; *31*: 113-6.

3. Doan CA. Hypersplenism. *Bull N York Acad Med* 1949; *25*: 625-50.

4. Fielding AK. Prophilaxis against late infection following splenectomy and bone marrow transplant. *Blood Rev* 1994; *8*: 179-91.

5. Karpatkin S. The spleen and thrombocytopenia. *Clin Haematol* 1983; *12*(2): 591-604.

6. Knisely MH. Spleen studies. I. Microscopic studies of the circulatory system of living unstimulated mammalian spleens. *Anat Rec* 1936; *65*: 25-50.

7. Lewis SM. The spleen: mysteries solved and unsolved. *Clin Haematol* 1983; *12*(2): 363-73.

8. Lux SE, John KM, Karnovsky MJ. Irreversible deformation of the spectrin-actin lattice in irreversible sickled cells. *J Clin Invest* 1976; *58*: 955-63.

9. Najjar VA. Tuftsin, a natural activator of phagocytic cells: an overview. *Ann N York Acad Sci* 1983; *419*: 1-11.

10. Rapapport H. Morphological and functional outlines of splenic disorders; red pulp. *In:* Lennert K, Harms D (eds.). *The Spleen*. Springer, 1970: 24-41.

11. Telen MJ. Red blood cell surface adhesion molecules: their possible roles in normal human physiology and disease. *Semin Hematol* 2000; *37*: 130-42.

12. Weiss L, Travassoli M. Anatomical hazards to the passage of erythrocytes through the spleen. *Semin Hematol* 1979; *7*: 372-80.

13. Zago MA, Bottura C. Splenic function in sickle-cell diseases. *Clin Sci* 1983; *65*: 297-302.

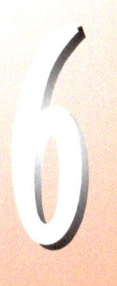

CAPÍTULO

6 Genética Molecular e Citogenética

PARTE A

Princípios da Genética Molecular

Fernando Lopes Alberto

INTRODUÇÃO

Mais de 60 anos se passaram desde os experimentos pioneiros de Avery, MacLeod e McCarty atribuindo ao ácido desoxirribonucléico (DNA) a capacidade de transformar características fenotípicas em microrganismos. Entretanto, foi apenas em 1953 que Francis Crick (Reino Unido), James Watson (Estados Unidos da América) e Maurice Wilkins (Reino Unido e Nova Zelândia) propuseram o modelo que definitivamente elucidava a estrutura fundamental da molécula que era capaz de transferir a informação genética para as gerações subseqüentes. Para sua proposição, esses pesquisadores utilizaram informações provenientes de estudos com cristalografia de raios X realizados momentos antes por Rosalin Franklin no King's College, em Cambridge. Franklin concluiu em seus estudos em cristais de DNA que a estrutura daquela molécula era helicoidal e apresentava o esqueleto de fosfato e açúcar no lado de fora da molécula. Adicionalmente, Erwin Chargoff, em 1949, já havia demonstrado a proporção mantida entre as bases nitrogenadas contidas no DNA: o conteúdo de adenina era igual ao de timina, assim como o de guanina era igual ao de citosina. O conjunto desses resultados obtidos em laboratório permitiu a Watson, Crick e Wilkins a elucidação da estrutura espacial da molécula da hereditariedade — o DNA —, garantindo a esses três pesquisadores o reconhecimento do Prêmio Nobel de Medicina. O entendimento do código genético, no qual trincas de bases do DNA identificam os aminoácidos que orientam a síntese dos polipeptídeos — as proteínas — propiciou grande estímulo para as pesquisas nos campos outrora emergentes da Genética Molecular e Bioquímica.

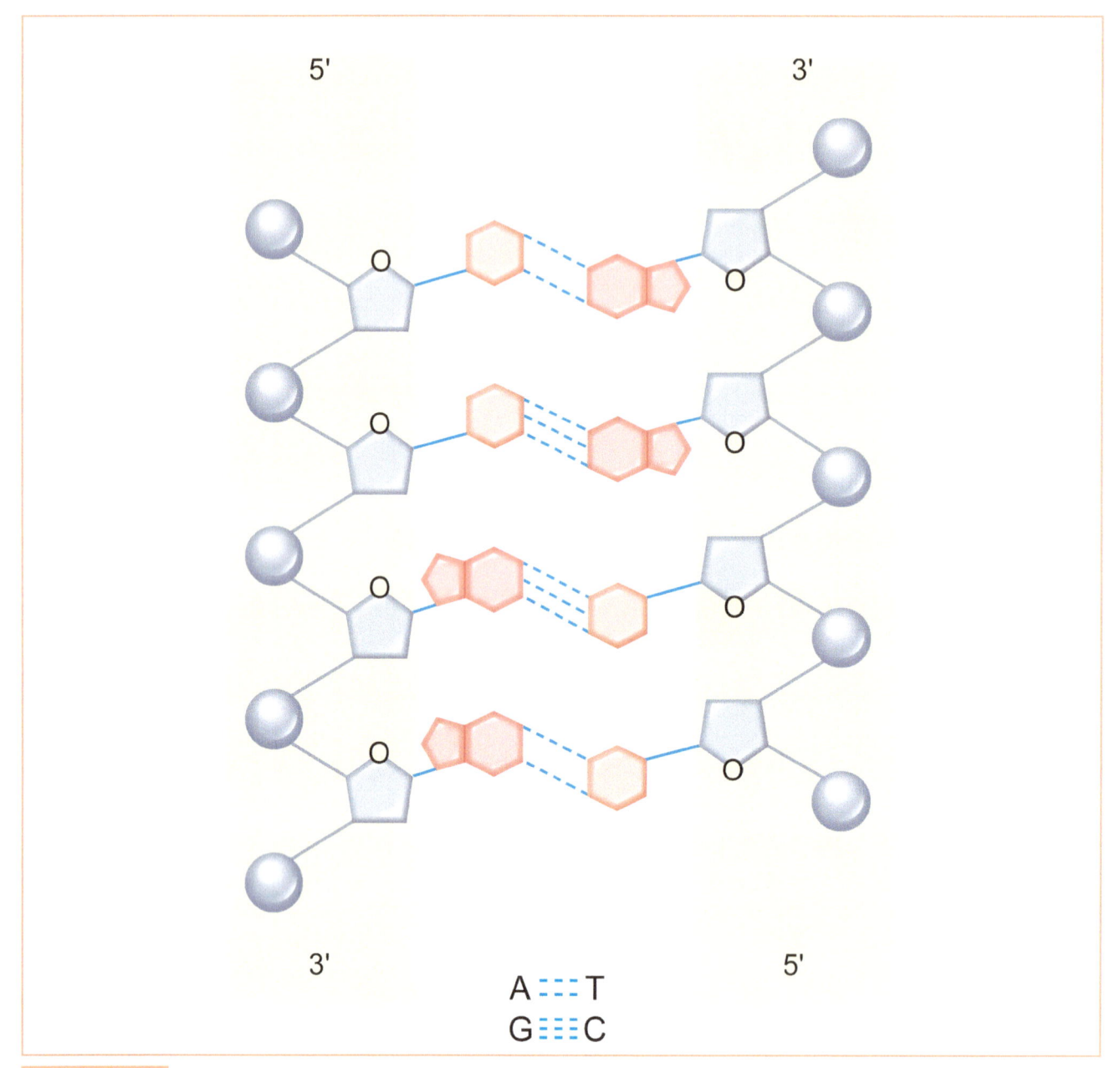

5'   3'

3'   5'

A ≡ T
G ≡ C

Figura 6-1.

Elucidação da estrutura da molecular de DNA. Duas cadeias antiparalelas nas quais o conteúdo de adenina é igual ao de timina, assim como o de guanina é igual ao de citosina, constituindo a estrutura helicoidal com o esqueleto de fosfato e açúcar no lado de fora da molécula.

A esses conhecimentos, que constituíram a base para o melhor entendimento da expressão fenotípica e da hereditariedade, seguiram-se grandes descobertas como a das enzimas de restrição, no início da década de 70, inaugurando a era moderna da Biologia Molecular. Posteriormente, foram presenciados inúmeros experimentos com construções genéticas de segmentos recombinantes de DNA e que permitiram o estudo do papel dos genes em situações fisiológicas e patológicas (Fig. 6-2).

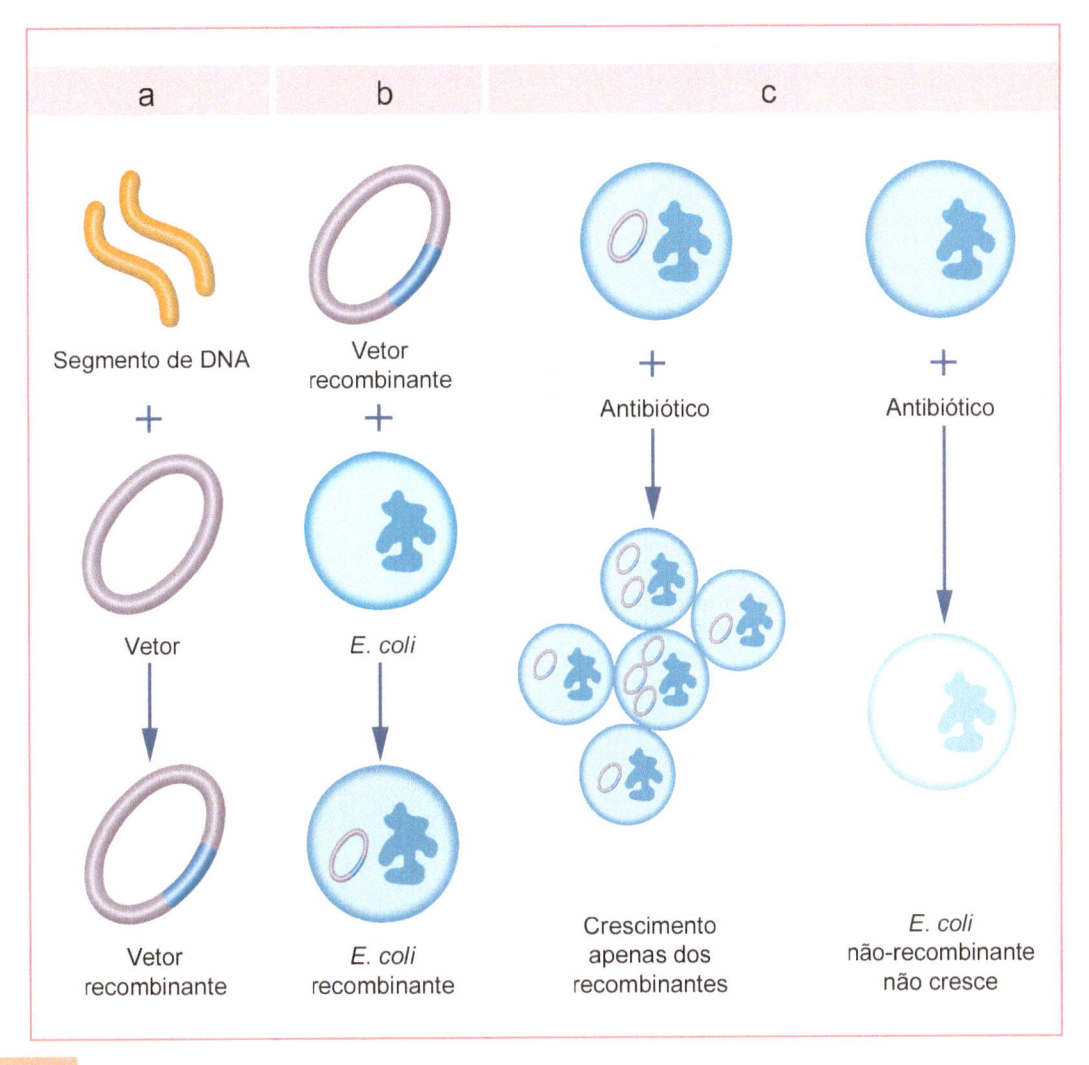

Figura 6-2.

A construção de vetores recombinantes e clonagem em bactérias possibilitou a seleção de segmentos de DNA para amplificação bacteriana e geração de material genético abundante para estudos subseqüentes.

EXPRESSÃO GÊNICA

Expressão gênica é o processo pelo qual a informação contida em um gene é traduzida em estruturas presentes em determinado tipo celular (RNA mensageiro ou proteína). Algumas etapas são necessárias para que o processo se defina:

1. *Transcrição* da fita simples de RNA a partir do segmento de DNA conhecido como gene e que contém a informação genética necessária para o processo biológico em questão.

2. *Processamento* (do inglês, *splicing*) do RNA, que envolve modificações do transcrito primário, permitindo a geração de uma molécula madura de RNA mensageiro (mRNA). O mRNA servirá como molde e contém as informações para a síntese protéica.

3. *Transporte*, já que a molécula de mRNA deve ser conduzida até o citoplasma, onde tem início a síntese protéica.

4. *Síntese protéica*: no citoplasma o mRNA se liga aos ribossomos, proporcionando a informação necessária para a síntese da cadeia polipeptídica.

DOGMA CENTRAL

De acordo com o processo anteriormente descrito, o fluxo da informação genética percorre o seguinte sentido: DNA, RNA, proteína. Essa regra recebeu a denominação de dogma central da biologia molecular porque se imaginava que o mesmo princípio se aplicava a todos os organismos. Entretanto, atualmente sabemos que determinados organismos, como os vírus de RNA, têm o fluxo da informação genética originado na molécula de RNA (Fig. 6-3).

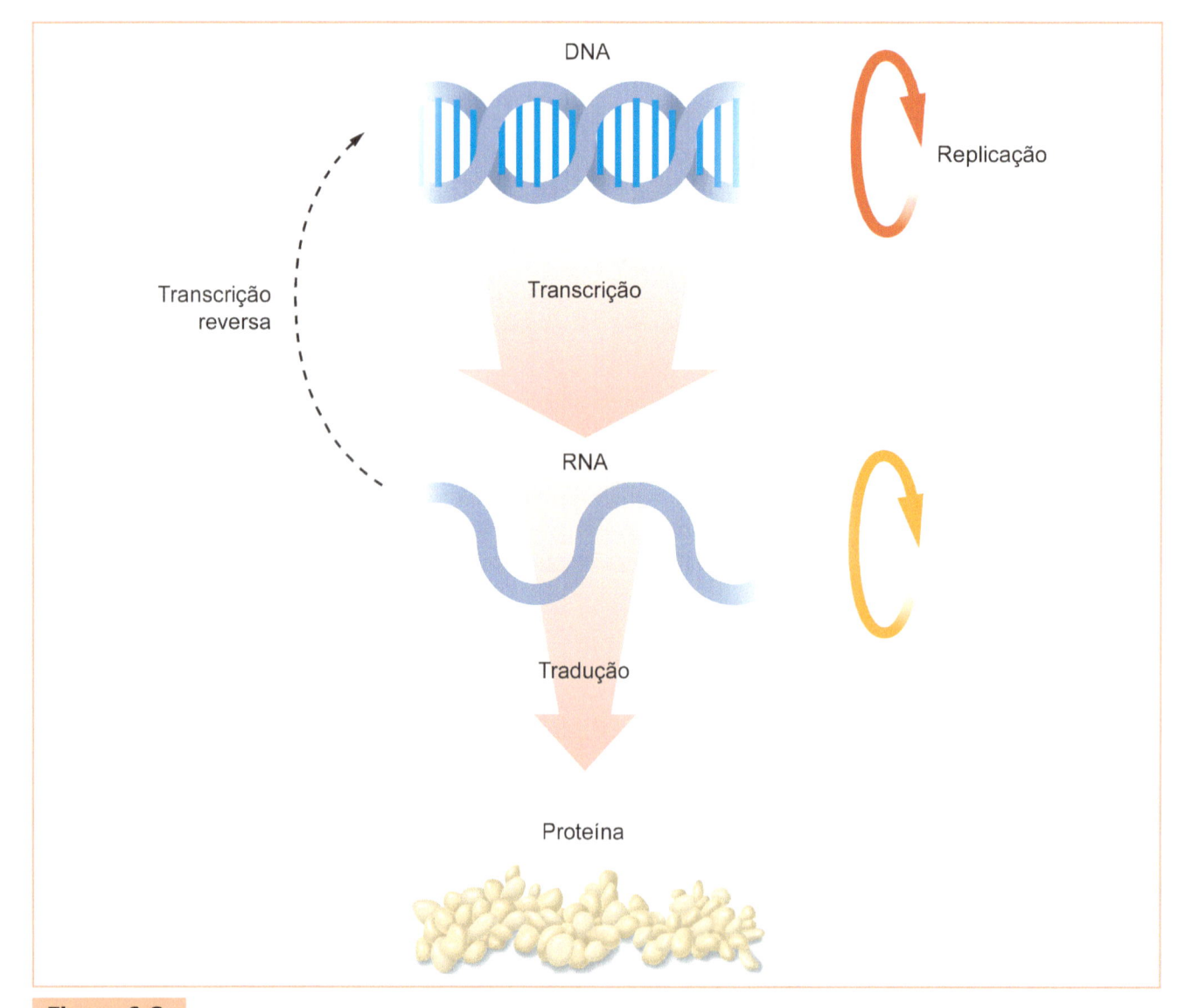

Figura 6-3.

Caminhos possíveis para a dupla fita de DNA. A replicação é o processo pelo qual a informação genética é duplicada para células descendentes. Para a produção de proteínas, processo pelo qual os genes de cada organismo são expressos, são necessárias as etapas de transcrição do RNA mensageiro e a tradução da cadeia polipeptídica.

A expressão gênica é entendida como o fenômeno responsável pelo fenótipo que apresentam organismos inteiros, desde os procariotos e eucariotos unicelulares até mesmo seres com elevada complexidade genética, como é o caso do ser humano. Em uma das etapas que exemplifica essa complexidade está o processamento da molécula primitiva de RNA mensageiro para a retirada das seqüências não-traduzidas, em um processo denominado *splicing* (Fig. 6-4). O *splicing* do RNA mensageiro é um dos diversos mecanismos responsáveis pela diversidade com que determinado gene é expresso em diferentes tecidos (como, por exemplo, tecido cerebral e músculo) em um mesmo organismo, já que pode ocorrer diferentemente em diversos locais.

Em um mesmo organismo complexo é o processo de expressão gênica que garante o desenvolvimento embrionário e a diferenciação celular. Desvios do comportamento habitual em um determinado tecido, causados por um fator externo (como seria o resultado de um processo infeccioso) ou por alteração no próprio genoma das células envolvidas (como nos processos neoplásicos) — salienta-se aqui que esses dois processos podem guardar inter-relação —, são entendidos como desvio da expressão gênica. Há muito esses fenômenos que envolvem o desvio da expressão gênica normal são conhecidos e estu-

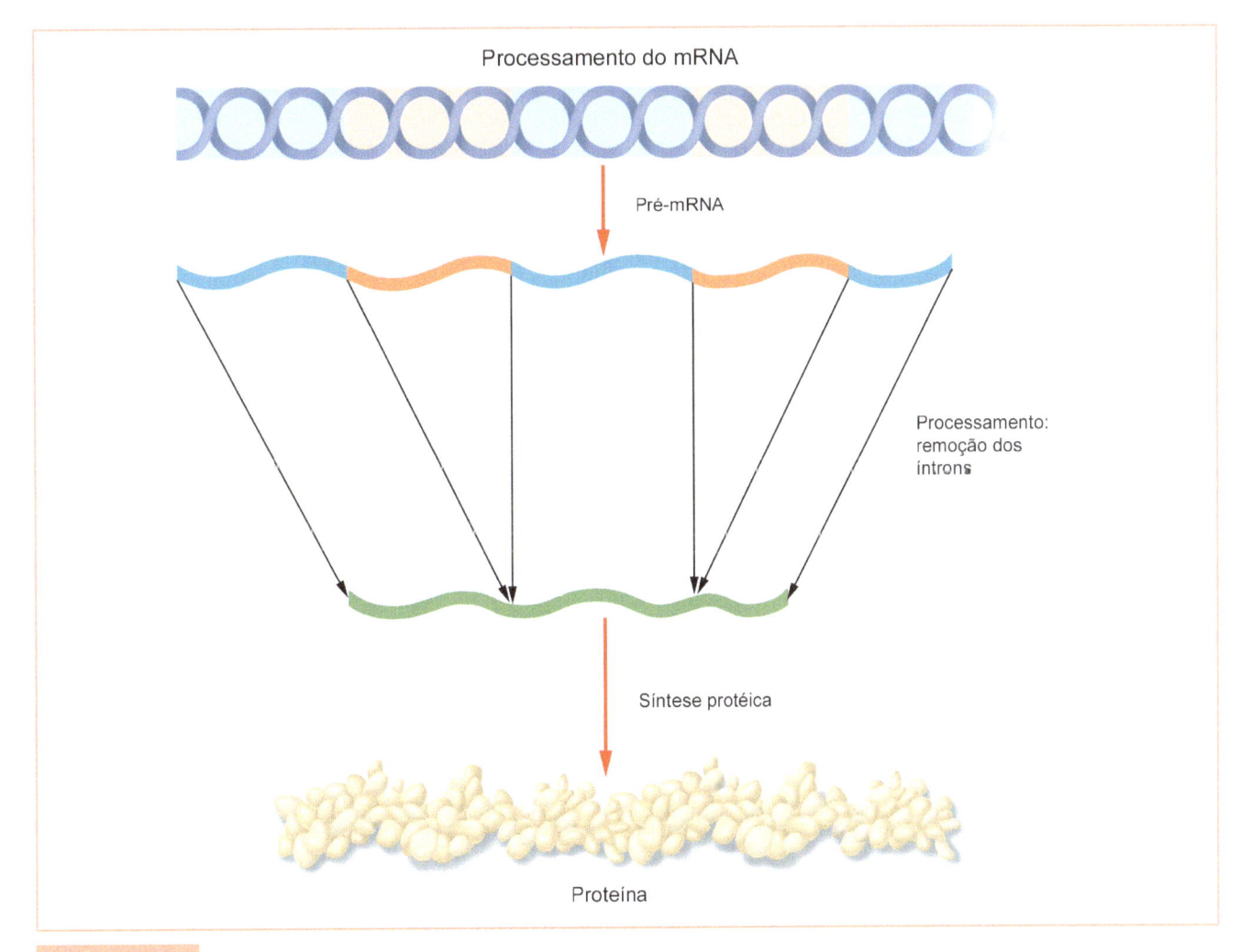

Figura 6-4.

Processamento da molécula primitiva de RNA mensageiro para produção da molécula madura que será finalmente utilizada para a síntese protéica.

dados em profundidade. Em Onco-hematologia, uma maneira clássica dessa avaliação é traduzida na investigação do fenótipo da célula participante da moléstia neoplásica por técnicas como a imunoistoquímica, a imunocitoquímica e, mais recentemente, a citometria de fluxo. É do conhecimento do hematologista que esses métodos laboratoriais complementares auxiliam tanto o diagnóstico como a melhor definição prognóstica de diversas neoplasias hematológicas. Em uma etapa subseqüente, também se utilizam, na rotina clínico-laboratorial, proteínas — ou marcadores — anormalmente expressos pelas células leucêmicas, avaliados por citometria de fluxo, para seguimento de doença residual após a terapêutica antineoplásica.

ANÁLISE DA EXPRESSÃO GÊNICA EM ONCO-HEMATOLOGIA

O diagnóstico molecular das leucemias teve seu início no reconhecimento das translocações cromossômicas recorrentes e na sua correlação com diagnóstico e prognóstico. A identificação de genes nos pontos de quebra envolvidos nessas alterações cromossômicas começava a apontar para o importante papel de proteínas regulatórias — produto de expressão gênica — cuja regulação era fundamental para o desenvolvimento hematopoético normal. De fato, é corriqueira a utilização do padrão citogenético das leucemias para definição de grupos de doenças com diagnóstico e, principalmente, prognóstico distintos. Em leucemias mielóides agudas, por exemplo, as translocações envolvendo os cromossomos 8 e 21 (t(8;21)), 15 e 17 (t(15;17) e a inversão do cromossomo 16 (inv16) estão associadas a quadros de melhor prognóstico. Em doenças mieloproliferativas crônicas a presença do cromossomo Philadelfia (Ph), representando a translocação t(9;22), define o diagnóstico de leucemia mielóide crônica (LMC). Na evolução desta última, o surgimento de novas alterações citogenéticas aponta para o agravamento do quadro e está associado a fase acelerada ou crise blástica da LMC.

Mais recentemente tem sido possível avaliar simultaneamente todo o conjunto de genes que participam dos inúmeros processos biológicos em determinado tipo celular. De maneira geral, o conteúdo de mRNA de uma célula representa seu conteúdo protéico, e, portanto, a expressão gênica tem papel determinante na biologia da célula normal e da neoplásica. Esse perfil de expressão gênica ou conjunto de genes cujo padrão de expressão é característico de determinado tecido ou tipo celular pode ser entendido como a assinatura molecular daquele tecido. Em um mesmo tipo celular pode, ainda, existir divergência no perfil de expressão gênica ao longo do tempo, quando são comparados, por exemplo, o tecido normal com aquele submetido a determinada condição anormal, ou, ainda, quando este adquire características de neoplasia.

Diversas técnicas moleculares estão disponíveis na investigação científica desses fenômenos: como SAGE (*serial analysis of gene expression*), seqüenciamento em larga escala de fragmentos de cDNA (EST) obtidos do tecido em questão, ORESTES (*open reading frame EST*) e *microarrays*. Cada um desses métodos tem peculiaridades que os tornam vantajosos em determinada situação, e como exemplo avaliaremos com maiores detalhes os *microarrays*, também conhecidos como microarranjos ou "*chips* de DNA". Essa abordagem é particularmente interessante, pois avalia, com maior profundidade, aspectos que a morfologia clássica simplesmente não tem condições de processar.

Microarray é um método de avaliação da expressão gênica fundamentado no princípio da hibridização de fitas complementares de ácidos nucléicos sobre uma matriz especialmente preparada para essa finalidade. Nessa matriz estão fixados até cerca de dezenas de milhares de segmentos de oligonucleotídeos correspondentes aos genes que se espera estudar (Fig. 6-5). Portanto, conclui-se que uma das limitações do método seja a necessidade de conhecimento prévio dos genes cuja expressão, espera-se, pode suscitar mecanismos fisiopatológicos característicos ou mesmo um determinando diagnóstico ou prognóstico para o tumor analisado. Essa dificuldade tende a deixar de existir, já que, atualmente, mais de 99,9% dos genes humanos já são conhecidos. O resultado da análise é sempre obtido pela comparação entre o padrão de expressão do conjunto de genes expressos no tumor *versus* o encontrado em amostra-controle de tecido normal. Desta maneira, tem-se conseguido apontar genes com padrão de expressão característico de determinadas leucemias, reproduzindo, de maneira bem interessante, os achados citogenéticos: o padrão de expressão gênica tem permitido correlação com subgrupos citogenéticos.

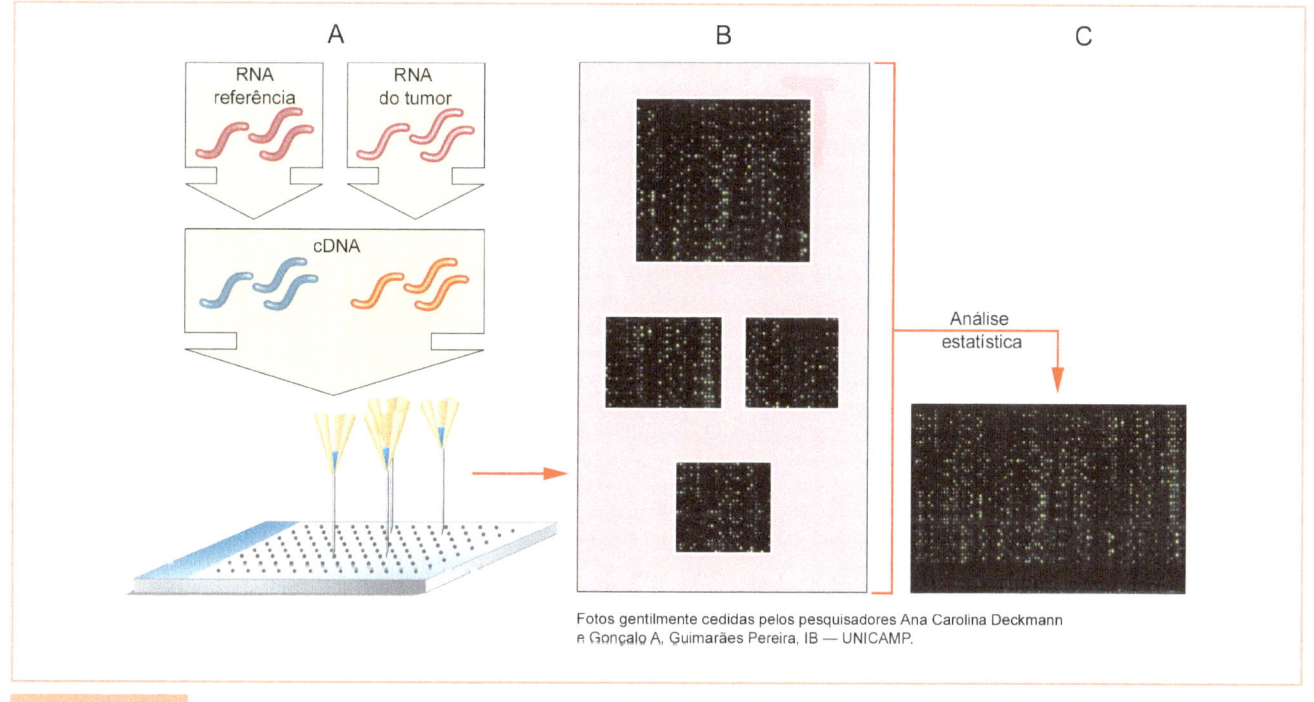

Fotos gentilmente cedidas pelos pesquisadores Ana Carolina Deckmann e Gonçalo A. Guimarães Pereira, IB — UNICAMP.

Figura 6-5.

Construção de microarranjos de DNA. Esta técnica permite a comparação da expressão de milhares de genes, simultaneamente, entre o tecido de referência (como, por exemplo, o tecido normal) e o tecido alterado (como, por exemplo, uma amostra submetida a determinado tratamento, ou mesmo amostra tumoral). Neste exemplo, o RNA mensageiro, purificado ou não, é isolado e representa o conjunto dos genes expressos em amostra, na forma de moléculas de fita simples com capacidade de hibridização com fitas polinucleotídicas complementares. A seguir, cada uma das duas amostras de RNA é marcada, isoladamente, com um fluorocromo distinto, utilizando-se, por exemplo, a cor verde para o RNA isolado do tecido de referência e vermelho para aquele do tecido anormal. Posteriormente, esse material marcado é misturado e incubado com uma matriz (lâmina de vidro especialmente preparada) que contém milhares de pequenos pontos pré-arranjados, cada um com seqüências gênicas específicas e predefinidas. Por complementaridade, as moléculas fluorescentes de RNA irão ligar-se (hibridização) aos pontos específicos, revelando, após a leitura em um scanner próprio, se cada um dos genes pré-arranjados na lâmina de vidro estava presente ou não nas duas amostras (presença ou não de sinal fluorescente) e em que proporção: tons de verde quando o gene é predominantemente expresso no tecido de referência; tons de vermelho quando sua expressão é majoritária na amostra tumoral, e variações de amarelo quando há equilíbrio de expressão nos dois tecidos.

Inúmeros trabalhos científicos demonstram que a análise da expressão gênica em larga escala tem o grande potencial de melhorar a qualidade do diagnóstico laboratorial, especificamente auxiliando a distinção entre subclasses de um mesmo tipo cito/histológico ou, ainda, a previsão do comportamento daquele câncer à terapêutica empregada, definindo seu prognóstico e sugerindo terapia mais agressiva para casos específicos.

Essa assinatura de expressão gênica começa a ser conhecida para diferentes neoplasias, e entre os tumores hematológicos podemos enumerar os trabalhos pioneiros de Golub e cols. em 1999, que foram capazes de diferenciar leucemia mielóide aguda de leucemia linfóide aguda com a análise sistemática do padrão de expressão de 50 genes escolhidos a partir de análise preliminar (Fig. 6-6).

Adicionalmente, Rosenwald e cols. (2002) apontam para a utilidade do emprego da análise do perfil de expressão gênica em linfoma não-Hodgkin de grandes células B. Esses autores conseguiram agrupar os linfomas dos indivíduos pesquisados em três categorias distintas sob o ponto de vista da expressão gênica: célula B do centro germinativo, célula B ativada e linfoma B difuso de grandes células (Fig. 6-7).

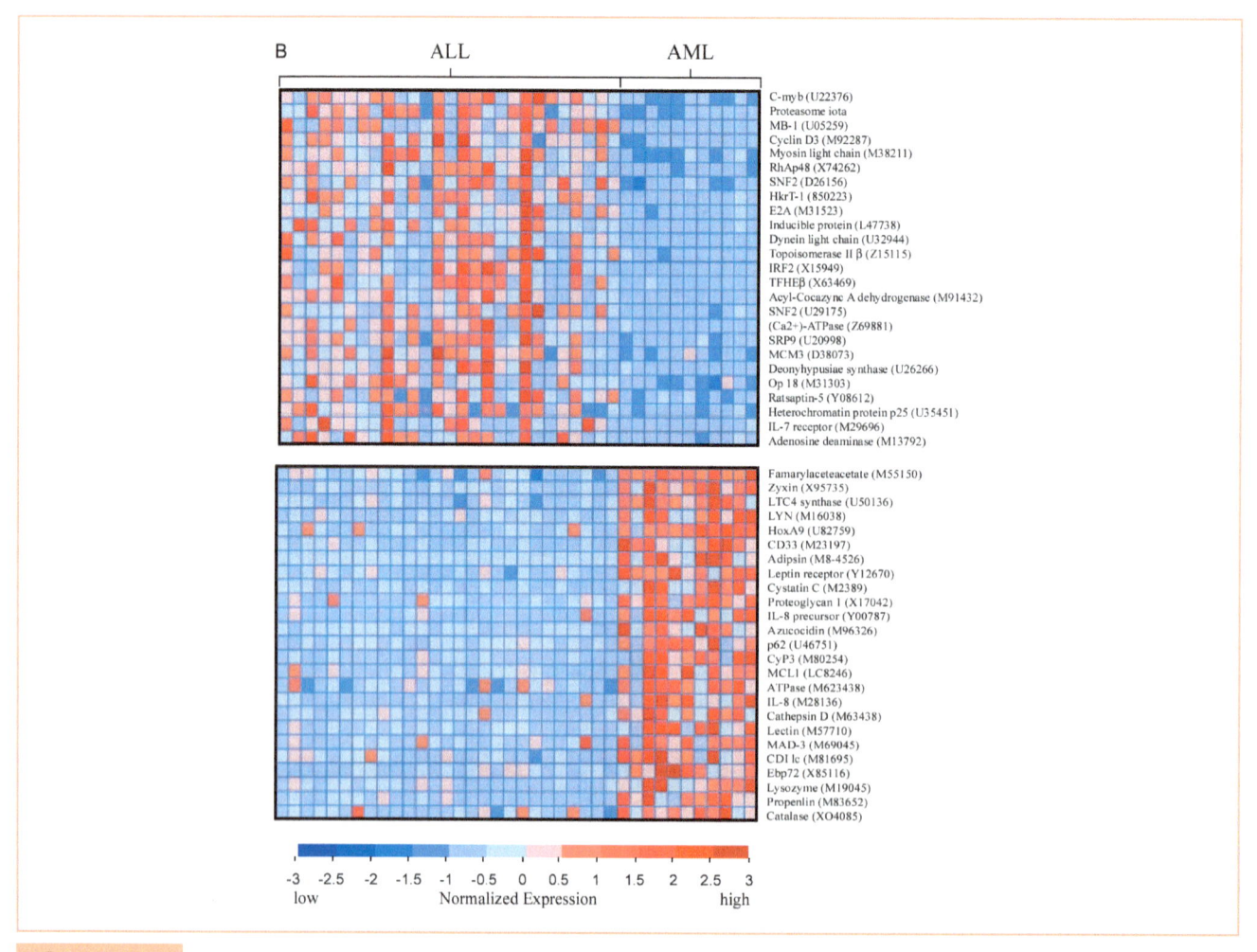

Figura 6-6.

Assinatura de expressão gênica capaz de diferenciar LLA de LMA em adultos. O painel mostra os resultados de expressão normalizada encontrados na análise por microarray para 50 genes escolhidos. Intensidades de vermelho indicam níveis elevados de expressão gênica e variações de azul apontam para diminuição.

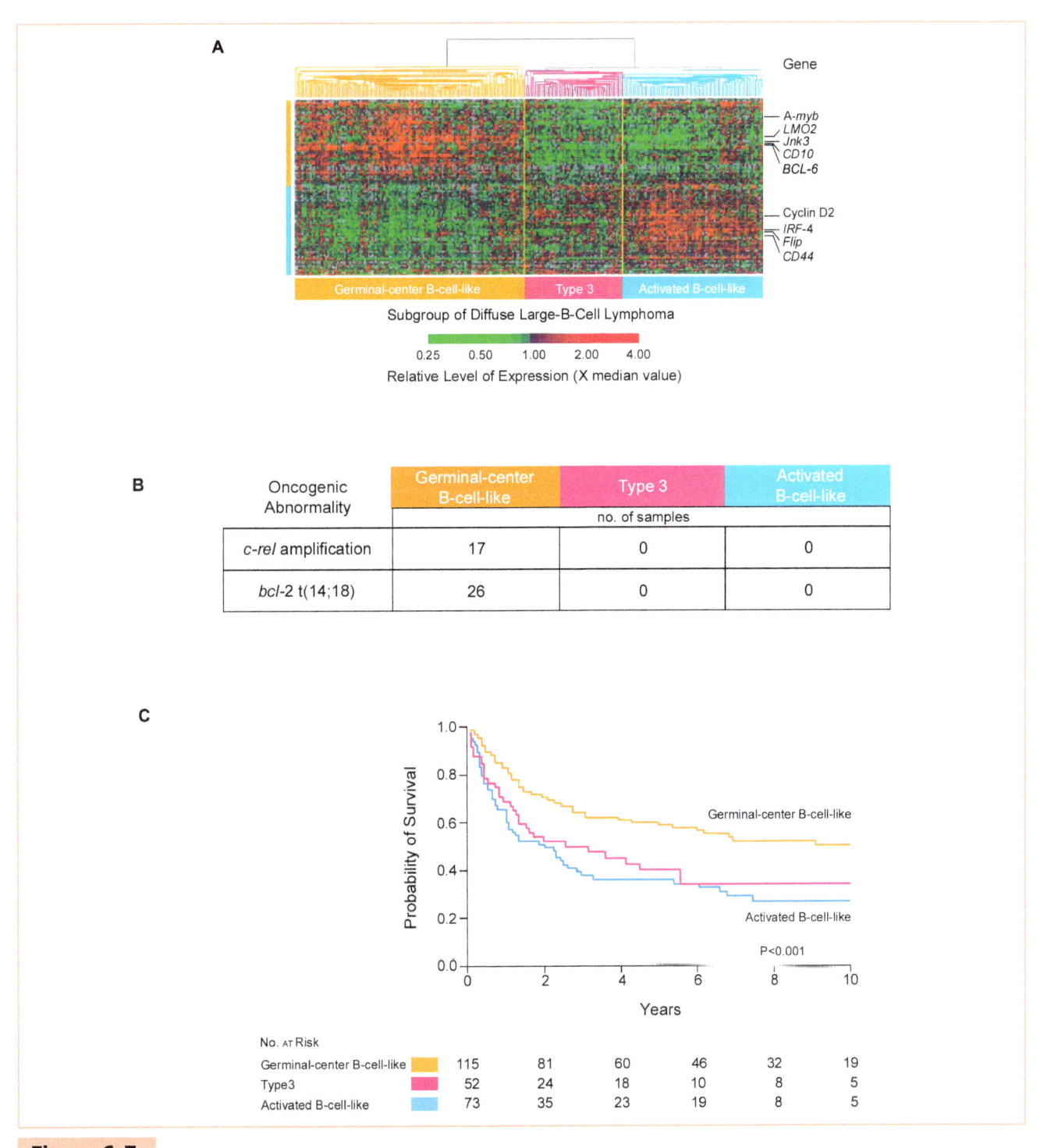

Figura 6-7.

A. Agrupamento hierárquico das amostras de linfoma difuso de grandes células B de 240 pacientes virgens de tratamento e de 34 pacientes previamente tratados ou com doença evoluída de linfoma de baixo grau preexistente. Cada coluna representa a amostra de um paciente e cada linha, um único gene. Genes em destaque apresentam expressão característica em determinados subgrupos de linfoma. O dendograma ilustra o grau de relação que os linfomas das diferentes amostras estudadas apresentam entre si de acordo com o padrão de expressão gênica encontrado. B. Número de amostras com amplificação do locus do c-rel ou translocação do bcl2 — t(14;18) — em subgrupos de linfoma difuso de grandes células B. A translocação do bcl-2 e a amplificação do c-rel foram detectadas apenas no primeiro subgrupo de pacientes. Estes foram os que apresentaram a maior taxa de sobrevida livre de doença em 5 anos com a terapêutica empregada. C. Curvas de Kaplan-Meier de estimativa de sobrevida global após quimioterapia entre os 240 pacientes recém-diagnosticados com linfoma não-Hodgkin difuso de grandes células B.

Entretanto, hoje se considera o alto custo envolvido como limitação ao uso da avaliação da expressão gênica em larga escala no diagnóstico de rotina, além de diversos detalhes técnicos que dificultam não só a execução do procedimento laboratorial, mas a interpretação dos seus resultados. Espera-se, por outro lado, que os procedimentos técnicos sejam validados para situações específicas e controlados de forma a harmonizar os resultados. Nesse mesmo sentido, em vez da análise de milhares de genes simultaneamente em diversos tumores, deveremos ter à mão, em futuro próximo, um número limitado, com poucas dezenas de genes cuja expressão se faz mister para melhor entender determinado tipo de câncer.

Finalmente, a plena compreensão dos fenômenos envolvidos nos processos de expressão gênica deve levar em consideração a variabilidade individual. Muito se tem investido, particularmente com fundos oriundos da indústria farmacêutica, no melhor entendimento das sutis diferenças entre os indivíduos e que são responsáveis por diversos efeitos já há muito conhecidos dos clínicos, como reações adversas a medicamentos, metabolismo acelerado ou retardado de determinado grupo de drogas e susceptibilidade a determinadas condições clínicas. Essas diferenças fenotípicas são, em grande parte, atribuídas a variantes polimórficas de sistemas enzimáticos clássicos como enzimas do grupo do citocromo P-450. Outra classe de polimorfismos, conhecidos como polimorfismos de única base (SNP — *single nucleotide polymorphism*) e que ocorrem uma vez a cada cerca de 1.000 bases no DNA humano, provavelmente responde por significativa parte das variações fenotípicas encontradas. O conhecimento de variações entre os indivíduos normais é de fundamental importância para a nova disciplina que começa a ser explorada na ciência médica: a Farmacogenética. Diversos já são os polimorfismos conhecidos e que estão associados a diferentes padrões de metabolização de quimioterápicos utilizados no combate à célula neoplásica, afetando, conseqüentemente, a evolução clínica dos doentes (uma excelente revisão do assunto encontra-se em Relling e Dervieux, 2001, Nature Reviews in Cancer 1:99-108). Abrem-se, assim, novas perspectivas de individualização do cuidado médico a cada paciente em particular, melhorando significativamente o desempenho da terapêutica para a sua doença, além de reduzir a toxicidade do tratamento com a adequação de doses ou mesmo substituição de drogas previamente à ocorrência dos efeitos adversos.

PERSPECTIVAS

O considerável avanço nas pesquisas para melhor entender quais são e como funcionam os genes humanos — campo do conhecimento comumente denominado "Genômica" — tem apontado para a perspectiva de, em futuro próximo, antever-se o cuidado ao paciente com base em características genéticas peculiares à sua doença e, particularmente, ao próprio indivíduo. Com efeito, a medicina de hoje já começa a incorporar parte dessas informações moleculares na escolha da melhor opção terapêutica para determinada doença, sobretudo em Oncologia. Cada vez mais, os testes clínicos envolverão drogas sintéticas desenhadas com base nas informações moleculares, e o melhor exemplo disso é a substância utilizada com sucesso no combate à LMC, o mesilato de imatinibe. Essa nova estratégia de combate ao câncer trará como principais benefícios ação específica e eficaz quase que exclusiva no tecido tumoral, com pouco dos efeitos adversos já bem conhecidos da terapêutica antineoplásica tradicional, além do menor custo inerente de um tratamento desprovido de maior morbidade. Em poucos anos, o conhecimento proveniente das pesquisas em larga escala sobre o papel individual dos genes humanos será incorporado à maneira tradicional de diagnóstico e à classificação das doenças hematológicas, como as avaliações morfológica, imunofenotípica e citogenética. Várias entidades clínicas indistinguíveis por métodos clássicos serão mais bem estudadas e diferenciadas, o que permitirá melhores desenho terapêutico e definição prognóstica.

PCR QUANTITATIVO EM TEMPO REAL (*REAL-TIME* PCR)

A reação de amplificação em tempo real representa grande avanço nos métodos moleculares de auxílio diagnóstico, particularmente por facilitar sobremaneira as tarefas de quantificação da expressão gênica em determinado tecido ou amostra biológica. O exemplo mais bem conhecido é o da LMC, que apresenta de maneira constitutivamente elevada a expressão do transcrito *BCR-ABL*. Esse gene quimérico pode não apenas ser detectado, firmando o diagnóstico da doença mieloproliferativa, mas ter seu nível de expressão aferido ao longo de determinada intervenção terapêutica. Dessa forma, constitui excelente marcador para avaliar precocemente a resposta da LMC ao tratamento. O método utiliza um sistema fluorescente em plataforma capaz de detectar a luz oriunda da reação de amplificação. Um esquema geral dos equipamentos (termocicladores) empregados para detecção fluorescente nas reações de PCR em tempo real está ilustrado na Fig. 6-8.

As Figs. 6-9 e 6-10, apresentam, de forma esquemática, uma dessas abordagens fluorescente, qual seja, a da utilização da atividade da 5'-exonuclease da Taq DNA polimerase em sondas marcadas com corantes fluorescentes (TaqMan).

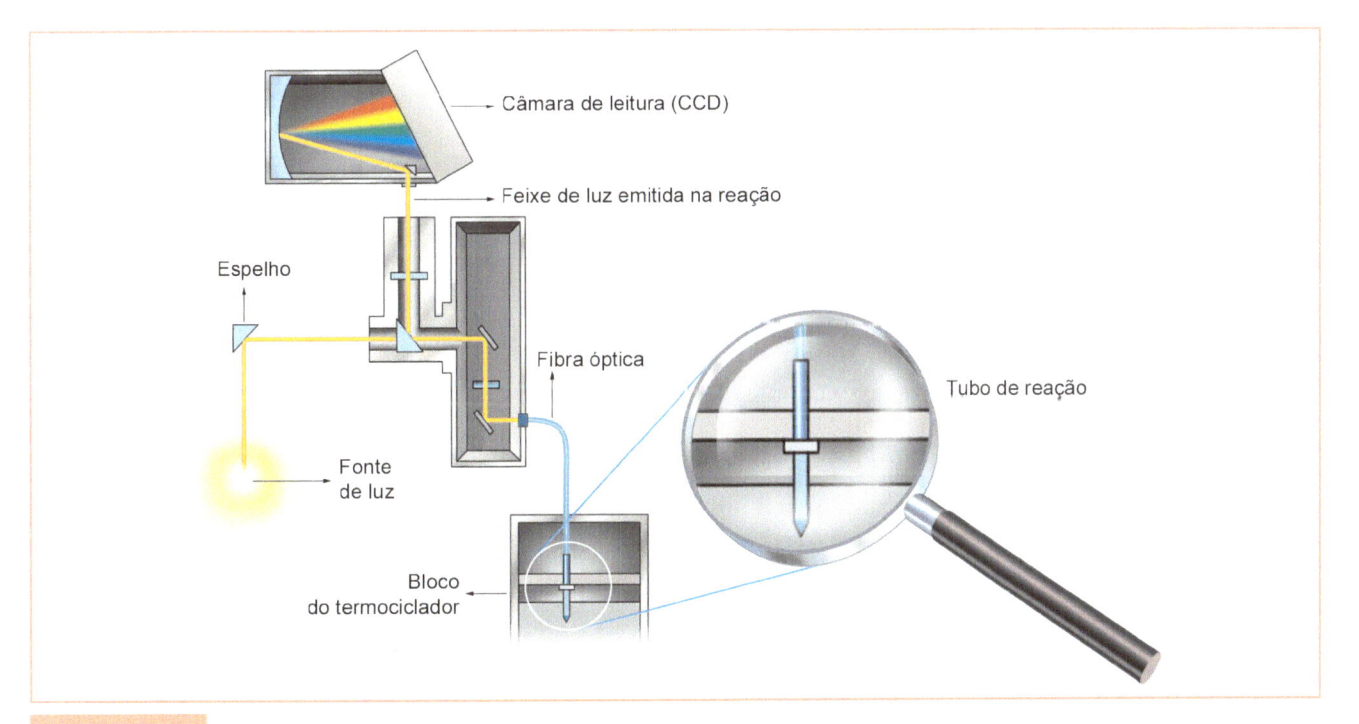

Figura 6-8.

Equipamento genérico de PCR em tempo real. Basicamente, esses instrumentos apresentam uma fonte de luz, um sistema óptico condutor dessa luz até o tubo de reação e um sistema de detecção e amplificação do sinal luminoso eventualmente gerado na reação de PCR. Todo o sistema é operado e monitorizado com o auxílio de um computador de mesa que ainda auxilia as tarefas de interpretação dos dados, automação da geração de resultados e, eventualmente, modificação dos parâmetros de reação.

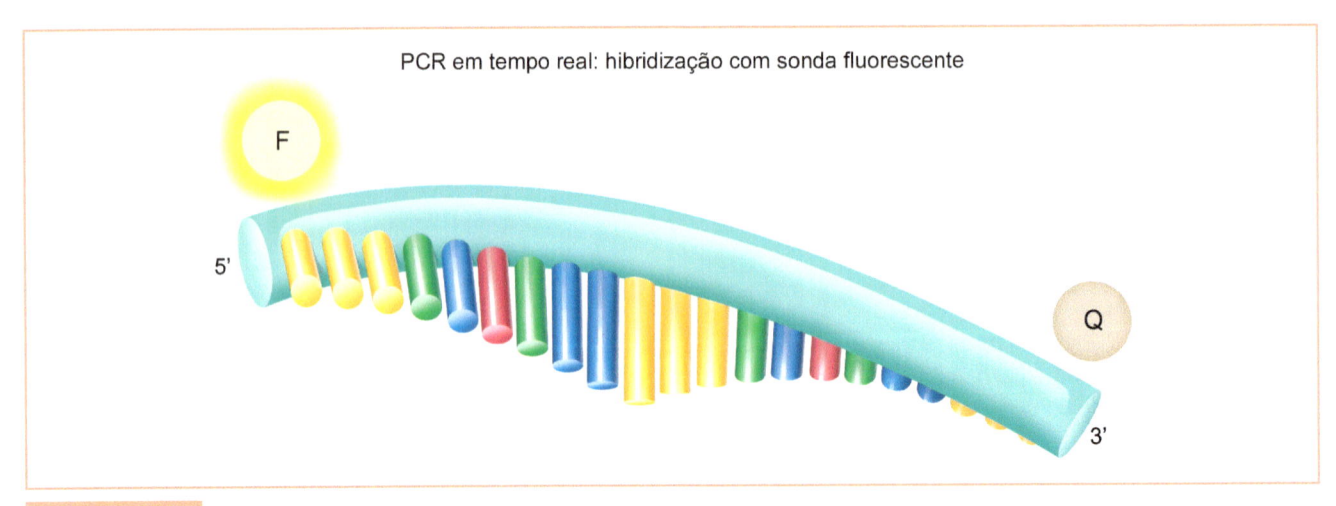

Figura 6-9.

Representação esquemática de uma das abordagens comuns para detecção fluorescente na reação de PCR em tempo real, qual seja, a utilização de sondas que, assim como os primers *utilizados para amplificação, são específicas para o alvo que se pretende detectar e/ou quantificar. Esses oligonucleotídeos especiais são sintetizados de forma que apresentam um fluorocromo na extremidade 5' e uma molécula capaz de absorver toda a luz emitida, localizada na extremidade 3' (quencher), sempre que o tubo de reação é excitado pela energia luminosa proveniente do termociclador de PCR em tempo real. À medida que a reação enzimática do PCR ocorre, esses oligonucleotídeos são clivados e emitem luz no tubo de reação, já que o* quencher, *pela distância, não mais será capaz de absorver a luz emitida pelo fluorocromo sinalizador.*

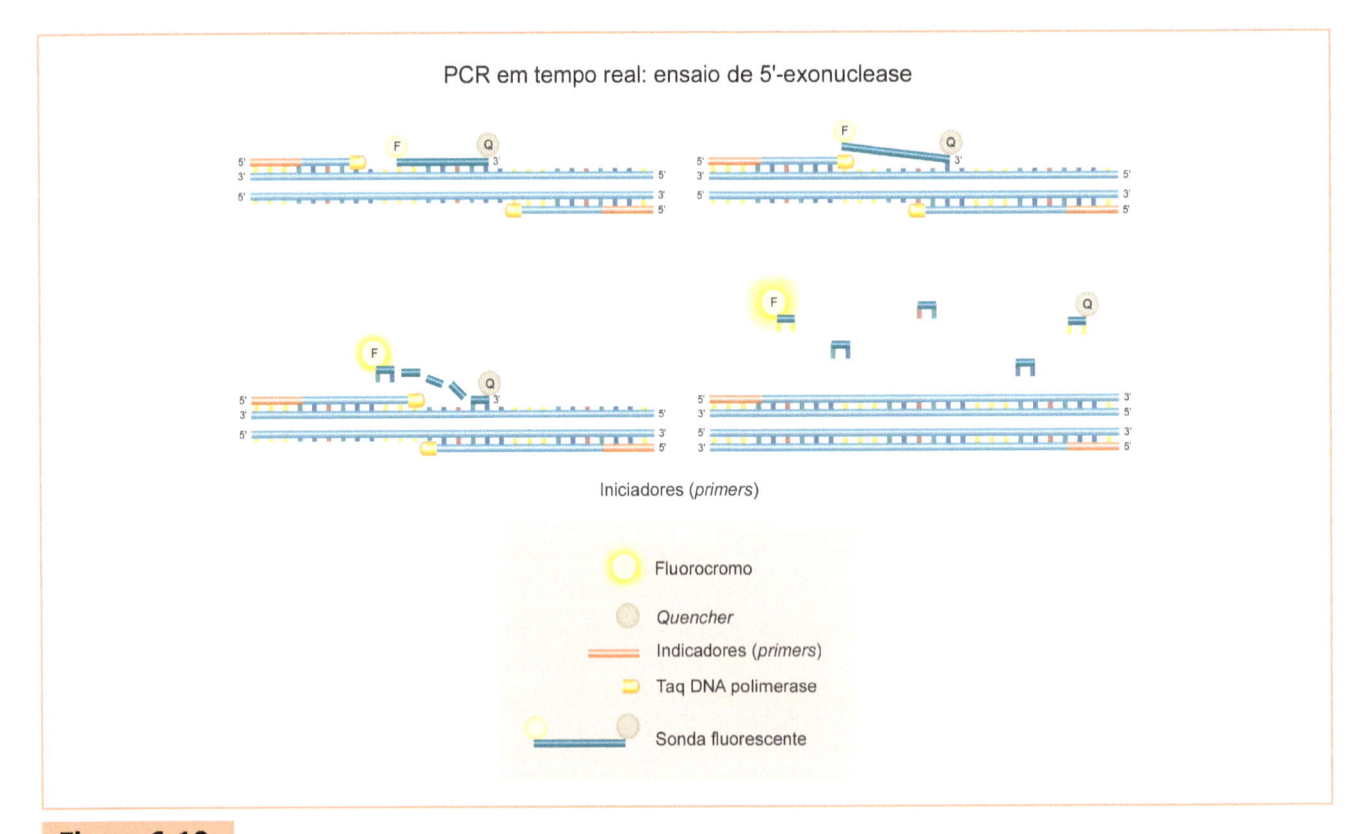

Figura 6-10.

Representação esquemática das etapas da reação de PCR em tempo real. Após o anelamento dos primers, *a Taq DNA polimerase inicia o processo de síntese da fita complementar de DNA. Ao se deparar com a sonda fluorescente em seu caminho, a atividade de 5'-exonuclease da Taq DNA polimerase promove deslocamento e hidrólise dessa sonda, de forma que, sempre que houver amplificação específica no tubo de reação — o que equivale a afirmar que foi detectado o segmento gênico de interesse —, ocorrerá também geração de luz.*

Essas sondas, específicas para o segmento gênico cuja expressão se deseja estudar, apresentam uma substância (fluoróforo na posição 5' da sonda) capaz de absorver a energia luminosa emitida pelo equipamento e dissipá-la na forma de luz e calor, em comprimento de onda diferente do original. Entretanto, na sua posição nativa, toda a luz emitida por esse fluoróforo é absorvida por substância (*quencher*) presente na extremidade 3' da sonda. Dessa forma, o sistema óptico do equipamento não é capaz de detectar fluorescência no tubo de reação. Por outro lado, se houver produção de amplicons, ou mais precisamente no exemplo da LMC, se for detectado e amplificado o *BCR-ABL*, a sonda irá hibridizar-se com esse alvo gerado e ficará exposta à atividade de exonuclease da polimerase. Como conseqüência, essa sonda será degradada e seus fragmentos permanecerão em solução, permitindo uma distância tal entre fluoróforo e seu *quencher* que agora não mais será possível a absorção da luz emitida.

Os *primers* utilizados na reação de PCR em tempo real para detecção e quantificação de expressão gênica são desenhados com o cuidado de estarem localizados em éxons diferentes ou de envolverem a transição entre dois éxons. Uma vez que apenas os éxons estarão presentes no RNA mensageiro, que é a molécula de interesse, esse cuidado garante que não serão detectados eventuais traços de DNA genômico, contaminantes residuais da reação (Fig. 6-11).

O equipamento utiliza uma fonte de luz capaz de excitar o fluorocromo envolvido na reação. A fluorescência eventualmente produzida pela amostra é detectada pelo sistema, e o momento da reação de PCR em que a fluorescência de determinada amostra é detectada inequivocamente acima do ruído de fundo (*background*) é denominado CT (*threshold cycle*). Adotaremos essa nomenclatura com a ressalva de que ela pode dar margem a interpretações equivocadas do processo, uma vez que o CT freqüentemente não é

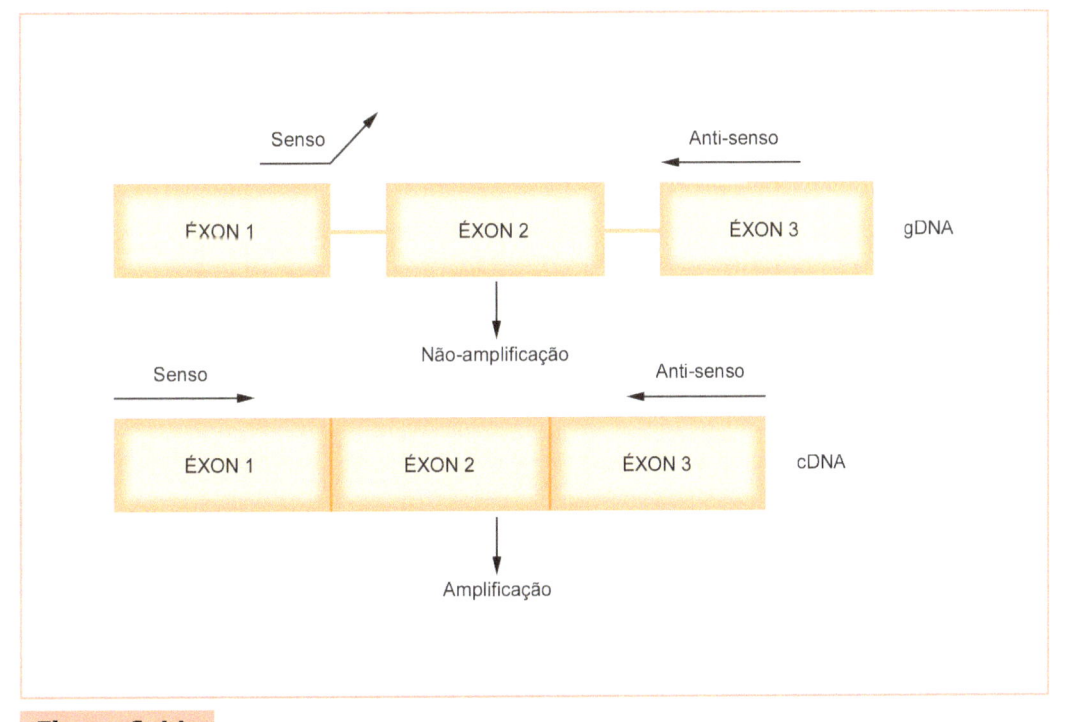

Figura 6-11.

O desenho adequado dos primers *de PCR evita a detecção de DNA genômico residual.*

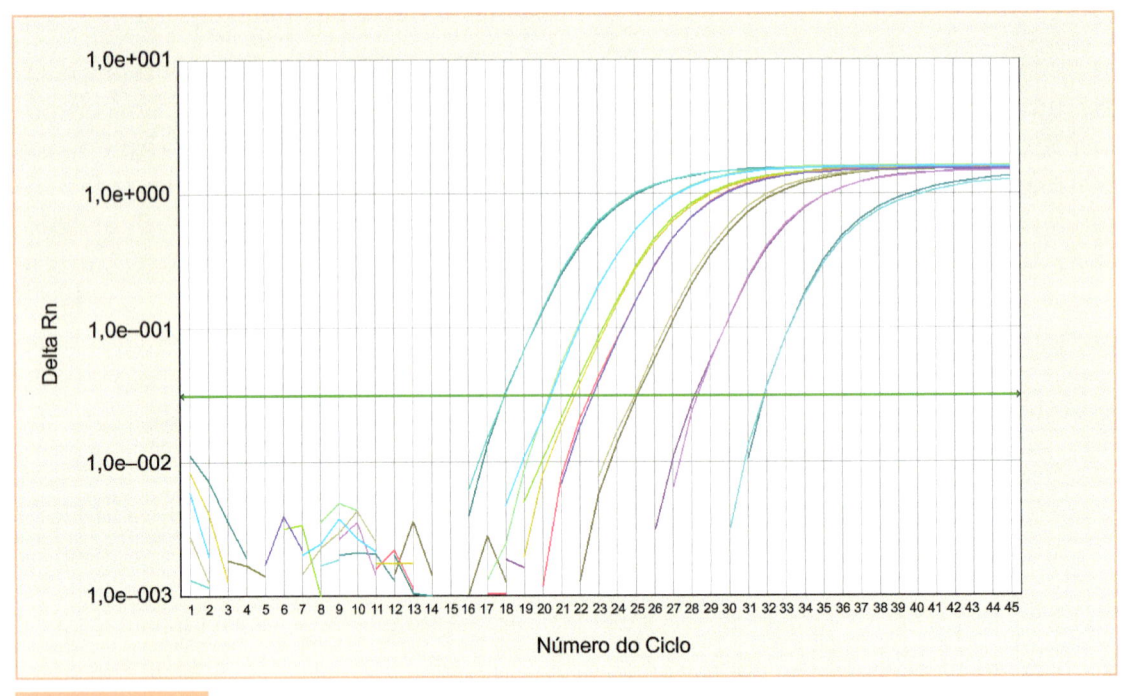

Figura 6-12.

Monitorização em tempo real das curvas de amplificação proporciona estabelecimento de nível de fluorescência na fase ótima (aumento exponencial da fluorescência) da reação de amplificação. O nível de fluorescência computado para cada amostra é aquele suficiente para atingir um limiar (traço horizontal verde) de detecção igual para cada conjunto de primers/*amostras testado e, por convenção, denominado CT. A figura mostra curvas de amplificação de diferentes amostras. Os testes foram realizados em duplicatas (visíveis na figura pela diferença de cores entre as curvas de amplificação, muitas vezes sobrepostas). A fluorescência emitida antes do nível do CT para cada curva é considerada ruído de fundo (linha de base). Nota-se que, para algumas curvas de amplificação, o valor do CT para o limiar que foi definido não é um número inteiro.*

um ciclo, mas um momento na reação, que pode ocorrer em qualquer intervalo entre um ciclo e outro do PCR, como ilustra a Fig. 6-12.

Nessa nova situação, a cada estímulo luminoso gerado pelo equipamento corresponderá uma segunda emissão de luz pelo fluoróforo. Portanto, a emissão de luz será sempre proporcional à quantidade de produto gerado no tubo de reação. Este produto é, por sua vez, proporcional à quantidade inicial de alvos da reação de amplificação.

No exemplo da LMC, em pacientes ao diagnóstico espera-se maior quantidade de seqüências-alvo no início da reação, favorecendo precocemente a emissão de luz, quando comparados com pacientes em remissão citogenética. O teste descrito pode permitir a quantificação absoluta da seqüência alvo (bcr-abl) na amostra biológica. Para isso é necessária a construção de curva-padrão de amplificação, que pode ser obtida pela clonagem do segmento específico em plasmídeo bacteriano e diluição seriada dessa solução em diferentes tubos para análise por PCR. Cada tubo desse ensaio produzirá, ao longo dos ciclos da reação de amplificação e na proporção inversa da quantidade de DNA plasmidial adicionado, a quantidade de luz específica (Fig. 6-13).

Uma maneira comum de revelação fluorescente do produto amplificado consiste na utilização do agente SybrGreen I, o qual se liga de maneira inespecífica ao DNA em fita dupla, como esquematizado na Fig. 6-14.

Figura 6-13.

Gráficos ilustrativos das curvas de amplificação obtidas na reação de PCR em tempo real. Na ordenada observamos a intensidade de luz e na abscissa, os sucessivos ciclos da reação de PCR.

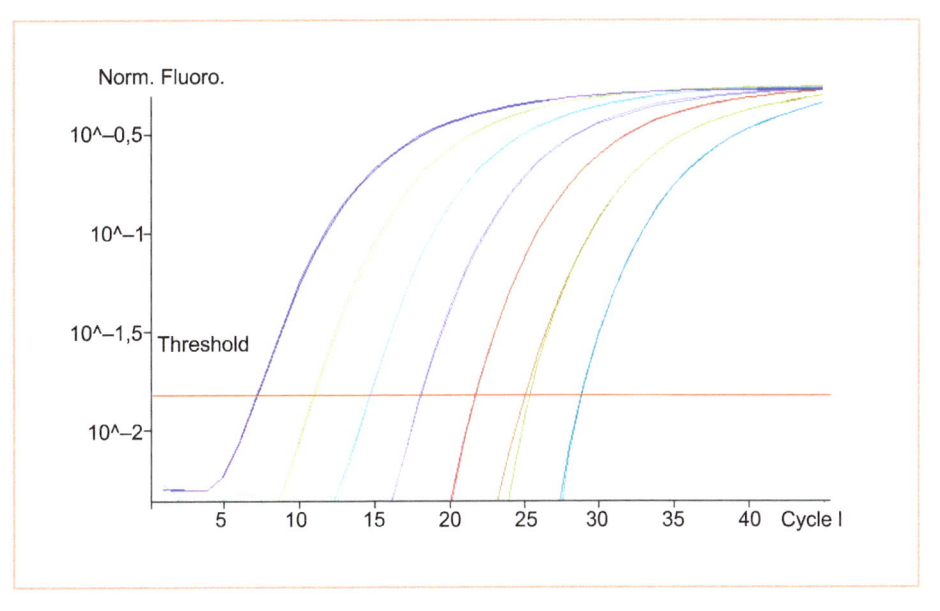

Figura 6-14.

Esquematicamente, observamos o agente SybrGreen I em verde, intercalado na dupla fita de DNA.

O princípio do método tem como base a detecção de fluorescência no tubo de reação à medida que DNA dupla fita é gerado, em virtude da concentração do corante SybrGreen I entre as cadeias de DNA geradas. A presença de DNA dupla fita na solução é capaz de aumentar essa emissão de luz em cerca de 100 vezes para uma mesma concentração de SybrGreen I (Figs. 6-14 e 6-15).

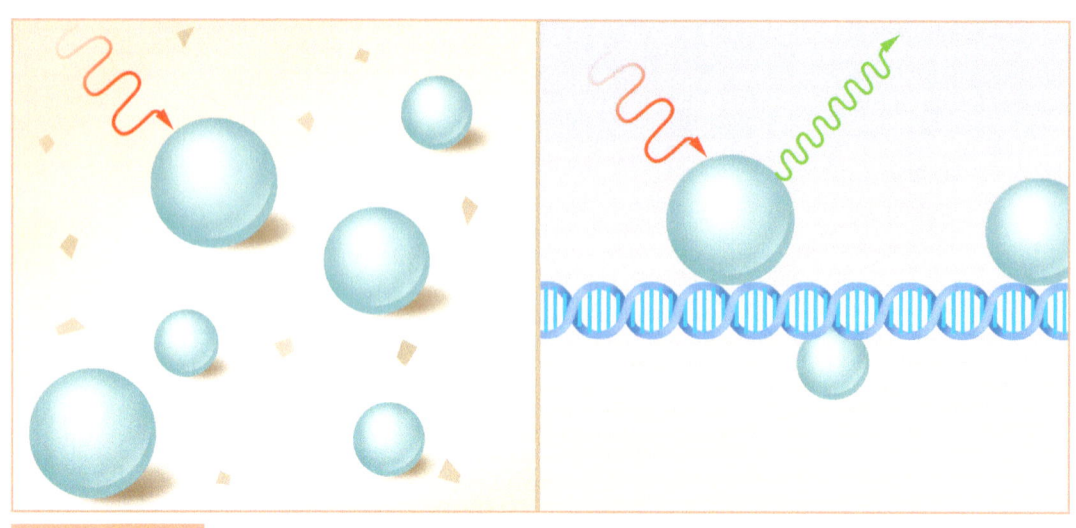

Figura 6-15.

Quando ocorre a geração de dupla fita de DNA no tubo de reação há a ligação inespecífica do agente SybrGreen I, promovendo a geração de luz no tubo de reação.

A técnica de PCR em tempo real mudou a história dos métodos quantitativos de avaliação de expressão gênica e é hoje o método padrão-ouro para quantificação de genes individuais. Suas características fundamentais como segurança, reprodutibilidade e rapidez de execução modificaram profundamente a rotina diagnóstica em Biologia Molecular, sobretudo no que concerne à monitorização da doença residual durante e após a terapêutica antineoplásica. A Fig. 6-16 ilustra este conceito, que busca a remissão molecular sustentada para o tratamento oncológico.

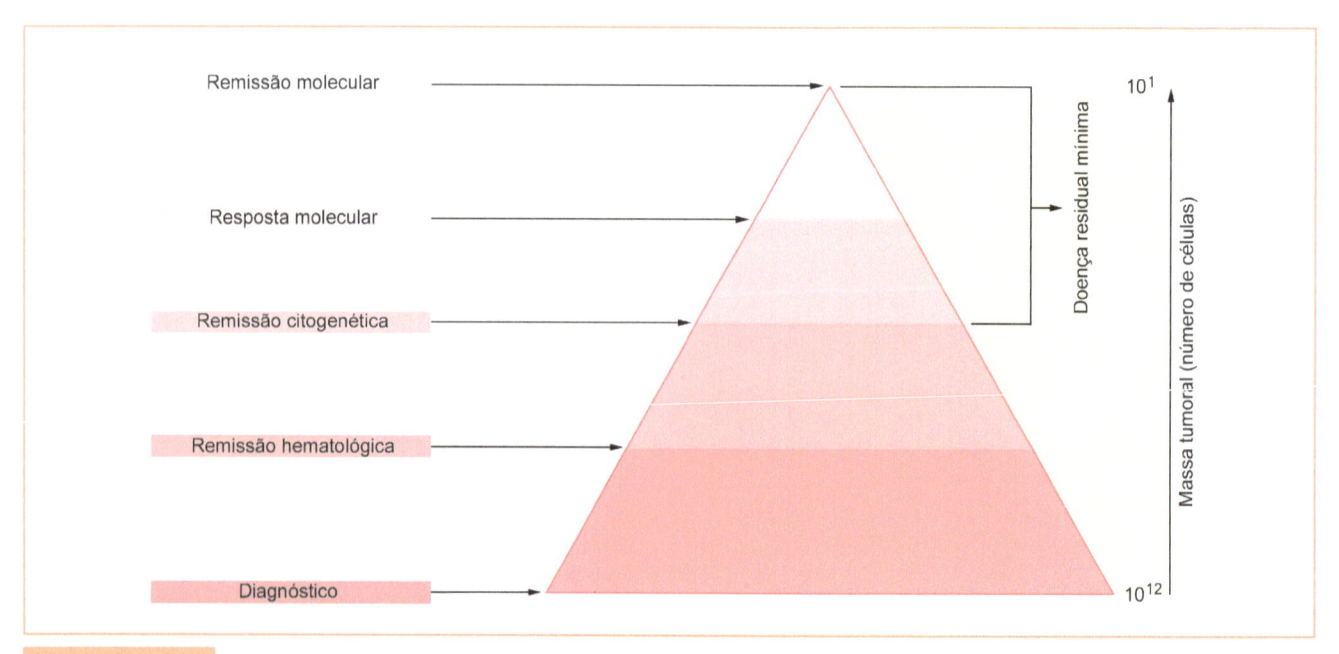

Figura 6-16.

Com o avanço dos recursos diagnósticos, o conceito de remissão das doenças onco-hematológicas tem sido revisto. Para várias doenças, o objetivo das estratégias terapêuticas tem sido cada vez mais o de promover a remissão molecular, com significativo aumento da sobrevida livre de doença.

DOENÇAS LINFOPROLIFERATIVAS E A INVESTIGAÇÃO DE CLONALIDADE

Em uma grande parcela dos pacientes com suspeita de doenças linfoproliferativas a histologia, a análise imunoistoquímica ou a análise do imunofenótipo por citometria de fluxo geralmente podem diferenciar uma proliferação linfóide reacional daquela clonal ou neoplásica. Entretanto, em uma fração de até 10% desses casos suspeitos, sobretudo quando a proliferação se encontra em sítios específicos como a pele, o diagnóstico da natureza da proliferação pode ser muito difícil. A determinação da clonalidade nesses casos complexos será realizada com base no fato de que, em princípio, todas as células neoplásicas das proliferações linfóides apresentam origem clonal comum. A maior parte das neoplasias linfóides pertence à linhagem B (90% a 95%). Da porção restante, cerca de 5% a 7% têm origem na linhagem T e menos que 2% são oriundas da linhagem NK. Dentre as leucemias linfóides agudas, porém, 15% a 20% são de origem T; no grupo das leucemias linfóides maduras e linfomas não-Hodgkin as doenças de origem T são mais raras, exceção feita, novamente, aos linfomas cutâneos.

A grande maioria das neoplasias linfóides apresenta genes de imunoglobulinas (*Ig*) e/ou de receptor de células T rearranjados de maneira idêntica (clonal). Além disso, com métodos clássicos de investigação citogenética, cerca de um quarto dos casos também apresentará alterações citogenéticas que contribuirão para a determinação de clonalidade, diagnóstico e, não raro, prognóstico.

Tanto os *loci* de *TCR* quanto os de *Ig* apresentam subdivisões compostas de muitas regiões variáveis (V), de diversidade (D) e de ligação (*joining*, J) que são submetidas a diversos processos moleculares de rearranjo somático durante a ontogenia da célula linfóide. O processo de rearranjo usualmente se inicia com a junção de um dos segmentos D com J, seguida pela junção de segmento V, como ocorre com a cadeia pesada de imunoglobulina (IgH), a forma beta do receptor de células T (TCRβ) e o TCRδ. O fenômeno de rearranjo gênico é responsável pela grande capacidade de reconhecimento antigênico que é característica das células linfóides.

Loci dos Genes do TCR e Ig

Os genes responsáveis pela síntese das cadeias polipeptídicas que constituem o TCR estão localizados nos cromossomos 7 e 14. Os genes que codificam a cadeia delta do TCR estão situados dentro do *locus* do TCR alfa (14q11-12), enquanto os genes dos TCR beta e gama estão localizados na regiões 7q32-35 e 7q15, respectivamente. Os quatro genes são compostos de regiões C e V, as quais são agrupadas durante a ontogenia da célula T no timo, por meio de recombinação somática. Neste processo, os múltiplos segmentos V, D e J são rearranjados durante o desenvolvimento das células T com o objetivo de constituir domínios V completos, responsáveis pelo reconhecimento antigênico (Fig. 6-17).

Nos casos dos genes das cadeias leves *kappa* (Igκ) e *lambda* (Igλ) de imunoglobulinas, além dos receptores de células T alfa (TCRα) e gama (TCRγ) ocorre a ligação de um segmento V diretamente com um J. As seqüências intermediárias e que não participam da forma madura dos genes rearranjados são retiradas, constituindo um produto de excisão circular conhecido como círculo de excisão do TCR (TREC), ou círculo de excisão da célula B. O processo de rearranjo da célula T ocorre no timo e tem sido demonstrado mesmo

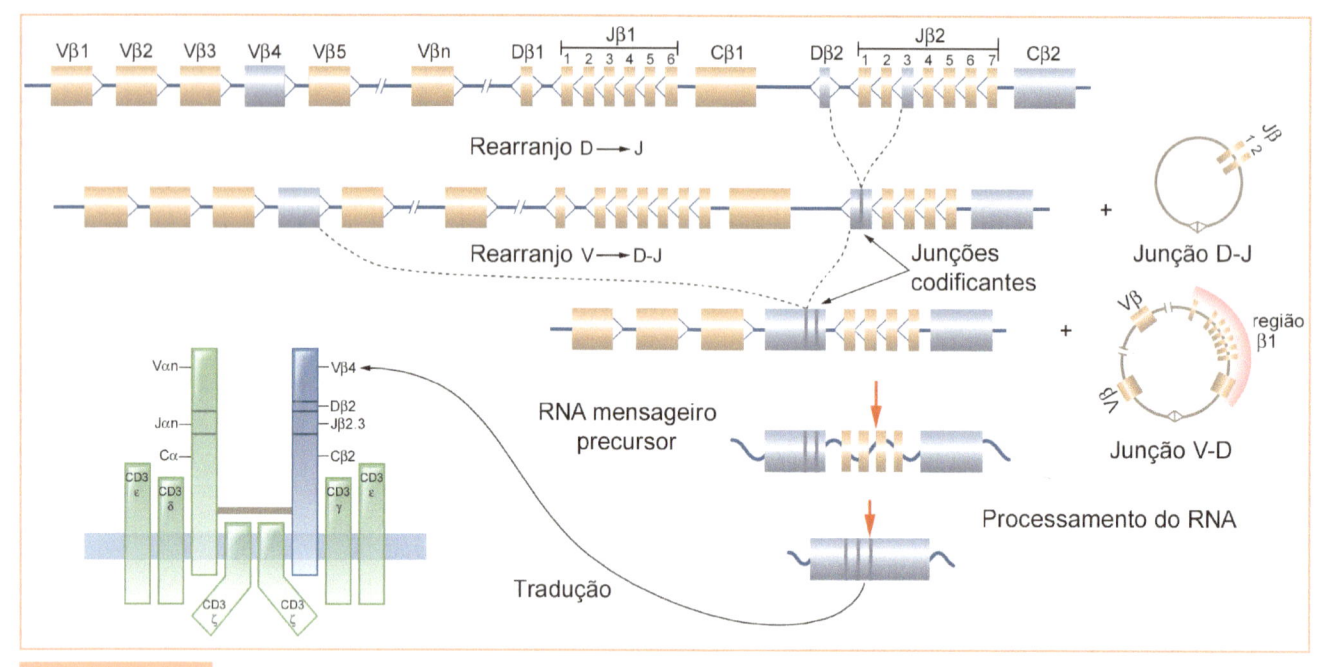

Figura 6-17.

Esquema das etapas seqüenciais de rearanjo, transcrição e tradução do gene do TCRβ. Nesse exemplo ocorre o rearranjo de segmento Dβ2 com Jβ2.6, seguido pelo união com Vβ2. O resultado dessa união é o segmento codificador Vβ2-Dβ2-Jβ2.6. O mRNA é transcrito e traduzido na cadeia polipeptídica madura TCRβ. Os dois segmentos epissomais TREC formados estão representados também e contêm as seqüências juncionais D-J e V-D, respectivamente.

em indivíduos adultos. A determinação da quantidade de TREC encontrada em linfócitos do sangue periférico tem sido utilizada como forma de investigação da atividade tímica em diversas situações como doenças auto-imunes, evolução da infecção pelo HIV após o tratamento efetivo com anti-retrovirais e reconstituição imune após quimioterapia, particularmente após o transplante de medula óssea, uma vez que o TREC deverá estar presente nas células T recentemente emigradas do timo (RTE), mas se dilui após ativação periférica e conseqüente divisão celular.

DETERMINAÇÃO DE CLONALIDADE POR BIOLOGIA MOLECULAR

Proliferações linfóides T freqüentemente representam um desafio diagnóstico para o clínico, haja vista a inexistência de marcador fenotípico de clonalidade nesse subtipo celular. Da mesma maneira, algumas infiltrações linfóides tissulares compostas por células B representam dificuldade diagnóstica, sobretudo naqueles casos em que não é possível a análise por citometria de fluxo e a reação imunoistoquímica para pesquisa de cadeias leve κ ou λ de imunoglobulinas funciona de maneira duvidosa. A resolução desses casos tem sido auxiliada sobremaneira por estudos com técnicas moleculares. Em um cenário completamente distinto, a pesquisa de clonalidade em neoplasias linfóides B e T tem sido empregada para pesquisa de doença residual após o tratamento (doença residual mínima). A presença de doença clonal demonstrável por métodos moleculares após o tratamento tem sido apontada por diversos grupos como fator prognóstico independente da neoplasia. Classicamente, o método de *Southern blot* era utilizado para determinar a presença de rearranjo de receptor de células T ou IgH predominante na amostra em estudo. Entretanto, essa técnica apresenta elevado custo, em geral emprega isótopos radiativos e consome tempo em demasia para sua conclusão final. O advento da técnica de PCR (reação em cadeia da polimerase) praticamente substituiu o método de *Southern blot* para pesquisa de clonalidade em doenças linfoproliferativas, por ser mais rápido, de menor custo e aplicável a pequenas quantidades de material biológico. Um material habitual para análise por PCR é o oriundo de tecido fixado em formol e incluído em parafina, desde que o desenho do método de amplificação seja feito de forma a amplificar produtos de, no máximo, cerca de 250 pares de bases. Fragmento maiores certamente não terão amplificação bem-sucedida por PCR, já que o processo de fixação habitual para estudos anatomopatológicos produz diversos artefatos com fragmentação de DNA (Fig. 6-18).

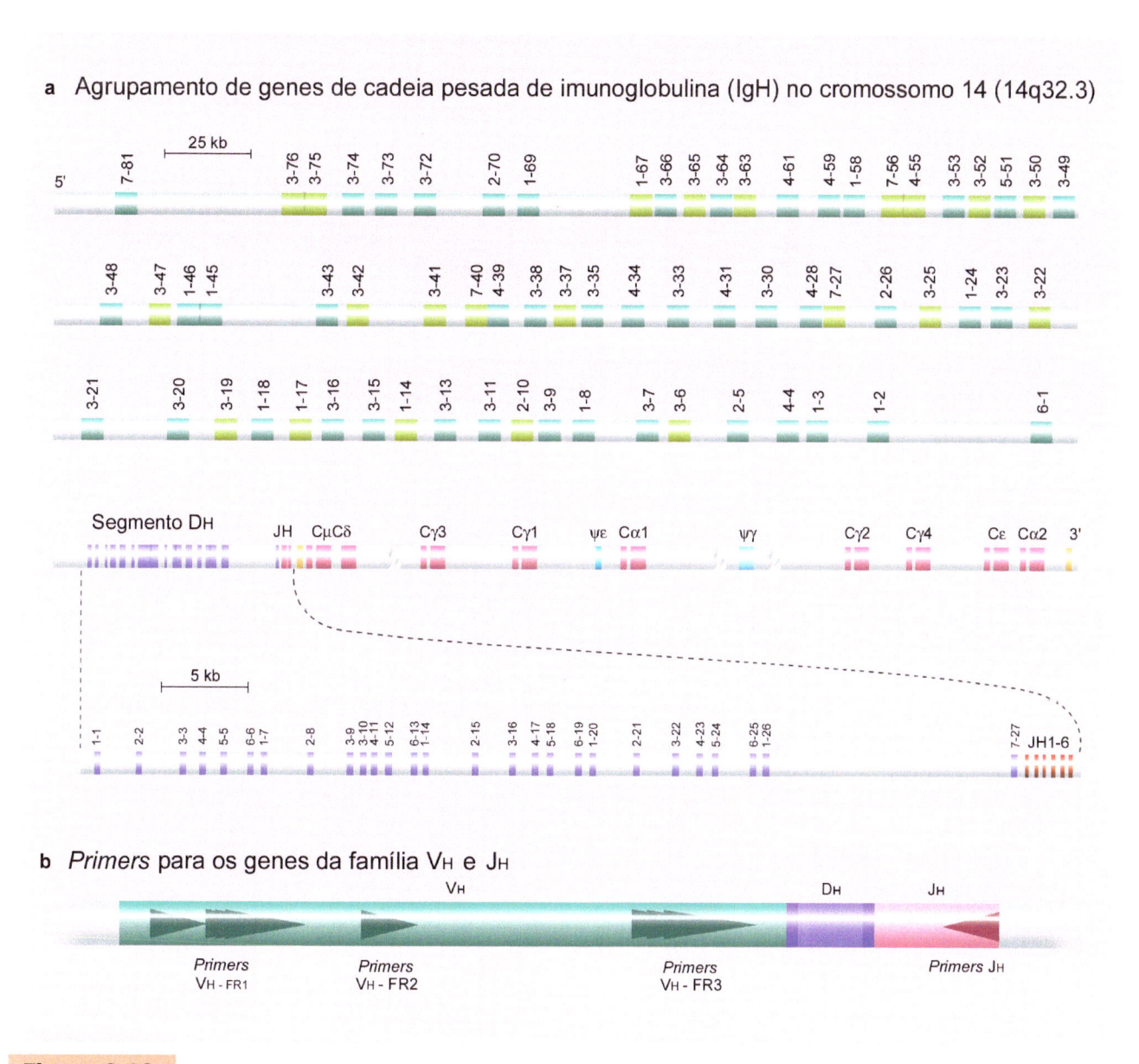

Figura 6-18.

Disposição dos genes de cadeia pesada de imunoglobulinas e estratégia molecular de amplificação para investigação de clonalidade.

Referências Fundamentais

Barton F, Haynes M, Markert L et al. The role of the thymus in immune reconstitution in aging, bone marrow transplantation, and HIV-1 infection. *An Rev Immunol* 2000; (18):529-60.

Bustin SA. Quantification of mRNA using real-time reverse transcription PCR (RT-PCR): trends and problems. *J Mol Endocrinol* 2002; *29*(1):23-39.

Cline MJ. The molecular basis of leukemia. *N Engl J Med* 1994; *330*:328-36.

Crans HN, Sakamoto KM. Transcription factors and translocations in lymphoid and myeloid leukemia. *Leukemia* 2001, *15*:313-31.

Gene Quantification Website. Website (http://www.gene-quantification.de/) organizado pelo Dr. Michael Pfaffl, da Universidade de Munique (Technical University of Munich).

Golub TR, Slonim DK, Tamayo P et al. Molecular classification of cancer: class discovery and class prediction by gene expression monitoring. *Science* 1999; *286*(5439):531-7.

Huang JZ, Sanger WG, Greiner TC et al. The t(14;18) defines a unique subset of diffuse large B-cell lymphoma with a germinal center B-cell gene expression profile. *Blood* 2002; *99*(7):2.285-90.

Lewin B. *Genes VIII*. 1. ed., Prentice Hall, 2003.

Look AT. Oncogenic transcription factors in the human acute leukemias. *Science* 1997; *278*:1.059-64.

Pfaffl MW. A new mathematical model for relative quantification in real-time RT-PCR. *Nucleic Acids Res* 2001; *29*(9):e45.

Rabbitts TH. Chromosomal translocations in human cancer. *Nature* 1994; *372*:143-9.

Rosenwald A, Wright G, Chan WC et al. The use of molecular profiling to predict survival after chemotherapy for diffuse large-B-cell lymphoma. *N Engl J Med* 2002; *346*(25):1.937-47.

Saha V, Young BD, Freemont PS. Translocations, fusion genes, and acute leukemia. *J Cell Biochem Suppl* 1998; *30-31*:264-76.

Schwartz RS. Shattuck lecture: diversity of the immune repertoire and immunoregulation. *N Engl J Med* 2003; *348*(11):1.017-26. (Errata publicada em *N Engl J Med* 2003; *348*(20):2050)

Vandesompele J, De Preter K, Pattyn F et al. Accurate normalization of real-time quantitative RT-PCR data by geometric averaging of multiple internal control genes. *Genome Biol* 2002; *3*(7):research0034. Epub 2002, jun 18.

Leitura Recomendada

Bustin SA (ed.). *A-Z of Quantitative PCR*. IUL Biotechnology Series, 2004.

Cave H, van der Werff ten Bosch J, Suciu S et al. Clinical significance of minimal residual disease in childhood acute lymphoblastic leukemia. European Organization for Research and Treatment of Cancer — Childhood Leukemia Cooperative Group. *N Engl J Med* 1998; *339*(9):591-8.

Kayser C, Alberto FL, da Silva NP, Andrade LEC. Decreased number of T cells bearing TCR rearrangement excision circles (TREC) in active recent onset systemic lupus erythematosus. *Lupus* 2004; *13*: 906-11.

Owen RG, Johnson RJ, Rawstron AC et al. Assessment of IgH PCR strategies in multiple myeloma. *J Clin Pathol* 1996; *49*(8):672-5.

Pui CH, Relling MV, Downing JR. Acute lymphoblastic leukemia. *N Engl J Med* 2004; *350*(15):1.535-48.

Scrideli CA, Queiroz RG, Bernardes JE, Valera ET, Tone LG. PCR detection of clonal IgH and TCR gene rearrangements at the end of induction as a non-remission criterion in children with ALL: comparison with standard morphologic analysis and risk group classification. *Med Pediatr Oncol* 2003; *41*(1):10-6.

Short MA, Evans PA, Shiach CR, Jack A et al. 32P-incorporation PCR for the detection of rearrangements at the TCR-gamma locus. *Diagn Mol Pathol* 1996; *5*(1):26-32.

Zhang L, Lewin SR, Markowitz M et al. Measuring recent thymic emigrants in blood of normal and HIV-1-infected individuals before and after effective therapy. *J Exp Med* 1999; *190*(5):725–32.

PARTE B

Anormalidades Citogenéticas em Leucemia Mielóide Aguda, Síndromes Mielodisplásicas, Síndromes Mieloproliferativas e Anemia de Fanconi

Maria de Lourdes L. F. Chauffaille

INTRODUÇÃO

A citogenética é o ramo da genética que estuda a estrutura, a patologia, a função e o comportamento dos cromossomos.

Embora o estudo dos cromossomos humanos tenha se consolidado no final da década de 50, quando foi estabelecido seu número exato como sendo 46, a ocorrência de anomalias citogenéticas em células cancerosas já era postulada por Boveri desde o início do século XX. Muitos anos se passaram desde esta especulação até a primeira descrição de alteração cromossômica em doença neoplásica maligna, o cromossomo Philadelphia (Ph), observado no sangue periférico de pacientes portadores de leucemia mielóide crônica (LMC).

O Ph, assim intitulado por ter sido descrito na cidade de mesmo nome, é um cromossomo pequeno, menor que os demais. Diversos avanços nas técnicas de cultura, a análise e a introdução de uma metodologia que provoca a produção de bandas nos cromossomos, possibilitando que cada par seja identificado pelo seu padrão individual, permitiram que se demonstrasse que o Ph era fruto da translocação equilibrada entre os cromossomos 9 e 22.

Desde então, várias alterações foram descritas nas diversas doenças neoplásicas malignas, porém cerca de 60% delas são de origem hematológica graças à facil obtenção do material para análise, seja a medula óssea (MO) ou o sangue periférico (SP). Essas anormalidades citogenéticas forneceram dados valiosos para o estudo das neoplasias hematológicas de inestimável importância para a clínica e a terapêutica, bem como para uma melhor compreensão dos eventos moleculares envolvidos. Estudando-se os diferentes pontos de quebra nas diversas anomalias observadas foi possível descobrir uma série de oncogenes localizados nesses pontos ou próximos deles, cuja função estava alterada ou desregulada, e que contribuem significativamente para o desencadeamento do processo neoplásico.

IMPORTÂNCIA

O estudo das alterações cromossômicas das células neoplásicas é importante por auxiliar no diagnóstico, classificação, prognóstico, acompanhamento evolutivo, orientação e monitoração terapêuticas, monitoração de transplante de MO, além de permitir saber quais os oncogenes envolvidos e entender a biologia da doença.

- *Diagnóstico*: a presença de uma alteração citogenética clonal (grupo de células com a mesma anormalidade) pode ajudar a diferenciar de uma situação reacional.

- *Classificação*: a associação das alterações morfológicas das células leucêmicas, do perfil imunofenotípico e das aberrações citogenéticas resultou na Classificação da Organização Mundial da Saúde para as hemopatias malignas (Jaffe *et al.* 2001).

- *Prognóstico*: determinados subtipos de leucemia aguda, por exemplo, correlacionam-se com alterações cromossômicas mais ou menos específicas e conferem melhor ou pior prognóstico para os pacientes. São exemplos de bom prognóstico a leucemia mielóide aguda (LMA) promielocítica com translocação entre os cromossomos 15 e 17 ou t(15;17), a leucemia mielóide aguda com maturação e com t(8;21) e a leucemia mielomonocítica aguda com eosinofilia e inversão, translocação ou deleção do cromossomo 16. Inversamente, os subtipos de LMA com alterações do cromossomo 7, sejam elas deleções ou monossomias, têm prognóstico desfavorável, bem como as leucemias com componente monocítico e envolvimento do 11q23 (gene *MLL*).

- *Evolução*: uma anomalia presente ao diagnóstico pode, posteriormente, sofrer alterações adicionais configurando evolução clonal com repercussão clínica representada por resistência terapêutica ou evolução para uma fase mais agressiva da moléstia.

- *Orientação terapêutica*: certas alterações citogenéticas encontradas em determinados subtipos de leucemias podem indicar o tratamento mais adequado, como, por exemplo, nos casos de leucemia promielocítica aguda (LPA) com translocação entre os cromossomos 15 e 17. Tais pacientes se beneficiam do uso do ácido trans-retinóico (ATRA) que leva à maturação dos blastos, com conseqüente melhora da coagulopatia concomitante. Nas raras situações de LPA em que não se observa esta t(15;17) ou seu equivalente molecular, o rearranjo *PML/RARA*, podem ocorrer translocações variantes como t(5;17), t(11;17) ou outras, que, eventualmente, não respondem ao ATRA.

- *Monitoração terapêutica*: o paciente que ao diagnóstico apresenta dada anormalidade deve ter, por ocasião da remissão clínica ou hematológica, o desaparecimento daquela alteração para então ser considerado em remissão citogenética. Posteriormente, caso haja o ressurgimento da mesma anomalia, considera-se recaída. Caso o reaparecimento do clone original venha acrescido de outras alterações (evolução clonal), é possível considerar doença mais agressiva ou resistente à terapêutica inicial.

- *Monitoração do transplante de medula óssea*: a citogenética tem um papel de destaque, seja diagnosticando a pega do enxerto (particularmente nos casos de transplante com doador e receptor de sexos diferentes), seja conferindo o desaparecimento do clone maligno original.

- *Entendimento molecular*: graças ao estudo molecular nos locais de quebras cromossômicas foi possível descrever diversos proto-oncogenes ou oncogenes que são ativados, desligados ou desregulados pela alteração citogenética desencadeando ou facilitando o processo neoplásico maligno. De fato, o entendimento, mediante análises moleculares, das alterações cromossômicas em leucemia mielóide aguda, por exemplo, demonstrou que a grande maioria delas resulta em fusão de genes normalmente envolvidos na regulação do desenvolvimento das células sangüíneas. Os produtos protéicos anormais produzidos por esses genes quiméricos, que freqüentemente são fatores de transcrição, são capazes de desregular a proliferação, a diferenciação e a apoptose dos precursores hematopoéticos. Conseqüências semelhantes ocorrem por perda de função ou mutação de gene supressor tumoral.

METODOLOGIA

O estudo citogenético é feito nas células cancerígenas já que as alterações são adquiridas e, conseqüentemente, os demais tecidos não afetados apresentarão cariótipo normal. Diferentemente da análise cromossômica constitucional que é feita em linfócitos do sangue periférico (SP), na pesquisa de anormalidades em leucemias a medula é o material ideal para estudo ou o SP contendo células blásticas. No caso de linfomas, o linfonodo acometido é a amostra de escolha, sendo que aspirado de baço também pode ser útil, ou mesmo efusões, pleural e ascítica, desde que contenham células neoplásicas malignas.

O período do ciclo celular em que os cromossomos estão mais condensados, e portanto analisáveis, é a metáfase da mitose.

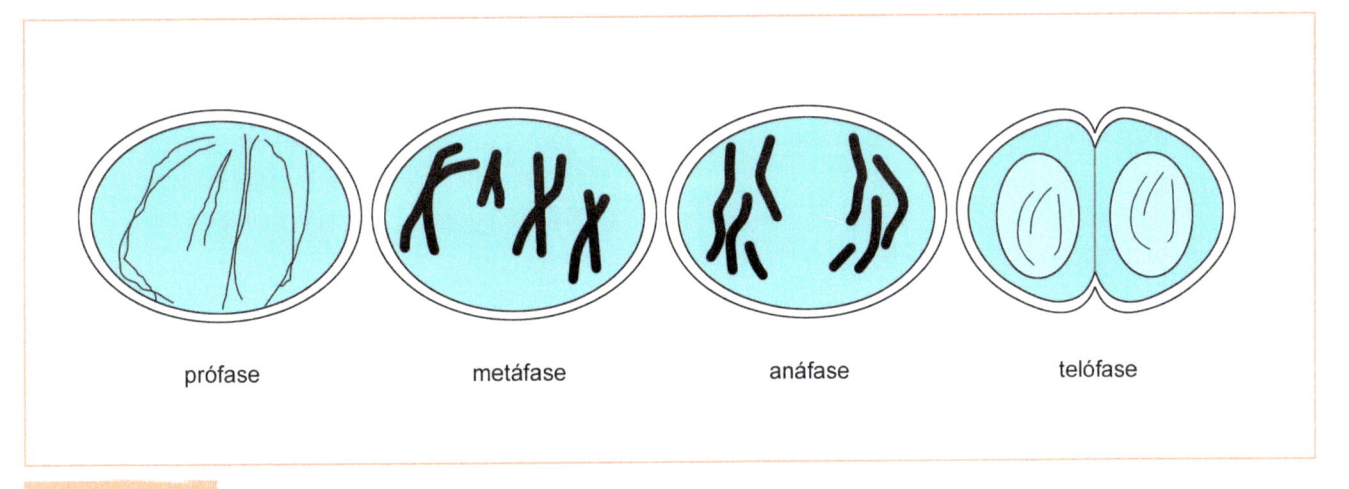

prófase   metáfase   anáfase   telófase

Figura 6-19.

Esquema representativo das diferentes fases da mitose.

Assim, as células de leucemias agudas, por exemplo, que têm um ciclo celular curto, podem ser fácil e rapidamente estudadas bastando interromper a sua divisão celular. É o chamado método direto (sem a necessidade de cultura). Tal divisão é interrompida pela adição de colchicina (colcemid) por 1 hora, uma substância que despolimeriza a tubulina do fuso mitótico, bloqueando as células em metáfase. Por outro lado, células com ciclo celular lento têm de ser cultivadas em meio enriquecido com nutrientes e fatores de crescimento para que sobrevivam e proliferem até entrarem em divisão, que será interrompida pela colchicina. Algumas células têm um crescimento extremamente lento *in vitro*, enquanto outras praticamente não proliferam em condições diferentes das originais. Células maduras que já se diferenciaram também não se dividem mais, a exemplo dos linfócitos de sangue periférico, necessitando da adição de substâncias mitogênicas, como a fito-hemaglutinina A (PHA). Esta provoca a desdiferenciação do linfócito T maduro, fazendo com que em 24 horas volte a blasto, em 48 horas entre na primeira divisão mitótica e em 72 horas entre na segunda divisão, momento em que se pode adicionar colchicina para provocar o bloqueio em metáfase. Algumas culturas de células neoplásicas de origem linfóide B madura podem necessitar de mitógenos B para serem estudadas. O Quadro 6-1 mostra diferentes agentes mitogênicos.

Quadro 6-1.

Agentes mitogênicos

Mitógeno	Célula	Mitógeno	Célula
PHA	Linfócito T	PDBU	Linfócito B
TPA	Linfócito T	EBV	Linfócito B
Concanavalina A	Linfócitos T e B	IL-2	Linfócito B
PWM	Linfócitos T e B	Cálcio ionf. (A23187)	Linfócitos T e B

Após a ação da colchicina, as células são submetidas a uma solução salina hipotônica (KCl) por 15 a 20 minutos, que provoca inchaço e separação dos cromossomos. Depois são fixadas em ácido acético e metanol, na proporção de 1:3, por pelo menos quatro vezes, que também serve para limpar os restos de citoplasma.

Há diversas formas de fazer lâminas para a análise, mas seja qual for a escolhida, o que se visa é a obtenção de um bom espalhamento cromossômico. Em seguida, estas lâminas podem ser coradas com corante convencional (Giemsa ou Leishman) ou por bandas. A coloração convencional permite apenas que se contem os cromossomos e se tenha uma idéia geral da presença de aberrações grosseiras.

Existem vários tipos de bandas que em dadas situações podem ser necessárias, porém a banda G é a mais freqüentemente usada e auxilia na definição da imensa maioria dos casos. A banda G pode ser obtida pela imersão da lâmina em solução de tripsina, que digere partes do DNA e, quando corada por Giemsa, permite que se visualizem as faixas de coloração clara, alternadas com escura. Por isso a denominação de banda GTG, ou seja, banda G por tripsina e Giemsa. Alternativamente, a banda G também pode ser obtida por exposição ao corante Wright com a denominação de banda GWG. Cada par cromossômico tem um padrão específico de bandas (Fig. 6-20).

A banda Q é obtida com uso de mostarda quinacrina e observada através de lâmpada fluorescente, denominada QFQ (banda Q fluorescente usando quinacrina). A banda Q se assemelha ao padrão da banda G. A banda R mostra a seqüência inversa de coloração clara e escura das bandas G e Q, como uma fotografia em negativo. A banda C (Fig. 6-21) cora especificamente a heterocromatina constitutiva, ou seja, os centrômeros e as regiões heterocromáticas, enquanto a banda NOR provoca a impregnação pela prata das regiões organizadoras de nucléolo (Fig. 6-22).

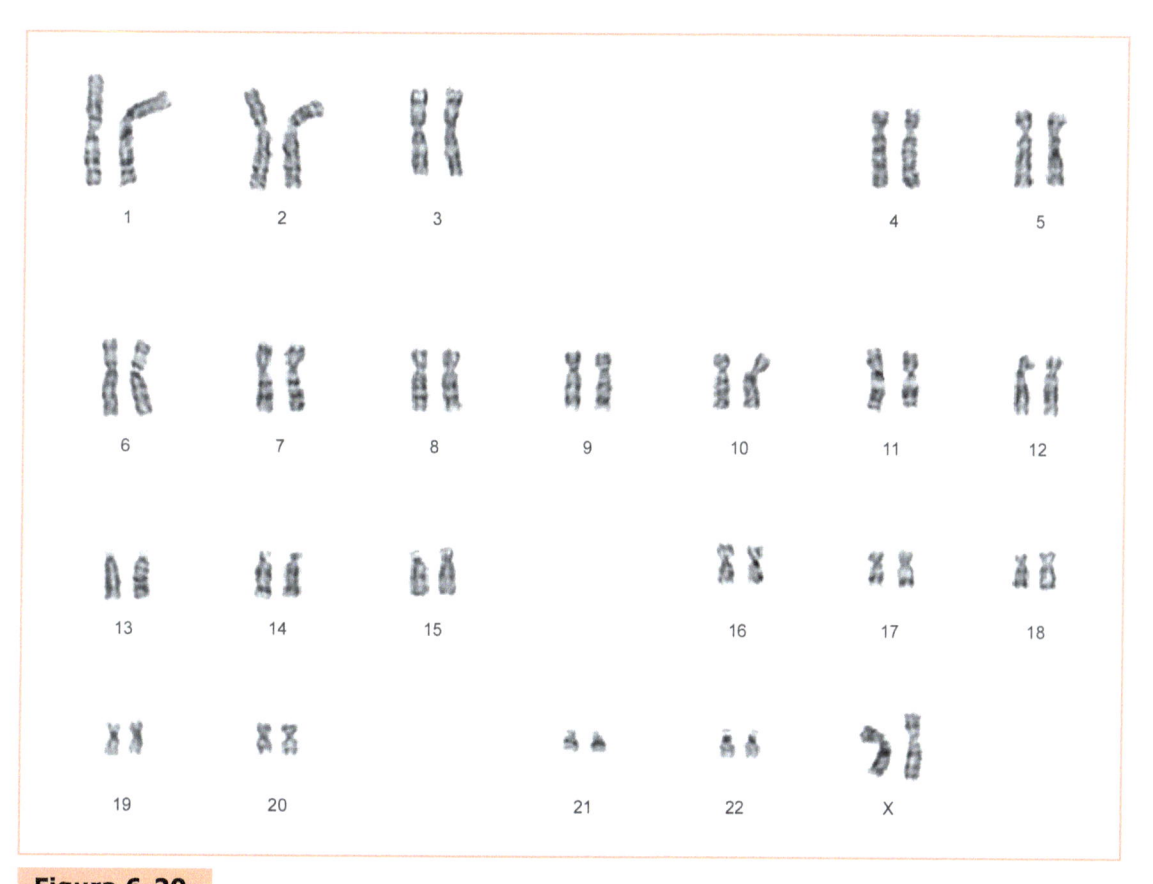

Figura 6-20.

Cariótipo normal para o sexo feminino corado por banda G (GTG).

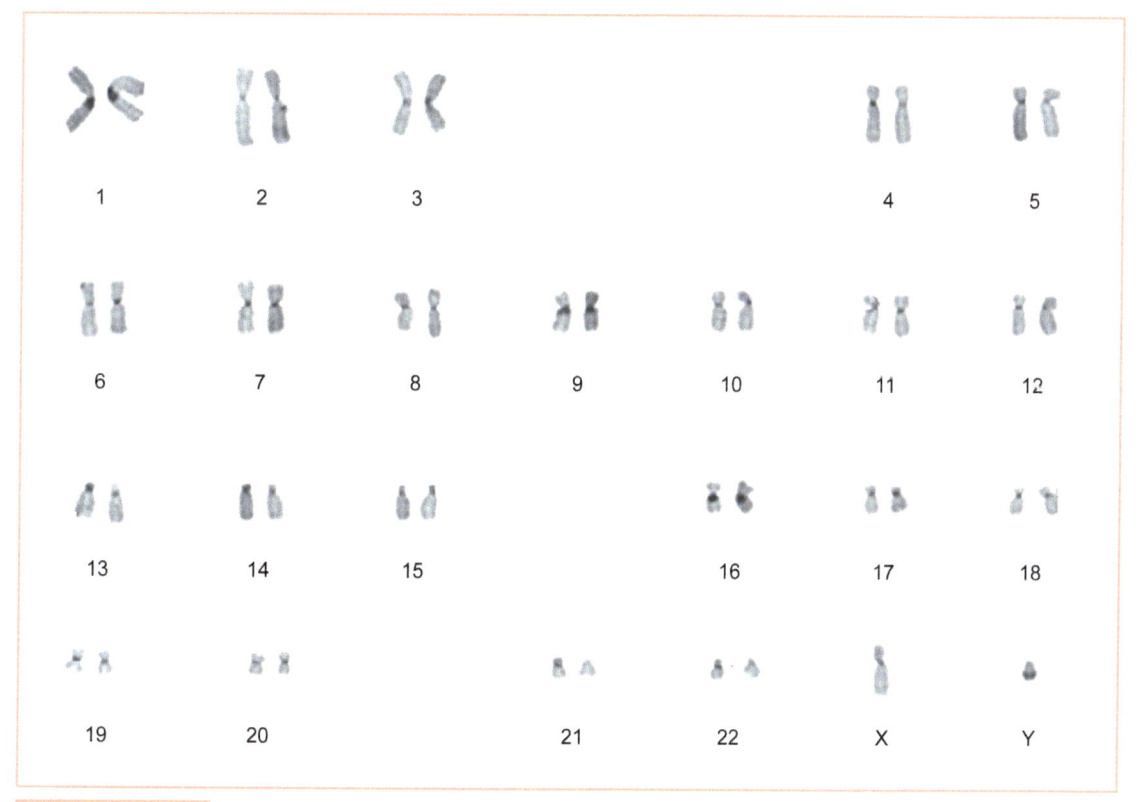

Figura 6-21.

Banda C.

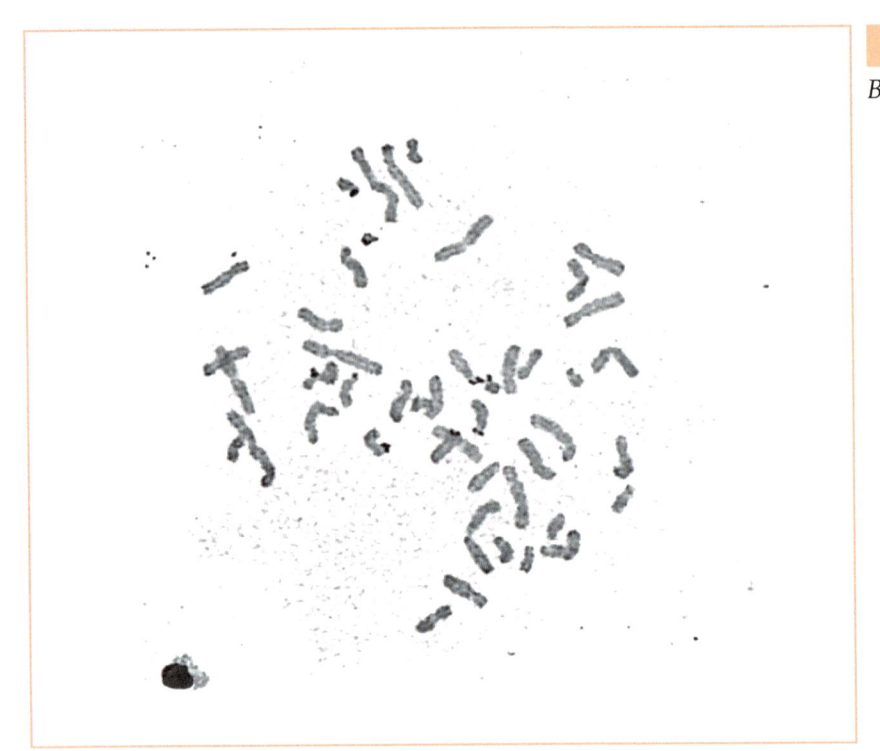

Figura 6-22.
Banda NOR.

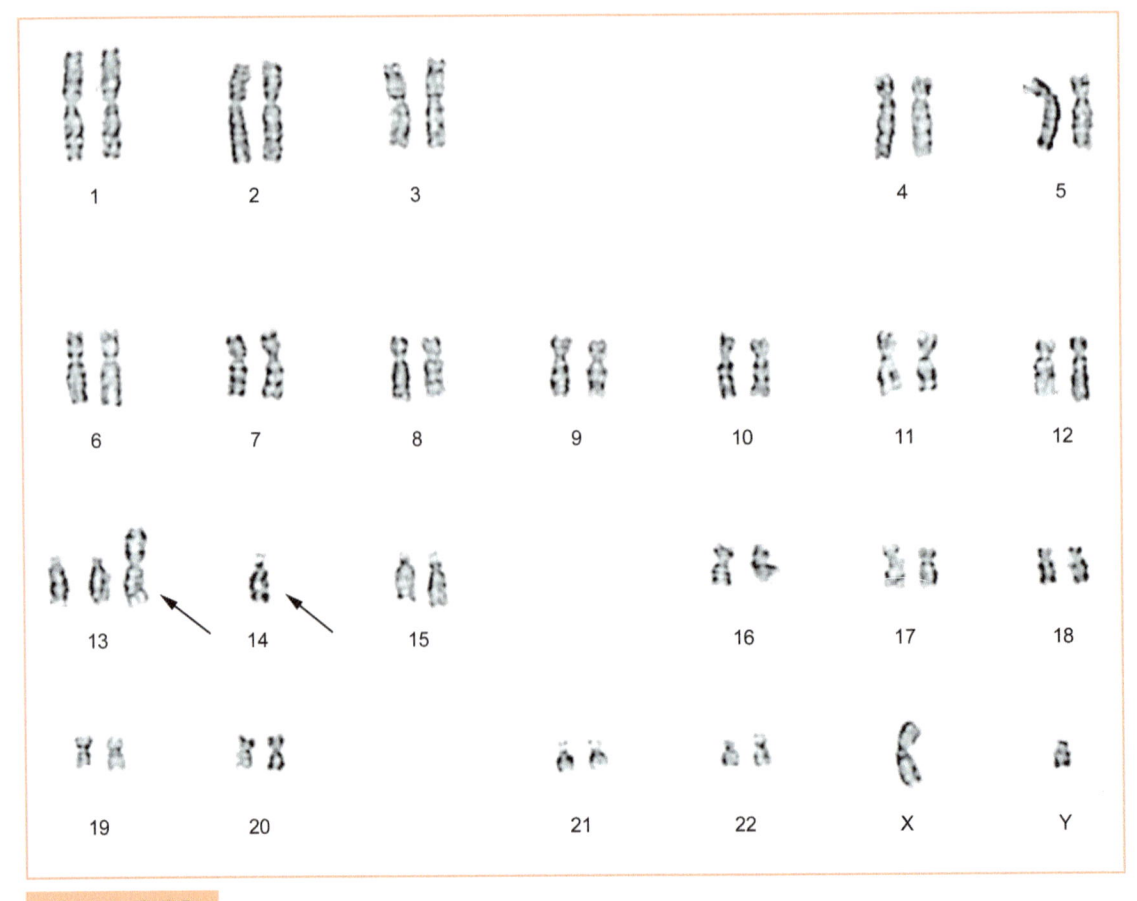

Figura 6-23.

Cariótipo com translocação robertsoniana entre os cromossomos 13 e 14, resultando em trissomia do 13.

O bandamento dos cromossomos visa, em última análise, facilitar a identificação deles e de suas estruturas. Cromossomos em metáfases apresentam bandas grandes porque são relativamente pequenos devido ao grau de condensação. O uso de cromossomos menos condensados, ou seja, em prófase ou em prometáfase, permite que se obtenha maior número de bandas menores ou com maior resolução, com conseqüente designação mais precisa dos pontos de quebra ou de anomalias. As chamadas técnicas de alta resolução consistem na obtenção desses cromossomos com maior número de bandas graças a: adição, na cultura, de ametopterina ou outras drogas, que bloqueiam a síntese de DNA, seguida de liberação por timidina (sincronização), diminuição da concentração de agentes bloqueadores (colchicina) ou modificação na duração do tratamento com colchicina. No entanto, como desvantagem, pode haver diminuição do índice mitótico.

A análise consiste em procurar as metáfases ao microscópio, contá-las e comparar cada cromossomo com seu par na tentativa de detectar alguma alteração estrutural ou numérica. Algumas das metáfases são fotografadas; as fotos são reveladas, e é feito o pareamento cromossômico que resulta no *cariótipo*. Os laboratórios modernos agilizam a cariotipagem com microscópio equipado com câmera captadora de imagem e acoplado a sistema computadorizado que permite fazer o pareamento na tela graças ao uso de um programa para cariotipagem. O cariótipo pronto é impresso em seguida.

NOMENCLATURA

Os cromossomos são divididos pelo centrômero em braço curto (p) (do francês, *petit,* ou pequeno) e braço longo (q) (*queue,* ou cauda). Quando o centrômero está no meio, diz-se que o cromossomo é *metacêntrico,* quando tende para uma extremidade, *submetacêntrico* e, quando próximo da extremidade, *acrocêntrico.* As extremidades são denominadas *telômeros* e há as constrições secundárias que são compostas de heterocromatina.

A descrição do cariótipo segue regras precisas estabelecidas pelo Sistema Internacional de Nomenclatura Citogenética (ISCN,1995). Um cariótipo normal para o sexo feminino ou para o masculino é designado 46,XX ou 46,XY, respectivamente. A presença extranumerária ou a ausência de um cromossomo será grafada com sinal de mais ou de menos, respectivamente, antes do número do cromossomo alterado, como, por exemplo, 47,XX,+21, quando houver trissomia ou três cópias do cromossomo 21, ou 45,XX,–7, na presença de monossomia ou apenas uma cópia do cromossomo 7.

A translocação entre dois cromossomos é designada pela letra minúscula t seguida, entre parênteses, dos dois cromossomos envolvidos, separados por ponto-e-vírgula e, novamente entre parênteses, o braço e a banda na qual ocorreu a quebra em cada cromossomo envolvido. Assim, por exemplo, uma translocação entre o braço curto do cromossomo 9, com quebra na banda 22, com o braço longo do 11, na banda 23, em paciente de sexo masculino, será grafado como: 46,XY,t(9;11)(p22;q23). O Quadro 6-2 mostra outros aspectos da nomenclatura.

Para casos de neoplasias malignas, estima-se que sejam necessárias pelo menos 20 metáfases completamente analisadas para descartar a presença de um clone anormal. Um clone é definido como a observação da mesma alteração estrutural em pelo menos duas metáfases ou da mesma alteração numérica em pelo menos três células.

Quadro 6-2.

Nomenclatura citogenética

Cromossomo	Forma de organização do DNA dentro do núcleo celular associado a nucleoproteínas e a RNA
Braço	O cromossomo tem um braço curto (p) e um longo (q) separados pelo centrômero
Centrômero	Constrição cromossômica que o liga ao fuso mitótico
Telômero	Extremidade do cromossomo
Constrição secundária	Região dos cromossomos 1, 9 e 16 que é formada por heterocromatina que contém o DNA satélite
Região e banda	Sucessão de zonas claras e escuras e específicas para cada cromossomo obtidas por diferentes técnicas. Graças à nomenclatura, há a enumeração de cromossomo, braço, banda e sub-banda
Cariótipo	Pareamento dos cromossomos, normal = 46,XX ou 46,XY
Diplóide	Número normal de cromossomos do zigoto = 46
Pseudodiplóide	Número igual a 46 cromossomos mas, com alterações cromossômicas
Haplóide	Número de cromossomos no gameta = 23,X ou 23,Y
Para-haplóide	Número próximo do haplóide
Aneuplóide	Número de cromossomos diferentes de múltiplos do haplóide, 23
Hiperdiplóide	> 46
Hipodiplóide	< 46
Hipertriplóide	> 69
Monossomia	Perda de um cromossomo, p. ex., 45,XX,–7
Trissomia	Três cópias de um cromossomo, p. ex., 47,XX,+21
Mosaico	Dois cariótipos diferentes no mesmo indivíduo, p. ex., 46,XX/47,XX,+21
Deleção	Perda de um segmento cromossômico, p. ex., **del**(5)(q11)
Anel	Cromossomo circular proveniente da fusão de duas quebras, p. ex., **r**(8)
Inversão	Inversão de uma parte de um cromossomo, p. ex., **inv**(16)(p13q22)
Isocromossomo	Cromossomo fruto da quebra centromérica com duplicação de um braço e perda do outro, p. ex., **i**(17)(q10)
Dicêntrico	Cromossomo com dois centrômeros, p. ex., **dic**(16;21)(q11;p11)
Inserção	Inserção de um segmento cromossômico dentro de outro, p. ex., **ins**(3;3)(q21q26)
Translocação	Troca de um segmento de um cromossomo com outro, p. ex., **t**(9;22)(q34.1;q11)
	Recíproca : quando dois cromossomos trocam de material
	Equilibrada: quando não há perda de material genético
	Complexa: quando vários cromossomos estão envolvidos
	Robertsoniana: quando há translocação entre acrocêntricos ao nível de centrômero (Fig. 6-20).
Marcador	Cromossomo não identificável em razão de rearranjos estruturais, p. ex., **mar**
Duplo minuto	Cromossomo pequeno formado por duas cromátides e cujo comprimento é menor que uma cromátide, p. ex., **dm**

CITOGENÉTICA MOLECULAR

A citogenética molecular compreende as técnicas de hibridação *in situ* por fluorescência (FISH), hibridação genômica comparativa (CGH) e cariotipagem espectral (SKY), dentre outras.

FISH é a técnica que utiliza sondas, seqüências de DNA, complementares ao que se pretende estudar (Fig. 6-24). Por meio da FISH, sondas marcadas com fluorocromos permitem a detecção de translocações tanto no cromossomo metafásico quanto no interfásico, ampliando substancialmente os tipos de amostras em que a investigação pode ser feita.

As sondas de FISH são classificadas, de acordo com o local de hibridição, como centroméricas, teloméricas, *loci* gênicos, pintura, ou seja, seqüências únicas de DNA ao longo do comprimento do cromossomo produzindo um padrão de coloração para cada par cromossômico (Fig. 6-25).

Essa técnica também pode ser usada para monitorar o paciente durante o curso da doença, atestando o desaparecimento do clone maligno ou seu recrudescimento na recaída. Ademais, a FISH permitiu a identificação de mecanismos alternativos como mutações, amplificações, inserções crípticas e deleções, que levam aos mesmos transcritos que as translocações típicas respectivas. Há casos em que a anormalidade cromossômica não pode ser identificada pelo cariótipo convencional, a exemplo da t(12;21), porque as bandas envolvidas são similares, mas podem ser facilmente diagnosticadas por FISH.

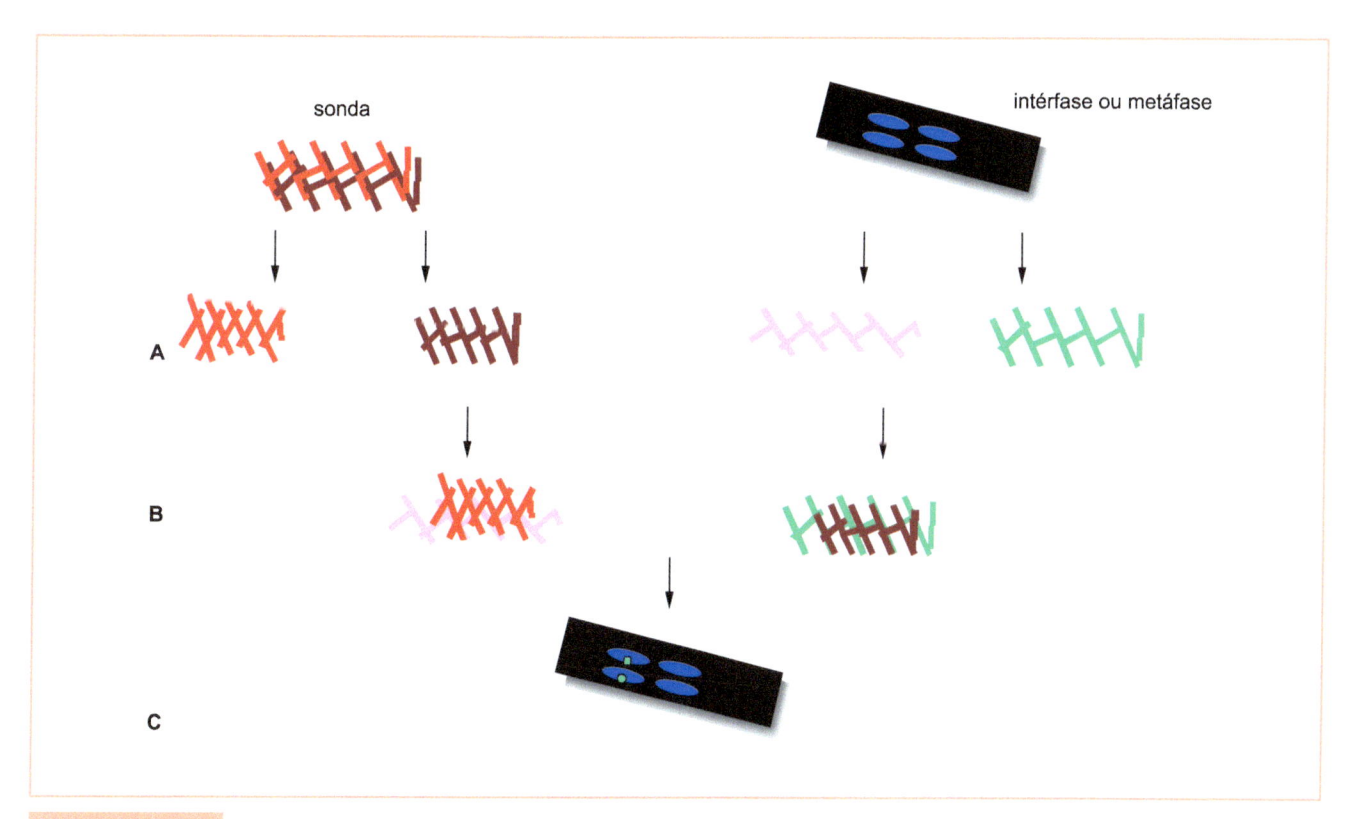

Figura 6-24.

*Esquema ilustrativo da reação FISH **A.** A sonda de DNA é desnaturada, bem como o alvo que se pretende estudar (intérfase ou metáfase). **B.** A sonda liga-se por complementaridade ao alvo. **C.** O sinal fluorescente é identificado por microscópio com filtros adequados.*

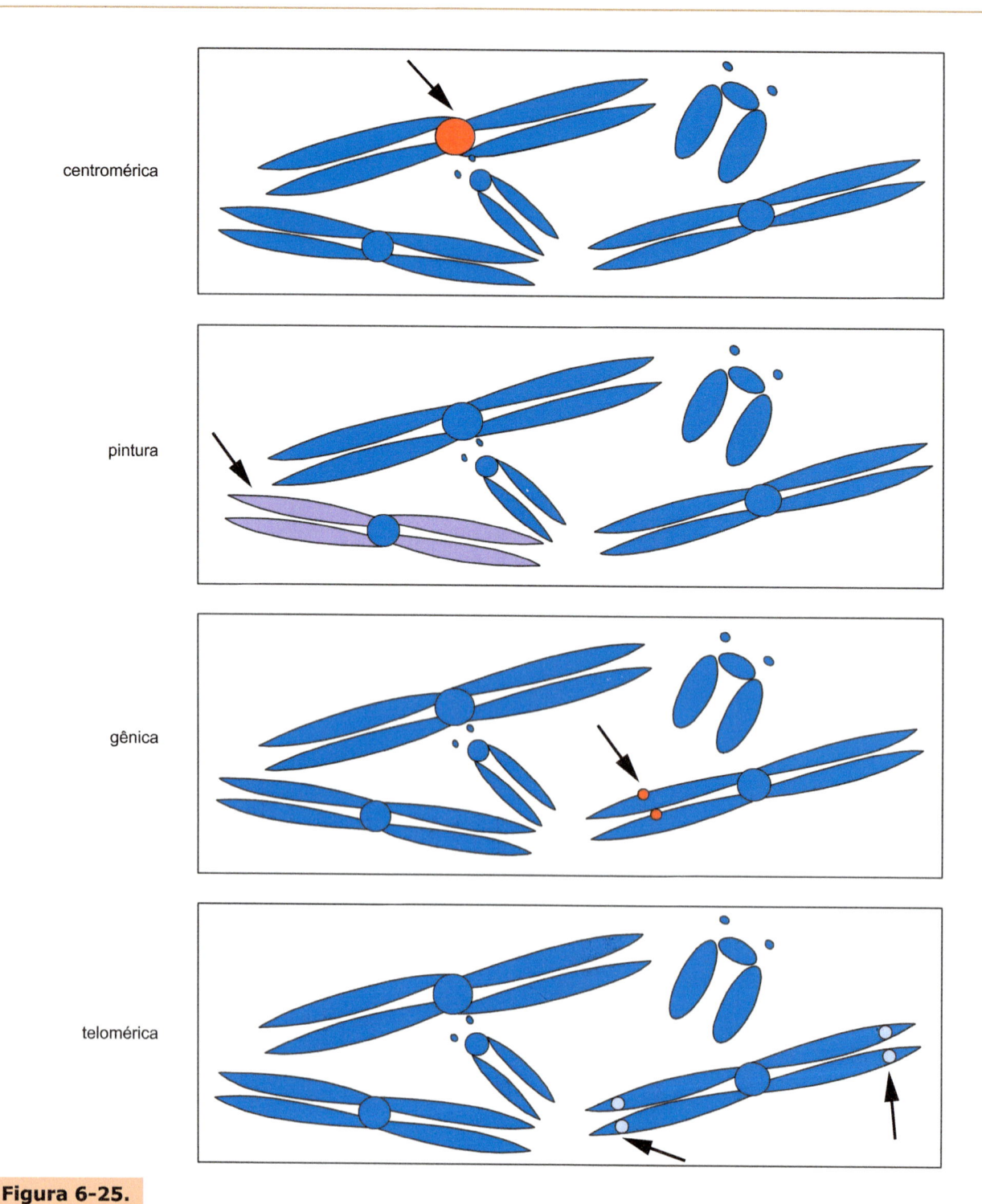

Figura 6-25.

Esquema representativo de diferentes tipos de sondas para FISH.

Entretanto, nem todas as anomalias cromossômicas associadas às hemopatias malignas podem ser detectadas pelos métodos habituais de FISH ou citogenética molecular. Para essas situações, o cariótipo convencional é o único método disponível.

Contrariamente, algumas alterações cromossômicas associadas à LMA podem ser detectadas tanto por citogenética como por FISH. Nesses casos, o teste genético de escolha deve ser selecionado de acordo com o custo, o tempo para emissão do resultado e a situação clínica no momento do diagnóstico, *versus* quantificação de doença residual após terapia. Já que todos os métodos genéticos são relativamente dispendiosos, é razoável realizar, rotineiramente, todos os testes disponíveis.

No entanto, há exemplo claro de que a detecção de anormalidade em maior número de casos ocorre quando há somatório das duas técnicas, clássica e molecular.

De fato, mais recentemente, tem sido preconizado que, havendo forte suspeita clínica de certa anomalia e nada sendo encontrado na análise citogenética clássica, seja realizada a FISH para confirmação.

Talvez a leucemia linfóide crônica (LLC) e o mieloma múltiplo (MM) sejam as doenças em que mais se aufiram benefícios com o uso de FISH, em virtude de a análise cromossômica convencional ser pouco eficaz pela dificuldade em se obter metáfase da célula maligna pelo seu precário crescimento *in vitro*. Com efeito, anormalidades cromossômicas têm sido observadas em 40% a 50% das LLC pelo cariótipo convencional, enquanto por FISH em cerca de 80%.

A análise citogenética convencional tem mostrado 20% a 50% de anormalidades em pacientes com MM, enquanto mediante FISH foi possível demonstrar que mais de 60% dos pacientes têm alterações aneuplóides, e, destes, as deleções 13q e 11q estão associadas à menor sobrevida.

Outra técnica citogenética molecular que merece algum destaque em Hematologia, ainda que com muito menor intensidade quando comparada às outras neoplasias malignas (tumores sólidos), é a hibridação genômica comparativa (CGH).

A CGH permite uma visão ampla do desequilíbrio cromossômico sem prévio conhecimento das regiões genômicas de interesse, independentemente da disponibilidade de metáfases nas amostras a serem investigadas. Desde a sua primeira descrição, a CGH tornou-se ferramenta valiosa para a análise cromossômica.

Nos tumores sólidos em geral, esse método ganha importância na medida em que se torna uma alternativa à difícil ou quase impossível avaliação citogenética do material neoplásico.

Para a análise por CGH o genoma da célula tumoral e de célula controle normal são usados como sondas por FISH, dirigidas a cromossomos normais em metáfase (Fig. 6-24A e B). Mediante comparação da intensidade de sinais ao longo dos cromossomos hibridizados, podem ser identificadas alterações relativas ao número de cópias de regiões cromossômicas dentro do genoma tumoral (Fig. 6-27).

De fato, a avaliação do desequilíbrio genômico pela CGH é muito interessante, ainda que não tenha se tornado método rotineiro em Hematologia e não se saiba se algum dia o será, pois, como o grande inconveniente está na necessidade de a amostra ser praticamente homogênea, fato evidentemente fácil de ocorrer em tumor sólido, mas não necessariamente freqüente na medula óssea tomada por neoplasias hematopoéticas. Nestes casos há a coexistência e co-habitação de células clonais e não-clonais residuais da linhagem celular não acometida.

Alguns trabalhos realizados em Hematologia demonstraram que, embora a CGH não seja a metodologia ideal para descrever todas as alterações, particularmente as translocações, que são as mais freqüentemente observadas em leucemias e passam despercebidas por essa metodologia, ela é extremamente útil para oferecer informação da correta localização de aberrações, prover dados em amostras de insucesso citogenético ou complementar a análise citogenética.

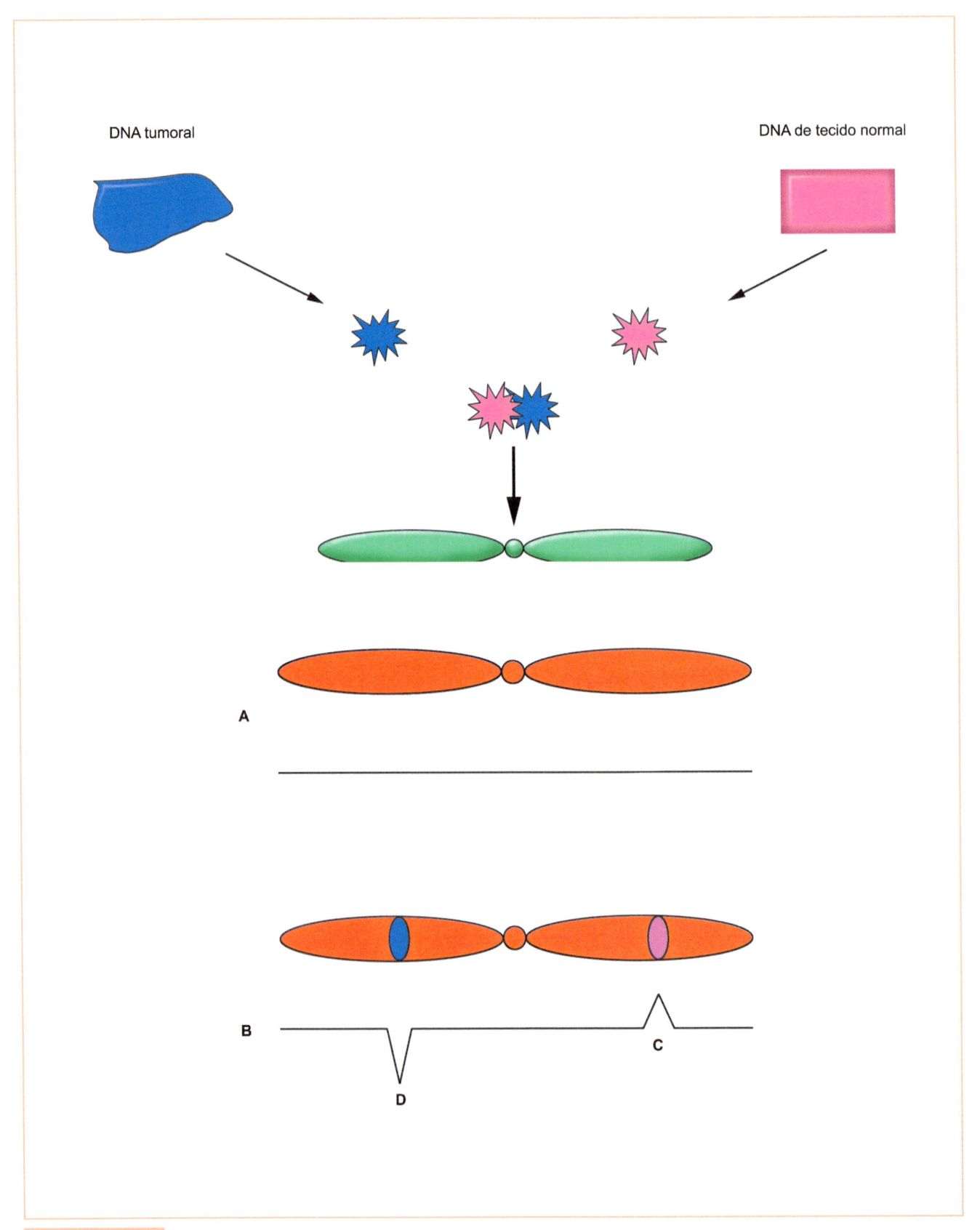

Figura 6-26.

Esquema ilustrativo do CGH: extrai-se DNA do tumor e de tecido normal controle. Marca-se o tumor e o controle por nick-translation *com fluocromos diferentes. Hibridizam-se ambos a uma metáfase normal. **A.** Padrão normal de hibridação; **B.** Desvio do padrão normal; **C.** Hiperexpressão; **D.** Hipoexpressão.*

Cariotipagem espectral (SKY) e FISH múltiplo (M-FISH) são outros métodos citogenéticos moleculares que começam a sair das bancadas de pesquisa e a ganhar espaço na rotina citogenético-laboratorial, na medida em que têm seus custos barateados e destacados os seus valores na identificação de translocações complexas e de marcadores tumorais. Com esses métodos é possível visualizar, simultaneamente, os 22 pares de cromossomos (autossomos) e os dois sexuais em diferentes cores, graças à associação de três procedimentos: (1) marcação por sondas (combinação de 5 fluorocromos diferentes); (2) utilização de modernos equipamentos para a aquisição de imagens (que permite a distinção das nuanças de cores ou a falsa coloração perceptível ao olho humano, e (3) interpretação dos achados.

As informações provenientes dessas metodologias mais modernas têm se traduzido, fundamentalmente, nas seguintes evidências: (1) alguns cromossomos tidos como aparentemente normais estão envolvidos em translocações; (2) o refinamento dos pontos de quebra e a detecção de novas translocações facilitam a identificação de genes. Estudos em maior número de tumores com fenótipo similar são necessários para o estabelecimento de subclassificações baseadas nas aberrações cromossômicas.

A cariotipagem espectral fornece uma opção de visualização tanto das alterações cromossômicas como das alterações genotípicas específicas da célula leucêmica. Espera-se que com inúmeras análises de cariótipos complexos possam ser encontrados padrões de subtipos de leucemias.

Figura 6-27.

Analisa-se, por programa computadorizado, o padrão de hibridização. Aparecerá desvio do padrão habitual de hibridização onde houver desequilíbrio genômico.

ALTERAÇÕES CITOGENÉTICAS EM LEUCEMIA MIELÓIDE AGUDA

O estudo citogenético em leucemia mielóide aguda (LMA) permitiu que se desenvolvesse amplamente o conhecimento dos mecanismos envolvidos na leucemogênese. A descrição de diversas alterações cromossômicas recorrentes sustenta a hipótese de que a leucemia é uma doença genética. Outrossim, os resultados citogenéticos têm se revelado como um fator prognóstico independente em LMA.

Além disso, a detecção de alterações citogenéticas em LMA é de extrema importância para a melhor classificação da doença. A classificação da OMS identifica um grupo de LMA com alterações ditas recorrentes, a seguir descritas:

- *t(8;21)(q22;q22)* (Fig. 6-28): comum em LMA com maturação na linhagem neutrofílica. É observada em nosso meio em 5,7% a 6,8% dos casos, valores que se aproximam daqueles relatados nas grandes séries internacionais.

    Esta translocação ocorre predominantemente em pacientes jovens, com idade média de 30 anos e é indicativa de bom prognóstico, pois tais pacientes respondem à quimioterapia habitual com alta taxa de remissão completa e sobrevida mediana relativamente longa. Alguns pacientes podem apresentar manifestação tumoral, na forma de sarcoma granulocítico, ao diagnóstico. Raros apresentam porcentagem de blastos inferior a 20%, e mesmo assim são encarados como LMA, pois postula-se que a baixa porcentagem de blastos é apenas uma visão momentânea da medula óssea numa fase precoce da expansão blástica. Nesta translocação estão envolvidos os genes *ETO* e *AMLL* e, portanto, a detecção deste rearranjo por métodos moleculares pode ser útil na monitoração do tratamento, ainda que existam casos com a persistência do rearranjo anos após o tratamento sem jamais terem recaído. Alterações adicionais à t(8;21), a exemplo da del(9q) (Fig. 6-29) não são tão raras.

    O gene *AMLL* é um regulador da hematopoese normal, pois funciona como ativador transcricional para a expressão de genes teciduais específicos para a produção sangüínea. Mutações anulando a função desse gene em camundongos *"knock-out"* resultam em fenótipo embrionário letal, com a morte dos embriões no meio da gestação pela completa ausência de hematopoese derivada do fígado fetal e hemorragias cerebrais. Esse defeito na formação sangüínea é intrínseco à célula mãe pluripotente definitiva e não reflete um defeito no microambiente hepático fetal.

- *inv(16)(p13q22)* ou *t(16;16)(p13;q22)* (Fig. 6-30): ocorre em LMA com diferenciação granulocítica e monocítica. Há, não raro, elevada leucocitose no sangue periférico. A deleção do cromossomo 16 associada à eosinofilia medular foi pela primeira vez descrita por Arthur e Bloomfield (1983). Subseqüentemente, houve a caracterização da inv(16)(p13q22) como uma entidade distinta, pois os pacientes com essa alteração quase sempre apresentam a LMA mielomonocítica com eosinófilos anormais (FAB M4 Eo). Essa categoria respon-

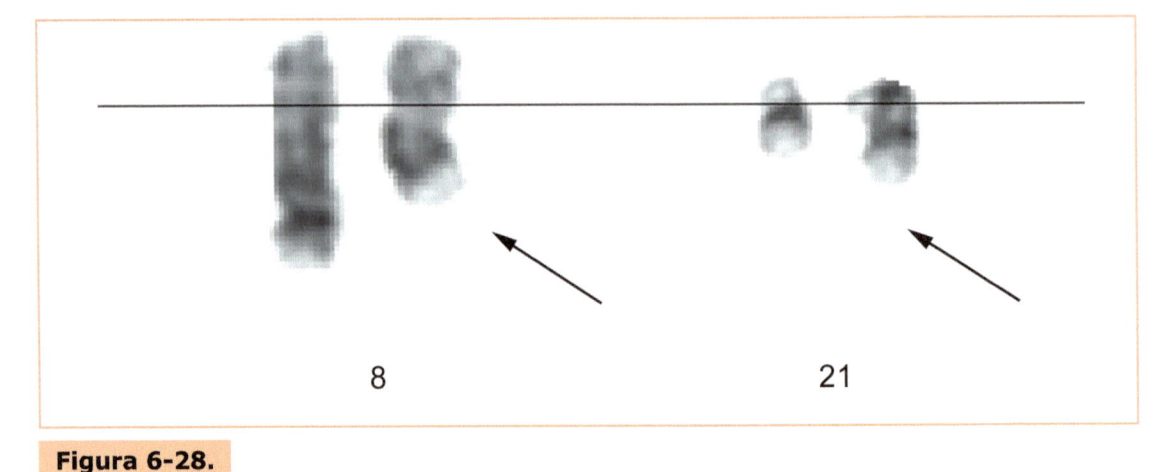

Figura 6-28.

Translocação entre os braços longos dos cromossomos 8 e 21, t(8,21)(q22;q22).

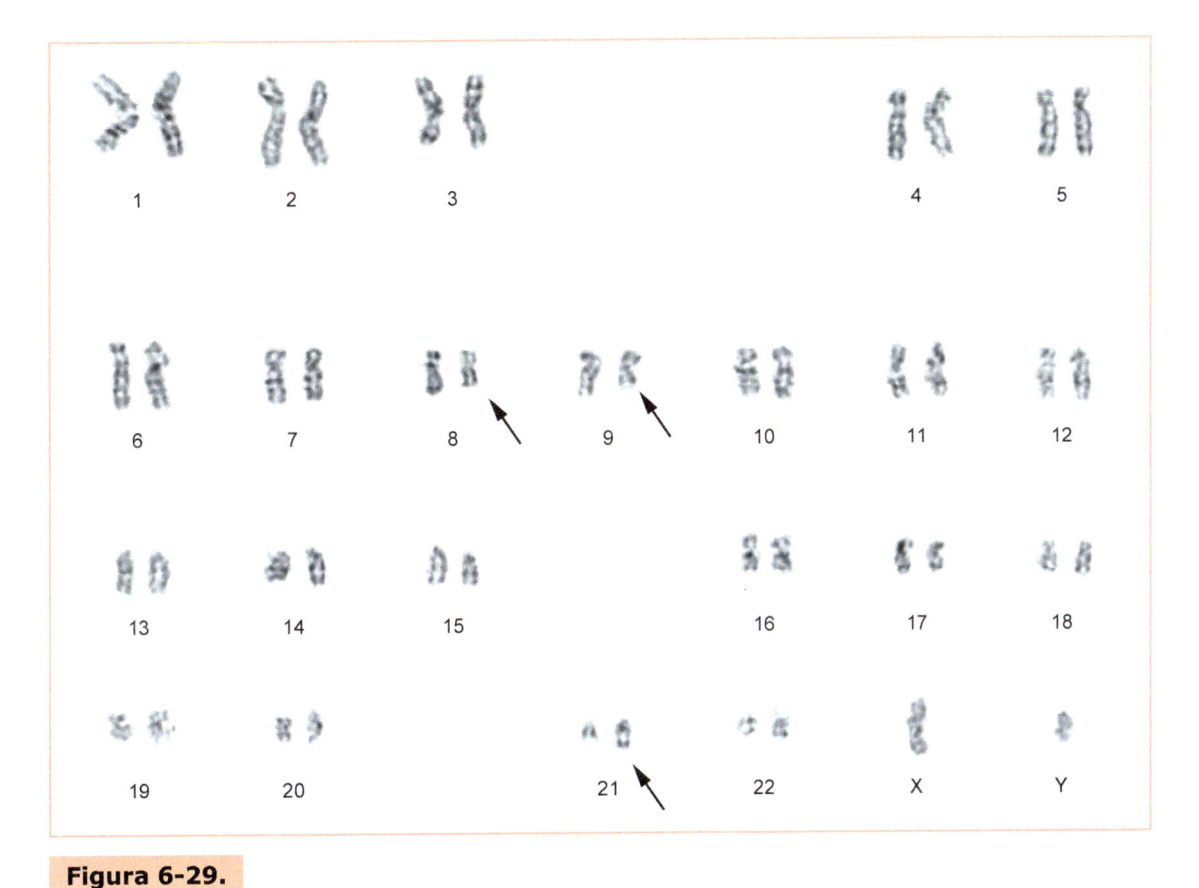

Figura 6-29.

Cariótipo com deleção 9q adicional à t(8;21): 46,XY,t(8;21)(q22;q22), del(9q22).

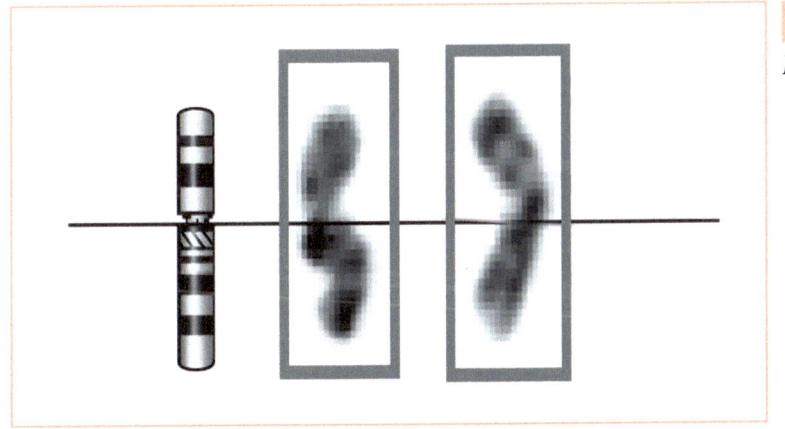

Figura 6-30.

Inversão do cromossomo 16: Inv(16)(p13q22).

de por 6% das LMA e por 20% das monocíticas e inclui não só a inversão, mas a t(16;16)(p13;q22) e a del(16)(q22).

A medula óssea, além da hiperplasia e da presença de blastos da série monocítica, apresenta, geralmente, número variável de eosinófilos em todos os estágios de maturação. A anomalia mais notada são os grânulos evidentes nos estágios de eosinófilo promielocítico e mielocítico. Esses grânulos são maiores do que aqueles normalmente vistos nos eosinófilos imaturos, de cor violeta-purpúrica, sendo, em algumas células, tão densos que impedem a visualização da morfologia celular. Os eosinófilos maduros podem, ocasionalmente, apresentar hipossegmentação. A série granulocítica na medula óssea é escassa, com pequeno número de neutrófilos maduros, e alguns blastos com bastão de Auer podem raramente ser observados. A reação de cloroacetato esterase é caracteristicamente fraca nos eosinófilos anormais.

Por meio da citogenética convencional, a inv(16) é uma anomalia sutil podendo passar despercebida em preparados cromossômicos de qualidade inferior, sendo então necessários outros métodos como FISH ou RT-PCR para a sua identificação.

A inv(16)(p13q22) e a t(16;16)(p13;q22) resultam da fusão do fator de ligação nuclear beta (CBFβ), no 16q22, ao gene de cadeia pesada da miosina do músculo liso (MYH11), no 16p13. O resultado dessa fusão é o seqüestro de grande quantidade de proteína CBFβ no citoplasma, excluindo-a efetivamente do núcleo e, conseqüentemente, inativando-a funcionalmente.

O imunofenótipo demonstra positividade para marcadores como CD14, CD15, CD4, CD11b e CD11c, além de CD13, CD33 e, raramente, co-expressão de CD2.

Pacientes com LMA mielomonocítica com eosinofilia e inv(16) ou t(16;16) em geral alcançam altas taxas de remissão completa. Entretanto, inversamente, a del(16q) não é diferente de qualquer outra LMA mielomonocítica ou síndrome mielodisplásica sem inversão ou translocação 16.

- *t(15;17)(q22;q21)* (Fig. 6-31): é invariavelmente observada em leucemia promielocítica aguda (LPA). Corresponde a 5% a 8% das LMA, embora em nosso meio tenha sido observada com freqüência um pouco maior, de cerca de 17% a 21%. Pode ocorrer em qualquer idade, mas predomina em adultos jovens.

A LPA é reconhecida por sua característica morfológica peculiar, embora em alguns casos, chamados de *variante hipogranular*, haja diferença exuberante. Tanto o tamanho do núcleo do blasto como sua forma são irregulares e altamente variáveis, desde chanfrados a bilobados. O citoplasma é completamente ocupado por grânulos grandes, coalescentes ou compactados, de tonalidade rosa-clara ou avermelhada pela coloração May-Grünwald-Giemsa (MGG). Em algumas células o citoplasma é preenchido por grânulos finos como areia. Células contendo feixes de bastões de Auer (células de *faggot*) distribuídos ao acaso no citoplasma, embora freqüentes, não estão presentes em todos os casos. Os bastões de Auer na LPA são habitualmente maiores que nas outras LMA. A mieloperoxidase é fortemente positiva em todos os blastos.

Alguns casos, no entanto, têm a mesma t(15;17), mas características morfológicas distintas que não preenchem os critérios de FAB M3 e têm sido denominadas de M3 *variante* ou *microgranular*. Caracterizam-se, morfologicamente, pela ausência ou escassez de grânulos e forma nuclear bilobada sendo, por vezes, confundidos com leucemia monocítica. Por outro lado, a classificação da OMS considera os aspectos genéticos, englobando-os independentemente da morfologia como LPA com t(15;17) e *variantes*.

Essa leucemia se caracteriza pela associação dos marcadores linfóides, CD2 e CD19, à negatividade para HLA-Dr e CD34. O CD33 é homogeneamente positivo à citometria de fluxo, enquanto a expressão de CD13 é heterogênea.

A LPA foi a primeira leucemia humana a ser tratada com sucesso com um agente diferenciador, o ácido trans-retinóico (ATRA), embora para a cura seja necessária a administração concomitante de quimioterapia.

Além do impacto terapêutico, a sensibilidade das células da LPA ao ATRA levou à descoberta que o gene receptor alfa do ácido trans-retinóico (*RARA*), localizado no cromossomo 17q21, funde-se ao fator de transcrição de ligação em dedo de zinco no 15q22, designado como gene *PML*, originando um produto de fusão gênica *PML/RARA*.

Raros casos em que não se observa a t(15;17) têm sido descritos, tanto com translocações complexas envolvendo ambos os cromossomos 15 e 17 como com outros adicionais, mas expressando o transcrito 15/17, ou sem envolvimento aparente do 15 e do 17, porém como inserção submicroscópica do *RARA* no *PML* levando à expressão do transcrito. Tais casos são considerados t(15;17) *críptica, oculta* ou *mascarada*.

Têm-se observado a translocação e a fusão do gene *RARA* (15q22) com um dos seguintes genes, além do *PML*: *PLZF* (11q23), *NPM* (5q34), *NUMA* ou *STAT5B* (11q11). Os genes híbridos resultantes dessas diferentes translocações (genes *PLZF/RARA, NPM/RARA, NUMA/RARA*) codificam paraproteínas de fusão (X-RARA) que exercem atividade dominante negativa na via dos retinóides e na via das diferentes proteínas. Os complexos repressores formados não respondem a doses fisiológicas de ácido retinóico (ação diferenciadora), e a repressão gênica incessante leva ao bloqueio da diferenciação mielóide, desregulação do ciclo celular e vantagem proliferativa, culminando na transformação leucêmica. A administração de doses farmacológicas de ATRA induz a dissociação desses complexos, recruta ativadores e causa a diferenciação da célula leucêmica, exceto nas LPA com t(11;17)(q23;q21)/*PLZF-RARA* que são resistentes ao ATRA e, conseqüentemente, de prognóstico desfavorável, independentemente do tratamento de indução. Nesses casos há o recrutamento de um segundo complexo repressor que não é liberado pelo ATRA. Destarte, a detecção dessas alterações é de fundamental importância para determinar qual indivíduo irá se beneficiar do ATRA.

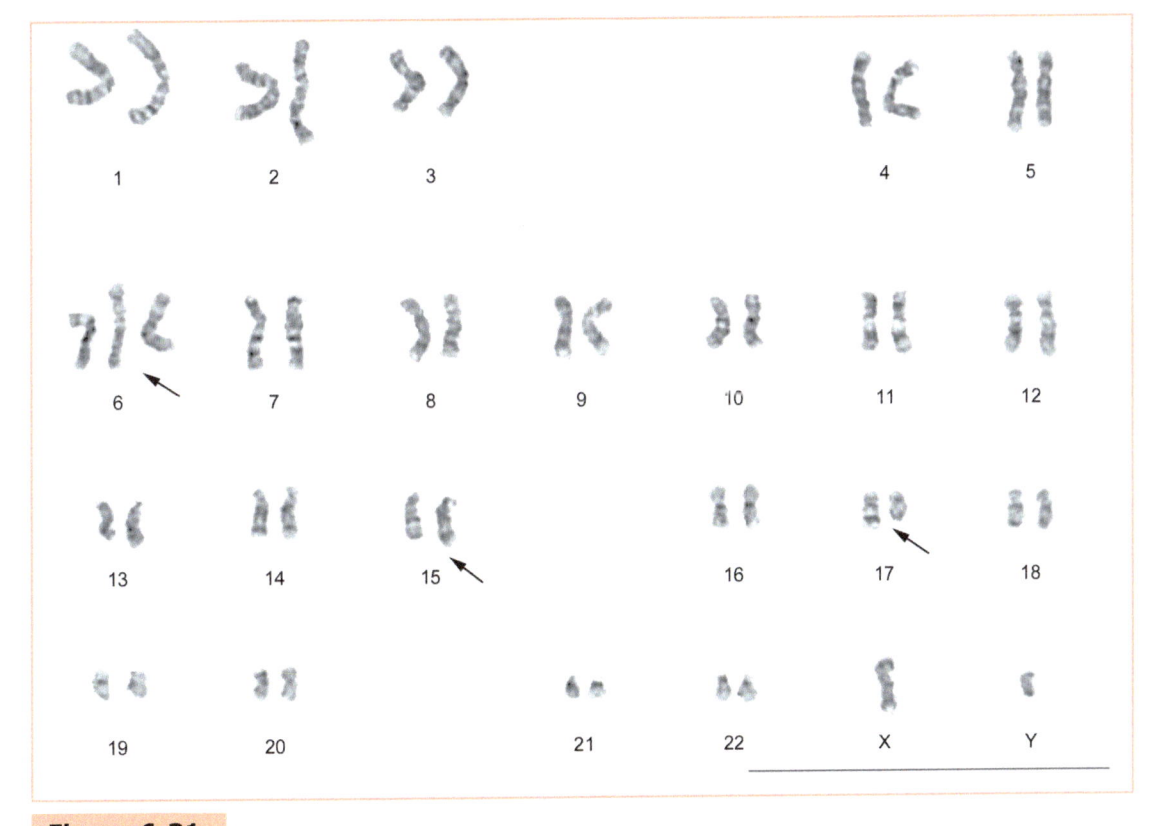

Figura 6-31.

Cariótipo de LPA com translocação entre os braços longos dos cromossomos 15 e 17, além de trissomia do 6: 47,XY,+6,t(15;17)(q22;q21).

- *11q23* (Fig. 6-32): LMA com alterações envolvendo esta região estão associadas à LMA monocítica e são consideradas de prognóstico desfavorável. Anomalias do 11q23 são encontradas em 5% a 6% dos casos de LMA e podem ocorrer em qualquer idade, mas são mais freqüentes em crianças.

As translocações podem dar-se com vários cromossomos, tendo-se observado mais de 40 *loci* participantes deste fenômeno e sendo os mais freqüentes 6q27, 9p22, 10p12, 17q21 e 19p13.1. Tais alterações, ainda que possam ser observadas em qualquer subtipo FAB, predominam na M5a ou leucemia monocítica.

Além dos casos de LMA *de novo*, dois grupos clínicos têm alta incidência de aberrações 11q23 e M5: (1) a LMA do lactente com a translocação t(4;11) (Fig. 6-32) e (2) a LMA secundária a inibidores de topoisomerase II com t(9;11)(Fig. 6-33).

Morfologicamente, nas alterações 11q23 há predomínio de monoblastos (células grandes com citoplasma abundante, moderada a intensamente basofílico), ou promonócitos (células com núcleo irregular, citoplasma menos basofílico, mais granular e com vacúolos). Geralmente apresentam positividade forte à reação de esterase inespecífica e negatividade à mieloperoxidase.

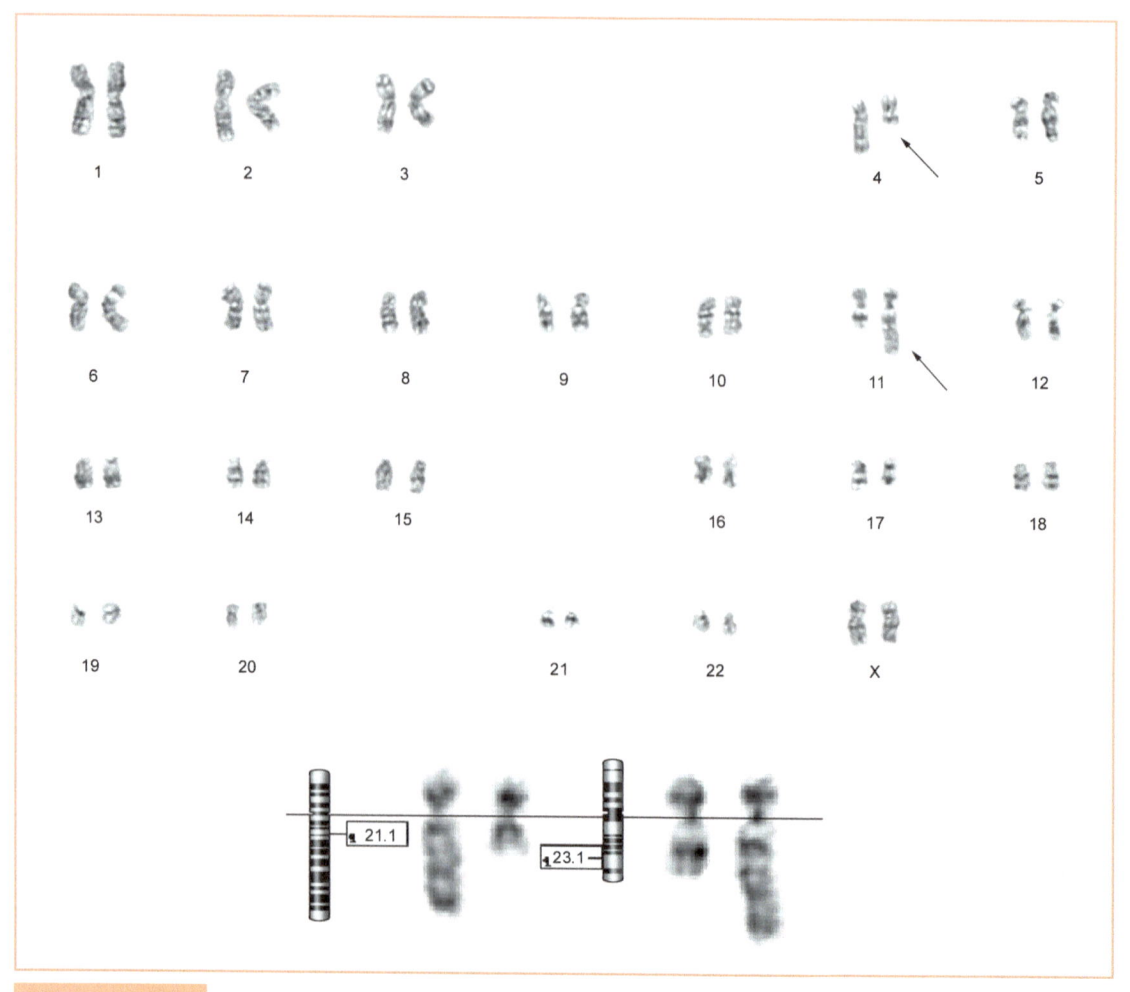

Figura 6-32.

Translocação entre os braços longos dos cromossomos 4 e 11: 46,XX,t(4;11)(q21;q23).

À imunofenotipagem não há expressão específica, mas observa-se positividade para marcadores monocíticos como: CD14, CD4, CD11b, CD11c, CD64, CD36 e lisozima.

O gene *MLL, ALL1, HRX* ou *HTRX-1* foi identificado na banda 11q23 e é essencial para o desenvolvimento dos mamíferos e da hematopoese. Embora a função de várias proteínas de fusão seja desconhecida, aparentemente, a interrupção da capacidade do *MLL* selvagem de regular a expressão do gene *HOX* leva à leucemogênese. Camundongos modificados com gene de fusão *MLL/ENL* ou *MLL/AF9* desenvolvem leucemia.

Estudos moleculares demonstram que o *MLL* é mais freqüentemente rearranjado do que o revelado pela citogenética convencional. De fato, duplicação parcial em *tandem* do *MLL* também foi observada em adultos com trissomia do 11 ou com cariótipo normal.

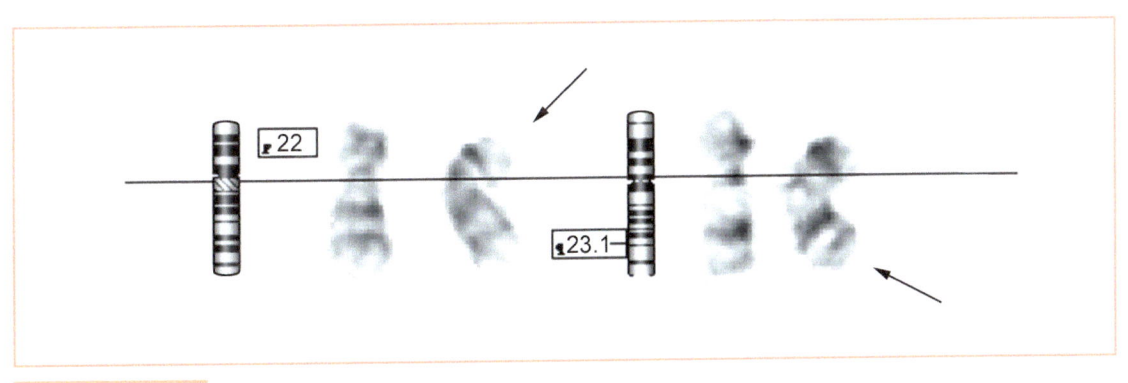

Figura 6-33.

Translocação entre o braço curto do cromossomo 9 e o longo do 11: t(9;11)(p22;q23).

Diversas outras alterações cromossômicas foram descritas em LMA e estão distribuídas dentre os diferentes grupos definidos pela OMS. Assim, um outro grupo de LMA bem definido pela classificação da OMS é aquele denominado *LMA com características relacionadas à síndrome mielodisplásica (SMD)*.

Essa entidade pode ocorrer tanto *de novo* como secundária à SMD e, portanto, é tipicamente observada em indivíduos idosos, ainda que não exclusivamente. Correlaciona-se a deleções ou a perdas cromossômicas, embora translocações também possam ser mais raramente observadas.

São mais freqüentes: (1) –5; (2) –7, (3) +8 (Fig. 6-34); (4) +9 (Fig. 6-35); (5) +11 (Fig. 6-36); (6) 17p–; (7) 20q– (Fig. 6-37); (8) +21 (Fig. 6-38); (9) t (3;21) (Fig. 6-39); (10) t(3;5); (11) t(1;7) (Fig. 6-40).

- *Translocação envolvendo 3q21 ou 3q26: t(1;3), inv(3) ou t(3;3).* As LMA que apresentam alterações envolvendo 3q21 ou 3q26 caracterizam-se por apresentar evidente displasia megacariocítica com micromegacariócitos ou displasia das três linhagens (Fig. 6-41).

- *Deleção do braço curto do cromossomo 17: del(17p).* A del 17p caracteriza-se por disgranulopoese combinada com anomalia de pseudo-Pelger-Huët e a presença de neutrófilos vacuolizados.

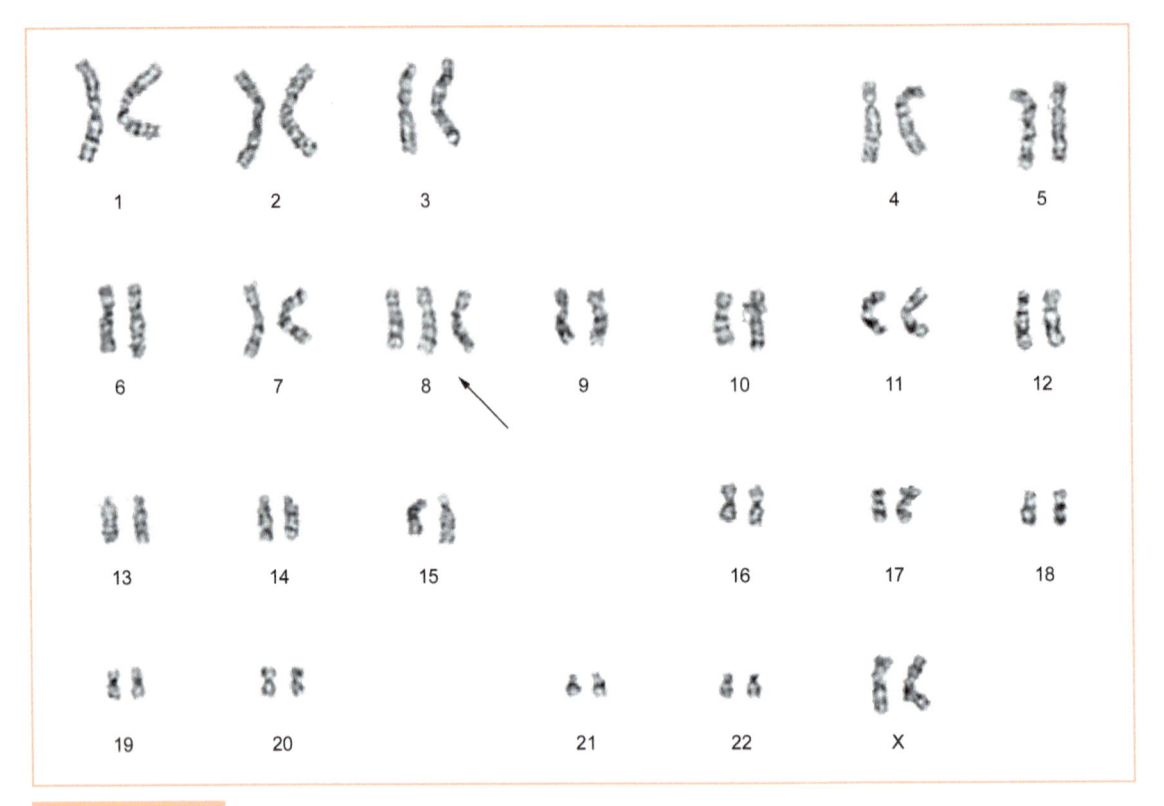

Figura 6-34.

Cariótipo com trissomia do cromossomo 8: 47,XX,+8.

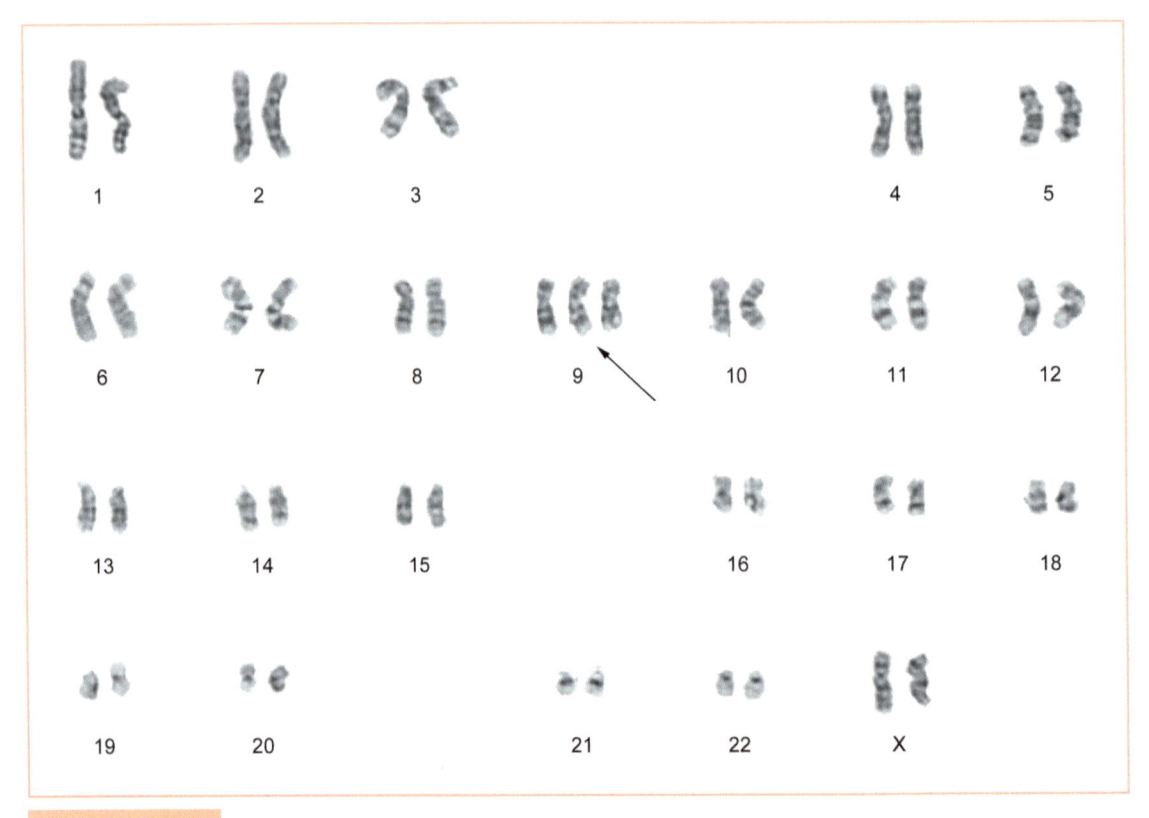

Figura 6-35.

Cariótipo com trissomia do cromossomo 9: 47,XX,+9.

Figura 6-36.

Trissomia do cromossomo 11.

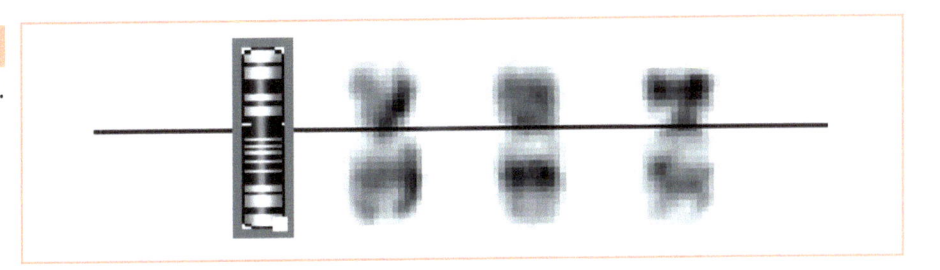

Figura 6-37.

Cariótipo com del(20)(q11).

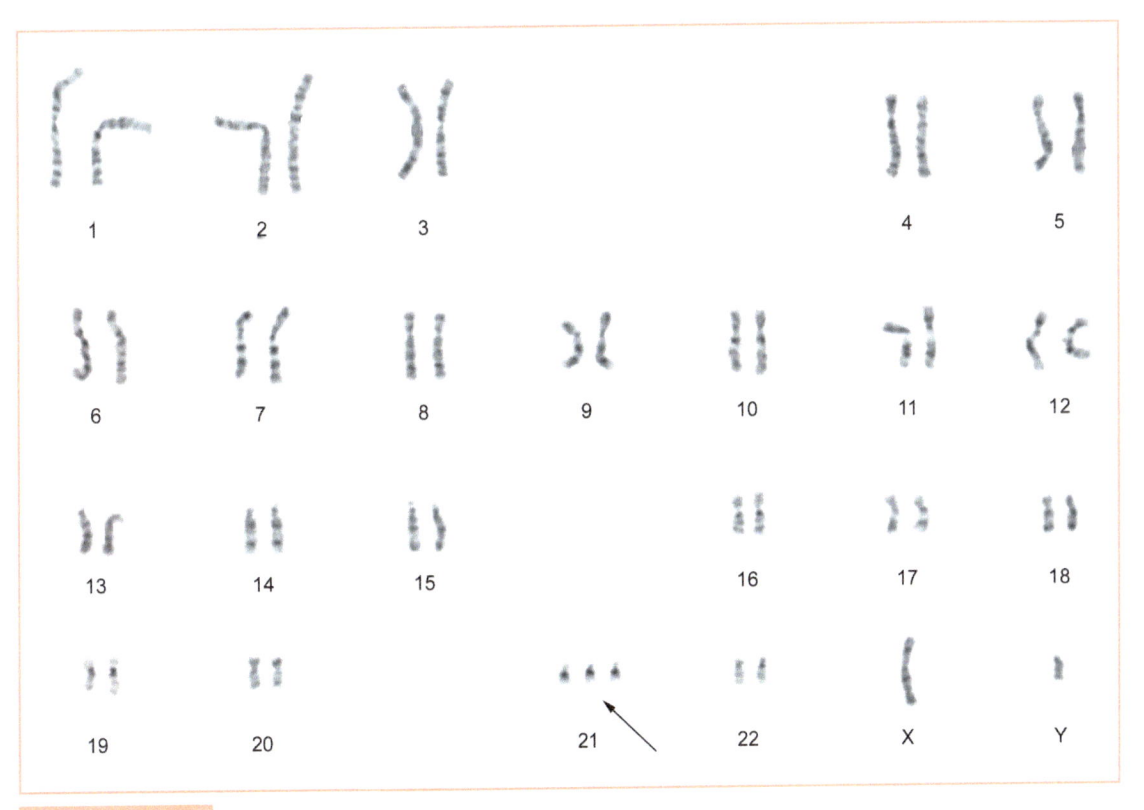

Figura 6-38.

Cariótipo mostrando trissomia do cromossomo 21.

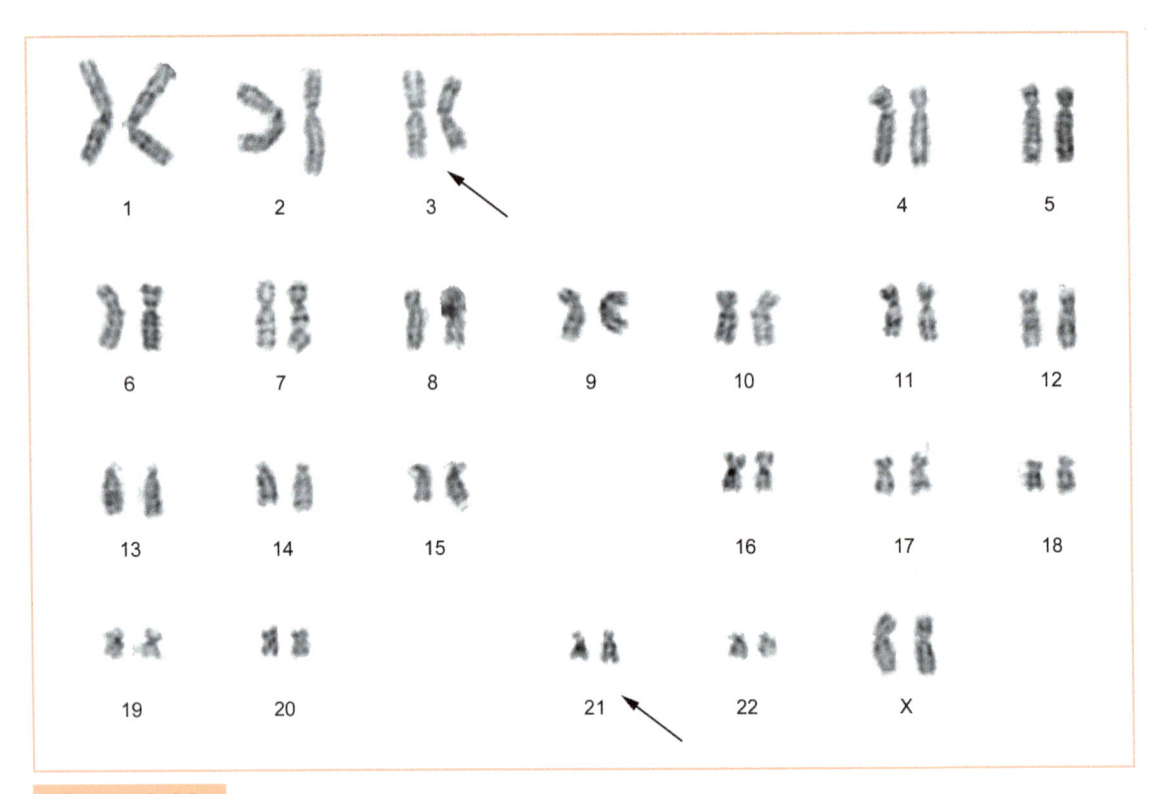

Figura 6-39.

Cariótipo com translocação entre os cromossomos 3 e 21: 46, XX, t(3;21)(q26;q22).

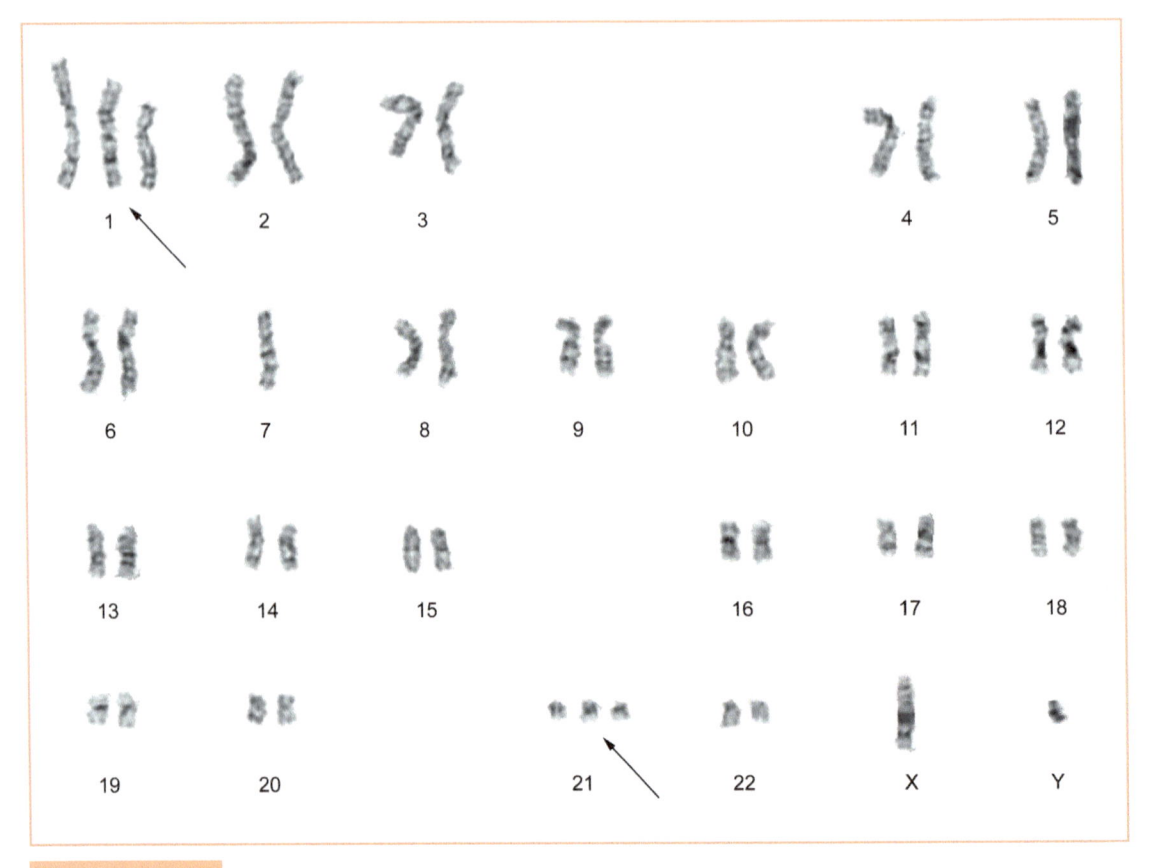

Figura 6-40.

Cariótipo com um derivado da t(1;7), resultando em trissomia 1q e monossomia 7q, além de trissomia do cromossomo 21: 47,XY,der(1;7)(q10;p10),+21.

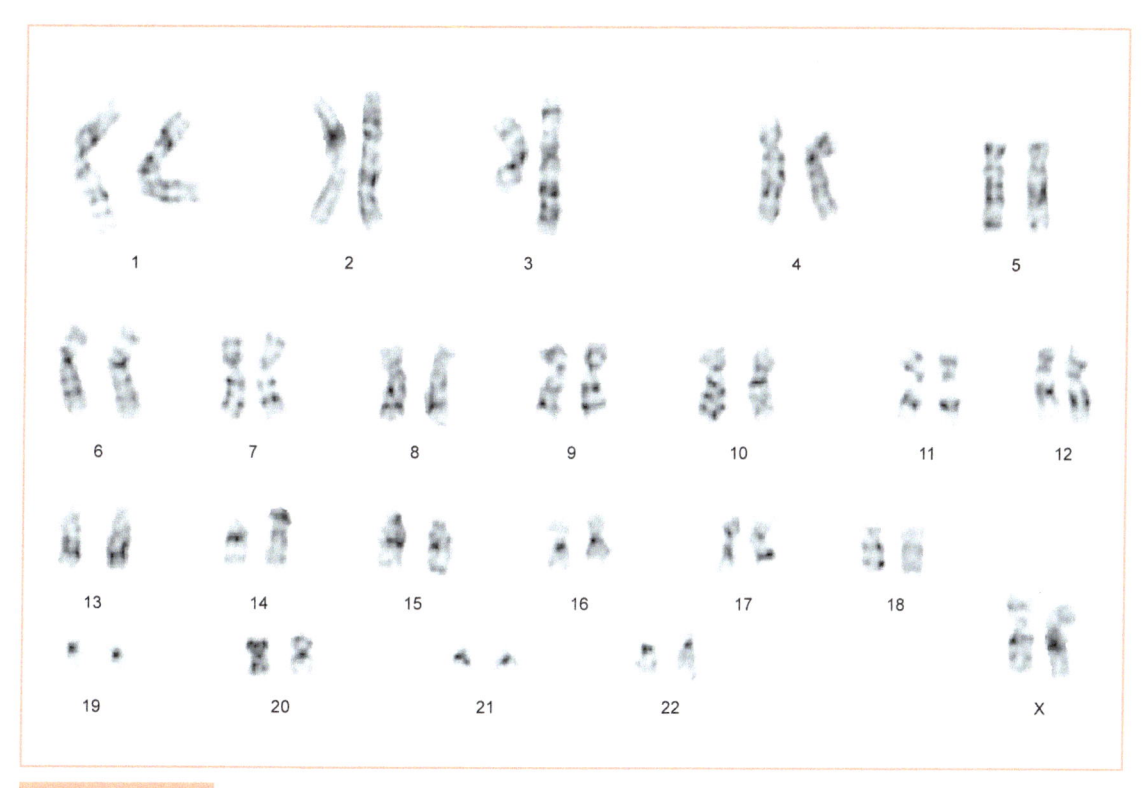

Figura 6-41.

Cariótipo com translocação entre os braços longos dos cromossomos 3 ou, alternativamente, inserção entre os cromossomos 3.

- Um terceiro grupo da OMS que merece destaque é aquele que engloba *LMA* ou *SMD relacionada à terapia.*

    Há duas categorias muito bem reconhecidas: (1) as relacionadas a agentes alquilantes e radioterapia e (2) as secundárias a inibidores da topoisomerase II.

    Na primeira categoria, as anormalidades cromossômicas adquiridas incluem 5q– (Fig. 6-42) e –7/7q- (Fig. 6-43 e 6-44) em 65% a 70% dos casos. Há um intervalo médio de 5 a 6 anos entre a exposição e o aparecimento da doença e o risco de ocorrência está relacionado ao total de dose cumulativa recebida e à idade do paciente.

    A morfologia desta leucemia se caracteriza por alterações displásicas com hipolobulação nuclear, hipogranulação nos neutrófilos, diseritropoese, presença de sideroblastos em anel e dismegacariopoese.

    A segunda categoria, ou seja, as LMA relacionadas a inibidores da topoisomerase II, pode ser observada em pacientes em qualquer faixa etária, mas que receberam tratamento prévio com epipodofilotoxinas, tais como etoposida e teniposida. O período de latência é de cerca de 2 anos, portanto inferior ao da primeira categoria, e geralmente sem apresentar fase mielodisplásica prévia. Há, caracteristicamente, aspecto morfológico com componente monocítico. As anomalias cromossômicas envolvem predominantemente 11q23, gene *MLL*, como t(9;11) (Fig. 6-33), t(11;19) e t(6;11). No entanto, outras alterações como t(8;21), t(3;21), inv(16), t(8;16) e t(6;9), ou mesmo t(15;17) já foram descritas.

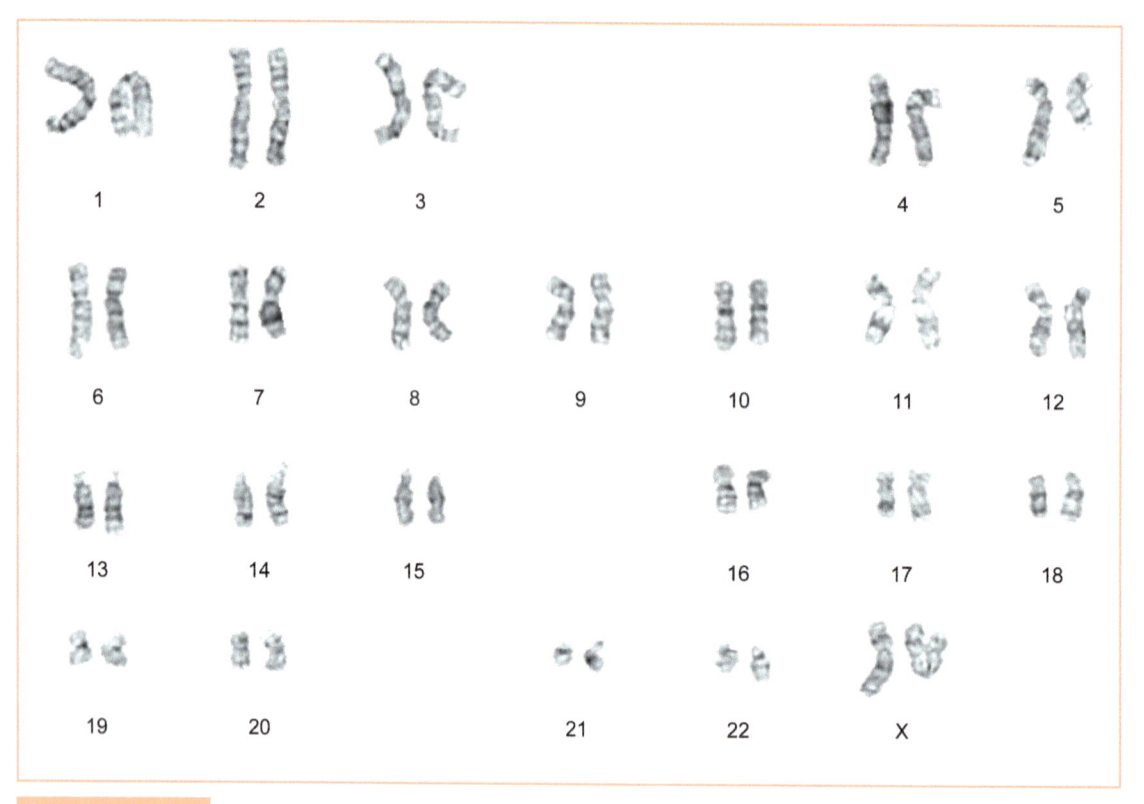

Figura 6-42.

Cariótipo com deleção 5q: 46,XX,del(5)(q).

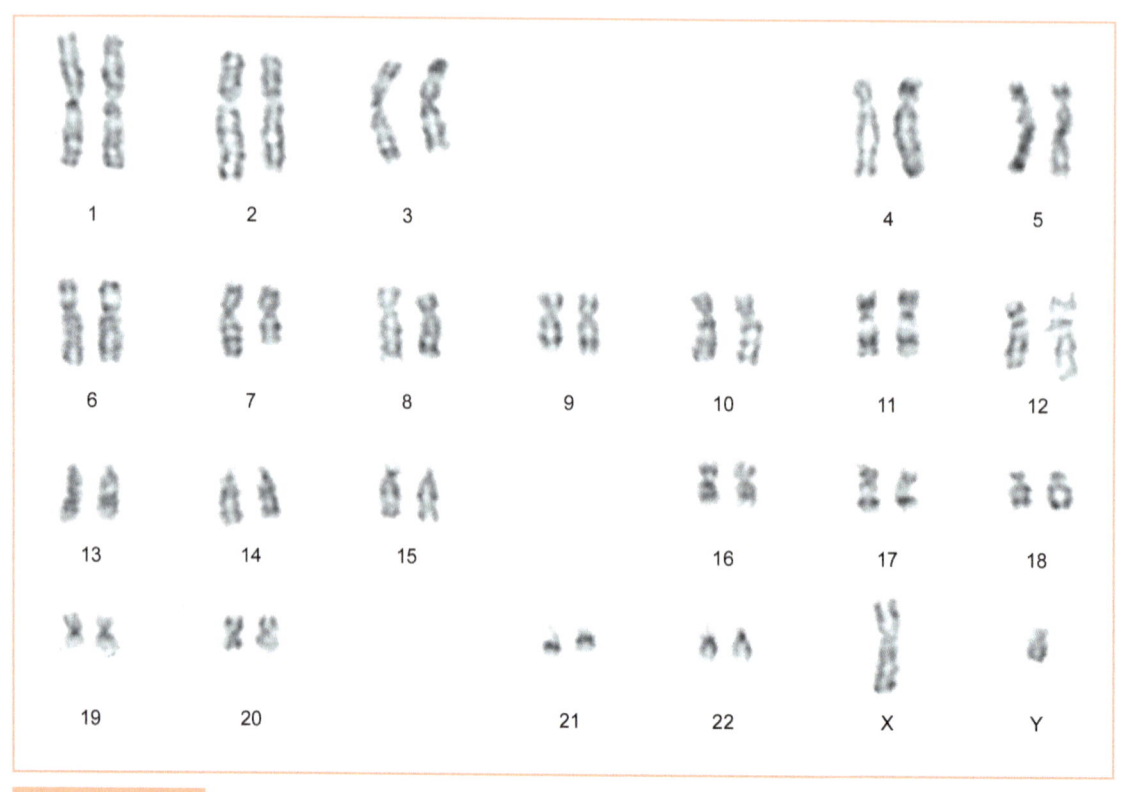

Figura 6-43.

Cariótipo com deleção 7q.

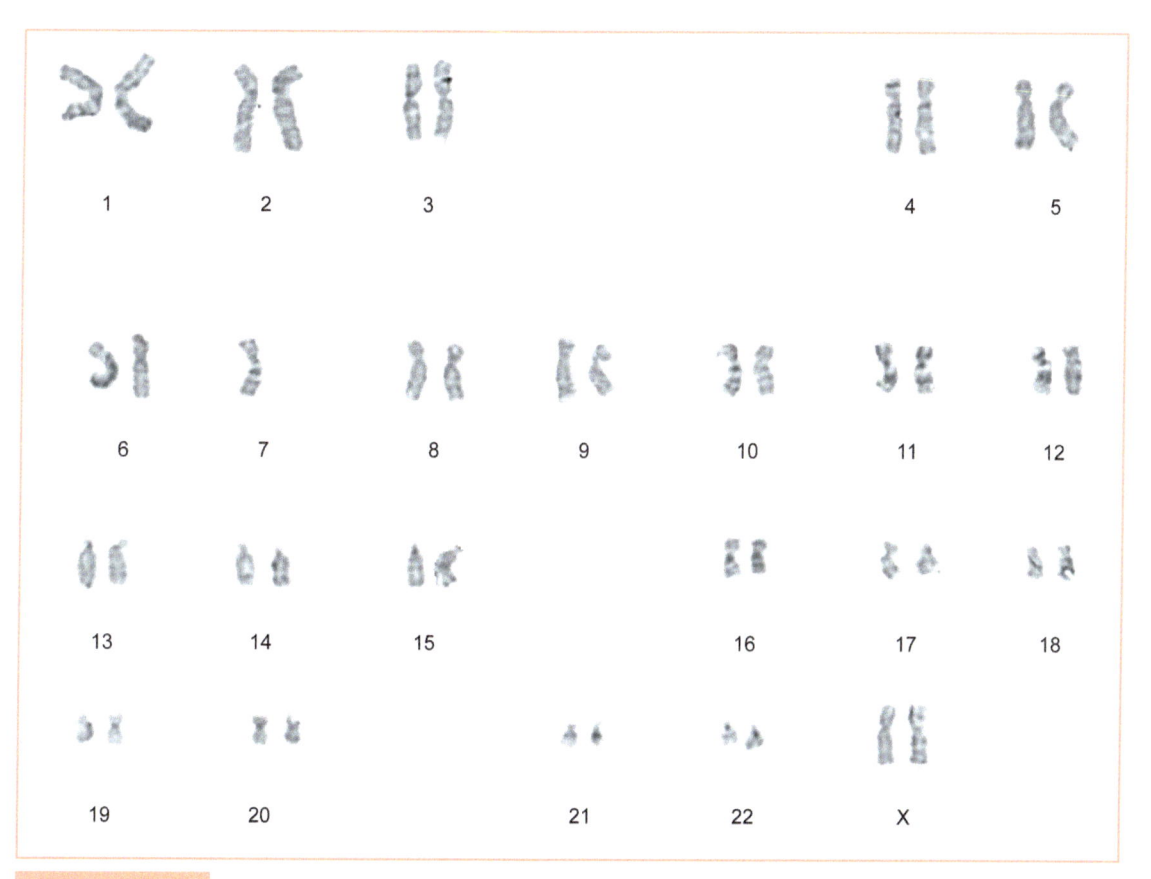

Figura 6-44.

Cariótipo com monossomia do cromossomo 7: 45,XX,–7.

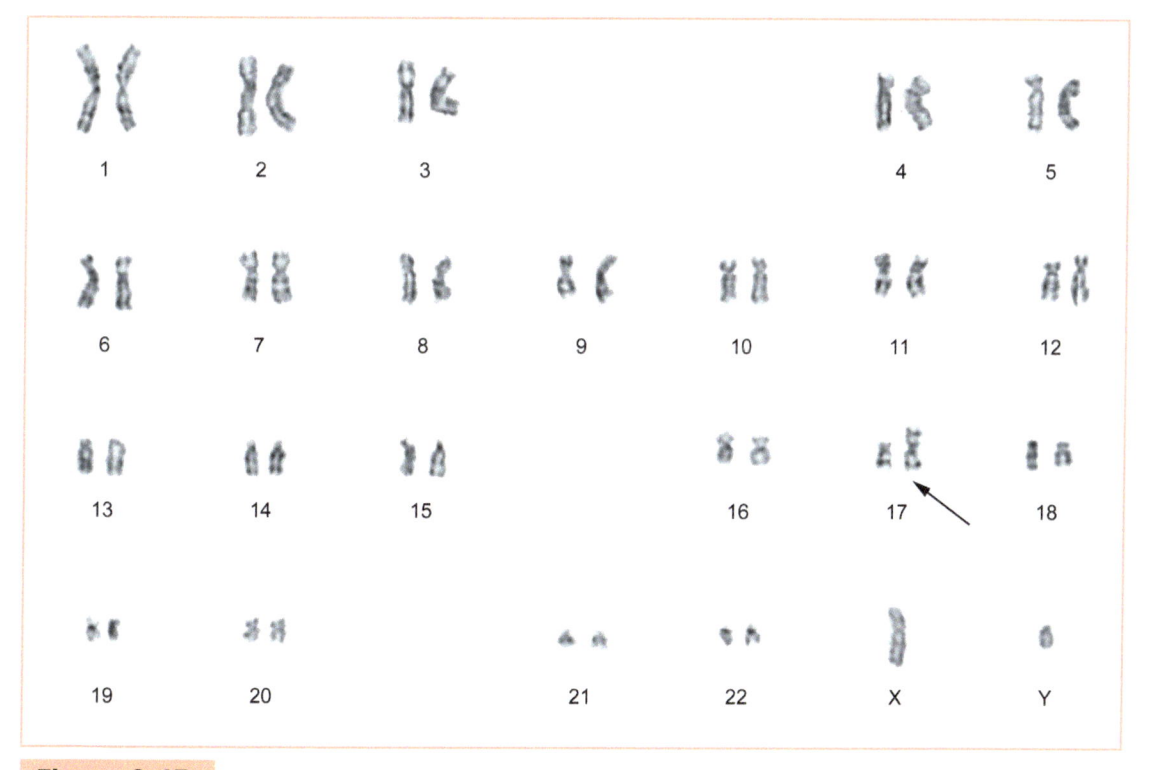

Figura 6-45.

Cariótipo com isocromossomo do braço longo do 17: 46,XY,i(17)(q10), o que representa a perda do braço curto do 17, del 17p.

- Por fim, restam algumas leucemias com outras alterações cromossômicas e classificadas pela OMS como *LMA não-categorizada*. Neste grupo encontram-se apartadas as LMA que não preenchem critérios para serem encaixadas nos grupos anteriores. As bases para discriminação neste grupo são as características morfológicas, as citoquímicas e o grau de maturação das células leucêmicas, a exemplo do que era feito na classificação FAB, mas acrescentando-se a biopsia de medula óssea para avaliação da celularidade medular.

Na verdade, nesse grupo encontram-se diversas alterações cromossômicas cuja freqüência é menor, mas nem por isso, menos importantes, como trissomias do 8, do 4 (Fig. 6-34) e do 13, monossomias do 7 e do 5, t(3;3), inv(3), t(1;22), i(12p) e t(9;22), dentre outras (Figs. 6-34 a 6-45)

TRISSOMIA DO CROMOSSOMO 8

A trissomia do cromossomo 8 (+8) (Fig. 6-34) é a anormalidade numérica mais comum em LMA, ocorrendo numa freqüência de 10% a 15% dos casos. Pode ser observada em outras doenças mieloproliferativas crônicas, mielodisplásicas ou mesmo leucemia linfóide aguda. Em cerca de 40% dos casos apresenta-se como alteração isolada, em 35% associada a alterações simples e em 25% como parte de anomalias complexas.

Muitos autores alocavam a +8 como prognóstico intermediário, mas outros relatos consideram que pacientes portadores de tal alteração têm evolução desfavorável, não respondendo à terapia baseada em citarabina.

Na presença de +8 juntamente com outras alterações citogenéticas clonais, o prognóstico é aparentemente dependente das anomalias associadas. Na leucemia promielocítica, por exemplo, a +8 parece ter pouco ou nenhum impacto no prognóstico.

De qualquer forma, em comparação com todo o trabalho efetuado na caracterização das translocações cromossômicas, menos atenção foi concedida para a compreensão da biologia das alterações numéricas. Trissomias são comuns em diversas hemopatias, assim como em tumores sólidos, algumas das quais são claramente não-aleatórias.

Focando sob a óptica citogenética, é necessário destacar que, além do grupo de alterações indicativas de *bom* prognóstico já descritas, que apresenta sobrevida estimada em 8 anos, há o grupo considerado como de prognóstico *intermediário* compreendendo a +8, +6, –Y, del(12p) e cariótipo normal, além do grupo *desfavorável*, com alterações envolvendo o cromossomo 3, 9, 11, 20, 21, del(5q), –5, del(7q), –7 e cariótipos complexos.

Trissomia do Cromossomo 13 em LMA

A trissomia do cromossomo 13 pode se acompanhar de blastos em forma de espelho de mão, com projeções citoplasmáticas e granulação escassa.

Cariótipo Normal

Para os pacientes incluídos no grupo de risco intermediário e, portanto, para o contingente com cariótipo normal, a história natural da doença é menos evidente.

A criação de entidade específica para englobar os casos de LMA com cariótipo normal na classificação citogenética justifica-se na medida em que seu perfil de expressão gênica é diferente daquele observado para as células normais CD34 positivas, bem como diverso do perfil das células de LMA com trissomia do 8. Com efeito, a proporção de casos com cariótipo normal é cada vez menor, graças à melhora na metodologia citogenética e à maior experiência no reconhecimento de aberrações sutis, que, ocasionalmente, passavam despercebidas em preparações de qualidade inferior. Aparte disso, há casos em que, de fato, a célula maligna não entra em divisão, restando apenas metáfases residuais normais no preparado.

Ademais, estudos têm confirmado a hipótese de que alguns casos de LMA com cariótipo normal apresentam alterações ocultas, detectáveis por métodos citogenético-moleculares, como SKY, CGH ou FISH, ou moleculares, tais como RT-PCR, enquanto outros não têm, verdadeiramente, alterações cromossômicas, mas mutações na região codificante de fatores de transcrição.

Cromossomo Philadelphia em LMA t(9;22)(q34.1;q11.2) (Fig. 6-46)

Resta para ser discutida a leucemia de linhagem ambígua, na qual as características morfológicas, citoquímicas e imunofenotípicas dos blastos não permitem classificá-la precisamente como mielóide ou linfóide. Cerca de 30% dessas apresentam o cromossomo Philadelphia (Ph). Hoje, tais leucemias são classificadas como um subtipo específico na classificação da OMS.

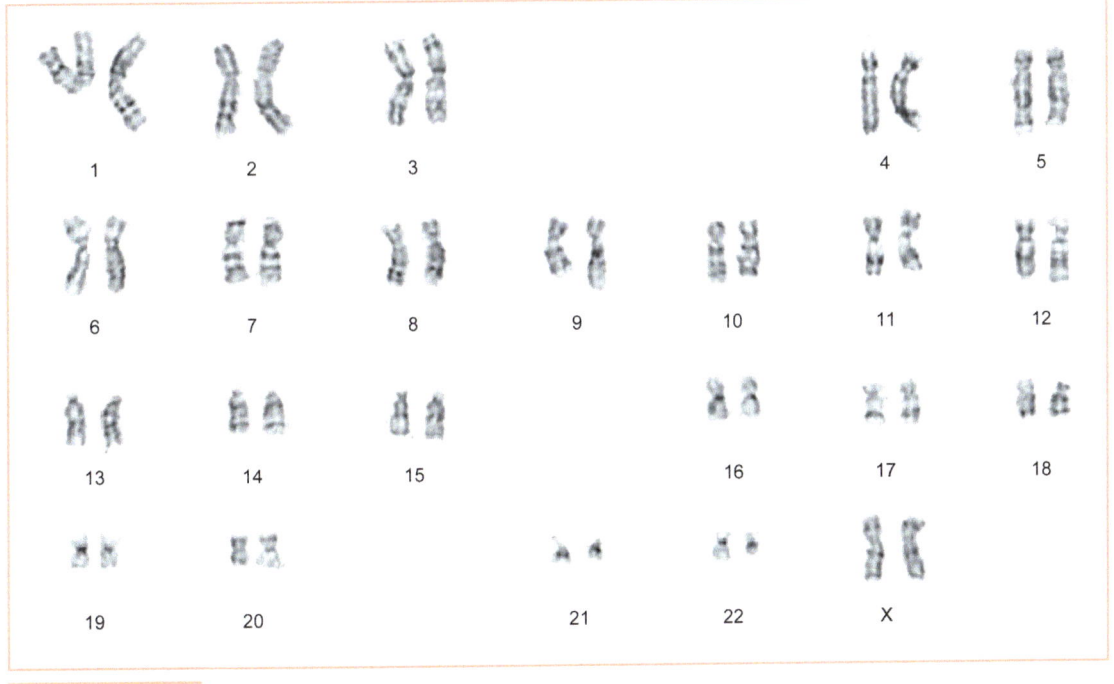

Figura 6-46.

Cromossomo Philadelphia: t(9;22)(q34;q11)

Trissomia do Cromossomo 21 em LMA

A trissomia do cromossomo 21 tem sido observada em 5% das LMA, sem subtipo morfológico específico.

Pacientes com síndrome de Down e, portanto, com trissomia do cromossomo 21 constitucional, apresentam mais freqüentemente a LMA megacarioblástica ou FAB M7. O risco de portadores de síndrome de Down desenvolverem leucemia é 10 a 30 vezes maior que em crianças normais, enquanto 3% de todas as crianças diagnosticadas com leucemia sofrem dessa síndrome.

Adicionalmente, pacientes com síndrome de Down apresentam a chamada *leucemia transitória* que regride espontaneamente e cuja explicação fisiopatológica ainda não está clara.

Entretanto, as mutações de fatores de transcrição GATA1 são freqüentemente observadas na LMA M7 em síndrome de Down, enquanto outras M7 não as apresentam.

Idoso com LMA

Pacientes idosos com LMA geralmente apresentam cariótipos complexos semelhantes àqueles observados em LMA ou SMD relacionadas à terapia por agentes alquilantes como: –5 e/ou –7, del(5q), del(7q), anomalias 11q e inv(3), dentre outras.

Apesar dos esforços intensivos que vêm sendo feitos, ainda não se conseguiu detectar, nas regiões de deleção nos cromossomos 5 e 7, quais genes supressores tumorais poderiam ser responsáveis pelo desencadeamento dessas doenças. As análises citogenética e molecular detalhadas revelam que os rearranjos e deleções envolvendo os cromossomos 5 e 7 são complexos e múltiplas regiões distintas podem contribuir para o fenótipo ou progressão. No braço longo do cromossomo 7 há pelo menos duas diferentes regiões implicadas, a 7q22 e a 7q32-34, enquanto no cromossomo 5 mais regiões podem estar envolvidas como 5q11, 5q13-21, 5q31 e 5q33-35.

CLASSIFICAÇÃO FUTURA

As classificações existentes não se baseiam na avaliação da função das vias normais de diferenciação, pois, se assim o fosse, mostrariam que o tipo de LMA ou de bloqueio de diferenciação seria determinado pelo mecanismo ou estágio no qual a diferenciação normal foi interrompida. Diante do conhecimento atual considera-se que tais aspectos quiçá devessem ser adicionados à classificação.

A hipótese atual é que as vias de fatores de transcrição estão rompidas, se não em todas, pelo menos na grande maioria das LMA. Entretanto, diversos mecanismos alternativos podem ser aventados e essas diferenças devem ser associadas aos vários fenótipos de LMA. Tais mecanismos incluem mutação, repressão da expressão e inibição funcional por outros oncogenes.

As mutações em fatores de transcrição associadas à LMA seriam detectadas em pacientes sem translocações cromossômicas.

O esquema classificatório separaria as LMAs em três categorias: (1) *favorável*, que teriam t(15;17), inv(16) e t(8;21) ou mutações do C/EBPα (CCAAT/*enhancer biding protein* alfa), porém sem mutação do flt3 com duplicação interna em *tandem*; (2) *intermediária*, aquelas com diversas translocações cromossômicas, mas com mutação C/EBPα com flt3 com duplicação interna em *tandem* ou todas as demais; e (3) *desfavorável*, as com –5/5q–, 3q e cariótipo complexo.

Não está claro se esse método terá significado biológico adicional, uma vez que as LMA tidas como favoráveis, sabidamente, já o são. No espectro oposto, as desfavoráveis incluem casos de LMA relacionadas à terapia que podem ter diversas anomalias genéticas, entretanto, para a miscelânea de casos hoje considerados de prognóstico intermediário, não deixa de ser uma abordagem diferente que, certamente, trará nova luz ao diagnóstico e ao tratamento das LMA.

SÍNDROME MIELODISPLÁSICA

A síndrome mielodisplásica (SMD) é constituída por um grupo heterogêneo de doenças clonais neoplásicas, caracterizado por hematopoese ineficaz que, clinicamente, manifesta-se por citopenias periféricas, apesar de medula rica em células ou normocelular.

Incide preferencialmente em idosos (idade superior a 60 anos), embora também possa ser observada em pacientes mais jovens, particularmente crianças. A SMD após quimio ou radioterapia é detectada em qualquer faixa etária.

O estudo citogenético em SMD permitiu certo refinamento no prognóstico e na previsão de progressão da doença.

Alterações cromossômicas são observadas entre 30% e 50% dos pacientes com SMD primária, ao diagnóstico, e entre 80% e 90% das secundárias ou relacionadas à terapia. As alterações mais freqüentes são 5q–, –7 e +8, as quais, foram incluídas em sistema de escore prognóstico. De fato, as anormalidades citogenéticas estão dentre as poucas variáveis com valor prognóstico independente, tornando-se o cariótipo uma etapa imperativa na avaliação de paciente com SMD recém-diagnosticada.

Observamos 35% de alterações cromossômicas pela análise do cariótipo, ao diagnóstico, em uma série de 40 pacientes acompanhados na UNIFESP. A alteração cromossômica mais freqüentemente observada por nós foi a –5/5q–, tendo sido encontrada em 15% dos casos, valor dentro do esperado conforme a literatura.

Síndrome 5q–

A síndrome 5q– foi descrita pela primeira vez por Van den Berghe *e cols.* (1974) e se caracteriza por anemia refratária, acometendo em geral mulheres idosas com idade média de 60 anos. Elas apresentam anemia macrocítica, leve leucopenia e contagem plaquetária normal com numerosos megacariócitos hipo ou monolobulados. A maioria dos indivíduos afetados acaba evoluindo para a dependência de transfusão de hemácias, mas raramente sofrem transformação para leucemia aguda.

Saliente-se, portanto, o conjunto de comemorativos que se traduzem nessa síndrome 5q– específica, relativamente diverso daqueles observados nos demais pacientes que apresentem a del 5q, mas que do ponto de vista cromossômico é idêntico, o que confirma a constatação de que outros fenômenos estão implicados e muito se conjectura sobre quais seriam eles.

Encontramos a síndrome 5q– em quatro casos dentre 127 pacientes com hipótese diagnóstica de SMD estudadas no Fleury — Centro de Medicina Diagnóstica, resultando numa freqüência de aproximadamente 4%, fato que consideramos importante relatar uma vez que desconhecemos estudos relativos a essa síndrome entre nós. Foi possível verificar as características peculiares desses pacientes idosos, com idade média de 76 anos, hemoglobina de 8,5g/dl, com certo grau de macrocitose, plaquetas em número normal ou tendendo a aumentado e morfologia típica, particularmente quanto aos megacariócitos monolobulados. O tempo de duração da anemia, antes do diagnóstico, era em média de dois anos, conforme salientado na literatura. O Quadro 6-3 mostra os dados desses pacientes.

Quadro 6-3.
Dados clínico-laboratoriais de quatro pacientes com síndrome 5q– (Chauffaille *et al.*, 2003)

	Idade (anos)	Sexo	Hb	VCM	Ret	GB x 10^9/L	Plaquetas x10^9/L	Período de queixas	Cariótipo
1	79	M	8,8	92	0,3	19,8	546	7 anos	q15-q33
2	77	F	10,7	107	1,2	5,3	470	60 dias	q15
3	64	F	9,0	104	1,4	3,4	380	2 anos	q15-q33
4	75	M	5,5	104	Nr	5,1	231	30 dias	q15-q33

Hb = hemoglobina; VCM = volume corpuscular médio; Ret = reticulócitos; GB = glóbulos brancos; Nr = não realizado.

ALTERAÇÕES ENVOLVENDO O CROMOSSOMO 7

Deleção completa ou parcial do braço longo do cromossomo ou monossomia do 7 são achados freqüentes em SMD. Também são comumente observados em associação a outras anomalias, como 5q–. Alterações do cromossomo 7 são observadas em adultos com AREB ou AREBt e, não raro, correlacionadas a curta sobrevida ou evolução para leucemia.

Ainda não se sabe quais genes situados no cromossomo 7 seriam os responsáveis pelo fenótipo da doença, porém a região é a 7q22.1.

Cabe ressaltar uma entidade com curso clínico agressivo, a chamada *leucemia mielomonocítica juvenil*, que se manifesta com monossomia do 7 em cerca de 40% dos casos.

ALTERAÇÕES ENVOLVENDO OUTROS CROMOSSOMOS

A deleção 20q está presente em aproximadamente 5% dos casos de SMD e confere prognóstico relativamente favorável. Os genes supressores tumorais candidatos que se localizam dentro da região deletada são o tipo 1 e o *PLC1*, que têm função na transdução de sinal.

A síndrome de deleção do braço curto do cromossomo 17 (17p–) é habitualmente observada em SMD relacionada à terapia e raramente em SMD primária. Hematologicamente, caracteriza-se por disgranulopoese, anomalia de pseudo-Pelger-Huët e pequena vacuolização dos neutrófilos. A *P53* é uma fosfoproteína localizada no 17p13.1 que regula a replicação do DNA, a proliferação e a morte celular, o que a torna um gene supressor tumoral.

A trissomia do cromossomo 8 é a alteração numérica mais comum e parece ser predominante no sexo masculino. Não se associa a nenhum subtipo específico, mas geralmente se apresenta com citopenia de uma ou três linhagens. Pacientes com trissomia do cromossomo 8 como anomalia isolada têm risco significativamente maior de transformação leucêmica e pior comportamento do que o esperado para o grupo intermediário do IPSS, lançando dúvidas quanto àquela definição prognóstica.

Nulissomia Y pode tanto representar o clone maligno quanto ser um fenômeno senescente na medula de indivíduos idosos saudáveis e é observada em cerca de 7,7% desse grupo etário. A razão para essa perda com o avançar da idade seria explicada pelo efeito cumulativo de erros na divisão celular ou por vantagem proliferativa do clone –Y que gradualmente substitui as células XY. A nulissomia Y foi observada em aproximadamente 10,7% dos casos de SMD.

Diversas outras anomalias são observadas com menor freqüência na SMD, a exemplo de del 11q, del 12p, del 13q, além de translocações estruturais.

Há relatos associando a deleção 11q à sobrecarga de ferro e ao aumento de sideroblastos em anel na medula óssea, sugerindo que essa alteração seja um marcador da sobrecarga. Outras anomalias observadas freqüentemente em ARSA são: +8, del(5q), –7 e 20q, mas a del(11q) responde por menos de 10% dos casos.

Diferenças entre SMD Primária e Secundária

As diferenças entre as SMD primárias e secundárias, em termos citogenéticos, são principalmente quantitativas, embora raras diferenças qualitativas possam ser observadas. Em geral, as SMD secundárias têm maior porcentagem de alterações cromossômicas clonais (80% a 95% *versus* cerca de 50% nas primárias), maior porcentagem de cariótipos complexos (5,3 aberrações por caso) e maior porcentagem de clones citogenéticos não relacionados (5,7% *versus* 4,3% nas primárias).

Classificação da SMD

As SMD vêm sendo classificadas pela FAB e pela OMS. No entanto, apenas o IPSS (International Prognostic Scoring System) ganhou destaque pela sua utilidade clínica, devido ao fato de conseguir predizer a evolução em séries independentes de pacientes não-tratados.

Tal sistema considera como variáveis o cariótipo, a porcentagem de blastos e o número de citopenias no sangue periférico e estratifica os pacientes em quatro grupos: baixo risco, intermediário 1, intermediário 2 e alto risco. Ao aplicar-se o IPSS, considera-se a porcentagem de blastos se menor que 5 como zero; entre 5% e 10% como 0,5; entre 11% e 20% como 1,5, ou entre 21% e 30% como 2,0. Se as alterações citogenéticas forem isoladamente del 20q, del 5q, nulissomia Y ou cariótipo normal, consideradas como bom prognóstico, não se acrescenta valor algum à pontuação. Todavia, se forem detectadas mais de três anormalidades ou alterações do cromossomo 7, acrescenta-se 1 ponto. Entretanto, se o cariótipo apresentar outras alterações é considerado como intermediário e soma-se 0,5 ponto. No tocante às citopenias, se presente em duas ou três linhagens, soma-se 0,5 ponto. Quando o somatório for zero, o risco de transformação para leucemia aguda é baixo; quando entre 0,5 e 1,0, o risco é intermediário 1; quando entre 1,5 e 2,0, o risco é intermediário 2; e quando maior ou igual a 2,5, o risco é alto.

O IPSS tem sido extensivamente usado como o melhor esquema de avaliação para prever evolução prognóstica. No entanto, foi formulado na época da classificação FAB, portanto, sem serem considerados alguns parâmetros que posteriormente foram levados em conta na classificação OMS. Além disso, na classificação da OMS, ocorreu um certo desvio para casos mais benignos, uma vez que passaram a ser excluídas as AREBt e as LMMC.

ALTERAÇÕES CITOGENÉTICAS EM SÍNDROMES MIELOPROLIFERATIVAS CRÔNICAS

As síndromes mieloproliferativas (SMP) crônicas caracterizam-se pela produção excessiva de células da medula óssea (MO) e do sangue periférico (SP). São elas: leucemias mielóide crônica, policitemia vera, mielofibrose e trombocitemia essencial.

Leucemia Mielóide Crônica

A leucemia mielóide crônica (LMC) é a doença clonal maligna de célula progenitora hematopoética caracteriza por intensa proliferação medular e periférica, esplenomegalia e anemia. Cerca de 95% dos pacientes apresentam a translocação entre os cromossomos 9 e 22, resultando no Philadelphia (Ph) nas células da MO. A análise molecular demostra a presença do oncogene *ABL* no 9q34 e *BCR* no 22q11. O ponto de quebra no gene *ABL* é variável, enquanto no *BCR* fica numa região de 5,8kb (M-bcr) que tem cinco éxons inicialmente denominados b1 a b5 e, posteriormente, éxons 12 a 16. Com a translocação, o rearranjo desses dois genes produz uma proteína quimérica de p210kDa na grande maioria dos casos, e p190 em uma minoria (igual aos casos LLA), quando a quebra no *BCR* ocorre em uma região chamada de m-bcr, isto é, no íntron entre os éxons e1 e e2. Estes casos raros tendem a ter componente monocítico proeminente.

Um terceiro ponto de quebra recentemente descrito, ocorre no gene *BCR* a jusante do M-bcr. O gene híbrido resultante codifica uma proteína quimera com 230kD graças à junção e19a2. Essa leucemia é rara e chamada de leucemia mielóide crônica neutrofílica.

A proteína normalmente produzida pelo gene *ABL* normal (p145ABL) age entre o núcleo e o citoplasma. Sua superexpressão leva à inibição do ciclo celular na fase G1/S. O principal efeito funcional da fusão *BCR/ABL* parece ser o aumento na atividade cinasetirosina que está envolvida em várias vias de transdução de sinais, alguns dos quais levam à ativação do oncogene *RAS*.

Há importância na detecção da presença de Ph, ao diagnóstico, nos portadores de LMC, pois os pacientes Ph-negativos têm sobrevida menor. Esses, citogeneticamente negativos, devem ser avaliados por FISH ou por PCR, já que podem apresentar o rearranjo *BCR/ABL* por essas técnicas, e clinicamente se comportam como os positivos. Alguns pacientes podem apresentar, ao diagnóstico, alterações adicionais ao Ph ou o chamado Philadelphia *variante* em que há o envolvimento de outro cromossomo (p. ex., t(9;22;4)).

A LMC tem curso clínico constituído por uma fase crônica (FC) seguida invariavelmente pela crise blástica (CB), podendo ou não passar pela fase acelerada. Na FC a doença é controlável clinicamente com o uso de medicações mielossupressoras como bussulfano ou hidroxiuréia, que levam a regressão do tamanho do baço e normalização do hemograma, porém com persistência do clone Ph na MO. Já o uso de interferon (α-IFN), associado ou não a outras drogas como citarabina ou hidroxiuréia, pode levar a remissão clínica, hematológica e citogenética cerca de 20% dos pacientes. Nesses casos, a pesquisa de cromossomo Ph será negativa pelas técnicas habituais e dever ser confirmada pelo FISH. Há uma graduação para a interpretação do desaparecimento do Ph, sendo considerada boa a resposta quanto há menos de 35% de células Ph+, tendo esses pacientes estimativa de sobrevida média de 90% em 5 anos. O PCR tem sido positivo nos pacientes em remissão citogenética em uso de α-IFN, na medida em que não há erradicação do clone maligno, mas não tem sido associado a recaída iminente.

Há poucos anos está disponível uma nova droga, o mesilato de imatinibe, um inibidor da tirosinoquinase produzido pelo rearranjo gênico *BCR/ABL*. Remissão citogenética completa tem sido observada em 40% a 60% dos pacientes em fase crônica após terem apresentado resistência ao α-IFN e em cerca de 80% dos pacientes virgens de tratamento.

A fase acelerada é detectada quando o paciente deixa de responder às doses habituais da medicação apresentando piora clínica com dores ósseas, febre inexplicável, anemia mais intensa, leucometria incontrolável, plaquetose ou plaquetopenia e aumento da esplenomegalia. Em muitos casos, ao se fazer o cariótipo nessa fase já se consegue detectar anormalidades adicionais ao Ph inicial. As alterações mais freqüentes são: um segundo Ph, +8, +21, +19, i(17q).

Segue-se a CB, que nada mais é a parada de maturação em algum nível, assemelhando-se à leucemia aguda. Cerca de 60% das vezes é de fenótipo mielóide, 30% linfóide e as demais mistas ou indiferenciadas. Setenta e cinco por cento a 80% dos pacientes apresentam alterações cromossômicas adicionais anteriormente descritas.

Policitemia Vera

A policitemia vera (PV) é doença clonal da célula progenitora hematopoética com proliferação de células eritrocíticas, granulocíticas e megacariocíticas. Pode evoluir para mielofibrose e leucemia aguda. É mais comum em indivíduos com idade superior a 60 anos e, clinicamente, manifesta-se por trombose ou sangramento. O curso é indolente com sobrevida média superior a 10 anos. A classificação da OMS estabelece critérios diagnósticos bem definidos. As alterações cromossômicas, quando presentes, auxiliam na definição diagnóstica de doença clonal. As aberrações mais comuns são: 20q–, +8, +9, ganho de material no 1q e 13q–.

Mielofibrose

Também chamada de metaplasia mielóide agnogênica, a mielofibrose (MF) é doença clonal da célula progenitora hematopoética caracterizada pela presença no SP de granulócitos imaturos, precursores eritrocitários e hemácias em forma de "lágrima", além de graus variáveis de fibrose e esplenomegalia. Incide em indivíduos entre 60 e 70 anos de idade. Há grande dificuldade em se obter material para análise citogenética devido à fibrose medular, e por isso acredita-se que a porcentagem de alteração seja subestimada. Os cromossomos mais freqüentemente envolvidos são: numericamente, 7, 8 e 9 e, estruturalmente, 1q, 5q, 13q e 20q.

Trombocitemia Essencial

A trombocitemia essencial (TE) é doença clonal de célula progenitora hematopoética com proliferação acentuada da linhagem megacariocítica. Clinicamente, manifesta-se por fenômenos tromboembólicos ou hemorrágicos e, às vezes, evolui para leucemia aguda. A alteração cromossômica mais freqüente é a trissomia do cromossomo 9.

ALTERAÇÕES CITOGENÉTICAS NA ANEMIA DE FANCONI

A anemia de Fanconi (AF) foi primeiramente descrita em 1927 pelo médico Guido Fanconi, que relatou três irmãos sofrendo de anemia hipoplásica associada a várias anormalidades físicas que acometiam o sistema nervoso central e as gônadas. A AF encaixa-se nas síndromes de instabilidade cromossômica juntamente com a síndrome de Bloom, ataxia telangiectasia e xeroderma pigmentoso.

Trata-se de doença autossômica recessiva caracterizada, clinicamente, por pancitopenia progressiva devido à falência da MO e aumento da predisposição à malignidade, notadamente LMA ou SMD, apesar de também serem observados vários tumores sólidos. Manifesta-se entre 5 e 10 anos de idade e, usualmente, começa por plaquetopenia seguida de granulocitopenia e anemia de desenvolvimento insidioso. Em geral, são crianças com estatura menor que o normal que se queixam de fadiga e podem apresentar anormalidades ósseas em dedos, braços, quadris e costelas, problemas renais, descoloração de pele ("manchas café-com-leite"), retardo mental com dificuldade em aprender e baixo peso. Alguns pacientes praticamente não apresentam malformações, o que dificulta o diagnóstico antes do desenvolvimento da aplasia. A AF incide igualmente em homens e mulheres e é encontrada em todos os grupos étnicos.

É uma doença complexa com variabilidade genética e fenotípica, o que faz com que o diagnóstico às vezes se torne difícil. Geneticamente é heterogênea: há oito grupos complementares (FA-A até FA-H) conforme os estudos de hibridação de células somáticas, implicando que, pelo menos, oito genes colaboram para manter a hematopoese normal em indivíduos não-afetados. Dentre os genes descritos, o *A* localiza-se no cromossomo 16q24 e é o mais comum, responsável por 65% dos casos; o *C* responde por 10% a 15% dos casos e localiza-se no cromossomo 9q22, e o *D* localiza-se no 3p.

O diagnóstico tem sido feito pela análise do cariótipo, pois as células em cultura revelam grau aumentado de aberrações cromossômicas espontâneas e são hipersensíveis aos efeitos blastogênicos e agentes químicos como a mitomicina C (MMC) e o diepoxibutano (DEB). Observam-se quebras, falhas, translocações, cromossomos dicêntricos, em anel, figuras radiais etc.

Um teste fundamentado na porcentagem de células na fase G2/M da divisão celular talvez seja a alternativa para o diagnóstico em casos de dúvida, pois trata-se de teste facilmente realizável pelo citômetro de fluxo. O ciclo celular mais vagaroso nas células de AF é, provavelmente, decorrente da fase G2 longa.

Referências Fundamentais

Barch MJ, Knutsen T, Spurbeck JL. *The AGT Cytogenetics Laboratory Manual*. 3 ed., Philadelphia: Lippincott Haven, 1995.

Mrózek K, Heerema NA, Bloomfield CD. Cytogenetics in acute leukemia. *Blood Rev* 2004; *18*:115-36.

Leitura Recomendada

Gersen SL, Keagle M (eds.). *The Principles of Clinical Cytogenetics*. New Jersey: Humana Press, 1999.

Swansbury J (ed.). *Cancer Cytogenentics: Methods and Protocols*. New Jersey: Humana Press, 2003.

PARTE C
Anormalidades Genéticas nas Doenças Linfoproliferativas

Maria Hsu Rocha

NEOPLASIAS DE CÉLULAS B

Leucemia Linfoblástica/Linfoma Linfoblástico de Precursor B

A leucemia linfoblástica aguda (LLA) é a neoplasia mais freqüente na infância e anormalidades clonais podem ser identificadas em aproximadamente 65%-70% das leucemias desta faixa etária. Além da associação com subtipos morfológicos e fenotípicos, algumas anormalidades genéticas específicas como a hiperdiploidia e algumas translocações ou inversões têm importância prognóstica bem definida.

Quadro 6-4.

Freqüência dos principais genótipos de LLA de linhagem B em crianças e adultos

Alterações moleculares	Anormalidades citogenéticas	Crianças	Adultos	Prognóstico em crianças
	Hipodiploidia < 45 cromossomos	1%	2%	Desfavorável
	Hiperdiploidia > 50 cromossomos, em particular, com trissomias 4, 10, 17	25%	7%	Favorável
TEL-AML1	t12;21) (p13;q22)	22%	2%	Favorável, com asparaginase
Rearranjo *MYC*	t(8;14)(q24;q32) t(2;8)(p12;q24) t(8;22)(q24;q11)	2%	4%	
E2A-PBX1	t(1;19)(q23;p13)	5%	3%	Favorável com intensificação
Rearranjo *MLL*	t(4;11)(q21;q23) t(11;19)(q23;p13) t(9;11)(p21;q23)	8%	10%	Desfavorável
BCR-ABL	t(9;22)(q34;q11)	3%	25%	Desfavorável
Outros		22%	23%	

- *t(9;22)(q34;q11) BCR-ABL*. O cromossomo Philadelphia, que resulta da t(9;22)(q34;q11), é encontrado em mais de 95% das leucemias mielóides crônicas (LMC), em aproximadamente 25% das LLA de adulto e em 3%-5% das LLA da infância.

  Nesta translocação, o proto-oncogene *ABL* é translocado do braço longo do cromossomo 9 e justaposto ao gene *BCR* no cromossomo 22, resultando na formação de um gene quimérico *BCR-ABL*. Há dois tipos principais de fusões gênicas *BCR-ABL* que apresentam diferenças na posição do ponto de quebra no gene *BCR*. Na maioria dos casos de LMC e em aproximadamente metade das LLA de adultos, o ponto de quebra se localiza na *major breakpoint cluster region* (M-*BCR*), incluindo os éxons 12 a 16 ligando-se ao éxon 2 do gene *ABL*. Esses transcritos de 8,5kb codificam uma proteína híbrida de cerca de 210 quilodálton (kDa) que possui uma elevada atividade tirosinoquinase.

  Em cerca de metade dos casos de LLA de adultos e na maioria dos casos de LLA pediátricas, observa-se uma proteína quimérica BCR-ABL diferente em que o ponto de quebra do *ABL* se mantém, mas o do *BCR* ocorre no primeiro íntron e, portanto, o primeiro éxon do *BCR*. A proteína híbrida resultante de 190kDa apresenta uma atividade transformadora mais intensa ainda que o da proteína p210.

  O *BCR-ABL* nas LLA da infância ocorre em crianças mais velhas, com leucometria inicial elevada e, freqüentemente, com comprometimento do sistema nervoso central identificando um subgrupo de evolução desfavorável e que tem protocolos terapêuticos próprios.

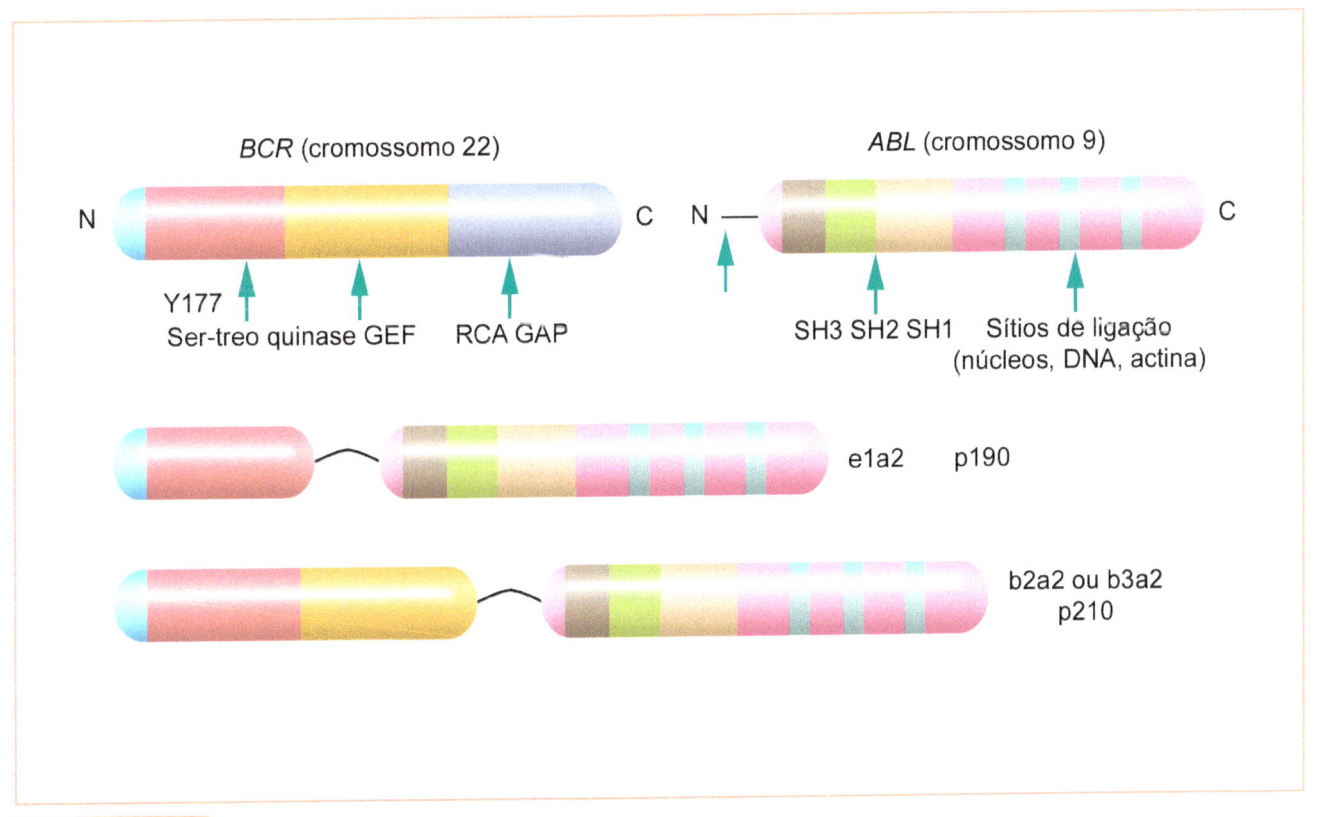

Figura 6-47.

Representação esquemática dos genes BCR, ABL e dos principais tipos de fusão BCR-ABL.

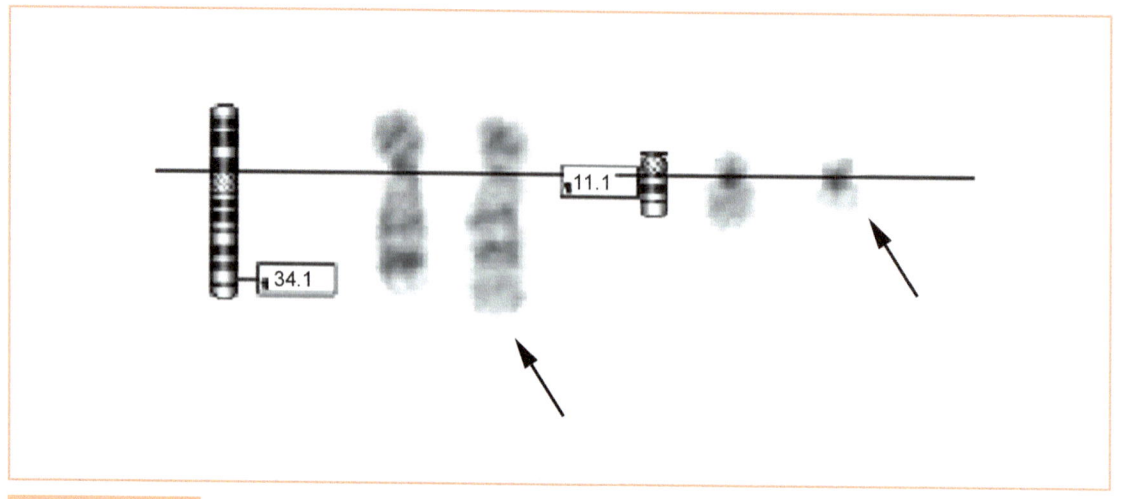

Figura 6-48.

LLA tipo precursor B: o cariótipo com translocação entre o braço longo do cromossomo 9 e o braço longo do 22 resulta na fusão gênica BCR-ABL, indicativa de prognóstico desfavorável.

- *t(1;19)(q23;p13) E2A-PBX1.* O gene *E2A* normal codifica as proteínas E12 e E47, que denominaremos, coletivamente, E2A e que são essenciais à linfopoese normal. O *PBX1* é um fator transcricional expresso em uma grande variedade de tecidos, mas ausente nas células linfóides normais. A proteína quimérica resultante da fusão *E2A-PBX1* contém o domínio de transativação N-terminal do *E2A* que se funde ao domínio de ligação do DNA do *PBX1*.

  A análise molecular detecta, freqüentemente, translocações não observadas cariotipicamente, e há estudos que sugerem que 25% das leucemias com a fusão *E2A-PBX1* não são detectadas pela citogenética convencional. A t(1;19)(q23;p13) resulta usualmente, na fusão gênica *E2A-PBX1* recorrente nas LLA de precursores B da infância, estando presente em cerca de 5% das LLA da infância e em cerca de 25% das LLA pré-B, na qual os linfoblastos expressam cadeia pesada mμ de imunoglobulina (Cμ) citoplasmática mas não de superfície. Este subgrupo de resposta terapêutica intermediária passa a ter resultados semelhantes aos grupos de melhor prognóstico com intensificação do tratamento quimioterápico. Sua detecção é, portanto, importante para a estratificação de risco e decisão terapêutica.

- *Rearranjo do gene MLL.* O gene *MLL* (*Myeloid-Lymphoid Leukemia* ou *Mixed-Lineage Leukemia*) está localizado na região q23 do cromossomo 11. Rearranjos envolvendo o 11q23 têm sido detectados em uma variedade de neoplasias hematopoéticas incluindo 8% das LLA e 5%-6% das LMA. Há mais de 30 genes parceiros descritos envolvidos em rearranjos do gene *MLL*. A t(4:11)(q21;q23) é a alteração 11q23 mais comum nas leucemias agudas, ocorrendo em 4% das LLA da infância.

  É notável que os produtos dos mesmos genes sejam envolvidos na patogênese tanto da LLA como da LMA. A t(4;11) é uma fusão de gene *MLL* ao gene *AF-4* no cromossomo 4q21. O *AF4* codifica uma proteína de 140 kDa que não apresenta homologia com proteínas de função conhecida , mas é rica em serina e/ou prolina da mesma forma que ocorre com outros genes que se fundem ao *MLL* como o *AF9*, o *ENL* e o *AFX1*. O *MLL*

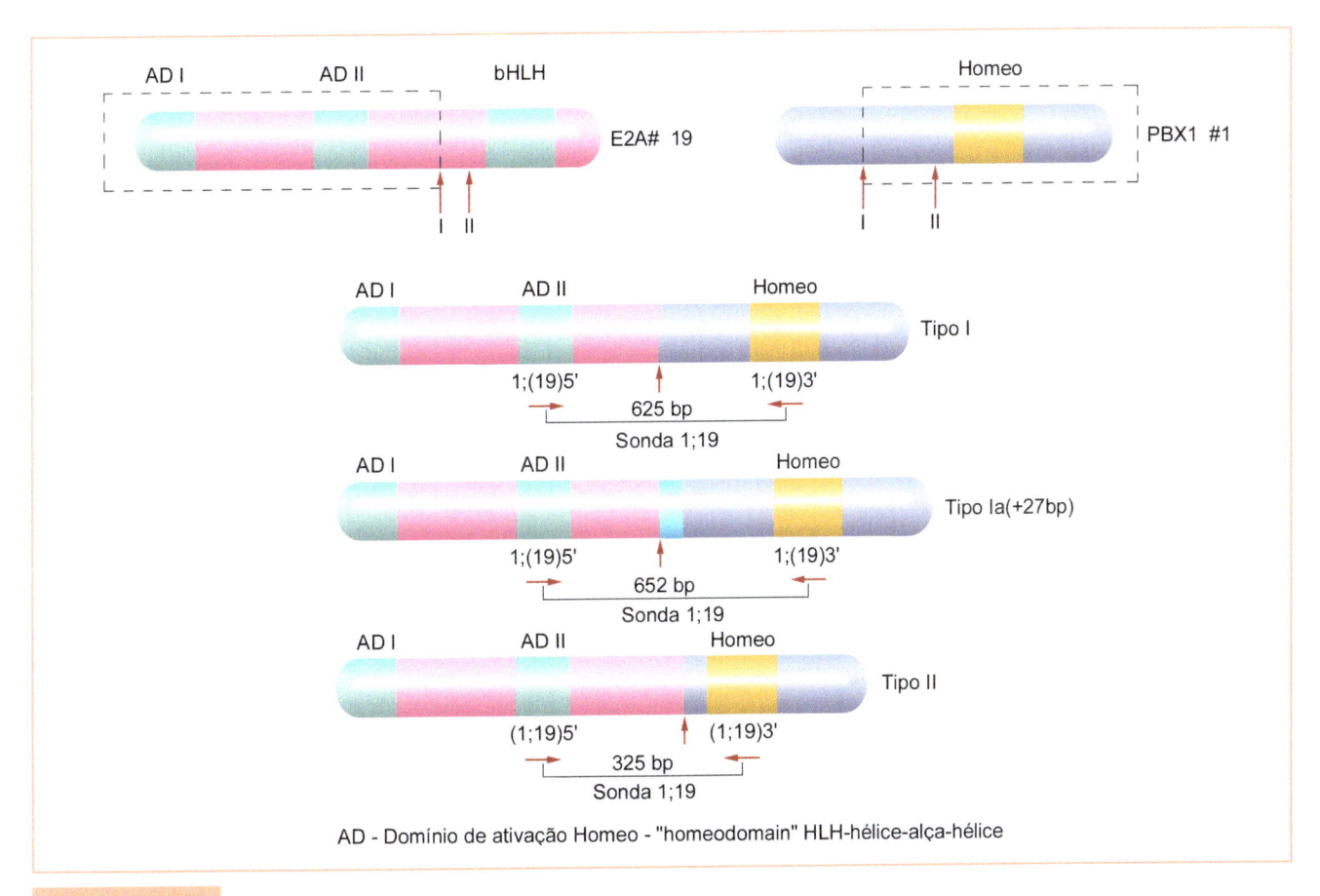

Figura 6-49.

Representação esquemática dos genes E2A, PBX1 e principais tipos de fusões E2A-PBX1.

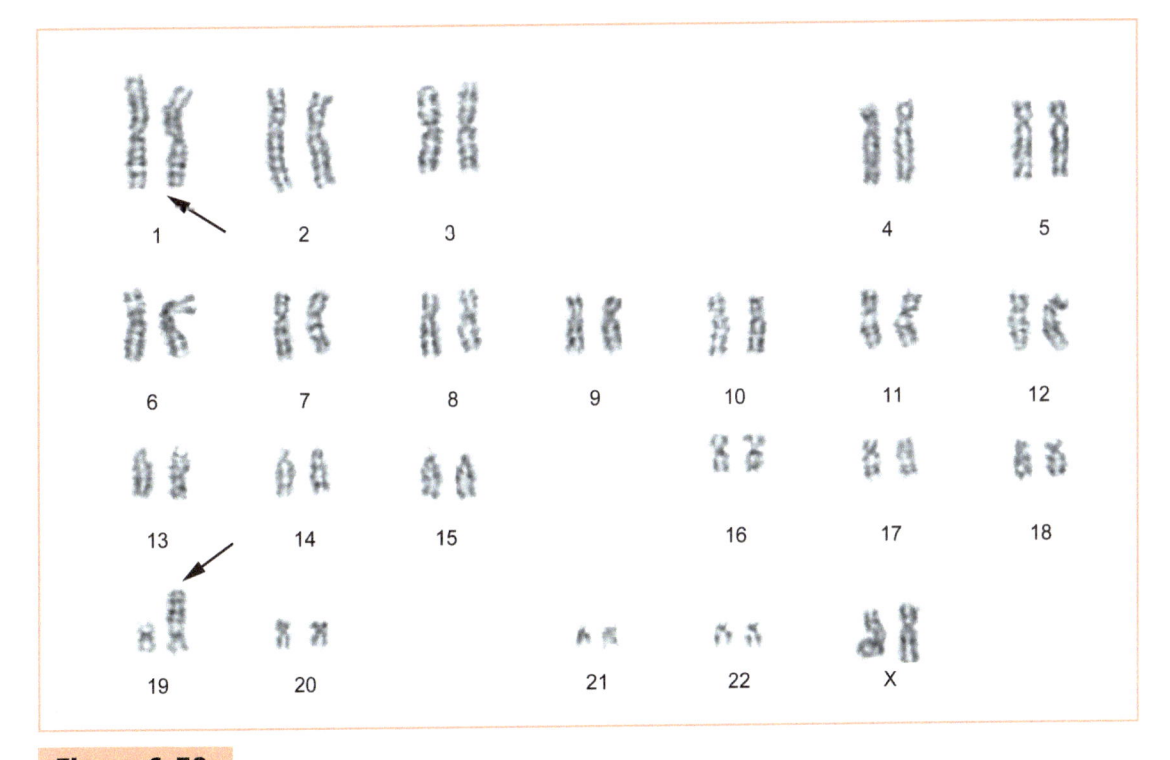

Figura 6-50.

LLA tipo pré-B com presença de um cromossomo derivado do 19, resultante da translocação não balanceada entre o braço longo do cromossomo 1 e o curto do 19, resultando em trissomia 1q.

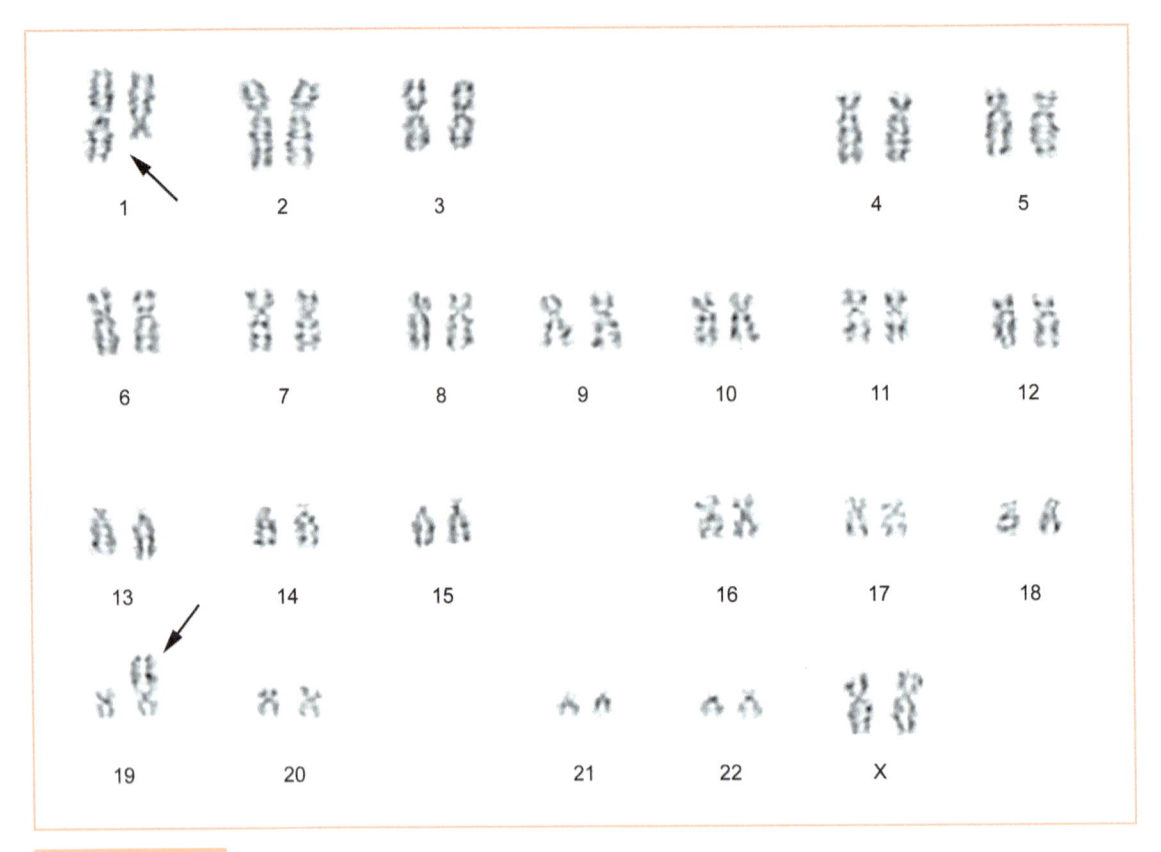

Figura 6-51.

LLA tipo pré-B com translocação balanceada entre o braço longo do cromossomo 1 e o curto do 19 resultando na fusão gênica E2A-PBX1. Sua presença confere um prognóstico intermediário que pode ser revertido com um esquema quimioterápico intensificado.

por sua vez apresenta 61% de identidade e 81% de similaridade com o gene tritórax da *Drosophila melanogaster*, portanto, um gene altamente conservado na evolução, regulando os principais grupamentos de genes *HOX*, cujas proteínas estão envolvidas na determinação da arquitetura do cromossomo. Estes agem como um regulador da cromatina que resulta na ativação ou repressão transcricional.

Independentemente do gene parceiro, os casos com rearranjo do *MLL* apresentam uma resposta pobre à quimioterapia convencional, sendo a sobrevida livre de doença em 5 anos de 20% e, portanto, a sua presença indica a necessidade de um tratamento mais intensivo.

Uma outra abordagem para a detecção do rearranjo do *MLL* é a técnica de *Fluorescence in situ Hybridization* (FISH), com bons resultados.

Outra observação muito interessante é a de que a distribuição do ponto de quebra das células leucêmicas de LLA do recém-nascido é na região 3', semelhante ao das LMA secundárias à terapia, o que sugere que mecanismos semelhantes estão envolvidos nas duas situações. Estudando o sangue ao nascimento, armazenado em filtros de papel de três lactentes que apresentaram LLA aos 5, 6 e 24 meses, elas já apresentavam as translocações, o que demonstra o desenvolvimento da leucemia *intra-útero*. Há uma provável associação com uma exposição muito elevada a flavonóides que é um inibidor da topoisomerase II.

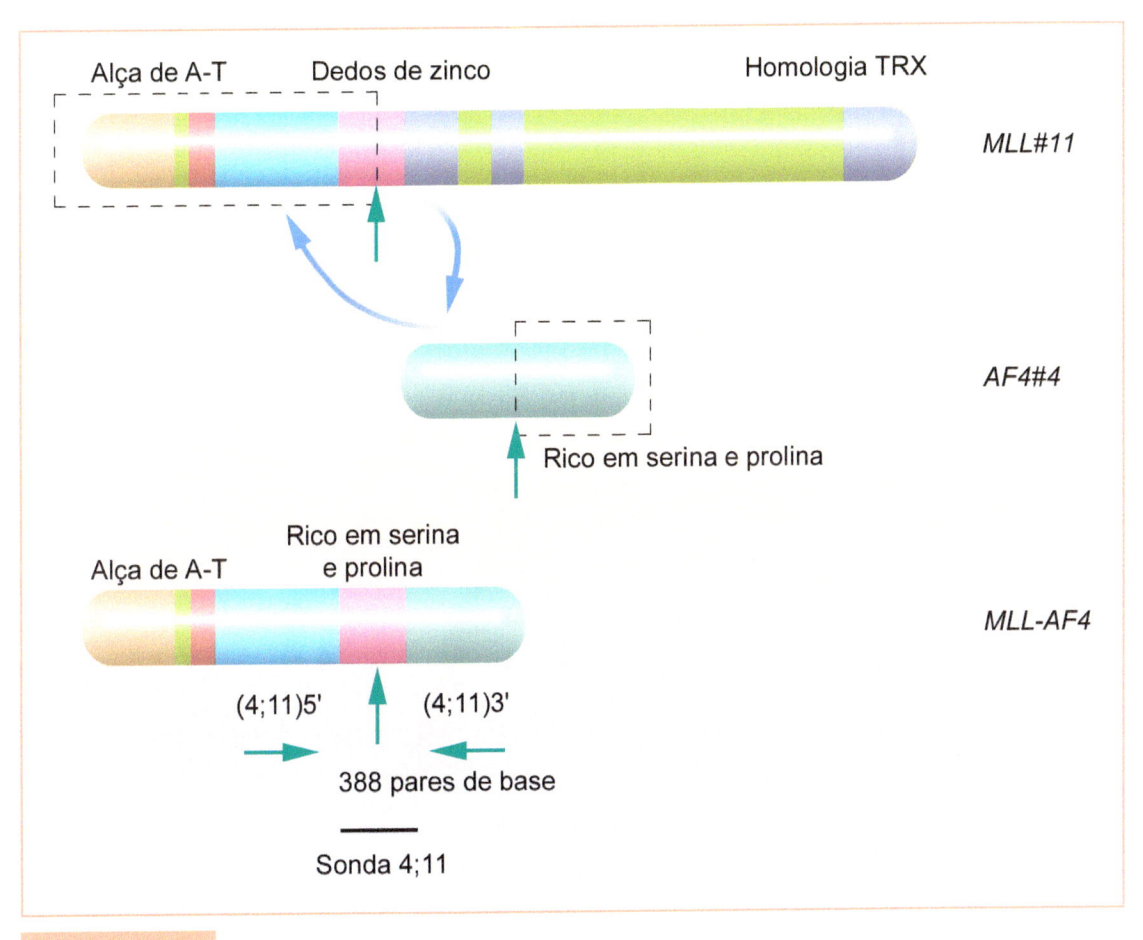

Figura 6-52.

Representação esquemática dos genes MLL, AF4 e da fusão gênica MLL-AF4.

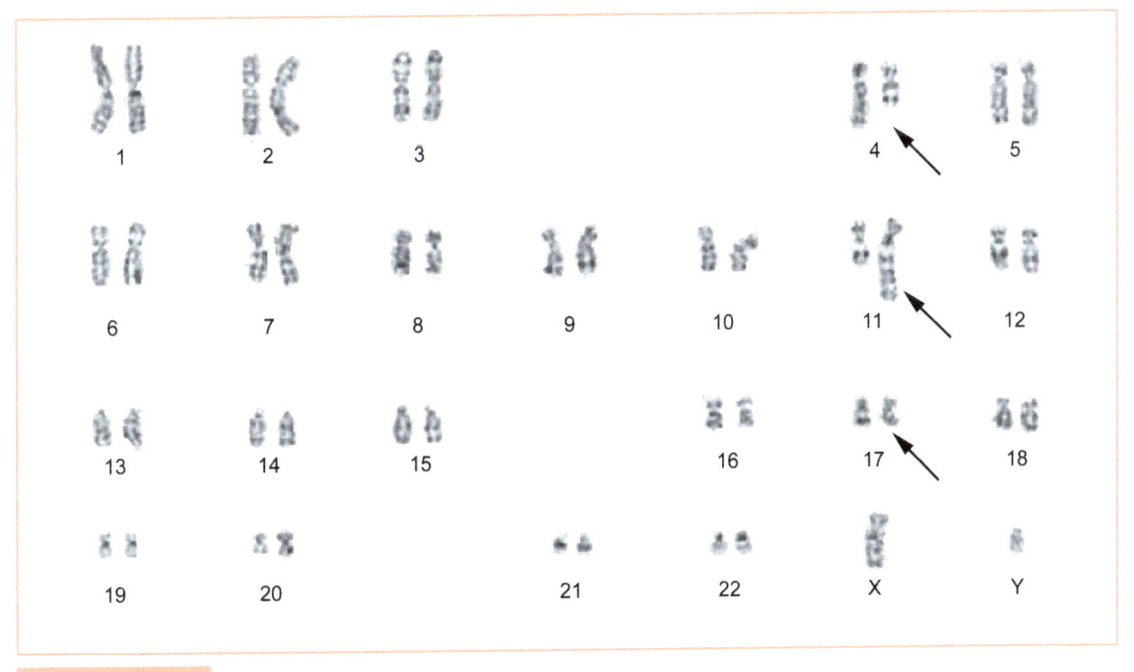

Figura 6-53.

LLA de precursor B: cariótipo com a translocação entre os braços longos dos cromossomos 4, 11 e 17 e que resultou em rearranjo do gene MLL, cuja presença se associa a um prognóstico desfavorável.

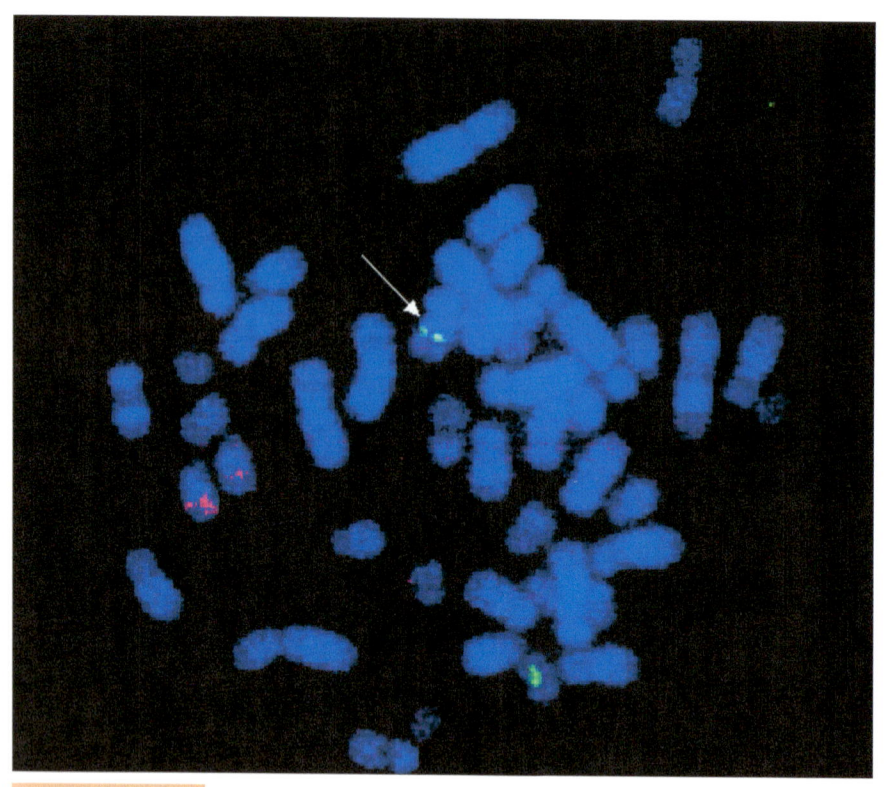

Figura 6-54.

LLA tipo precursor B: o FISH confirmou a translocação do gene RARA (seta) normalmente localizado no cromossomo 17 para o cromossomo 4, tratando-se de uma variante da t(4;11), ou seja, t(4;11;17). FISH do cariótipo da figura anterior.

- *t(12;21) (p13;q22) TEL-AML1.* O gene *AML1* é um fator transcricional importante na hematopoese que codifica uma das subunidades do complexo transcricional *Core Binding Factor* ou *CBF*, constituída de uma subunidade que se liga ao DNA denominada *Core Binding Factor-α (CBF-α)* e outra subnidade que não se liga ao DNA chamada CBF-β. O complexo *AML1*/CBF-β é o alvo mais freqüente de rearranjos cromossômicos nas leucemias.

A t(12;21)(p13;q22) é diagnosticada em menos de 0.05% dos casos de LLA pediátrica através da análise citogenética convencional. Entretanto, estudos moleculares indicam que o rearranjo do gene *TEL* decorrente da t(12;21) é a anormalidade genética mais freqüente em LLA da infância, ocorrendo em aproximadamente 25% das LLA de precursor B. Esses casos de prognóstico favorável não se superpõem aos casos que apresentam hiperdiploidia (ID > 1,16), um outro fator de bom prognóstico independente nas LLA da infância. Em um estudo de 188 pacientes com LLA de precursor B, o grupo de pacientes com rearranjo de *TEL* apresentou uma sobrevida livre de doença (SLD) de 5 anos de 91 ± 5% e o grupo de pacientes sem rearranjo do gene *TEL*, uma SLD de 5 anos de 65 ± 5%.

No início dos estudos de casos de LLA com expressão *TEL-AML1*, demonstrou-se uma marcante correlação com prognóstico favorável. Entretanto, observou-se que este resultado favorável estava vinculado aos protocolos terapêuticos que incluíam quimioterapia intensiva, especialmente com asparaginase. Os mecanismos que determinam esta sensibilidade aumentada à asparaginase não são esclarecidos.

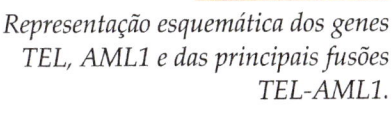

Figura 6-55.

Representação esquemática dos genes TEL, AML1 e das principais fusões TEL-AML1.

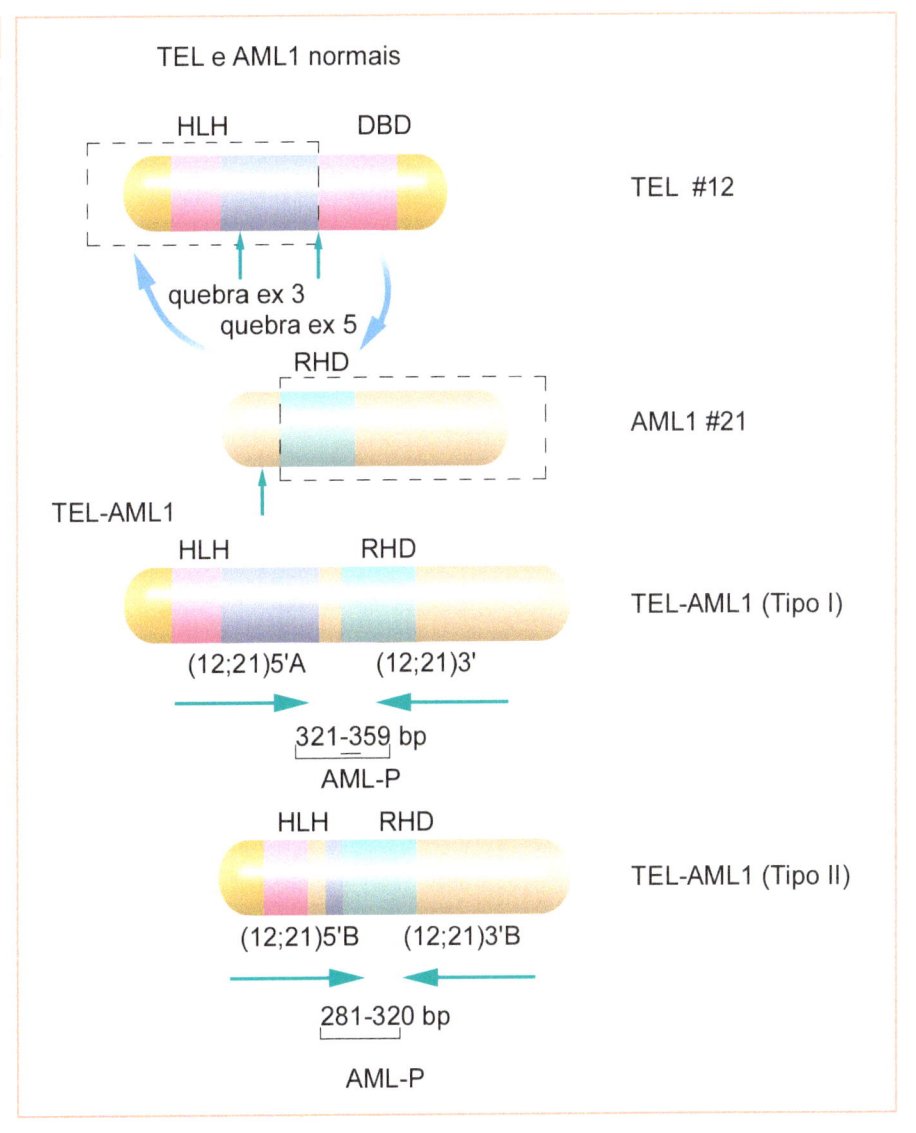

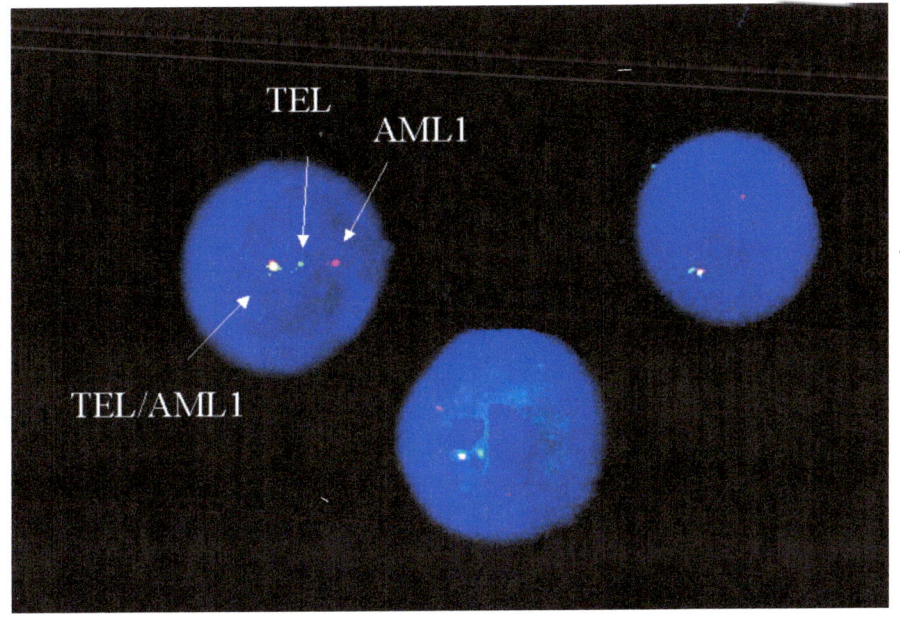

Figura 6-56.

LLA de precursor B: o FISH confirmou a translocação entre os genes TEL e AML1, cuja presença ocorre em cerca de 25% das LLA da infância e é um indicador prognóstico favorável desde que o paciente se submeta a uma quimioterapia intensiva incluindo asparaginase.

DIFERENTES ABORDAGENS NO ESTUDO DAS ANORMALIDADES GENÉTICAS DAS LLA

A investigação das fusões gênicas de importância clínica nas LLA da infância é rotineiramente realizada mediante cariótipo de banda G, FISH e testes de RT-PCR individuais. Há também a possibilidade de se realizarem em um único ensaio a pesquisa de várias anormalidades genéticas através de testes de RT-PCR Multiplex com detecção por *Southern-blot* (^{32}P) ou por *Reverse Dot-Blot* que inclui a pesquisa de *BCR-ABL* do tipo LLA e *BCR-ABL* tipo LMC codificados pela translocação cromossômica t(9;22)(q34;q11), *E2A*-PBX1 da t(1;19)(q23;p13.3), o *MLL-AF4* da t(4;11)(q21;q23)) e o transcrito *TEL-AML1* da t(12;21) (p13;q22) (Figs. 6-57 e 6-58). Existem conjuntos de RT-PCR Multiplex que pesquisam mais de 30 anormalidades associadas a neoplasias hematológicas.

Yeoh *et al.*, em 2002, em estudo utilizando *microarrays* de cDNA, estudaram o perfil de expressão gênica de 360 pacientes com LLA pediátrica e demonstraram perfis distintos que identificaram subtipos de leucemias prognosticamente importantes que incluem LLA-T, *E2A-PBX1, BCR-ABL, TEL-AML1*, rearranjo de *MLL* e hiperdiploidia com mais de 50 cromossomos. Além destes, identificou um novo subgrupo de LLA com perfil de expressão típico de características clínicas e moleculares ainda não bem definidas e também um tipo de perfil que identificou os pacientes que não responderam à terapia. Estes achados contribuirão de maneira relevante na estratificação de risco dos pacientes com LLA pediátrica.

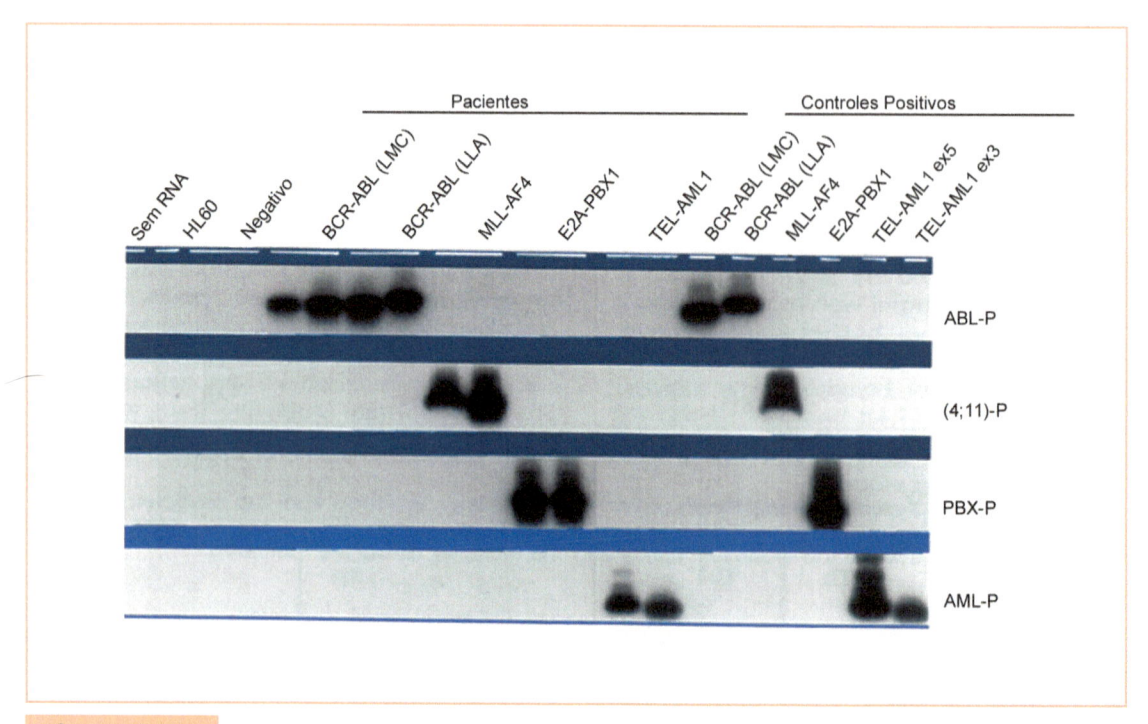

Figura 6-57.

RT-PCR Multiplex de pacientes e controles positivos com detecção por Southern blot com sondas marcadas com ^{32}P para as fusões gênicas BCR-ABL do tipo LLA, BCR-ABL do tipo LMC, MLL-AF4, E2A-PBX1 e TEL-AML1.

Figura 6-58.

Teste de RT-PCR Multiplex de pacientes e controles positivos com detecção por Reverse Dot-Blot com sondas para as fusões gênicas BCR-ABL do tipo LLA, BCR-ABL do tipo LMC, MLL-AF4, E2A-PBX1 e TEL-AML1, que revelou ser sensível e rápida.

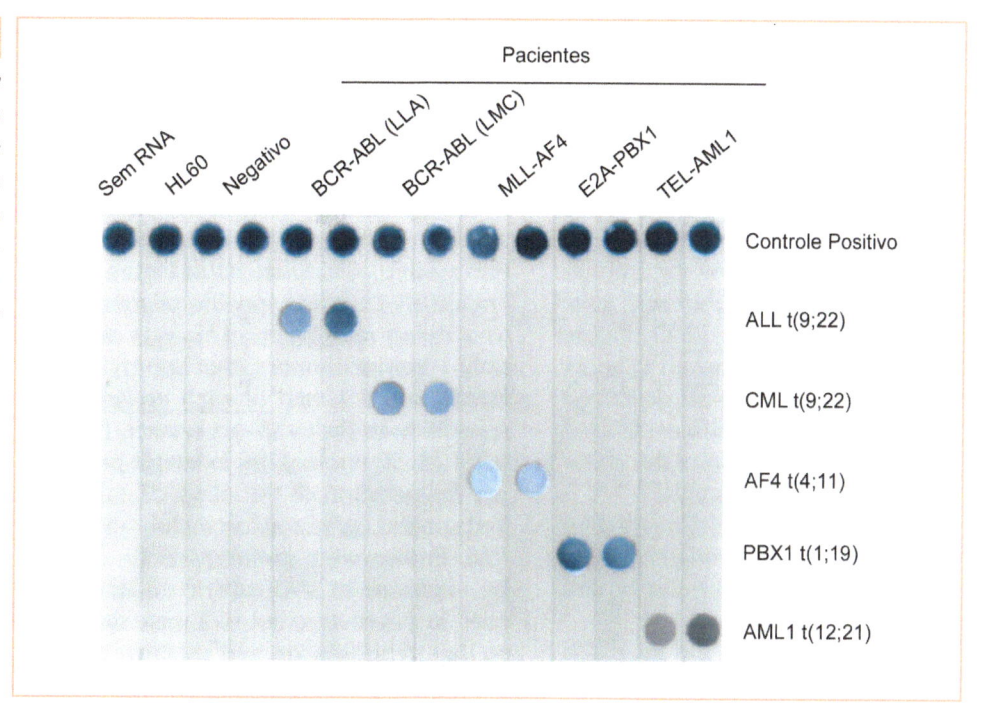

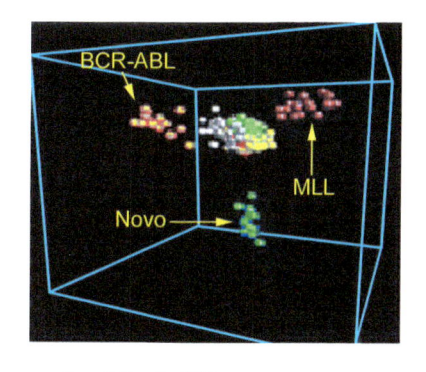

Figura 6-59.

Microarrays *de cDNA para perfil de expressão gênica de 327 pacientes com LLA pediátrica identificando os diferentes subtipos de leucemias prognosticamente importantes incluindo LLA-T, E2A-PBX1, BCR-ABL, TEL-AML1, rearranjo de MLL e hiperdiploidia com mais de 50 cromossomos.*

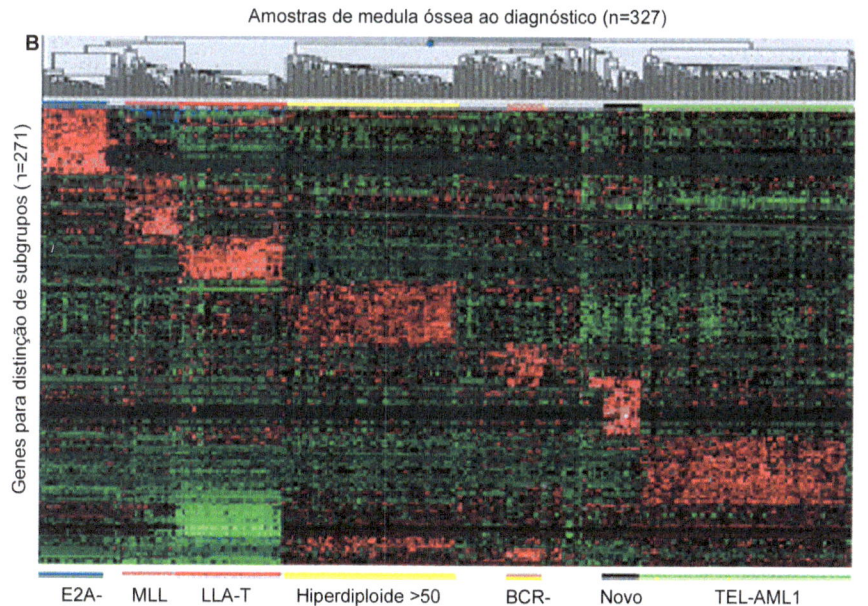

Hiperdiploidia e Hipodiploidia

A hiperdiploidia com mais de 50 cromossomos por célula leucêmica ou um conteúdo de DNA medido por citometria de fluxo com um índice de DNA maior que 1.16, é uma variável prognóstica independente nas LLA da infância, o mesmo não se aplicando em LLA de adulto. A hiperdiploidia ocorre em cerca de 20% a 25% das LLA da infância e tem se associado a uma sobrevida livre de doença de 4 anos de 90%, tratando-se portanto de um marcador de prognóstico favorável.

A hipodiploidia, número de cromossomos igual ou inferior a 45, associa-se a prognóstico desfavorável ocorrendo em cerca de 1% das LLA.

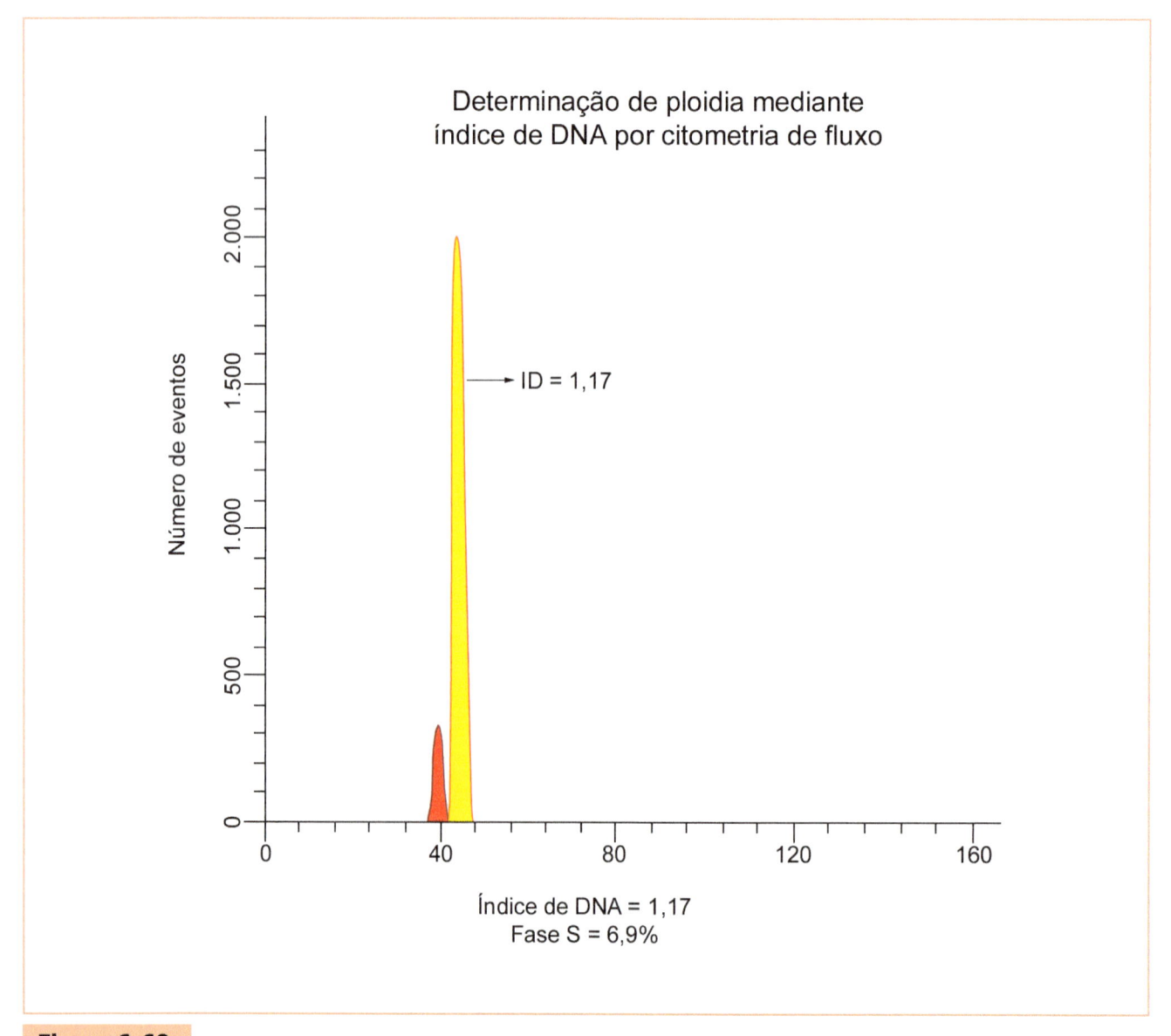

Figura 6-60.

Citometria de DNA:LLA hiperdiplóide com índice de DNA = 1,17 e atividade proliferativa intermediária com fase S = 6,9%. O índice de DNA maior que 1,16 é um fator prognóstico favorável independente nas LLA da infância e ocorre em cerca de 20% a 25% das LLA nesta faixa etária.

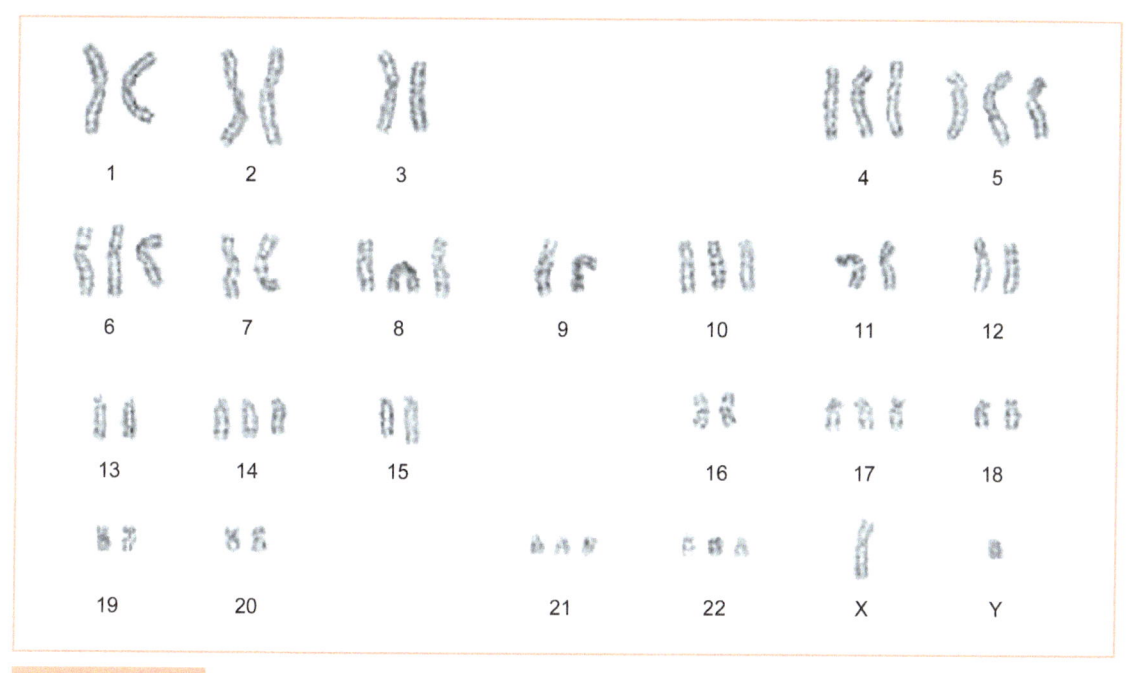

Figura 6-61.

LLA de precursor B: cariótipo hiperdiplóide com 55 cromossomos, à custa de trissomias 4, 5, 6, 8, 10, 14, 17, 21 e 22, dentre outras alterações.

NEOPLASIAS DE CÉLULAS B MADURAS

Os linfócitos B são originários da medula óssea e sofrem um processo de diferenciação em múltiplas etapas que pode ser dividida em duas grandes fases: (1) uma fase antígeno-independente, na medula óssea, onde ocorre o rearranjo do gene da imunoglobulina (*IgH*) não-mutado; e (2) uma segunda fase em que estas células B *naïve* migram para os órgãos linfóides periféricos onde são selecionadas pelos antígenos e formam o centro germinativo (CG). A seguir, saem do CG e se diferenciam em plasmócitos ou células B de memória. No CG, as células B ativadas pelos antígenos acumulam mutações pontuais somáticas nos genes de *Ig* rearranjados, um fenômeno denominado hipermutação somática que modifica a afinidade dos anticorpos de superfície ao antígeno. Além das mutações do gene *Ig*, ocorrem também mutações do proto-oncogene *BCL6* que se mantêm nos estádios maturativos posteriores e que pode ser considerado um marcador de células B do CG e pós-CG.

Linfomas sem hipermutação de *IgH* e de *BCL6* derivam de células *naïve* que são denominadas células pré-CG, como ocorre na LLC-B e linfoma de células do manto. Os linfomas que apresentam hipermutação somática de *Ig* e/ou *BCL6* são derivados do CG ou pós-CG como o linfoma folicular e linfoma linfoplasmocítico.

Linfoma Folicular

O linfoma folicular (LF) apresenta um rearranjo dos genes de cadeia pesada e leve de imunoglobulina *(IgH)* e demonstra mutações somáticas extensas com heterogeneidade intraclonal, consistente com a derivação de células centrofoliculares.

Praticamente, todos os casos de linfoma folicular apresentam alterações citogenéticas. A mais comum é a translocação cromossômica t(14;18)(q32;q21) que está presente em 80% a 90% dos LF e envolve o gene *BCL2* no *locus* 18q21. A proteína de membrana BCL2 age como um regulador negativo da apoptose. A translocação t(14;18) justapõe a porção 3' do gene *BCL2* ao *locus* IgH. Aproximadamente 70% dos pontos de quebra se localizam na MBR (*major breakpoint region*), unindo o *BCL2* ao segmento J_H. Os outros pontos de quebra se agrupam na região mcr (*minor cluster region*) situado na porção 3' do MBR. A translocação resulta em uma expressão aumentada do *BCL2* normal pela ativação transcricional dos elementos reguladores de Ig.

A proteína BCL2 é expressa nas células B em repouso e nas células T, mas não está presente nas células normais do centro-germinativo, nos timócitos corticais ou células B monocitóides. O *BCL2* é importante no surgimento das células B de memória promovendo a sobrevida das células do centro-germinativo que seleciona os antígenos, impedindo o mecanismo normal de apoptose destas células. Camundongos transgênicos com ex-

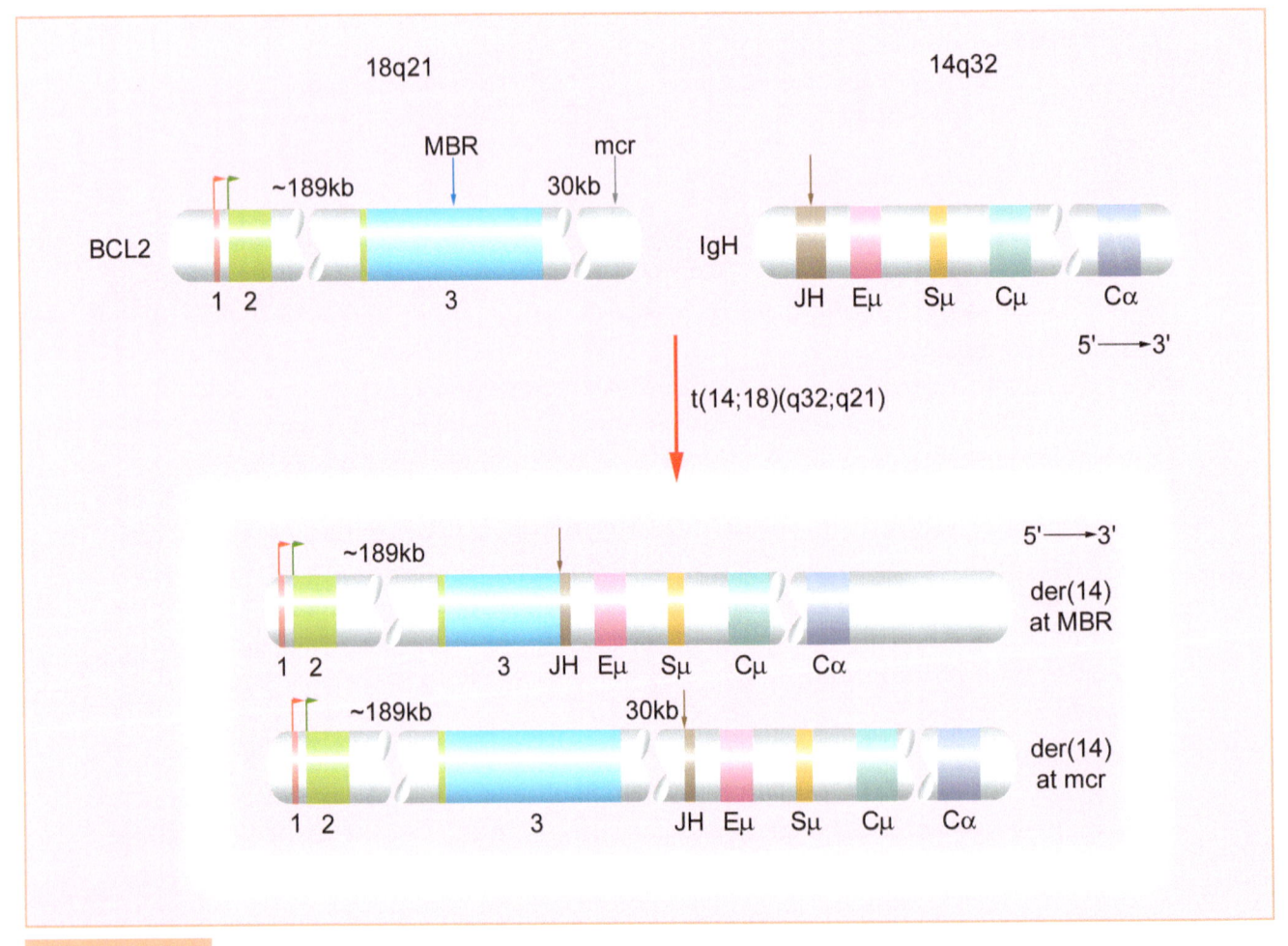

Figura 6-62.

Representação esquemática da translocação que envolve o BCL2 *no cromossomo 18q21 e o gene da cadeia pesada da imunoglobulina (IgH) no cromossomo 14q32. O gene* BCL2 *selvagem compreende 3 éxons separados por um grande íntron entre os éxons 2 e 3. As regiões escuras são codificantes e as claras, não codificantes. Na maioria dos casos de t(14;18) o ponto de quebra se localiza na região MBR* (major breakpoint region) *e mcr* (minor cluster region)*, o que preserva a região codificante do* BCL2.

pressão aumentada de *BCL2* nas células B desenvolvem doença linfoproliferativa folicular análoga ao linfoma folicular humano.

Há casos em que ocorre a t(2;18)(p12;q21), em que o gene *BCL2* se justapõe ao gene de cadeias leves de imunoglobulinas.

A presença da t(14;18) não está associada ao prognóstico estando presente de forma isolada em somente 10% dos casos. Os demais apresentam vários pontos de quebra adicionais (mediana de 6), mais comumente envolvendo os cromossomos 1, 2, 4, 5, 13 e 17, ou adições do X, 7, 12 ou 18.

A presença concomitante de deleção 6q23-36 e as alterações de *TP53* contribuem para a evasão da apoptose e transformação histológica do linfoma folicular, associando-se a um pior prognóstico. A deleção do 6q23-36 ocorre em aproximadamente 20% dos casos de linfoma folicular e há três deleções distintas, nas regiões 6q21, 6q23 e 6q25-27 sugerindo a presença de genes supressores de tumor distintos. A mutação do *TP53* situado no cromossomo 17p ocorre em 80% dos casos. A inativação do *TP16* situado no cromossomo 9p está presente em todos os casos e, raramente, o rearranjo do gene *MYC*.

O rearranjo do *BCL6* em anormalidades do 3q27 ocorre em 15% dos linfomas foliculares e as mutações 5' do *BCL6* ocorrem em, aproximadamente, 40% dos casos.

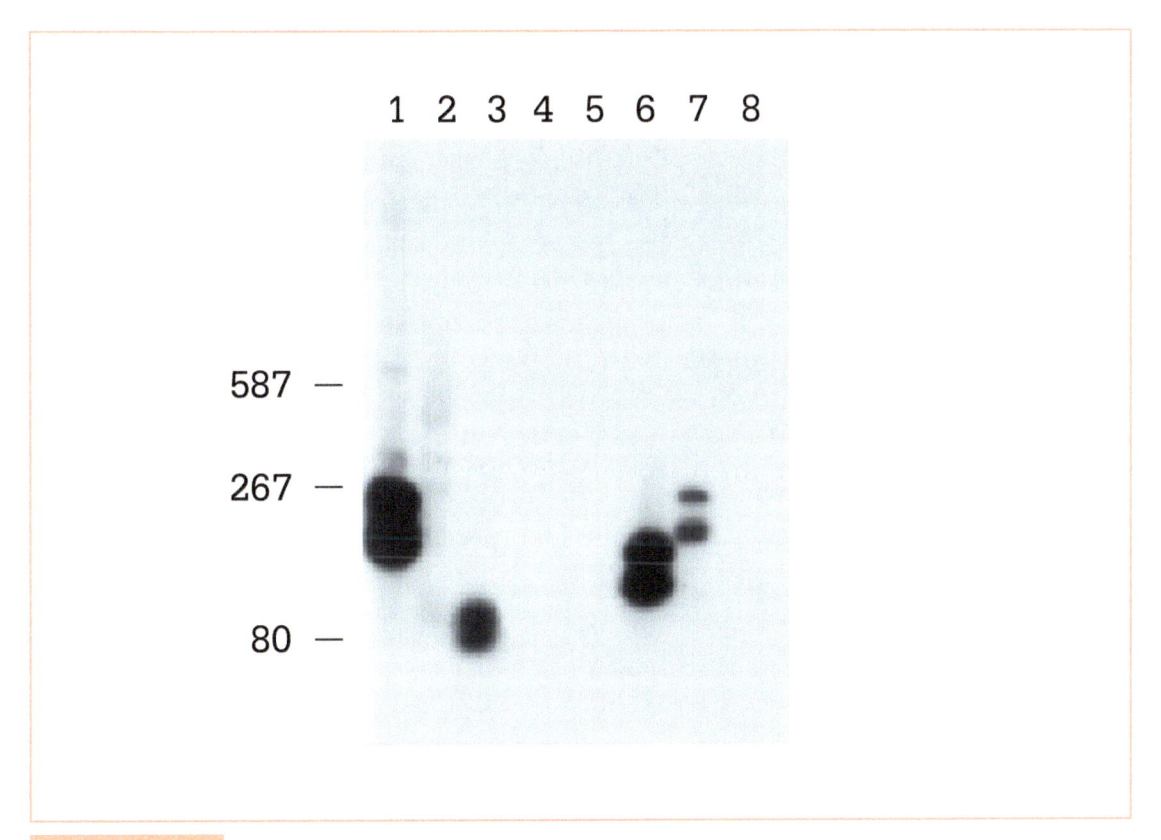

Figura 6-63.

Exemplo de Southern blot de produtos de PCR da t(14;18) região MBR onde se concentram a maioria dos casos. Na coluna 1, controle positivo, na coluna 2, controle negativo. Nas colunas 3, 6 e 7, amostras de biopsia positivas com sensibilidade de detecção de uma célula positiva em 100.000 células normais. Nenhum dos 20 casos positivos apresentou produtos de PCR de tamanho idêntico variando de 80 a 500 pares de base. À esquerda, padrão de tamanho, em pares de base.

Linfoma de Burkitt

As células tumorais apresentam rearranjo de cadeia pesada e leve de imunoglobulina e mutação somática dos genes de imunoglobulina compatível com estágio de diferenciação do centro germinativo.

Todos os casos apresentam rearranjo gênico envolvendo o gene *MYC* localizado no 8q24 sendo o mais freqüente a t(8;14)(q24;q32), em 80% dos casos, envolvendo o gene da cadeia pesada da Ig localizada no cromossomo 14q32. Menos freqüentemente, ocorre a t(2;8)(q24;q11), no *loci* da cadeia leve Ig kappa (15%) e t(8;22)(q24;q11) envolvendo o Ig lambda (5%).

O proto-oncogene *MYC* codifica um fator transcricional que contém um domínio de transativação N-terminal e um domínio bHLHLZ C-terminal. O *MYC* controla diversos mecanismos celulares através de seus genes-alvo que atuam no ciclo celular, na apoptose, dinâmica e metabolismo de DNA, metabolismo energético e síntese protéica. O MYC se liga a seqüências específicas de DNA formando heterodímeros com uma proteína parceira denominada MAX. O MAX heterodimeriza com o MAD e antagoniza a função do MYC. Este complexo MYC/MAX/MAD regula a função do MYC através de interações proteína-proteína e ligação específica ao DNA.

Os linfomas de Burkitt se subdividem em casos esporádicos, endêmicos e associados à síndrome de imunodeficiência adquirida (SIDA). Nos casos endêmicos, o ponto de quebra no cromossomo 8 se encontra a uma distância indefinida, em geral superior a 100kb da porção 5' do *locus MYC* e no cromossomo 14, envolve a região de junção *IgJ$_H$*, sugerindo que se tratem de células B imaturas, no momento da junção VDJ. Nos casos esporádicos e associados à SIDA, a translocação envolve a região reguladora dos genes de imunoglobulina de troca, correspondendo a um estádio mais avançado na escala maturativa B e o ponto de quebra no cromossomo 8 ocorre muito próximo ao *MYC*, uma distância inferior a 3kb. O gene *MYC* é constitutivamente expresso secundário à influência dos promotores dos genes de imunoglobulina no cromossomo 14, 2 ou 22. A desregulação do *MYC* tem um papel decisivo na linfomagênese fazendo com que prossiga através do ciclo celular.

O linfoma do Burkitt apresenta anormalidades adicionais como a inativação do *TP53* secundária à mutações em até 30% dos LB esporádicos e endêmicos e a deleção 6q ocorre em cerca de 30% dos casos.

As translocações envolvendo o *MYC* não são específicas do LB podendo ocorrer no linfoma/leucemia de precursores B secundários. O genoma do vírus EB monoclonal pode ser demonstrado em células tumorais em praticamente todos os casos endêmicos, em 25% a 40% dos casos associados à imunodeficiência e são menos freqüentes nos casos esporádicos (inferior a 30%). O vírus EB no LB se encontra em latência do tipo I. Quando em estado não-replicativo, o estado de latência do vírus EB pode ser caracterizado conforme a expressão de um dos seis tipos de *Epstein-Barr nuclear antigens* (EBNAs) e um dos três tipos de *latent membrane protein*, LMP1, LMP2A e LMP2B. A LMP1 e o EBNA2 apresentam potencial oncogênico e não são expressos no LB. Embora existam evidências do papel do vírus EB na patogênese do LB, os mecanismos ainda são desconhecidos.

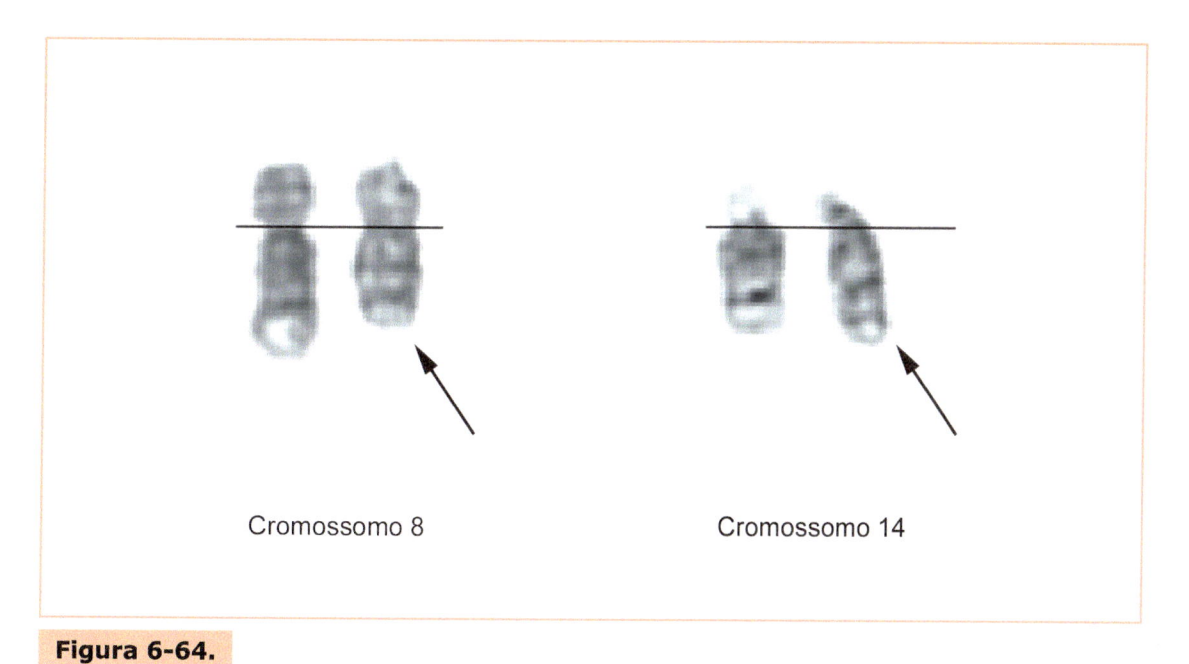

Figura 6-64.

Leucemia/Linfoma B de Burkitt: cariótipo com translocação entre os braços longos dos cromossomos 8 e 14.

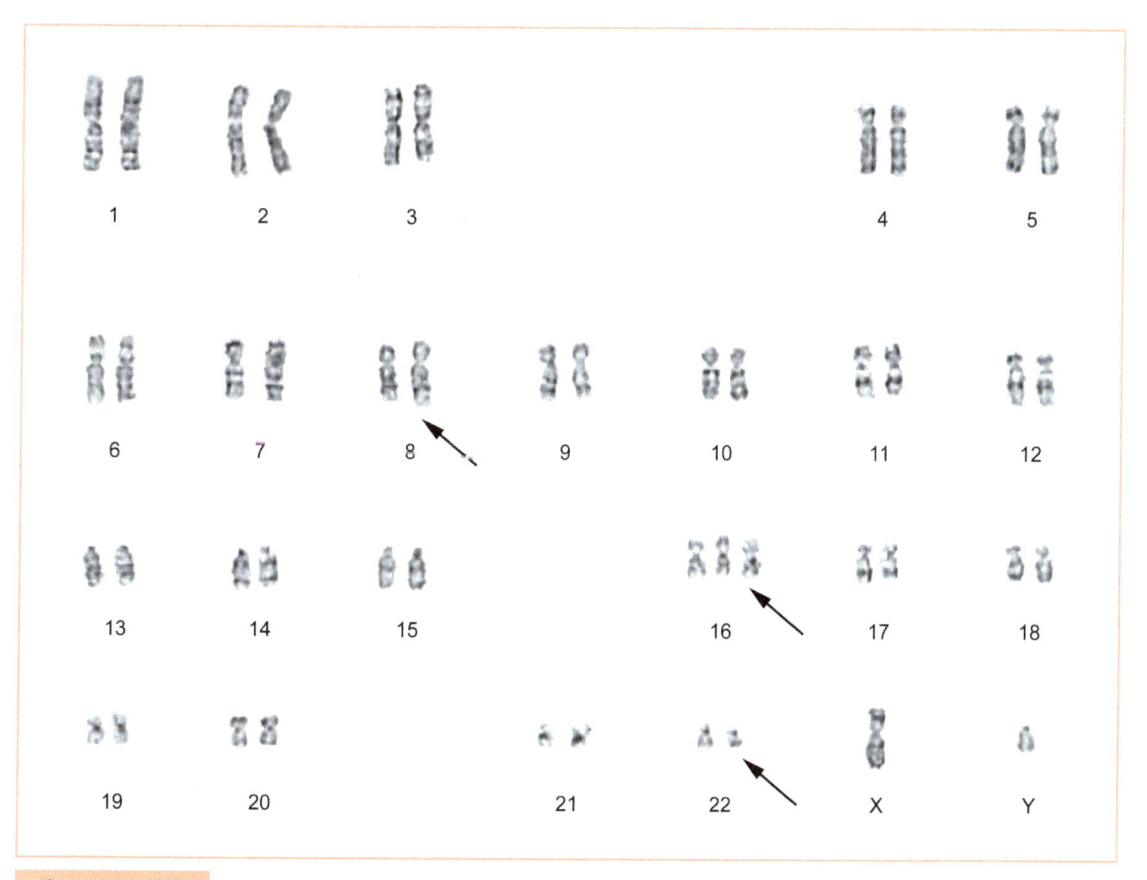

Figura 6-65.

Leucemia/Linfoma B de Burkitt: cariótipo com translocação entre os braços longos dos cromossomos 8 e 22 e trissomia 16.

Leucemia Linfóide Crônica

A citogenética convencional evidencia anormalidades clonais em 40% a 50% dos pacientes. O baixo índice de proliferação torna, muitas vezes, difícil o estudo de metáfases e portanto, a complementação do estudo por FISH aumenta o achado de alterações genéticas para 80% dos casos de leucemia linfóide crônica (LLC). Convém ressaltar a importância destes achados na avaliação prognóstica.

Trissomia do Cromossomo 12

A citogenética convencional detecta 7% a 15% de casos com trissomia 12 e o FISH interfásico em 15%-20% dos pacientes, freqüentemente associado a morfologia atípica, doença avançada e prognóstico desfavorável. A trissomia do 12 está presente em uma proporção variável de células, de 6% a 70%.

- *Deleção 17p.* A deleção do braço curto do 17 ocorre em 7% das LLC e está associada a uma baixa sobrevida média, de 32 meses. Na região mais freqüentemente acometida, a 17p13, localiza-se o gene supressor de tumor *P53*. A deleção monoalélica do *P53* é um dos fatores prognósticos mais importantes da LLC.

- *Deleção 11q.* A deleção do 11q22.3-23.1 acarreta a exclusão do gene *ATM* que tem um papel na regulação do ciclo celular. Alterações somáticas de ambos os alelos do *ATM* foram observadas em 34% dos casos.

- *Deleção 13q.* A deleção do braço curto do 13 é detectada em 10% a 15% dos casos através da citogenética convencional e em 55% dos casos através do FISH, estando presente na maioria das células B. O seu achado isolado associa-se a um prognóstico muito favorável. Em dois terços dos casos, há deleção envolvendo a região 13q14 onde se localiza o gene do retinoblastoma *(RB1)*. Em 2% a 3% dos casos de LLC há concomitância da del13q e trissomia 12.

  Foi demonstrado que, aproximadamente, 50% dos casos de LLC têm o gene IgV_H não-mutado o que indica tratar-se de células B *naïve*. O restante apresenta IgV_H mutado, característica de células B expostas ao microambiente folicular. O estado mutacional do gene IgV_H se correlaciona com aspectos clínicos: o IgV_H não-mutado apresenta citologia atípica, estágio avançado com doença progressiva e sobrevida menor. Em um estudo de pacientes de LLC estágio A, as medianas de sobrevida apresentaram diferenças significativas (P = 0,0008) nos dois grupos: o grupo IgV_H não-mutado apresentou sobrevida de 95 meses e o grupo mutado 293 meses. A trissomia do 12 associa-se com o IgV_H não-mutado e o del 13q com o estado mutado.

  Atualmente é evidente que há pelo menos dois subtipos de LLC: o primeiro em que a neoplasia deriva de células B *naïve* embora a contraparte normal ainda não esteja esclarecida. A segunda é uma neoplasia de células B de memória, somaticamente mutada e associada a prognóstico favorável. Há uma busca em se determinar a correlação entre determinadas anormalidades citogenéticas com os fenótipos mutados e não-mutados de IgV_H.

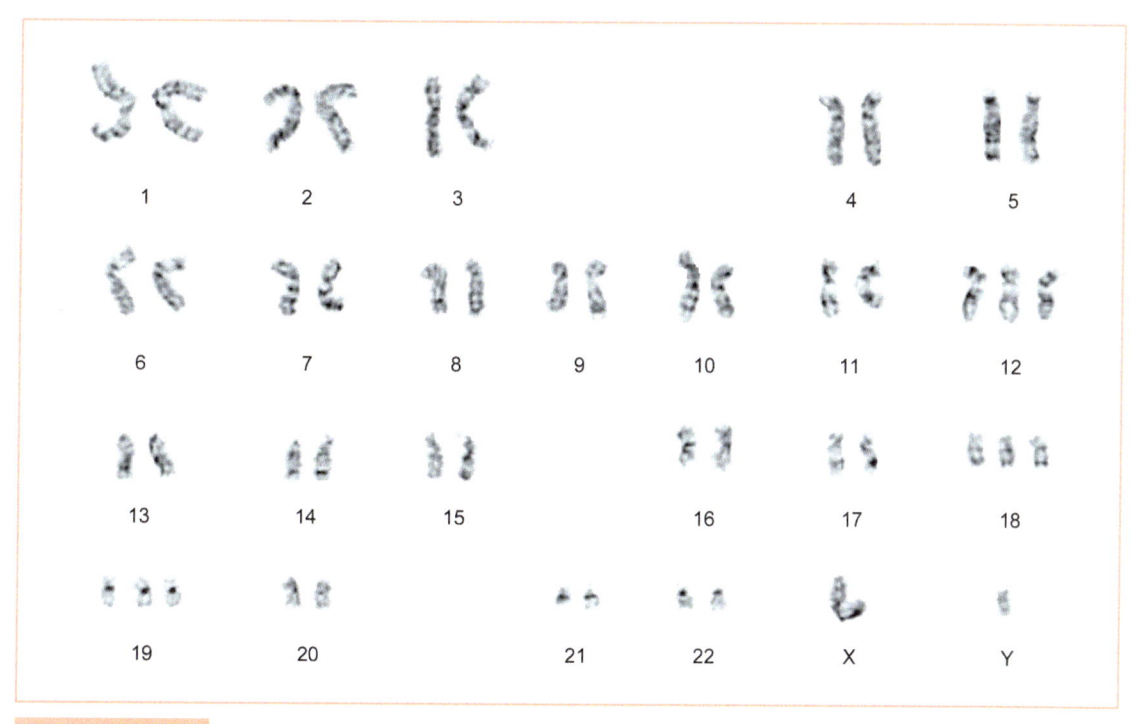

Figura 6-66.

LLC-B: cariótipo com trissomias do 12, do 18 e do 19. A trissomia do 12 é uma anormalidade genética associada a prognóstico desfavorável.

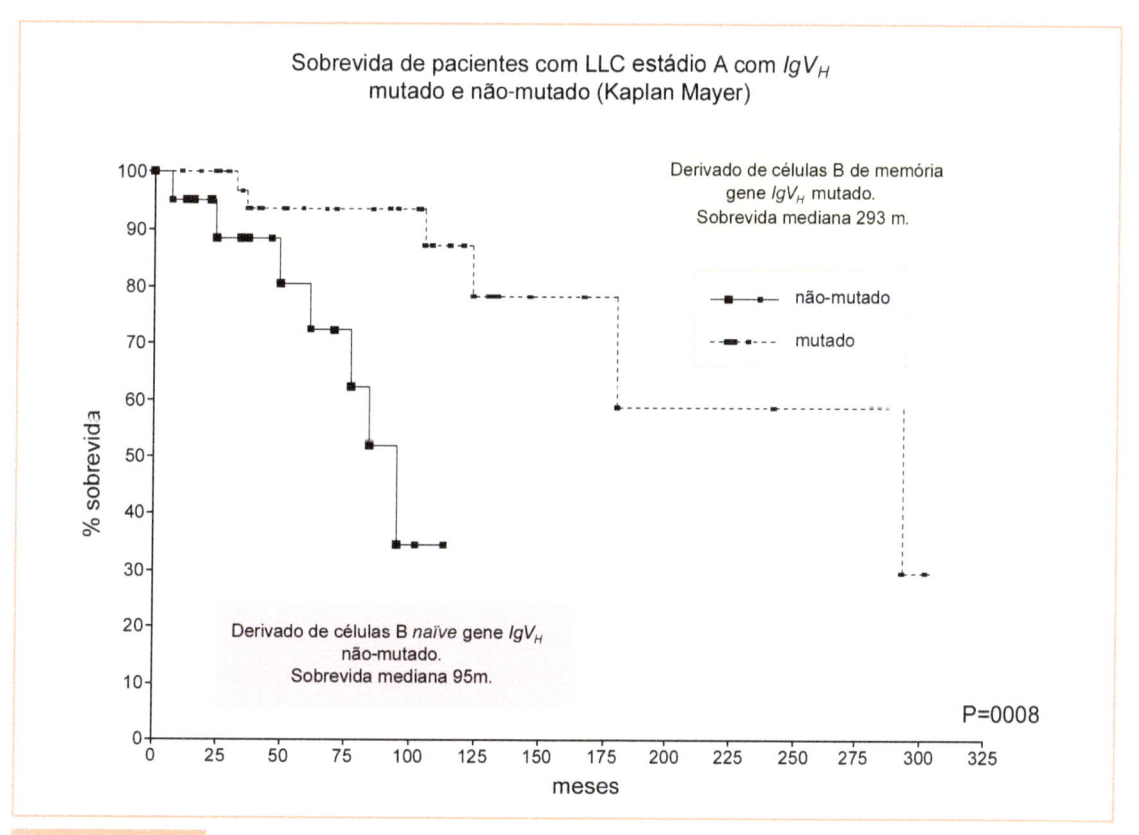

Figura 6-67.

O estado mutacional do gene IgV$_H$ *foi analisado em 62 pacientes em estádio A de Binet. O grupo* IgV$_H$ *não-mutado apresentou sobrevida mediana de 95 meses e o grupo mutado de 293. A diferença foi significativa (*log-rank test*).*

Leucemia Pró-linfocítica de Células B

A t(11;14)(q13;q32) é encontrada em 20% dos casos mas há uma dificuldade em se fazer o diagnóstico diferencial com o linfoma de células do manto, diagnóstico este mais freqüentemente adotado. As alterações do gene *TP53* ocorre em metade dos casos. Também há casos descritos de deleção de 11q23 e 13q14.

LINFOMA LINFOPLASMACÍTICO/ MACROGLOBULINEMIA DE WALDENSTRÖM

A presença da t(9;14)(p13;q32) e o rearranjo do gene *PAX5* ocorrem na metade dos casos assim como em outros linfomas com diferenciação plasmocitóide. Os pontos de quebra desta translocação envolvem o *IgH* no cromossomo 14q32 e o *PAX-5* (pares homeobox-5) no cromossomo 9p13. O *PAX-5* codifica um fator transcricional BSAP (*B cell Specific Activation Protein*) envolvido no controle de proliferação e diferenciação específico de células B e é expresso em todos os estádios de desenvolvimento das células B. O *PAX-5* coordena a mudança do isotipo, a transcrição do gene de Ig e a expressão do antígeno CD19. Os mecanismos de oncogênese não são claros. As translocações envolvendo o *PAX-5* são quase que exclusivas de doenças com diferenciação plasmocitóide.

Tricoleucemia

Não há anormalidades específicas. Demonstra-se uma expressão aumentada de ciclina D1 em 50 a 75% dos casos sem associação com rearranjo do *BCL1*.

LINFOMA DE CÉLULAS DO MANTO

O linfoma de células do manto (LCM) freqüentemente se associa à t(11;14)(q13;q32) que justapõe o gene *BCL-1* também denominado *CCND1* ou *PRAD1,* localizado no 11q13 ao gene *IgH* no 14q32. O *BCL-1* codifica a ciclina D1 que está envolvida no controle da progressão do ciclo celular, normalmente não detectável nas células B normais. A t(11;14)(q13;q32) através do cariótipo com banda G é demonstrável em 70% dos casos de LCM mas o envolvimento do *BCL-1* é detectável mesmo nos casos sem a t(11;14) evidenciável sugerindo que a desregulação deste gene é um evento crítico na patogênese deste linfoma.

Casos classificados no passado como LLC com translocações envolvendo o *BCL-1* são hoje classificados como LCM e as anormalidades do *BCL-1* são marcadores diagnósticos relevantes para esta doença. Praticamente, todos os casos apresentam expressão aumentada do RNAm da ciclina D1.

O FISH é o método mais sensível e rápido para a detecção da t(11;14)(q13;q32), podendo ser realizado tanto na amostra incluída em parafina assim como em amostras de sangue periférico, demonstrando a fusão *IgH-CCND1* em 95% a 100% dos casos.

Não há demonstração de RNAm para ciclina D1 em linfonodos reativos ou linfonodos não estimulados. A sua expressão encontra-se elevada no LCM, mas também é positiva em cerca da metade dos casos de outros tipos de linfoma e em 40% das hiperplasias linfóides atípicas. O RT-PCR semiquantitativo para ciclina D1 permite a distinção entre o LCM que apresenta uma expressão nitidamente mais elevada do que em outros linfomas.

O LCM pode também apresentar mutações do *P53*, *P16* ou *P18* e outras anormalidades cromossômicas como, por exemplo, del 13q24, trissomia 12, del 17p, são indicativas de pior prognóstico.

A variante blastóide do LCM é mais freqüentemente associada à tetraploidia, não se observando rearranjo do *BCL2* e do c-*MYC*.

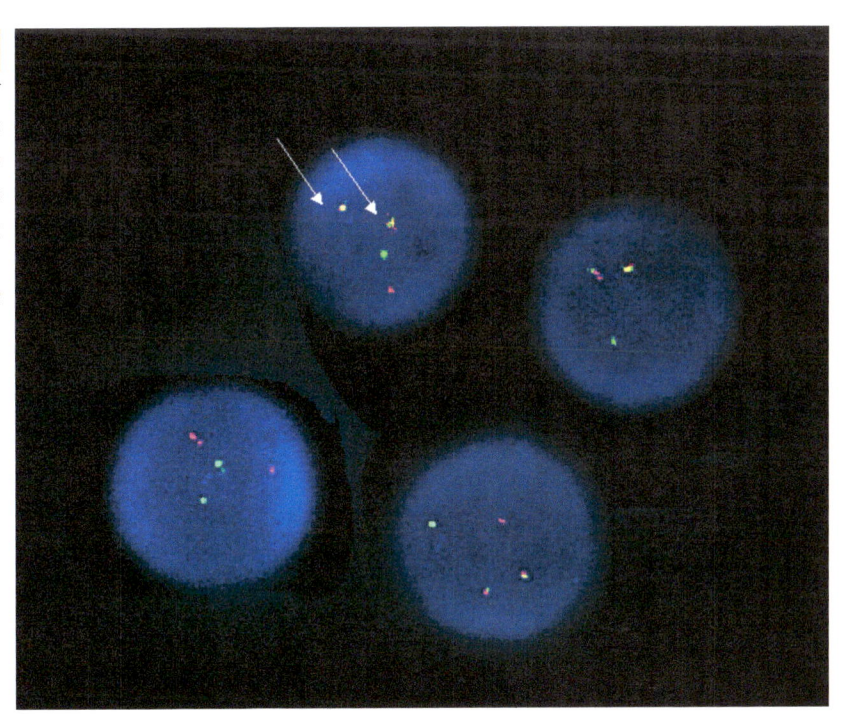

Figura 6-68.

Linfoma de células do manto. O FISH demonstra a fusão CCND1/IgH em mais de 90% dos casos de LCM, doença de evolução rapidamente progressiva. A sonda que hibridiza com o gene CCND1 é marcada com um fluorocromo verde (FITC) e o IgH, vermelho. Quando ocorre a fusão, observa-se um sinal amarelo.

LINFOMAS MALT (*MUCOSA-ASSOCIATED LYMPHOID TISSUE*)

A estimulação antigênica pelo *H. pylori* tem um papel importante na patogênese do linfoma MALT (L-MALT) cujas células apresentam hipermutação dos genes de Ig. Não é claro se os L-MALT de outras localizações que não o estômago também são dependentes de estimulação antigênica mas vale ressaltar que o L-MALT de tiróide ocorre em geral como seqüela da tiroidite de Hashimoto, um processo autoimune que causa exposição das células B aos autoantígenos da tireóide. Há várias anormalidades citogenéticas recorrentes associadas, sendo a mais comum a t(11;18)(q21:q21), que ocasiona a fusão *API2-MALT1* que ativa o NF-kB (fator nuclear kB). Ocorre em aproximadamente 25%-50% dos casos em linfomas de diferentes localizações. O gene *API2* se localiza no 11q21 e o *MLT* no 18q21. A API2 é uma proteína inibidora de apoptose e o gene é conservado na escala filogenética tendo um papel de regulação na morte celular programada em várias espécies. Apesar da função da MLT ser atualmente desconhecida, a proteína de fusão API2/MLT leva a um aumento de inibição da apoptose conferindo uma vantagem de sobrevida dos linfócitos nos linfomas MALT. As células tumorais apresentam uma expressão de *BCL10* nuclear. Em geral, associa-se a casos avançados, entretanto, é raramente encontrado no linfoma MALT transformado. Estes casos não respondem à erradiação do *Helicobacter pylori*. Esta anormalidade pode ser demonstrada por RT-PCR ou FISH. Outras anormalidades cromossômicas recorrentes do L-MALT são a trissomia 3 e t(1;14). A t(1;14)(p22;q32) ocorre em 5% dos L-MALT, e é encontrada em geral em casos em estágios avançados. A fusão gênica faz com que o gene *BCL10* fique sob o controle do promotor do gene da cadeia pesada de imunoglobulina desregulando a sua expressão que se torna bastante elevada. O gene *BCL10* que contém um domínio de recrutamento de caspase homológo ao encontrado em várias moléculas apoptóticas ativa o NF-kB mas o seu mecanismo de ação ainda não é claro. A t(14:18)(q32:q21) justapõe o gene *MALT1* ao *locus Ig* desregulando a expressão de *MALT1* e isto ocorre mais freqüentemente nos L-MALT. Outras alterações genéticas comumente envolvidas em outros tipos de linfoma também têm sido observadas em linfomas MALT inclusive alterações do *BCL6* e mutações *P53*.

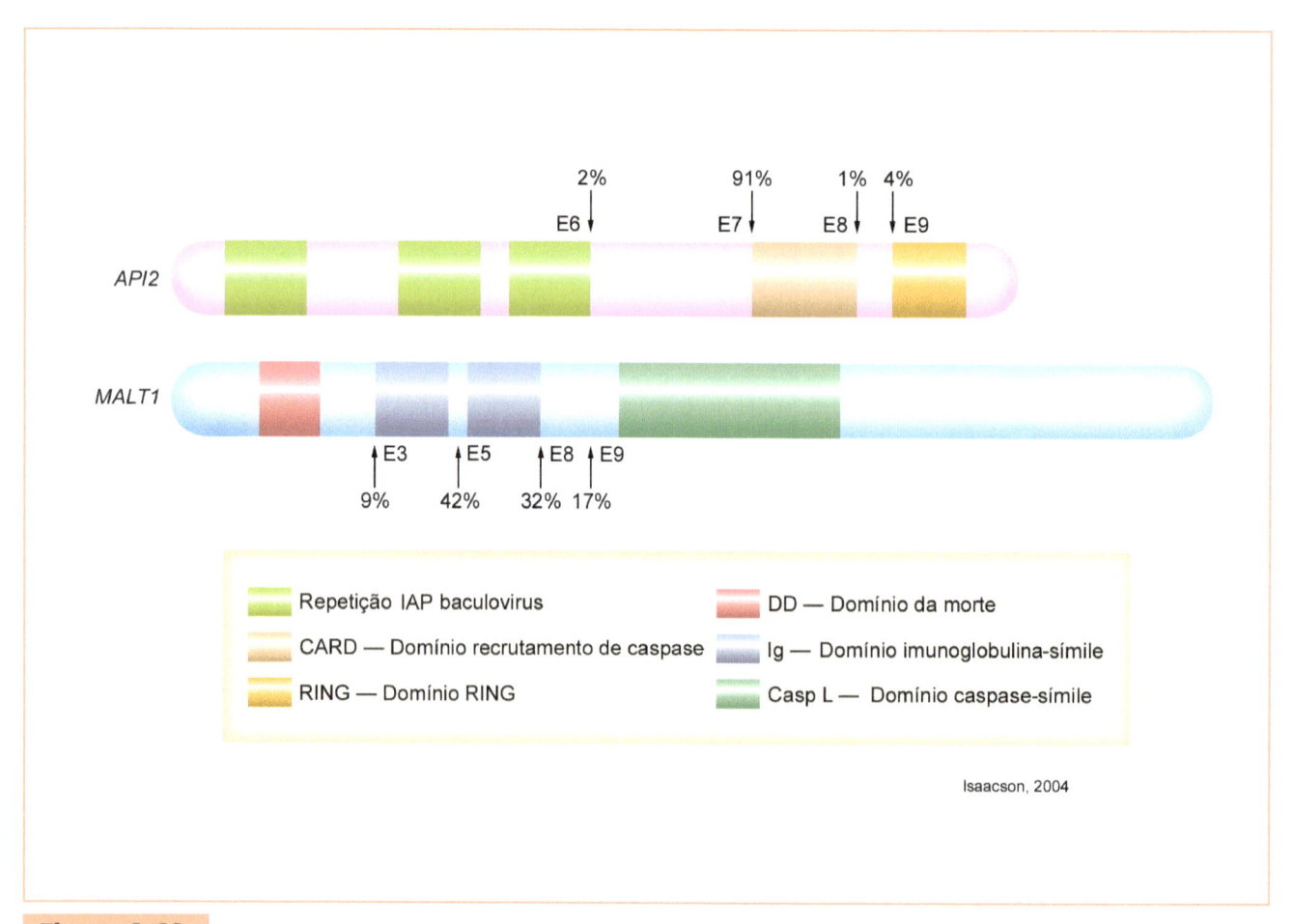

Figura 6-69.

A t(11;18)(q21;q21) associada ao linfoma MALT origina a fusão gênica API2–MALT1 *que ativa o NF-kB (fator nuclear kB). Os pontos de quebra conhecidos e suas freqüências estão indicados pelas setas. Ocorre em cerca de 35% dos casos variando conforme a localização do linfoma. Associa-se a casos avançados e linfomas MALT gástricos que apresentam esta alteração não respondem à erradicação do* Helicobacter pylori.

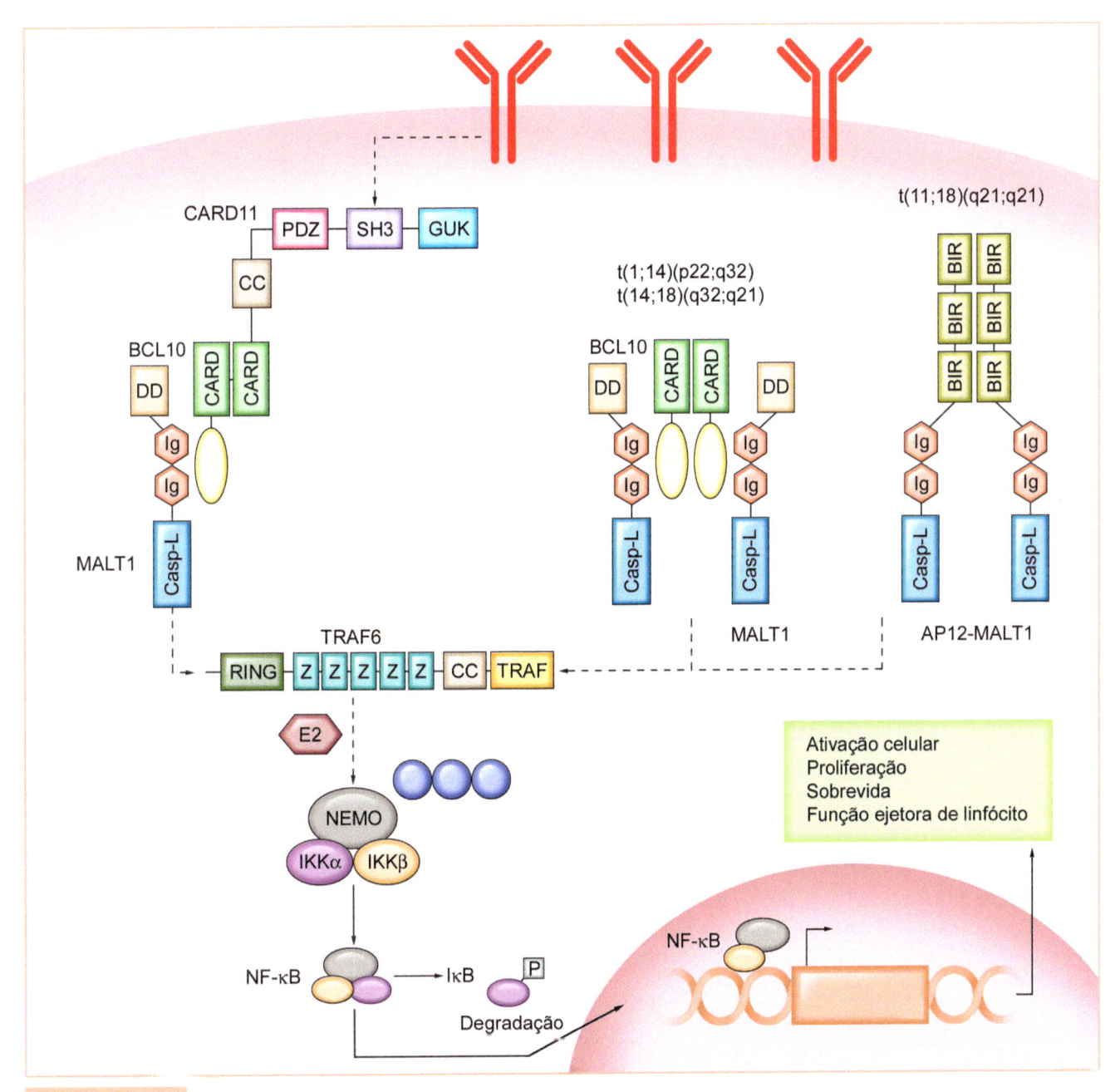

Figura 6-70.

As diferentes translocações presentes no linfoma MALT envolvem uma via molecular comum. Com a estimulação antígeno-receptor, ativa-se o CARD11 que recruta o BCL10 através de CARD. O BCL10 oligomerizado se liga ao domínio Ig-símile do MALT1 e induz à sua oligomerização que passa então a se associar ao TRAF6 levando à poliubiquitilação do NF-kB, que, por sua vez, é liberado para o núcleo onde tem o papel de transativar importantes genes na ativação, proliferação e sobrevida dos linfócitos.

Nos linfomas MALT com t(11;18)(q21;q21), a fusão *API2–MALT1* se auto-oligomeriza através do domínio BIR, resultando em uma atividade NF-B elevada.

No linfoma MALT com t(1;14)(p22;q32) a expressão do *BCL10* está bem aumentada levando a oligomerização MALT1 e ativação NF-kB aberrante.

No linfoma MALT com t(14;18)(q32;q21), a ativação do *MALT* é dependente do *BCL10*.

LINFOMA DIFUSO DE GRANDES CÉLULAS B

O linfoma difuso de grandes células B (LDGC) é uma doença clinicamente heterogênea, muito provavelmente determinada por sua heterogeneidade genética. Uma grande variedade de anormalidades cromossômicas recorrentes têm sido detectadas.

A maioria dos casos apresenta rearranjo dos genes de cadeia leve e cadeia pesada e mutações somáticas das regiões variáveis de Igs. O rearranjo gênico envolvendo o gene *BCL2* decorrente da translocação t(14;18)(q32;q21) embora característica do linfoma folicular, ocorre em 20% dos casos de LDGC; a t(8;14)(q24;q32) em 19%, trissomia do 7 (16%), trissomia 12 (13%) e deleções do braço longo do cromossomo 6 (6q-) (14%). As anormalidades da região 3q27 envolvendo o proto-oncogene *BCL6* estão presentes em até 30% dos casos. O rearranjo de *MYC* é raro. Muitos casos exibem anormalidades citogenéticas complexas. Exceto pelas translocações envolvendo o 3q27 que ocorre predominantemente nas LDGC, as demais anormalidades são detectadas em outros tipos de linfoma não-Hodgkin (LNH) com frequências semelhantes.

O *BCL6* é um proto-oncogene que codifica um fator transcricional com atividade repressora, expresso normalmente em células B e em células CD4 positivas localizadas no centro germinativo, mas não em células pré-germinativas como as células da zona do manto ou nas células pós-germinativas como os imunoblastos ou plasmócitos. O *BCL6* tem um importante papel no desenvolvimento do centro germinativo integrando vários sinais que regulam a sua formação e diferenciação e, conseqüentemente, está expresso nos linfomas não-Hodgkin que se originam no centro germinativo. O rearranjo do *BCL6* pode ser detectado em aproximadamente 35% dos LDGC e em cerca de 5% a 10% dos linfomas foliculares. A translocação cromossômica justapõe o *BCL6* com a região promotora dos genes *IgH* (14q23), *Ig Kappa* (2p12), *Ig Lambda* (22q11) e pelo menos outros 10 genes localizados em cromossomos não relacionados aos *loci* das imunoglobulinas tais como *TTF, BOB1, L-plastin, H4* (histona), *IKAROS, HSP89A* , transativador de HLA classe II, *PIM-1, fator 4AII*, receptor de transferrina. Esta promiscuidade de translocações envolvendo o 3q27 é única dentre os linfomas não-Hodgkin. Em alguns estudos, a presença do rearranjo *BCL6* associa-se a um melhor prognóstico.

A infecção de células neoplásicas pelo vírus Epstein Barr é um fenômeno que ocorre, mais freqüentemente, nos casos com imunodeficiência.

Para esclarecer a grande variabilidade do LDGC, estudaram-se milhares de genes através de *microarrays* e os pacientes foram classificados segundo "assinaturas de expressão gênica", isto é, grupos de genes que apresentam padrões semelhantes de expressão em um subgrupo de pacientes. Rosenwald *et al.*, em 2002, analisaram o RNAm de 240 amostras de biopsia de linfonodo de pacientes com linfoma difuso de grandes células empregando *microarrays* com cerca de 12.000 cDNA e, a seguir, reduziram para um perfil que analisa os 100 genes mais informativos. Desta forma, delinearam três subgrupos distintos de linfoma difuso de grandes células: (1) um subgrupo com expressão de genes semelhante ao de células B germinativas compreendendo cerca de 50% dos casos e que apresentava uma sobrevida geral relativamente elevada; (2) um segundo subtipo com perfil de expressão semelhante ao de células B ativadas presente em 30% dos casos com prognóstico desfavorável; e (3) um terceiro grupo que não apresenta características dos dois grupos anteriores e constitui provavelmente, um grupo heterogêneo.

Esta noção de que os subgrupos de expressão gênica representam tipos distintos é reforçada pela análise de anormalidades cromossômicas recorrentes neste câncer. A

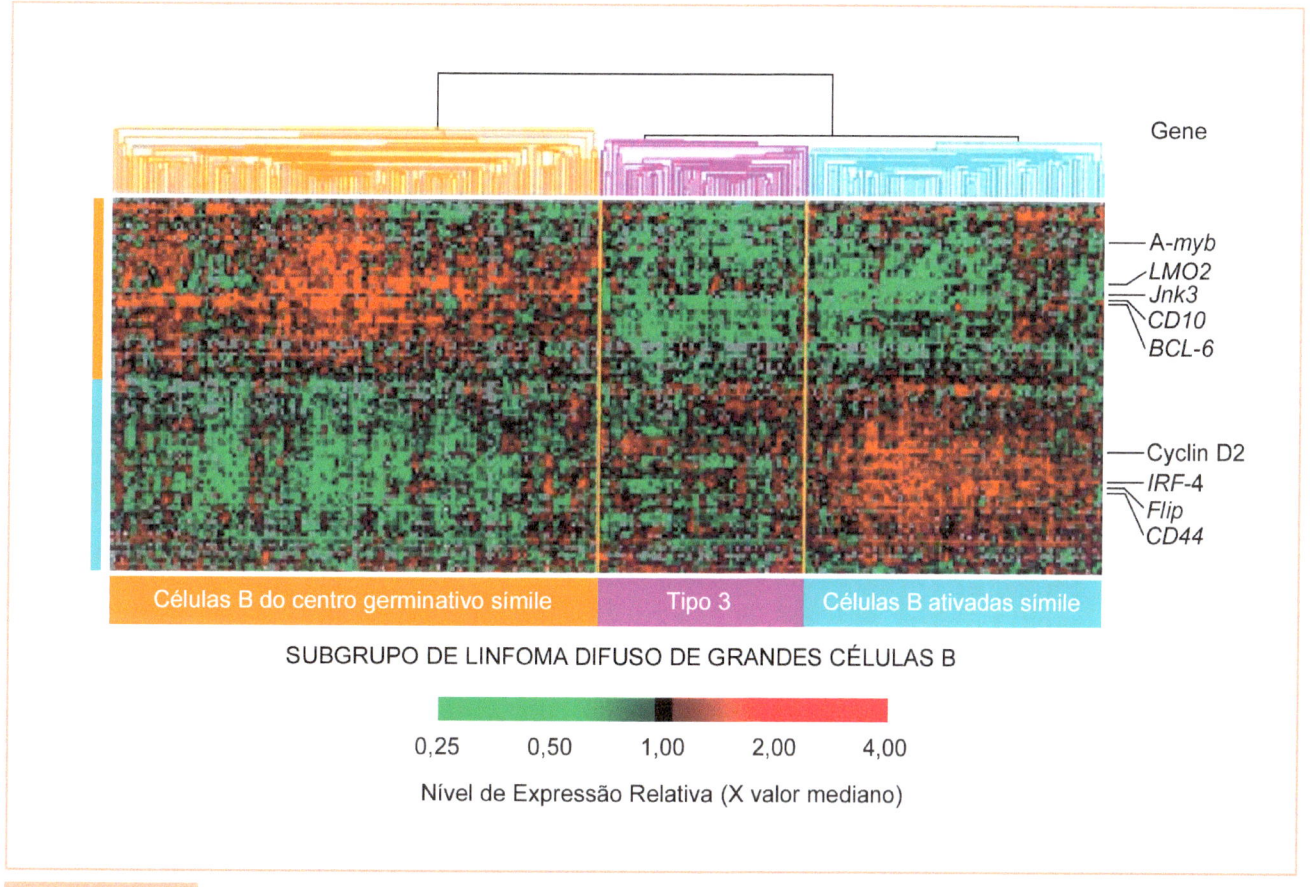

Figura 6-71.

Subgrupos de linfoma difuso de grandes células (LDGC) segundo perfil de expressão gênica. Agrupamentos hierárquicos de LDGC de 240 pacientes não-tratados e 34 pacientes tratados previamente ou com um linfoma de baixo grau prévio, foram analisados segundo o nível de expressão de 100 genes. As áreas vermelhas indicam expressão aumentada e as áreas verdes, expressão diminuída. Cada coluna representa um caso de linfoma e cada linha representa um único gene. Ressaltamos à direita, os genes que, caracteristicamente, estão expressos nos casos de LDGC com expressão de células B do centro germinativo-símile e nos casos com expressão semelhante à de células B ativadas.

Figura 6-72.

Curva de Kaplan-Meier de estimativa de sobrevida geral após quimioterapia em 240 pacientes com linfoma difuso de grandes células não-tratados, de acordo com os três subgrupos de perfil de expressão gênica: LDGC células B do centro germinativo símile, LDGC com expressão gênica semelhante às de células B ativadas e LDGC tipo 3.

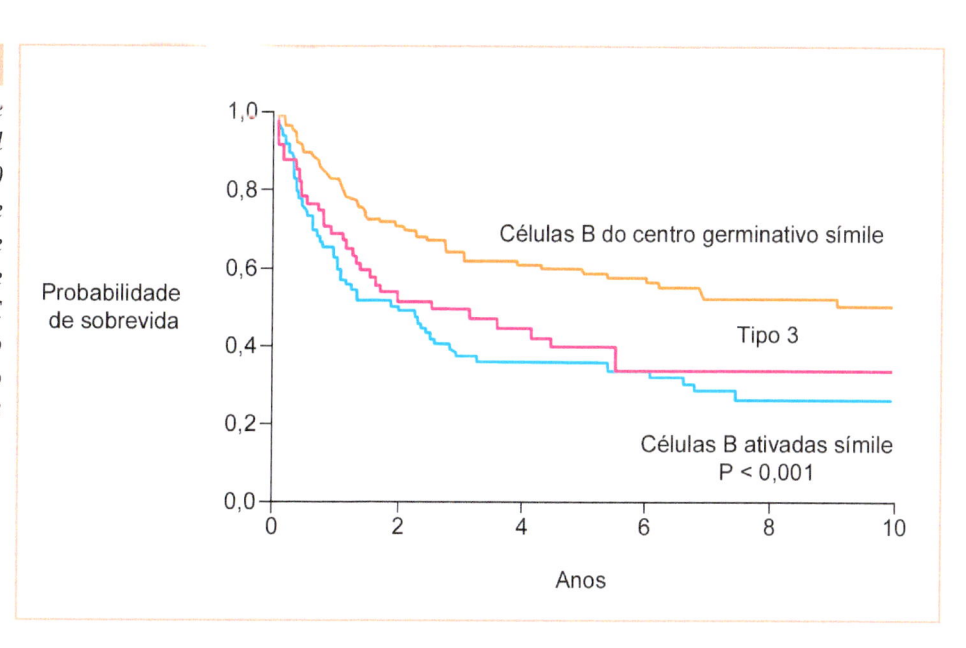

t(14;18) que envolve o gene *BCL2* ocorre no grupo de LDGC com expressão semelhante ao de células B do centro germinativo mas não nos outros subgrupos. A ativação do *NF-kB* ocorre somente no subgrupo com expressão semelhante ao de células B ativadas.

Ao quantificarmos 36 genes cuja expressão tem sido correlacionada com sobrevida dos pacientes com LDGC, os genes com maior poder preditivo foram o *BMP6*, *LMO2*, *BCL6*, *CCND2*, e o *BCL2* e a sua análise conjunta permite predizer a sobrevida total destes pacientes de forma independente do IPI (International Prognostic Index).

Os LDGC são neoplasias agressivas, mas potencialmente curáveis. O IPI baseado em parâmetros clínicos é fortemente preditivo do tipo de evolução. Um índice proliferativo elevado associa-se a uma pior sobrevida em algumas séries. A expressão aumentada de *BCL2* e de *P53* na maioria das células neoplásicas também é um indicador prognóstico desfavorável.

LDGC com Expressão Completa de ALK

Este subtipo é constituído de células grandes, monomórficas com morfologia de imunoblastos e presença de algumas células Reed-Sternberg-símile. Não se demonstra a t(2;5) ou o rearranjo gênico resultante *NPM-ALK*. O mecanismo de expressão aumentada da quinase ALK não é conhecido. A evolução clínica é agressiva.

Mieloma Múltiplo

A citogenética convencional detecta anormalidades numéricas e estruturais em 30%-50% dos casos de mieloma múltiplo (MM). A freqüência e extensão das anormalidades cariotípicas se correlaciona com o estágio, prognóstico e resposta à terapia e é anormal em 20% dos MM em estádio I, 60% no estádio III e superior a 80% nos tumores extramedulares.

O baixo índice proliferativo destas células diminui a sensibilidade do estudo citogenético convencional. Atualmente, o cultivo de células estimuladas com citocinas, o FISH, a análise por SKY e o RT-PCR, permitem a identificação de uma translocação envolvendo o *IgH* em 92% das linhagens celulares de MM e a presença de duas ou mais translocações envolvendo o *IgH* em 44%. Pela técnica de FISH interfásico, evidenciam-se translocações envolvendo o *IgH* em 60% a 70% dos pacientes com MM. As anormalidades mais comuns são os ganhos dos cromossomos 3, 5, 7, 9, 11, 15 e 19 e perda dos cromossomos 8, 13, 14 e X.

Há uma série de cromossomos parceiros e, conseqüente, desregulação de vários proto-oncogenes e os principais *loci* envolvidos de forma recorrente são 4p16, 6p21, 11q13, e 16q23.

- *14q32 — BCL1*. A t(11;14)(q13;q32) é demonstrada em 15% a 20% dos casos de MM por citogenética convencional e FISH interfásico. Entretanto, o ponto de quebra do gene *BCL1* fica disperso em uma região de 330kb centromérica em relação ao MTC (*Major Translocation Cluster*) onde se concentram as quebras no linfoma do manto. O gene *IgH.* passa a promover a expressão do gene *BCL1*, normalmente ausente nas células B, e a presença elevada de ciclina D1 sugere um papel na patogênese do MM. O prognóstico desses pacientes é intermediário.

- *13q14 — RB1.* Dentre as perdas, a monossomia ou deleção parcial do 13 (13q14) é o achado mais comum resultando na deleção monoalélica do gene do retinoblastoma, *RB1*. Está presente em 15% dos pacientes através do cariótipo e em 40% a 50% quando realizado o FISH. A freqüência desta anormalidade é discretamente menor na Gamopatia Monoclonal de Significado Indeterminado (GMSI) mas, diferentemente do MM, ela está presente em uma parte restrita do clone o que sugere que se trate de um evento genético secundário à expansão clonal. Os pacientes com del 13 apresentam prognóstico desfavorável.A deleção monoalélica do *RB1* parece ser um achado freqüente e precoce na patogênese do MM e se associa a um prognóstico desfavorável.

- *8q24 (c-MYC).* Há raros casos de translocação envolvendo o *cMYC* e o *IgH* quando estudados por FISH interfásico mas 45% dos MM avançados apresentam comprometimento do *MYC* quando analisados por FISH metafásico. A maioria das anormalidades cariotípicas são translocações e inserções complexas, em geral, não recíprocas, envolvendo três cromossomos não identificáveis no cariótipo convencional e que surgem tardiamente na progressão da doença, em contraste com o linfoma de Burkitt em que a anormalidade é um evento precoce.

- *4p16.3 — FGFR3 e MMSET.* A t(4;14)(p16;q32) está presente em 15%-25% dos MM. A localização na região telomérica do cromossomo 4 não permite a detecção por cariótipo

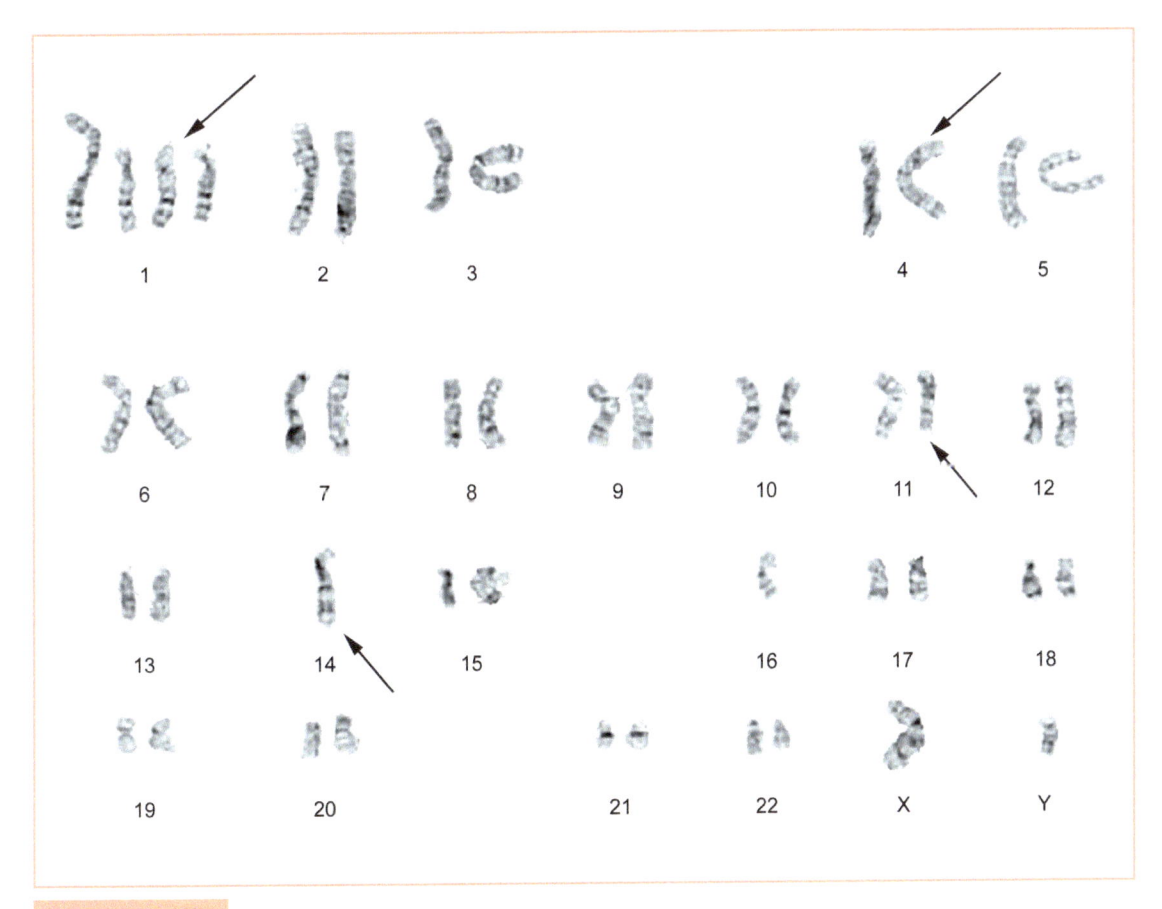

Figura 6-73.

Mieloma múltiplo com cariótipo complexo com deleção de parte do braço curto do cromossomo 1, presença de duas cópias extranumerárias do 1 deletado, material adicional no braço curto do 4, translocação entre o 11 e 14, monossomias 14 e 16, dentre outras alterações.

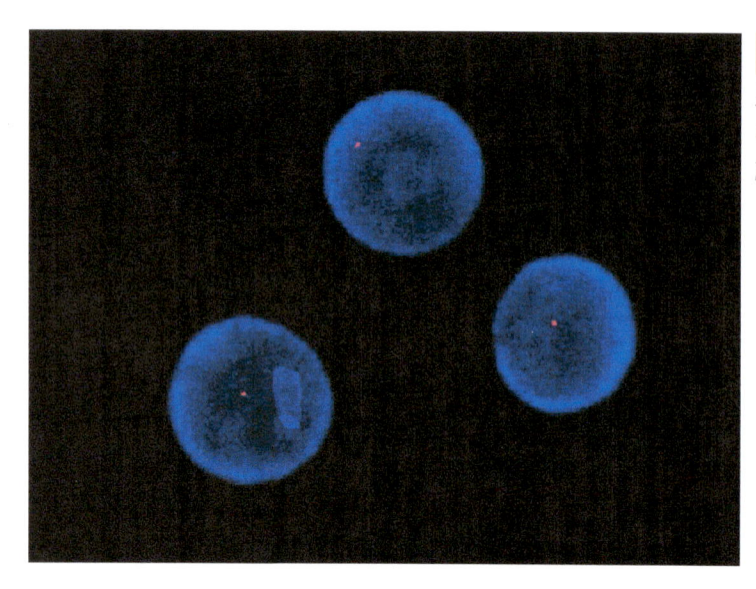

Figura 6-74.

Mieloma múltiplo com deleção do gene RB1. Presença de apenas um sinal por interfase, associado a mau prognóstico.

nem por SKY. Os pacientes com t(4;14) e t(14;16) têm uma freqüência maior de del13 e elevação de β2-microglobulina associando-se, portanto, a um grupo de pior prognóstico.

Mediante FISH interfásico com análise de 5 a 10 cromossomos, há pelo menos um cromossomo trissômico em cerca de 90% dos casos. A maioria dos casos de gamopatia monoclonal de significado indeterminado (GMSI) também apresenta uma trissomia levando a crer que o processo que leva à instabilidade cariotípica tem início na GMSI que persiste e eventualmente progride.

• *N-RAS e K-RAS*. As mutações que ativam o *N e o K-Ras* estão presentes em até 40% dos pacientes ao diagnóstico e em até 50% à recaída. Há uma correlação significativa entre mutações do *K-RAS* e massa tumoral e sobrevida.

As mutações do *P53* que levam à sua inativação são uma das alterações genéticas mais comuns em tumores, particularmente, em tumores sólidos. Aproximadamente 4% dos MM intramedulares e 20%-40% das recaídas de MM ou MM extramedulares apresentam essas mutações. Uma análise multivariada confirmou que a deleção *P53* é um fator prognóstico independente indicando um subgrupo de pacientes com sobrevida geral e sobrevida livre de doença diminuída após quimioterapia e transplante autólogo de medula óssea.

Quadro 6-5.		
Anormalidades genéticas nas LLCs: freqüência e sobrevida média		
Achado genético	**Freqüência**	**Sobrevida média (meses)**
del 17p	7%	32
del 11q	18%	79
trissomia 12q	16%	114
del 13q	55%	133
Cariótipo normal	18%	111

Resultados de Dohner *et al.* (2003) em estudo de 325 casos de LLC em que 269 apresentaram anormalidades genéticas (82%).

Quadro 6-6.
Anormalidades genéticas mais freqüentes no mieloma múltiplo

Proto-oncogene envolvido	Cariótipo	Freqüência	Observação (prognóstico)
BCL1 ou CCND1	t(11;14)(q13;q23)	15%-20%	Intermediário
FGFR3/MMSET	t(4;14)(p16;q32)	15%	Desfavorável devido à associação com del 13
MUM1/IRF4	t(6;14)(p21;q 32)	20%	Desfavorável devido à associação com del 13 desfavorável
MYC	t(8;14)(q24;q32)	50%	
RAS	Mutação	40%	
TP53	Mutação	Rara	20%-40% em leucemias de células plasmáticas
TP53	del 17p13	25%	Desfavorável, independente
RB1	del 13 del 13q12-14	70%	Desfavorável, independente

Quadro 6-7.
Anormalidades genéticas das neoplasias maduras de células B

Neoplasia de células B maduras	Anormalidade genética	Freqüência	Prognóstico associado à anormalidade genética	Proto-oncogene envolvido
Leucemia linfocítica crônica/ linfoma linfocítico de pequenas células	Trissomia 12	20%	Desfavorável	
	Deleção 13q14	55%	Favorável, se isolada	
	Deleção 11q22-23	18%	Desfavorável	ATM
	Deleção 6q21	5%		
	Deleção 17p13	10%		P53
	Deleção p53	10%		
	IgV_H não-mutado	40%-50%	Favorável	
	IgV_H mutado	50%-60%	Desfavorável	
Leucemia prólinfocítica de células B	Anormalidade p53	50%		
Linfoma linfoplasmocítico	t(9;14)(p13;q32)	50%		PAX-5
Linfoma esplênico da zona marginal	Perda alélica 7q21-32	40%		
	Trissomia 3	17%		
Tricoleucemia	Sem anormalidades específicas			

(Continua)

Quadro 6-7.

Anormalidades genéticas das neoplasias maduras de células B (Continuação)

Neoplasia de células B maduras	Anormalidade genética	Freqüência	Prognóstico associado à anormalidade genética	Proto-oncogene envolvido
Mieloma múltiplo	Monossomia ou deleção del13 ou del 13q12-14	15%-70%	Desfavorável, independente	*RB1*
	Deleção 17p13 com perda alélica de p53	25%	Desfavorável	*P53*
	Deleção de 7q		Desfavorável	
	t(11;14)(q13;q32)	15%-20%	Intermediário	*Cyclin D1*
	t(4;14)(p16;q32)	20%	Desfavorável devido à associação del 13	*FGFR3/MMSET*
	t(6;14)(p25;q32)	20%	Desfavorável devido à associação del 13	*IRF4*
	t(14;16)(q32;q23)	20%-25%		*C-MAF*
	t(1;14)(q21;q32)	< 5%		*MUM2/3*
Linfoma B de zona marginal extranodal MALT	t(11;18)(q21;q21)	25%-50%		*API2/MLT BCL-10*
	t(1;14)(p22;q32)	raro		
Linfoma B de zona marginal nodal	Trissomia 3 e t(11;18)	Raro		
Linfoma folicular	t(14;18)(q32;q21)			
	t(2;18)(p11;q21)			
	t(18;22)(q21;q11)	90%		*BCL2*
Linfoma da zona do manto	t(11;14)(q13;q32)	70%	Desfavorável	*BCL-1/ Cyclin* D1
Linfoma B difuso de grandes células	der(3)(q27)	35%	Favorável	*BCL6*
	t(14;18)(q21;q32)	20%	Desfavorável	*BCL2*
	t(8;14)(q24;q32)	10%		*MYC*
	t(3;14)(q27;q32)	5%-10%		*BCL6*
	t(14;15)(q32;q11-13)	< 1%		*BCL8*
	t(10;14)(q24;q32)	< 1%		*NFKB2*
Leucemia/linfoma Burkitt	t(8;14)(q24;q32) t(2;8)(p11;q24) t(8;22)(q24;q11)	80%-15% 5%		*c-MYC*

NEOPLASIAS DE CÉLULAS T

Leucemia Linfoblástica/Linfoma Linfoblástico de Células Precursoras T

Aproximadamente um terço dos casos apresentam translocações envolvendo receptores de células T alfa e delta na região 14q11.2 e no *locus* beta na região 7q35. A t(10;14)(q25;q11) ocorre em cerca de 8% das LLA-T de adulto e associa-se a um prognóstico favorável. A fusão gênica *MLL-ENL* é rara e também se associa a um prognóstico favorável.

Quadro 6-8.

Freqüência dos principais genótipos de LLA de linhagem T em crianças e adultos

Alterações moleculares	Anormalidades citogenéticas	Crianças	Adultos	Prognóstico em crianças
MLL-ENL	t(11;19)(q23,p13)	0,3%	0,5%	Favorável
HOX11/TCR	t(10;14)(q25;q11)	0,7%	8%	Favorável
TAL1	t(1;7)(p32;q35)	7%	12%	
	t(1;14)(p32;q11)			
LYL1/TCR	t(7;19)(q35;p13)	1,5%	2,5%	
HOX11L2	5q35	2,5%	1%	
Ttg-1/TCR	t(11;14)(p15;q11)			
Ttg2/TCR	t(11;14)(p13;q11)			

Neoplasia de Células T Maduras

A maioria dos casos envolve rearranjo de receptores de células T (*TCR*) α, β, γ e deleção de *TCR*δ. Aproximadamente, 95% das células T normais e dos linfomas de células T são do tipo α e β. As células T γδ, são raras assim como os linfomas com rearranjo de *TCR* γ e δ. Apresentam rearranjo α, β e γ, os linfomas de células T periféricas não especificado, linfoma de células T do tipo enteropatia, linfomas cutâneos de células T como a micose fungóide e síndrome de Sézary, linfoma de células T angioimunoblástico. A clonalidade desses linfomas pode ser demonstrada através de PCR para *TCR*γ.

Linfoma de Grandes Células Anaplásicas

Mais de 90% desses pacientes apresentam rearranjo de *TCR* e, por definição, não apresentam rearranjo dos genes de imunoglobulina. A maioria apresenta a t(2;5)(p23;q35) que resulta na justaposição do gene da tirosinoquisase *ALK* localizado no cromossomo 2 com o gene da nucleofosfomina *NPM* no cromossomo 5. A translocação resulta em uma atividade elevada da quinase que tem um papel importante na patogênese. As formas de linfoma de grandes células anaplásica com o *NPM/ALK* têm um melhor prognóstico do que os casos sem o rearranjo de *ALK*.

Quadro 6-9.
Anormalidades Genéticas das Neoplasias Maduras de Células T

Neoplasia de células T madura	Anormalidade genética	Proto-oncogene envolvido
Leucemia prólinfocítica T	t(14;14)(q11;q32)	*TCR* α/β /TCL1
		TCR α/β/TCL1b
Leucemia linfocítica de grandes células T granulares		Elevação de FAS
Leucemia agressiva de células NK		Genes *TCR* selvagens
Leucemia/linfoma de células T do adulto HTLV-1 +		Rearranjo de *TCR*
		Integração clonal do HTLV-1
Linfoma de células NK/T extranodal, do tipo nasal	del(6)(q21q25)	Genes *TCR* selvagens
Micose fungóide	Cariótipo complexo	Rearranjo de *TCR*
Síndrome de Sézary	Cariótipo complexo	Rearranjo de *TCR*
Linfoma T anaplástico de grandes células	t(2;5)(p23;q35)	*NPM/ALK*

CONCLUSÃO

Na maioria das neoplasias, é importante determinar a presença e quantificar vários genes para se obter uma definição diagnóstica e prognóstica. O desenvolvimento de metodologias na rotina clínica que possam medir a expressão de algumas dezenas a centenas de expressões gênicas poderá atender a esta expectativa, além de permitir um tratamento específico para doenças definidas quanto à suas bases moleculares. As técnicas moleculares sensíveis também permitem uma monitorização terapêutica eficiente.

Referências Fundamentais

Crespo M, Bosch F, Villamor N *et al*. ZAP-70 expression as a surrogate for immunoglobulin-variable-region mutations in chronic lymphocytic leukemia. *N Engl J Med* 2003; *348*:1.764-75.

Harris NL, Stein H, Coupland SE *et al*. New approaches to lymphoma diagnosis. *In*: Hematology. *Am Soc Hematol Educ Program* 2001; 194-220.

Isaacson PG, Du MQ. MALT lymphoma: from morphology to molecules. *Nat Rev Cancer* 2004; 4:644-53.

Pui CH, Relling MV, Downing JR. Acute lymphoblastic leukemia. *N Engl J Med* 2004; *350*:1.535-48.

Staudt LM. Molecular diagnosis of the hematologic cancers. *N Engl J Med* 2003; 348:1.777-85.

Leitura Recomendada

Alizadeh AA, Eisen MB, Davis RE *et al*. Distinct types of diffuse large B-cell lymphoma identified by gene expression profiling. *Nature* 2000; *403*:503-11.

Dohner H, Stilgenbauer S, Benner A. Genomic aberrations and survival in chronic lymphocytic leukemia. *N Engl J Med* 2000; *343*:1.910-6.

Elnenaei MO, Gruszka-Westwood AM, A'Hernt R, *et al*. Gene abnormalities in multiple myeloma; the relevance of TP53, MDM2, and CDKN2A. *Haematologica* 2003; *88*:529-37.

Hamblin TJ, Davis Z, Gardiner A *et al*. Unmutated Ig V(H) genes are associated with a more aggressive form of chronic lymphocytic leukemia. *Blood* 1999; *94*:1.848-54.

Liu H, Ye H, Dogan A, et al. t(11;18)(q21;q21) is associated with advanced mucosa-associated lymphoid tissue lymphoma that expresses nuclear BCL10. *Blood* 2001; *98*:1.182-7.

Okuda T, Fisher R, Downing JR. Molecular diagnostics in pediatric acute lymphoblastic leukemia. *Mol Diagn* 1996; *1*:139-151.

Scurto P, Hsu Rocha M, Kane JR *et al*. A multiplex RT-PCR assay for the detection of chimeric transcripts encoded by the risk-stratifying translocations of pediatric acute lymphoblastic leukemia. *Leukemia* 1998; *12*:1.994-2.005.

Winter JN, Andersen J, Reed JC *et al*. BCL-2 expression correlates with lower proliferative activity in the intermediate- and high-grade non-Hodgkin's lymphomas: an Eastern Cooperative Oncology Group and Southwest Oncology Group cooperative laboratory study. *Blood* 1998; *91*:1.391-8.

Yeoh EJ, Ross ME, Shurtleff SA *et al*. Classification, subtype discovery, and prediction of outcome in pediatric acute lymphoblastic leukemia by gene expression profiling. *Cancer Cell* 2002; *1*:133-43.

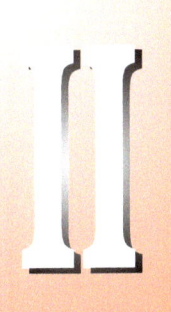
PATOLOGIA

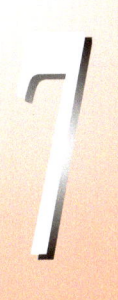

Anemias

Paulo Augusto Achucarro Silveira • Sandra Fátima Menosi Gualandro

DEFINIÇÃO

Anemia, o sinal clínico mais freqüente na prática médica, é decorrente da diminuição da massa eritróide, com conseqüente liberação inadequada de oxigênio aos tecidos. Cada indivíduo, portanto, deve ter níveis de hemoglobina proporcionais ao tecido metabolicamente ativo, representado basicamente pela massa muscular. Do ponto de vista prático, anemia é definida como uma redução na concentração de hemoglobina ou no hematócrito, com relação aos níveis considerados normais. Os valores normais dependem de uma série de fatores, entre os quais se destacam a idade, o sexo e a altitude do local. A Organização Mundial de Saúde (OMS) recomenda a utilização da concentração de hemoglobina e definiu valores de referência ao nível do mar (Quadro 7-1).

Quadro 7-1.	
Níveis de hemoglobina indicativos de anemia ao nível do mar	
Grupos por faixa etária/sexo	**Hemoglobina (g/dl)**
6 meses-5 anos	< 11
6anos-14 anos	< 12
Homens adultos	< 13
Mulheres adultas	< 12
Mulheres grávidas	< 11

WHO Technical Support Series Nº 405, 1968.

CLASSIFICAÇÃO

As anemias podem ser classificadas de acordo com o mecanismo pelo qual ocorrem (classificação fisiopatológica) e de acordo com a morfologia dos glóbulos vermelhos (classificação morfológica).

Classificação Fisiopatológica

Do ponto de vista fisiopatológico, as anemias são classificadas em:

- Anemias por falta de produção.
- Anemias por excesso de destruição.
- Anemias por perdas hemorrágicas.

Anemias por Falta de Produção (Fig. 7-1)

Estas anemias são decorrentes de:

- Redução do tecido hematopoético por aplasia ou hipoplasia medular idiopática ou induzida por agentes químicos, físicos, toxinas ou medicamentos; infiltração da medula óssea por tumores hematológicos ou metastáticos; substituição do tecido hematopoético por fibrose ou doenças de depósito.
- Falta de fatores estimulantes da eritropoese (eritropoetina), como ocorre na insuficiência renal crônica.
- Falta de fatores essenciais à produção dos eritrócitos, como ferro, vitamina B_{12} e ácido fólico.

Tais anemias caracterizam-se por número baixo de reticulócitos tanto em número absoluto como após correção pelo hematócrito.

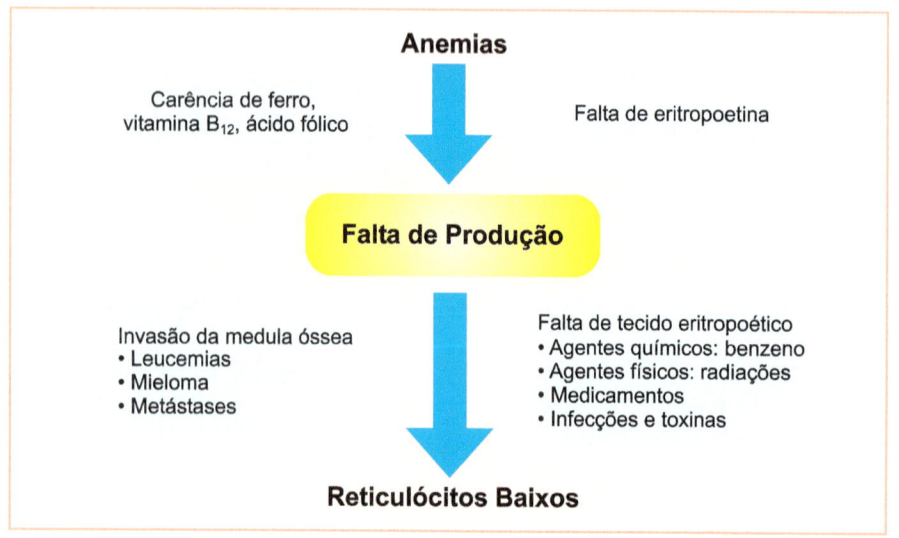

Figura 7-1.

Anemias por falta de produção de glóbulos vermelhos.

Anemias por Excesso de Destruição (Fig. 7-2)

Estas anemias são causadas por:

- Alterações intrínsecas dos eritrócitos: geralmente são hereditárias e decorrem de anormalidades em um ou mais constituintes do glóbulo vermelho: defeitos das proteínas da membrana, defeitos das enzimas eritrocitárias, anormalidades de síntese das cadeias globínicas da hemoglobina que causam as talassemias e alterações estruturais da hemoglobina, que constituem as hemoglobinopatias. Uma doença adquirida que pertence a este grupo é a hemoglobinúria paroxística noturna (HPN).

• Alterações extrínsecas aos eritrócitos: são causadas por agentes que, de alguma forma, agridem os eritrócitos normais, como exposição a venenos e toxinas, parasitas (malária), exposição a agentes físicos (calor e radiação), traumas mecânicos (anemias micro e macroangiopáticas), certos medicamentos e anticorpos dirigidos contra os eritrócitos.

As anemias hemolíticas caracterizam-se por aumento relativo e absoluto no número de reticulócitos.

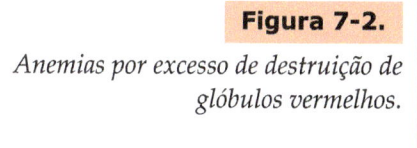

Figura 7-2.

Anemias por excesso de destruição de glóbulos vermelhos.

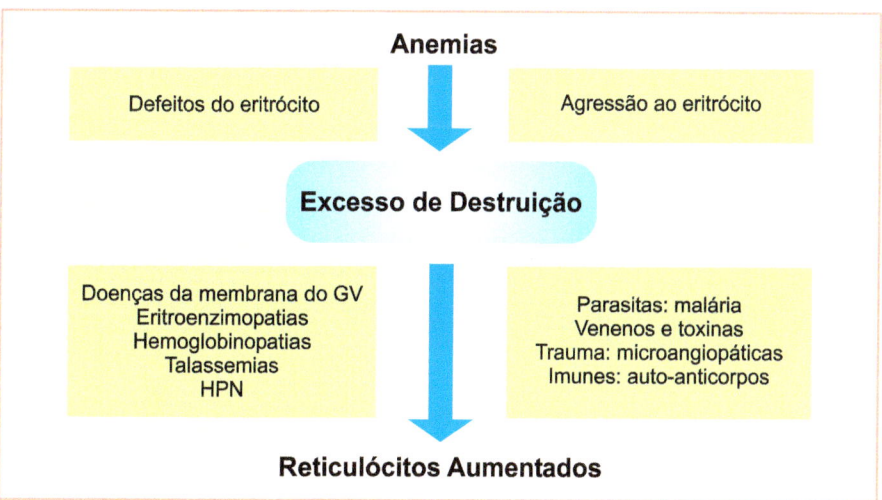

Anemias por Perdas Hemorrágicas

Decorrem de perdas agudas ou crônicas de sangue. As perdas crônicas causam espoliação de ferro e, conseqüentemente, anemia ferropênica (Fig. 7-3).

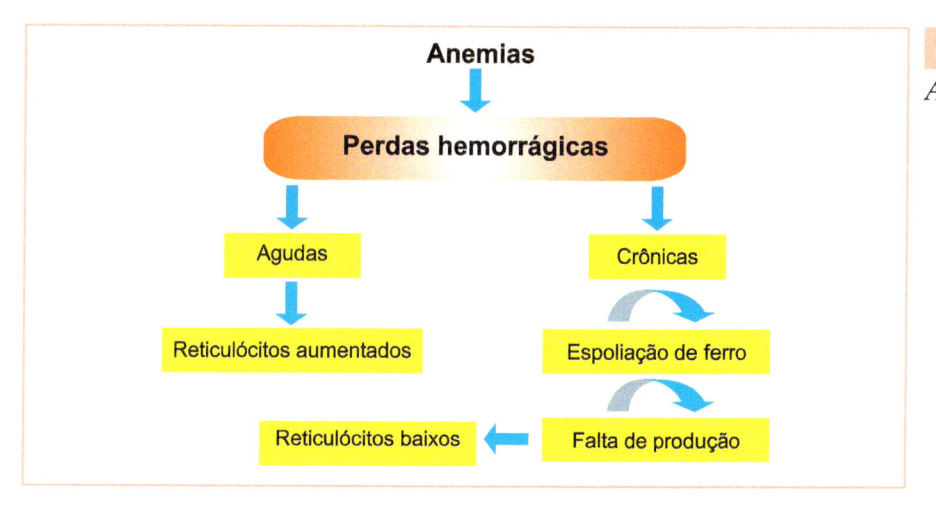

Figura 7-3.

Anemias por perdas hemorrágicas.

Classificação Morfológica

A classificação morfológica é baseada nos índices hematimétricos, fornecidos pelos contadores eletrônicos durante a realização do hemograma. Os índices hematimétricos, o volume corpuscular médio (VCM), a hemoglobina corpuscular média (HCM), a concentração de hemoglobina corpuscular média (CHCM) e o *red cell distribution width* (RDW), associados às demais características morfológicas dos eritrócitos, são importantes indicadores da natureza das anemias. Os valores de referência para estes índices encontram-se no Quadro 7-2. O RDW é um índice que reflete o grau de anisocitose, ou seja, de variação de tamanho dos eritrócitos. Embora não seja utilizado para a classificação das anemias, é importante ressaltar que nas anemias adquiridas ele se altera antes do VCM, quando começam a coexistir células de tamanho maior ou menor com as de tamanho normal.

Quadro 7-2.
Índices hematimétricos

- VCM = Volume corpuscular médio (Normal = 80 a 95fl)

- HCM = Hemoglobina corpuscular média (Normal = 27 a 32pg)

- CHCM = Concentração de hemoglobina corpuscular média (Normal = 32 a 36g/dl)

- RDW = *Red cell distribution width* (Normal = 13% a 15%)

De acordo com o VCM e HCM as anemias podem ser classificadas, do ponto de vista morfológico, em:

Anemias Hipocrômicas e Microcíticas

Estas anemias são causadas pela redução de hemoglobina no interior do eritrócito, o que torna a hemácia hipocrômica e microcítica. A molécula de hemoglobina é constituída por grupos heme e cadeias globínicas. A diminuição de síntese dos grupos heme ou das cadeias globínicas leva à diminuição de hemoglobina no interior dos eritrócitos. Na maioria dos casos a diminuição de síntese do grupo heme é decorrente da deficiência de ferro, a causa mais comum de anemia hipocrômica e microcítica. Outras condições que causam alterações morfológicas semelhantes são as talassemias, que decorrem de um desequilíbrio de síntese das cadeias globínicas da molécula de hemoglobina.

As anemias das doenças crônicas são discretamente hipocrômicas e microcíticas ou normocrômicas e normocíticas. São muito freqüentes em pacientes internados, acompanhando doenças inflamatórias, infecciosas e neoplásicas.

Anemias Macrocíticas

Estas anemias caracterizam-se por VCM elevado (> 100fl). Os aumentos maiores, superiores a 110fl, sem reticulocitose, em geral ocorrem nas deficiências de vitamina B_{12} ou ácido fólico. Outras causas de macrocitose com reticulócitos baixos são hipotireoidismo, hepatopatias, mielodisplasia ou aplasia/hipoplasia medular.

Como os reticulócitos são maiores do que as hemácias maduras, a reticulocitose, que ocorre nas anemias hemolíticas, pode ser causa de macrocitose.

Anemias Normocrômicas e Normocíticas

Ocorrem em doenças crônicas, hipoplasia ou aplasia medular, insuficiência renal, algumas doenças endócrinas, infiltrações medulares, hemólises, hemorragias etc. As anemias normocrômicas e normocíticas com reticulócitos baixos são, às vezes, difíceis de diagnosticar, podendo necessitar de mielograma ou biópsia de medula óssea (MO) para elucidação diagnóstica.

ABORDAGEM DIAGNÓSTICA DAS ANEMIAS

O diagnóstico de anemia é feito pelo hemograma. A análise dos índices hematimétricos e o número de reticulócitos possibilitam a classificação morfológica e fisiopatológica, respectivamente, permitindo a colocação do caso em estudo em um ou mais dos grandes grupos. O diagnóstico preciso é apontado somente por exames específicos (Quadro 7-3).

Quadro 7-3.
Roteiro diagnóstico das anemias

Anamnese

Níveis de hemoglobina

Porcentagem e número absoluto de reticulócitos

Índices hematimétricos

Observar a morfologia das hemácias

Exames específicos:

- perfil de ferro, dosagem de vitamina B_{12} e folatos

- eletroforese de hemoglobina

- mielograma e biópsia de MO

- outros

Um auxílio precioso nessa investigação é a análise morfológica dos glóbulos vermelhos no esfregaço de sangue periférico. Na Fig. 7-4 estão representados eritrócitos morfologicamente normais. Nas Figs. 7-5 a 7-11 estão representadas anormalidades eritrocitárias freqüentemente encontradas na prática clínico-laboratorial.

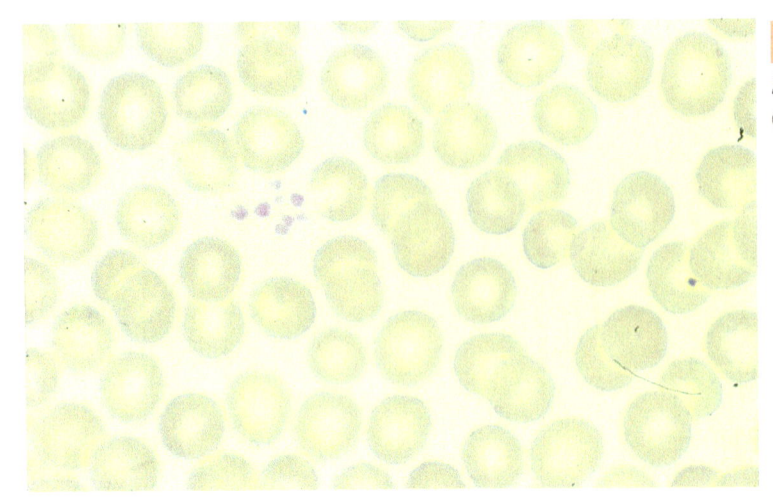

Figura 7-4.

Sangue periférico. Eritrócitos de aspecto normal. Coloração de Leishman.

Figura 7-5.

Sangue periférico. Eritrócitos hipocrômicos de paciente com anemia ferropênica. Coloração de Leishman.

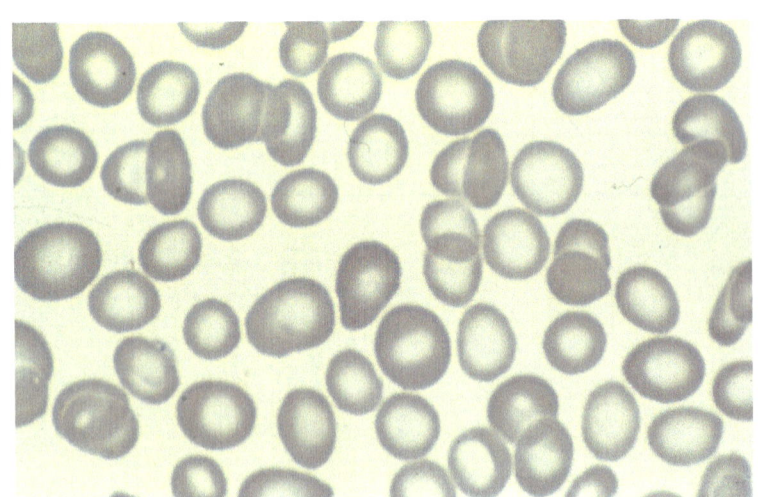

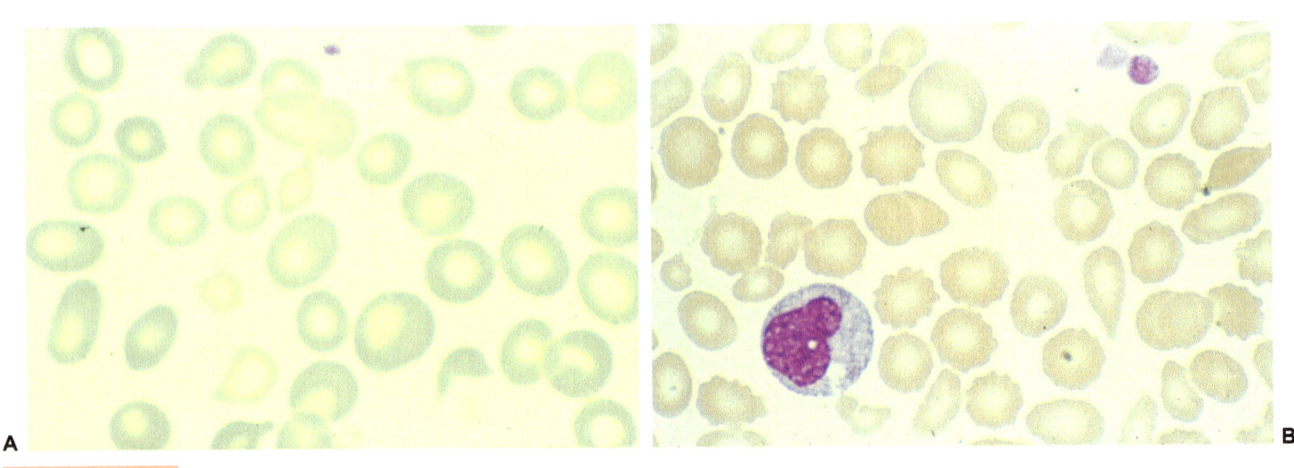

A   B

Figura 7-6.

*Sangue periférico. **A.** Anisocitose (tamanhos variados). **B.** Poiquilocitose (formas alteradas). Coloração de Leishman.*

Figura 7-7.

Acentuada anisocitose com predomínio de macrócitos em esfregaço de sangue periférico. Coloração de Leishman.

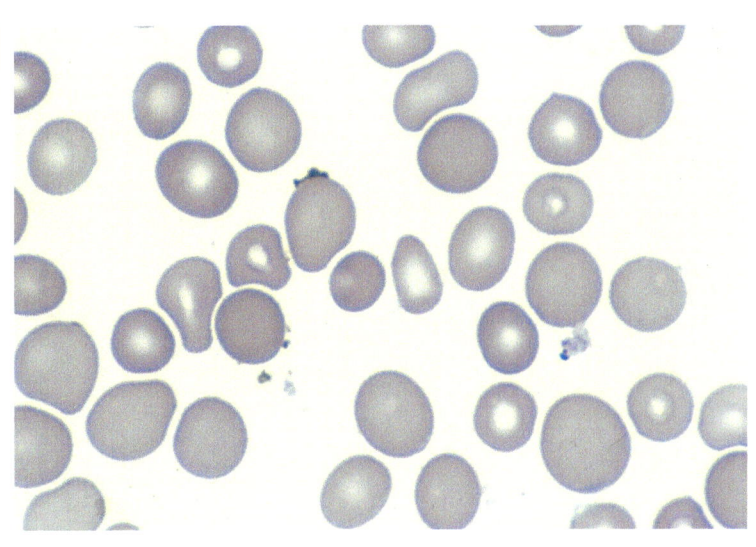

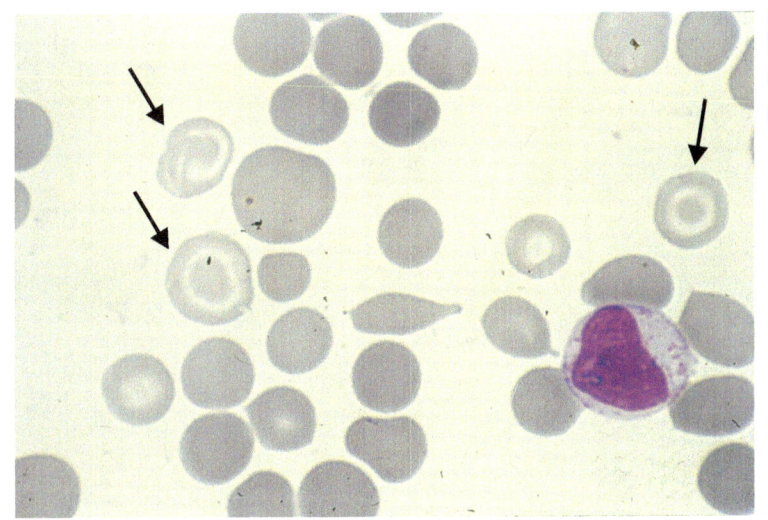

Figura 7-8.

Sangue periférico. Anisopoiquilocitose. Hemácias em alvo (setas). Coloração de Leishman.

Figura 7-9.

Sangue periférico. Anisopoiquilocitose com acentuada macrocitose. Policromasia (seta). Coloração de Leishman.

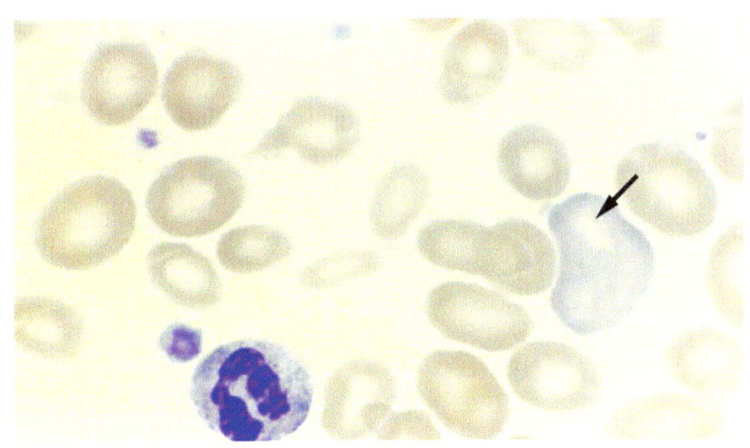

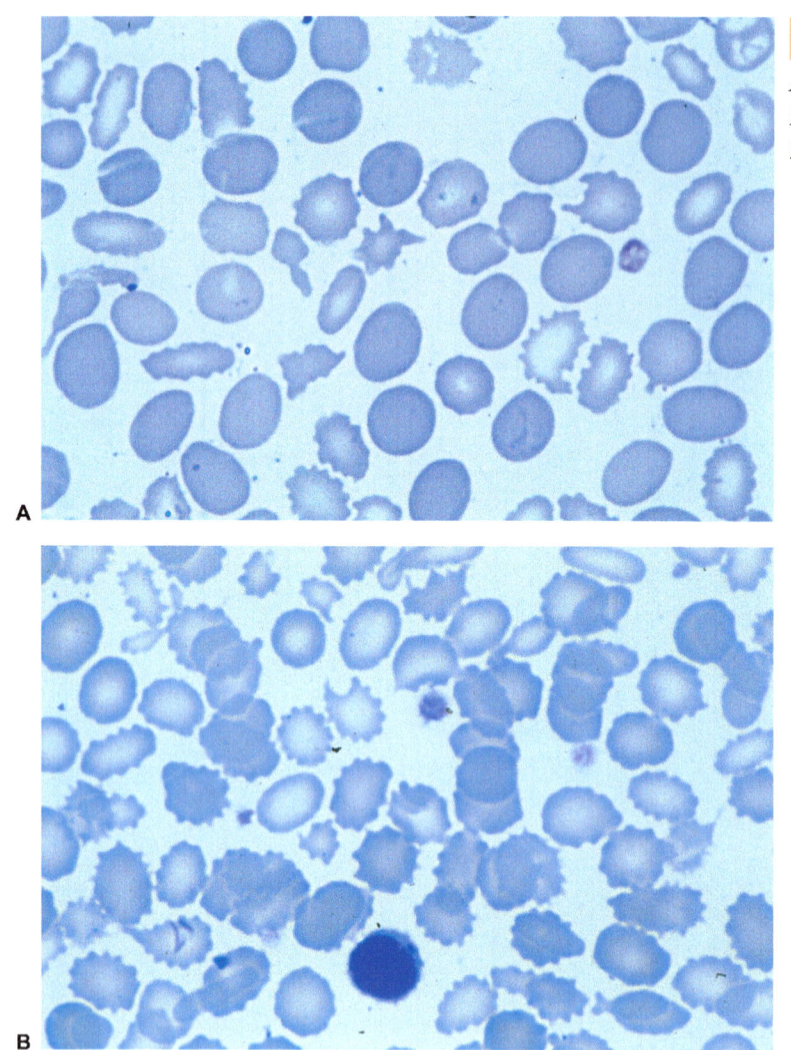

Figura 7-10.

A e B. Sangue periférico. Anisopoiquilocitose. Inúmeras hemácias crenadas. Coloração de Leishman.

Figura 7-11.

Reticulocitose em sangue periférico em caso de anemia hemolítica. Coloração com azul de cresil brilhante.

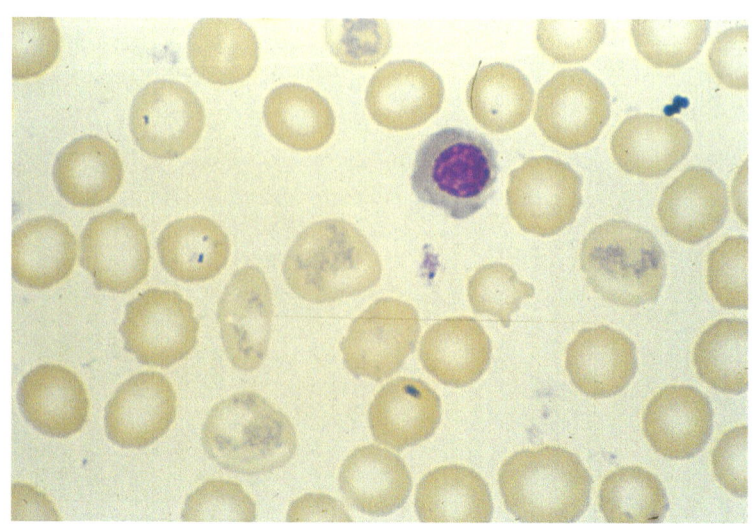

Nas Figs. 7-12 a 7-14 estão algoritmos que podemos utilizar ante as diferentes características morfológicas, fornecidas pelos índices hematimétricos na abordagem diagnóstica das anemias.

Figura 7-12.

Abordagem diagnóstica das anemias microcíticas e hipocrômicas.

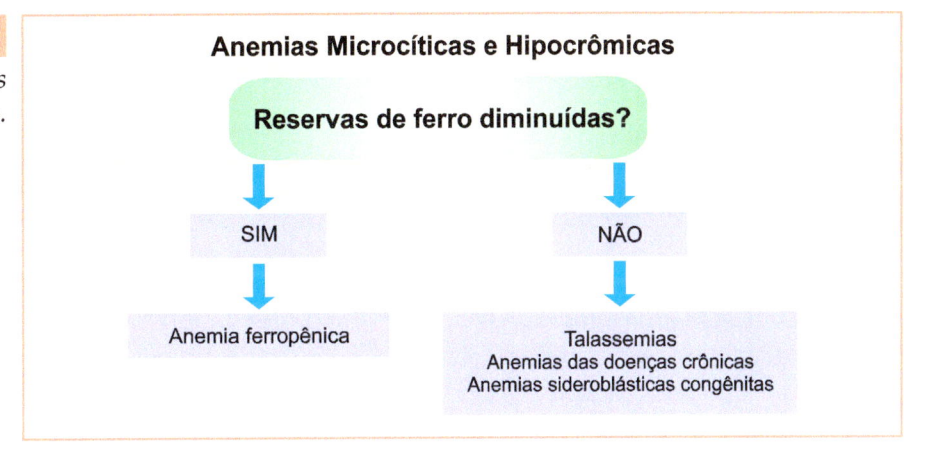

Figura 7-13.

Abordagem diagnóstica das anemias normocíticas e normocrômicas.

Figura 7-14.

Abordagem diagnóstica das anemias macrocíticas.

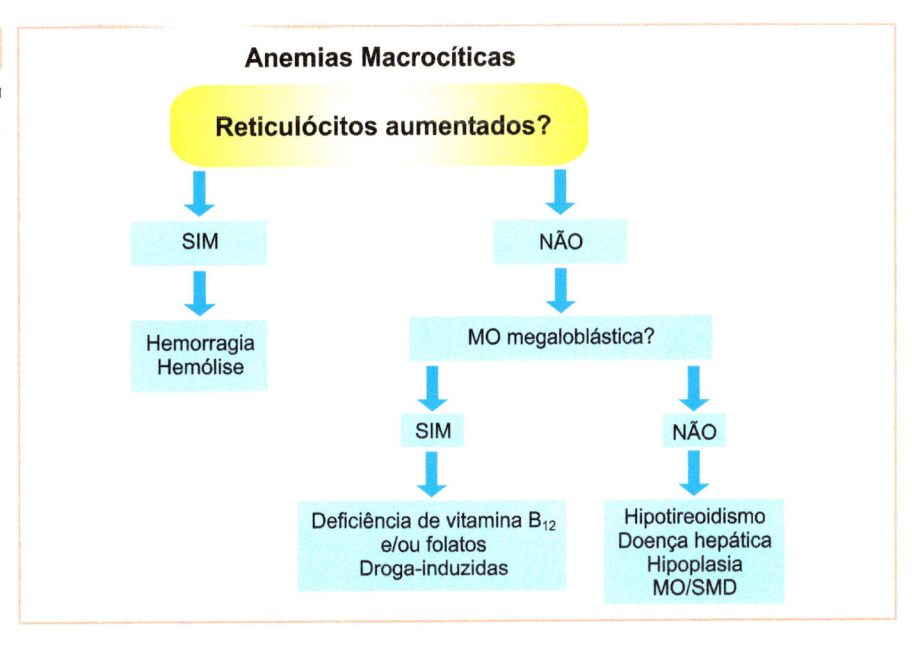

Abordagem Diagnóstica das Anemias Hipocrômicas e Microcíticas (VCM < 80fl)

Na Fig. 7-12 está esquematizada a orientação diagnóstica das anemias microcíticas e hipocrômicas.

Anemia Ferropênica

Como a anemia ferropênica é a doença mais freqüente do mundo, acometendo mais de 600 milhões de pessoas, diante de um caso de anemia hipocrômica e microcítica, iniciamos a investigação pela análise dos estoques de ferro. O diagnóstico será confirmado se a ferritina sérica, que reflete os estoques de ferro, estiver diminuída. A ausência de ferritina sérica diminuída, por si, não exclui a possibilidade de carência de ferro, uma vez que a ferritina é uma proteína de fase aguda, aumentando na presença de neoplasias, de doenças infecciosas e inflamatórias e após a ingestão de bebidas alcoólicas. É importante lembrar que nos casos de difícil diagnóstico o *gold standard* para checar os estoques de ferro é a pesquisa de ferro nos grumos da medula óssea através da coloração pelo azul da Prússia (coloração de Perls). Nos casos em que a deficiência de ferro é excluída (Fig. 7-15), devemos pesquisar as demais causas de hipocromia e microcitose, como as talassemias, as anemias sideroblásticas congênitas e, eventualmente, as anemias das doenças crônicas.

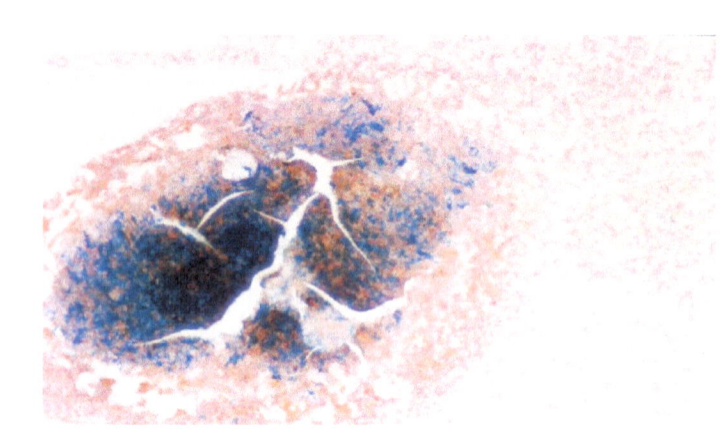

Figura 7-15.

Medula óssea de paciente politransfundido. Presença de grande quantidade de ferro nos grumos. Coloração de Perls.

Talassemias

As talassemias são doenças congênitas, hereditárias, causadas por um desequilíbrio de síntese de uma ou mais cadeias globínicas da molécula da hemoglobina. A molécula de hemoglobina normal é constituída por dois pares de cadeias globínicas, sendo duas do tipo alfa e duas não-alfa, cada uma ligada a um grupo heme. A síntese das cadeias globínicas é controlada por grupamentos gênicos localizados nos cromossomos 11 e 16. Os genes que controlam a síntese de cadeias α são duplicados e localizados no cromossomo 16. A síntese das cadeias globínicas β, assim como a das cadeias δ e γ é controlada por um agrupamento gênico localizado no cromossomo 11.

Nos indivíduos adultos a hemoglobina é uma mistura que consiste em aproximadamente 97% de hemoglobina A (duas cadeias α e duas cadeias β), um componente menor (± 2,5% do total) que é a hemoglobina A2 (duas cadeias α e duas cadeias δ) e quantidades muito pequenas (< 1%) de Hb fetal (duas cadeias α e duas cadeias γ).

As talassemias são classificadas, de acordo com a cadeia globínica cuja síntese está diminuída ou ausente, em: α-talassemia, β-talassemia, δ-talassemia, δβ-talassemia e persistência hereditária de hemoglobina fetal (Quadro 7-4).

Quadro 7-4.

Talassemias — classificação genética

α-talassemias

- α^o (– –) 2 genes α inativados por deleção no mesmo cromossomo
- α^+ (– α) um dos genes é inativado por deleção
- ($\alpha^T\alpha$) um dos genes é inativado por mutação

β-talassemias

- β^o não existe produção de cadeia β-globínica
- β^+ existe produção, mas em nível reduzido
- Principal característica diagnóstica = aumento de HbA2

δβ-talassemias

- ($\delta\beta)^o$ não existe síntese de cadeia δ e β
- ($\delta\beta)^+$ redução de síntese de cadeia δ e β
- Hb Lepore hemoglobinas anormais produzidas pela combinação de cadeias α com cadeias constituídas pela fusão de parte da cadeia δ, com parte de β

δ-talassemias

- clinicamente silenciosas

γ-talassemias

- não parecem ter significado clínico

Persistências hereditária de Hb fetal (PHHF)

- grupo heterogêneo de doenças, com síntese persistente de HbF na vida adulta, na ausência de anormalidades hematológicas importantes

Podem também ser classificadas de acordo com a gravidade clínica, em major, ou maior, que são formas graves, dependentes de transfusões e em minor, ou menor, que são formas assintomáticas que constituem o chamado traço talassêmico. As talassemias que apresentam um grau maior de anemia do que o traço talassêmico, mas que não são graves como a major são chamadas de talassemia intermédia. Finalmente existem alguns portadores do gene talassêmico que são clínica e hematologicamente normais, sendo designados como portadores silenciosos.

As β-talassemias são as talassemias mais freqüentemente diagnosticadas na prática clínica. A síntese deficiente ou a ausência de cadeias β reflete a ação de mutações que podem afetar cada passo da função do gene β — a transcrição, o processamento, o transporte e a tradução de RNAm, assim como a estabilidade pós-tradução da cadeia β produzida.

A diminuição ou ausência de síntese de cadeias β leva ao acúmulo de cadeias α que precipitam, lesando a membrana celular e causando encurtamento da vida média do glóbulo vermelho. O principal mecanismo da anemia neste tipo de talassemia é a eritropoese ineficiente.

Apesar da variedade de alterações moleculares possíveis, as β-talassemias podem ser divididas em quatro grandes grupos:

1. **β-talassemia major**, pouco freqüente, é a síndrome mais grave, caracterizando-se por anemia intensa, dependência de transfusões e complicações relacionadas à sobrecarga

de ferro. O quadro clínico típico atualmente só ocorre na criança transfundida de forma inadequada. Caracteriza-se por baixa estatura, palidez, abdome protruso, leve icterícia e anormalidades esqueléticas (Fig. 7-16). A expansão da medula óssea, em resposta à anemia, causa alterações típicas do crescimento ósseo craniofacial, que constituem o *facies talassêmico* (Figs. 7-17 e 7-18) e, freqüentemente, são acompanhados por aumento do fígado, do baço e do coração. A anemia é hipocrômica e microcítica, existem inúmeras células em alvo, pontilhado basófilo e os eritroblastos circulantes, por vezes, são mais numerosos que os leucócitos (Fig. 7-19). A porcentagem de reticulócitos varia de 5% a 15%. A maior parte da hemoglobina presente é a HbF, com pouca a nenhuma HbA, associada a quantidades variáveis de HbA_2.

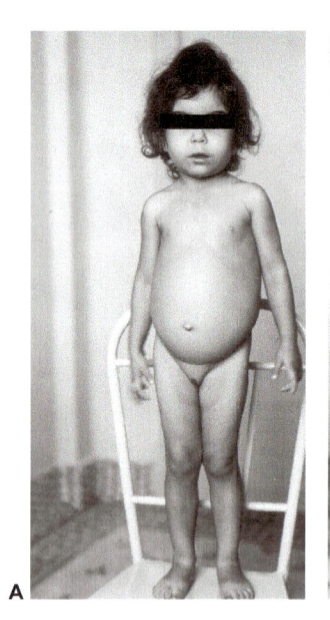
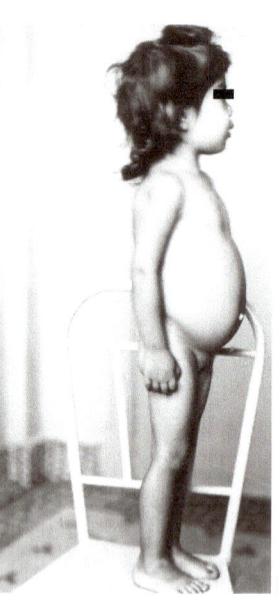

A   B

Figura 7-16.

β-talassemia major. Baixa estatura e abdome protruso devido à hepatoesplenomegalia em criança inadequadamente transfundida.

Figura 7-17.

β-talassemia major. Fácies talassêmica.

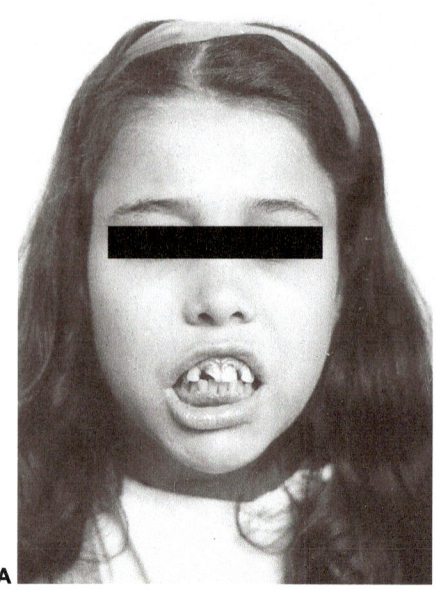
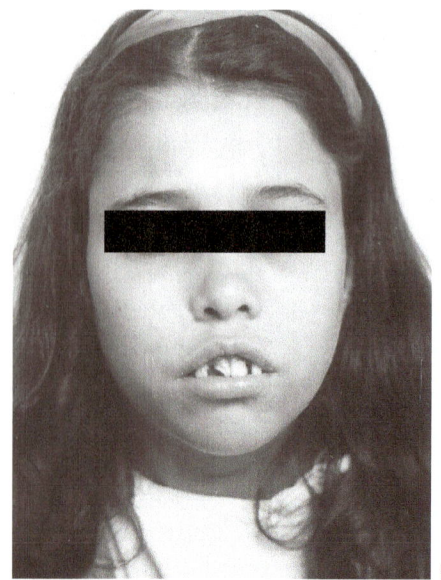

A   B

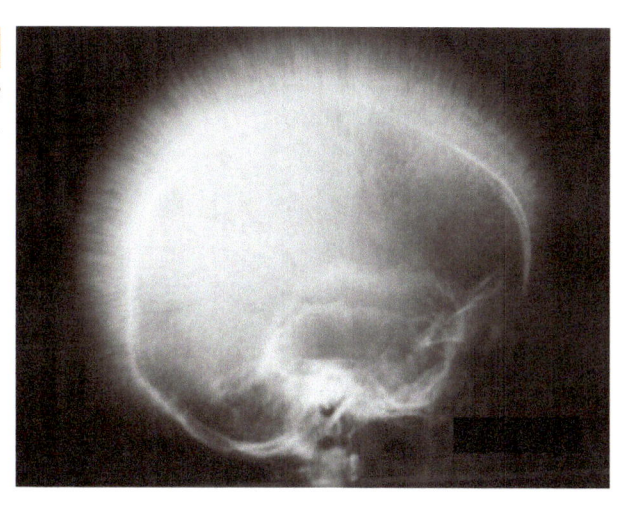

Figura 7-18.

β-talassemia major. Radiografia de crânio mostrando grande hiperplasia da diploe (aspecto em "pente" ou "raios de sol").

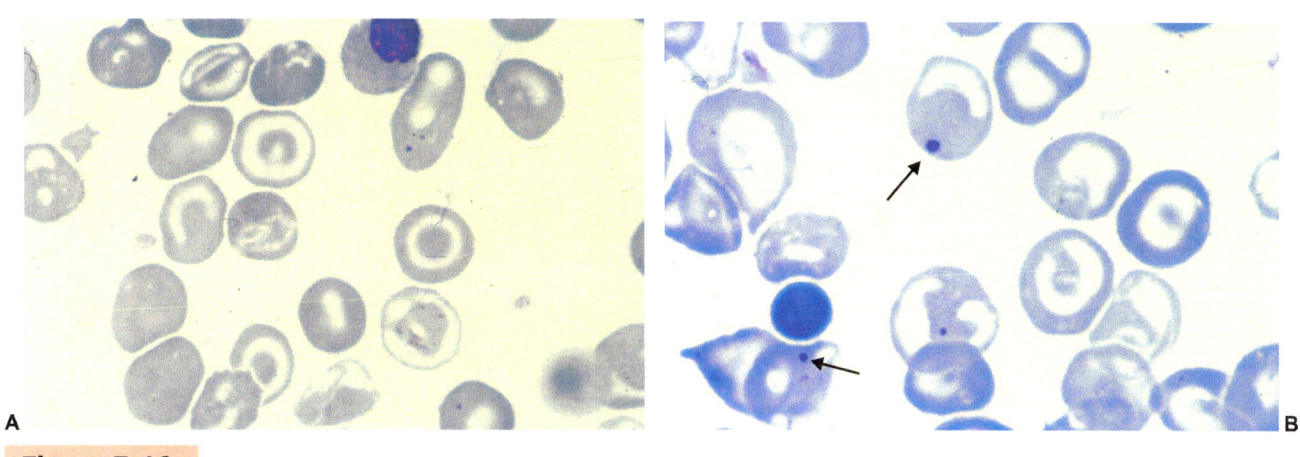

A   B

Figura 7-19.

*β-talassemia major. Sangue periférico. Coloração de Leishman. **A.** Acentuada hipocromia. Hemácias em alvo e eritroblasto circulante. **B.** Corpúsculo de Howell-Jolly em paciente esplenectomizado.*

2. β-**talassemia intermédia**, que se caracteriza por anemia hemolítica de gravidade variável, sem dependência transfusional. Como esperado pela heterogeneidade de suas bases moleculares, é uma entidade clínica com amplo espectro de manifestações que variam desde uma condição próxima à da talassemia major até uma doença com poucos sintomas. O esfregaço de sangue exibe as características morfológicas típicas das talassemias. A composição de hemoglobinas na eletroforese é variável, com aumento de HbA$_2$ e quantidades de HbF que dependem do grau de deficiência de síntese causado pela mutação presente em cada caso. Hematopoese extramedular simulando tumores, principalmente paravertebrais e mediastinais pode ocorrer neste tipo de talassemia (Fig. 7-20).

3. β-**talassemia minor**, que causa uma condição assintomática, associada a alterações proeminentes na morfologia dos eritrócitos, com pequena ou nenhuma anemia, com alterações morfológicas no sangue periférico típicas da talassemia. A confirmação do diagnóstico é feita pela eletroforese de Hb que mostra níveis aumentados de HbA$_2$, e em 50% dos casos discreto aumento de HbF.

4. **Portador silencioso**, que é uma forma designada, às vezes, como talassemia mínima, a qual é indetectável clínica e hematologicamente.

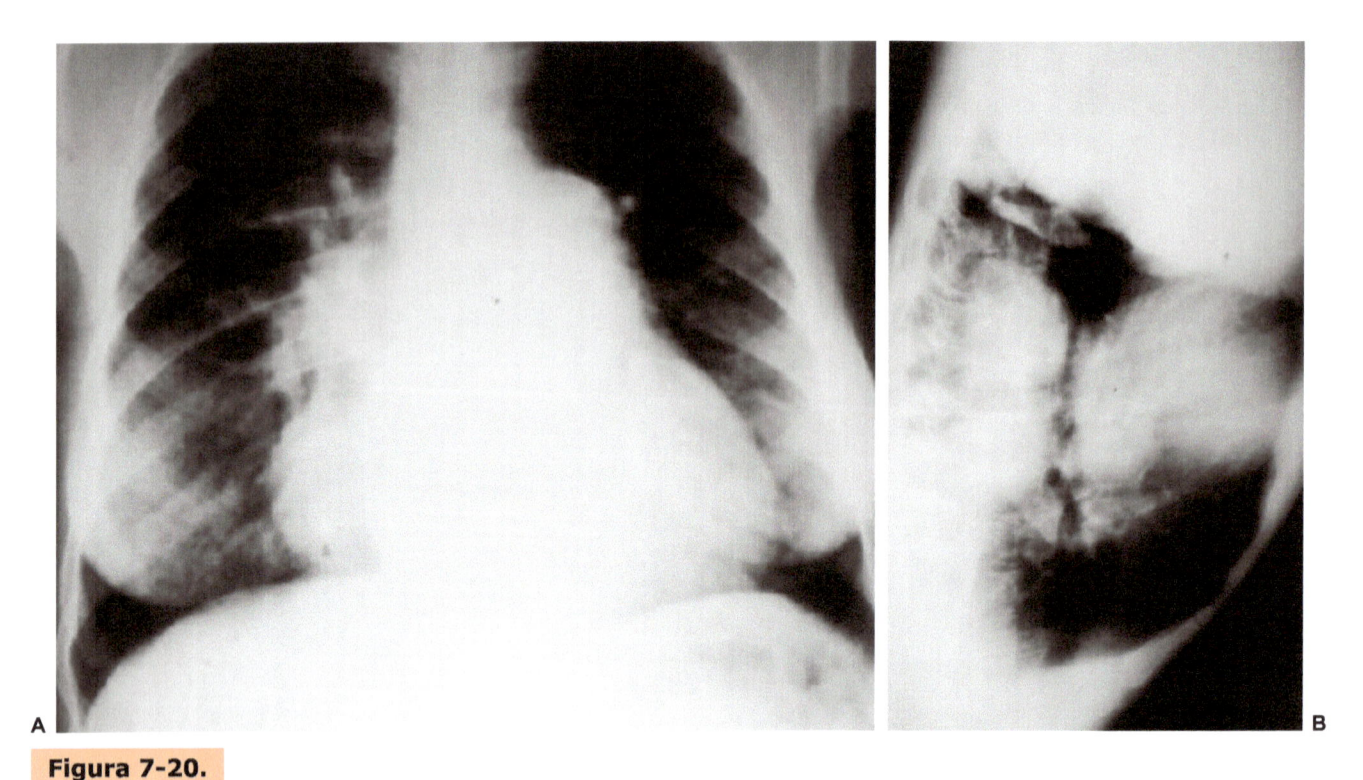

Figura 7-20.

*β-talassemia intermédia. **A** e **B**. Radiografia de tórax mostrando massas mediastinais paravertebrais (hematopoese extramedular).*

As α-**talassemias** são muito pouco diagnosticadas na prática, porque as formas clinicamente brandas, as mais freqüentes, necessitam de diagnóstico molecular, que não está disponível de rotina. Elas são causadas principalmente por deleção gênica, que leva à redução ou ausência de síntese de cadeias globínicas α.

A diminuição ou ausência de síntese de cadeias α na vida fetal leva ao acúmulo de cadeias γ, que se agrupam em tetrâmeros. Os tetrâmeros de cadeias γ constituem a Hb Bart's. Após o primeiro ano de vida, com a substituição da cadeia γ por cadeia β, as cadeias β em excesso formam tetrâmeros chamados de Hb H. A Hb Bart's e a Hb H têm alta afinidade pelo O_2, perdem o efeito Bohr e a interação heme-heme, sendo inúteis para transportar O_2, são instáveis e facilmente oxidáveis, precipitando no interior das células. A eritropoese ineficiente não é tão grande quanto nas β-talassemias.

São reconhecidas quatro síndromes α-talassêmicas, cada uma diferindo com respeito à extensão da expressão do gene α:

1. Hidropisia fetal com Hb Bart's, que é a mais devastadora de todas as talassemias e resulta da ausência dos quatro genes α, podendo levar à morte intra-útero ou imediatamente após o nascimento. Como o feto com esta doença não produz cadeias α, a sua hemoglobina consiste quase completamente em tetrâmeros de cadeias γ (Hb Bart's). O esfregaço de sangue periférico ao nascimento mostra anisopoiquilocitose, hipocromia intensa e presença de glóbulos vermelhos nucleados (Fig. 7-21). Na eletroforese de hemoglobinas existe uma banda maior e mais rápida composta pela Hb Bart's e uma banda menor de HbH. A HbF e a HbA estão ausentes. O mesmo aspecto pode ser observado com a técnica de cromatografia líquida de alta performance (HPLC) (Figs. 7-22 e 7-23). Os pais das crianças afetadas são portadores de α-talassemia minor (talassemia $α^0$ heterozigótica) (Fig. 7-24).

2. Doença da HbH, que resulta da presença de apenas um gene α normal. O quadro clínico é de talassemia intermédia, com grande variação na gravidade da doença. O esfregaço de sangue mostra numerosas células vermelhas pequenas e mal formadas, associadas a hipocromia, microcitose e células em alvo. A pesquisa de HbH pode ser feita pela incubação do sangue com azul de cresil brilhante, que causa a precipitação da HbH, vista como múltiplas pequenas inclusões nos glóbulos vermelhos (aspecto de "bola de golfe") (Fig. 7-25). O diagnóstico é confirmado pela eletroforese de hemoglobina. Ao nascimento, há 20% a 40% de Hb Bart's, a qual é substituída gradualmente pela HbH (β_4), que se estabiliza em níveis de 5% a 40%. O nível de HbA$_2$ está, geralmente, diminuído (média de 1,5%).

Figura 7-21.

α-talassemia. Sangue de feto de 22 semanas com hidropisia fetal por Hb Bart's. Coloração de Leishman.

Figura 7-22.

α-talassemia. Hidropisia fetal. Eletroforese de hemoglobina em acetato de celulose, pH alcalino, do sangue de feto de 22 semanas, mostrando apenas Hb Bart's. A eletroforese dos pais é normal.

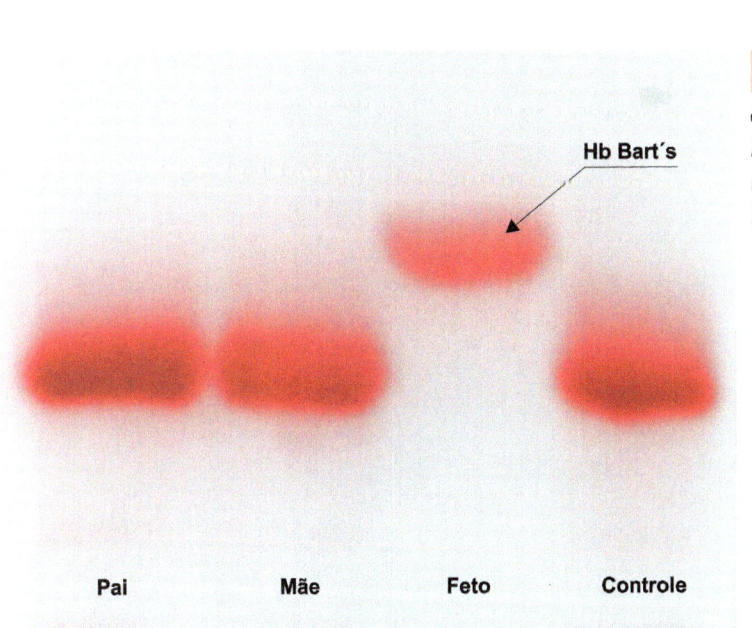

Hb Bart's

Pai   Mãe   Feto   Controle

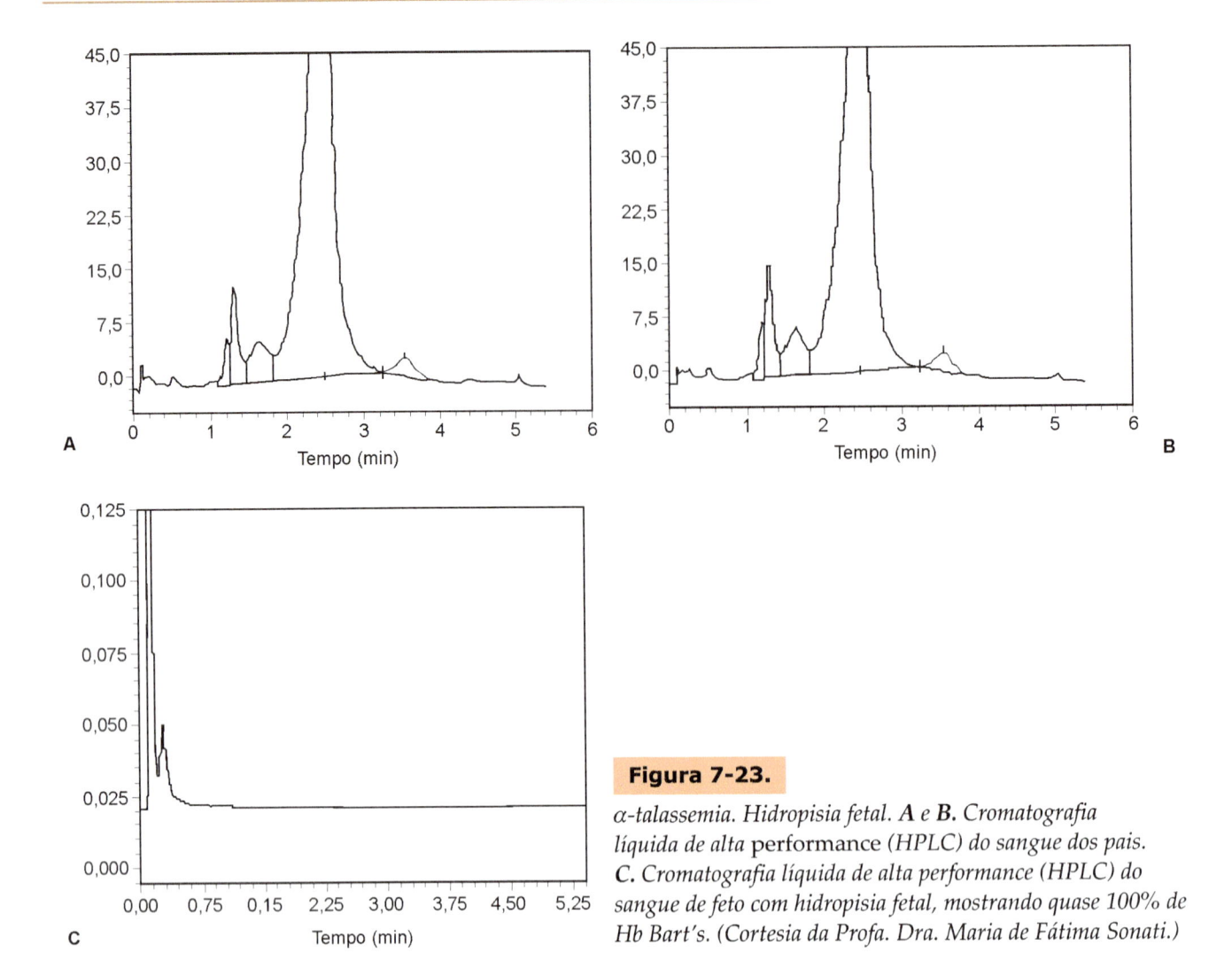

Figura 7-23.

*α-talassemia. Hidropisia fetal. **A** e **B**. Cromatografia líquida de alta* performance *(HPLC) do sangue dos pais. **C**. Cromatografia líquida de alta performance (HPLC) do sangue de feto com hidropisia fetal, mostrando quase 100% de Hb Bart's. (Cortesia da Profa. Dra. Maria de Fátima Sonati.)*

Figura 7-24.

Hidropisia fetal. Diagnóstico molecular em sangue de feto de 22 semanas e de seus pais. Multiplex-PCR para rastreamento de mutações em α-talassemia. O feto é homozigótico (6 e 7) e os pais, heterozigóticos (4 e 5) para a deleção sudeste da Ásia (SEA). M: marcador de peso molecular Ladder 250pb; 1: controle normal; 2: controle SEA; 3: controle α 3.7; 4: mãe; 5: pai; 6: feto (1); 7: feto. Cortesia da Profa. Dra. Maria de Fátima Sonati.

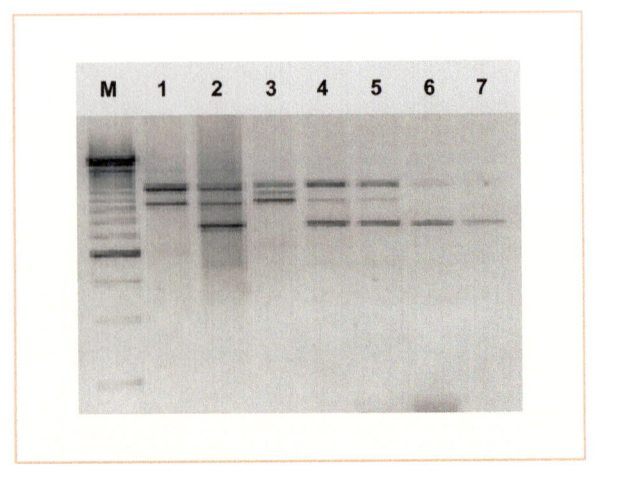

Figura 7-25.

α-talassemia. Doença de hemoglobina H. Aspecto de "bola de golfe". Sangue periférico. Coloração pelo azul de cresil brilhante.

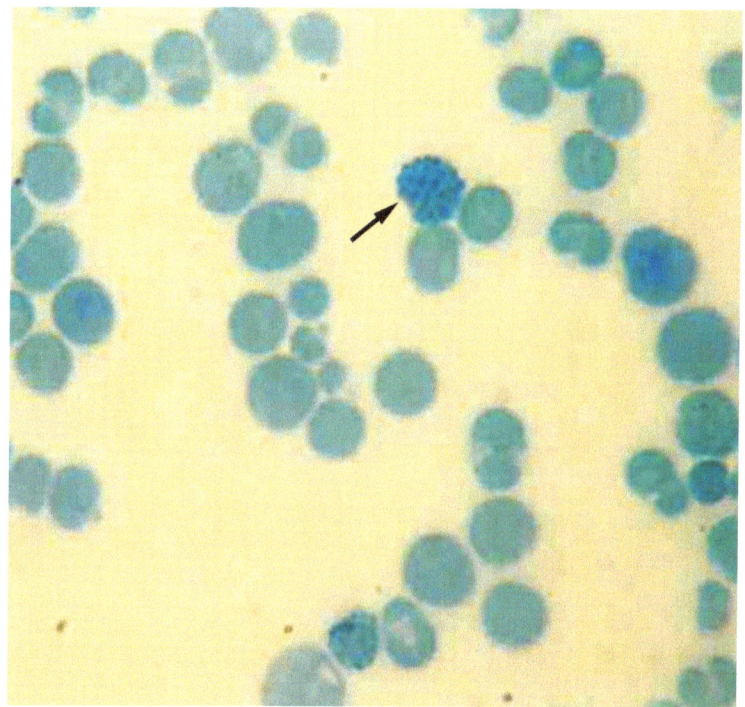

3. α-Talassemia minor, que é uma condição muito benigna e ocorre em indivíduos que possuem dois genes α normais. É assintomática, e os níveis de Hb são normais ou discretamente reduzidos. Os glóbulos vermelhos são acentuadamente hipocrômicos e microcíticos. O diagnóstico é difícil e freqüentemente circunstancial. A presença de microcitose em um indivíduo com estoques adequados de ferro, com níveis normais de HbA_2 e de HbF, pode ser considerada indicativa de α-talassemia, especialmente se existir quadro semelhante em outros membros da família. A quantidade de HbH presente nestes casos é muito pequena para ser detectada na eletroforese de Hb. O diagnóstico é confirmado pela identificação da alteração gênica.

4. Portador silencioso, que é o indivíduo que possui três genes α normais. A deleção de um único gene α não causa anormalidades clínicas ou hematológicas. O diagnóstico preciso, do mesmo modo que nas formas minor, depende da demonstração da alteração gênica.

Anemias das Doenças Crônicas

Estas anemias são muito freqüentes em pacientes internados em hospitais gerais porque acompanham doenças inflamatórias, infecciosas e neoplásicas. A liberação de citocinas inflamatórias leva à depressão da eritropoese, à diminuição da produção e à diminuição de resposta medular à eritropoetina, a uma diminuição da disponibilidade do ferro para a eritropoese e a um encurtamento da vida média eritrocitária. Caracteriza-se por níveis pouco a moderadamente reduzidos de hemoglobina e discretas diminuições do VCM e HCM, que podem inclusive, em muitos casos estar no limite inferior da normalidade. A patogênese deste grupo de anemias, as principais causas e as principais alterações laboratoriais encontram-se esquematizadas na Fig. 7-26 e nos Quadros 7-5 e 7-6, respectivamente.

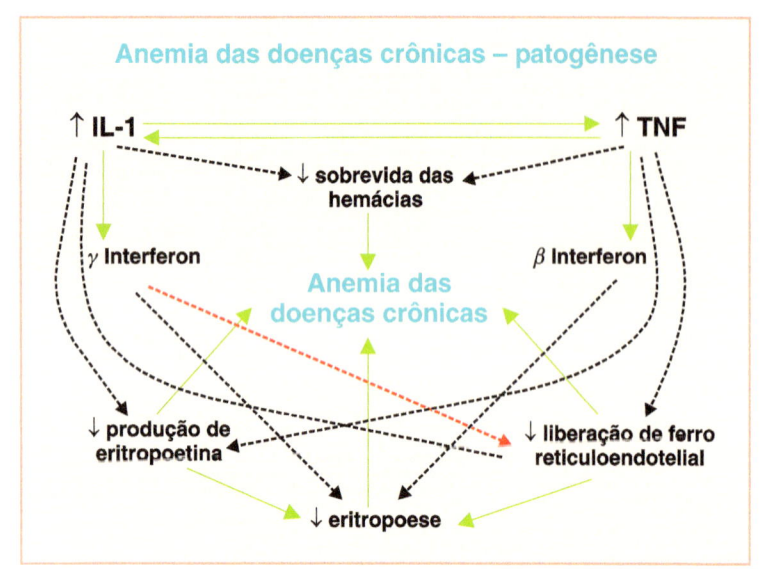

Figura 7-26.

Patogênese das anemias das doenças crônicas.

Quadro 7-5.

Anemias das doenças crônicas — causas*

Doenças inflamatórias

- Artrite reumatóide
- Colite ulcerativa
- Enterite regional

Infecções

- Tuberculose
- Endocardite bacteriana
- Abscesso pulmonar
- Osteomielite crônica
- Infecção micótica crônica

Doenças neoplásicas

- Linfoma de Hodgkin
- Linfoma não-Hodgkin
- Carcinomas

*É a anemia mais freqüente em pacientes internados em hospitais.

Quadro 7-6.

Anemias das doenças crônicas — características laboratoriais

- Hemoglobina: 7,0 a 11,0g/dl
- ↓ ferro sérico
- ↓ capacidade de ligação de ferro do plasma
- Saturação da transferrina normal ou diminuída
- Ferritina normal ou elevada

Anemias Sideroblásticas Congênitas

Estas anemias são causadas por defeitos na síntese dos grupos heme da molécula de hemoglobina, são pouco freqüentes e caracterizam-se por anemia de grau leve a moderado, esplenomegalia e glóbulos vermelhos intensamente hipocrômicos e microcíticos no sangue periférico. O achado característico é a presença de sideroblastos em anel na medula óssea, visualizados pela coloração de Perls (Fig. 7-27).

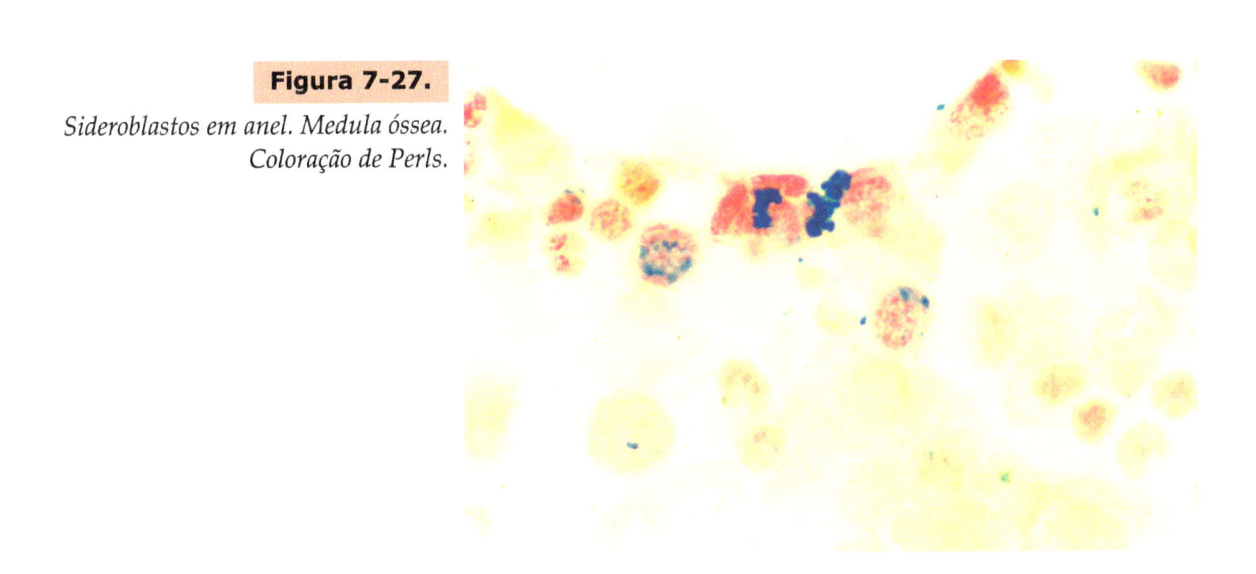

Figura 7-27.

Sideroblastos em anel. Medula óssea. Coloração de Perls.

Abordagem Diagnóstica das Anemias Normocrômicas e Normocíticas

Na Fig. 7-13 está esquematizada a abordagem diagnóstica das anemias normocrômicas e normocíticas.

Nestes casos, é importante analisar o número de reticulócitos, para podermos associar a classificação fisiopatológica e, assim, facilitar o raciocínio clínico.

Anemias Normo/Normo com Reticulocitose

Se os reticulócitos estiverem aumentados, na ausência de perdas agudas, devemos considerar a anemia como causada por excesso de destruição de glóbulos vermelhos e, assim, reportarmo-nos à classificação fisiopatológica. A abordagem diagnóstica para as anemias hemolíticas está esquematizada no Quadro 7-7.

A morfologia das hemácias é particularmente útil nas anemias hemolíticas por defeitos intrínsecos do eritrócito fornecendo, muitas vezes, a melhor orientação para o diagnóstico.

Ilustramos a seguir os principais achados das anemias hemolíticas hereditárias e das adquiridas.

Quadro 7-7.

Anemias hemolíticas — abordagem diagnóstica

1. Anamnese (história familial, medicamentos)

2. Exame físico (palidez, icterícia, ↑ baço?, cor da urina)

3. Anemia normo/normo ou macrocítica

4. Morfologia das hemácias

5. Reticulocitose absoluta

6. ↑ desidrogenase lática

7. ↑ bilirrubina indireta

8. Haptoglobina diminuída ou ausente

9. Exames específicos

Anemias Hemolíticas Hereditárias

Anemias por Defeito da Membrana Eritrocitária

A membrana eritrocitária normal é composta por proporções semelhantes de lípides e de proteínas. Os lípides estão organizados em uma dupla camada fosfolipídica, com colesterol entre elas. Na Fig. 7-28 está esquematizada a estrutura da membrana eritrocitária com as principais proteínas integrantes da membrana (**proteínas integrais**) e com as que formam o citoesqueleto (**proteínas periféricas**). Defeitos qualitativos e/ou quantitativos dos constituintes da membrana podem promover a sua instabilidade, levando eventualmente a uma diminuição da vida média eritrocitária, ou seja, a um estado hemolítico.

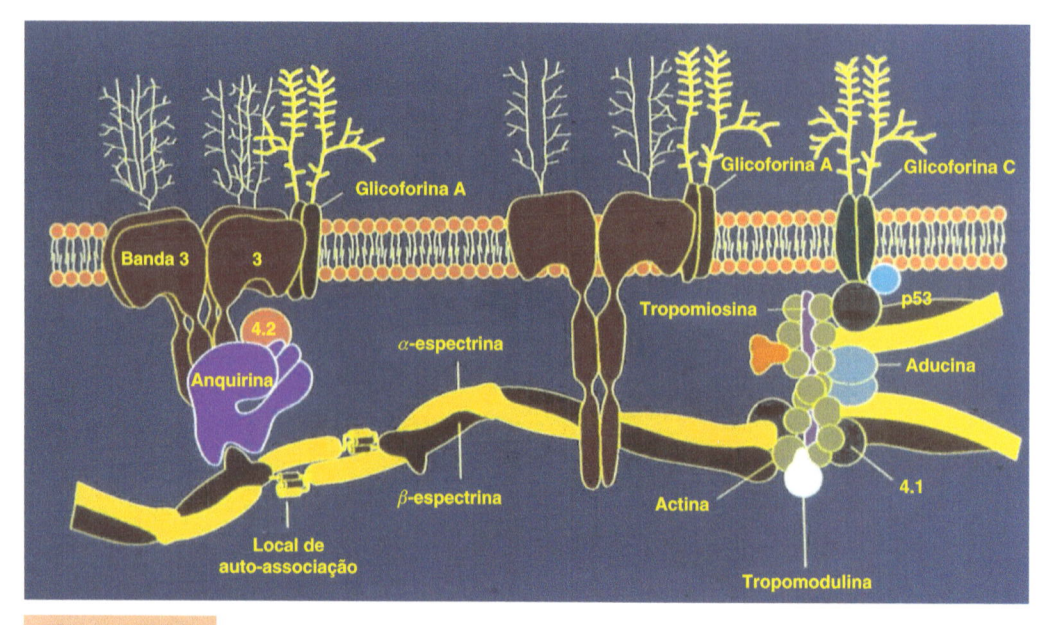

Figura 7-28.

Estrutrura da membrana eritrocitária exibindo a dupla camada de fosfolípides, transfixada pelas proteínas integrais (banda 3 e glicoforinas) e as proteínas do citoesqueleto (α e β espectrina).

As doenças hereditárias secundárias a defeitos da membrana eritrocitária compreendem a esferocitose e a eliptocitose hereditárias e a estomatocitose nas suas variantes hiper-hidratada (hidrocitose) e desidratada (xerocitose). Na Fig. 7-29 é possível observar os mecanismos de formação de esferócitos e eliptócitos e na Fig. 7-30, as alterações de regulação do volume celular que levam às formas hiper-hidratada e desidratada da estomatocitose hereditária.

Nos Quadros 7-8 e 7-9 estão esquematizadas a investigação laboratorial e as bases moleculares das doenças da membrana eritrocitária.

A doença mais freqüente deste grupo é a **esferocitose hereditária**, uma doença familial, caracterizada por anemia, icterícia intermitente, esplenomegalia e resposta favorável à esplenectomia. A forma de herança é autossômica dominante em 75% dos casos e não-dominante em 25% dos casos. Anemia pode estar presente ou não, mas reticulocitose ocorre sempre, refletindo hemólise e tentativa de compensação medular. No esfregaço de sangue periférico a presença de esferócitos é característica da doença, embora não seja patognomônica (Figs. 7-31 a 7-33).

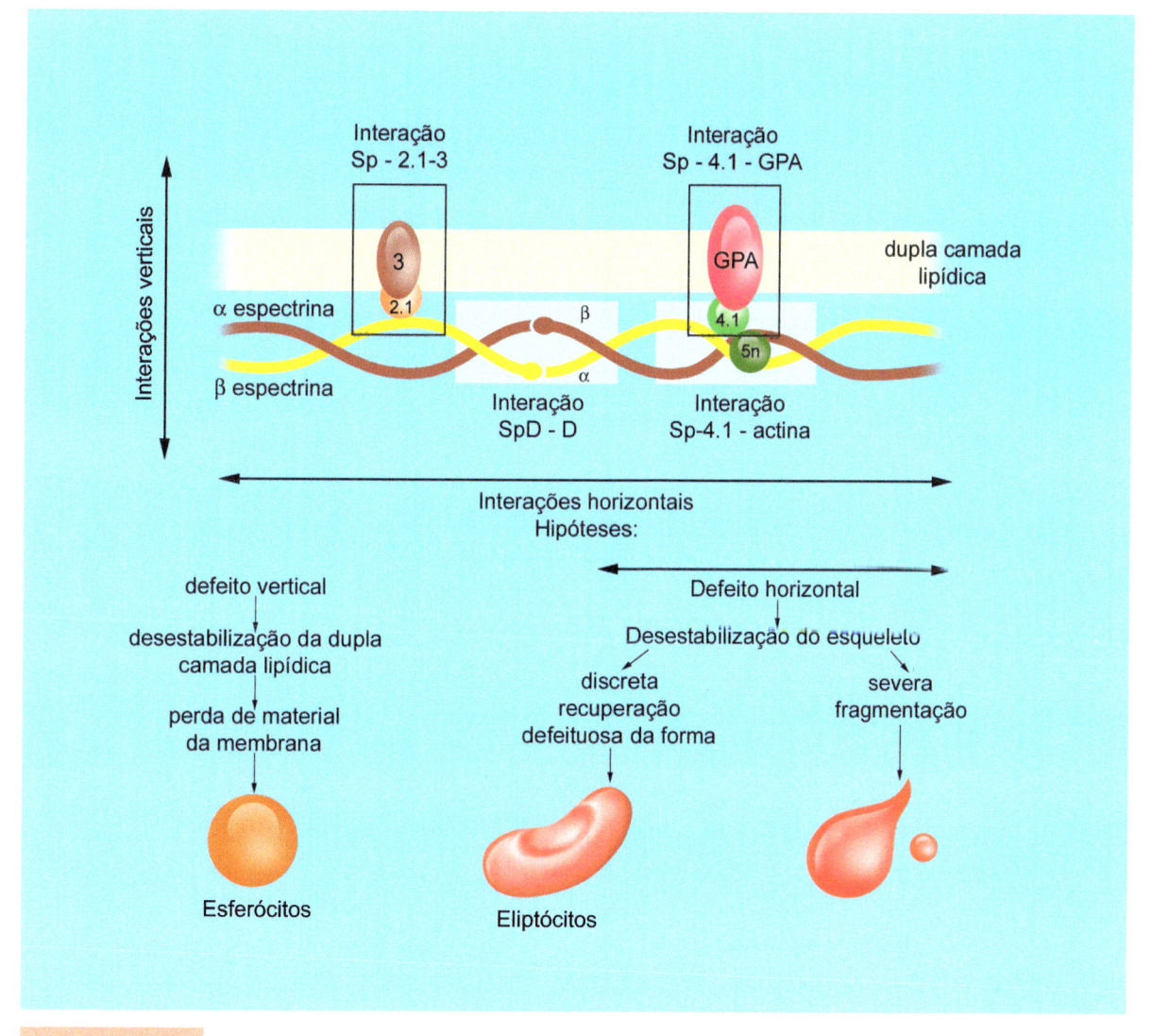

Figura 7-29.

Mecanismos de formação de esferócitos e de eliptócitos nas anormalidades da membrana eritrocitária.

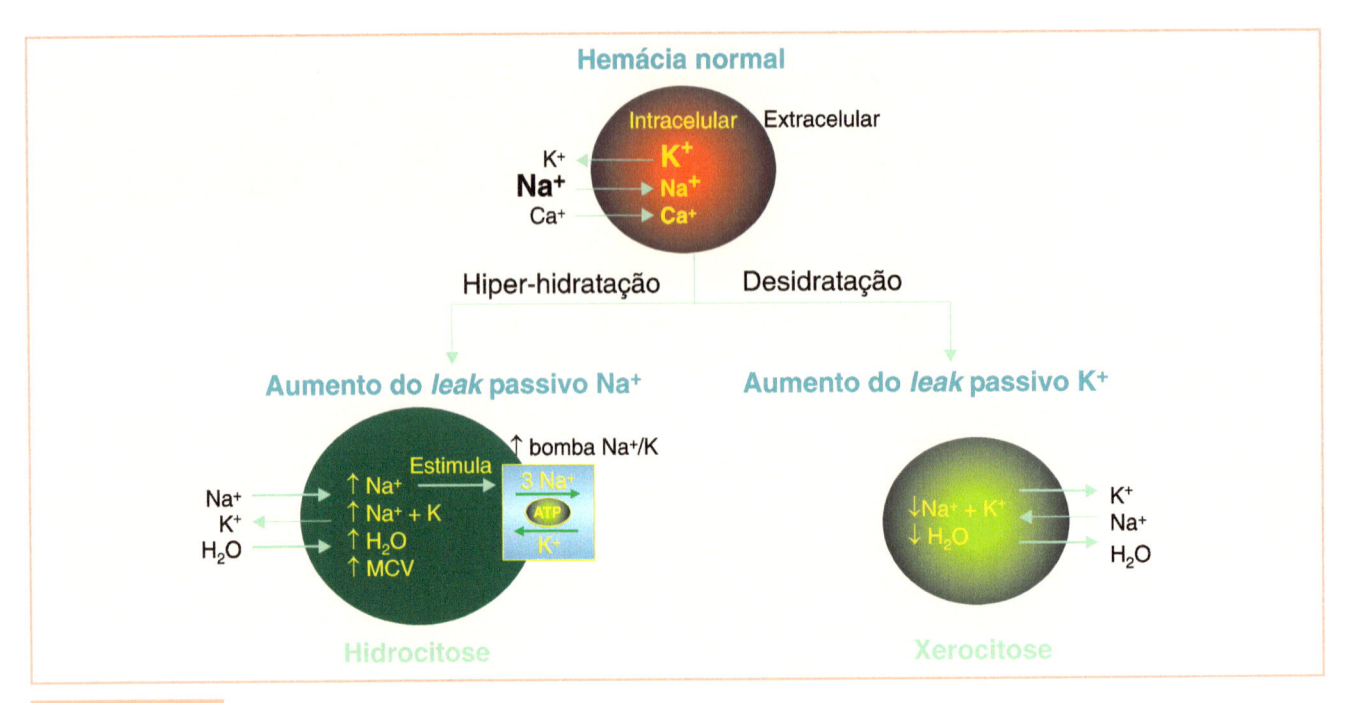

Figura 7-30.

Alterações nos mecanismos reguladores do volume celular nas estomatocitoses hereditárias.

Quadro 7-8.
Doenças da membrana eritrocitária — investigação laboratorial
Morfologia eritrocitária
Eritrocitometria
Ectacitometria
Estudo das proteínas da membrana
Genética molecular
Outros exames

Quadro 7-9.
Doenças da membrana eritrocitária — bases moleculares
Esferocitose hereditária
— α e β-espectrinas
— Anquirina (2.1)
— Banda 3
— Proteína 4.2
Eliptocitose hereditária
— α e β-espectrinas, proteína 4.1, glicoforina C
Estomatocitose
— Banda 7 (?)

Figura 7-31.

Esferocitose hereditária. Sangue periférico mostrando anisocitose com macrócitos e freqüentes esferócitos (setas). Coloração de Leishman.

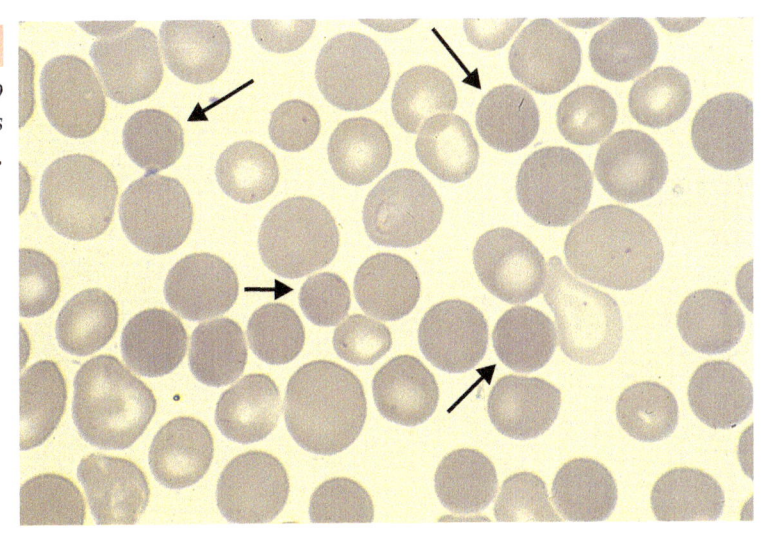

Figura 7-32.

Esferocitose hereditária. Microscopia de fase mostrando "células em cogumelo" (seta), sugerindo deficiência de banda 3.

Figura 7-33.

Esferocitose hereditária. Microscopia de fase mostrando esferoacantócitos (setas), sugerindo anormalidade da β-espectrina.

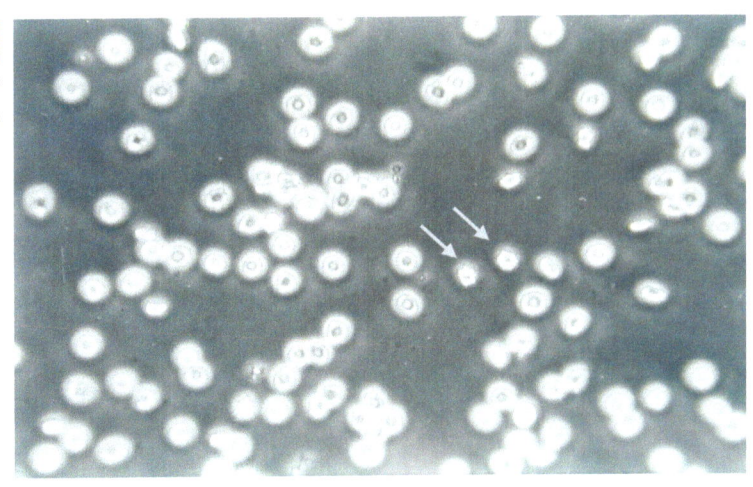

A concentração de hemoglobina corpuscular média (CHCM) está aumentada, reflexo de células que perderam mais membrana do que conteúdo de hemoglobina, havendo grande quantidade de células hiperdensas (Fig. 7-34).

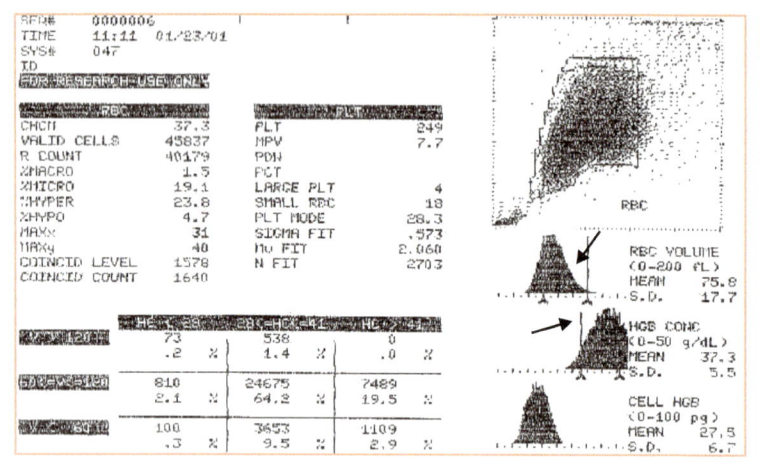

Figura 7-34.

Esferocitose hereditária: padrão eritrocitométrico evidenciando aumento de células microcíticas e grande número de células hiperdensas (esferócitos) (setas).

A fragilidade osmótica está aumentada, com desvio da curva para a direita (Fig. 7-35) e a deformabilidade eritrocitária, analisada pela ectacitometria está diminuída (Fig. 7-36).

Figura 7-35.

Esferocitose hereditária. Curva de fragilidade osmótica desviada para a direita, evidenciando a sensibilidade aumentada dos esferócitos à lise em meio hipotônico.

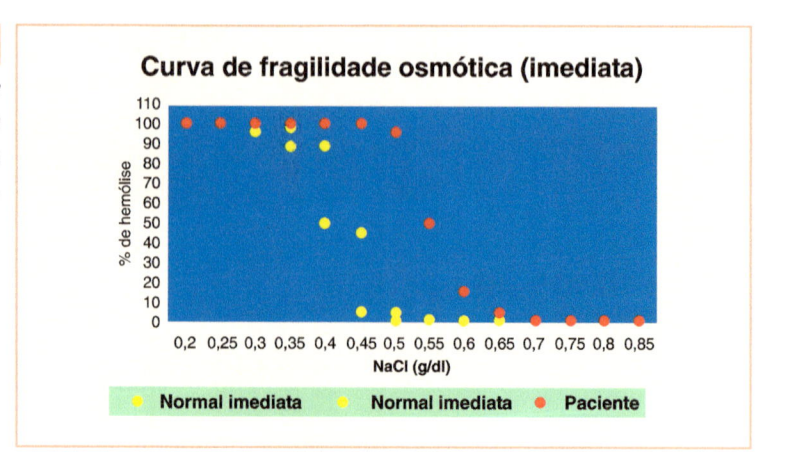

Figura 7-36.

Diminuição da deformabilidade eritrocitária determinada pela técnica de ectacitometria em esferocitose e eliptocitose hereditárias.

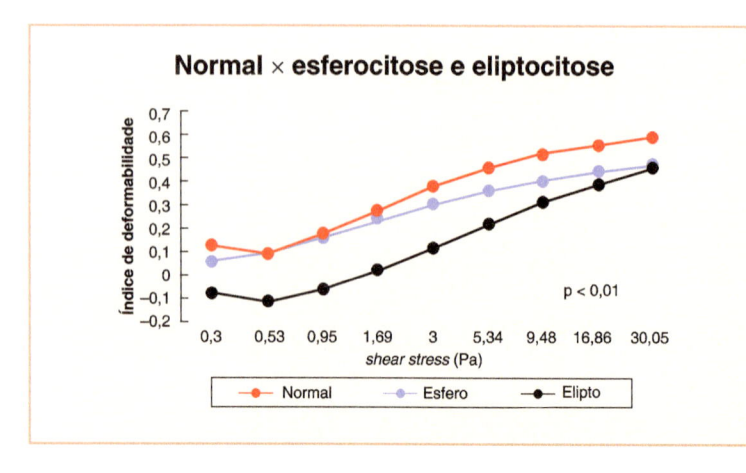

O estudo das proteínas da membrana pode evidenciar diminuição da anquirina, espectrina, banda 3 ou proteína 4.2, e orientar a pesquisa do defeito genético (Fig. 7-37).

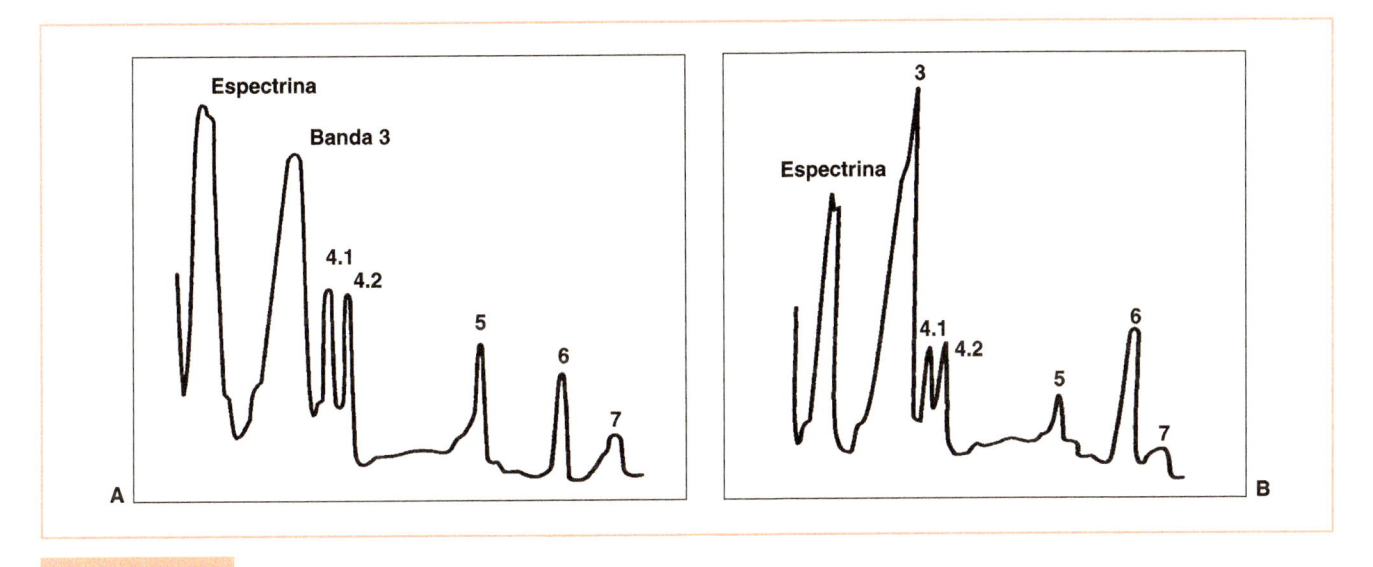

Figura 7-37.

Densitometria das proteínas da membrana eritrocitária na esferocitose hereditária. Eletroforese em gel de poliacrilamida. A. Padrão normal. B. Diminuição de espectrina em paciente com esferocitose hereditária.

A **eliptocitose hereditária** compreende um grupo de doenças hereditárias no qual a avaliação morfológica das hemácias, no sangue periférico é o principal elemento para a avaliação diagnóstica e da gravidade do quadro. A presença de eliptócitos é a marca registrada da doença, em quantidades que variam de 15% a quase 100% do total de células (Fig. 7-38). Fragmentação celular e microcitose estão presentes nos quadros mais graves, em geral associados a anemia e reticulocitose (Figs. 7-39 e 7-40). Na piropoiquilocitose hereditária (PPH), uma variante rara da eliptocitose, a fragmentação celular é extrema, associada a microcitose, poiquilocitose e sensibilidade térmica anormal, com fragmentação eritrocitária a 45-46ºC, quando normalmente ocorre a partir de 49ºC (Fig. 7-41).

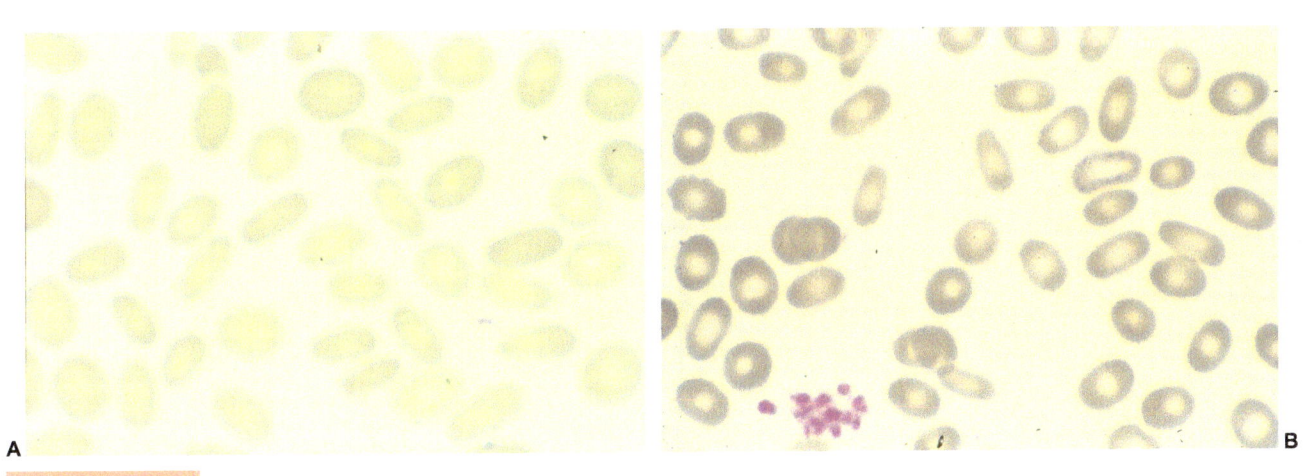

Figura 7-38.

Eliptocitose hereditária. Sangue periférico. Coloração de Leishman.

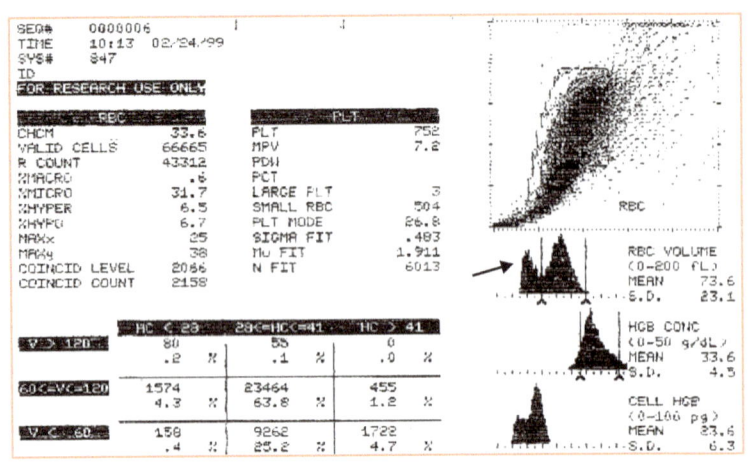

Figura 7-39.

Eliptocitose hereditária. Perfil eritrocitométrico mostrando dupla população celular no histograma de volume: uma normocítica e uma microcítica refletindo a fragmentação eritrocitária (seta).

Figura 7-40.

Eliptocitose hereditária.
Microcitose vs. gravidade da doença.

Volume eritrocitário	Hb (g/dl)	Ret (x 109/l)	Micrócitos (%)	Subtipo
	12,2	104	12,4	EH Spαl/65 Heterozigoto
	9,6	210	28,8	EH Spαl/65 Homozigoto
	6,6	842	47,7	EH Spαl/74

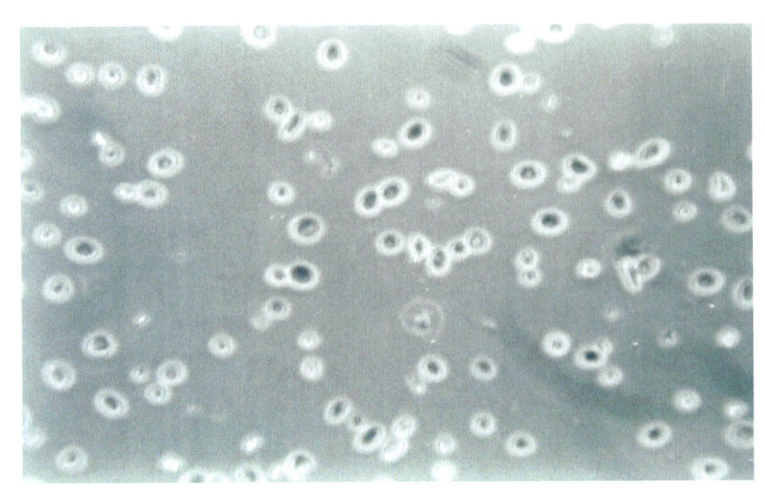

Figura 7-41.

Piropoiquilocitose hereditária. Microscopia de fase evidenciando acentuada fragmentação celular.

Para a identificação do defeito eliptocítico de base são importantes os estudos das proteínas da membrana e dos padrões de proteólise da espectrina pela tripsina (Fig. 7-42 e 7-43).

Figura 7-42.

Eliptocitose hereditária. Padrão de digestão tríptica da espectrina.

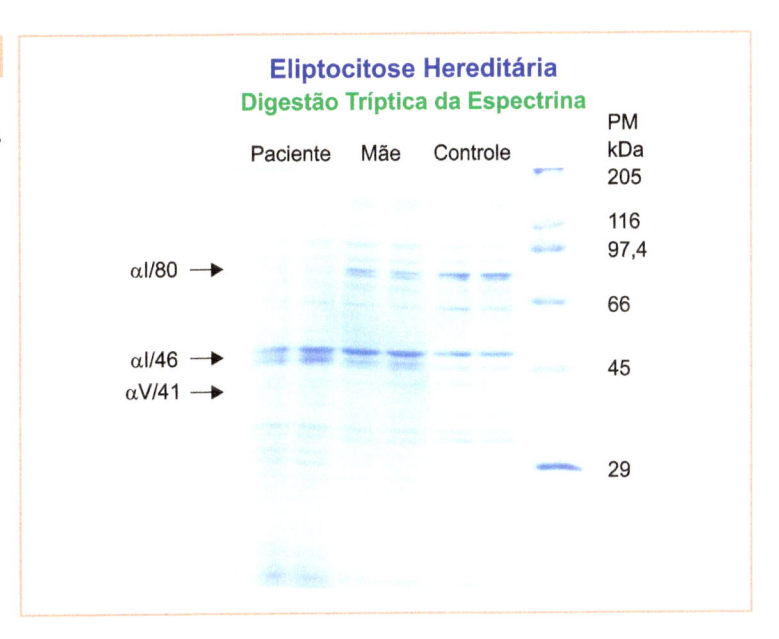

A **estomatocitose hereditária** compreende uma série de doenças raras do eritrócito, caracterizadas por anormalidades nos mecanismos de regulação do volume celular. Dependendo do tipo de defeito, há células hiper-hidratadas (**hidrocitose hereditária**) ou células desidratadas (**xerocitose hereditária**), além de casos com fenótipos intermediários. Os pacientes apresentam anemia hemolítica leve a moderada, reticulocitose (5% a 10%), macrocitose (VCM entre 100 e 115fl) com aumento da CHCM na xerocitose e redução na hidrocitose. Estomatócitos são freqüentemente visualizados na hidrocitose, mas estão presentes, em grau variável, também nas formas desidratadas (Fig. 7-44).

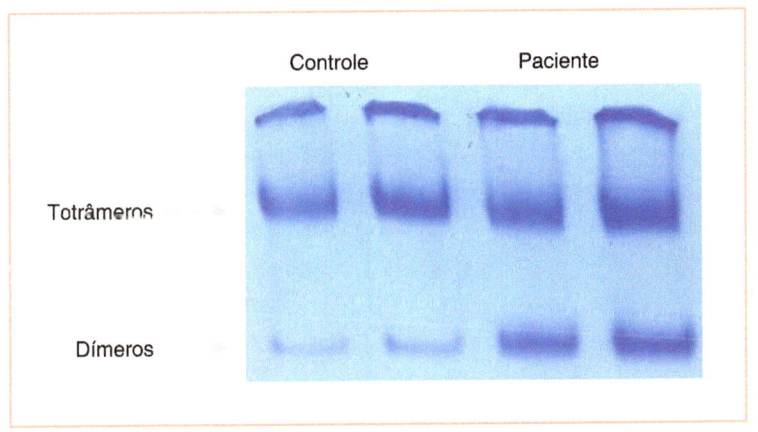

Figura 7-43.

Eliptocitose hereditária. Aumento de dímeros de espectrina na eletroforese não-desnaturante em gel de poliacrilamida a 4°C.

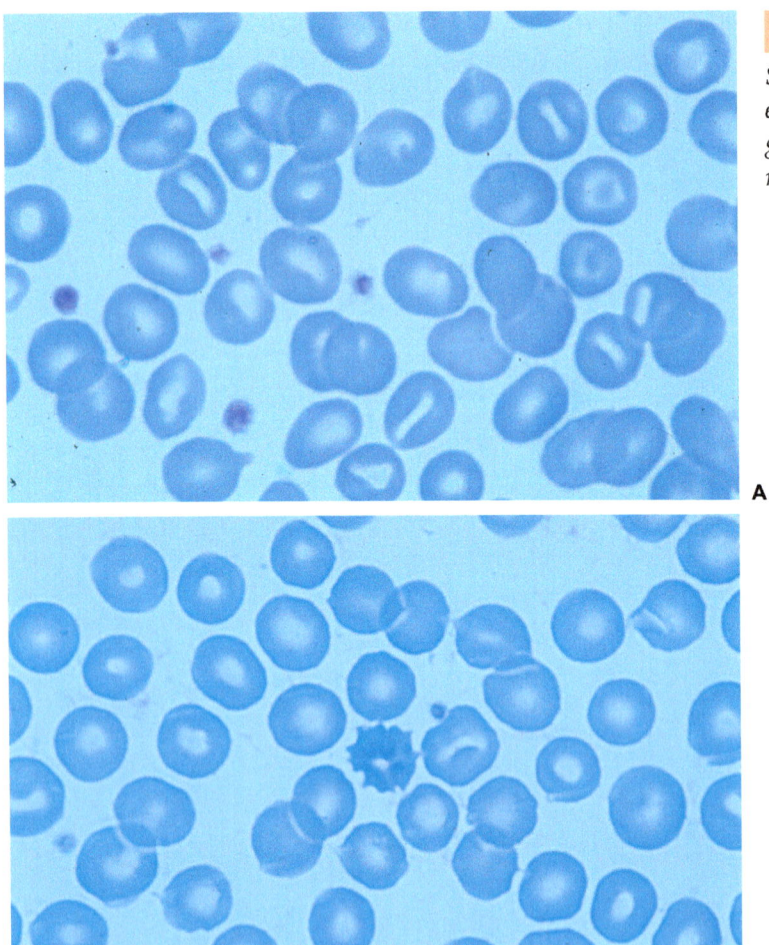

Figura 7-44.

*Sangue periférico de dois pacientes com estomatocitose hereditária, um apresentando grande número de estomatócitos (**A**) e outro com raros estomatócitos (**B**). Coloração de Leishman.*

O diagnóstico é fundamentado na determinação da quantidade intra-eritrocitária de Na^+ e K^+, além de provas específicas em que são estudados os diversos canais de troca iônica da membrana eritrocitária. A ectacitometria em gradiente osmótico parece ser o teste diagnóstico mais importante na identificação das células estomatocíticas, pela demonstração de padrões de deformabilidade eritrocitária específicos, embora não seja um exame disponível na rotina (Figs. 7-45 e 7-46).

Figura 7-45.

Ectacitometria em gradiente osmótico na xerocitose hereditária: deformabilidade maior que o normal em meios hipoosmolares e menor do que o normal em meios hiperosmolares.

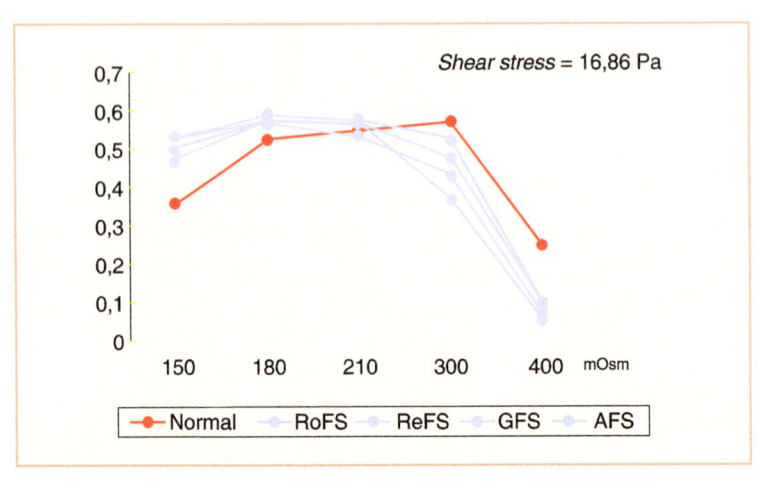

Figura 7-46.

Ectacitometria em gradiente osmótico na hidrocitose hereditária: deformabilidade maior que o normal em meios hiperosmolares.

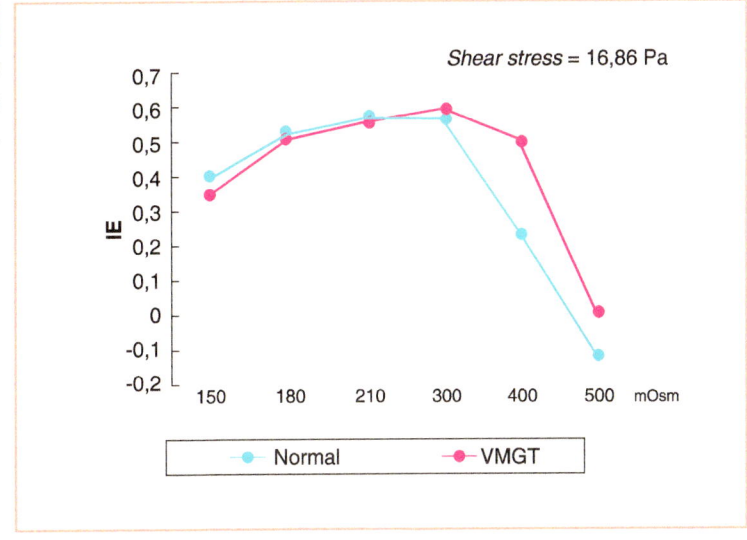

Eritroenzimopatias

Como a hemácia madura é uma célula anucleada, ela necessita dispor de mecanismos que gerem energia e a protejam de lesões oxidativas. Para isso, a hemácia conta com um arsenal de enzimas que geram energia a partir da glicólise (ciclo de Embden-Meyerhof) e que têm ação antioxidante (ciclo das pentoses ou via da hexose monofosfato) (Figs. 7-47 a 7-49).

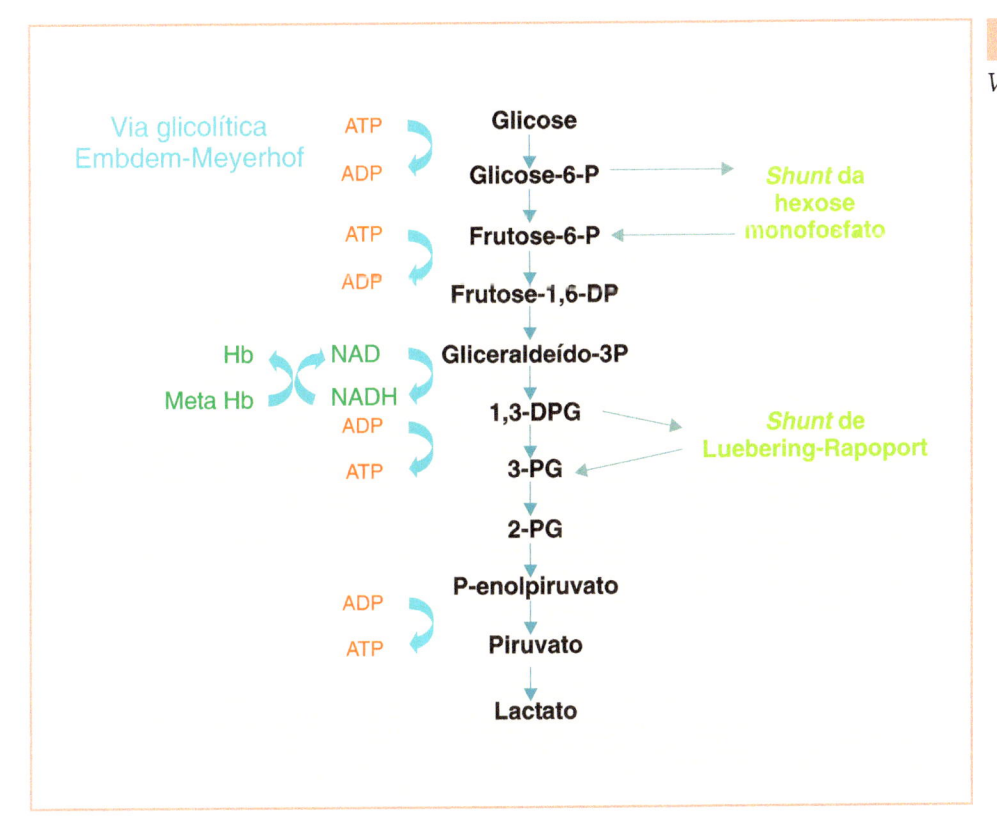

Figura 7-47.

Vias metabólicas do eritrócito.

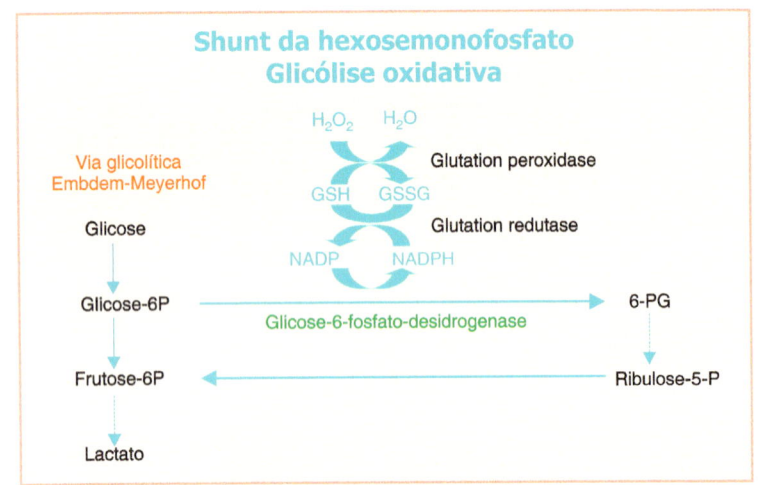

Figura 7-48.

Metabolismo energético do eritrócito. Shunt da hexose monofosfato.

Figura 7-49.

Vias metabólicas do eritrócito: deficiências enzimáticas associadas a doenças hemolíticas.

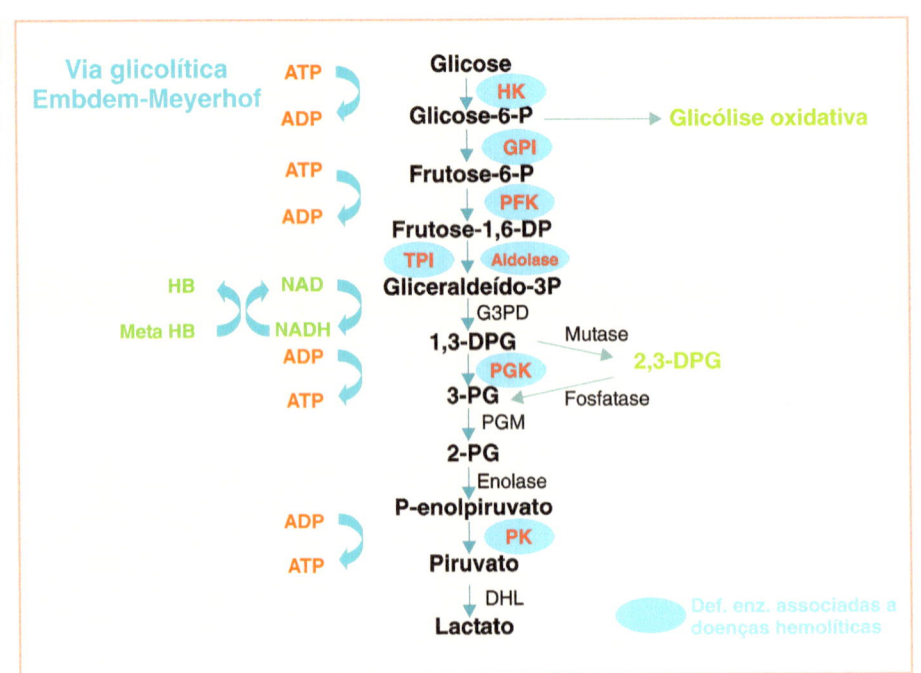

Deficiências nas enzimas integrantes desses ciclos podem levar ao encurtamento da vida média eritrocitária. As principais eritroenzimopatias de interesse clínico são as deficiências de glicose-6-fosfato desidrogenase (G-6-PD) e de piruvatoquinase (PK). A deficiência de G-6-PD é a doença metabólica eritrocitária mais comum, afetando cerca de 400 milhões de pessoas em todo o mundo. A herança é ligada ao cromossomo X, havendo mais de 400 mutações descritas. A G-6-PD protege a célula da ação de substâncias oxidantes. Na deficiência de G-6-PD, por bloqueio desse mecanismo protetor, a hemoglobina pode se tornar oxidada e desnaturar, formando corpúsculos de Heinz, que lesam a membrana eritrocitária, causando a retirada precoce das hemácias da circulação pelo baço.

A deficiência de PK é a mais freqüente enzimopatia do ciclo da glicólise. Na deficiência de PK menos energia é formada, encurtando a vida média das hemácias, com conseqüente anemia hemolítica. Não há alteração morfológica eritrocitária específica na deficiência de PK. Nos casos esplenectomizados chama a atenção a intensa reticulocitose (Fig. 7-50).

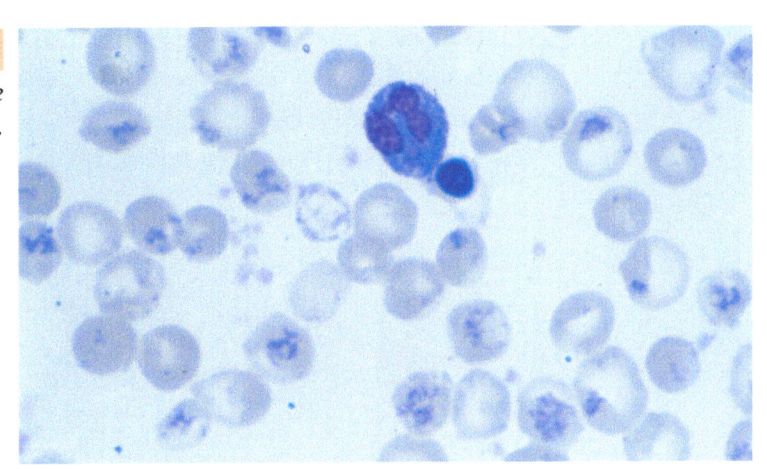

Figura 7-50.

Acentuada reticulocitose na deficiência de piruvatoquinase após esplenectomia.

Hemoglobinopatias

As hemoglobinopatias são decorrentes de alterações estruturais da hemoglobina. A mais freqüente em nosso meio é a anemia falciforme. Ela é causada por uma mutação de ponto no gene da β-globina, que leva à produção de uma hemoglobina anormal, com valina em vez de ácido glutâmico na posição 6 da cadeia globínica β. Esta hemoglobina é chamada de hemoglobina S (HbS). O termo doença falciforme inclui o estado homozigótico para HbS, que é a anemia falciforme e as duplas heterozigoses como as associações de HbS e HbC (hemoglobinopatia SC) ou de HbS e β-talassemia (Sβ°-talassemia e Sβ⁺-talassemia). O traço falciforme, que é a associação de HbA e HbS (AS), não é considerado doença falciforme. Os portadores são assintomáticos e não apresentam anormalidades ao hemograma.

A doença falciforme caracteriza-se pela presença de anemia hemolítica crônica e fenômenos vasooclusivos. Isto decorre das profundas alterações no comportamento físico-químico da HbS no estado desoxigenado. A desoxiHbS tem a propriedade de se polimerizar, formando cristais tactóides que, se atingirem tamanho suficiente, deformam a célula fazendo com ela fique em forma de foice. Essas células podem ser facilmente reconhecidas no esfregaço de sangue periférico, sendo de grande auxílio na abordagem diagnóstica. Além das células características, podemos observar também no sangue periférico, as alterações frequentemente presentes nas anemias hemolíticas, como policromasia, pontilhado basófilo e eritroblastos circulantes (Fig. 7-51). Em virtude do acometimento do baço decorrente das sucessivas crises de falcização, com conseqüente perda da função esplêni-

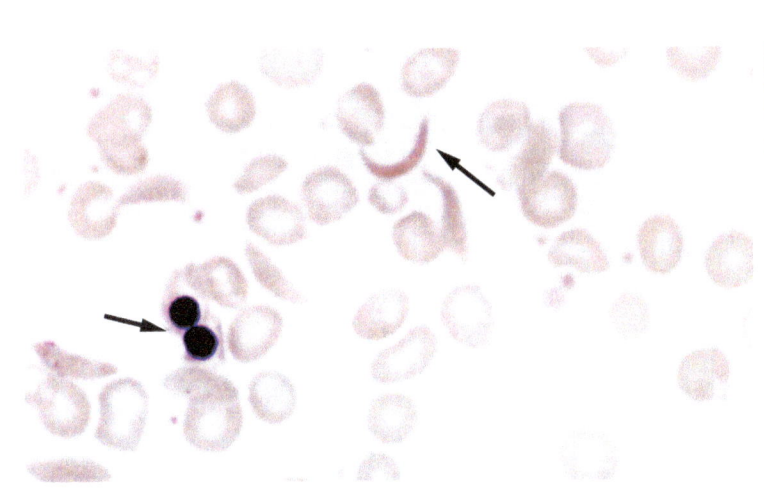

Figura 7-51.

Eritrócitos falciformes e eritroblastos circulantes. Sangue periférico. Coloração de Leishman.

ca, corpúsculos de Howell Jolly geralmente estão presentes nos eritrócitos do sangue periférico. Os reticulócitos estão aumentados em número relativo e absoluto.

O diagnóstico das diferentes doenças falciformes é feito através da eletroforese de hemoglobina (Fig. 7-52). Na anemia falciforme não existe HbA, que é substituída pela HbS (SS).

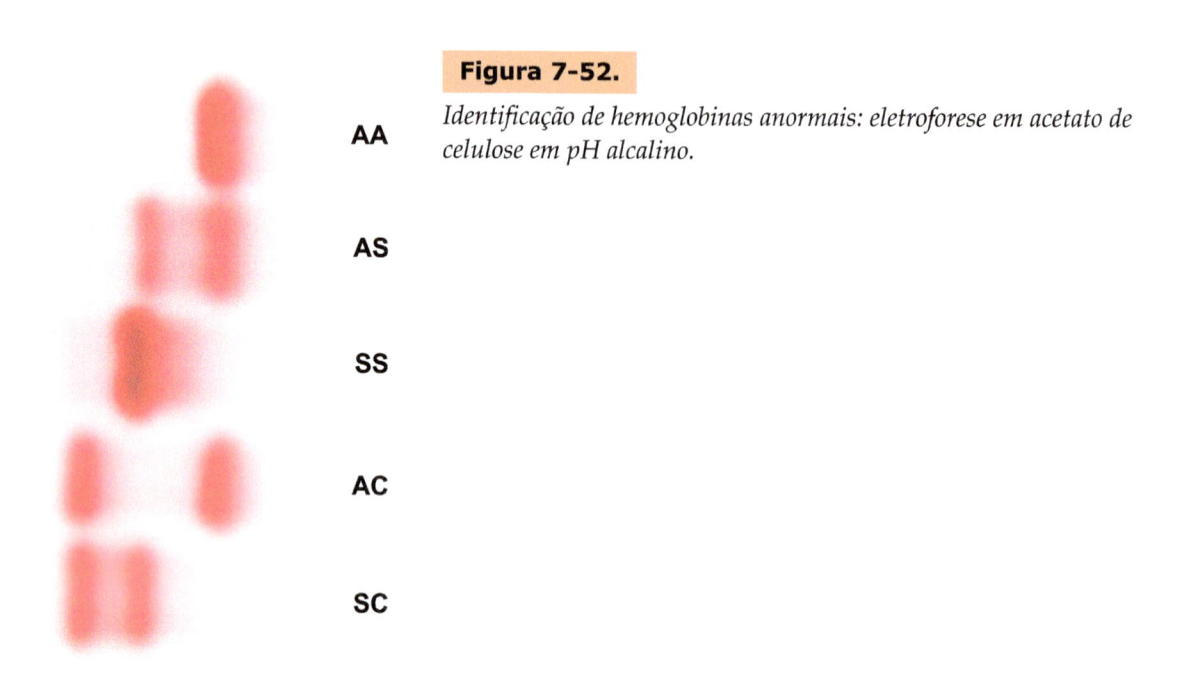

AA
AS
SS
AC
SC

Figura 7-52.

Identificação de hemoglobinas anormais: eletroforese em acetato de celulose em pH alcalino.

Nas associações com β-talassemia o VCM está diminuído, em contraste com os valores normais encontrados na anemia falciforme, e os níveis de HbA$_2$ estão elevados (Quadro 7-10).

Quadro 7-10.

Valores hematimétricos e eletroforese de Hb nas doenças falciformes (modificado de Glader, BE)

Genótipo	Hb (g/dl)	Ht (%)	VCM (fl)	Rt (%)	Hb presentes (%)
SS	6-10	20-30	80-100	10-15	S = 80-95
					A$_2$ = 2-3
					Fetal = 2-20
S-β^{0}tal	6-10	20-30	60-80	10-15	S = 75-95
					A$_2$ = 4-6
					Fetal = 2-20
S-β$^+$tal	8-12	30-36	65-75	3-6	S = 50-85
					A = 5-30
					A$_2$ = 4-6
					Fetal = 2-20
SC	10-12	30-36	70-90	5-10	S = ~50
					C = ~50

Alguns aspectos histopatológicos da anemia falciforme estão representados nas Figs. 7-53 a 7-55.

Figura 7-53.

Biópsia de medula óssea em paciente com anemia falciforme mostrando inúmeros macrófagos carregados de ferro. Coloração HE.

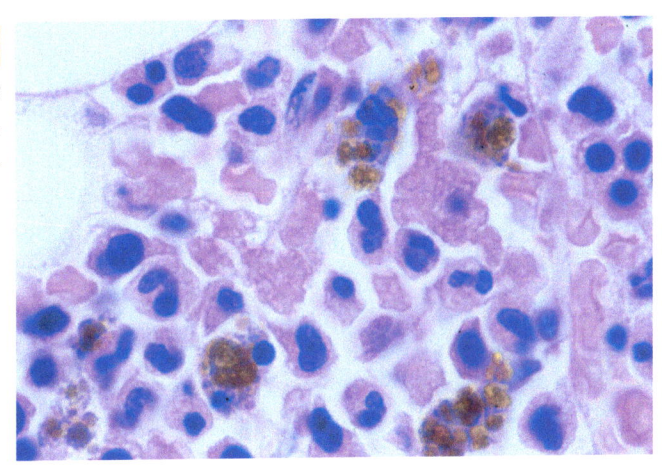

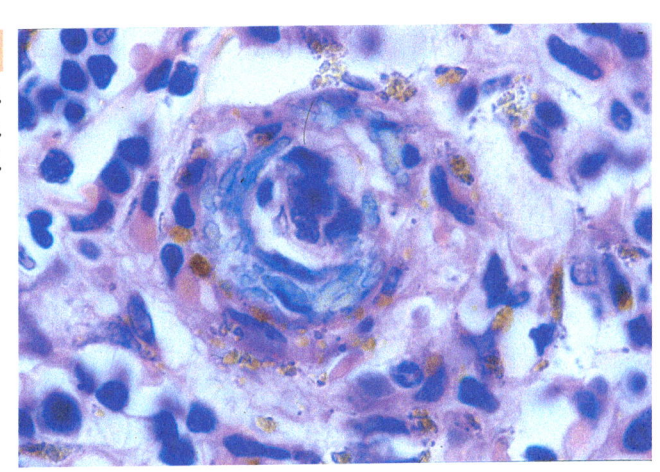

Figura 7-54.

Corte de baço de paciente com anemia falciforme mostrando macrófagos carregados de ferro. Coloração HE.

Figura 7-55.

Corte de baço de paciente com anemia falciforme. Corpos de Gamna Gandy e macrófagos com grãos de ferro. Coloração HE.

Anemias Hemolíticas Adquiridas

Anemias Hemolíticas Microangiopáticas

As síndromes de fragmentação eritrocitária podem ser decorrentes de anormalidades do coração e grandes vasos ou dos pequenos vasos (anemias hemolíticas microangiopáticas).

As anormalidades do coração e grandes vasos incluem próteses valvares, valvoplastias, ruptura de cordoalha tendinosa, enxertos intracardíacos, doença valvar não operada (mais freqüentemente estenose aórtica).

As anemias hemolíticas microangiopáticas podem ocorrer em associação com púrpura trombocitopênica trombótica (PTT), síndrome hemolítico-urêmica, carcinomas disseminados, pré-eclâmpsia, eclâmpsia, síndrome HELLP (hemólise, elevação de enzimas hepáticas e plaquetopenia), hipertensão maligna, coagulação intravascular disseminada, infecções, doenças imunes, hemangiomas (doença de Kasabach Merritt). Talvez a maior dificuldade diagnóstica seja relacionada à PTT, uma doença grave, potencialmente fatal, caracterizada por plaquetopenia, anemia hemolítica microangiopática, alterações neurológicas, febre e eventualmente, alterações renais. É causada pela falha em degradar multímeros de fator de von Willebrand de altíssimo peso molecular, com formação de trombos plaquetários. No esfregaço de sangue periférico existem inúmeras hemácias fragmentadas, que são os esquizócitos, além de policromasia e grande anisopoiquilocitose (Fig. 7-56). Completa o quadro a presença de plaquetopenia e reticulocitose.

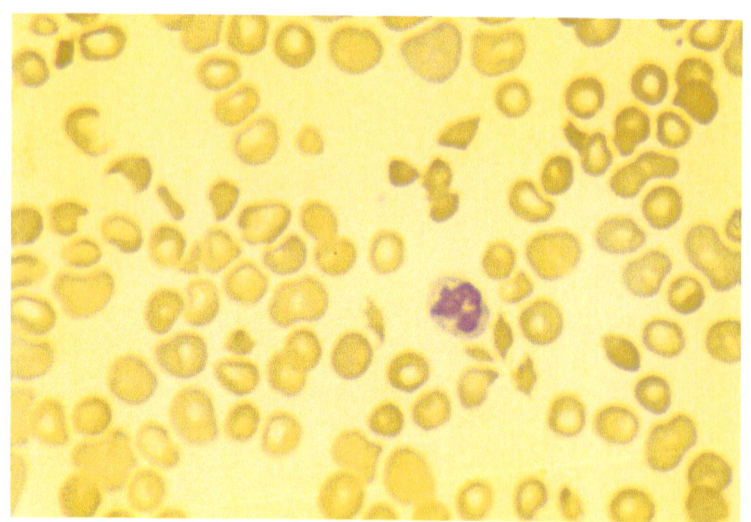

Figura 7-56.

Inúmeros esquizócitos e plaquetopenia em sangue periférico de paciente com púrpura trombocitopênica trombótica. Coloração de Leishman.

Hemoglobinúria Paroxística Noturna

A hemoglobinúria paroxística noturna (HPN) é uma doença clonal e adquirida da hematopoese, caracterizada por hemólise intravascular, citopenias de graus variados e tendência à trombose. É causada por uma mutação adquirida no gene *PIG-A*, localizado no braço curto do cromossomo X. As células pertencentes ao clone HPN são deficientes em todas as proteínas que se ligam à membrana celular por uma âncora de glicosilfosfatidilinositol (GPI). Pelo menos duas destas proteínas estão envolvidas na regulação da ativação do complemento: o *decay accelerating factor* (DAF ou CD55) e o *membrane inhibitor of reactive lysis* (MIRL ou CD59). Sua ausência, particularmente a do MIRL, leva à sensibilidade aumentada das células HPN à lise mediada pelo complemento, que é a responsável pela hemólise intravascular e provavelmente, também pela tendência à trombose que os pacientes apresentam. Na Fig. 7-57 observam-se nas amostras de urina e de plasma de uma paciente com HPN, a hemoglobinúria e a hemoglobinemia que ocorrem durante um episódio de crise hemolítica. Este episódio foi acompanhado de fenômeno trombótico em pele (Fig. 7-58). Na Fig. 7-59 observa-se a hemossiderinúria decorrente da hemoglobinúria crônica.

Figura 7-57.

Plasma e urina de paciente com HPN durante crise hemolítica.

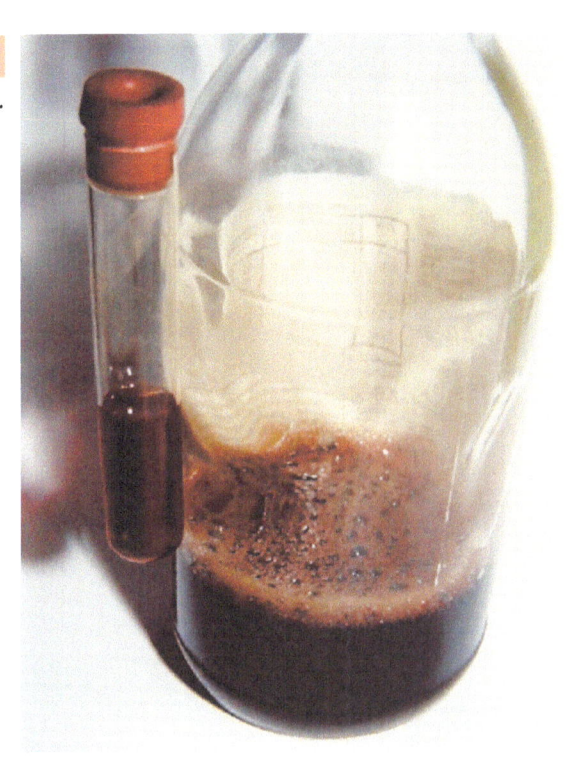

Figura 7-58.

Trombose em pele de paciente com HPN durante episódio hemolítico agudo.

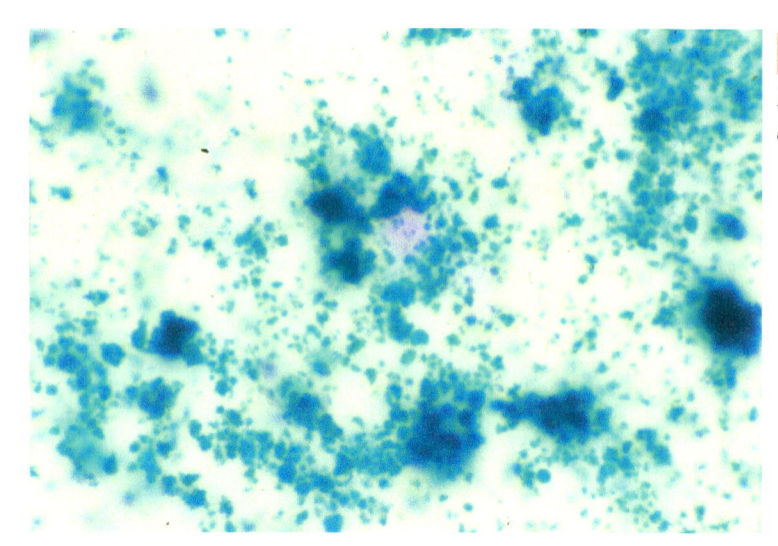

Figura 7-59.

Hemossiderinúria em paciente com HPN. Coloração de Perls.

O diagnóstico da HPN durante aproximadamente 70 anos foi feito pelo teste da lise em soro acidificado ou teste de Ham (Fig. 7-60), que, embora altamente específico, tem relativamente baixa sensibilidade.

Figura 7-60.

Teste de Ham em paciente com HPN. Observa-se hemólise nos tubos 1 e 5, que contêm hemácias do paciente com soro acidificado normal (tubo 1) e com soro acidificado do paciente (tubo 5).

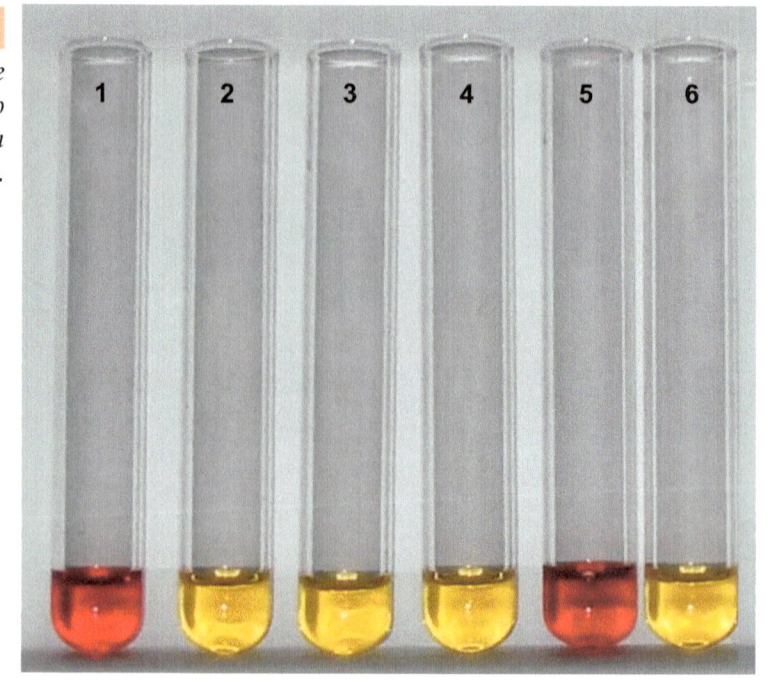

Atualmente, o método de escolha para o diagnóstico é a demonstração de clones com ausência ou diminuição de CD 55 e CD59, mediante imunofenotipagem das células do sangue periférico (Fig. 7-61). A imunofenotipagem utilizando os anticorpos monoclonais CD55 e CD59 pode ser realizada em eritrócitos e neutrófilos, sendo a realizada em neutrófitos particularmente útil quando o paciente recebeu transfusão de sangue ou teve crise hemolítica recente. Outra vantagem desse método é possibilitar a detecção de pequenas populações celulares, importante para o diagnóstico de presença de clone HPN nas aplasias medulares, nas quais, diferentemente dos quadros que se apresentam como anemia hemolítica, a proporção de células anormais costuma ser reduzida.

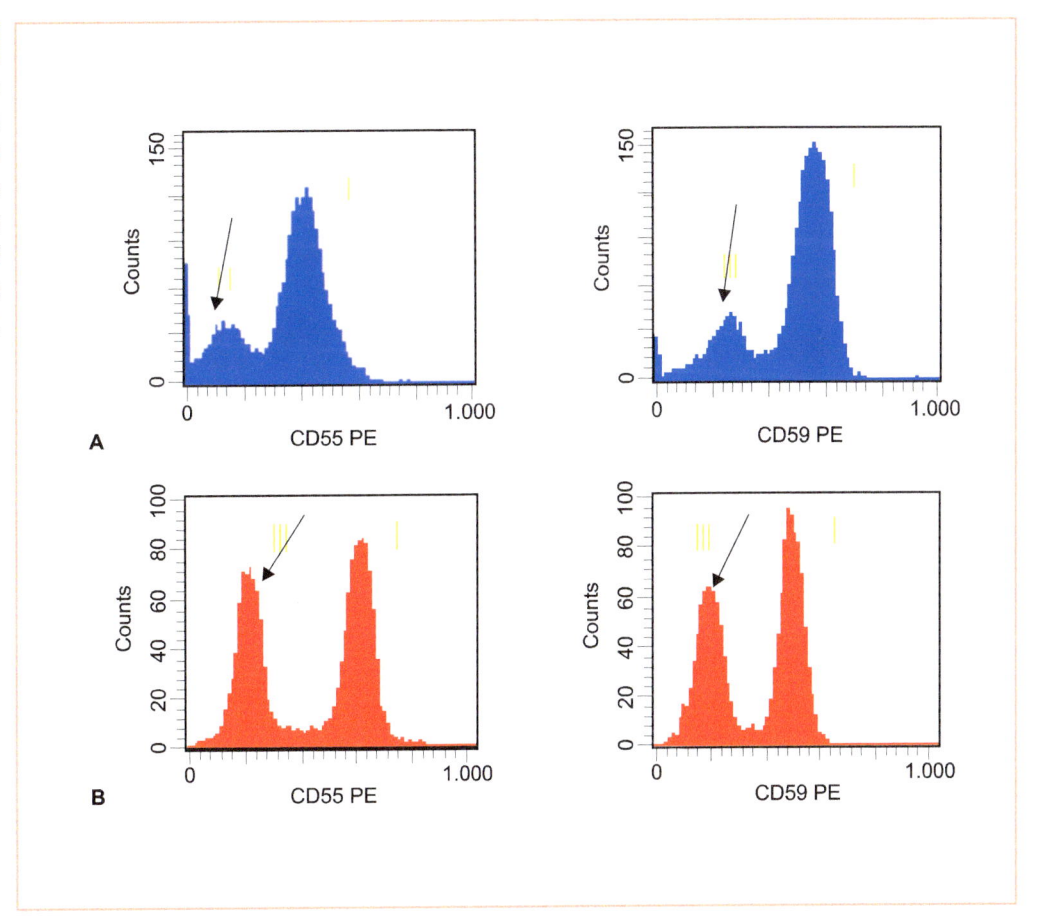

Figura 7-61.

Clone HPN evidenciado pela imunofenotipagem utilizando CD55 e CD59 dos eritrócitos (A) e granulócitos (B): o clone anormal (HPN) é negativo (seta) e coexiste com a população normal.

Anemias Hemolíticas Imunológicas

As anemias hemolíticas auto-imunes (AHAI) são um grupo heterogêneo de doenças, caracterizado pela presença de auto-anticorpos nos eritrócitos, causando destruição acelerada dos glóbulos vermelhos. Elas são divididas, de acordo com a sensibilidade térmica do anticorpo, em AHAI causadas por anticorpos quentes (ligam-se mais avidamente aos eritrócitos a 37°C) e AHAI causadas por anticorpos frios (reagem mais fortemente a 4°C, ou progressivamente menos à medida que a temperatura aumenta e geralmente não reagem à temperatura normal do organismo). Alguns casos podem ser do tipo misto, com presença de auto-anticorpos quentes e frios. As AHAI podem ser divididas também em duas grandes categorias clínicas: primárias, nas quais não existem doenças associadas, e secundárias, quando acompanham uma doença de base ou quando são droga-induzidas. No esfregaço de sangue periférico nas AHAI por anticorpos quentes visualizam-se grande número de esferócitos, policromasia e reticulocitose. Nas anemias por anticorpos frios, o achado característico é a hemaglutinação que pode gerar falsos aumentos de VCM e dificultar a contagem eritrocitária. O diagnóstico é feito pelo teste de Coombs direto positivo.

Anemias Hemolíticas Causadas por Parasitas

A malária é a causa mais importante deste tipo de anemia. O diagnóstico é feito pela demonstração do parasita no interior dos eritrócitos do sangue periférico (esfregaço ou gota espessa). Na Fig. 7-62 observam-se hemácias parasitadas por *Plasmodium vivax*.

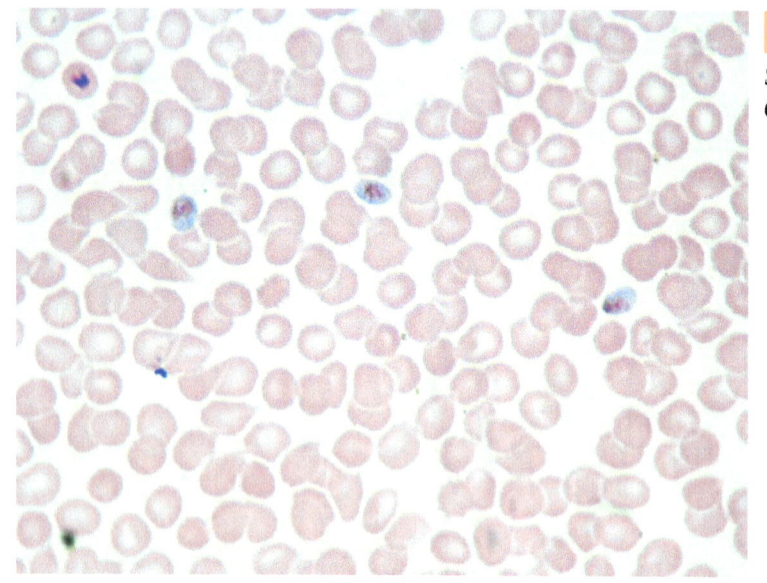

Figura 7-62.

Sangue periférico em paciente com malária. Coloração de Leishman.

Anemias Normo/Normo sem Reticulocitose

Se os reticulócitos não estiverem aumentados (Fig. 7-13), deveremos considerar a anemia como causada por falta de produção de glóbulos vermelhos, e novamente nos reportarmos à classificação fisiopatológica.

Neste grupo, diferentemente do que ocorre nas anemias hemolíticas, muitas vezes é necessária a realização de mielograma e/ou biópsia de medula óssea para o diagnóstico. Neste grupo estão incluídas as aplasias e hipoplasias, as infiltrações neoplásicas, as doenças de depósito e a fibrose da medula óssea, assim como as anemias diseritropoéticas. Ressaltamos a seguir alguns aspectos morfológicos relacionados às aplasias de medula óssea e às anemias diseritropoéticas congênitas.

Aplasia de Medula Óssea

A anemia aplástica caracteriza-se por graus variáveis de substituição do parênquima medular por tecido gorduroso. Pode ser idiopática ou secundária a medicamentos ou exposição a agentes químicos, físicos e infecciosos, particularmente virais. A lesão medular é, de modo geral, de natureza imunológica. Na Fig. 7-63 observam-se os aspectos histopatológicos da medula óssea normal e substituída por tecido gorduroso ou neoplásico.

Eventualmente a aplasia pode atingir setores específicos da medula, como ocorre nas aplasias puras de série vermelha, nas agranulocitoses ou nas púrpuras amegacariocitárias. As aplasias puras de série vermelha caracterizam-se por anemia normo ou ma-

Figura 7-63.

Medula óssea nas insuficiências medulares
A. Histopatologia da medula óssea normal. HE.
B e C. Substituição do parênquima medular por
tecido gorduroso em biópsia de medula óssea em
caso de aplasia medular. HE

(Continua)

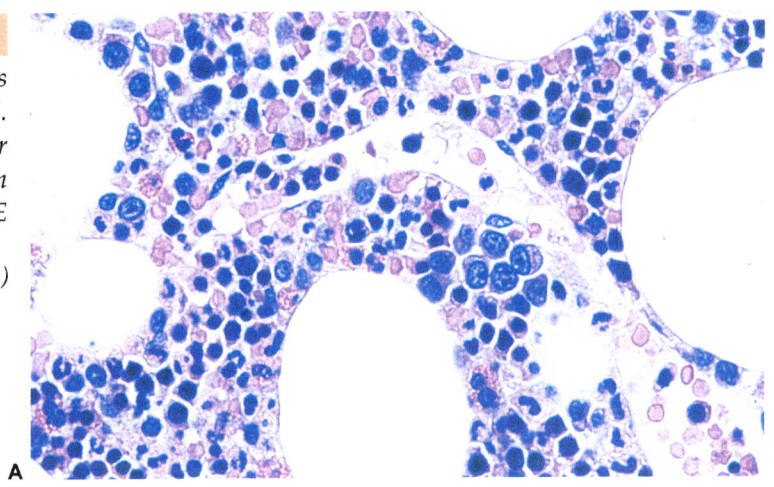

A

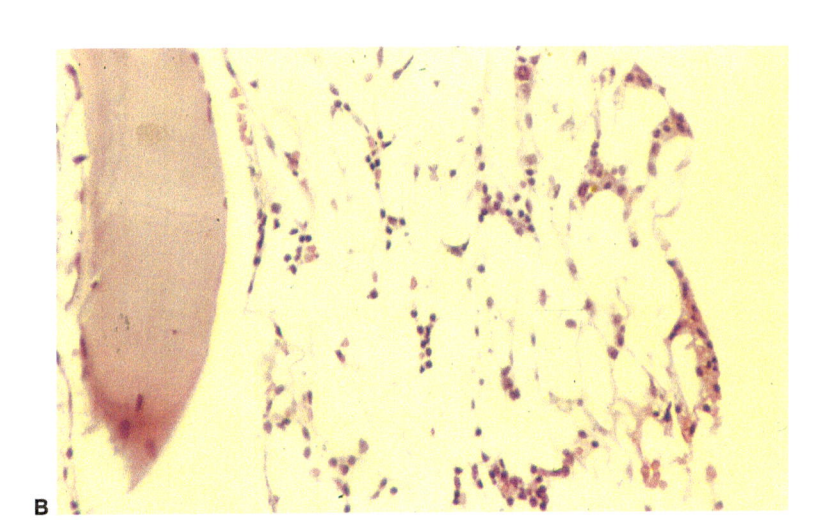

B

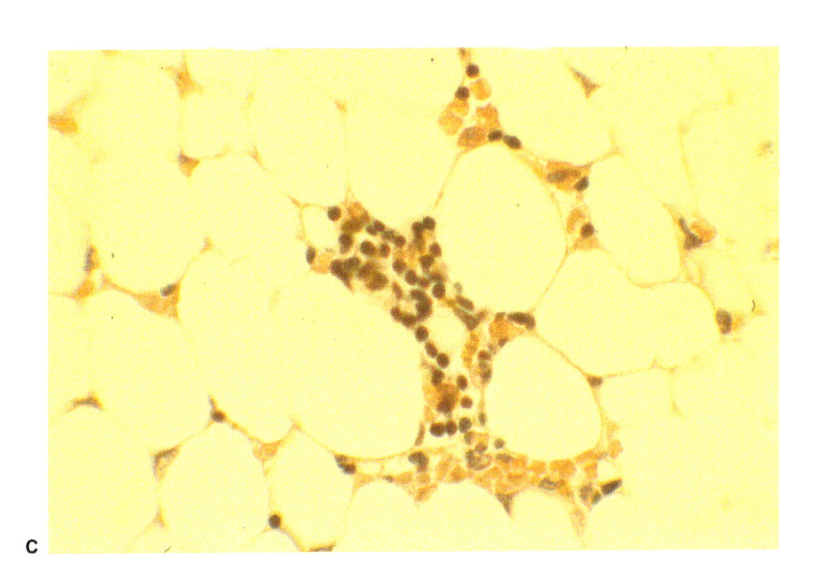

C

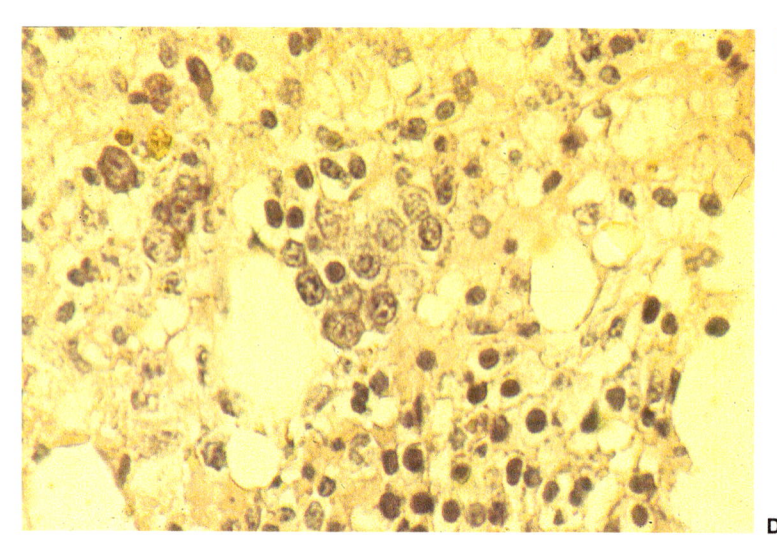

Figura 7-63.

Continuação.
D. Grupo de células blásticas em biópsia de medula óssea em caso de síndrome mielodisplásica. HE.
E. Eritroblasto gigante com inclusão viral (seta) em mielograma de paciente com aplasia pura de série vermelha secundária à infecção por parvovírus. Leishman.

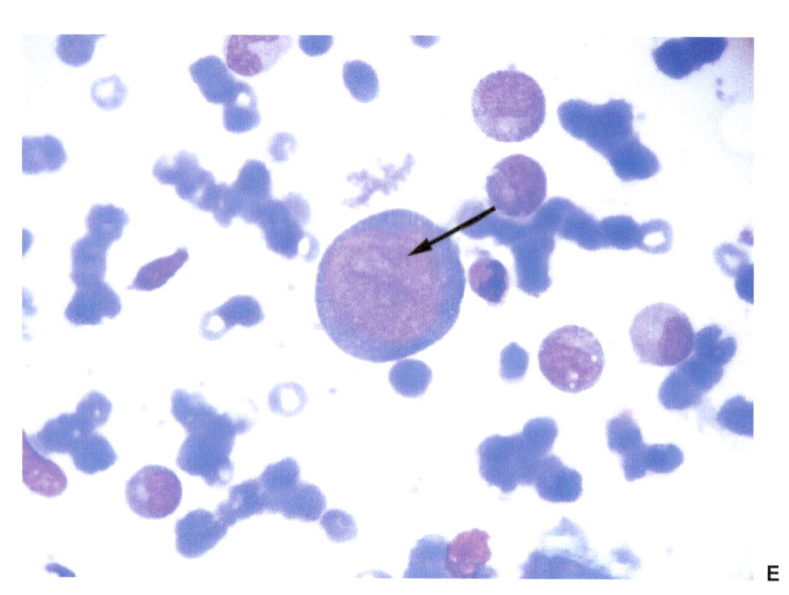

crocítica, sem acometimento das demais séries. Podem ser congênitas (síndrome de Blackfan-Diamond) ou adquiridas, secundárias a infecção pelo parvovírus B19 (Fig. 7-63E), linfoproliferações, mielodisplasia, timomas e doenças auto-imunes.

Anemias Diseritropoéticas Congênitas

As anemias diseritropoéticas congênitas (CDA) são constituídas por um grupo de doenças raras, hereditárias, caracterizadas por anormalidades qualitativas e quantitativas da eritropoese. Poucos eritroblastos amadurecem normalmente, sendo grande parte destruída na medula óssea (eritropoese ineficaz).

São classificadas em três tipos principais, de acordo com as anormalidades da série vermelha observadas no mielograma:

- CDA tipo I: caracterizada pela presença de anemia normo ou macrocítica com alterações megaloblastóides e presença proeminente de pontes internucleares nos eritroblastos na medula óssea (Figs. 7-64 a 7-66).

Figura 7-64.

CDA I — sangue periférico com aniso e poiquilocitose, macrocitose e hemácias em lágrima. Coloração de Leishman.

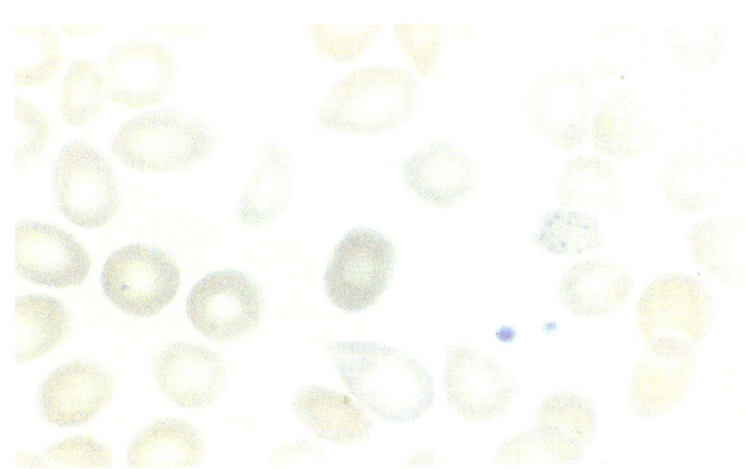

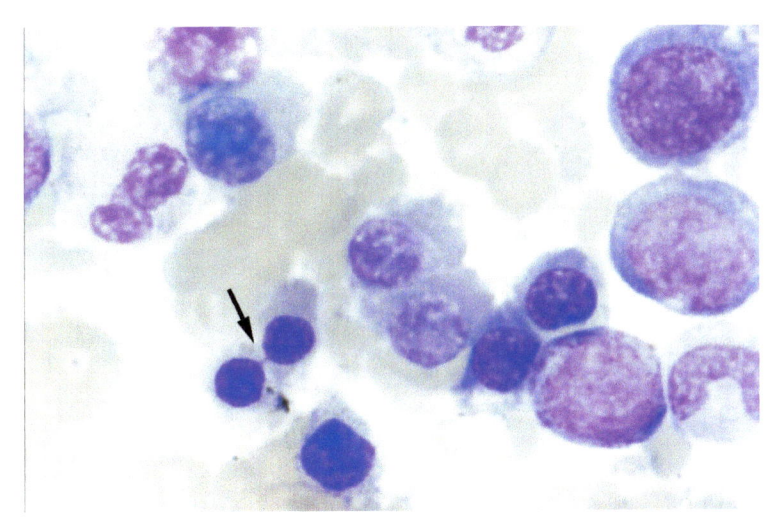

Figura 7-65.

CDA I — medula óssea. Eritroblastos com ponte internuclear. Coloração de Leishman.

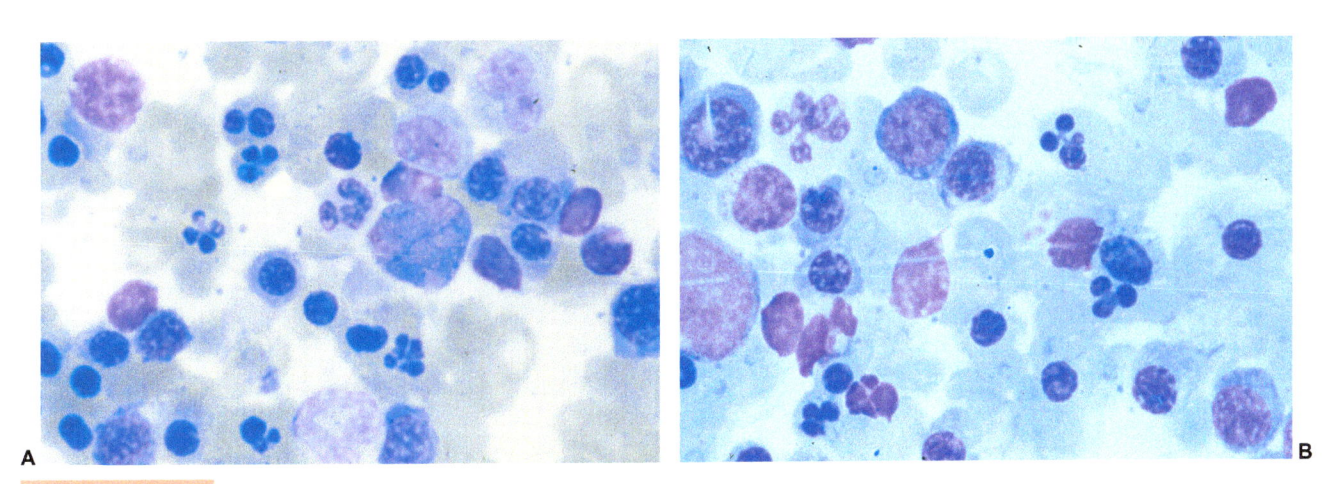

Figura 7-66.

CDA I — acentuada diseritopoese em medula óssea. Coloração de Leishman.

Pode ser acompanhada por anormalidades dismórficas, tais como baixa estatura, sindactilia, hipoplasia ou perda de unhas, hipoplasia ou perda de falanges distais, metatarsos adicionais, anormalidades em pés e região sacral, olhos amendoados, hipertelorismo, nariz em sela, micrognatismo, boca grande com lábios finos e orelhas grandes (Fig. 7-67).

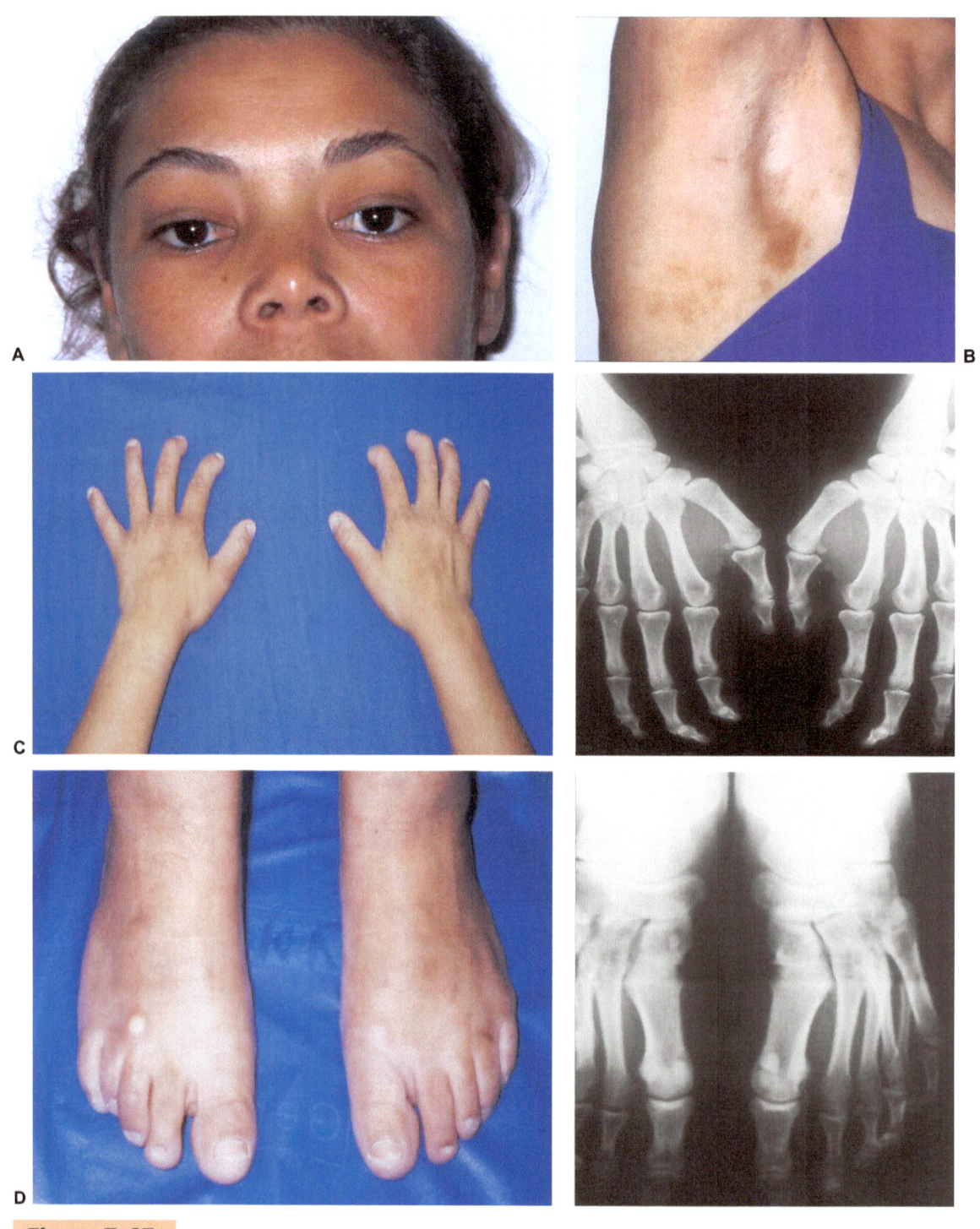

Figura 7-67.

*Alterações dismórficas em paciente com CDA I. **A**. Fácies com olhos amendoados e hipertelorismo.*
*__B__. Manchas hipercrômicas em hemicorpo direito. **C**. Mãos — deformidade em flexão (mãos em garra).*
__D__. Pés — duplicação do quarto metatarso.

- CDA tipo II (HEMPAS = *hereditary erythroblastic multinuclearity with a positive acidified serum lysis test*): caracterizada por multinuclearidade nos eritroblastos e teste de HAM positivo (Figs. 7-68 e 7-69). É a mais freqüente das CDAs.

Figura 7-68.

CDA II (HEMPAS). Sangue periférico com anisocitose e hemácias em lágrima. Coloração de Leishman.

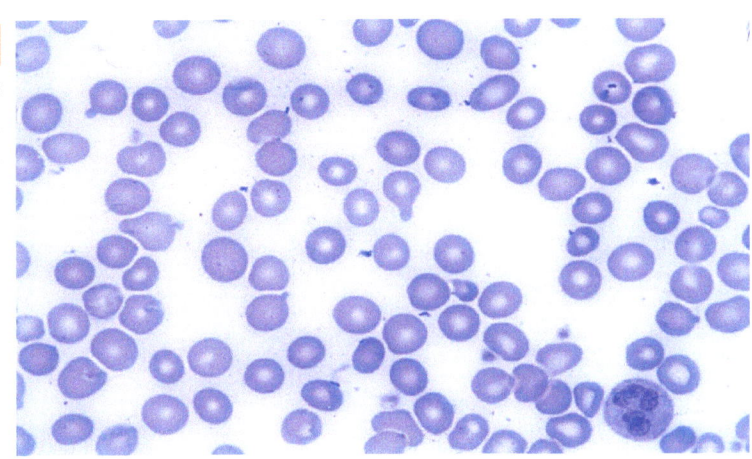

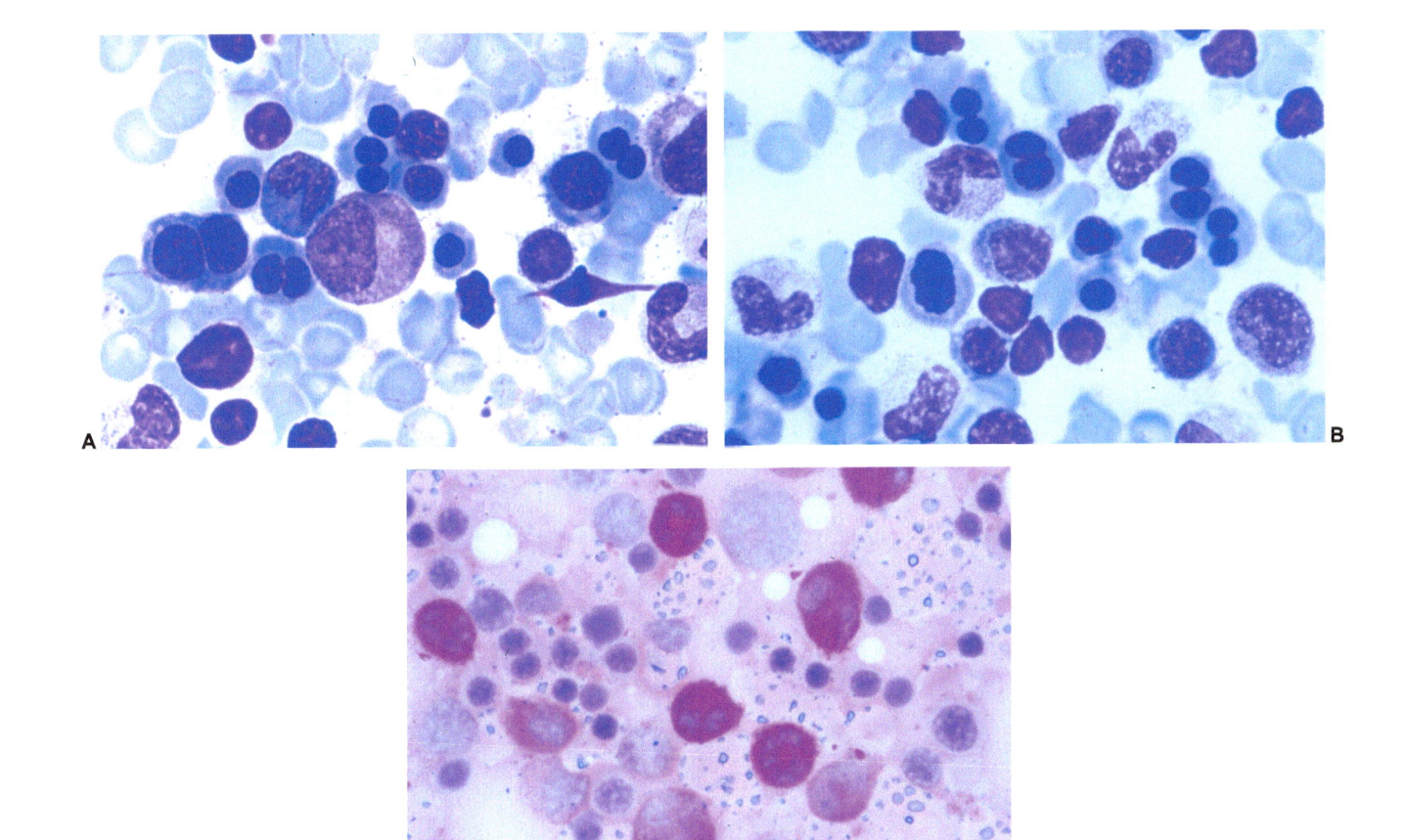

Figura 7-69.

*CDA II (HEMPAS). **A** e **B**. Hiperplasia eritróide com freqüentes eritroblastos binucleados em medula óssea. Coloração de Leishman. **C**. Coloração de PAS do mesmo caso mostrando eritroblastos com citoplasma negativo. Os granulócitos são PAS positivos.*

- CDA tipo III: caracterizada por hiperplasia eritróide da medula óssea com presença de eritroblastos gigantes multinucleados, às vezes com mais de 12 núcleos. A anemia é leve, com reticulócitos em número normal ou diminuído. Observam-se anisocitose sem macrocitose e pontilhado basófilo no sangue periférico (Fig. 7-70).

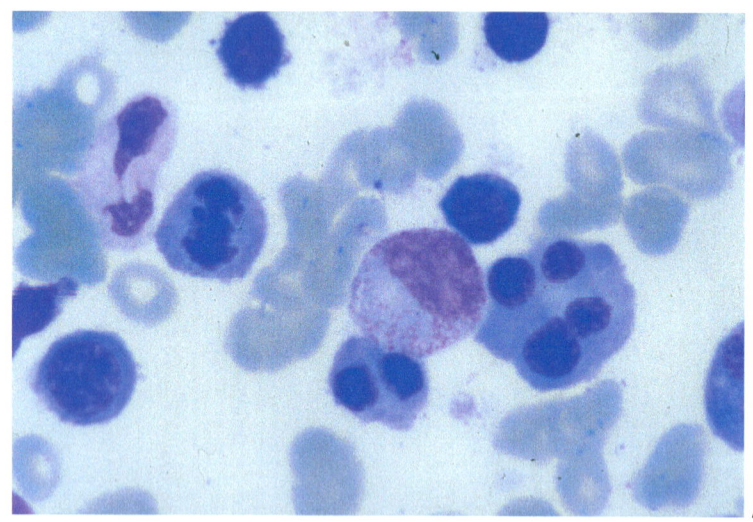

Figura 7-70.

*CDA III. **A** e **B**. hiperplasia eritróide com inúmeros eritroblastos bi e multinucleados em medula óssea. Coloração de Leishman.*
***C**. Coloração de PAS do mesmo caso mostrando eritroblastos com citoplasma negativo.*

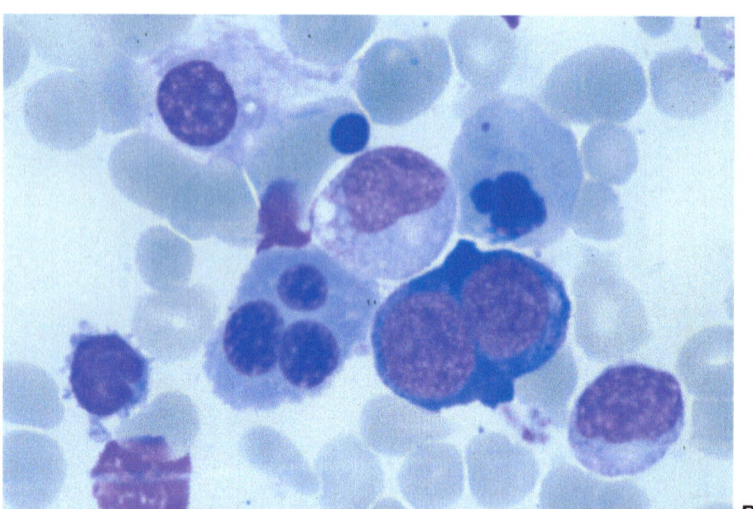

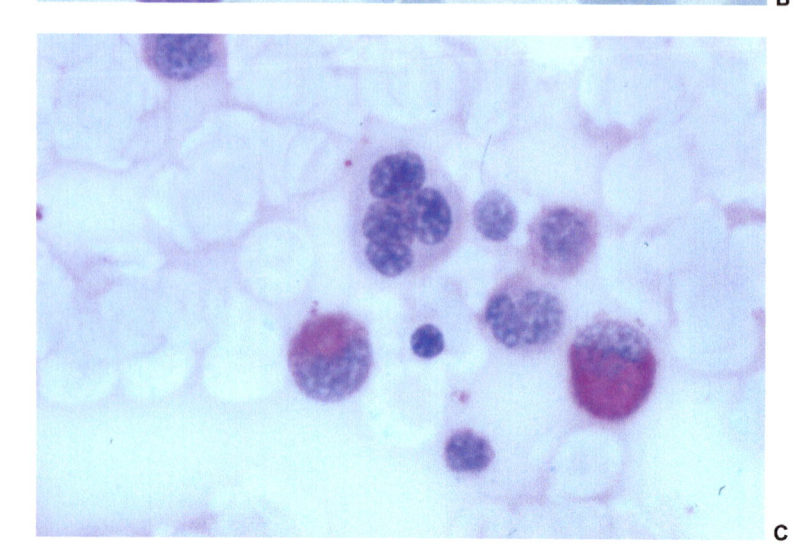

Anemias de Doenças Crônicas

As anemias das doenças crônicas inicialmente costumam ser normocíticas e normocrômicas. Com o passar do tempo, tendem a se tornar discretamente hipocrômicas e microcíticas.

Síndromes Hemofagocíticas

As síndromes hemofagocíticas são doenças pouco freqüentes, muitas vezes fatais, caracterizadas por citopenias no sangue periférico, com hemofagocitose na medula óssea, no fígado e no baço. Decorrem de resposta inflamatória exagerada do organismo a processos infecciosos, inflamatórios ou neoplásicos (Fig. 7-71).

Figura 7-71.

A. Síndrome hemofagocítica — macrófago com eritrofagocitose em medula óssea. Coloração de Leishman. B. Síndrome hemofagocítica — macrófago com eritrofagocitose em medula óssea. Coloração de Leishman.

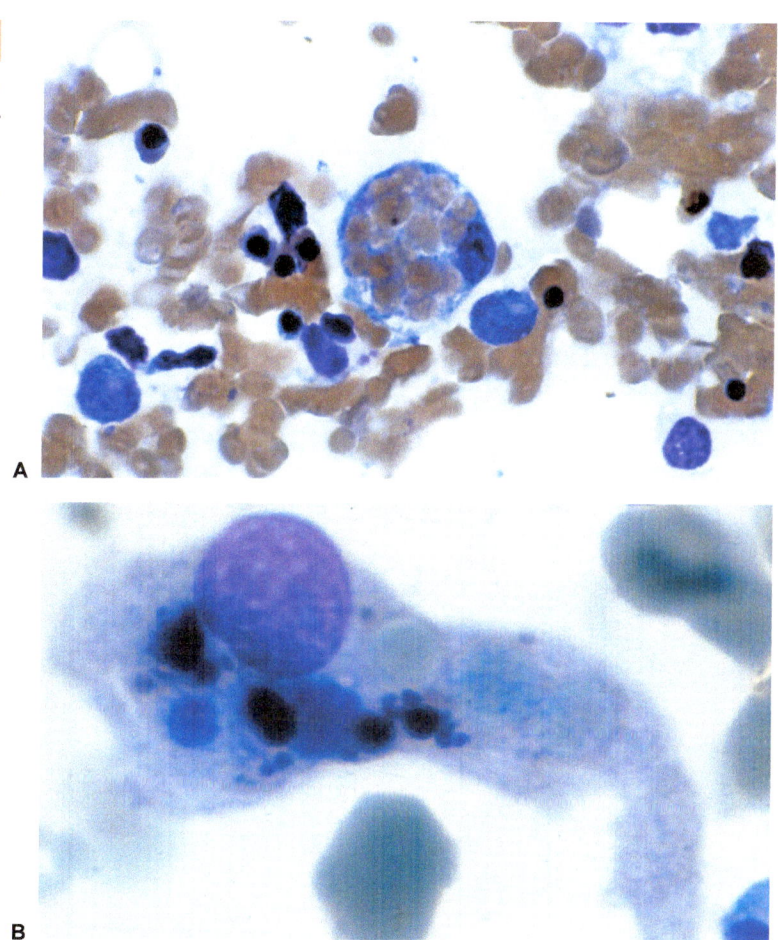

Anemias Macrocíticas

Na presença de uma anemia macrocítica, deve-se aplicar a mesma orientação diagnóstica inicial utilizada nas anemias normocíticas e normocrômicas. Deve-se começar pela análise do número de reticulócitos (Fig. 7-14). Se os reticulócitos estiverem em número aumentado, a investigação se direciona no sentido das anemias por excesso de destruição. Se os reticulócitos não estiverem aumentados, as anemias macrocíticas poderão ser megaloblásticas ou não-megaloblásticas.

Anemias Megaloblásticas

As anemias megaloblásticas são anemias causadas por deficiência de síntese do DNA. A síntese de DNA é fundamental para a renovação celular. Assim, embora as anemias megaloblásticas possam ser decorrentes de numerosas causas (Quadro 7-11), os sinais e sintomas refletem predominantemente o acometimento dos tecidos que se renovam constantemente como pele e fâneros, mucosas e tecido hematopoético.

Quadro 7-11.
Causas de anemias megaloblásticas
Deficiência de vitamina B_{12}
Deficiência de folatos
Deficiência combinada de vitamina B_{12} e folatos
Doenças hereditárias afetando a síntese do DNA
Anemias megaloblásticas droga-induzidas

Na Fig. 7-72 observa-se a ausência de papilas linguais (língua lisa), de um paciente com anemia megaloblástica por deficiência de vitamina B_{12}, secundária à gastrite atrófica (anemia perniciosa).

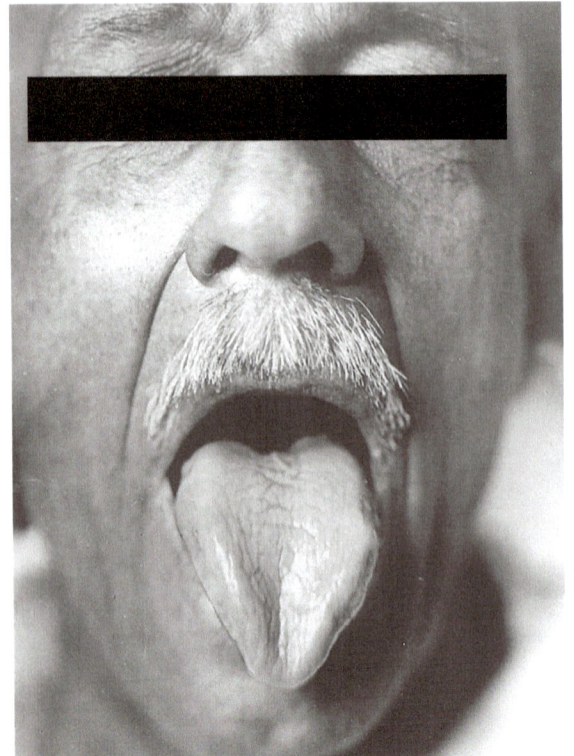

Figura 7-72.

Língua lisa, sem papilas, em paciente com anemia perniciosa.

Como a deficiência de síntese de DNA atinge todas as células em divisão, nas anemias megaloblásticas existe acometimento das três linhagens hematopoéticas, ou seja, da série vermelha, da série granulocítica e da série megacariocitária. O sangue periférico mostra, em geral, pancitopenia com anemia macrocítica com VCM maior que 110fl. Há aniso e poiquilocitose com macroovalócitos, eritrócitos fragmentados, pontilhado basófilo, anéis de Cabot (restos de fuso mitótico) e megaloblastos circulantes; leucopenia com neutrófilos hipersegmentados (6 a 10 lobos); plaquetopenia com formas bizarras e plaquetas gigantes (Fig. 7-73). Na medula óssea a série vermelha encontra-se hiperplásica. As células são grandes, com assincronismo de maturação núcleo/citoplasmático, com o citoplasma apresentando maturação e hemoglobinização normais e o núcleo imaturo, com cromatina nuclear reticulada, eritroblastos bi ou multinucleados, excesso de mitoses, com os precursores jovens apresentando basofilia citoplasmática acentuada. A série branca mostra precursores granulocíticos extraordinariamente grandes com metamielócitos gigantes com núcleo em ferradura. Os megacariócitos embora menos afetados também apresentam anormalidades nucleares evidentes (Fig. 7-74).

Figura 7-73.

Neutrófilo hipersegmentado em caso de anemia megaloblástica. Sangue periférico. Leishman.

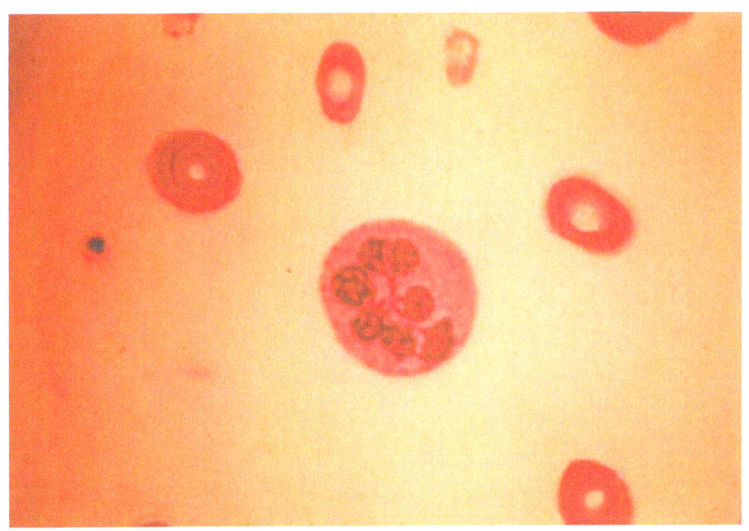

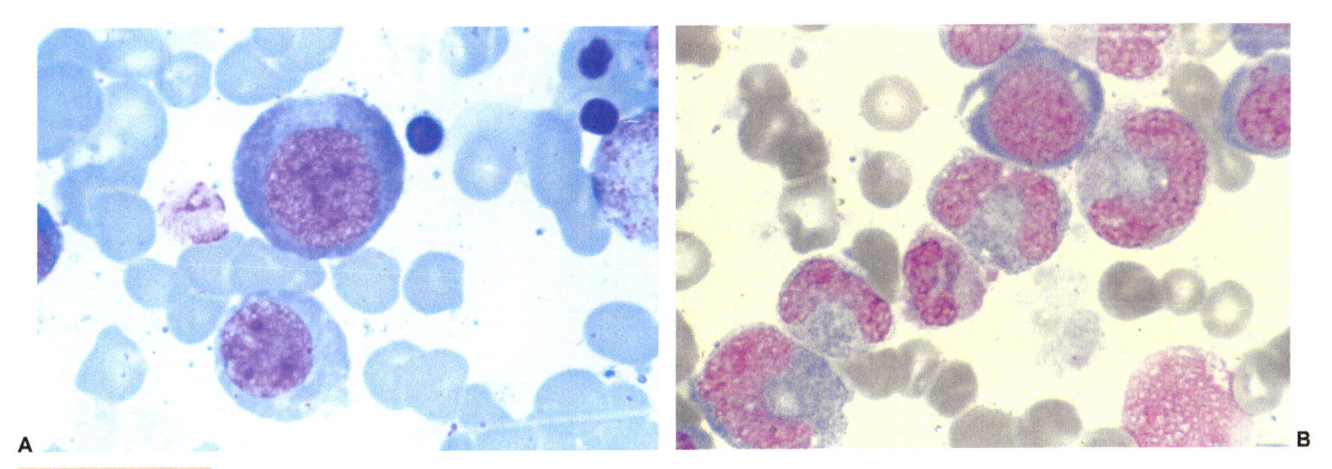

Figura 7-74.

*Anemia megaloblástica medula óssea: **A.** Eritroblastos grandes com a cromatina "frouxa". **B.** Precursores granulocíticos com núcleos gigantes. Leishman.*

Anemias Não-megaloblásticas

As anemias macrocíticas não-megaloblásticas podem ser secundárias a doenças endócrinas e a hepatopatias. O hipotireoidismo é a endocrinopatia mais comumente associada à anemia macrocítica. Todas as insuficiências medulares podem cursar com macrocitose. Assim, as aplasias medulares, sejam globais ou puras da série vermelha, as síndromes mielodisplásicas e as anemias diseritropoéticas podem apresentar VCM tanto normal quanto elevado.

Referências Fundamentais

Bain BJ. *Haemoglobinopathy Diagnosis*. 1 ed., London: Blackwell Science, 2001.

Borgna-Pignatti C, Galanello R. Thalassemias and Related Disorders. *In:* Greer JP, Foerster J, Lukens JN, Rodgers GM, Paraskevas F, Glader B (eds.). *Wintrobe's Clinical Hematology*. 11 ed., Philadelphia: Lippincott Williams & Wilkins, 2004:1.319-1.365.

Delaunay J, Dhermy D. Mutations envoling the spectrin heterodimer contact site: clinical expression and alterations in specific functions. *Semin Hematol* 1993; *30*:21-33.

Fujii H, Miwa S. Red blood cell enzymes and their clinical application. *Adv Clin Chem* 1998; *33*:1-54.

Gallager PG, Benz Jr. E. The erythrocyte membrane and cytoskeleton: structure, function and disorders. *In:* Stamatoyannopoulos G, Majerus PW, Pelmutter RM, Varmus H (eds.). *The Molecular Basis of Blood Diseases*. 3 ed., Philadelphia: WB Saunders, 2001: 275-313.

Glader B. Hereditary hemolytic anemias due to enzyme disorders. *In:* Greer JP, Foerster J, Lukens JN, Rodgers GM, Paraskevas F, Glader B (eds.). *Wintrobe's Clinical Hematology*. 11 ed., Philadelphia: Lippincott Williams & Wilkins, 2004: 1.116-1.140.

Glader BE, Lukens JN. Hereditary spherocytosis and other anemias due to abnormalities of red cell membrane: *In:* Lee GR, Foerster J, Lukens J, Paraskevas F, Greer JP, Rodgers GM (eds.). *Wintrobe's Clinical Hematology*, 10 ed., Philadelphia: Lippincott Williams & Wilkins, 1999: 1.132.

Gualandro SFM. Talassemias. *In:* Marcondes *et al.* (eds.). *Pediatria Básica* Sarvier, 2003: 681-691.

Liu SC, Derick LH, Palek J. Visualisation of the hexagonal lattice in the erythrocyte membrane skeleton. *J Cell Biol* 1987; *104*: 527-36,

Lux SE, Palek J. Disorders of the red cell membrane. *In:* Handin RI, Lux SE, Stossel TO (eds.). *Blood: Principles and Practice of Hematology*. Philadelphia: JB Lippincott Company, 1995: 1.701.

Palek J. Hereditary elliptocytosis and related disorders. *In:* Willians WJ, Beutler E, Erslav AJ, Lichtman MA (eds.). *Hematology*. 4 ed., New York: McGraw Hill, 1990: 569.

Palek J, Lambert S. Genetics of the red cell membrane skeleton. *Semin Hematol* 1990, *27*: 290-332.

Palek J, Jarolin P. Clinical expression and laboratory detection of red cell membrane protein. *Semin Hematol* 1993, *30*: 249-83.

Schrier SB. Red cell membrane biology. *Clin Haematol 14*: 1985; 1-12.

Shohet SB, Beutler E. The red cell membrane. *In:* Willians WJ, Beutler E, Erslav AJ, Lichtman MA (eds.). *Hematology*. 4 ed., New York: McGraw Hill, 1990: 368.

Silveira PAA. Deformabilidade eritrocitária. *In:* Lorenzi TF (ed.). *Manual de Hematologia. Propedêutica e Clínica*. 3 ed., Rio de Janeiro: MEDSI, 2003: 583-93.

Telen JT, Kaufman RE. The mature erythrocyte. *In:* Lee GR, Foerster J, Lukens J, Paraskevas F, Greer JP, Rodgers GM (eds.). *Wintrobe's Clinical Hematology*. 10 ed., Philadelphia: Lippincott Williams & Wilkins. 1999: 193.

Tse WT, Lux SE. Red cell membrane disorders. *Br J Med* 1999; *104*: 2-13.

Wang CW. Sickle cell anemia and other sickling syndromes. *In:* Greer JP, Foerster J, Lukens JN, Rodgers GM, Paraskevas F, Glader B (eds.). *Wintrobe's Clinical Hematology*. 11 ed., Philadelphia: *Lippincott Williams & Wilkins*, 2004: 1.261-1.318.

Wickramasinghe SN. Dyserithropoiesis and congenital dyserithropoietic anemias. *Br J Haematology* 1997; *98*:785-97.

Leitura Recomendada

ANVISA. Manual de Diagnóstico e Tratamento de Doenças Falciformes. Brasília, Agência Nacional de Vigilância Sanitária, 2002: 7-141.

Bernini LF, Harteveld CL. α-Thalassemia. *Bailliere's Clin Hematol* 1998; *11*: 53-90.

Bunn HF. Human hemoglobins: sickle hemoglobin and other mutants. *In*: Stamatoyannopoulos G, Majerus PW, Pelmutter RM, Varmus H (eds.). *The molecular Basis of Blood Diseases*, 3 ed., Philadelphia: WB Saunders, 2001: 227-273.

Chanarin I. A history of pernicious anaemia. *Br J Haematol* 2000; *111*: 407-15.

Glader BE. Anemia. *In*: Embury SH, Hebbel RP, Mohandas N, Steinberg MH (eds.). *Sickle Cell Disease Basic Principles and Clinical Practice*, New York: Raven Press, 1994: 545-553.

Higgs DR. α-Thalassemia. *Bailliere's Clin Haematol*. 1993; *6*:117-50.

Olivieri NF. The β-thalassemias. *N Engl J Med* 1999; *341*: 99-109.

Stuart MJ, Nagel RL. Sickle cell disease. *Lancet* 2004; *364*:1.343-1.360.

Weatherall DJ. The thalassemias. *In*: Stamatoyannopoulos G, Majerus PW, Pelmutter RM, Varmus H (eds.). *The Molecular Basis of Blood Diseases*. The Philadelphia: WB Saunders, 3 ed., 2001: 183-226.

8 Patologia dos Leucócitos – Doenças Proliferativas Linfadenopatias Reacionais

PARTE A

Leucemias Agudas

Valeria Buccheri • Therezinha Ferreira Lorenzi

INTRODUÇÃO

As leucemias compreendem um grupo heterogêneo de doenças malignas do sistema hematopoético. São ordinariamente divididas em formas agudas e crônicas, as quais exibem distintos padrões demográficos, clínicos e prognósticos que sugerem diferentes mecanismos envolvidos no desenvolvimento tumoral.

O refinamento da microscopia ótica e a introdução da citoquímica permitiram o reconhecimento das leucemias linfóides e mielóides, nas suas respectivas manifestações clínicas agudas e crônicas. Desde então, vários subtipos de leucemia mielóide aguda (LMA) e leucemia linfoblástica aguda (LLA) foram identificados de acordo com critérios morfológicos e citoquímicos. Entretanto, apenas nas últimas três décadas, como resultado de progressos específicos obtidos no campo da imunologia, da citogenética e da biologia molecular, houve um aperfeiçoamento na classificação e na identificação de fatores prognósticos, bem como importantes avanços foram obtidos na terapia e no acompanhamento clínico.

As leucemias agudas se caracterizam pela expansão clonal de células hematopoéticas imaturas na medula óssea, no sangue periférico e em outros tecidos. A transformação maligna pode ocorrer nas células precursoras totipotentes ou nas precursoras já comissionadas para a linhagem mielóide ou linfóide. As características clínicas ao diagnóstico estão relacionadas a uma progressiva alteração das funções da medula óssea, o que culmina com a falência medular. Portanto, os sintomas, ao diagnóstico, são resultado de graus variados de anemia, granulocitopenia e plaquetopenia. Os pacientes geralmente se apresentam com uma história curta de fadiga, febre decorrente de infecções e sangramentos espontâneos, cujos principais achados ao exame físico são palidez, petéquias e outras manifestações hemorrágicas. Além disso, a infiltração leucêmica de vários outros tecidos, os quais estão relacionados com o tipo de leucemia aguda em investigação, pode causar diversas outras manifestações clínicas. Estas incluem dor óssea, linfadenopatia, hepatomegalia, esplenomegalia, hipertrofia gengival e infiltração da pele. O envolvimento do sistema nervoso central (SNC) ocorre mais freqüentemente nas LLA, e os pacientes podem apresentar-se com neuropatias comprometendo em geral os 6º e 7º pares cranianos. Náuseas, vômitos, cefaléia e edema de papila podem ser conseqüência da infiltração meníngea e do aumento da pressão intracraniana. Alguns aspectos clínicos de pacientes com leucemias agudas são apresentados nas Figs. 8-1 a 8-4.

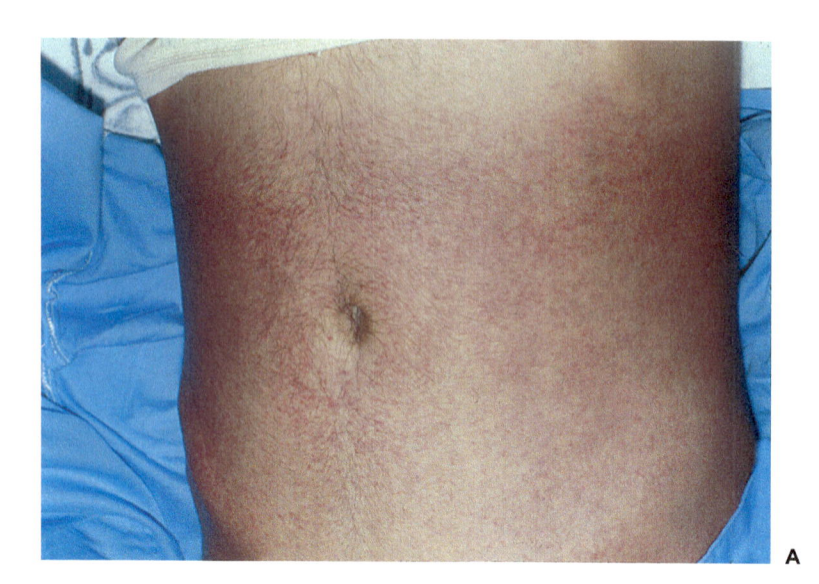

A

Figura 8-1.

*Leucemias agudas (vários casos). Lesões de pele: (**A**) infiltração cutânea (leucêmides); (**B**) varicela hemorrágica.*

(Continua)

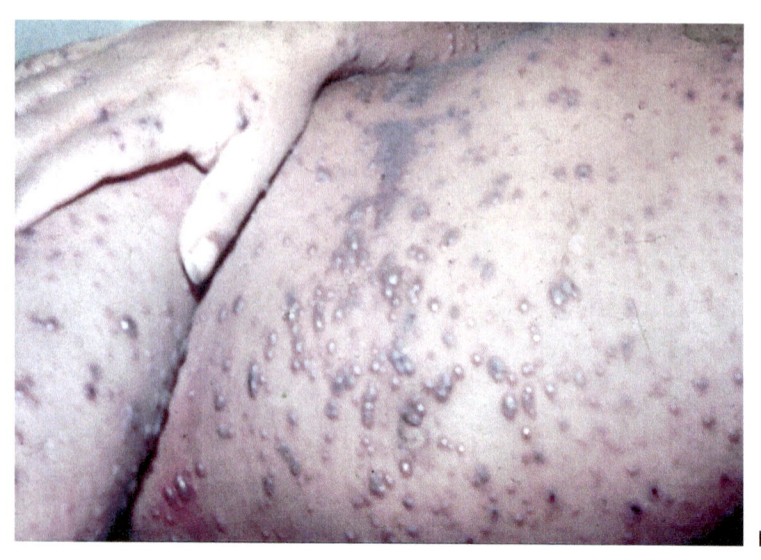

B

Figura 8-1.

Continuação.
(C) quadro cutâneo em caso de septicemia;
(D) lesão cutânea em LMA-M3 com quadro
de trombose (pé direito).

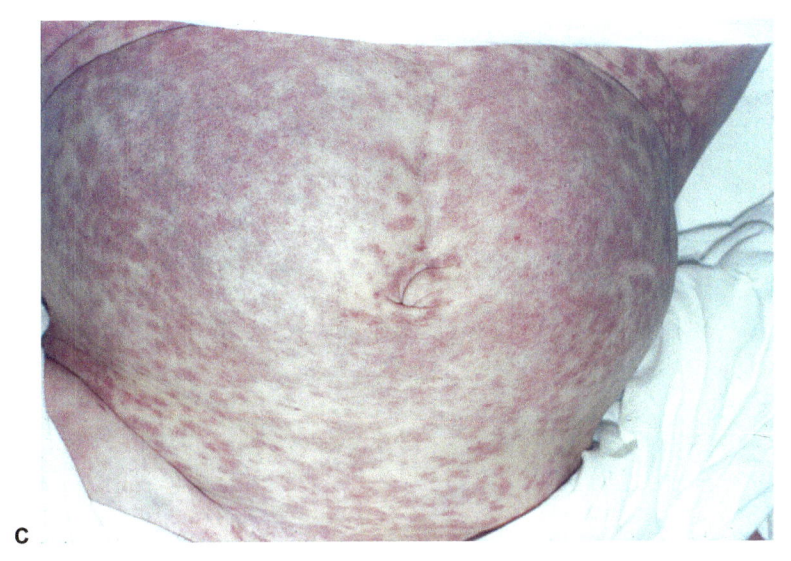

C

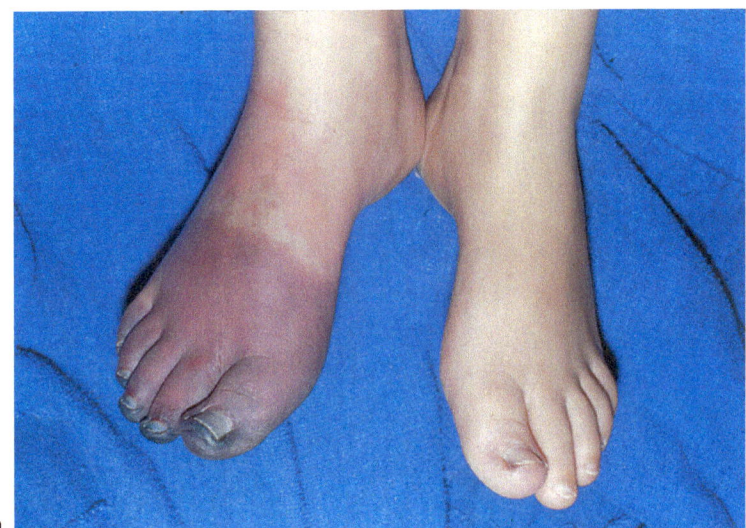

D

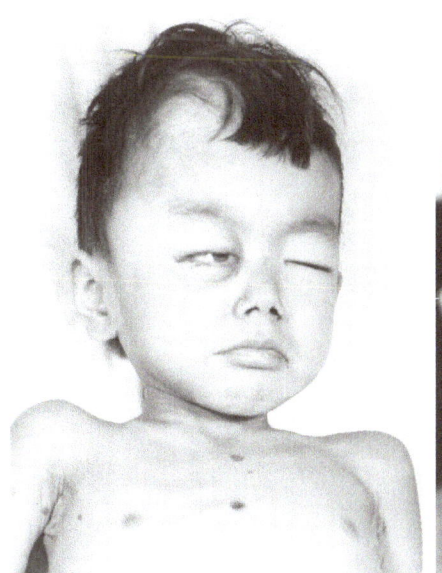

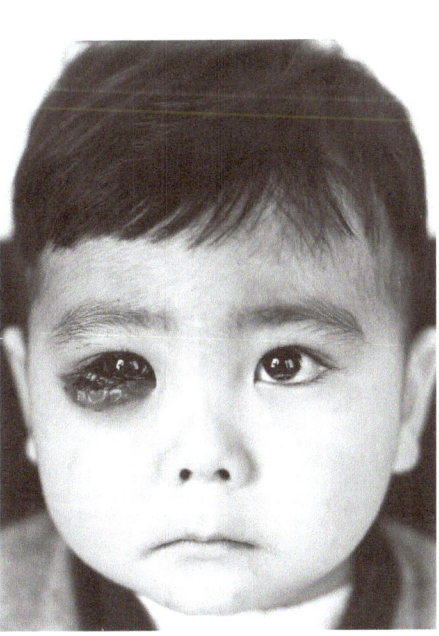

Figura 8-2.

Leucemia aguda em crianças; (A) LLA
— neuroleucemia com paralisia de
nervos oculares; (B) LMA — grande
hemorragia palpebral.

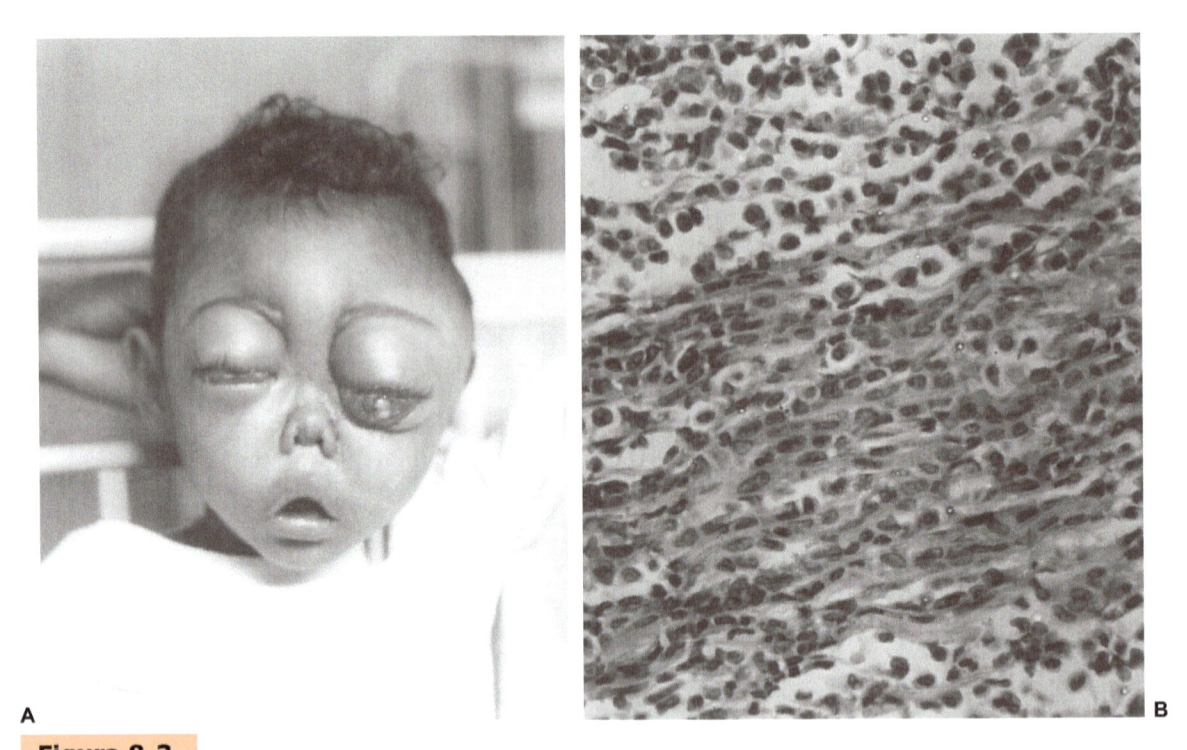

Figura 8-3.

Leucemia mielóide aguda tipo M4: (A) sarcoma granulocítico em órbitas ("cloroma"); (B) infiltração de dura-máter (material de necrópsia do mesmo caso).

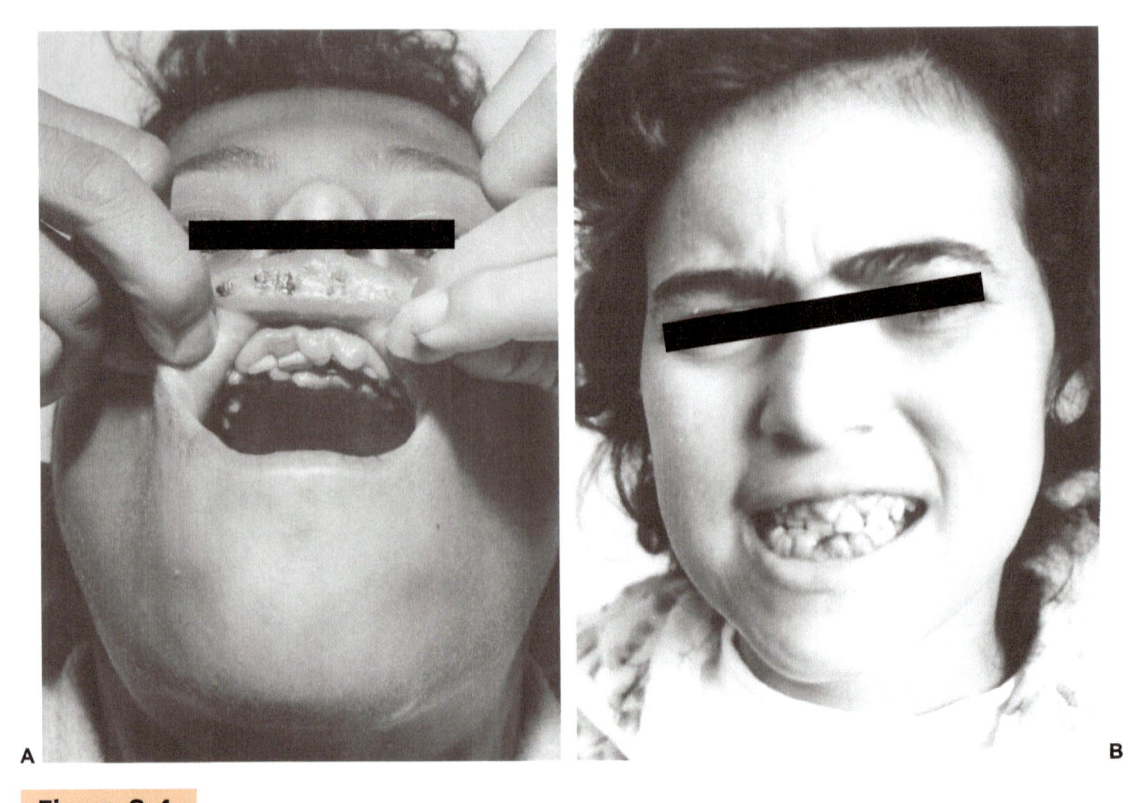

Figura 8-4.

Leucemia mielóide aguda com infiltrado gengival: (A) LMA tipo M4; (B) LMA tipo M6.

INCIDÊNCIA E ETIOLOGIA

A incidência das leucemias agudas, linfóides e mielóides, mostra ampla variação com a idade. A LLA ocorre mais freqüentemente na infância (< 15 anos de idade), com um pico entre o 3º e o 4º ano de vida. Estudos morfológicos e imunofenotípicos revelam que esse pico se deve exclusivamente à LLA de células B precursoras, variante comum, enquanto a incidência das LLA de células T ocorre em níveis constantes. Aproximadamente 80% a 85% dos casos de LLA em crianças são da linhagem de células B precursoras. A LLA corresponde a apenas 20% das leucemias agudas do adulto.

Em contrapartida, a LMA é rara na infância e ocorre em 12% dos casos com idade inferior a 10 anos e em 18% dos casos entre 10 e 14 anos. Cerca de 80% das leucemias agudas do adulto são de origem mielóide, e existe um aumento da incidência com a idade.

A LMA e a LLA são mais freqüentes no sexo masculino, no qual a razão de sexo homem:mulher é de aproximadamente 1,2 a 1,5:1.

Apesar dos grandes progressos no diagnóstico e na terapia das leucemias agudas, a etiologia dessas doenças permanece obscura. A transformação leucêmica provavelmente envolve, entre outras possíveis interações, a suscetibilidade do hospedeiro, as alterações cromossômicas decorrentes de exposição química ou física e a incorporação de informações genéticas transmitidas por vírus.

Está claro, a partir da experiência das bombas atômicas de Hiroshima e Nagasaki, que a irradiação pode causar LMA e LLA, bem como leucemia mielóide crônica (LMC) nos sobreviventes. Outros possíveis fatores etiológicos, associados às leucemias agudas, incluem vírus, benzeno e quimioterapia prévia. Os retrovírus estão associados à leucemogênese em animais, porém não existe uma clara associação em humanos, a não ser a presença do vírus HTLV I e o aparecimento da leucemia/linfoma de células T do adulto. O vírus de Epstein-Barr pode estar associado a LLA de células B maduras ou LLA tipo Burkitt.

Pacientes que receberam quimioterapia para linfoma de Hodgkin e outros tumores sólidos apresentam risco aumentado para desenvolver leucemia, com a radioterapia tendo efeito sinérgico. Nestes, a LMA ocorre em mais de 90% dos casos, sendo os agentes alquilantes e os inibidores da topoisomerase II os fármacos mais freqüentemente implicados no aparecimento das leucemias relacionadas à terapia.

Anormalidades genéticas hereditárias que predispõem a leucemia incluem síndrome de Down, anemia de Fanconi e ataxia-telangiectasia, embora não sejam responsáveis por um número expressivo de casos.

CLASSIFICAÇÃO CITOMORFOLÓGICA DAS LEUCEMIAS AGUDAS

Com o propósito de introduzir maior objetividade na classificação e uniformidade no diagnóstico das leucemias agudas, o Grupo Cooperativo Francês-Americano-Britânico (FAB) propôs um sistema de classificação em 1976. Esse sistema fundamentava-se na análise morfológica das células do sangue periférico e da medula óssea, suplementada com algumas reações citoquímicas, principalmente o Sudan black B (SBB) e a mieloperoxidase (MPO), para identificar as variantes granulocíticas e a esterase não-específica para a diferenciação monocítica. Este grupo delineou critérios precisos para a diferenciação da LMA das LLA e para a identificação de seus subtipos. As propostas originais do grupo FAB dividiam a LLA em três categorias citológicas (L1, L2 e L3) e definiam seis subtipos de LMA (M1 a M6) de acordo com a direção da diferenciação junto a uma ou mais linhagens celulares e pelo grau de maturação das células (Quadros 8-1 e 8-2).

Posteriormente, os mieloblastos foram divididos em blastos tipos I e II. Os blastos tipo I foram caracterizados por apresentarem ausência de grânulos, cromatina frouxa, alta relação núcleo-citoplasmática e nucléolos proeminentes. Nos blastos tipo II, semelhantes aos blastos tipo I, são encontrados grânulos azurofílicos e uma relação núcleo-citoplasmática menor. Além disso, outras células foram categorizadas como promielócitos quando apresentavam um núcleo excêntrico, cromatina condensada porém com visualização dos nucléolos, uma zona do Golgi evidente, inúmeros grânulos e baixa relação núcleo-citoplasmática.

Em 1981, o grupo FAB incluiu um sistema de escore dependente de uma abordagem quantitativa no intuito de definir os dois subtipos morfológicos mais comuns das LLA, L1 e L2 (Quadro 8-1). Um procedimento semelhante foi empregado, posteriormente, com

Quadro 8-1.	
Características morfológicas dos subtipos FAB nas LLA	
FAB	**Achados citomorfológicos**
L1	Células pequenas, com alta relação núcleo-citoplasmática e citoplasma discretamente basofílico. Formato nuclear regular com cromatina nuclear homogênea podendo estar condensada em algumas células, nucléolos geralmente não visíveis ou pequenos e inconspícuos.
L2	Células grandes, heterogêneas, com citoplasma freqüentemente abundante e basofilia citoplasmática variável, intensa em algumas células. Formato nuclear irregular sendo comum fendas e indentações, cromatina nuclear heterogênea com nucléolos geralmente visíveis e grandes (1 a 2).
L3	Células grandes homogêneas, com quantidade moderada de citoplasma intensamente basofílico. Vacuolização citoplasmática freqüentemente proeminente. Formato nuclear regular, oval ou redondo com cromatina nuclear pontilhada e homogênea e nucléolos geralmente proeminentes.
Sistema de escore para designar blastos L1 ou L2	
Alta relação núcleo-citoplasmática (citoplasma corresponde a menos de 25% da área da célula) em pelo menos 75% das células	+1
Baixa relação núcleo-citoplasmática (citoplasma corresponde a cerca de 20% da área da célula) em pelo menos 25% das células	−1
Pelo menos 75% das células apresentam não mais do que um pequeno nucléolo	+1
Pelo menos 25% das células têm um ou mais nucléolos proeminentes	−1
Formato nuclear irregular em pelo menos 25% das células	−1
Células grandes (dobro do diâmetro de um linfócito pequeno) em pelo menos 50% das células	−1

Escore de 0 a +2 (LLA-L1), escore de −1 a −4 (LLA-L2)

Quadro 8-2.

Classificação FAB das leucemias mielóides agudas

M0	Mieloblástica aguda sem maturação e com mínima evidência de diferenciação mielóide
M1	Mieloblástica aguda sem maturação
M2	Mieloblástica aguda com maturação
M3 e M3v	Promielocítica aguda hipergranular e variante microgranular
M4 e M4Eo	Mielomonocítica aguda e variante eosinofílica
M5a e M5b	Monoblástica aguda e monocítica aguda
M6	Eritroleucemia aguda (diferenciação eritróide predominante)
M7	Megacarioblástica aguda

a introdução de novas recomendações para a classificação das LMA. Essas proposições estabeleceram a distinção entre as LMA M1 e M2, M2 e M4, M4 e M5, além da identificação da M4 variante (M4Eo) e da separação das formas imaturas e maduras da leucemia monocítica em M5a e M5b, respectivamente (Quadro 8-2).

Logo após, os critérios para o diagnóstico da leucemia megacariocítica aguda (M7) também foram relatados. Estes, pela primeira vez, incluíam a necessidade de métodos imunológicos, para a identificação da glicoproteína IIb/IIIa na superfície dos blastos, ou a demonstração da peroxidase plaquetária, empregando-se a técnica de citoquímica ultra-estrutural por microscopia eletrônica (Quadro 8-2).

Mais recentemente, a LMA com diferenciação mínima (LMA-M0) foi descrita e adicionada à classificação FAB. Este subtipo de LMA era, não raro, considerado LLA pelos métodos de rotina, uma vez que a mieloperoxidase e o Sudan black B são sempre negativos. Seu diagnóstico se baseia, sobretudo, na avaliação imunofenotípica, pela expressão de marcadores mielóides e negatividade para marcadores linfóides, com exceção de CD7 (Quadros 8-2 e 8-4).

Atualmente, a classificação utilizada para as LMA é a proposta pela Organização Mundial de Saúde (OMS). Ela representa um avanço da classificação FAB pela inclusão de fatores genéticos e alterações clínico-laboratoriais pré-diagnóstico, com importância prognóstica (Quadro 8-3). Apesar da inclusão desses fatores, em cerca da metade dos casos de LMA essa classificação ainda é baseada na avaliação morfológica, citoquímica e imunofenotípica, sendo também dependente da interpretação do observador.

Para um diagnóstico adequado é necessário que esfregaços do sangue periférico e da medula óssea sejam examinados e que a contagem diferencial seja realizada em ambos. A enumeração dos blastos, bem como a caracterização das células blásticas são fundamentais para o diagnóstico. A seguir, nas Figs. 8-5 a 8-15, são mostradas células de LMA e LLA do sangue periférico e da medula óssea em colorações panóticas e também as correspondentes reações citoquímicas.

Quadro 8-3.

Classificação histológica das leucemias mielóides agudas — OMS

Leucemias mielóides agudas com anormalidades cromossômicas recorrentes

- Leucemia mielóide aguda com t(8;21)(q22;q22); *(AML1-ETO)*

- Leucemia mielóide aguda com eosinófilos anormais na medula óssea — inv16(p13;q22) ou t(16;16)(p13;q22); *(CBFβ-MYH11)*

- Leucemia promielocítica aguda com t(15;17)(q22;q12); *(PML-RARα)* e variantes

- Leucemia mielóide aguda com anormalidades do 11q23; *(MLL)*

Leucemias mielóides agudas com displasia de múltiplas linhagens

- Após síndrome mielodisplásica ou síndrome mielodisplásica/síndrome mieloproliferativa

- Sem antecedentes de síndrome mielodisplásica

Leucemias mielóides agudas e síndromes mielodisplásicas relacionadas à terapia

- Agentes alquilantes

- Inibidores da topoisomerase II

- Outros

Leucemias mielóides agudas não categorizadas de outra maneira

- Leucemia mielóide aguda com diferenciação mielóide mínima

- Leucemia mielóide aguda sem maturação

- Leucemia mielóide aguda com maturação

- Leucemia mielomonocítica aguda

- Leucemia monoblástica e monocítica aguda

- Leucemia eritróide aguda

- Leucemia basofílica aguda

- Pan-mielose aguda com mielofibrose

- Sarcoma mielóide

Leucemias agudas de linhagem ambígua

- Leucemia aguda indiferenciada

- Leucemia bifenotípica aguda

- Leucemia biclonal aguda

Figura 8-5.

A e B. Medula óssea — LMA tipo M0. Observar células muito jovens, grandes, praticamente sem granulações. Leishman.

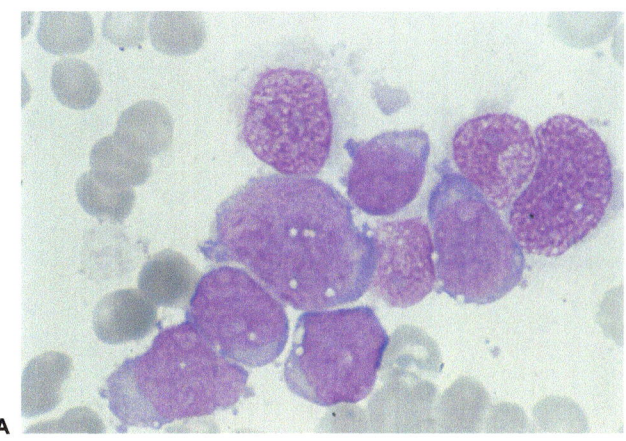

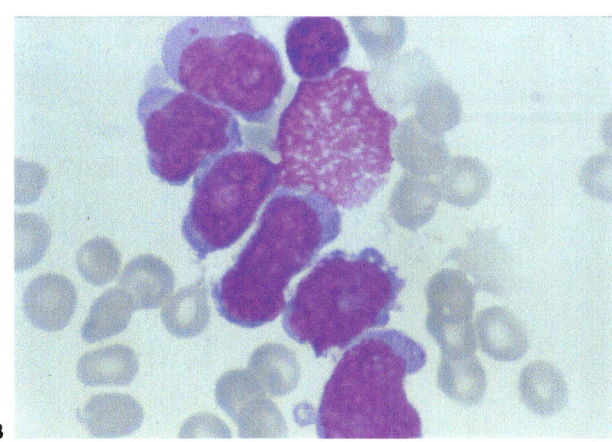

Figura 8-6.

A e B. Medula óssea — LMA-M1. Célula com bastonete de Auer, quase sem granulações. Leishman.

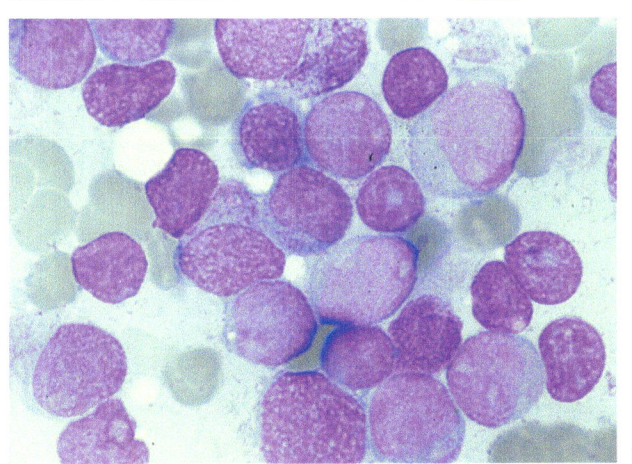

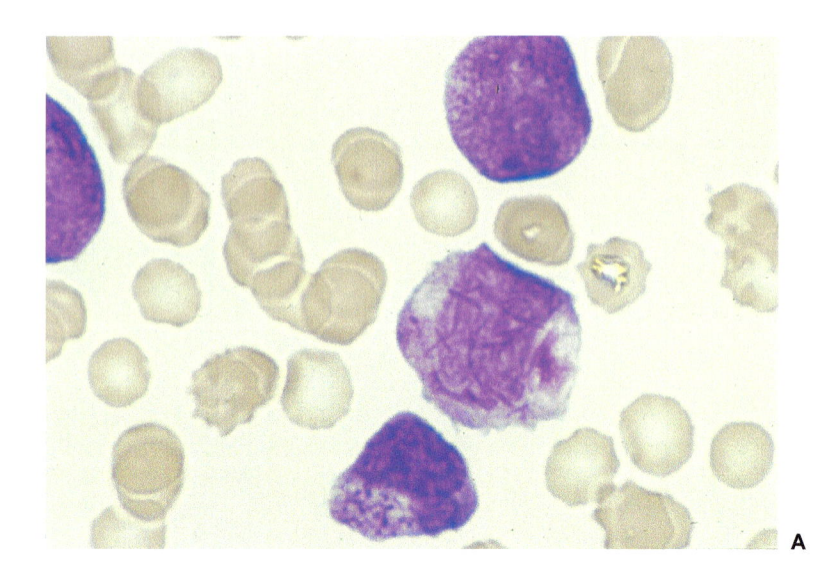

A

Figura 8-7.

Medula óssea — LMA-M2. Células granulocíticas jovens, ricas em grãos (A e B); bastonetes de Auer em (A). Leishman. (C) Reação da peroxidade positiva.

(Continua)

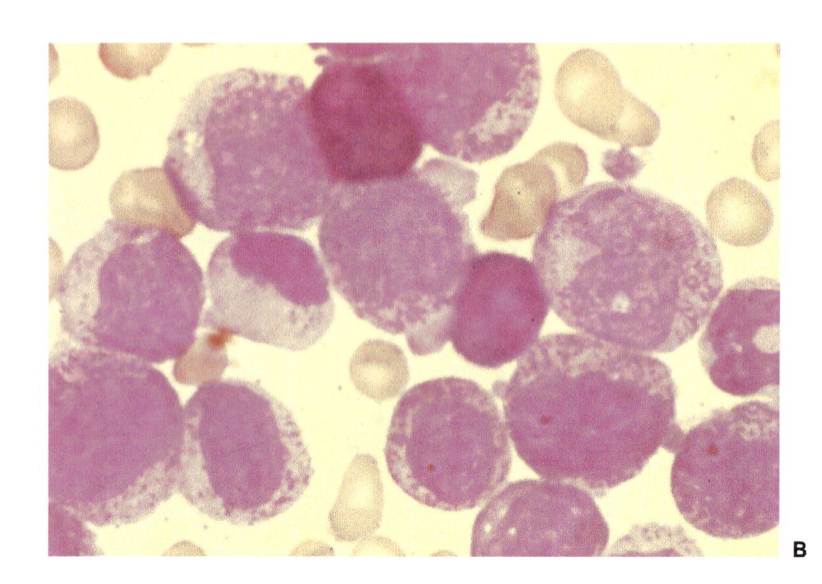

B

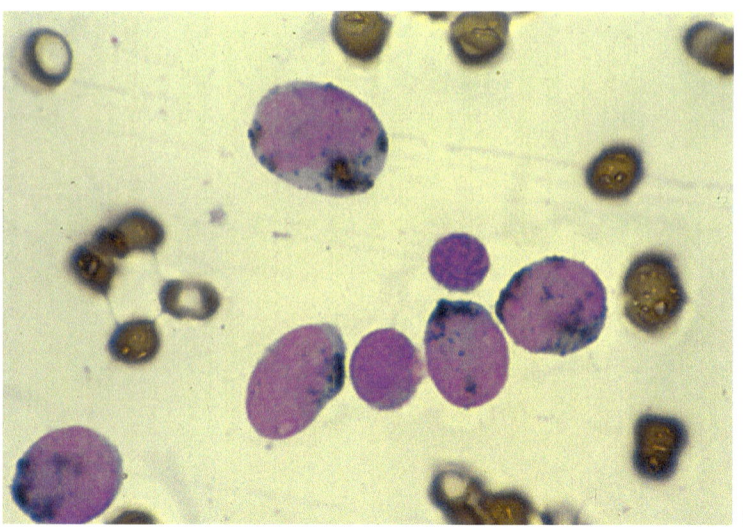

C

Figura 8-7.

*Continuação.
Reações da peroxidade (D),
Sudan black (E) e cloroacetato esterase (F)
positivas nas granulações do citoplasma.*

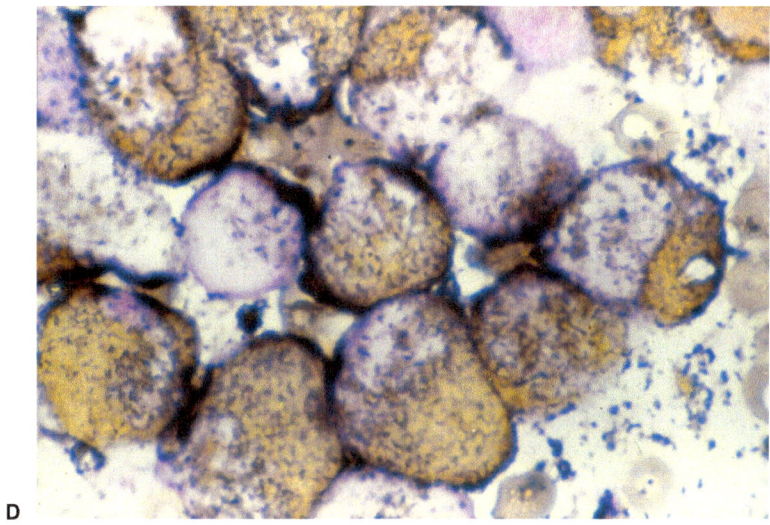

D

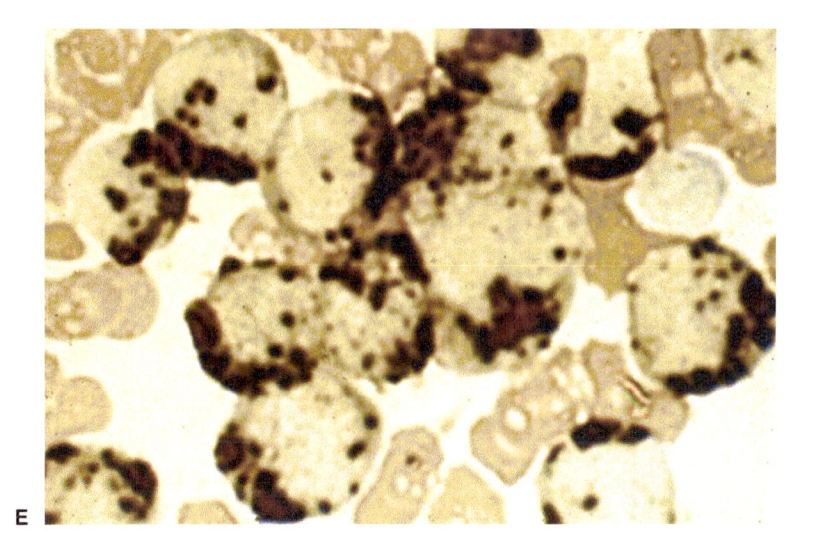

E

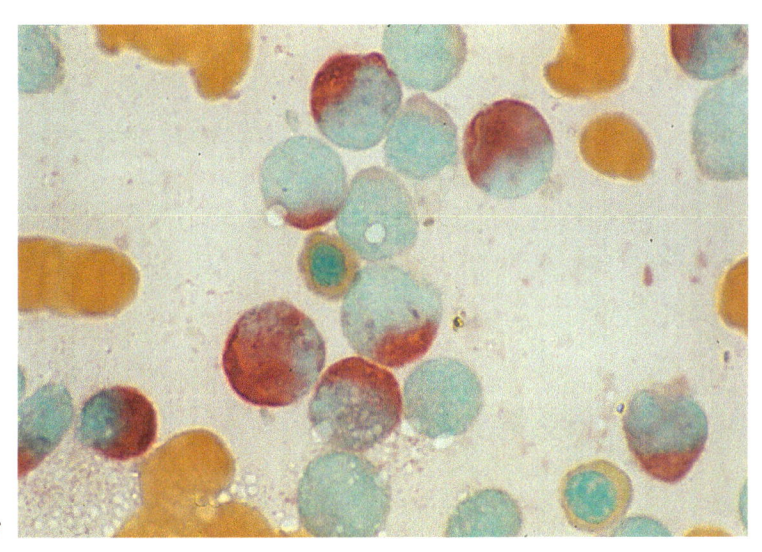

F

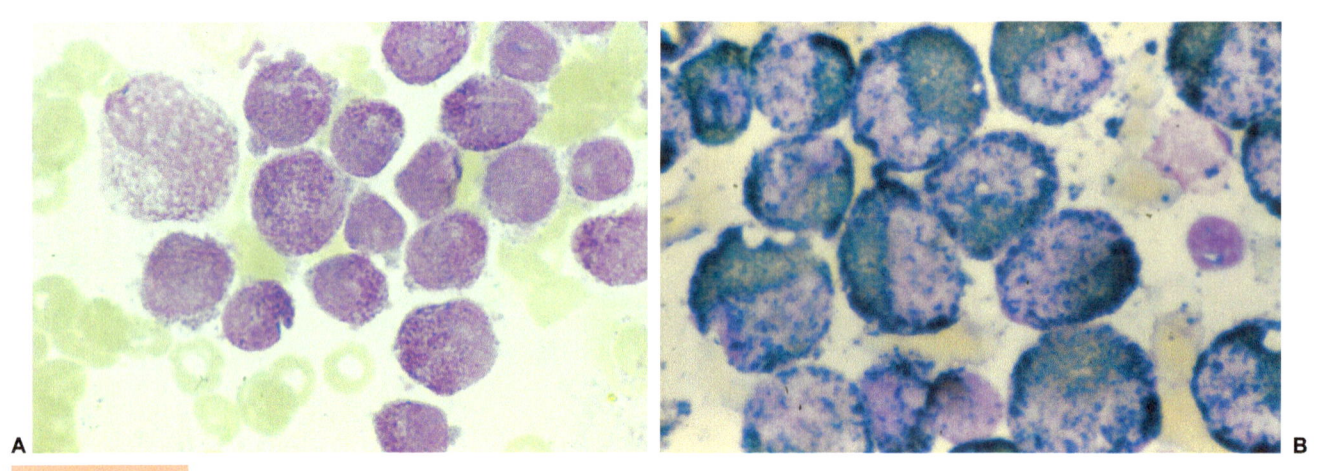

Figura 8-8.

*Medula óssea — LMA-M3. Células muito ricas em granulações (**A**), positivas com a reação da peroxidase (**B**). Observar que as granulações se aglomeram em uma região localizada do citoplasma. Leishman e peroxidase.*

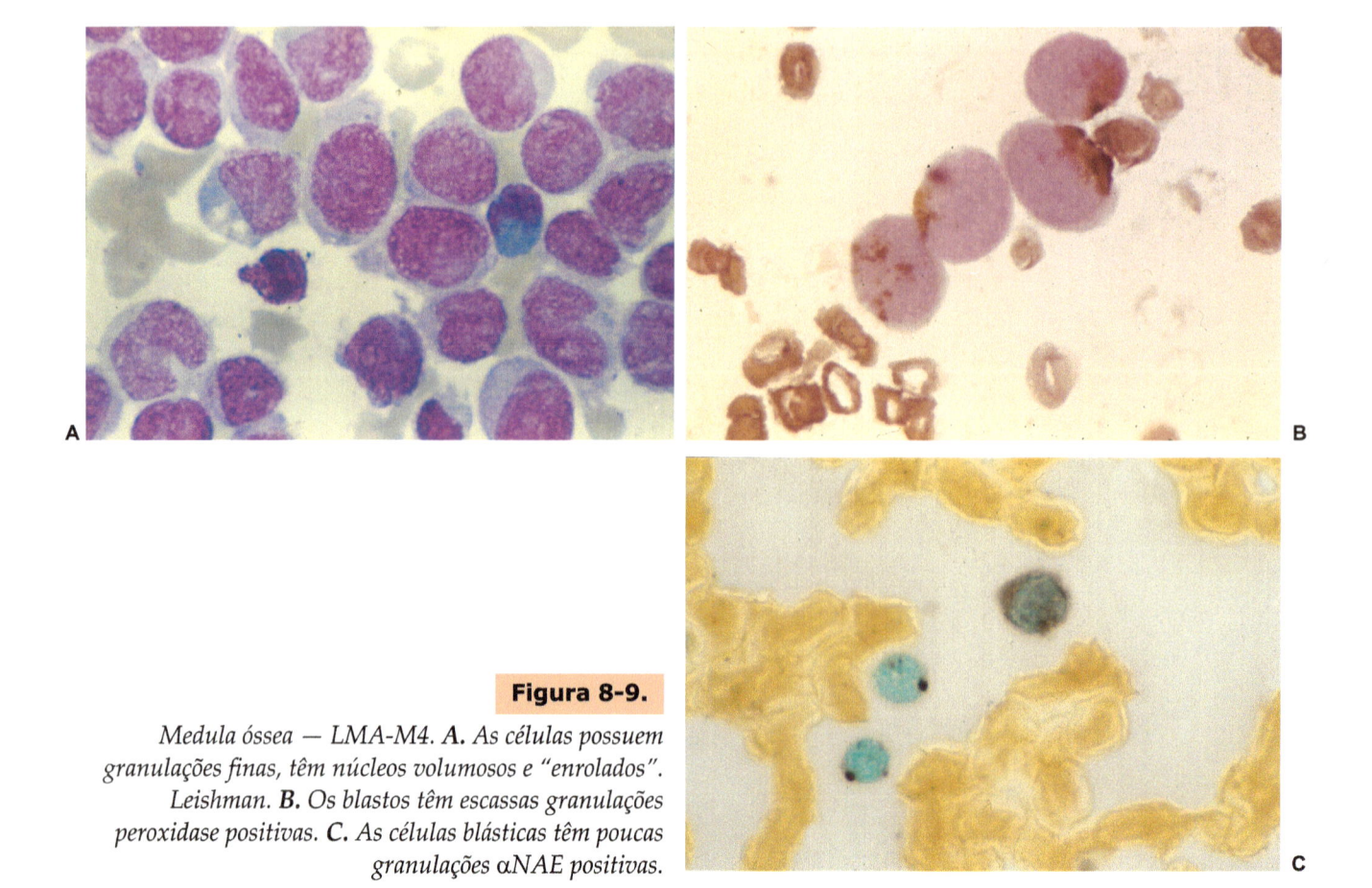

Figura 8-9.

*Medula óssea — LMA-M4. **A.** As células possuem granulações finas, têm núcleos volumosos e "enrolados". Leishman. **B.** Os blastos têm escassas granulações peroxidase positivas. **C.** As células blásticas têm poucas granulações αNAE positivas.*

Figura 8-10.

*LMA-M5a. **A.** Medula óssea com blastos monocitóides. **B.** Sangue periférico com células atípicas, vacuolizadas, monocitóides. Leishman.*

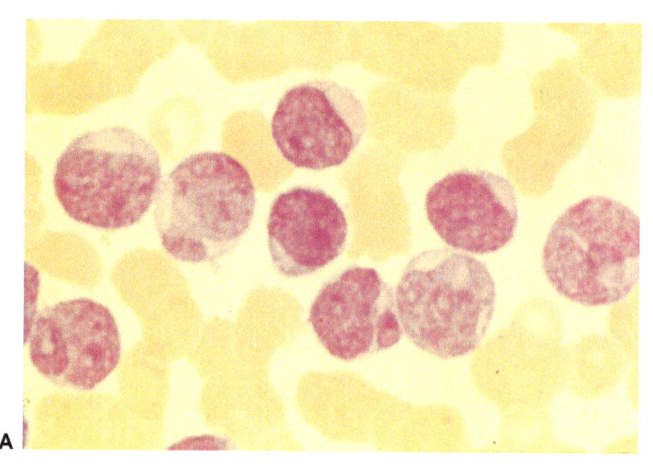

Figura 8-11.

*LMA-M5b: (**A**) sangue periférico rico em células monocitárias praticamente "maduras". Leishman. (**B**) Medula óssea do mesmo caso corada pela αNAE. Praticamente todas as células têm granulações positivas no citoplasma.*

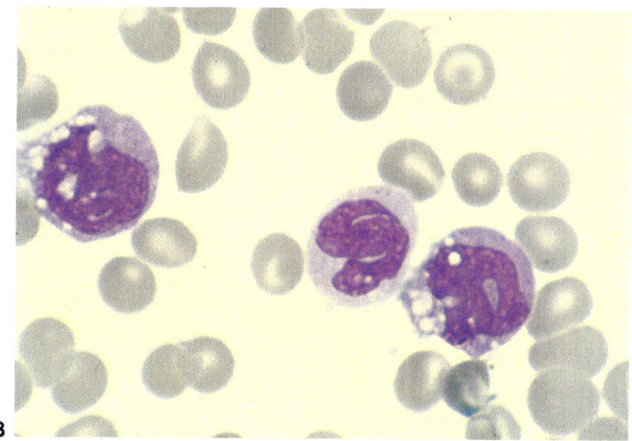

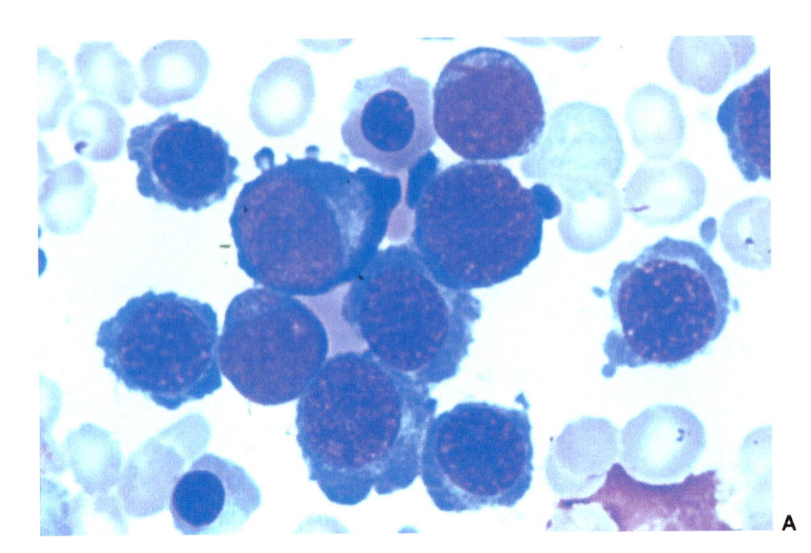

Figura 8-12.

*Medula óssea — LMA-M6. Células grandes, com citoplasma hiperbasófilo (**A** e **B**). Leishman. (**C**) Reação do PAS fortemente positiva no citoplasma das células eritroblásticas.*

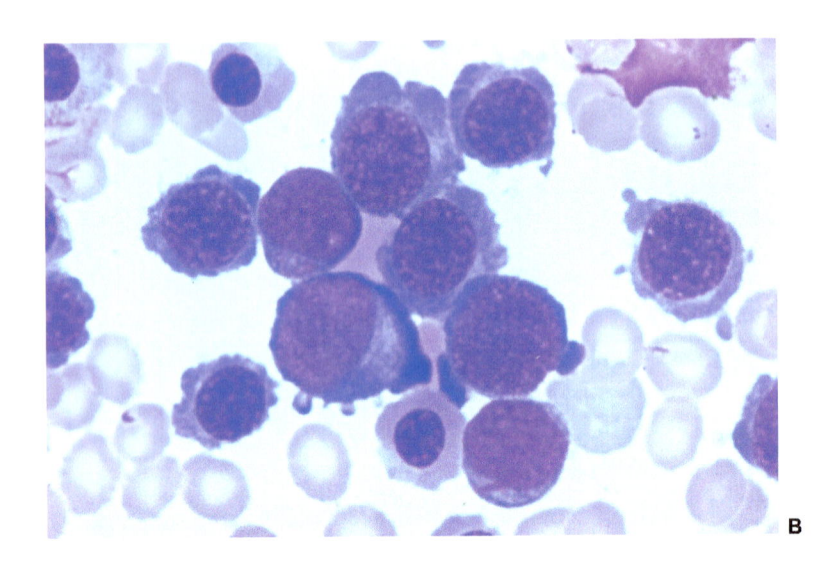

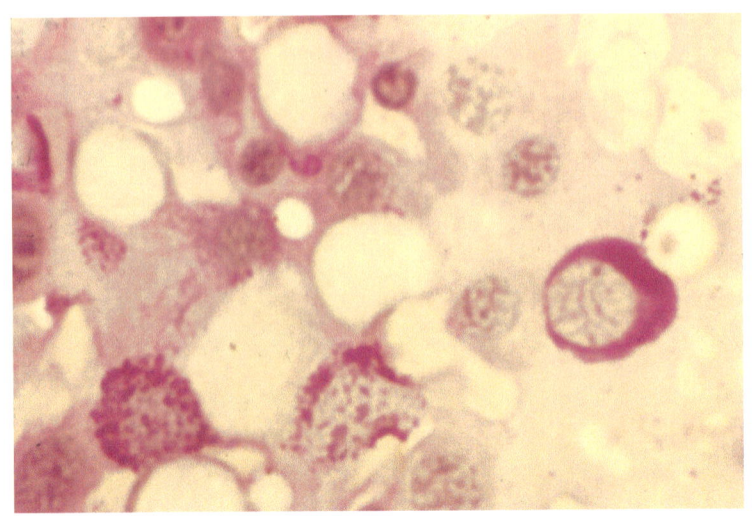

Figura 8-13.

LMA-M7: (A) medula óssea com megacariócito pequeno, atípico, hiperbasófilo; (B) célula grande, lobulada encontrada no sangue periférico. Leishman; (C) megacarioblasto pequeno, com granulações PAS positivas nas bordas do citoplasma (medula óssea).

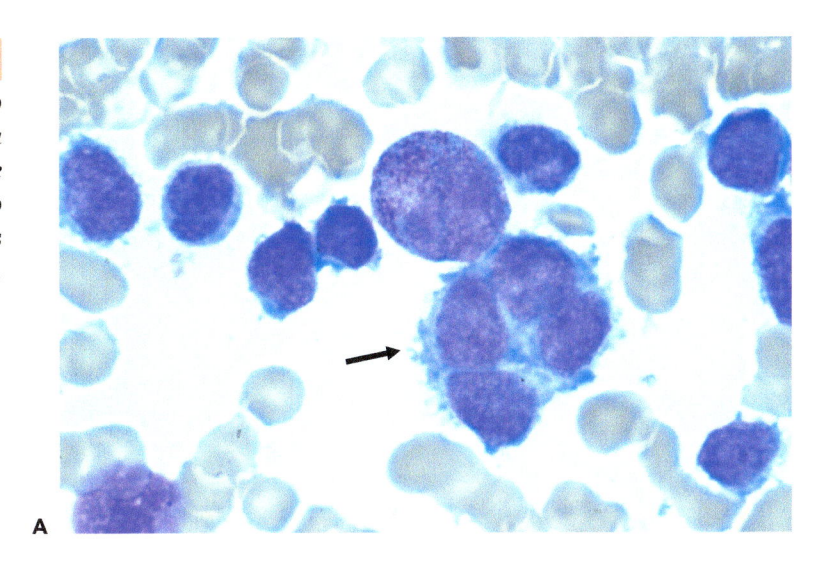

A

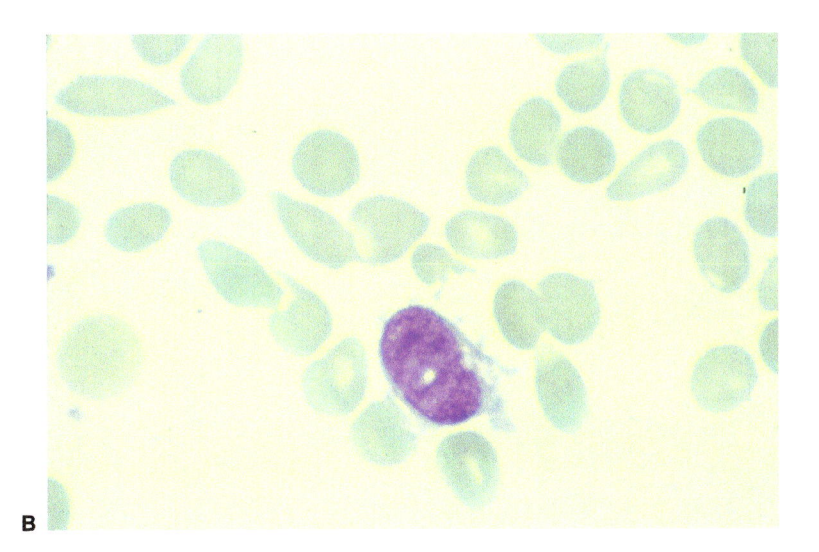

B

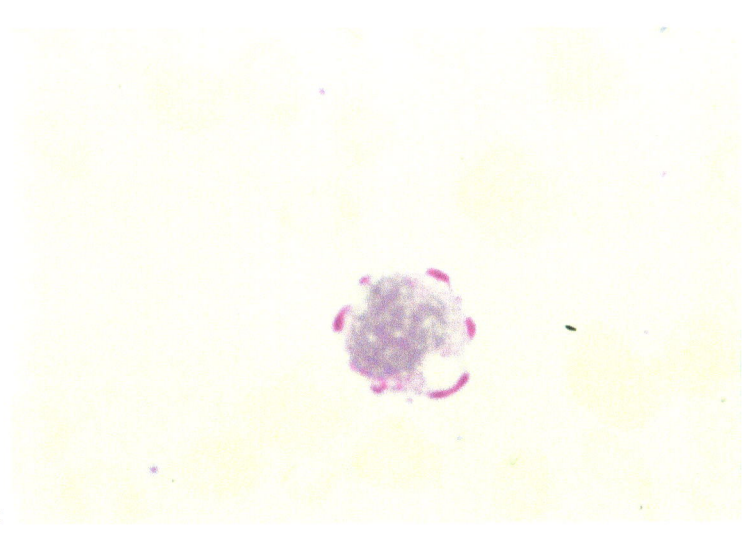

C

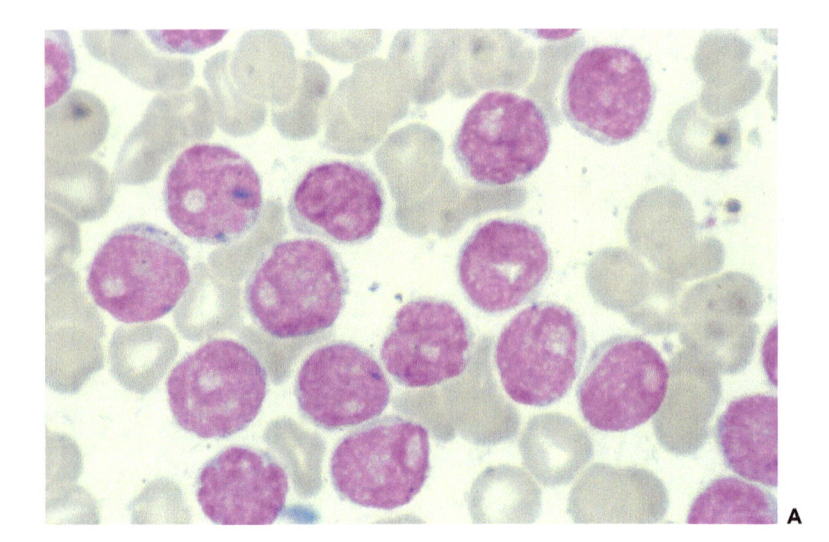

A

Figura 8-14.

*Medula óssea — LLA. **A.** Tipo L1. **B.** Tipo L2. **C.** Tipo L3 da classificação FAB. Leishman.*

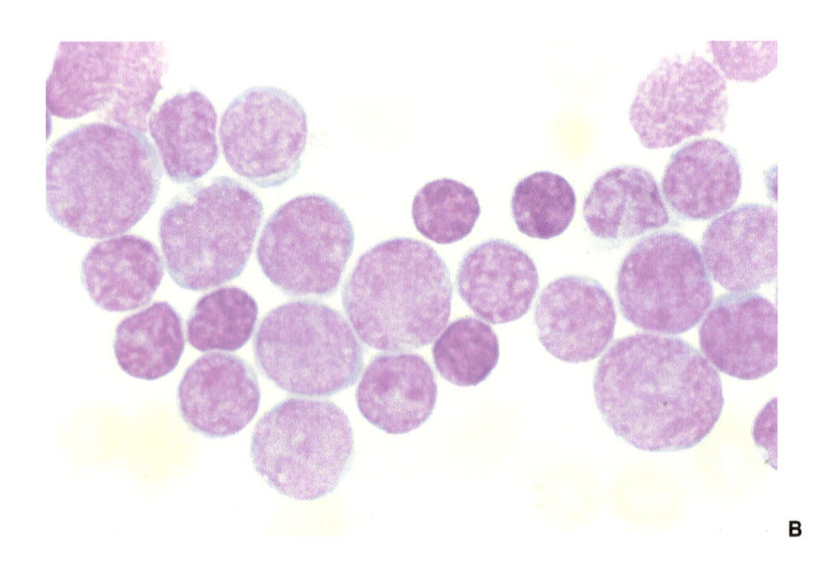

B

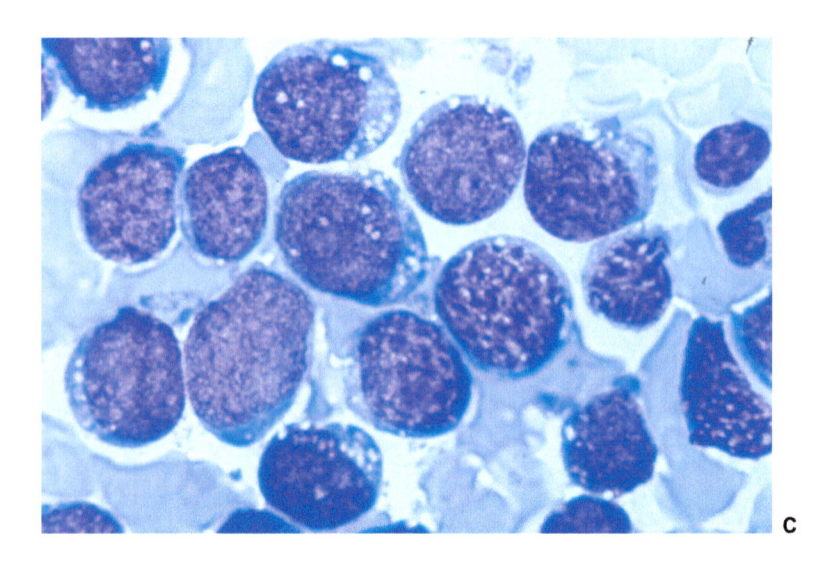

C

Figura 8-15.

*Medula óssea — LLA tipo T. **A.** Reação da peroxidase negativa nas células linfóides. **B** e **C.** Reações positivas, em "dot", pela fosfatase ácida e pela αNAE ácida. **D.** Blastos linfóides com grãos positivos e delicados à reação do PAS.*

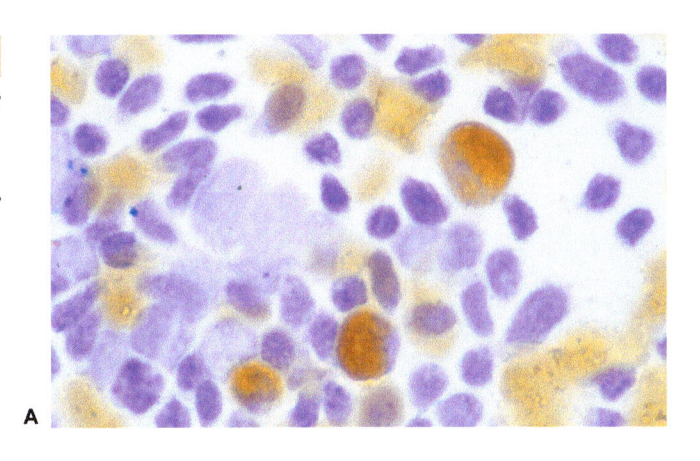

A

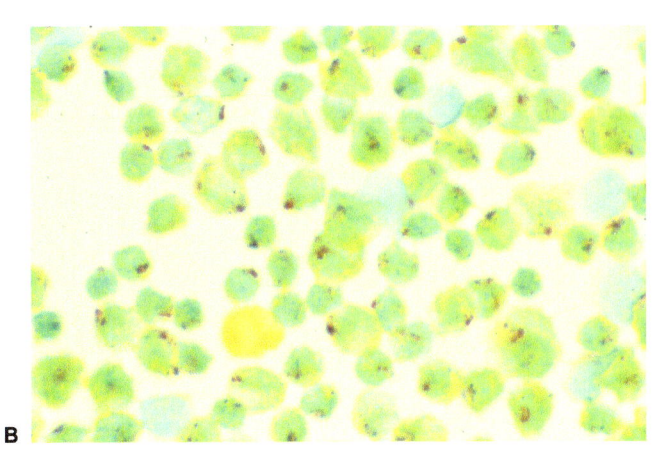

B

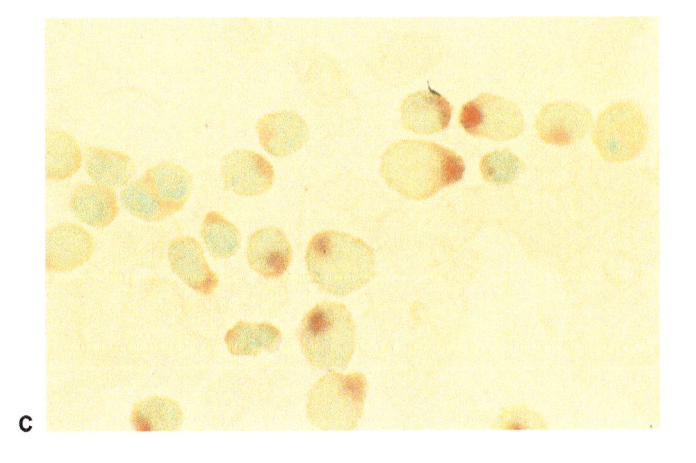

C

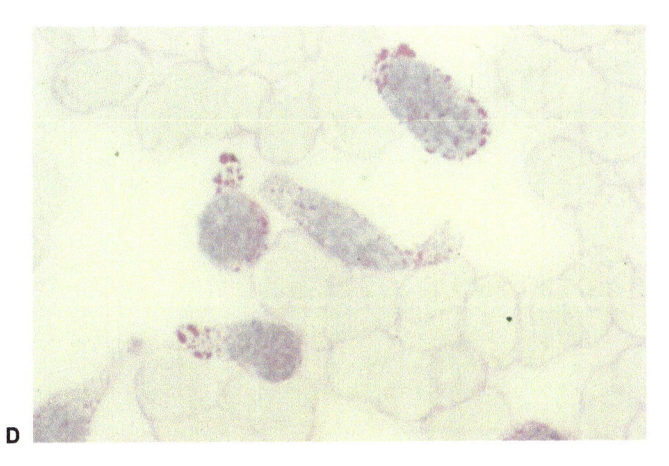

D

IMUNOFENOTIPAGEM DAS LEUCEMIAS AGUDAS

A identificação das leucemias agudas de origem linfóide e mielóide tem implicações clínicas e terapêuticas. Embora em grande número de casos, para realizar o diagnóstico seja suficiente apenas uma avaliação morfológica e citoquímica, a distinção entre blastos mielóides e linfóides só pode ser obtida com o uso de um amplo e padronizado painel de anticorpos monoclonais (AcMo).

A imunofenotipagem das leucemias agudas fundamenta-se na investigação da presença ou ausência de antígenos encontrados na superfície celular ou intracitoplasmáticos. Cabe ressaltar que o diagnóstico não se baseia apenas na detecção de um único marcador específico, mas que essa análise deve ser realizada utilizando-se um painel de AcMo adequadamente selecionados para a determinação das linhagens celulares B, T, NK e de células mielomonocíticas. O Quadro 8-4 enumera os principais AcMo disponíveis para uma avaliação adequada das leucemias agudas. Portanto, essa metodologia é fundamental para confirmar o diagnóstico em casos com morfologia evidente e realizar o diagnóstico em casos com morfologia ambígua.

Outros objetivos importantes da imunofenotipagem são determinar o grau de diferenciação celular, a heterogeneidade da população tumoral e a demonstração da expressão antigênica aberrante nas populações celulares malignas. A caracterização imunológica possibilita não só a identificação e descrição do clone maligno, mas também de determinadas subpopulações celulares, dentro desse clone, que não podem ser reconhecidas por meio de um exame morfológico tradicional. Na avaliação da heterogeneidade e da expressão aberrante das populações celulares malignas, pela citometria de fluxo, devemos considerar o assincronismo de maturação, a expressão aumentada ou diminuída de um determinado antígeno, a expressão antigênica ectópica e as propriedades de dispersão alteradas, bem como a expressão de antígenos mielóides nas LLA e de antígenos linfóides nas LMA (Quadro 8-5).

Quadro 8-4.
Principais anticorpos monoclonais utilizados na caracterização das leucemias agudas

Antígenos presentes em células hematopoéticas precursoras: TdT, HLA-DR, CD34

Antígenos associados a uma linhagem

Mielóide: CD13, CD33, CD117, anti-MPO

Linfóide B: CD10, CD19, CD20, CD22, CD79a

Linfóide T: CD2, CD3, CD5, CD7

Antígenos presentes em linhagens específicas

Mielóide: CD14, CD15, CD41, CD61, CD68 e antiglicoforina A

Linfóide B: IgM de cadeia pesada, Ig de cadeia leve κ e λ

Linfóide T: CD1a, CD4, CD8, TCRα/β, TCR γ/δ

Células NK: CD16, CD56, CD57

| **Quadro 8-5.** |
| Imunofenotipagem das leucemias agudas — objetivos, aplicações e importância |

- Diagnóstico — determinação da linhagem das células malignas

    — Distinção entre LLA e LMA

    — Classificação das LLA-B e LLA-T e seus diferentes subgrupos

- Análise do grau de maturação celular

- Avaliação da heterogeneidade e expressão aberrante das populações celulares malignas

    — Assincronismo de maturação

    — Expressão ↑ ou ↓ de um determinado antígeno

    — Expressão de antígenos mielóides nas LLA e de antígenos linfóides nas LMA — identificar leucemias bifenotípicas, biclonais ou conversão fenotípica

    — Expressão antigênica ectópica

    — Propriedades de dispersão alteradas

- Detecção de doença residual mínima

- Monitorização do tratamento e da recidiva

- Valor prognóstico

- Introdução de terapêuticas específicas

Hoje é consenso que as LLA só podem ser adequadamente definidas como da linhagem B ou T e imunologicamente classificadas por meio dessa técnica. Exceto a forte correlação entre as características morfológicas da LLA-L3 e um fenótipo de células B maduras, existe pequena relação entre os achados citológicos e o imunofenótipo. Considerando as LLA de células B, pelo menos quatro distintos imunofenótipos podem ser reconhecidos de acordo com o grau de diferenciação das células blásticas. As LLA de células T também são divididas em vários subtipos de acordo com o seu grau de diferenciação tímica (Quadro 8-6). Em ambas também deve ser feita a identificação da eventual expressão de antígenos mielóides.

O principal papel da imunofenotipagem nas leucemias mielóides agudas se restringe à identificação dos subtipos M0 e M7 da classificação FAB, na caracterização da LMA-M6 madura e das LMA com expressão de antígenos linfóides e LMA TdT+ (Quadro 8-7). É importante destacar que a imunofenotipagem, com as exceções anteriormente citadas, não permite definir outros subtipos da classificação FAB para LMA.

O uso sistemático de AcMo, com finalidade diagnóstica, revelou que uma proporção de leucemias agudas expressa antígenos da linhagem mielóide e linfóide. Duas diferentes expressões foram identificadas: (1) *leucemias bifenotípicas*: os mesmos blastos expressam vários antígenos mielóides e linfóides, conquanto sejam aplicados os critérios determinados pelo escore das leucemias bifenotípicas; (2) *leucemias biclonais*: ocorre menos freqüentemente, e os blastos podem ser caracterizados como duas populações distintas, cada uma apresentando um conjunto diferente de marcadores associados a determinada linhagem. Existe ainda uma terceira situação, denominada *conversão fenotípica*. Esse termo tem sido usado para designar leucemias agudas que satisfazem critérios imunofeno-

Quadro 8-6.

Classificação imunológica das leucemias linfoblásticas agudas B e T

LLA de células B (CD19+ e/ou CD79a+)

I — LLA pró-B

II — LLA comum (CD10+)

III — LLA pré-B (cIgM+)

IV — LLA B madura (κ+ ou λ+)

LLA de células T (CD3+ citoplasma e/ou membrana)

I — LLA pró-T (CD7+)

II — LLA pré-T (CD2+ e/ou CD5+)

III — LLA T cortical (CD1a+)

IV — LLA T madura (mCD3+ e CD4+ e/ou CD8+, CD1a-)

    LLA T αβ+ e LLA T γδ+

LLA com expressão de antígenos mielóides

Quadro 8-7.

Classificação imunológica das leucemias mielóides agudas

Linhagem mielomonocítica (anti-MPO+, CD13+ e/ou CD33+ e/ou CD117+)

Linhagem eritróide (M6):

• Imatura (não classificável por marcadores celulares)

• Madura (antiglicoforina A+)

Linhagem megacariocítica (M7) (CD41+ e/ou CD61+)

Linhagem mielóide precoce M0-MPO negativa por citoquímica, positividade para marcadores mielóides e negatividade para marcadores linfóides, com exceção de TdT e CD7

LMA TdT+

LMA com expressão de antígenos linfóides

típicos padronizados para uma determinada linhagem — mielóide ou linfóide — ao diagnóstico, porém na recidiva é identificada outra linhagem celular.

Como aplicação mais recente, a citometria de fluxo tem importância na detecção de doença residual mínima. Uma das maiores limitações no tratamento do câncer reside na incapacidade de se detectar doença residual mínima após um tratamento aparentemente eficaz. O uso da citometria de fluxo associada à análise de múltiplos parâmetros possibilita a caracterização de populações celulares heterogêneas presentes em apenas uma pequena fração da amostra tumoral, explorando assim as diferenças existentes entre células normais e patológicas. Essa avaliação, no estudo das leucemias agudas, visa à detecção de doença residual mínima naqueles pacientes em remissões clínica e morfológica completas, momento em que é difícil distinguir as células anormais dos precursores normais encontrados na medula óssea em regeneração mediante microscopia ótica. Outras recentes aplicações são sua utilidade na determinação de prognóstico (por exemplo, expressão de CD56 nas LMA-M3, o que confere pior prognóstico) e na indicação do uso de terapêuticas específicas (por exemplo, anti-CD33 nas LMA) (Quadro 8-5).

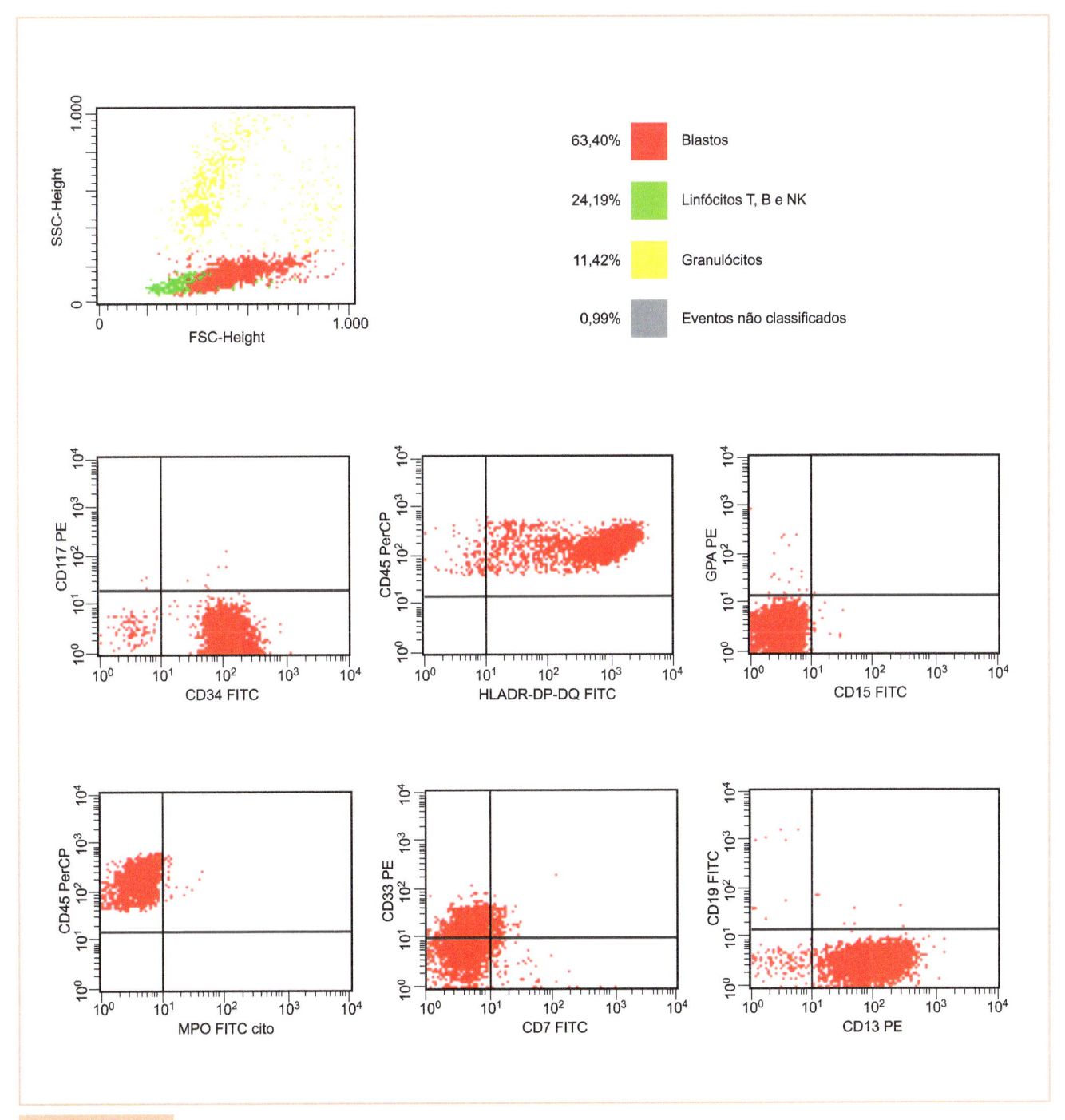

Figura 8-16.

Imunofenotipagem de células blásticas de amostra de sangue periférico de um caso de LMA-M0 com positividade para HLA-DR, CD34 e antígenos da linhagem mielóide (CD13 e CD33). Estas células foram negativas para CD117, CD15 e anti-MPO.

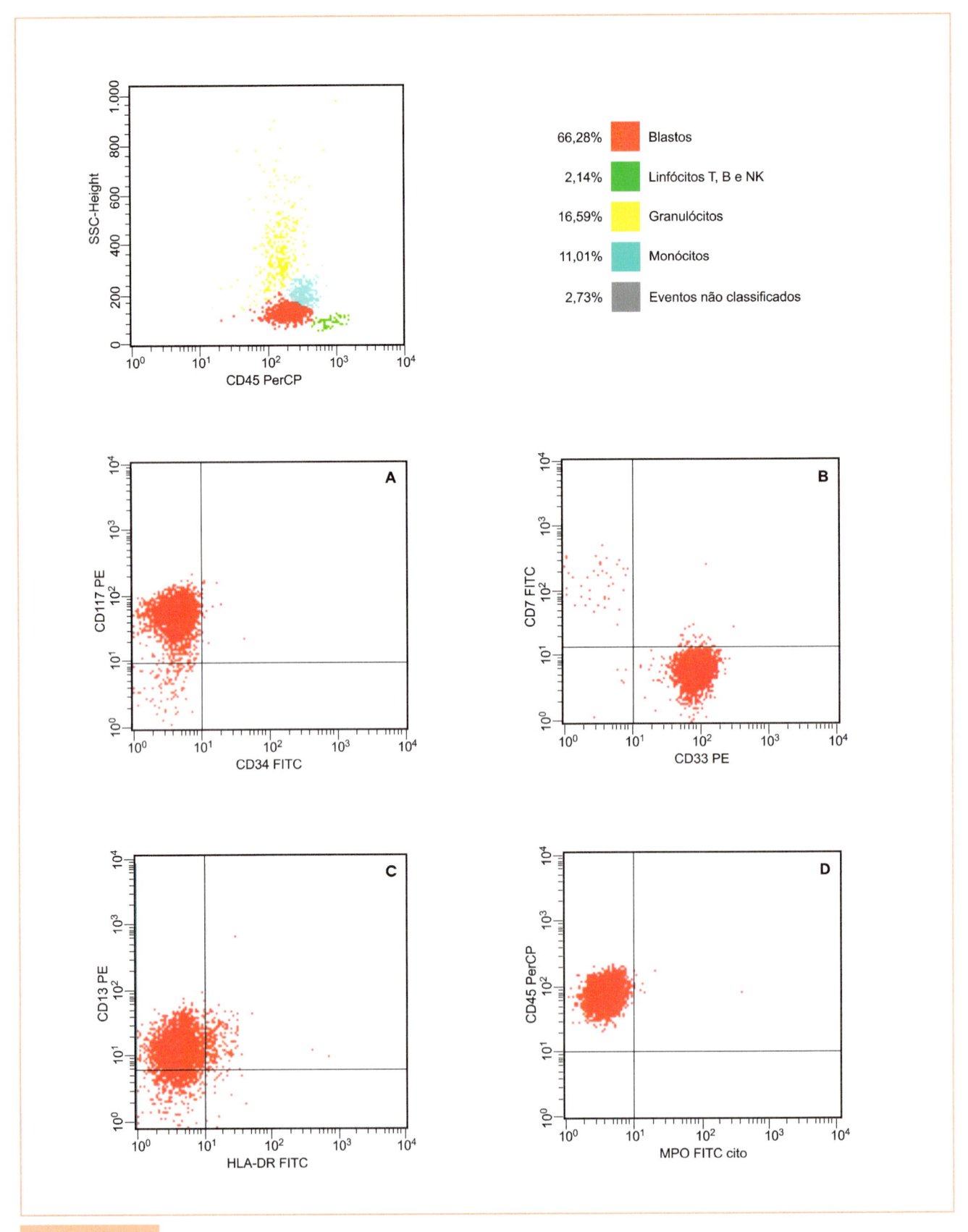

Figura 8-17.

*Imunofenotipagem de células blásticas em amostra de aspirado de medula óssea de um caso de LMA-M0 com positividade para os antígenos da linhagem mielóide (CD13 e CD33) (**B** e **C**). Expressão de CD117 (**A**). Negatividade para HLA-DR e anti-MPO (**C** e **D**).*

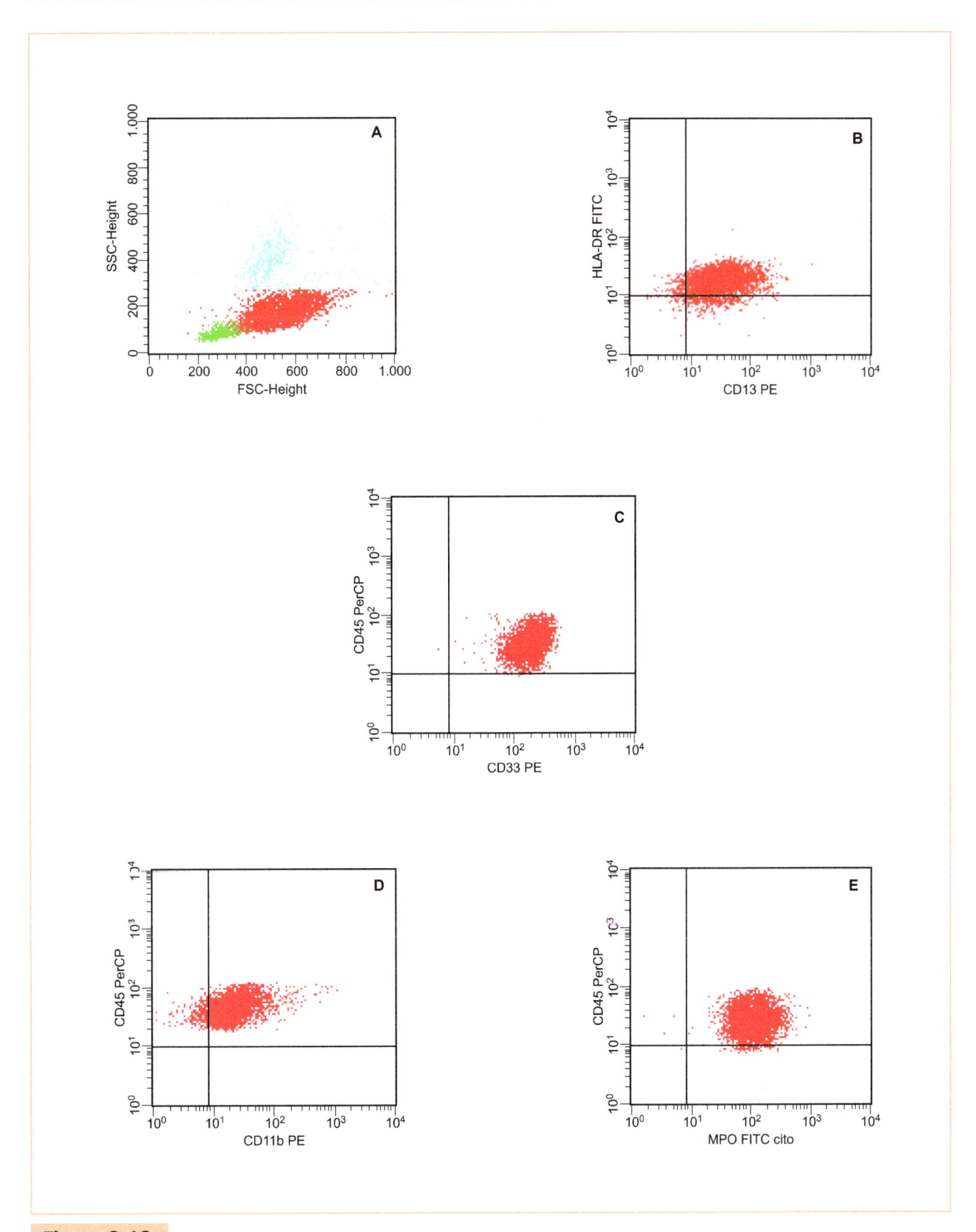

Figura 8-18.

*Análise imunofenotípica em aspirado de medula óssea com 90% de células blásticas da linhagem mielóide (LMA-M2), com expressão dos antígenos HLA-DR e CD13 (**B**), CD33 (**C**), CD11b (**D**) e anti-MPO (**E**). Estas células foram negativas para CD117 e CD34 (dados não apresentados).*

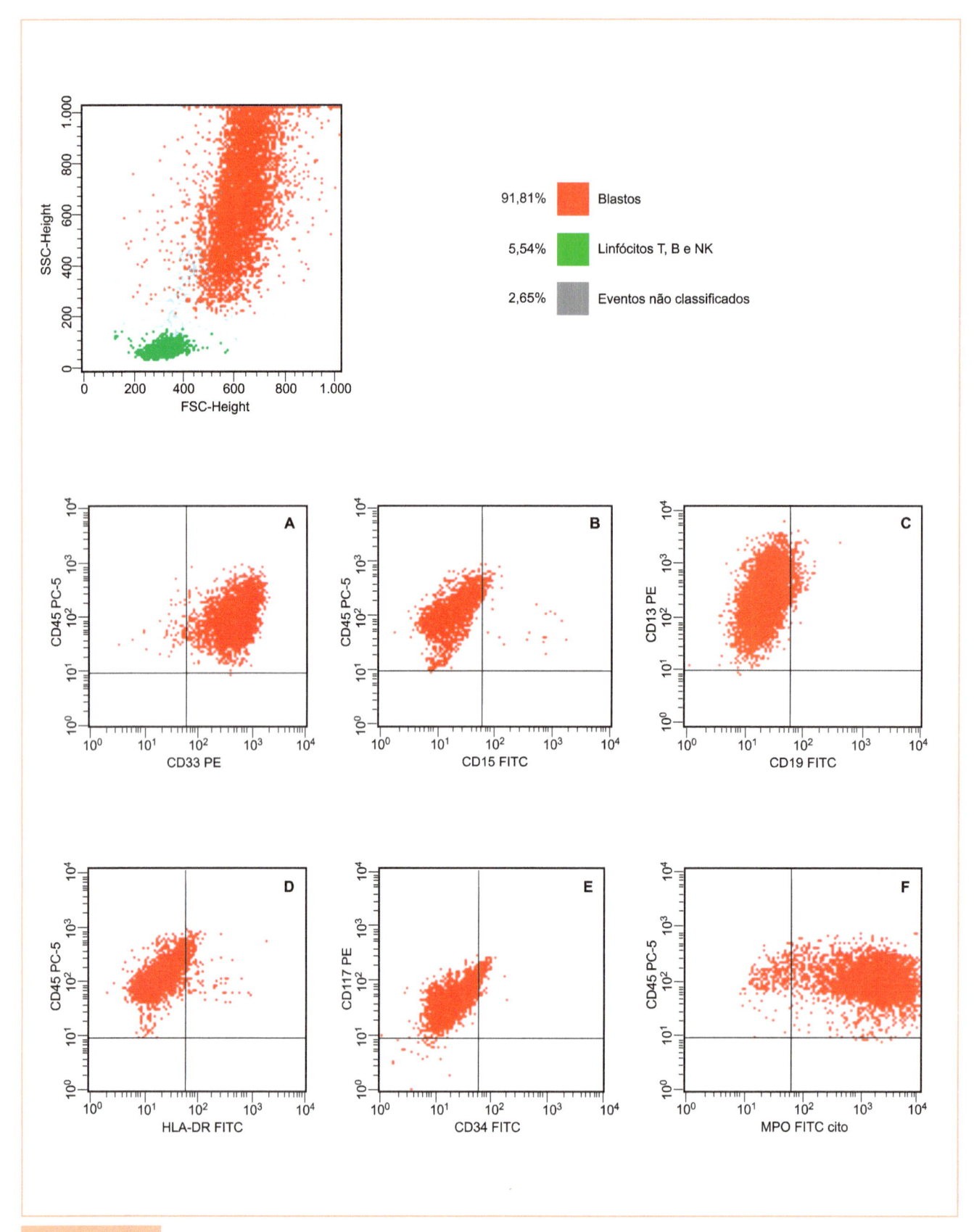

Figura 8-19.

Imunofenotipagem de células blásticas de amostra de aspirado de medula óssea de um paciente portador de LMA-M3
*com positividade para os antígenos da linhagem mielóide CD13 (**C**), CD33 (**A**) e anti-MPO (**F**). Expressão de CD117 (**E**).*
*Negatividade para HLA-DR e CD34 (**D** e **E**).*

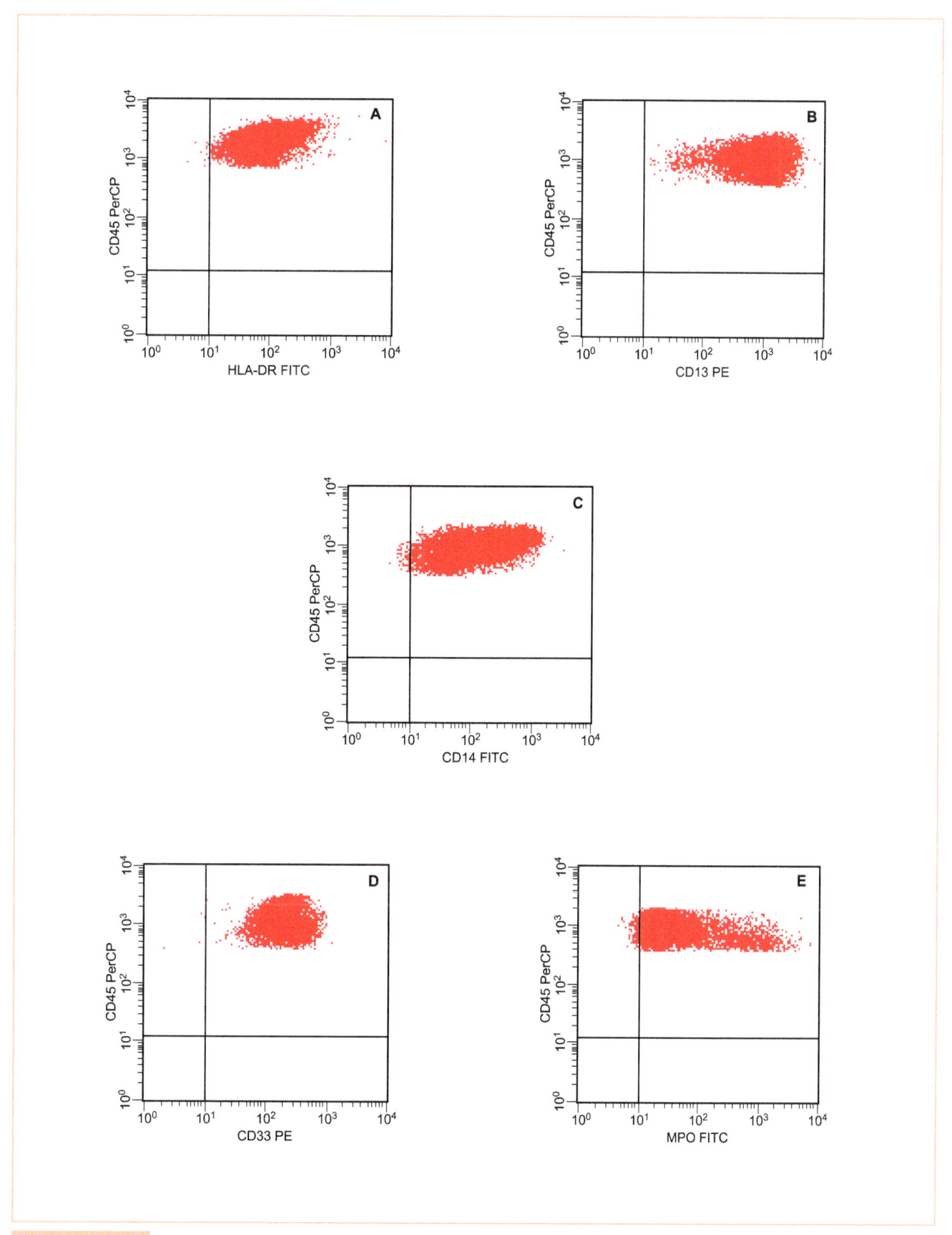

Figura 8-20.

Análise imunofenotípica em aspirado de medula óssea com 70% de células blásticas da linhagem mielóide (LMA-M4) e expressão dos antígenos HLA-DR (A), CD13 (B), CD14 (C), CD33 (D) e anti-MPO (E).

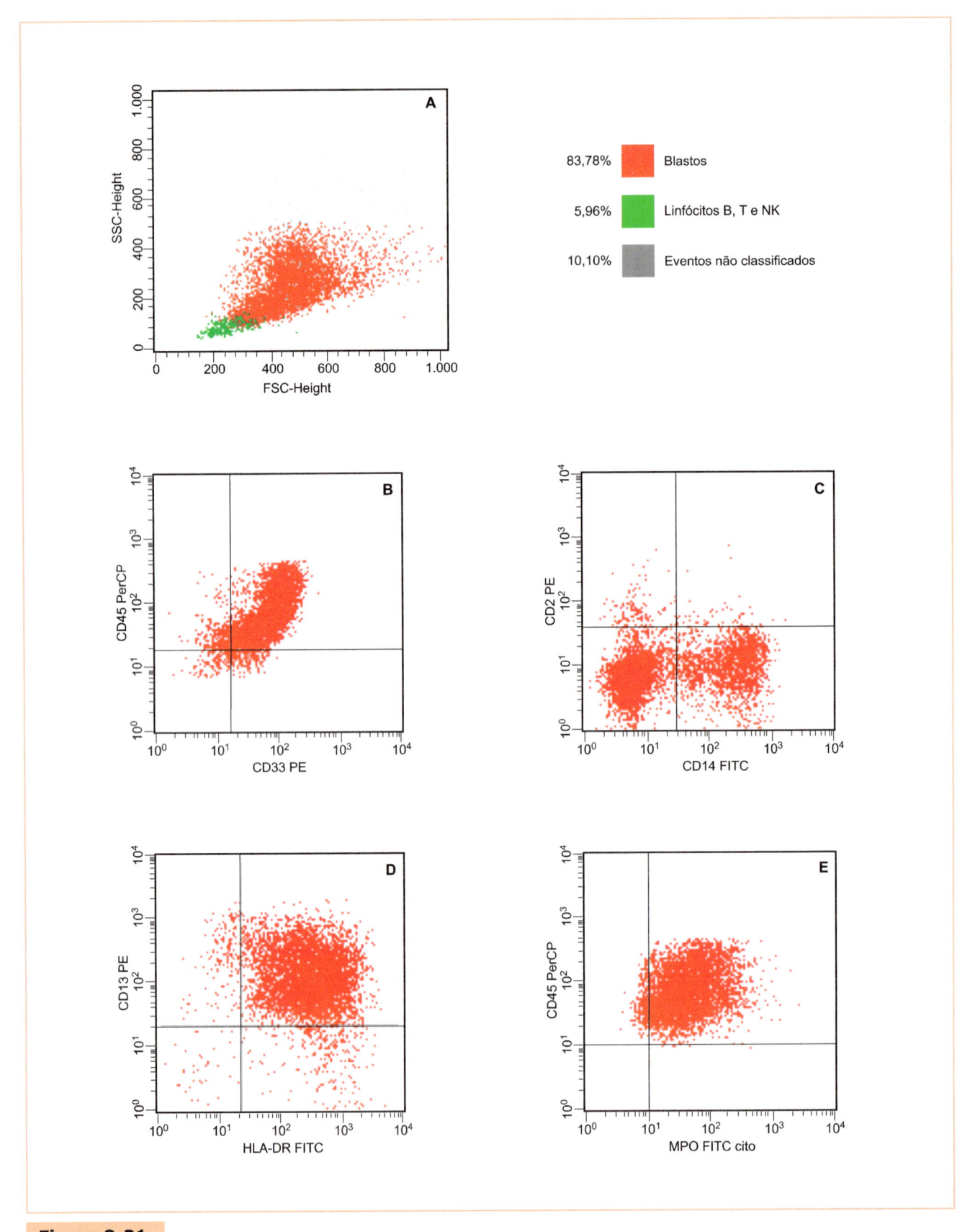

Figura 8-21.

*Imunofenotipagem de aspirado de medula óssea de paciente portador de leucemia mielóide aguda (M5a). **A.** Distribuição celular (FSC/SSC) com positividade para os antígenos da linhagem mielóide CD33 (**B**), CD14 (**C**), CD13 e HLA-DR (**D**) e mieloperoxidase (MPO) (**E**).*

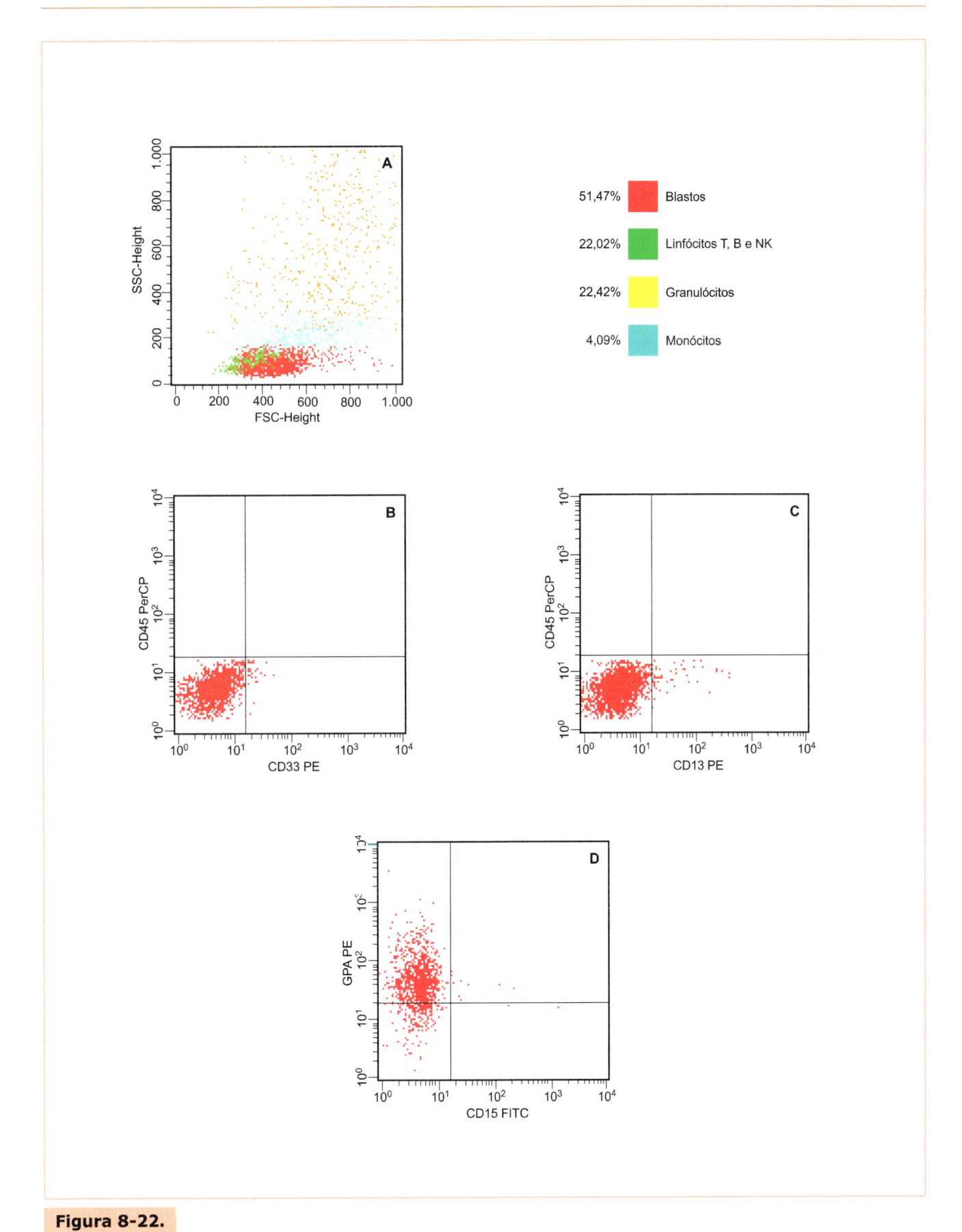

Figura 8-22.

*Imunofenotipagem de células blásticas de um paciente com LMA-M6 com expressão de glicoforina-A (GPA) (D).
Negatividade para CD13, CD15, CD33 e CD45.*

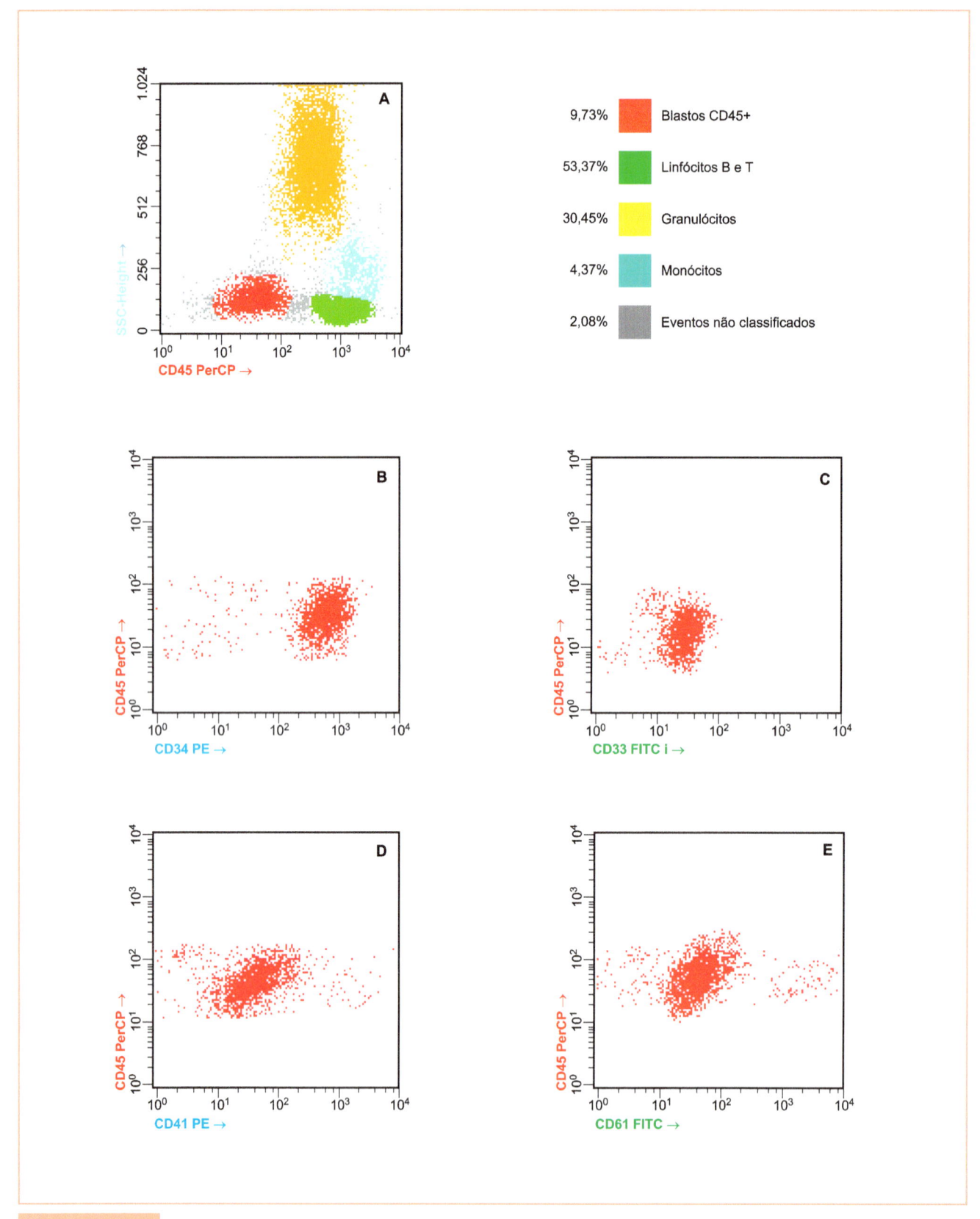

Figura 8-23.

*Imunofenotipagem de amostra de um paciente portador de LMA-M7. O CD45 (antígeno leucocitário comum) foi utilizado em todos os tubos para a identificação das células blásticas. Gráfico de dispersão celular (CD45/SSC) (**A**). As células blásticas foram positivas para CD34 (**B**), CD33 (**C**) e marcadores da linhagem megacariocítica CD41 (**D**) e CD61 (**E**). Estas células foram negativas para HLA-DR, CD13, CD14, CD15 e anti-MPO (dados não apresentados).*

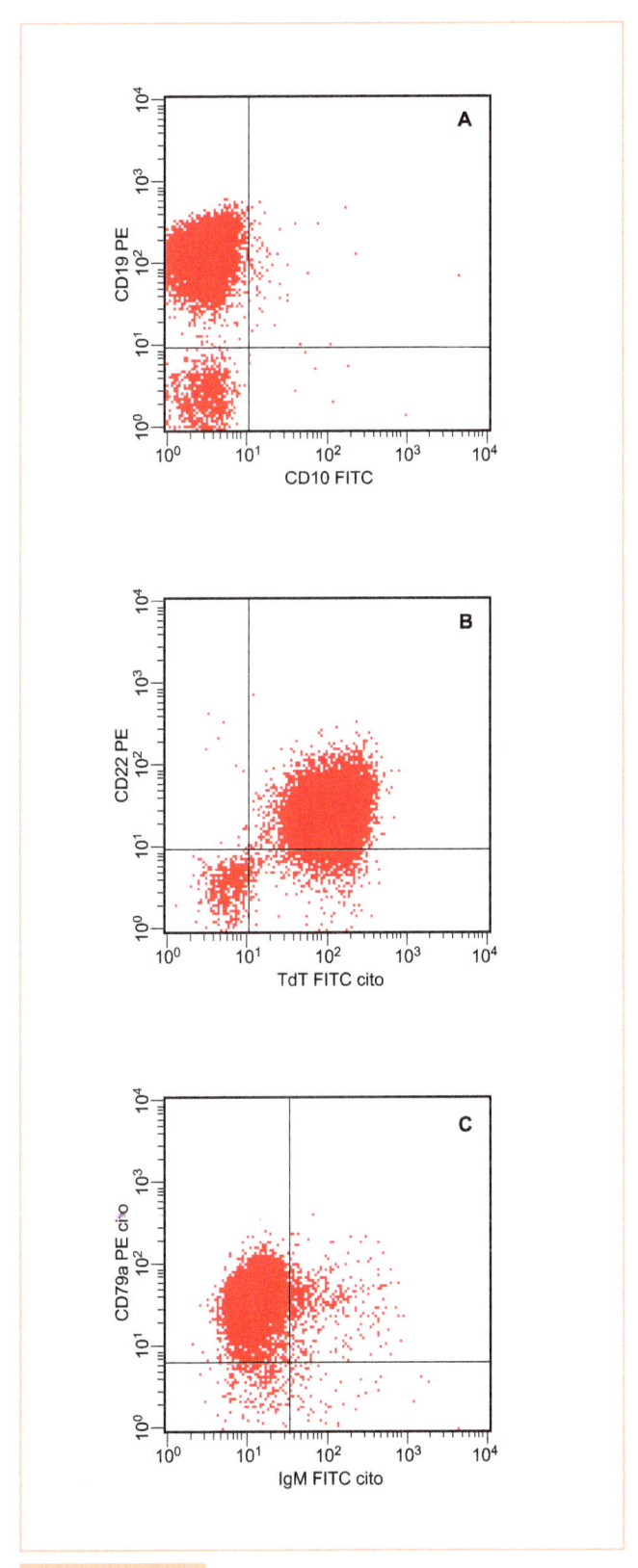

Figura 8-24.

*Imunofenotipagem em amostra de aspirado de medula óssea com 67% de células linfóides B imaturas (LLA pró-B): positividade para CD19 (**A**); CD22, anti-TdT (**B**) e CD79a (**C**). Estas células foram negativas para CD10 (**A**) e IgM intracitoplasmática (**C**).*

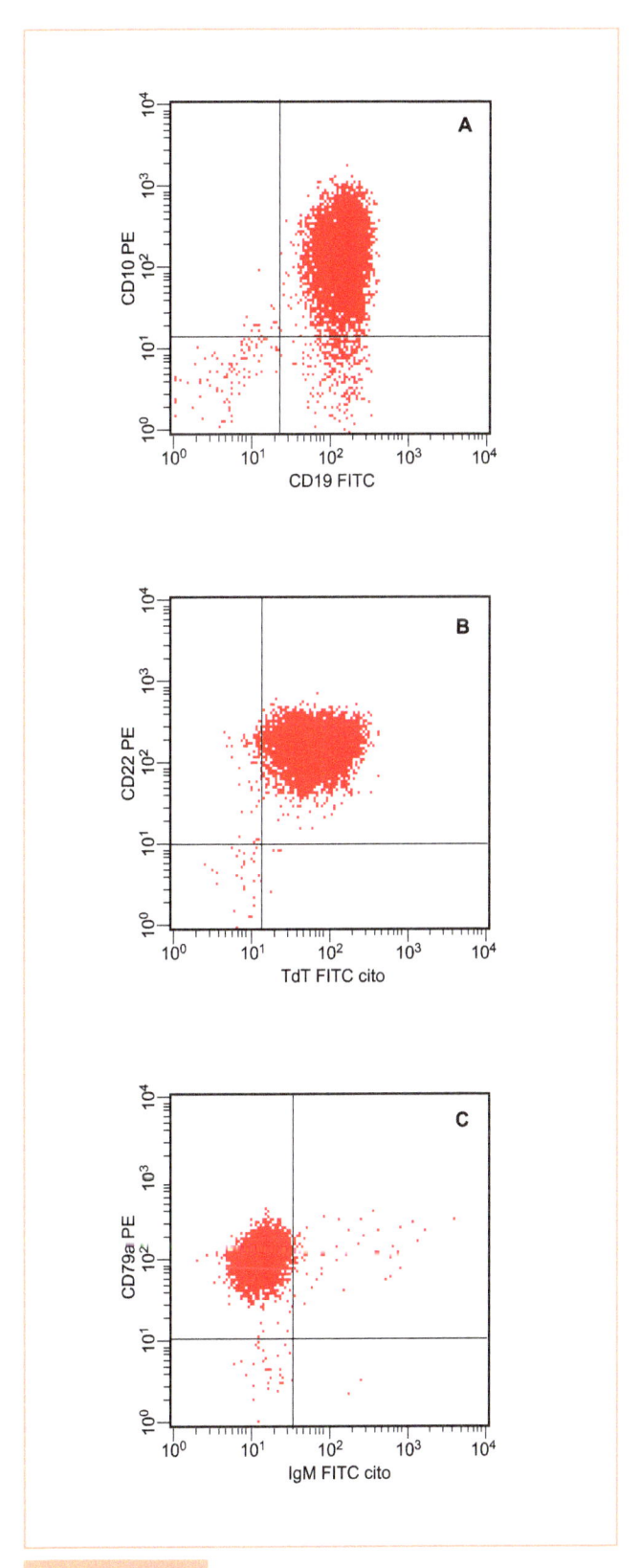

Figura 8-25.

*Imunofenotipagem em aspirado de medula óssea com 78% de células linfóides B imaturas (LLA-B comum CD10+): positividade para CD10 e CD19 (**A**); CD22 e anti-TdT (**B**); CD79a (**C**). Estas células foram negativas para IgM intracitoplasmática (**C**).*

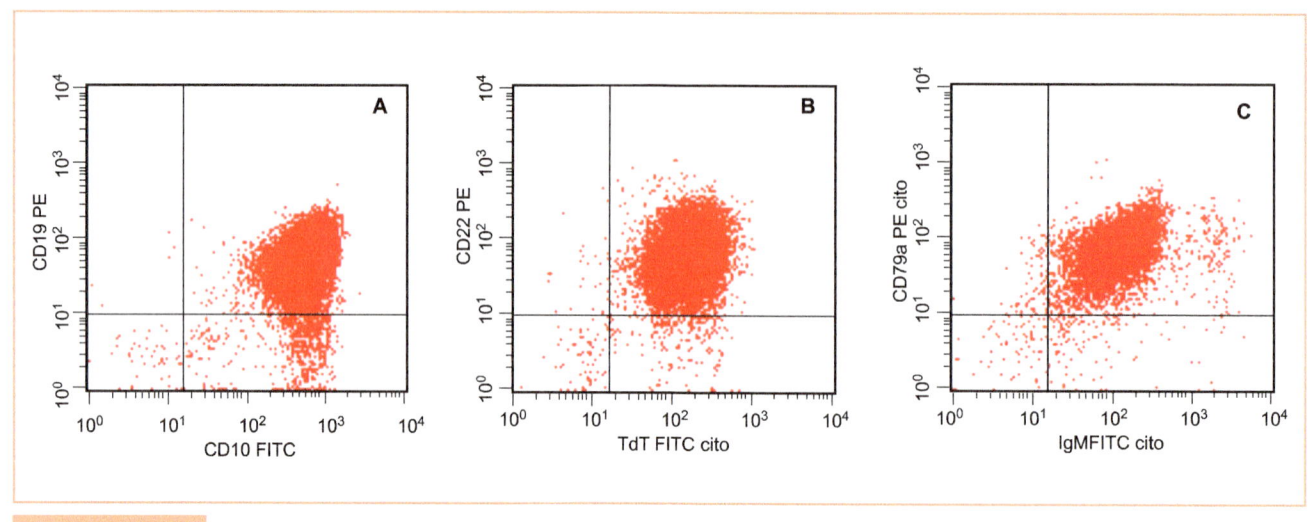

Figura 8-26.

Imunofenotipagem em amostra de aspirado de medula óssea com 90% de células linfóides B imaturas (LLA pré-B/cIgM+): positividade para CD10 e CD19 (A); CD22 e anti-TdT (B) e CD79a e IgM intracitoplasmática (C).

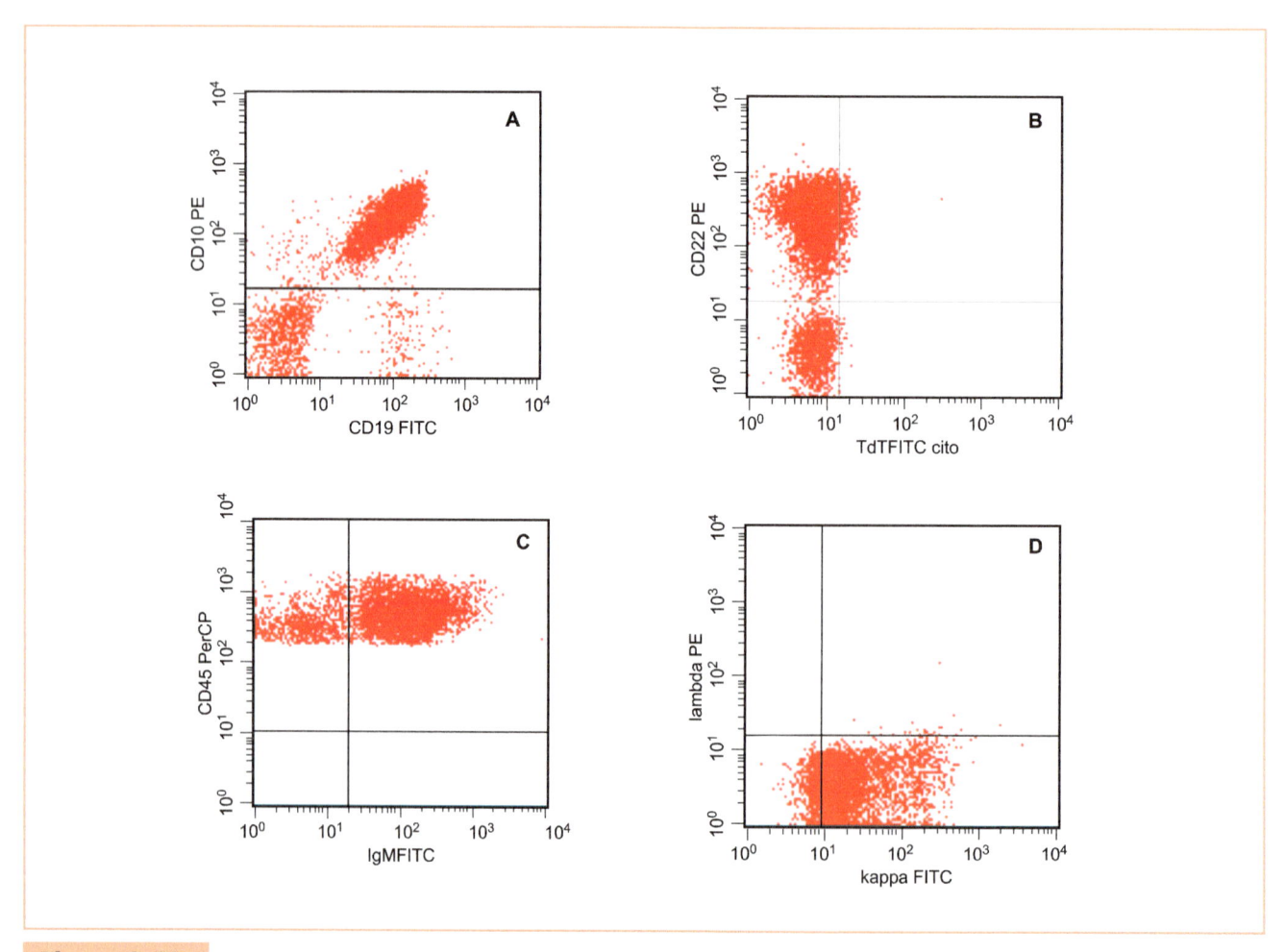

Figura 8-27.

Imunofenotipagem de sangue periférico com 38% de células B maduras (LLA-B-L3/kappa+): positividade para CD10 e CD19 (A); CD22 (B); IgM de superfície (C), com monoclonalidade para cadeia leve kappa (D). Estas células foram negativas para anti-TdT.

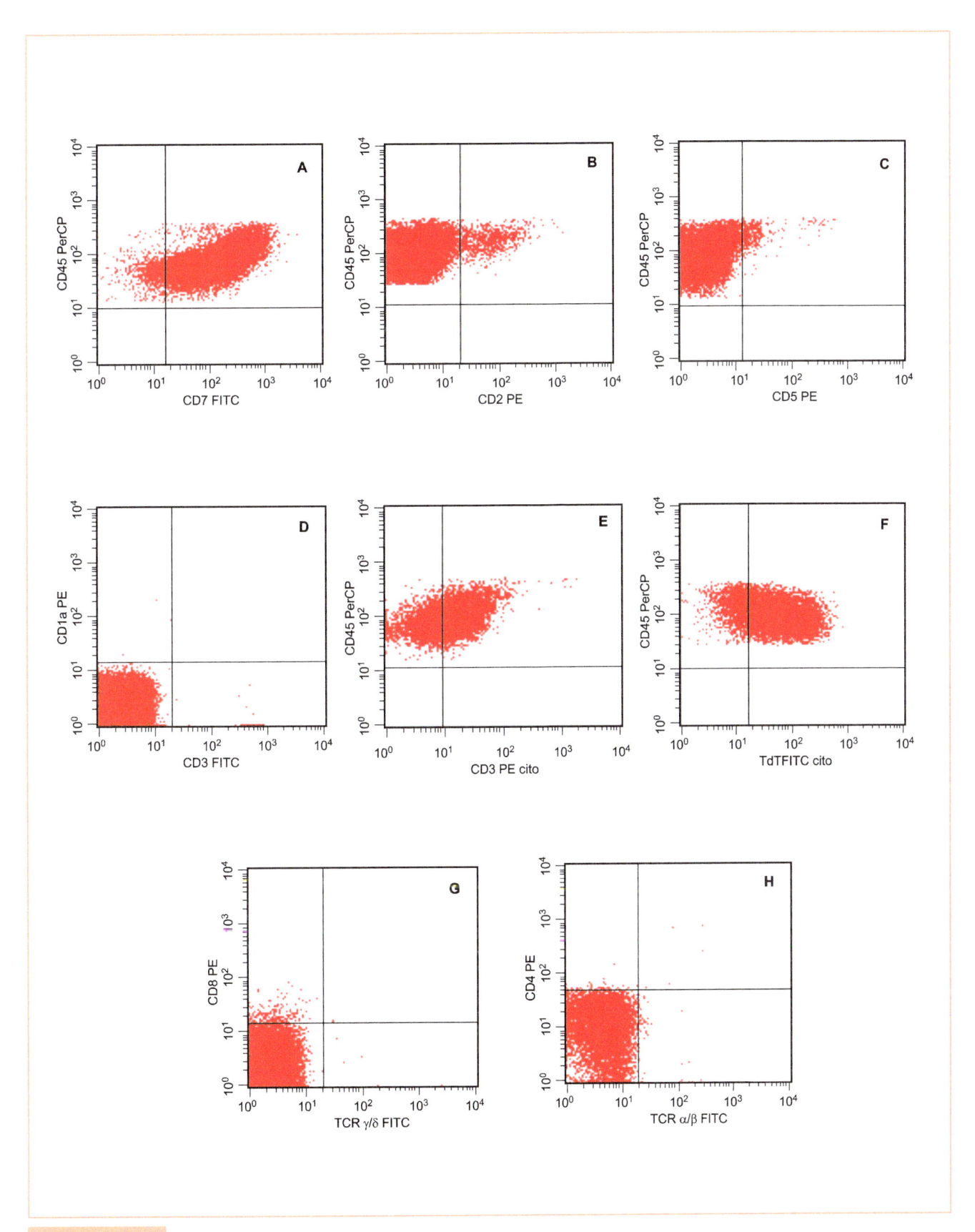

Figura 8-28.

*Imunofenotipagem em sangue periférico com 90% de células linfóides T imaturas (LLA pró-T): positividade para CD7 (**A**), CD3 intracitoplasmático (**E**) e anti-TdT (**F**). Estas células foram negativas para CD2 (**B**); CD5 (**C**); CD1a e CD3 de superfície (**D**); CD8 e TCR gama/delta (**G**) e CD4 e TCR alfa/beta (**H**).*

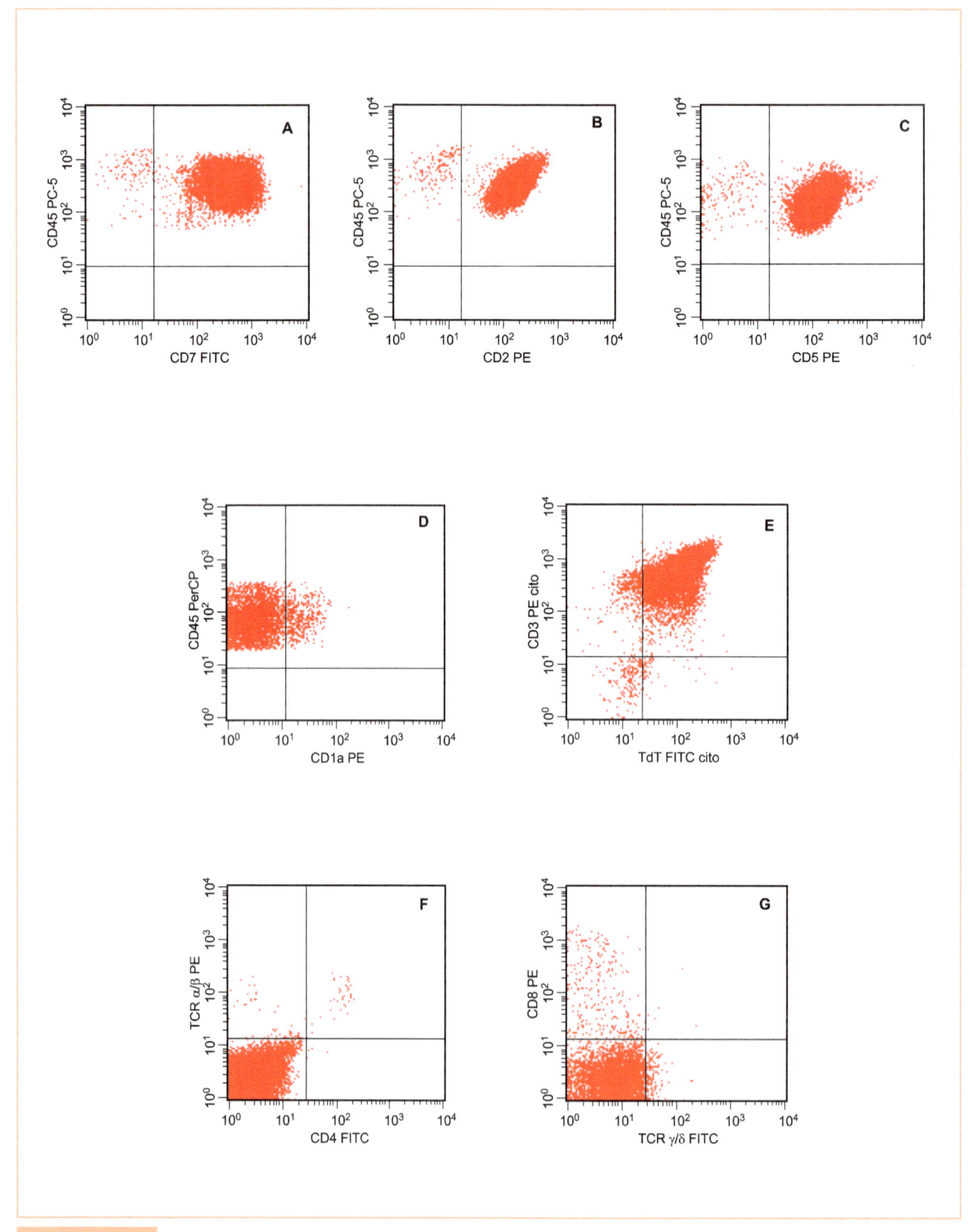

Figura 8-29.

Imunofenotipagem em amostra de aspirado de medula óssea com 65% de células linfóides T imaturas (LLA pré-T):
*positividade para CD7 (**A**); CD2 (**B**); CD5 (**C**), CD3 intracitoplasmático e anti-TdT (**E**). Estas células foram negativas para*
*CD1a (**D**); CD4 e TCR alfa/beta (**F**); CD8 e TCR gama/delta (**G**).*

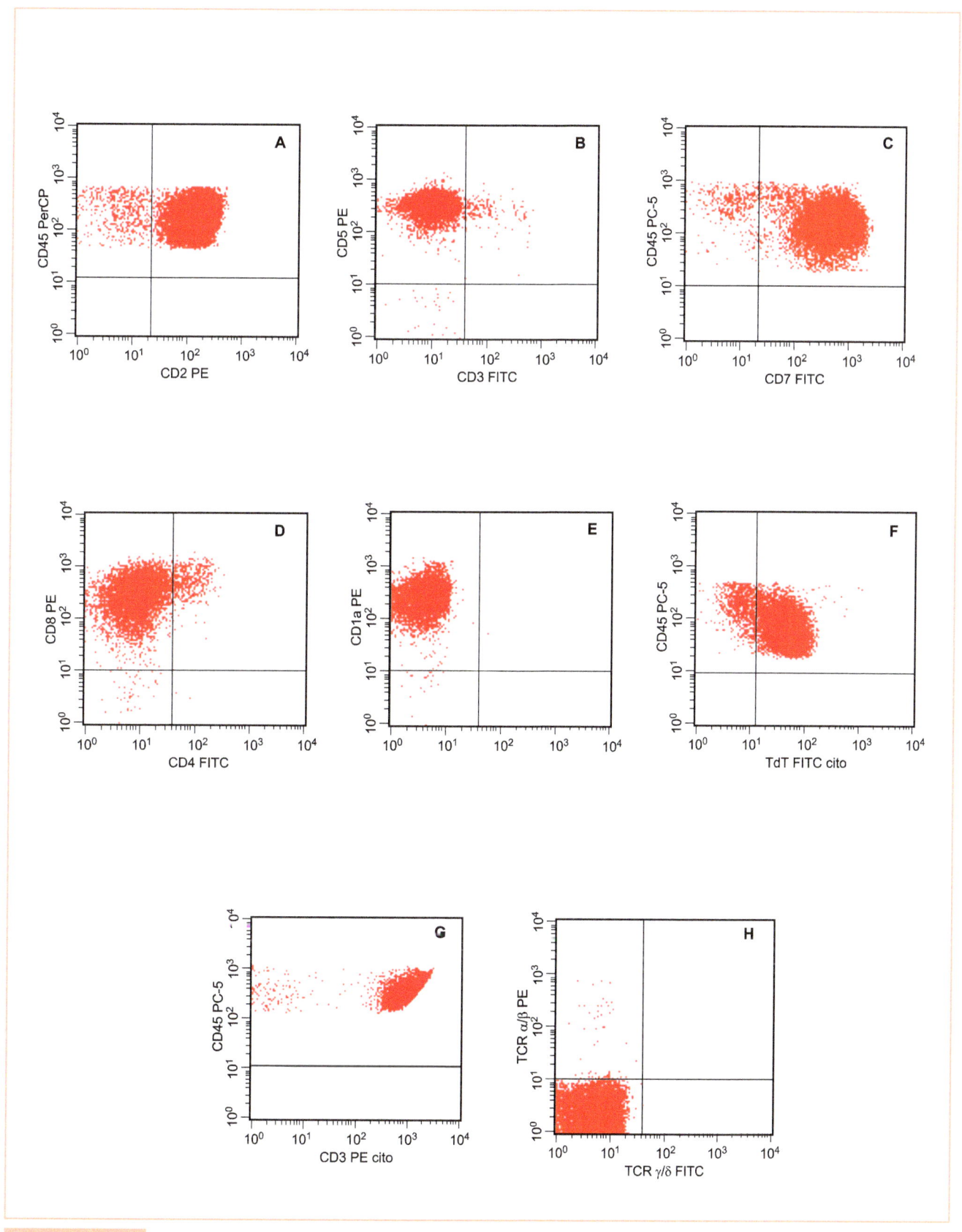

Figura 8-30.

*Imunofenotipagem em amostra de sangue periférico com 86% de células linfóides T imaturas (LLA-T cortical): positividade para CD2 (**A**); CD5 (**B**); CD7 (**C**); CD8 (**D**); CD1a (**E**); anti-TdT (**F**) e CD3 intracitoplasmático (**G**). Estas células foram negativas para CD3 de superfície (**B**); CD4 (**D**) e receptores de células T alfa/beta e gama/delta (**H**).*

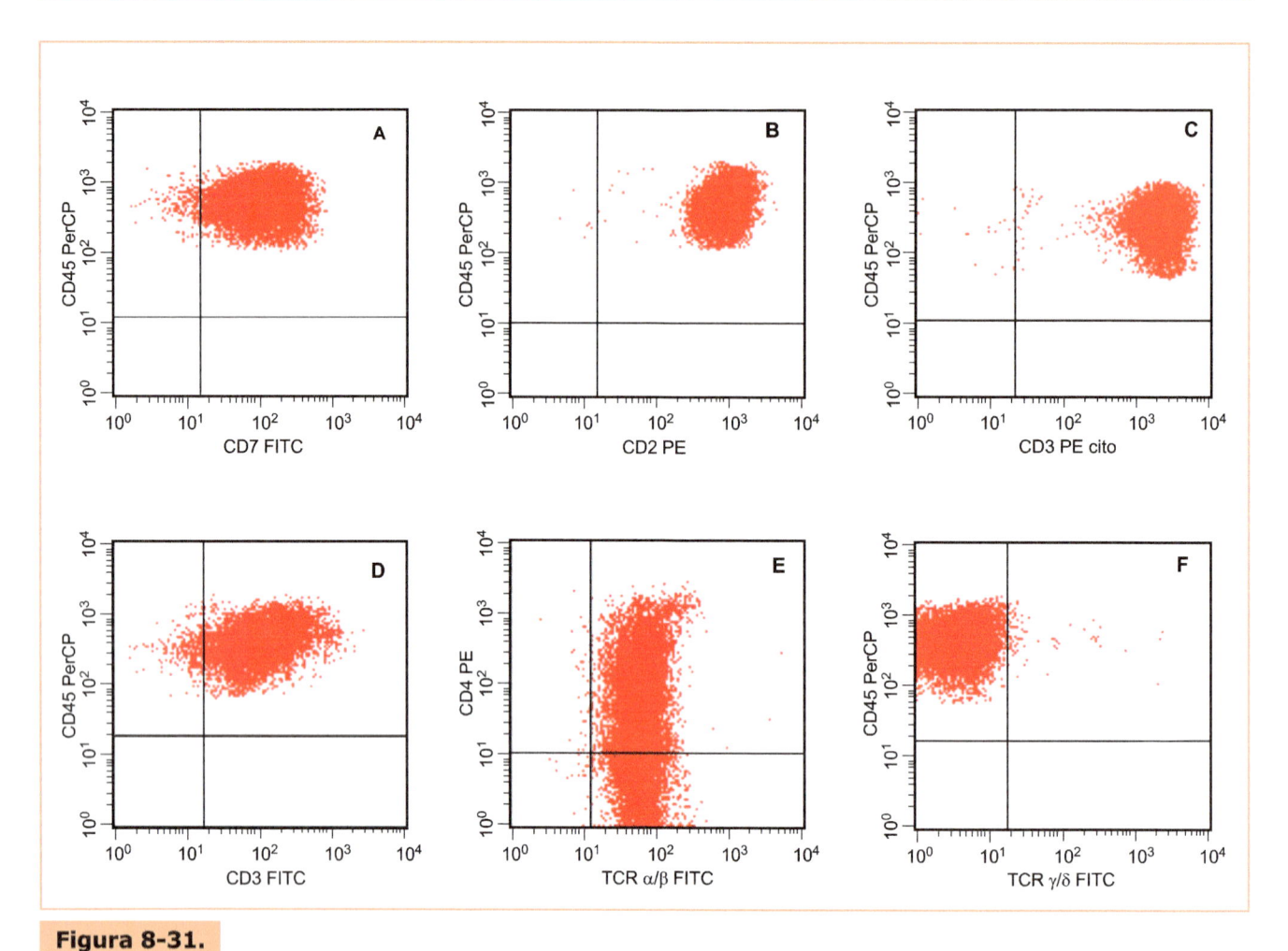

Figura 8-31.

*Imunofenotipagem de sangue periférico com 93% de células linfóides T maduras (LLA-T madura): positividade para CD7 (**A**); CD2 (**B**); CD3 intracitoplasmático (**C**); CD3 (**D**) e CD4 e TCR α/β (**E**). Negatividade para TCR γ/δ (**F**).*

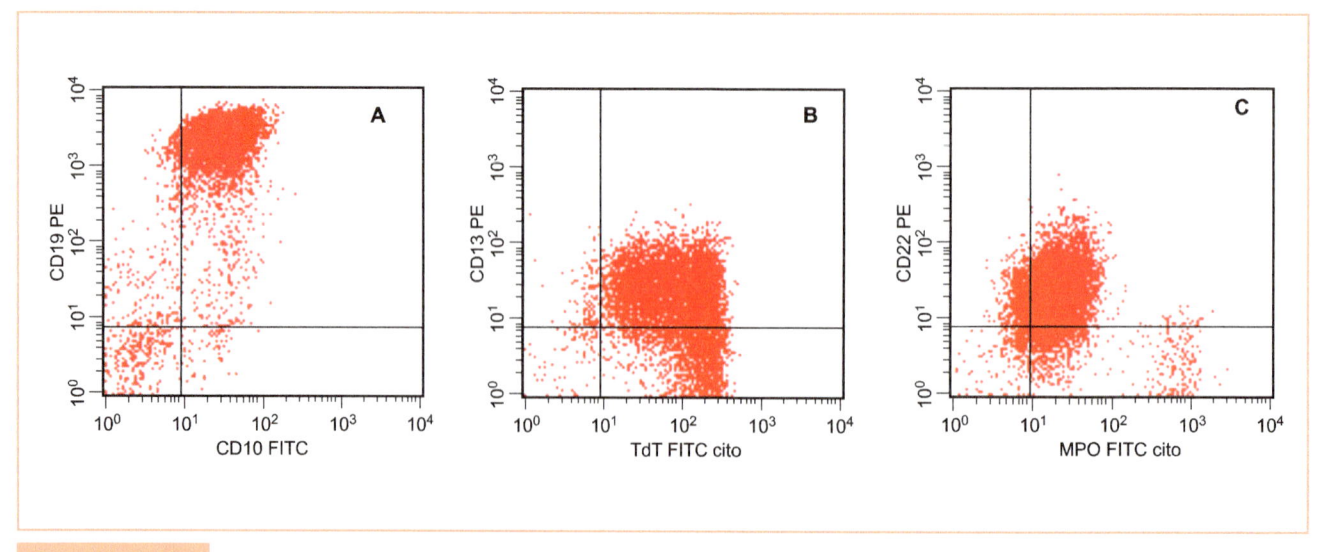

Figura 8-32.

*Imunofenotipagem em amostra de aspirado de medula óssea com 33% de células blásticas com expressão concomitante de antígenos da linhagem linfóide B imatura (CD10 e CD19 [**A**]; anti-TdT [**B**] e CD22 [**C**]) com antígenos da linhagem mielóide (CD13 [**B**] e anti-MPO [**C**]). Leucemia bifenotípica.*

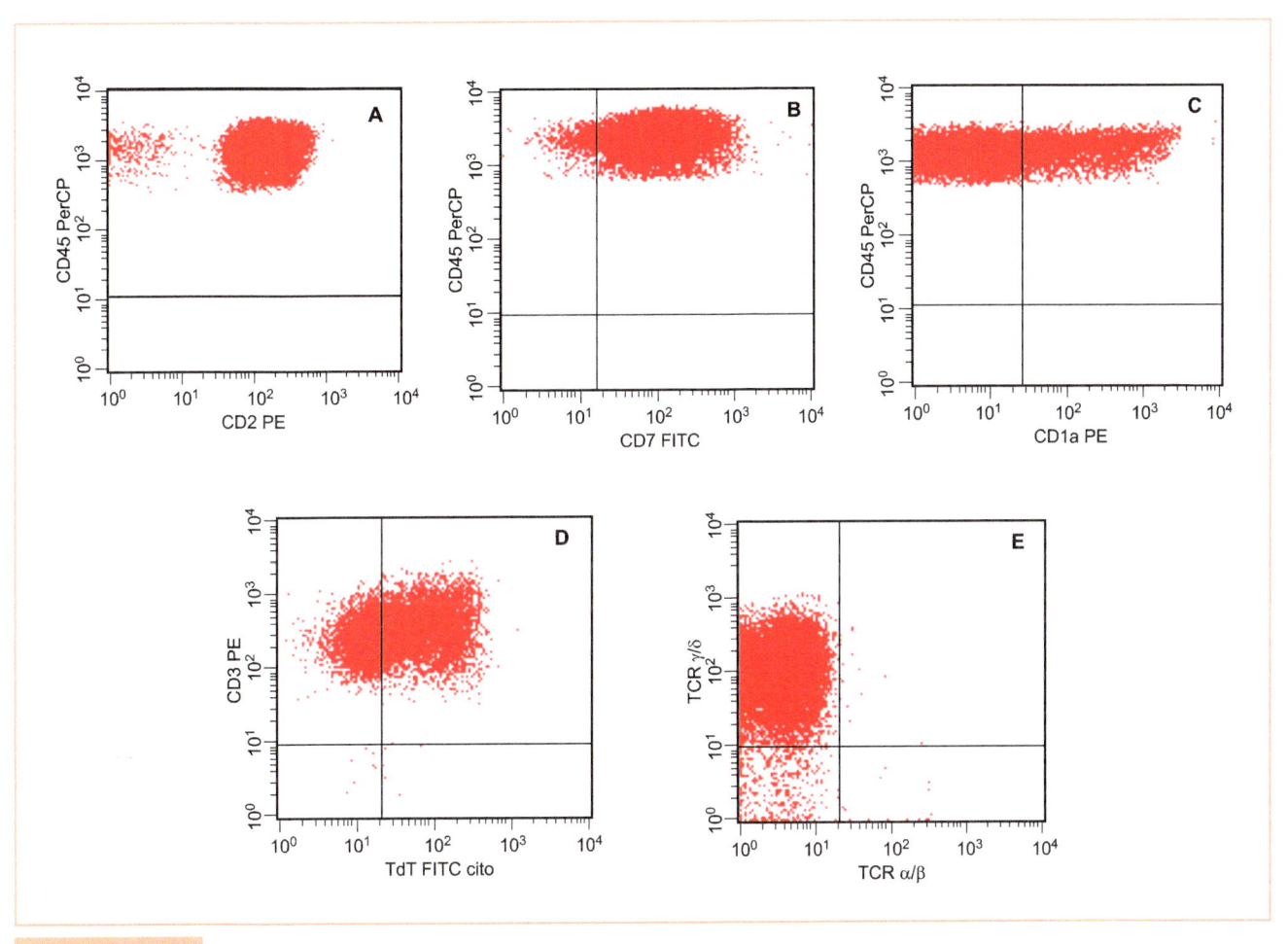

Figura 8-33.

*Imunofenotipagem em amostra de aspirado de medula óssea com 86% de células linfóides T maduras (LLA-T atípica): positividade para CD2 (**A**); CD7 (**B**); CD3 intracitoplasmático e anti-TdT (**D**) e TCR gama/delta (**E**). Expressão de CD1a (**C**).*

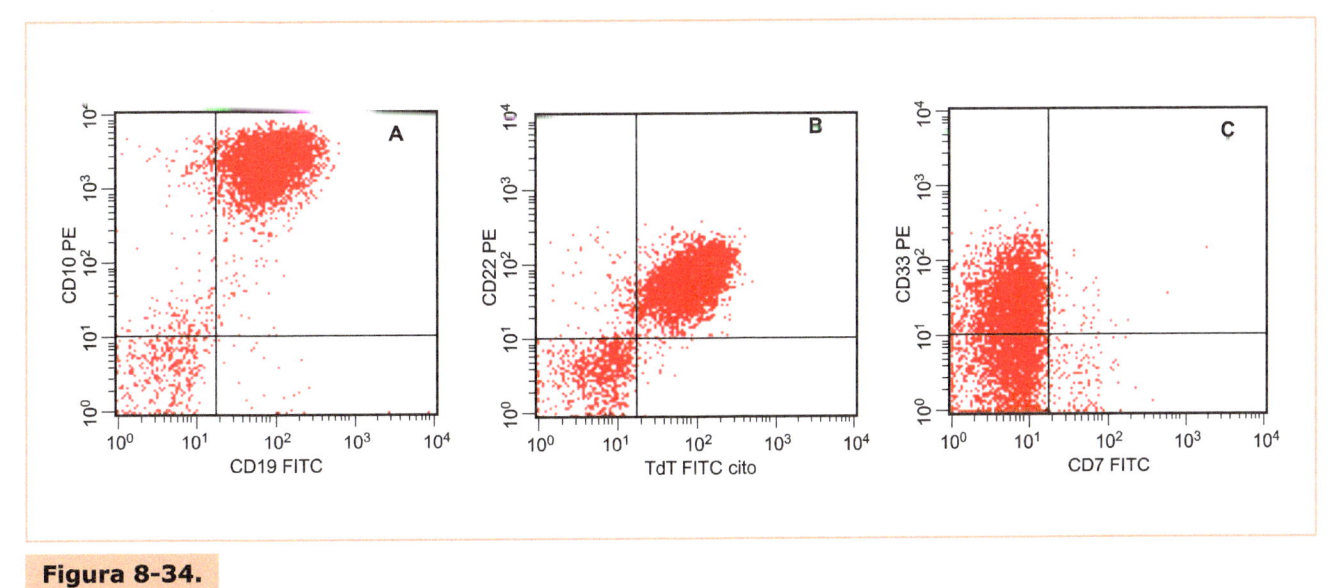

Figura 8-34.

*Imunofenotipagem em sangue periférico com 28% de células linfóides B imaturas (LLA-B) (CD10 e CD19 (**A**); anti-TdT e CD22 (**B**) com expressão de antígeno da linhagem mielóide CD33 (**C**).*

ANORMALIDADES CROMOSSÔMICAS NAS LEUCEMIAS AGUDAS

Características adicionais das células leucêmicas são a presença de anormalidades cromossômicas específicas, as quais estão consistentemente associadas a determinados fenótipos e podem ser relevantes no desenvolvimento tumoral. Os dados obtidos com a análise citogenética levaram à introdução, em 1986 e 1988, da classificação MIC para LLA e LMA, respectivamente. Esta classificação integrou informações sobre métodos morfológicos (M), imunológicos (I) e citogenéticos (C) com o objetivo de reconhecer subgrupos específicos de leucemias agudas com diferente significância clínica e prognóstica. A análise citogenética não se correlaciona com os subtipos FAB, nas LLA, exceto pelas translocações características da LLA-L3. Portanto, os aspectos mais importantes, utilizados na classificação MIC das LLA, foram o imunofenótipo e a citogenética. Estratégia similar foi empregada, subseqüentemente, na elaboração da classificação MIC das LMA, porém, como o imunofenótipo não tem papel relevante nessas leucemias, a relação entre as alterações citogenéticas e os critérios morfológicos do grupo FAB foram mais marcantes.

Anormalidades cromossômicas podem ser detectadas em cerca de 70% a 85% das LLA e LMA e são representadas por alterações numéricas, estruturais ou ambas. Nas alterações numéricas ocorre ganho (trissomia, tetrassomia etc.) ou perda (monossomia) de um alelo inteiro do cromossomo em questão. Células com um número de cromossomos superior a 46 são ditas *hiperdiplóides*, enquanto aquelas com número inferior a 46, são denominadas *hipodiplóides*. Além disso, ambas as alterações são adicionalmente designadas de acordo com o número de cromossomos presentes, num particular clone maligno. O termo *quase haplóide* é empregado para descrever células com menos de 30 cromossomos, e, quando três ou quatro conjuntos de cromossomos são encontrados, elas são chamadas de *triplóides* e *tetraplóides*, respectivamente.

As anormalidades estruturais incluem translocações (t), deleções parciais (del), inversões (inv), duplicações (dup) e isocromossomos (i). Destas, a alteração mais comumente encontrada nas leucemias agudas são as translocações, que envolvem a troca, recíproca ou não, de material cromatínico entre dois cromossomos. As deleções são representadas pela perda de material cromossômico de um alelo, e nas inversões ocorre uma quebra com nova junção de material cromatínico, no mesmo cromossomo, mas com orientação invertida. Isocromossomos são alterações nas quais ambos os braços derivam de um dos dois braços do cromossomo normal em decorrência de uma separação ao nível do centrômero. Como os dois braços de um isocromossomo são iguais, eles correspondem a uma duplicação.

De modo geral, em crianças e adultos com LLA, as alterações numéricas estão relacionadas com o prognóstico. As alterações numéricas representadas pela presença de mais de 50 cromossomos estão relacionadas com bom prognóstico, enquanto a hipodiploidia (entre 30 e 45 cromossomos) e a quase haploidia (< 30 cromossomos) estão associadas a pior prognóstico, independentemente do subgrupo imunológico. Nas LMA as alterações numéricas são encontradas em todos os subtipos FAB, sendo a mais comum a trissomia do cromossomo 8, e estão freqüentemente associadas a alterações estruturais.

Algumas anormalidades estruturais estão associadas a subtipos específicos de leucemias agudas, tais como: (1) t(8;21)(q22;q22) e LMA-M2; (2) t(15;17)(q22;q12q21) e LMA-M3; (3) inv16(p13;q22) e LMA-M4/M4Eo; (4) t(4;11)(q21;q23) e LLA B de células precursoras; (5) t(1;19)(q23;p13) e LLA pré-B; (6) t(8;14)(q24;q32) e LLA-B; e (7) t(1;14)(p32;q11) e t(11;14)(p13;q11) e LLA-T. Outras alterações podem ser encontradas tanto em LMA quanto em LLA, como, por exemplo, a t(9;22)(q34;q11) e os rearranjos do braço longo do cromossomo 11(q23). Para descrição detalhada das alterações citogenéticas encontradas nas leucemias agudas, consulte o Capítulo 6.

Outros aspectos morfológicos e clínicos das leucemias agudas estão representados nas Figs. 8-35 a 8-49.

Figura 8-35.

A e B. Leucemia linfóide aguda do tipo T — medula óssea. Observar grandes linfócitos com núcleos irregulares, chanfrados. Mitoses. May-Grünwald-Giemsa (ver imunofenotipagem, Fig. 8-29).

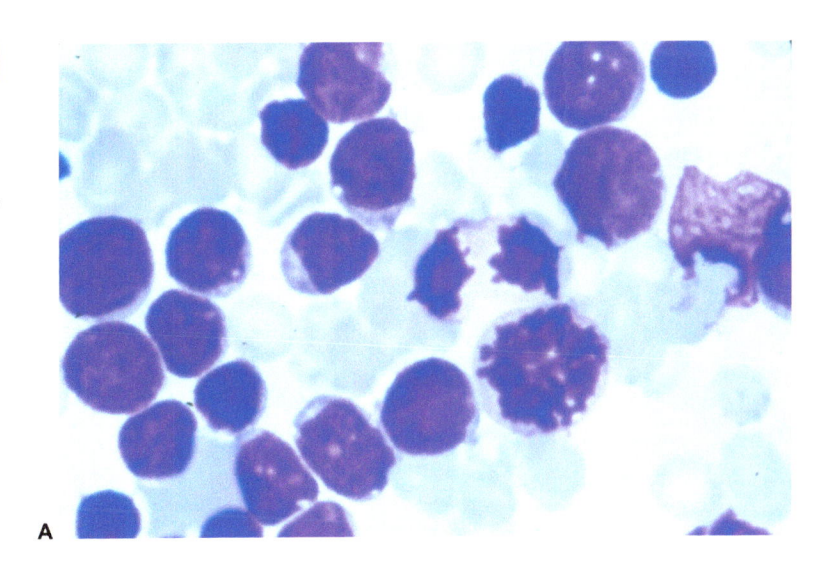

A

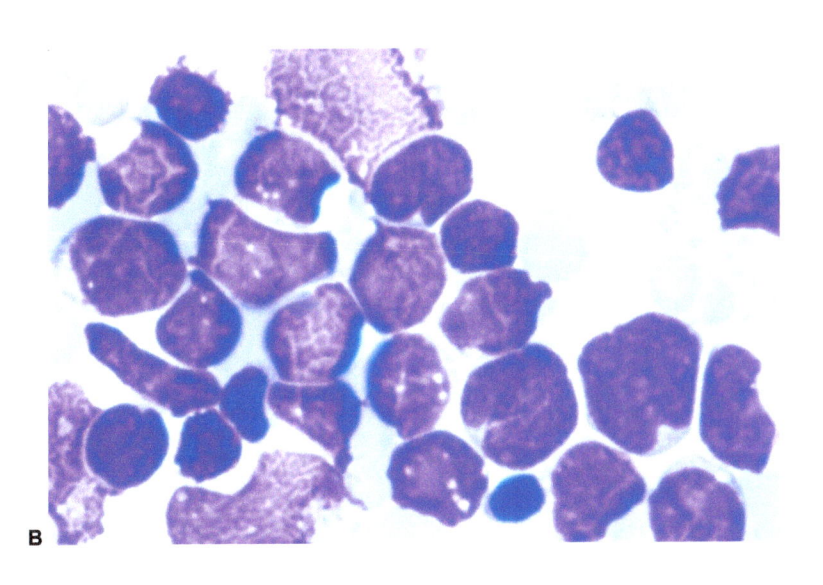

B

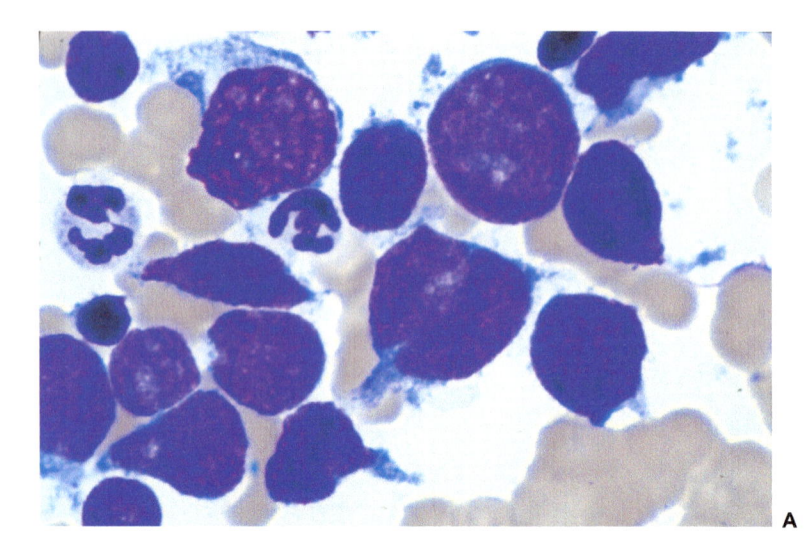

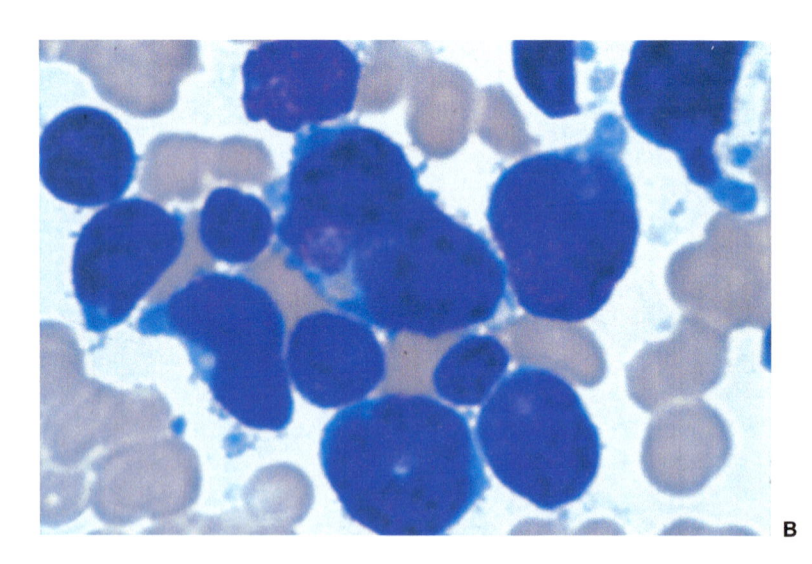

Figura 8-36

A e B. Leucemia aguda de células NK (sangue periférico). Observar células muito grandes, hiperbasófilas, com escasso citoplasma. May-Grünwald-Giemsa.

Figura 8-37.

Leucemia linfóide aguda em tratamento (sangue periférico). Blastos muito atípicos. Leishman.

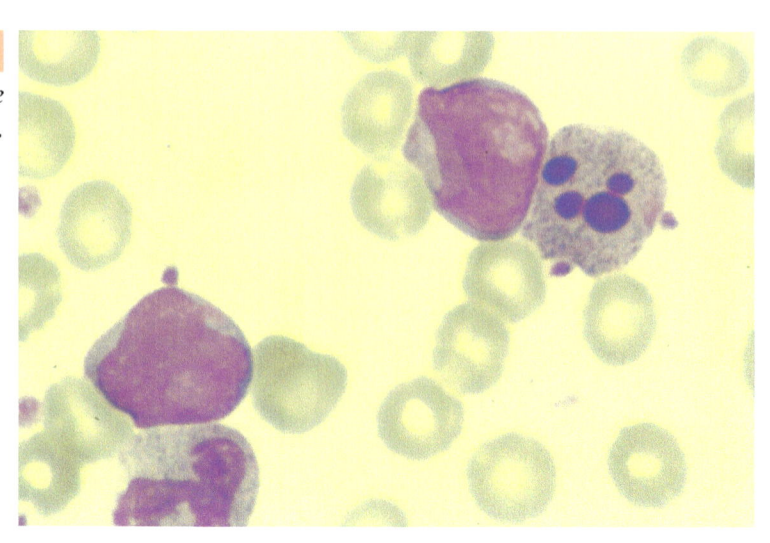

Figura 8-38.

*Leucemia linfóide aguda tratada e recidivada com padrão morfológico diferente. (**A**) Células da medula óssea grandes, semelhantes, a monócitos; (**B**) células medulares fortemente positivas pela reação da αNAE ácida.*

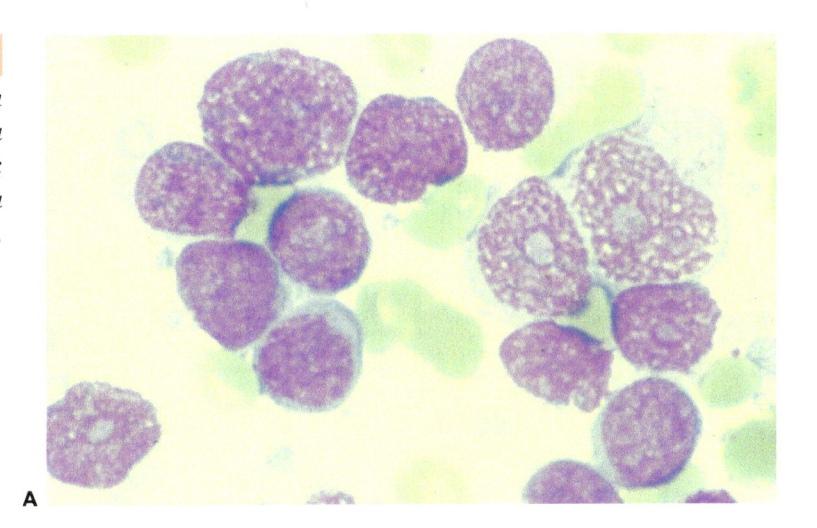

A

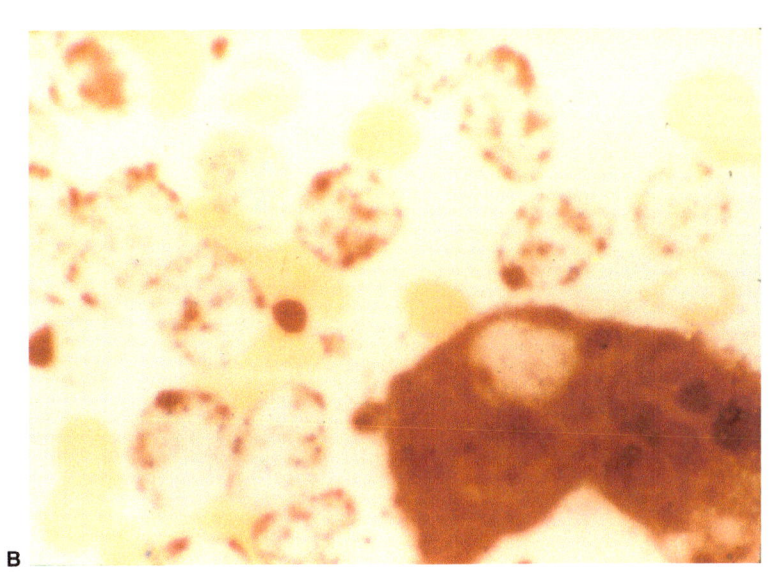

B

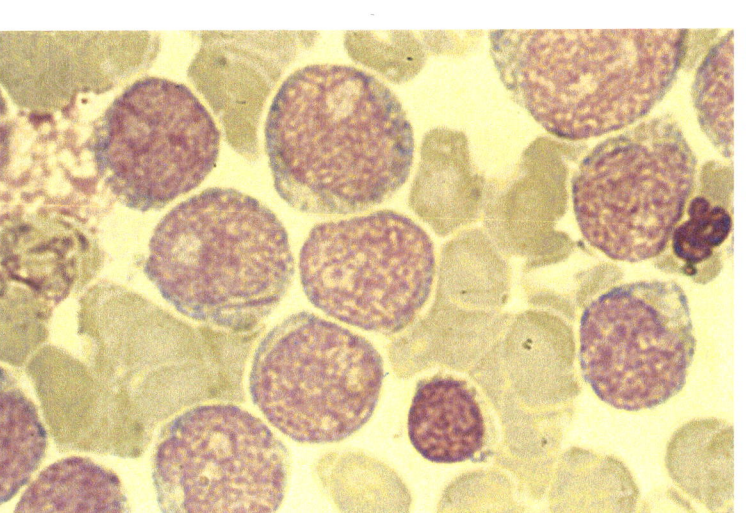

Figura 8-39.

Medula óssea — leucemia mielóide aguda tipo M1. Grandes blastos com pouco citoplasma, sem grãos. Estas células foram positivas com reação do Sudan black (não mostrado). Leishman.

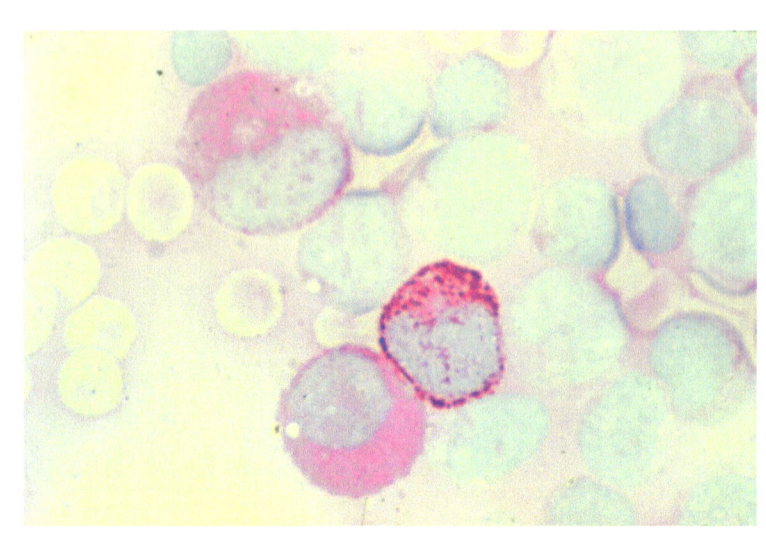

Figura 8-40.

Leucemia mielóide aguda — tipo M2. Medula óssea, células blásticas positivas com a reação do PAS.

Figura 8-41.

A e B. Leucemia mielóide aguda tipo M3 variante. Medula óssea, blastos grandes e hipogranulares. May-Grünwald-Giemsa. Ver imunofenotipagem com scatter de M3 (Fig. 8-19).

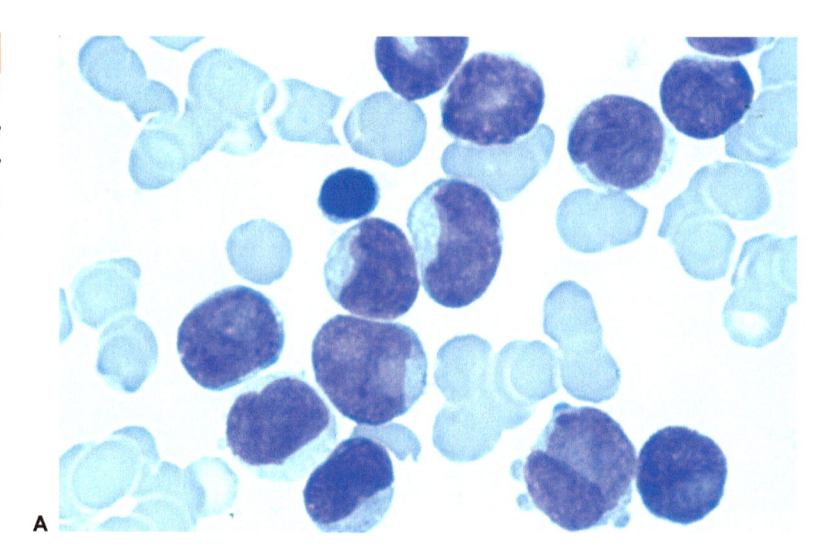

A

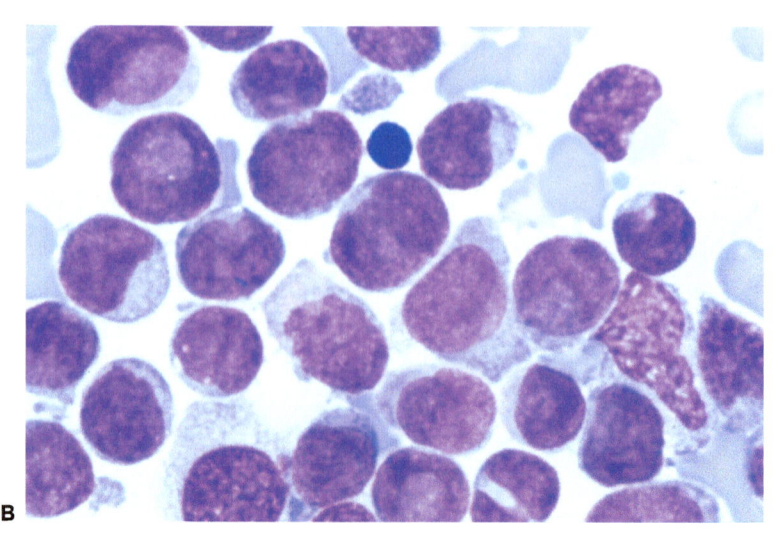

B

Figura 8-42.

*Leucemia mielóide tipo M3. (**A**) Medula óssea. Blastos com zonas claras justanucleares típicas. Leishman. **B**. Reação da peroxidase. **C**. PAS em esfregaços do mesmo caso.*

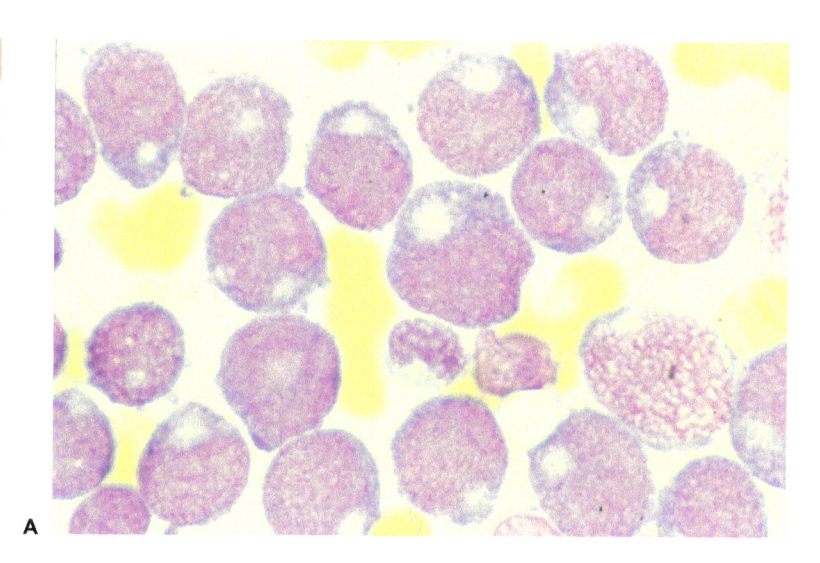

A

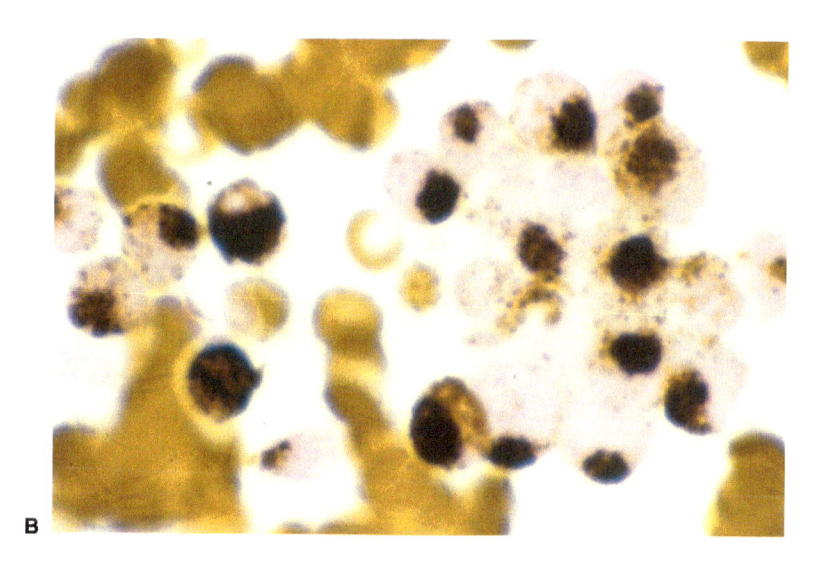

B

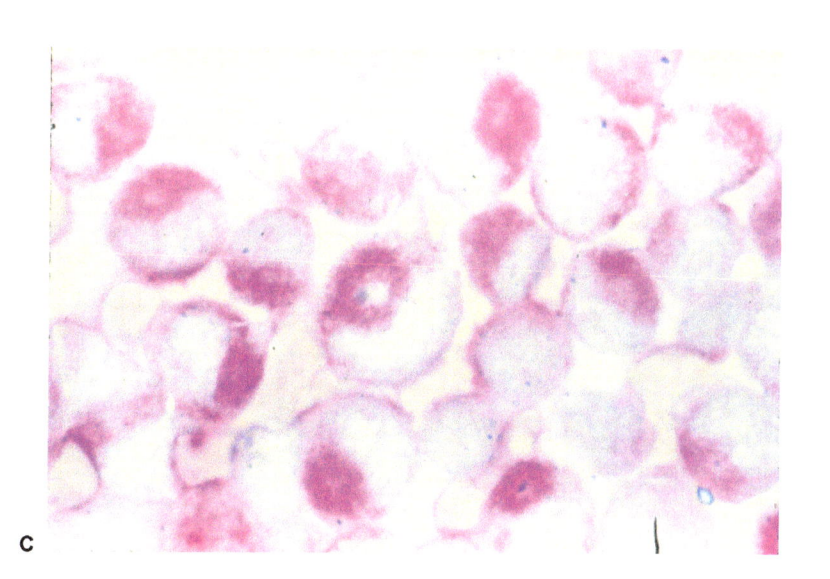

C

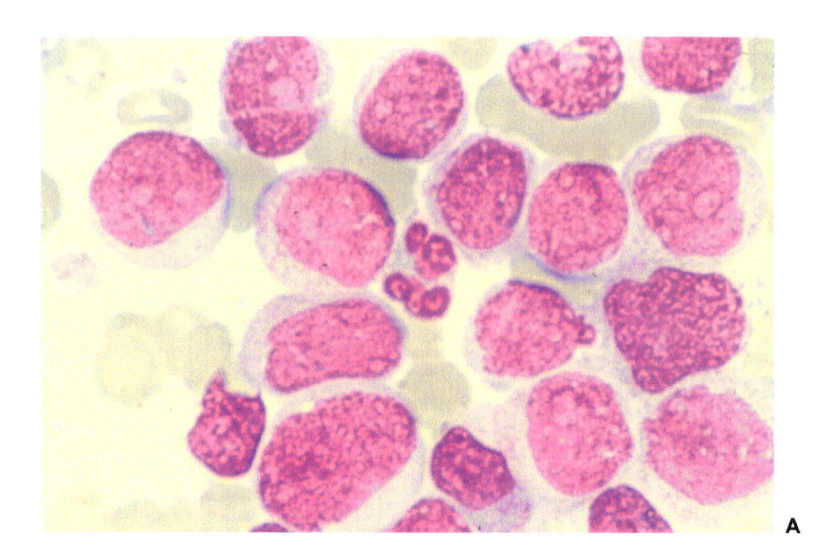

A

Figura 8-43.

*Leucemia mielóide tipo M4. Medula óssea: (**A**) blastos de grande tamanho, com pouco citoplasma; (**B**) certa porcentagem de blastos mostra reação da cloroacetato esterase positiva, e (**C**) certa porcentagem de blastos com reação da αNAE ácida positiva.*

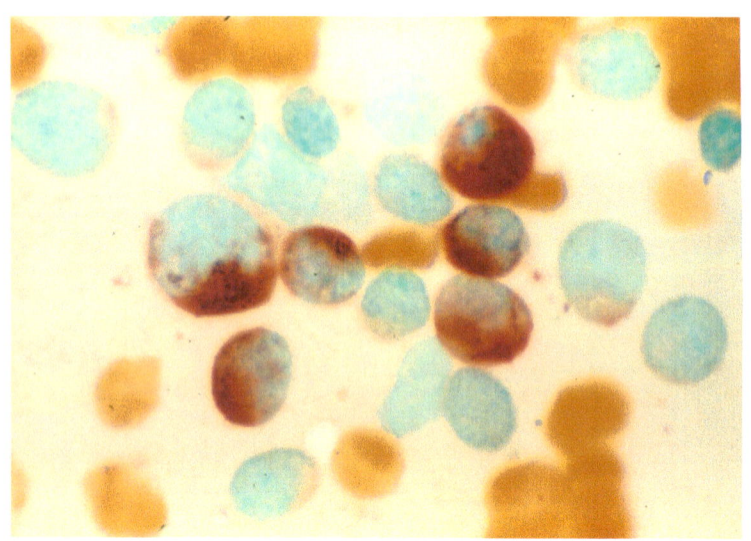

B

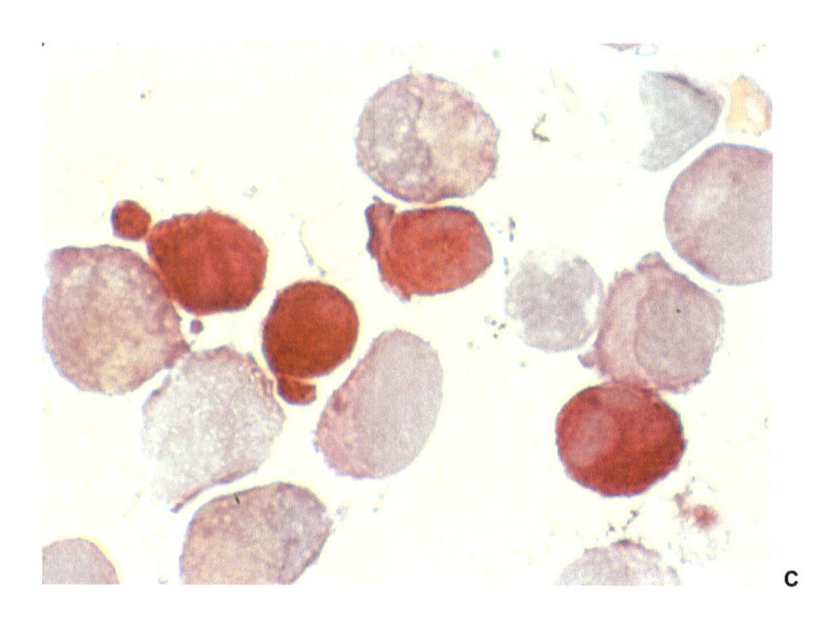

C

Figura 8-44.

*Leucemia mielóide tipo M5a. Medula óssea: (**A**) blastos grandes, com morfologia de monócitos. Leishman; (**B**) reação da αNAE fortemente positiva; (**C**) células blásticas "monocitóides" com capacidade de fagocitar hemácias revestidas com IgG. Leishman.*

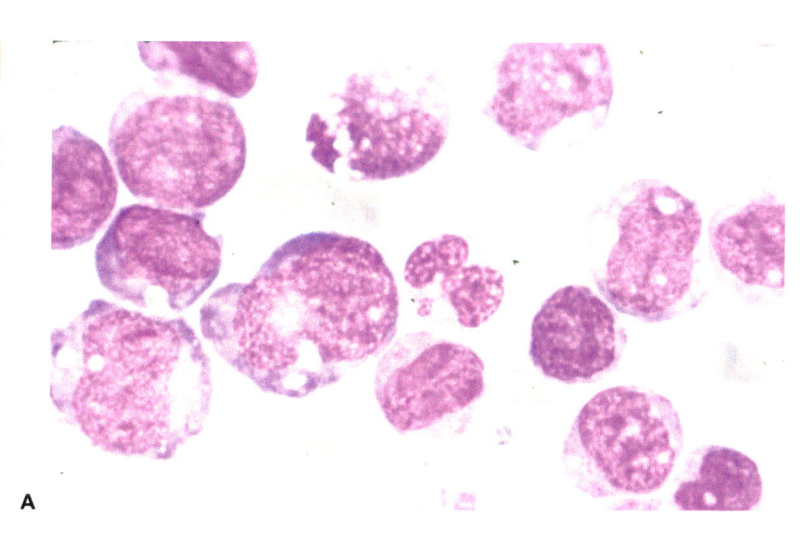

A

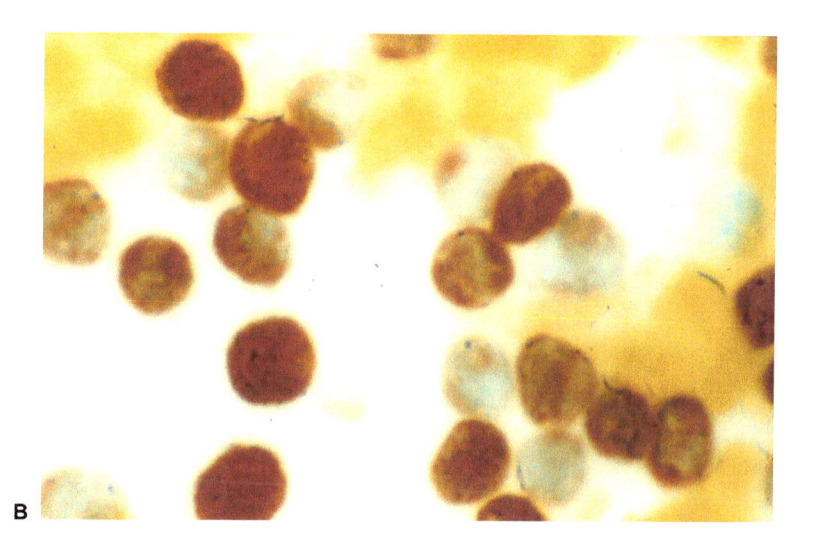

B

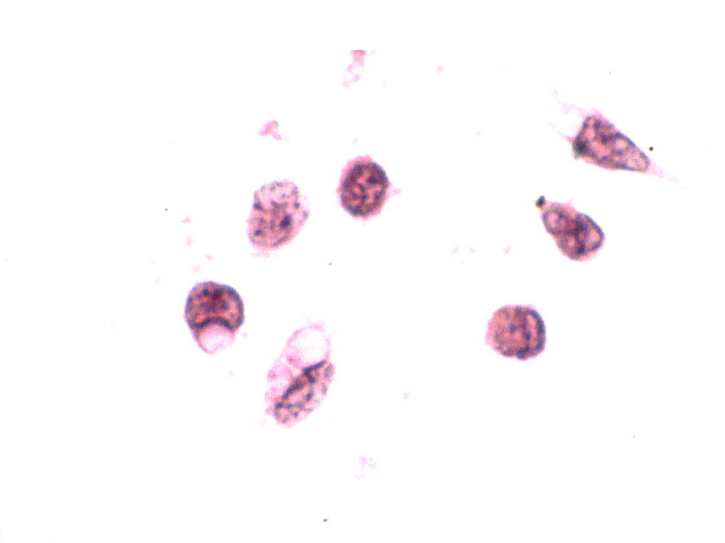

C

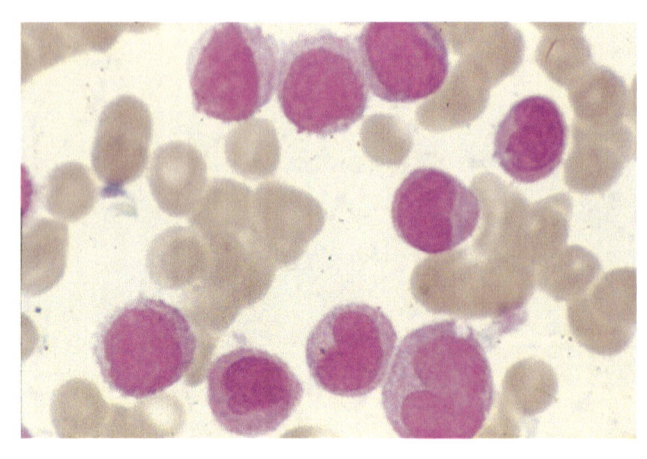

Figura 8-45.

Leucemia mielóide aguda tipo M5b. Sangue periférico, morfologia típica de linhagem monocítica. Leishman.

Figura 8-46.

Leucemia mielóide aguda tipo M6. Medula óssea. Reação do PAS fortemente positiva em blastos da série vermelha.

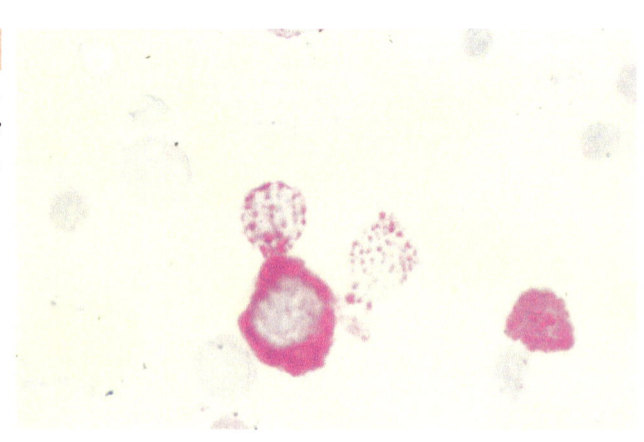

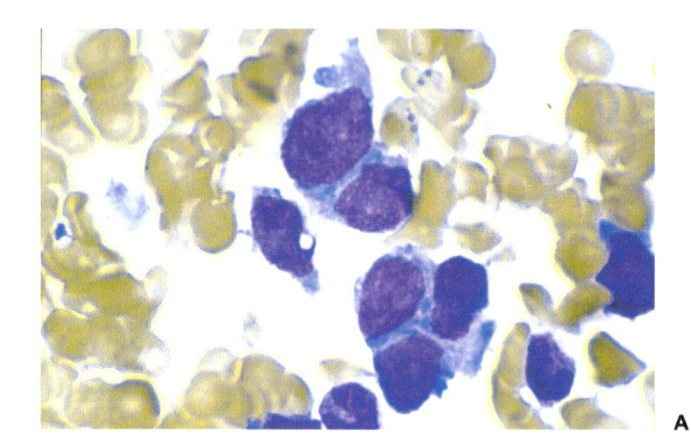

Figura 8-47.

*Leucemia mielóide aguda tipo M7: (**A**) medula óssea. May-Grünwald-Giemsa — megacariócitos atípicos, de pequeno tamanho; (**B**) medula óssea — reação do Sudan black.*

(Continua)

A

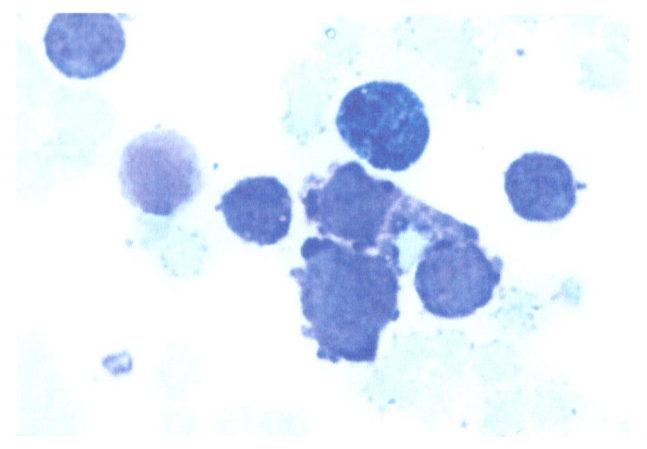

B

Figura 8-47.

Continuação.
C. *Sangue periférico — megacariócito pequeno circulante. Leishman.* **D.** *Mesmo caso anterior — reação do PAS positiva em megacariócito circulante.* **E** e **F.** *Biópsia de medula óssea. Aumento de células megacariocitárias. Aumento de blastos. HE.*

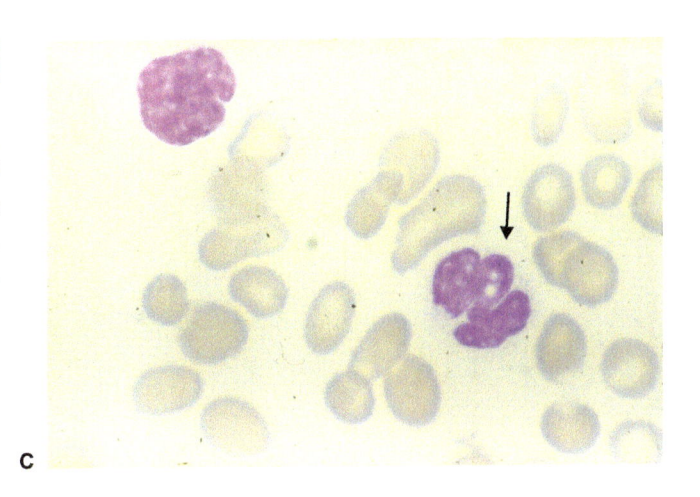

C

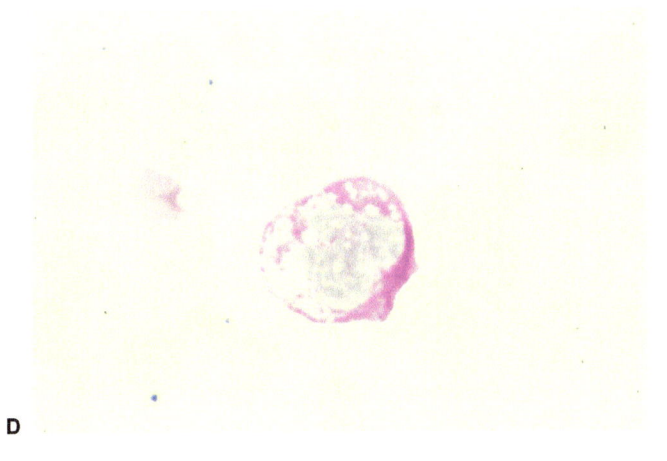

D

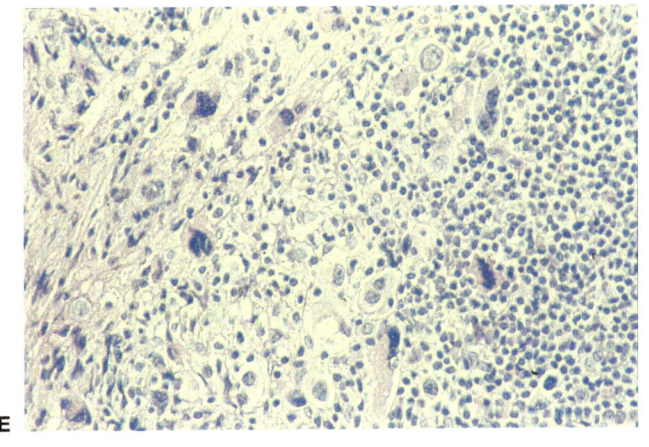

E

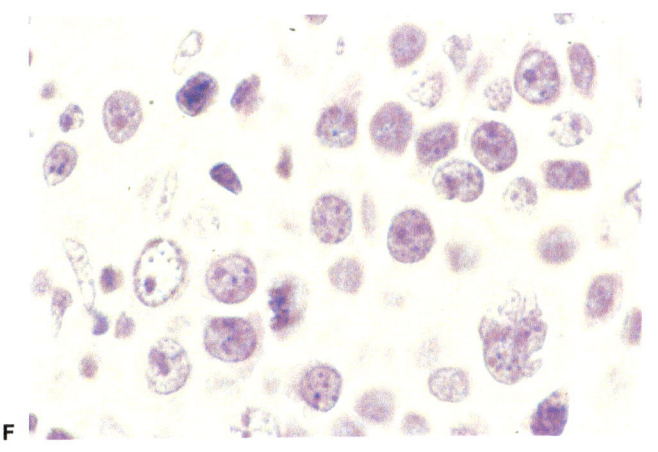

F

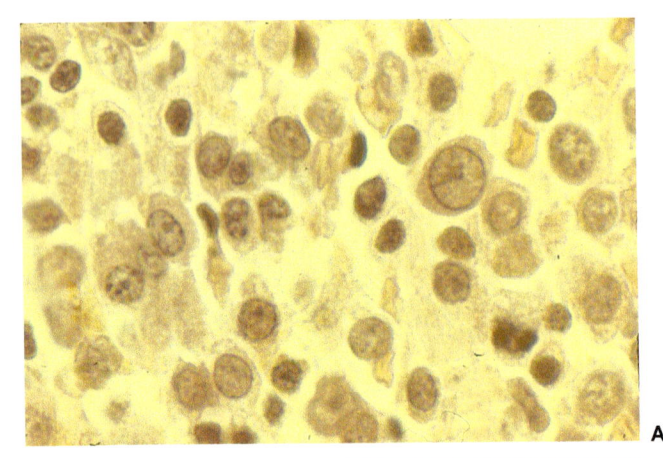

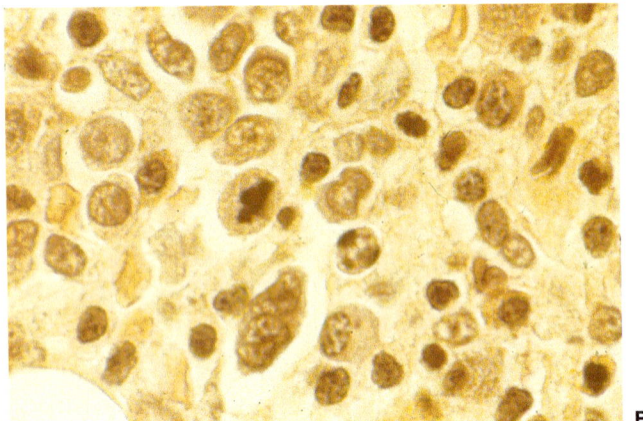

Figura 8-48

A e B. Leucemia mielóide aguda. Medula óssea. Grande aumento de blastos de grande tamanho. Mitoses. HE.

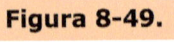

Figura 8-49.

A e B. Leucemia linfóide aguda Medula óssea com infiltração de blastos de pequeno tamanho. HE. (Continua)

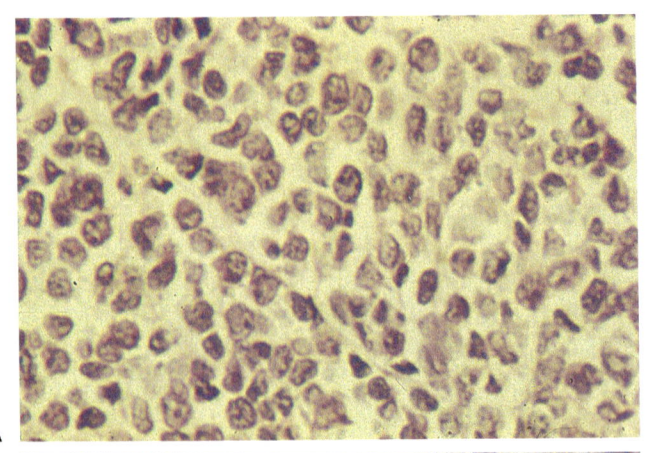

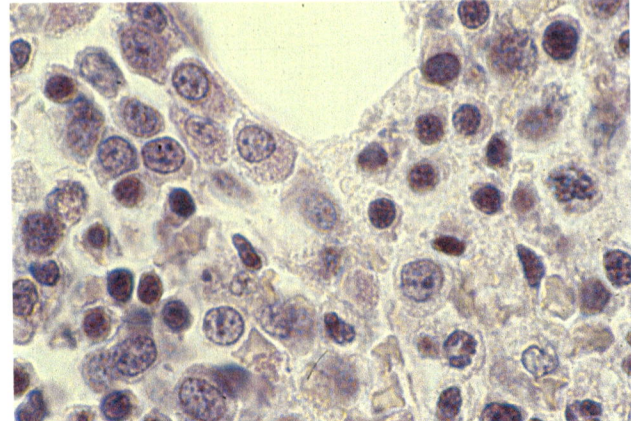

Figura 8-49.

Continuação.
*C e **D**. Leucemia linfóide aguda. Medula óssea com infiltração de blastos. Notar zona de necrose (**D**) HE.*

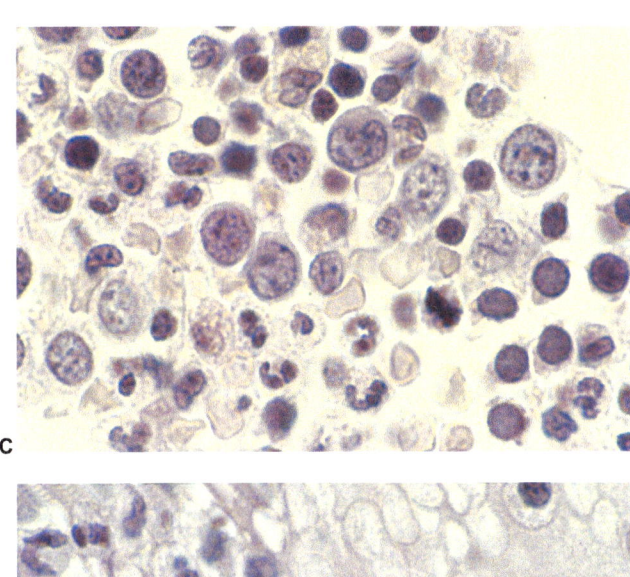

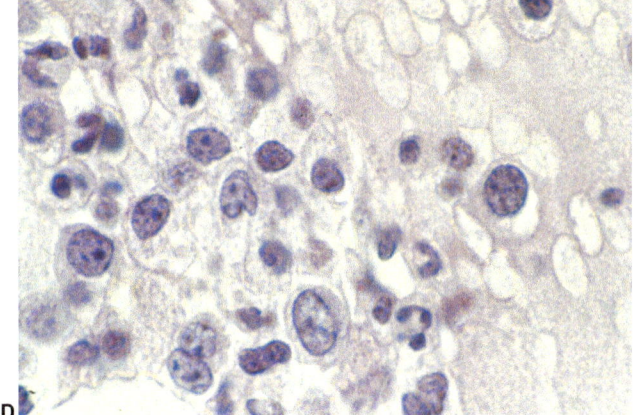

Referências Fundamentais

Bennett JM, Catovsky D, Daniel MT *et al.* Proposal for the classification of the acute leukaemias. *Br J Haematol* 1976; *33*:451-8.

Bennett JM, Catovsky D, Daniel MT *et al.* The morphological classification of acute lymphoblastic leukaemia: concordance among observers and clinical correlation. *Br J Haematol* 1981; *47*:553-61.

Bennett JM, Catovsky D, Daniel MT *et al.* Proposed revised criteria for the classification of acute myeloid leukaemia. *Ann Inter Med* 1985a; *103*:626-9.

Bennett JM, Catovsky D, Daniel MT *et al.* Criteria for the diagnosis of acute leukemia of megakaryocyte lineage (M7). *Ann Inter Med* 1985b; *103*:460-2.

Bennett JM, Catovsky D, Daniel MT *et al.* Proposal for the recognition of minimally differentiated acute myeloid leukaemia (AML-MO). *Br J Haematol* 1991b; *78*:325-9.

Brenner B, Carter A. Acute leukaemia following chemotherapy and radiation therapy — a report of 15 cases. *Oncology* 1984; *41*:83-7.

Buccheri V, Matutes E, Dyer MJS, Catovsky D. Lineage committment of biphenotypic acute leukemias. *Leukemia* 1993; *7*:919-27.

Cartwright RA. Epidemiology. *In*: Whittaker JA (ed.). *Leukaemia.* 2 ed., Oxford: Blackwell Scientific Publications, 1992:3-33.

Doll R. The epidemiology of childhood leukaemia. *J R Statist Soc* 1989; *152*:342-51.

Doll R. Are we winning the fight against cancer? An epidemiological assessment. *Eur J Cancer* 1990; *26*:500-8.

Drexler HG, Thiel E, Ludwig WD. Review of the incidence and clinical relevance of myeloid antigen-positive acute lymphoblastic leukemia. *Leukemia* 1991; *5*:637-45.

First MIC Cooperative Study Group. Morphologic, immunologic and cytogenetic (MIC) working classification of acute lymphoblastic leukemias. *Cancer Genet Cytogenet* 1986; *23*:189-97.

ISCN. An international system for human cytogenetic nomenclature. Zurük: Mitelman F. Karger, 1995.

Mitelman F, Kaneko Y, Trent JN. Report of the committee on chromosome changes in neoplasia: human gene mapping 10.5: update to the tenth international workshop on Human Gene Mapping. *Cytogenet Cell Genet* 1990; *99*:358-86.

Schull WJ, Shimizu Y, Kato H. Hiroshima and Nagasaki: new doses, risks, and their implications. *Health Physics* 1990; *59*:69-75.

Second MIC Cooperative Study Group. Morphologic, immunologic, and cytogenetic (MIC) working classification of the acute myeloid leukemias. *Cancer Genet Cytogenet* 1988; *30*:1-15

Leitura Recomendada

Zucker-Franklin D, Grossi CE (eds.). *Atlas of blood cells — Function and pathology* 3 ed., Milano: Edi-Ermes. 2003.

PARTE B

Síndromes Mielodisplásicas

Elvira Rodrigues Pereira Velloso

INTRODUÇÃO

As síndromes mielodisplásicas (SMD) são doenças clonais de *stem cell* hematopoética, com distúrbio na proliferação, maturação e apoptose celular, gerando produção ineficiente de células sangüíneas. O achado característico da doença é a presença de citopenia(s) associada à hipercelularidade medular. A doença atinge faixa etária elevada e há tendência à evolução para leucemias.

A primeira descrição da doença data de 1900. Até a sua padronização pelo grupo cooperativo franco-americano-britânico (FAB) em 1982, a doença recebeu várias denominações que refletiam suas características mais marcantes, como refratariedade à terapêutica; semelhança com aplasia medular e com anemia sideroblástica; presença de número aumentado de blastos em medula e/ou de monocitose em sangue periférico; evolução lenta para leucemia aguda; presença de alterações morfológicas (displasias) em uma ou mais linhagens celulares hemopoéticas. Pesquisadores importantes foram responsáveis pela descrição de doenças denominadas anemia pseudo-aplástica, anemia refratária, pré-leucemia, leucemia oligoblástica, *smoldering leukemia* e displasia hemopoética, entre outras.

Em 1976, o grupo FAB separou as SMD das leucemias mielóides agudas (LMA). Seis anos após, o mesmo grupo, utilizando critérios morfológicos, padronizou os cinco subtipos da doença: anemia refratária (AR); anemia refratária com sideroblastos em anel (ARSA); anemia refratária com excesso de blastos (AREB); anemia refratária com excesso de blastos em transformação (AREBt); e leucemia mielomonocítica crônica (LMMC). Um adendo a essa classificação foi feito em 1985, criando critérios para diagnóstico diferencial das SMD de eritroleucemias (LMA-M6).

Em 1988, o terceiro grupo cooperativo MIC (morfológico, imunológico e citogenético) destacou a importância do estudo mais detalhado tanto das SMD *de novo* como das SMD e das LMA relacionadas à terapêutica (rádio e quimioterápica), orientando anamnese dirigida para pesquisa de agentes citotóxicos ambientais e de possível predisposição genética em crianças, e a realização de estudo citogenético e histológico da medula óssea.

Em 1999, a Organização Mundial de Saúde (OMS), lançando mão de novos conhecimentos de marcadores imunofenotípicos, citogenéticos e moleculares das doenças onco-hematológicas, propôs nova classificação dessas doenças, incluindo as SMD.

DIAGNÓSTICO

Dados epidemiológicos têm revelado que a incidência das SMD é duas vezes superior a das LMA *de novo*, estimando-se que a doença atinja 10 a 20 mil indivíduos por ano nos

EUA, o que a torna a doença neoplásica medular mais freqüente. A doença atinge, classicamente, faixa etária elevada (acima de 60 anos, sendo rara antes dos 15 anos) e acomete mais homens do que mulheres (relação de 1,5:1). Há evidências de que agentes ambientais e ocupacionais (particularmente o benzeno) possam aumentar o risco de seu aparecimento. Estima-se também que cerca de 10% dos casos correspondam à SMD-t (SMD relacionadas à terapêutica com quimioterápicos).

O diagnóstico da doença se baseia em dados clínicos, morfológicos, citogenéticos e de exclusão de outras doenças (Quadro 8-8).

Quadro 8-8.	
Resumo de dados clínicos e exames úteis para o diagnóstico de SMD	
Dados clínicos	Idade avançada: 80% casos
	Assintomático: 7%-50% casos
	Astenia, emagrecimento, infecções, febre de origem indeterminada
	Hepatoesplenomegalia: infreqüente, exceto em LMMC
	Antecedentes RT/QT: SMD-t
Aspirado medular	MO hipercelular: 80% dos casos, displasia em uma ou mais linhagens
	Diseritropoese:
	anemia normo/macrocítica com reticulocitopenia (sangue periférico)
	alteração megaloblastóide/megaloblástica
	multinuclearidade, fragmentação, lobulação do núcleo
	deficiência de hemoglobinização/pontilhado basófilo
	sideroblastos em anel
	Disgranulopoese:
	hipossegmentação de neutrófilos (pseudo-anomalia de Pelger-Hüet)
	hipersegmentação
	hipogranulação e grânulos anômalos
	aumento de blastos
	aumento de monócitos (LMMC)
	Dismegacariopoese:
	micromegacariócitos
	megacariócitos mononucleares
	megacariócitos com núcleos múltiplos e separados
Biópsia medular	Hipercelularidade da MO: 70%-80% dos casos
	Fibrose medular importante: 10% dos casos
	ALIP: *abnormal localization of imature percursors* dismegacariopoese
Citogenética	Anormalidades clonais: AR e ARSA (20%-40% casos), AREB e AREBt (60%-80% casos), SMD-t (> 80% dos casos)
	Anormalidades mais freqüentes: 5q- (27%), +8 (20%), -7 (15%), 12p-
Exclusão de patologias	Doenças auto-imunes, renais, hepáticas
	Deficiência de vitaminas (B_{12}, folato)
	Infecções virais (parvovírus, HIV)
	Drogas: quimioterápicos, etanol, G-CSF

RT: radioterapia; QT: quimioterapia; G-CSF: fator estimulador de colônias granulocíticas.

Dados Clínicos

Os pacientes são geralmente de idade avançada, apresentando como queixas principais: astenia (30%-87% dos casos); perda de peso (30%); sangramento (15%-48%); infecções; febre de origem indeterminada (5%). Pacientes assintomáticos ou com queixas não relacionadas a SMD compõem 7% a 50% dos casos. Ao exame físico, o achado mais freqüente é a palidez cutaneomucosa, podendo aparecer petéquias e equimoses; a hepatoesplenomegalia é incomum, exceto nos pacientes com leucemia mielomonocítica crônica (LMMC).

É importante estar atento para antecedentes como rádio e quimioterapia prévia. Mediante idade e antecedentes, o diagnóstico é dividido em SMD *de novo*, SMD-t e SMD da infância.

Dados Morfológicos

A falência da medula óssea (MO) se expressa por citopenias no sangue periférico (SP). A medula óssea quase sempre é normo ou hipercelular e são observadas anormalidades morfológicas (displasias) em uma ou mais das linhagens hematopoéticas.

A avaliação morfológica do aspirado de MO e do SP constitui a base do diagnóstico e da classificação das SMD. Por isso, é fundamental que o material seja de boa qualidade, recomendando-se a análise de pelo menos 100 células no SP e de 250 células na MO. Apesar de controverso, podemos definir que existe displasia em uma linhagem quando ocorre anormalidade morfológica em 20% ou mais das células granulocíticas ou eritróides ou em 30% ou mais nos megacariócitos.

Alterações na Série Vermelha (Diseritropoese)

O SP quase sempre mostra anemia normo ou macrocítica com reticulocitopenia, decorrente da eritropoese ineficaz. Eritroblastos circulantes podem ser encontrados, e as hemácias com freqüência são macrocíticas, ocorrendo anisopoiquilocitose e pontilhado basófilo.

O assincronismo de maturação entre o núcleo e o citoplasma se revela nos eritroblastos com aspecto megaloblástico ou megaloblastóide. Alterações nucleares como multinuclearidade, fragmentação e lobulação podem associar-se a alterações citoplasmáticas, como deficiência de hemoglobinização e pontilhado basófilo.

O reconhecimento de sideroblastos patológicos é feito pela coloração de Perls. A presença de cinco ou mais grânulos contendo ferro e dispostos em círculo, ocupando pelo menos um terço do núcleo, caracteriza os sideroblastos em anel.

Alterações quantitativas na eritropoese se expressam pela presença de mais de 60% ou de menos de 5% de precursores eritróides entre as células nucleadas da MO (Figs. 8-50 a 8-61).

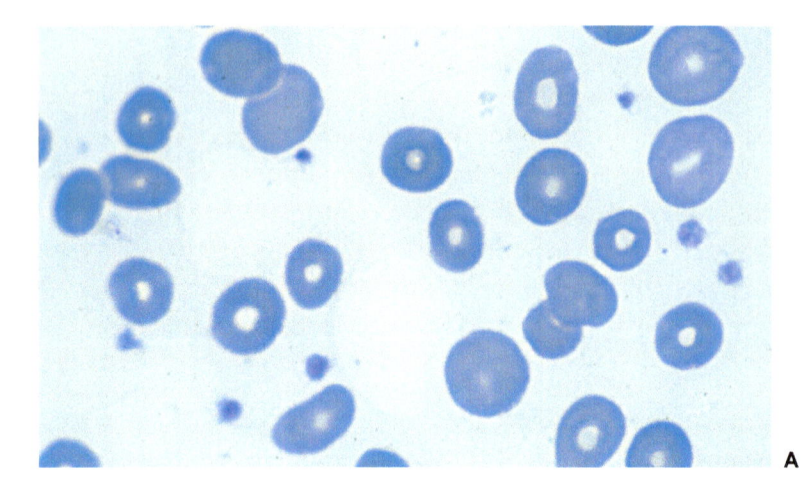

A

Figura 8-50.

A e B. Sangue periférico. AR: aniso e poiquilocitose; uma plaqueta gigante em (B). Leishman.

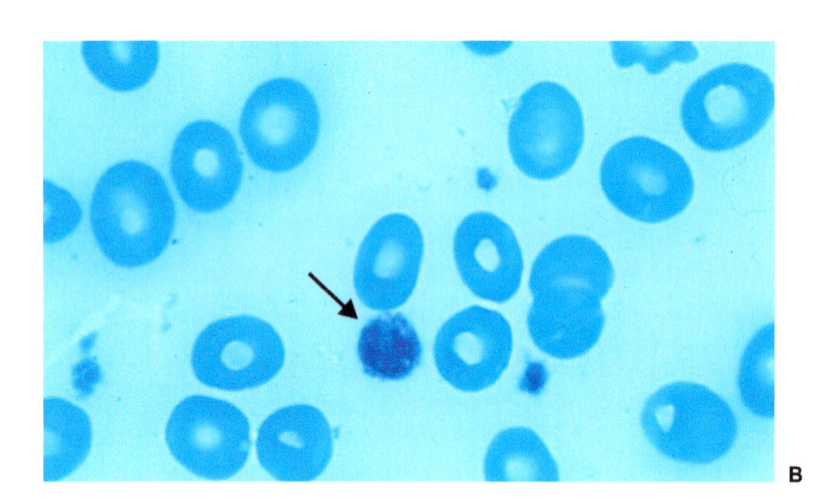

B

Figura 8-51.

Medula óssea (ARSA): hipercelularidade. Predomínio da série eritroblástica (92%). Leishman.

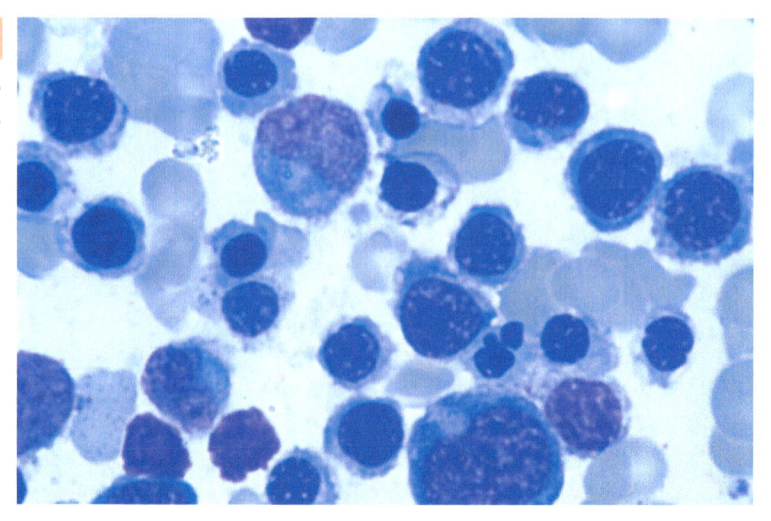

Figura 8-52.

Medula óssea (ARSA): hiperplasia da série eritroblástica. Células megaloblastóides. Leishman.

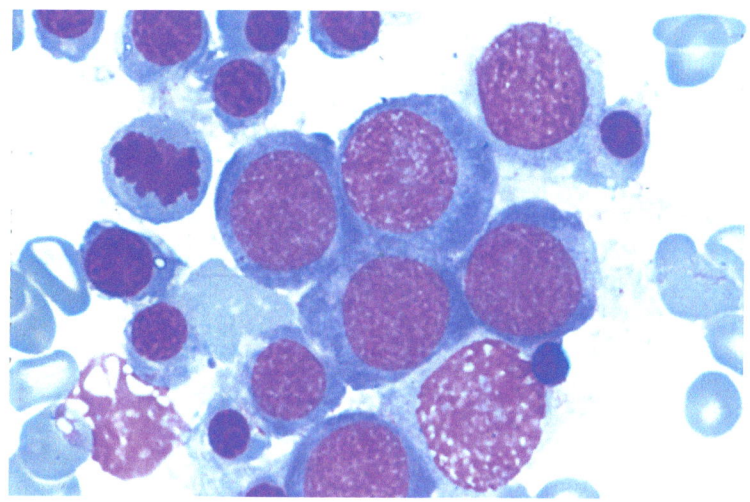

Figura 8-53.

Medula óssea — ARSA: diseritropoese. Leishman.

Figura 8-54.

Medula óssea: alteração de forma nuclear e falha de hemoglobinização em eritroblasto. Presença de blasto. Leishman.

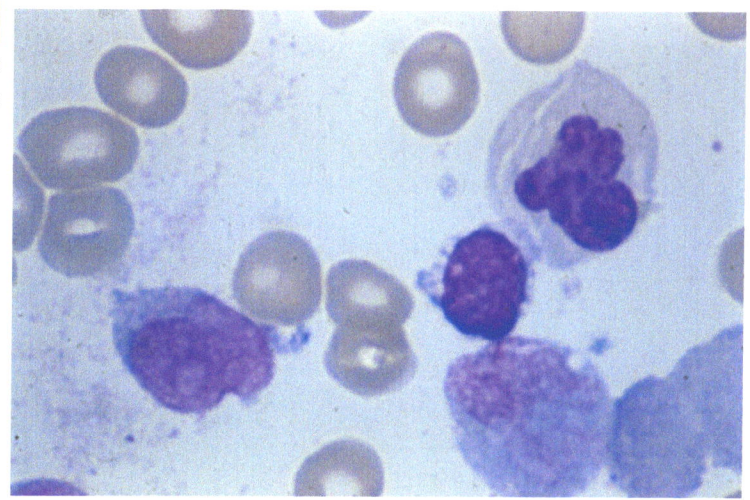

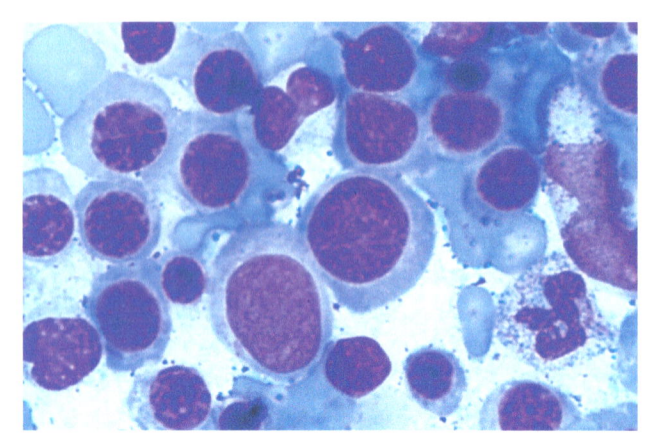

Figura 8-55.

Medula óssea: AREB. Acentuada hiperplasia da série eritroblástica. Leishman.

Figura 8-56.

A a C. Medula óssea — AREBt: diseritropoese com eritroblastos multinucleados. Leishman.

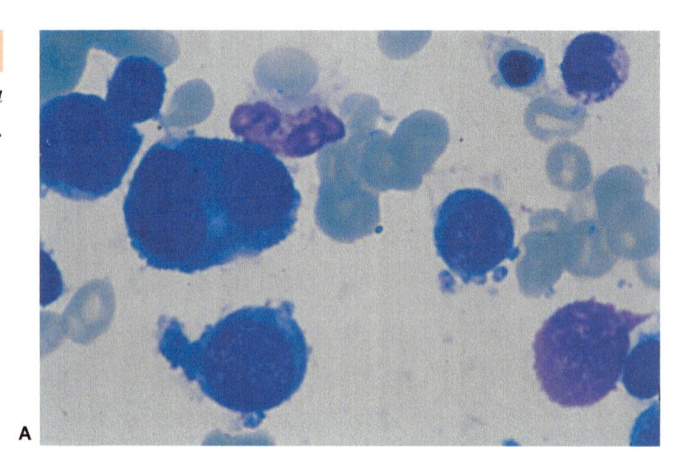

A

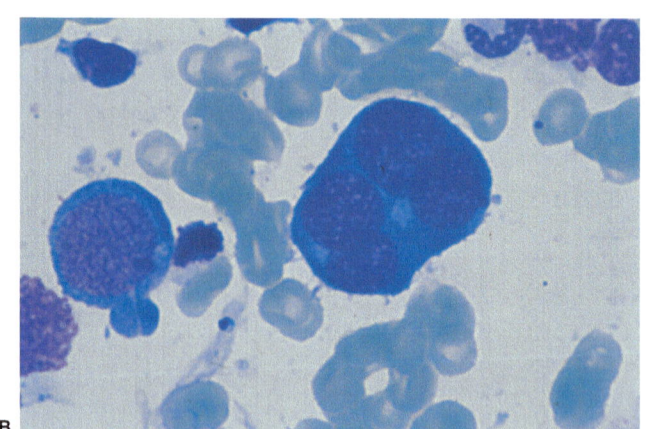

B

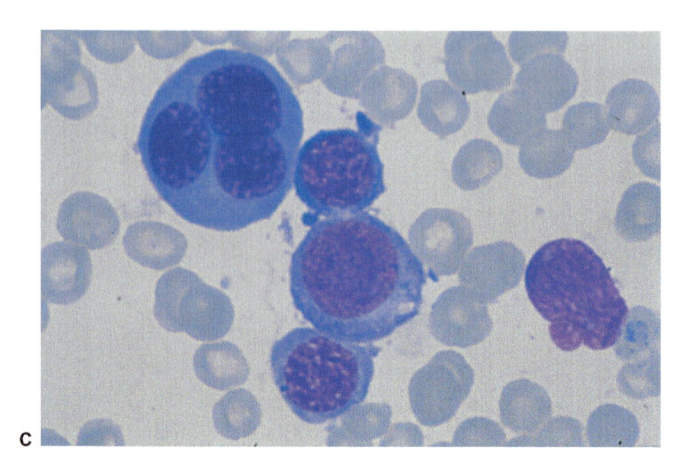

C

Figura 8-57.

Medula óssea: AREBt. Mitose anormal em célula da série eritroblástica.

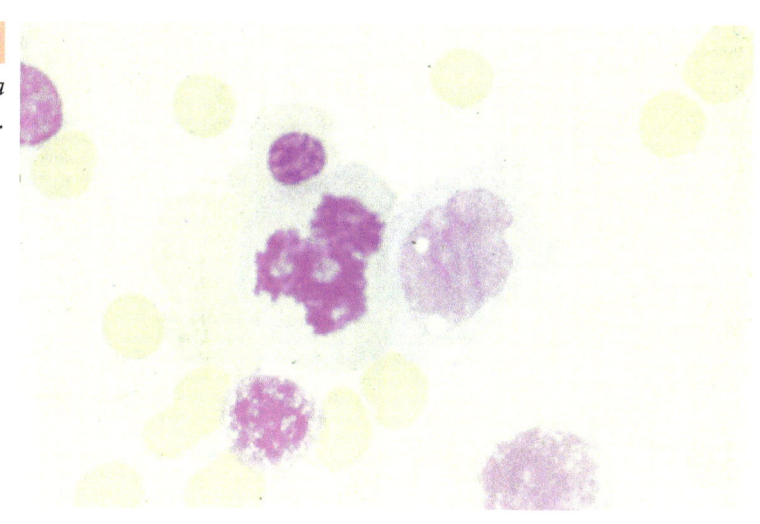

Figura 8-58.

Medula óssea: ARSA. Reação de Perls. Sideroblasto em anel.

Figura 8-59.

Medula óssea: ARSA. Reação de Perls. Sideroblastos em anel. Macrófago carregado de grãos de ferro no citoplasma.

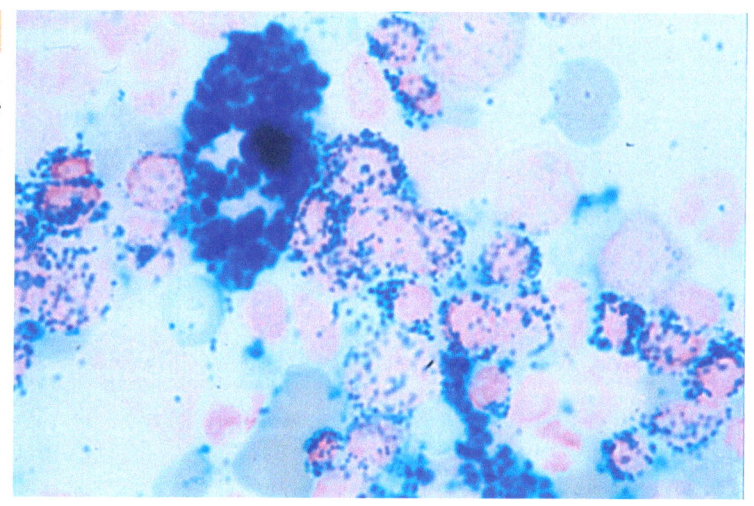

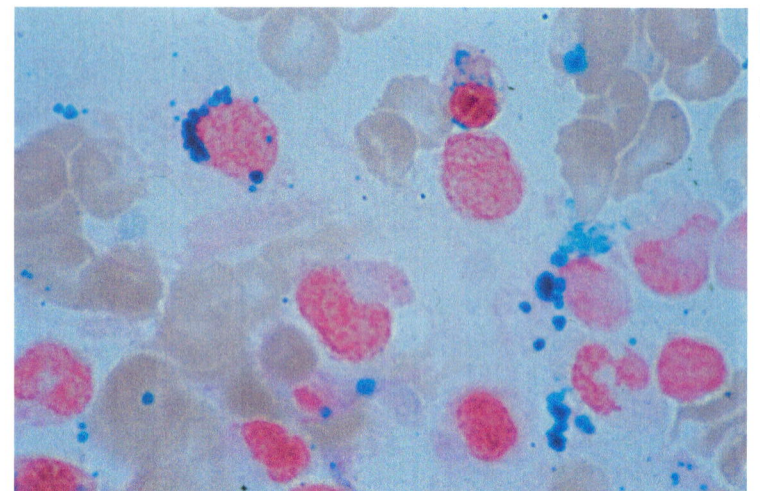

Figura 8-60.
Medula óssea: AREB. Reação de Perls. Sideroblastos em anel.

Figura 8-61.

Biópsia de medula óssea: ARSA. Reação de Perls em corte de medula. Presença de grãos de ferro.

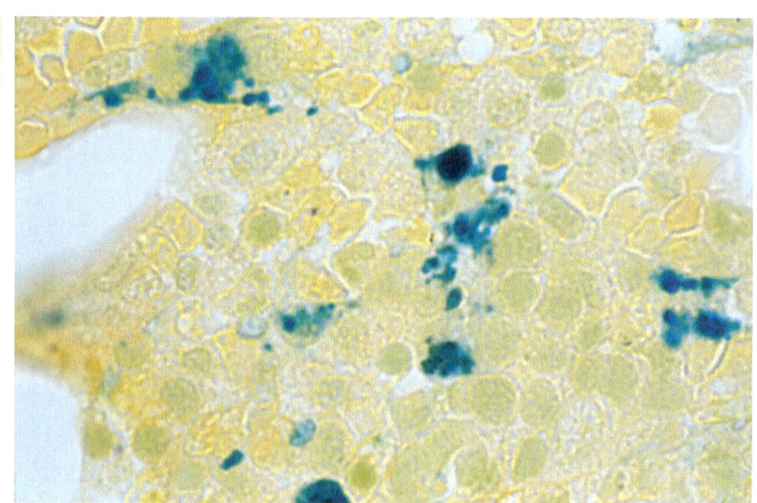

Alterações na Série Granulocítica (Disgranulopoese)

O exame da MO, com freqüência, revela aumento no número de blastos. A classificação FAB, de 1982, define morfologicamente dois tipos de blastos e os distingue dos promielócitos. Os blastos tipo I são células com alta relação núcleo-citoplasmática, nucléolo evidente e ausência de grânulos, e os tipo II são células maiores, geralmente com nucléolo evidente e com grânulos no citoplasma.

Alterações morfológicas na série granulocítica podem ser observadas tanto no SP como na MO. A hipossegmentação de neutrófilos é o achado morfológico mais típico das SMD, denominado *pseudo-anomalia* de Pelger-Hüet, podendo estar associado à hipossegmentação. É comum a persistência de basofilia no citoplasma, podendo aparecer grânulos anormais (*pseudo*-Chédiak-Higashi). Promielócitos hipogranulares podem ser confundidos com blastos tipo II e mielócitos displásicos, com monócitos. Em casos de LMMC pode ser útil a realização de reação citoquímica para detecção de esterases. (Figs. 8-62 a 8-69).

Figura 8-62.

A e B. Sangue periférico: células tipo Pelger.
C. Sangue periférico: células tipo Pelger.
Neutrófilos de grande tamanho e com poucas
granulações. Leishman.

(Continua)

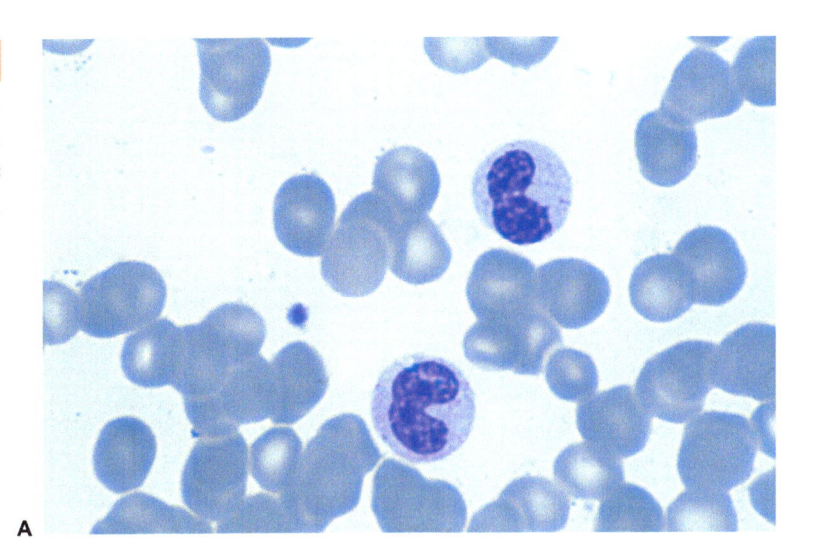

A

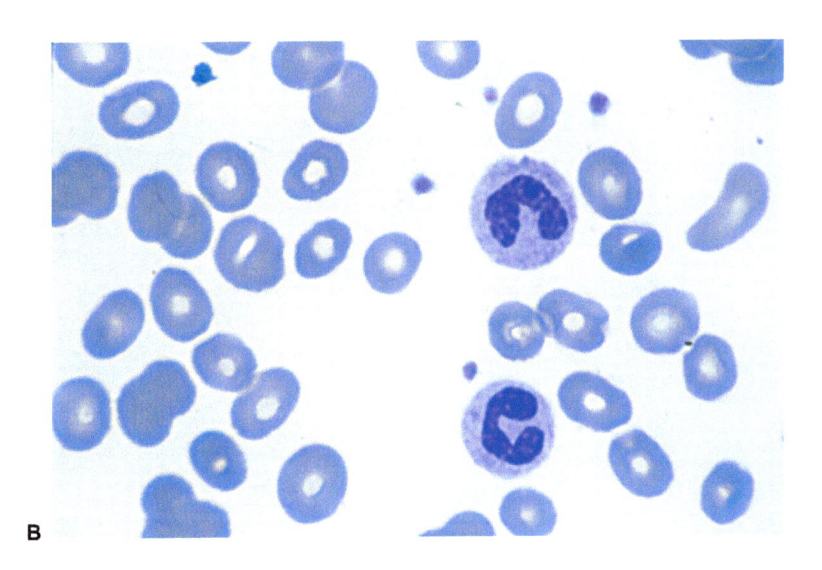

B

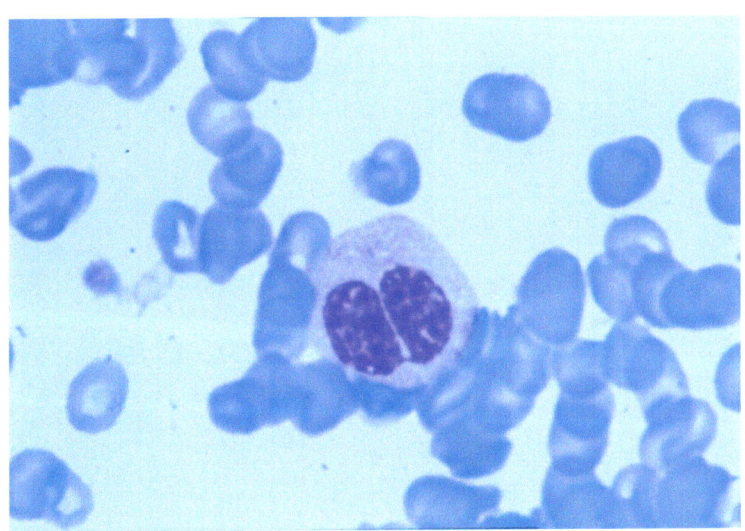

C

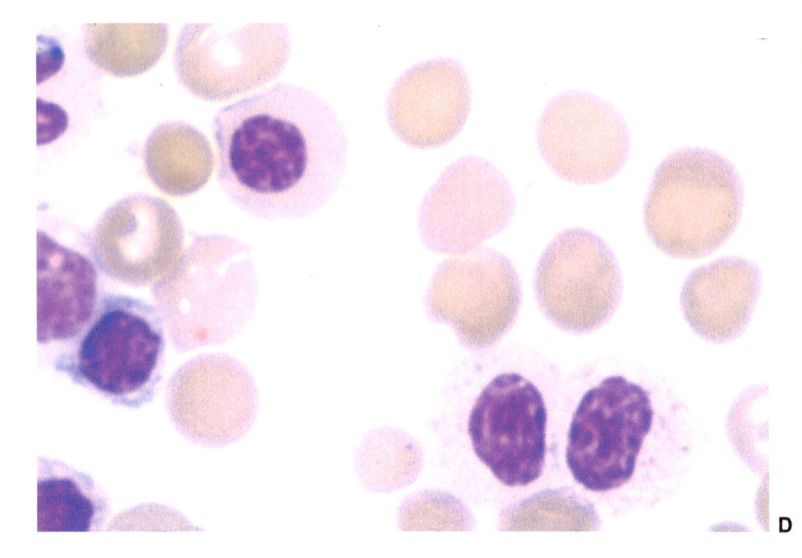

D

Figura 8-62.

Continuação.
D *e* **E.** *Sangue periférico: células tipo Pelger. Neutrófilos de grande tamanho e com poucas granulações. Leishman.*

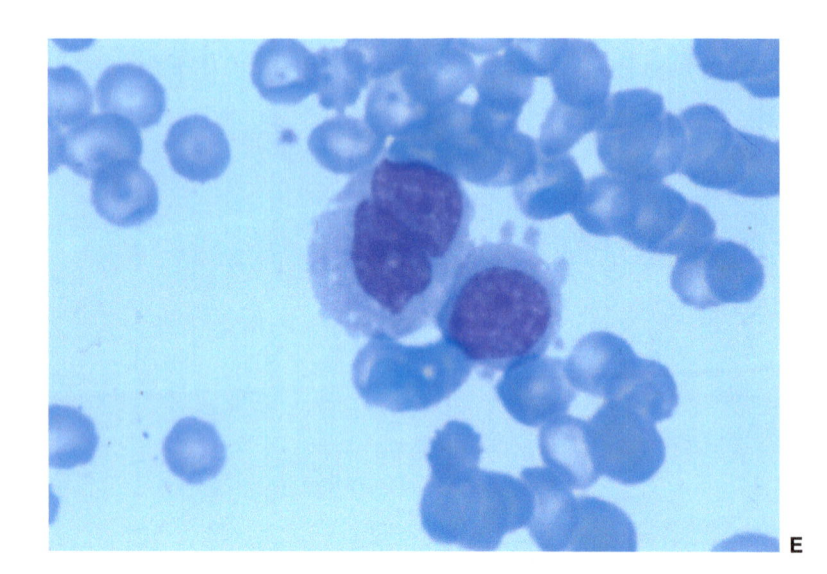

E

Figura 8-63.

Medula óssea: AREB. Blasto e pseudo-anomalia de Pelger Huët. Leishman.

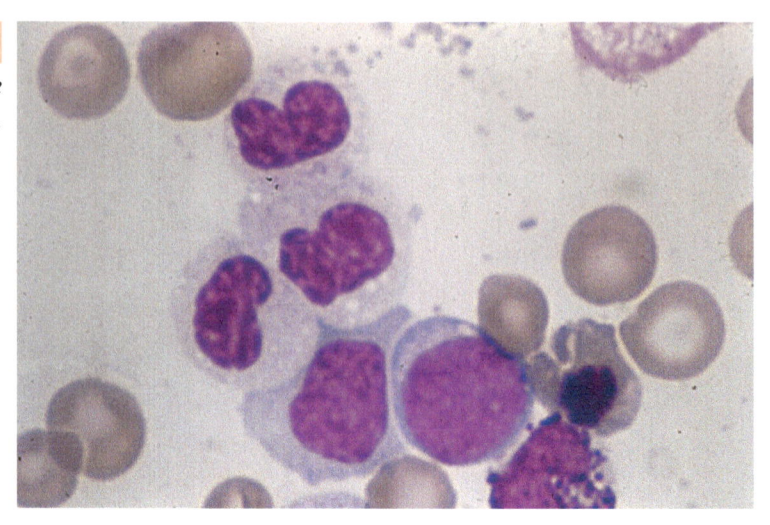

Figura 8-64.

A e B. Medula óssea: granulócitos hipogranulares. Leishman.

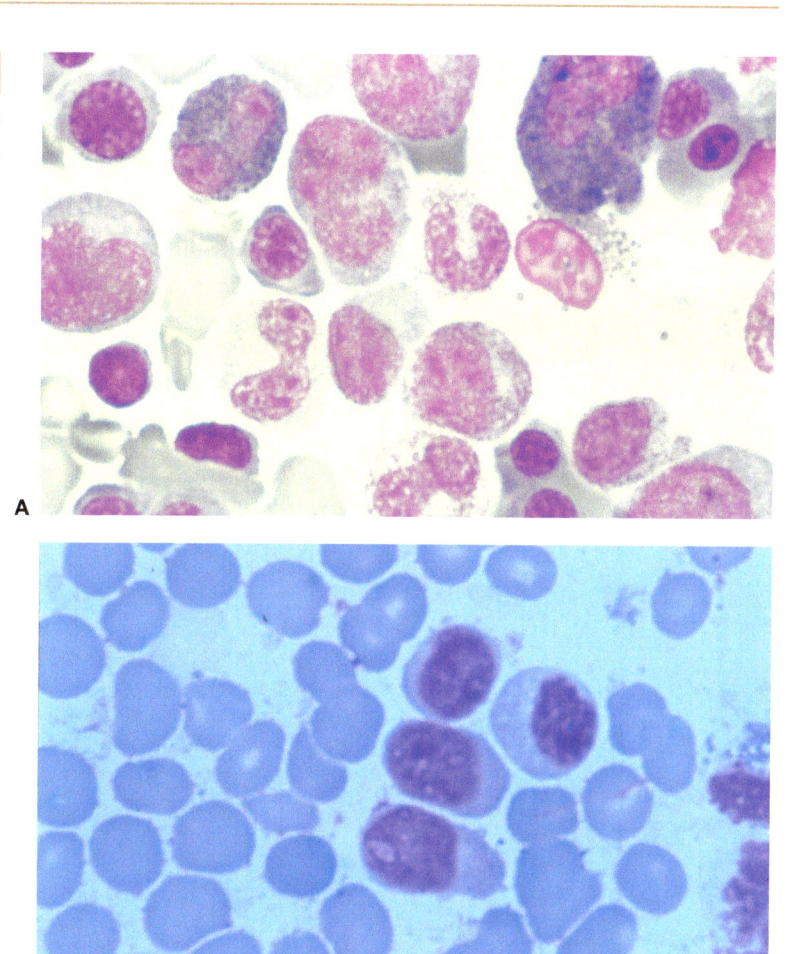

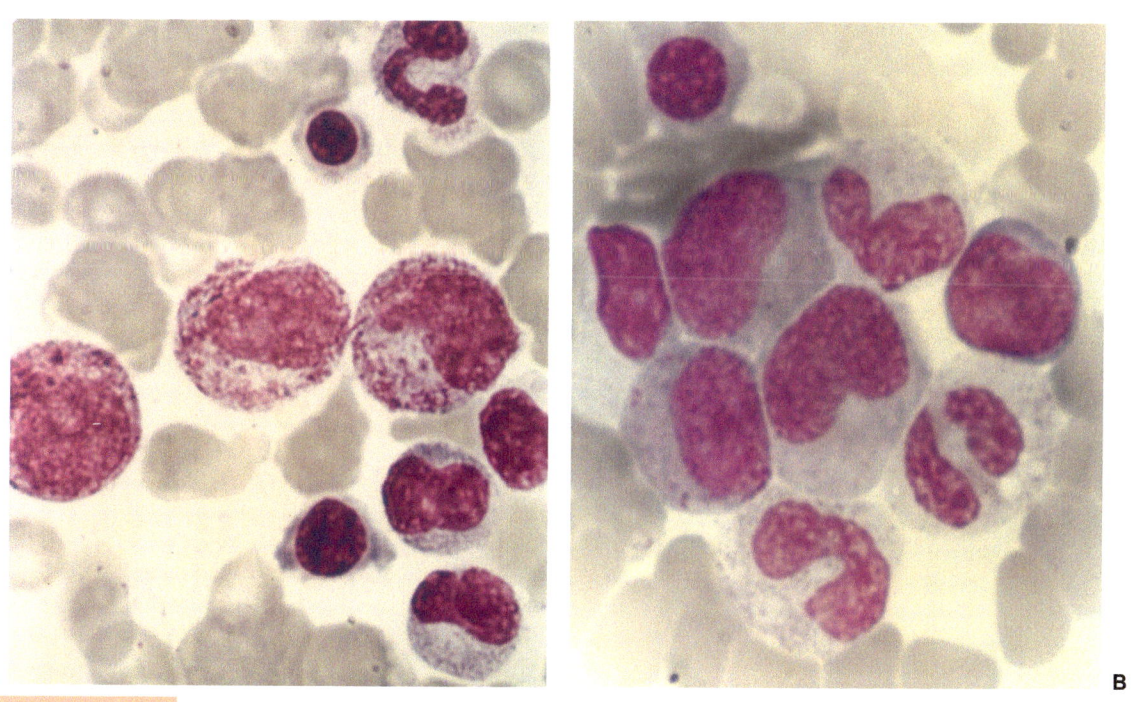

Figura 8-65.

Medula óssea: (A) granulócitos ricos em grãos, (B) granulócitos pobres em grãos. A e B. Observar o predomínio de formas jovens, mononucleares. Leishman.

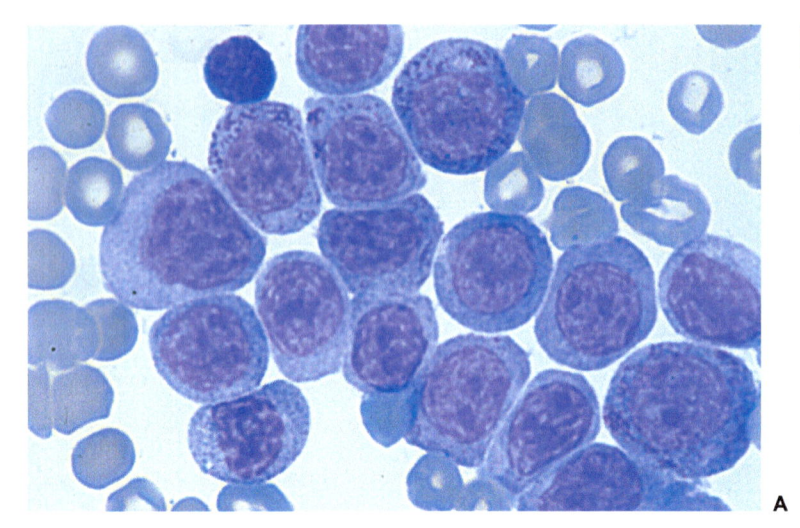

Figura 8-66.

A e B. Medula óssea — SMD/SMP. Síndrome da cromatina condensada. Leishman.

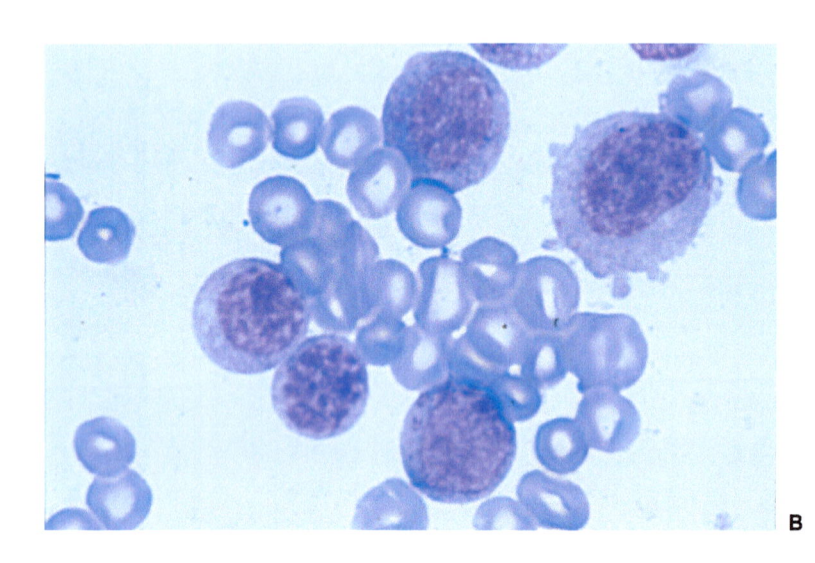

Figura 8-67.

Medula óssea — AREBt: células granulocíticas (Mm) gigantes, tipo Tempka-Braun. Leishman.

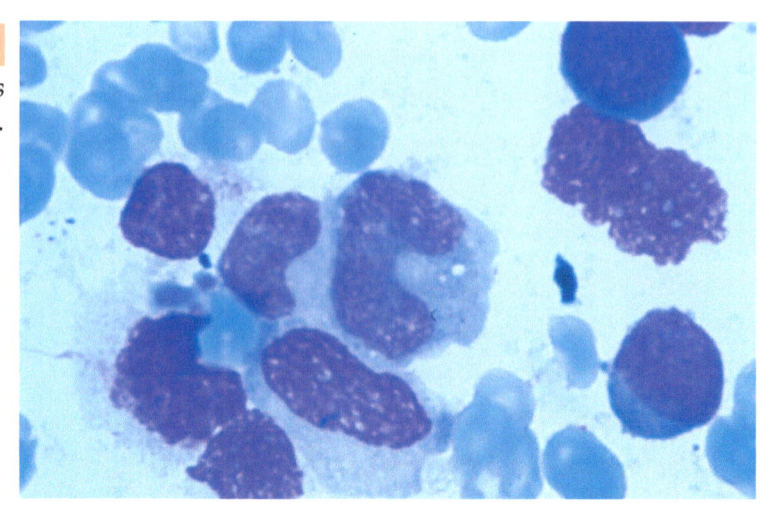

Figura 8-68.

*A a **D**. Sangue periférico — LMMC: grande porcentagem de monócitos circulantes — Leishman. **D**. Reação da esterase positiva nos monócitos.*

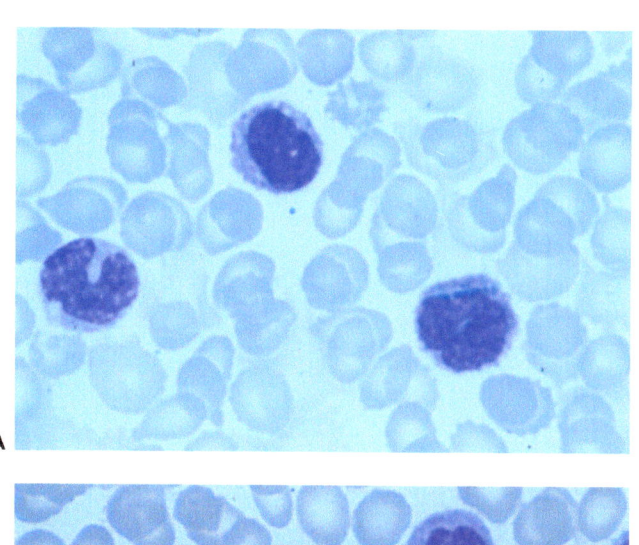

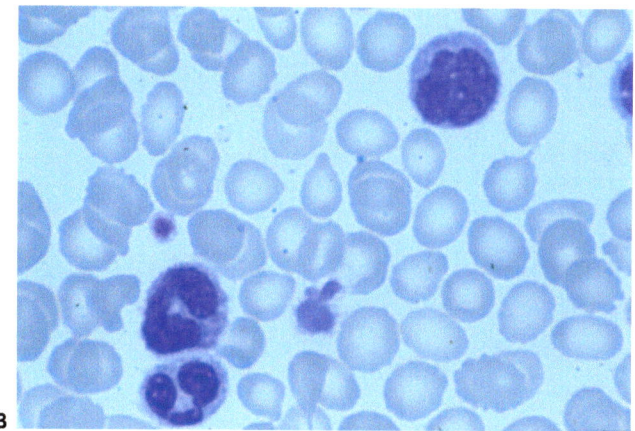

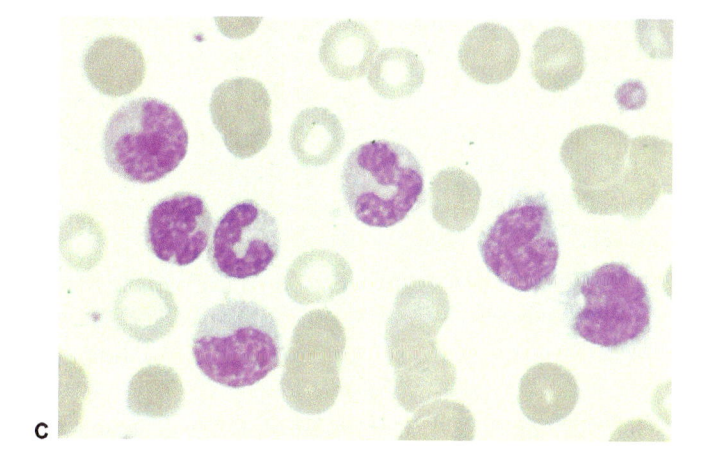

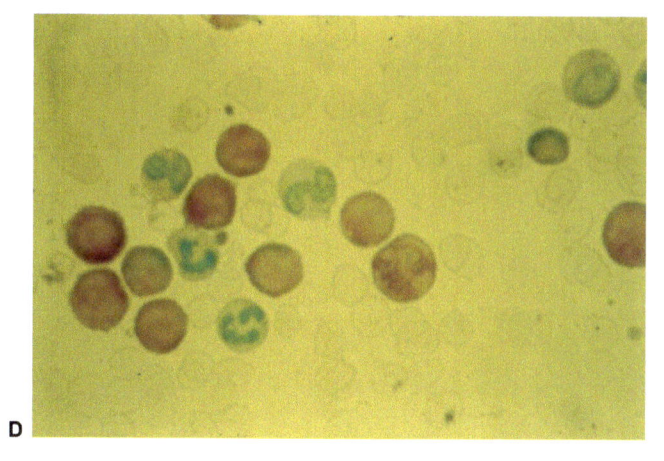

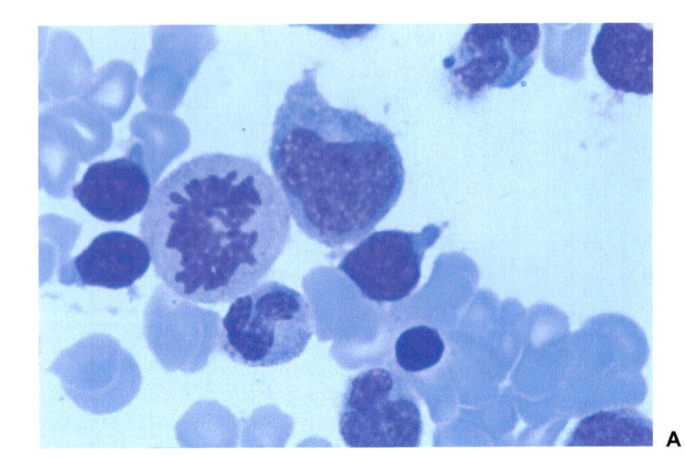

A

Figura 8-69.

A a D. Medula óssea — SMD em transformação leucêmica (vários casos). Observar aumento de blastos pequenos (tipo I) e blastos grandes (tipo II). Leishman.

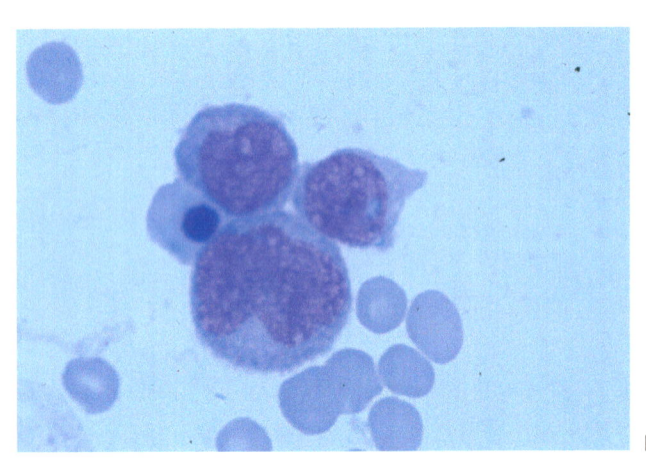

B

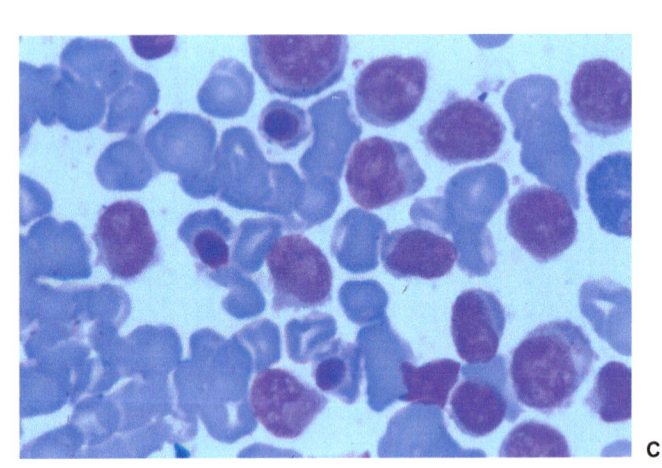

C

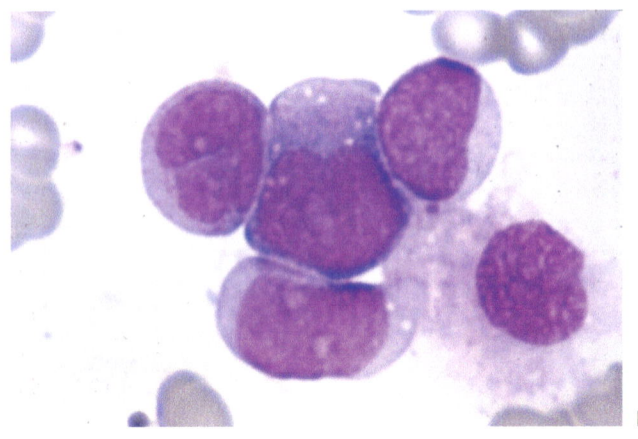

D

Alterações da Série Megacariocítica (Dismegacariopoese)

A série megacariocítica com freqüência é hipocelular. Recomenda-se, sempre que possível, a análise de 10 megacariócitos na MO. A dismegacariocitopoese da SMD se reflete pela presença de megacariócitos displásicos que podem ser de três tipos: micromegacariócitos (células com tamanho de até dois neutrófilos), megacariócitos grandes mononucleados e megacariócitos com núcleos múltiplos e separados. O SP pode apresentar macroplaquetas e plaquetas com ausência de grânulos. (Figs. 8-70 a 8-73).

Figura 8-70.

*Medula óssea — AR: (**A**) e (**B**) micromegacariócitos; (**C**) megacariócito com cromatina frouxa, sem lobulação. Leishman.*

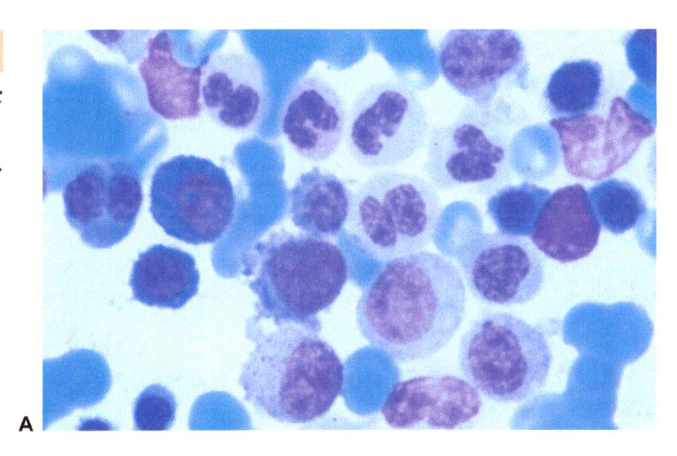

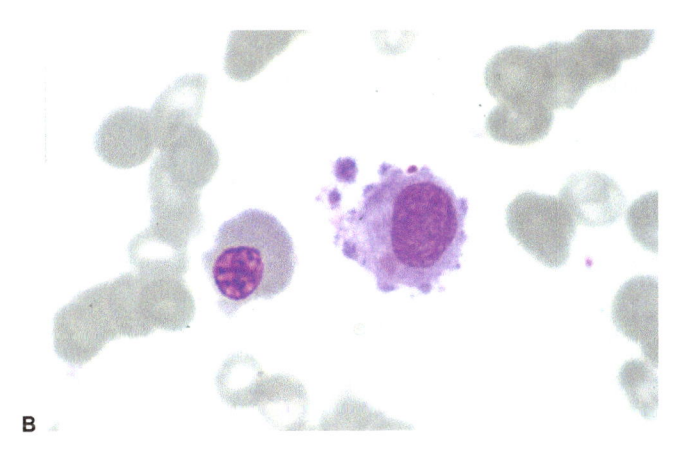

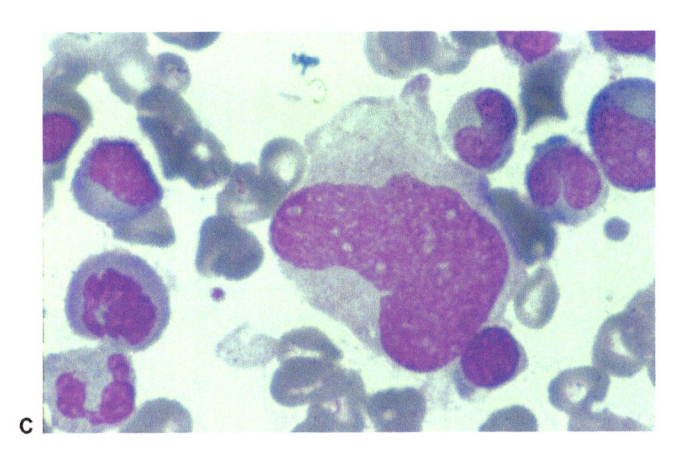

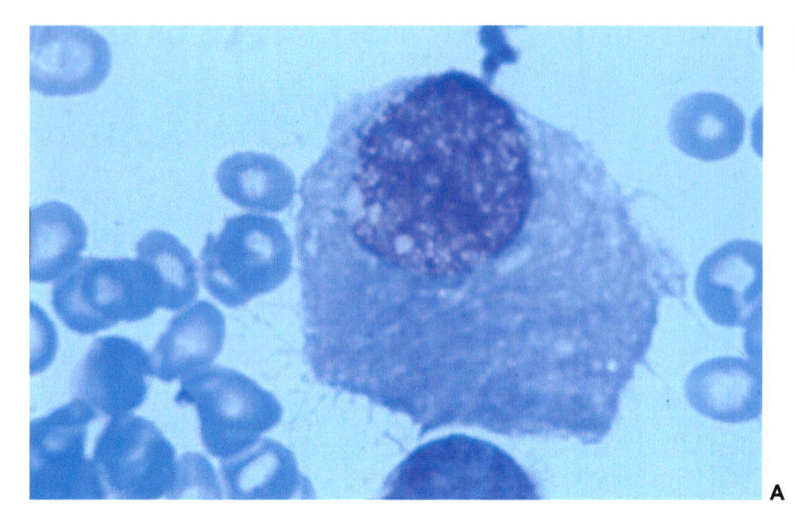

Figura 8-71.

A a C. Medula óssea — AR (síndrome 5q-). Displasia de megacariócitos: formas atípicas e sem lobulação. Leishman.

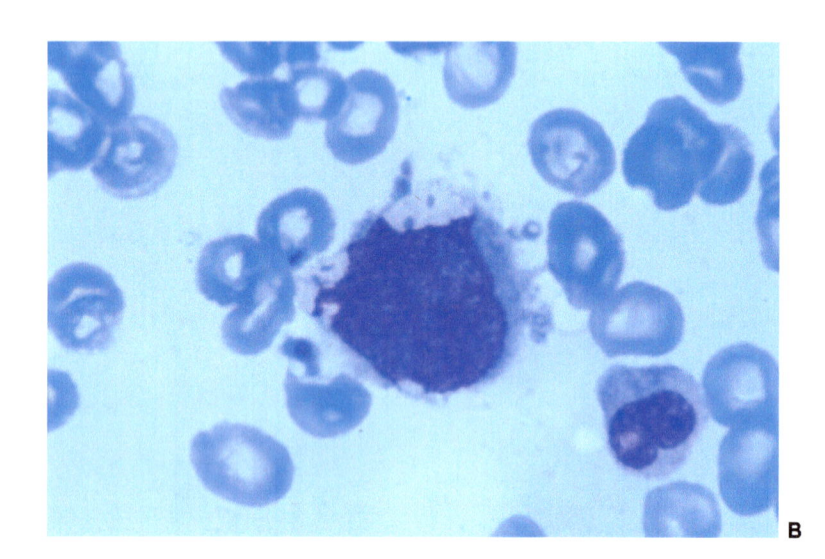

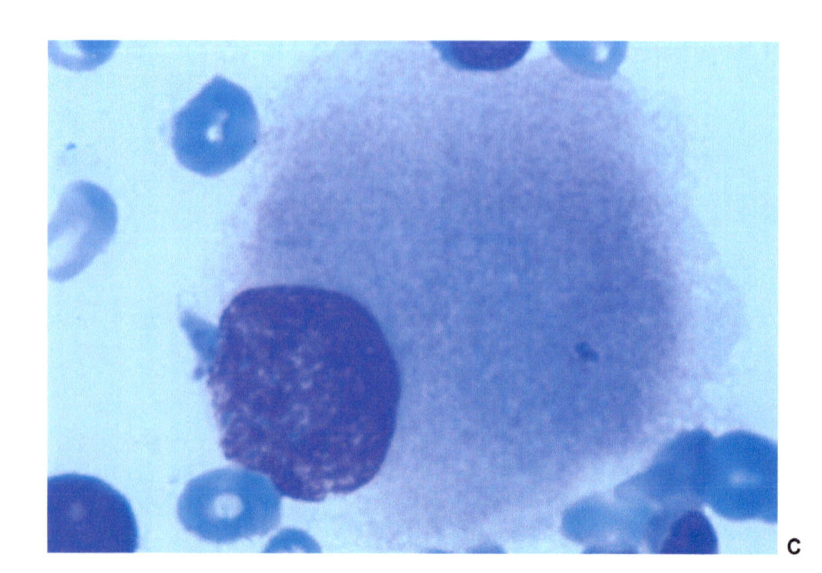

Figura 8-72.

*Medula óssea — AREBt: (**A**) megacariócitos pequenos; (**B**) núcleo nu de megacariócito com cromatina frouxa e muitos lóbulos (policarionte). Leishman.*

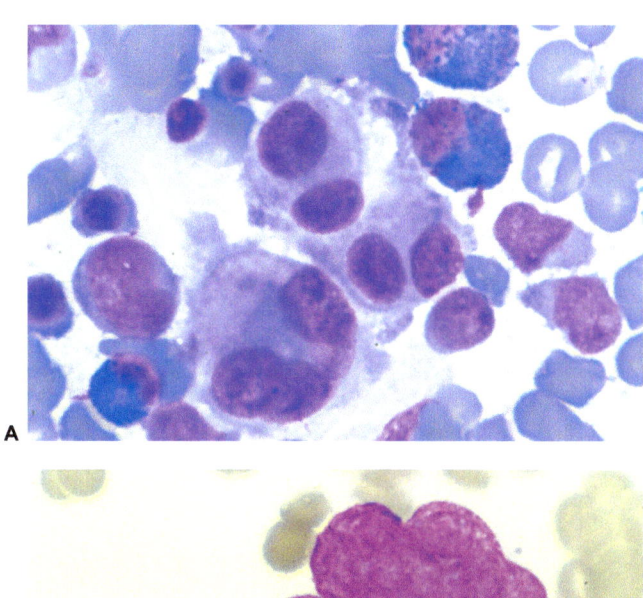

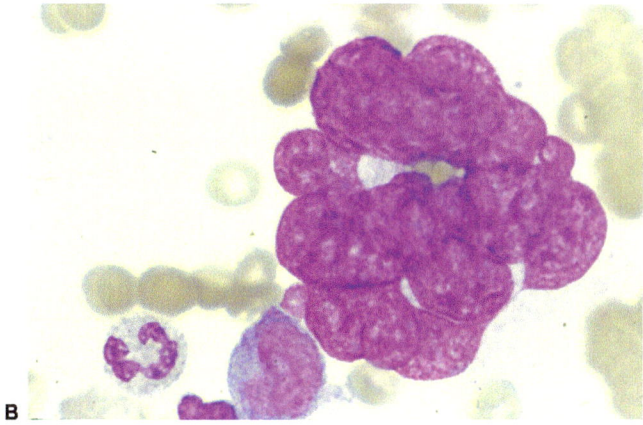

Figura 8-73.

*A e **B**. Medula óssea — AR: reação de PAS pouco positiva em megacariócitos.*

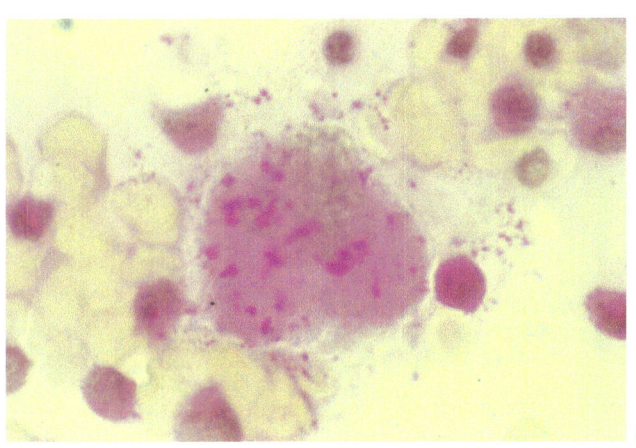

Histologia da Medula Óssea

A avaliação morfológica da MO deve também ser realizada pela histologia da MO. A biópsia de MO permite a avaliação da celularidade, da disposição da série eritróide e da série granulocítica em relação às trabéculas ósseas, da presença de displasia da série megacariocítica e das reações estromais, como fibrose medular. Particularmente, em casos de difícil aspiração (geralmente associada à proliferação reticulínica ou colagênica) e nos casos em que a celularidade ao mielograma está reduzida, o estudo histológico medular se faz imprescindível. Em alguns casos pode ser observada a presença de ALIP (*abnormal localization of imature precursors*), ou seja, a disposição anormal de blastos mielóides e promielócitos ocupando região central, longe das trabéculas ósseas.

A redução da celularidade é evidenciada em cerca de 20% dos casos de SMD, sendo principalmente observada nas SMD-t. Em casuísticas nacionais de SMD primárias, esta variou de 10,8% a 45,6%. A SMD hipocelular é entidade definida histologicamente na presença de celularidade inferior a 30% ou de 20% para pacientes com idade superior a 60 anos. É importante observar que a presença de atipias celulares, de dismegacariopoese e de proliferação reticulínica se associam a alta taxa de transformação leucêmica em medulas hipocelulares. Outros marcadores podem auxiliar a separação da SMD hipocelular da aplasia medular, como a presença de células com o antígeno de proliferação nuclear (PCNA) e a quantidade de células CD34 positivas.

A SMD hiperfibrótica é observada em cerca de 10% dos casos, sendo diferenciada da mielofibrose por apresentar-se com pancitopenia e pouca reação leucoeritroblástica, mínima visceromegalia e displasia de três linhagens, principalmente da megacariocítica. (Figs. 8-74 a 8-76).

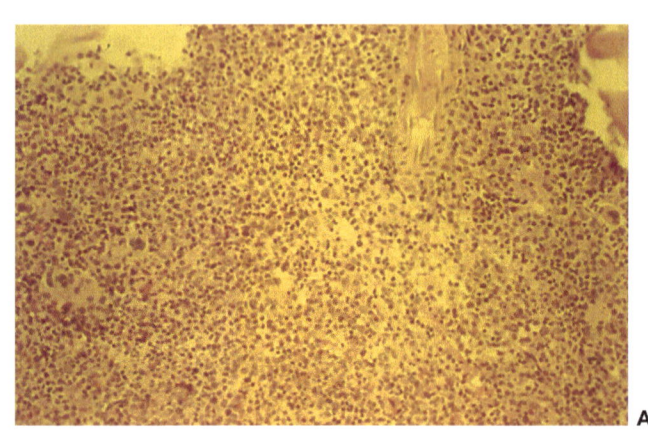

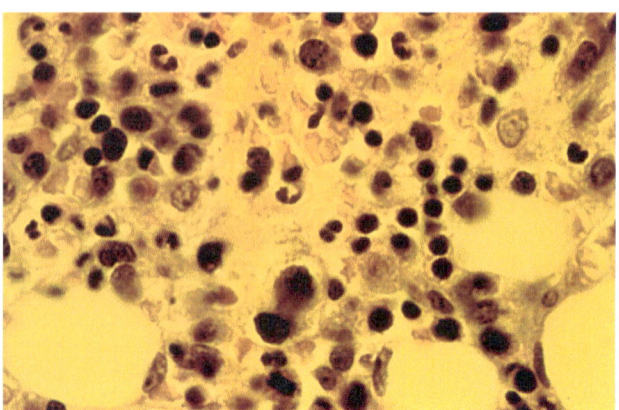

Figura 8-74.

*Biópsia de medula óssea: (**A**) intensa hipercelularidade; (**B**) mesmo caso anterior em maior aumento — aumento da série eritroblástica e micromegacariócitos. HE.*

(Continua)

Figura 8-74.

*Continuação.
Biópsia de medula óssea.
(**C**) material muito hipocelular; (**D**) material do mesmo caso
anterior, mostrando aumento de megacariócitos
mononucleados. HE.*

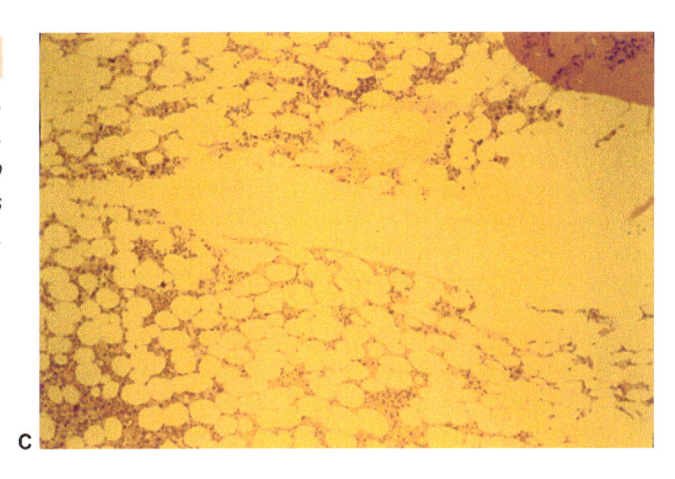

C

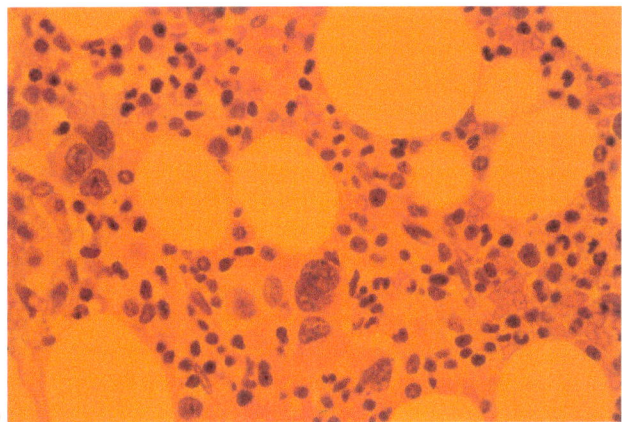

D

Figura 8-75.

*Biópsia de medula óssea. Medula hiperfibrótica com
proliferação megacariocitária; (**A**) HE; (**B**) Masson.*

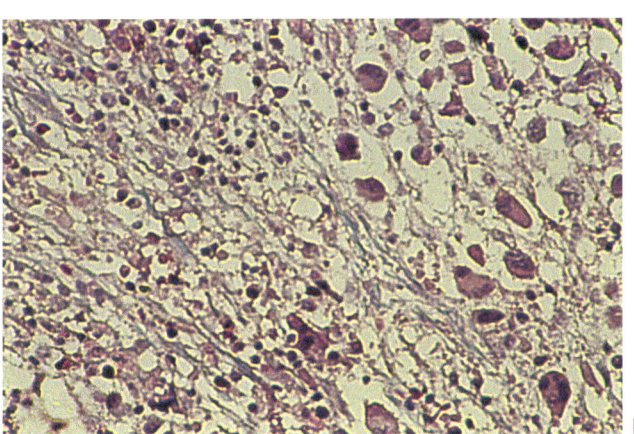

A

B

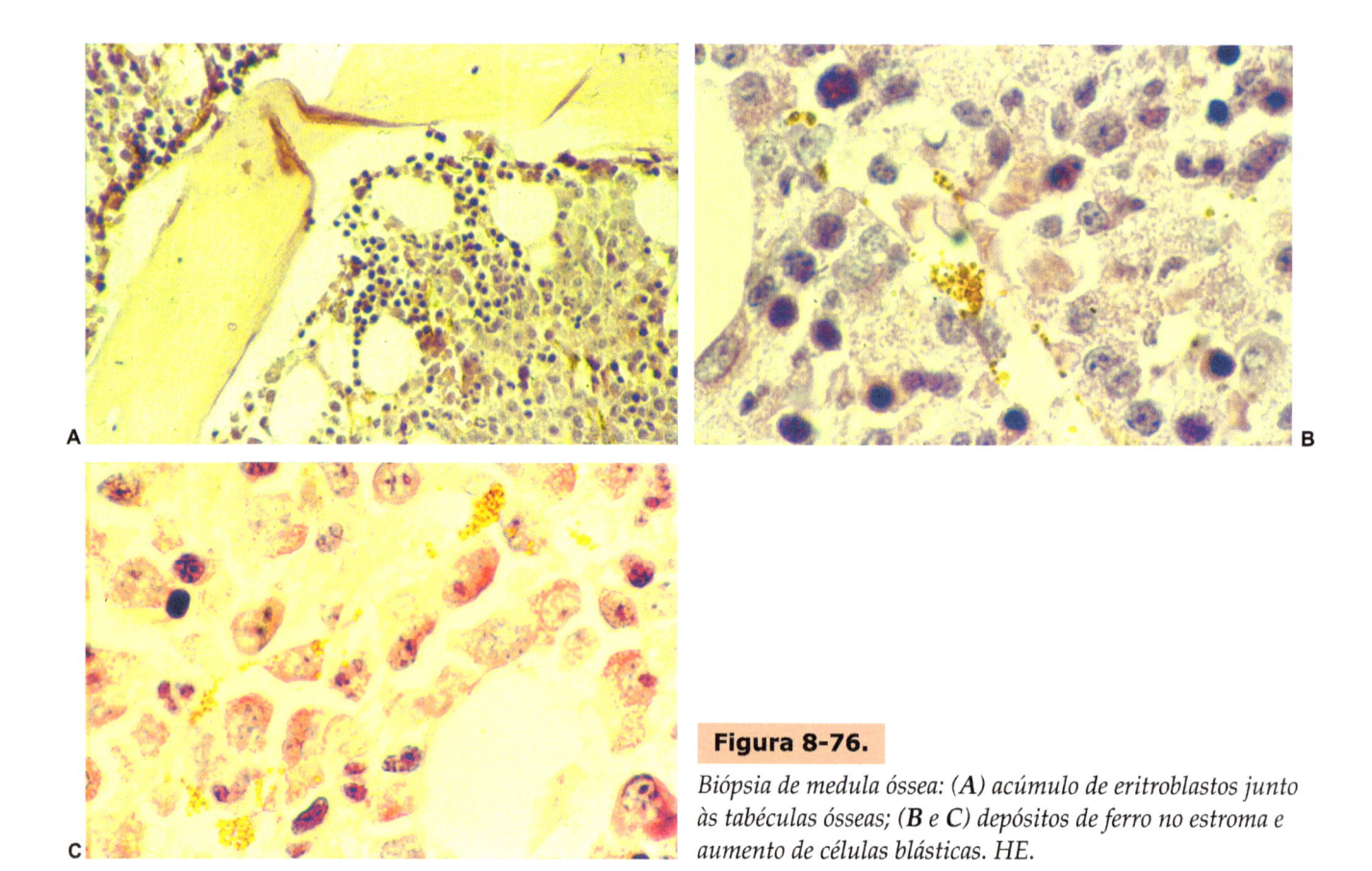

Figura 8-76.

*Biópsia de medula óssea: (**A**) acúmulo de eritroblastos junto às tabéculas ósseas; (**B** e **C**) depósitos de ferro no estroma e aumento de células blásticas. HE.*

Citogenética

Após a análise morfológica, o estudo citogenético da MO é o exame mais importante para diagnóstico e prognóstico de indivíduos com SMD. Do ponto de vista prático, a presença de anormalidades clonais confirma o diagnóstico de SMD, enquanto a sua ausência não o descarta. As anormalidades citogenéticas são mais freqüentes nas SMD com maior porcentagem de blastos e nas SMD-t (Quadro 8-9).

Não existem anormalidades específicas nas SMD. Nas SMD *de novo* predominam as aneuploidias e as deleções, enquanto as translocações comumente observadas nas LMA são mais raras. Destacam-se como anormalidades freqüentemente observadas: deleção

Quadro 8-9.	
Incidência de anormalidades citogenéticas clonais nos subtipos de mielodisplasia	
Classificação FAB	**Porcentagem de anormalidades clonais**
AR	20-30
ARSA	15-20
AREB(t)	45-60
LMMC	25-30
SMD-t	80

do braço longo do cromossomo 5 (5q-), trissomia do cromossomo 8 (+8), monossomia do cromossomo 7 (-7), deleção do braço longo do 11 (11q-), do cromossomo 20 (20q-), do cromossomo 7 (7q-) e deleção do braço curto do cromossomo 12 (12p-) (Quadro 8-10 e Figs. 8-77 a 8-80).

Algumas entidades mielodisplásicas têm sido associadas a achados citogenéticos, tais como síndrome do 5q-, deleções do 17p, rearranjo do 12p e 3q e a monossomia do cromossomo 7 em crianças. A síndrome do 5q-, a primeira a ser descrita, foi observada em mulheres com anemia macrocítica, contagens de plaquetas normais ou aumentadas, baixa porcentagem de blastos, megacariócitos mononucleados na MO e baixa taxa de evolução leucêmica. Descrita na década de 70, esta entidade foi englobada na nova classificação da OMS. A deleção do 17p se associa a mau prognóstico, presença de hipossegmentação e vacuolização de neutrófilos e mutação do *P53*.

Quadro 8-10.		
Anormalidades citogenéticas encontradas nas SMD *de novo* em adultos		
Aneuploidias (%)	**Translocações (%)**	**Deleções (%)**
–7 (15)	t(1;3) (1)	5q- (27)
+8 (20)	t(1;7) (2)	11q- (7)
+11	t(3;3) (1)	20q- (5)
+21	t(6;9) (< 1)	12p- (5)
		7q- (4)

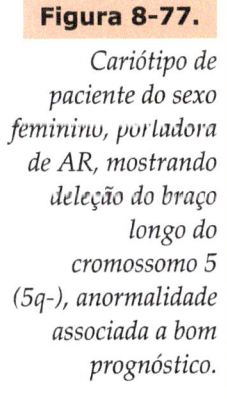

Figura 8-77.

Cariótipo de paciente do sexo feminino, portadora de AR, mostrando deleção do braço longo do cromossomo 5 (5q-), anormalidade associada a bom prognóstico.

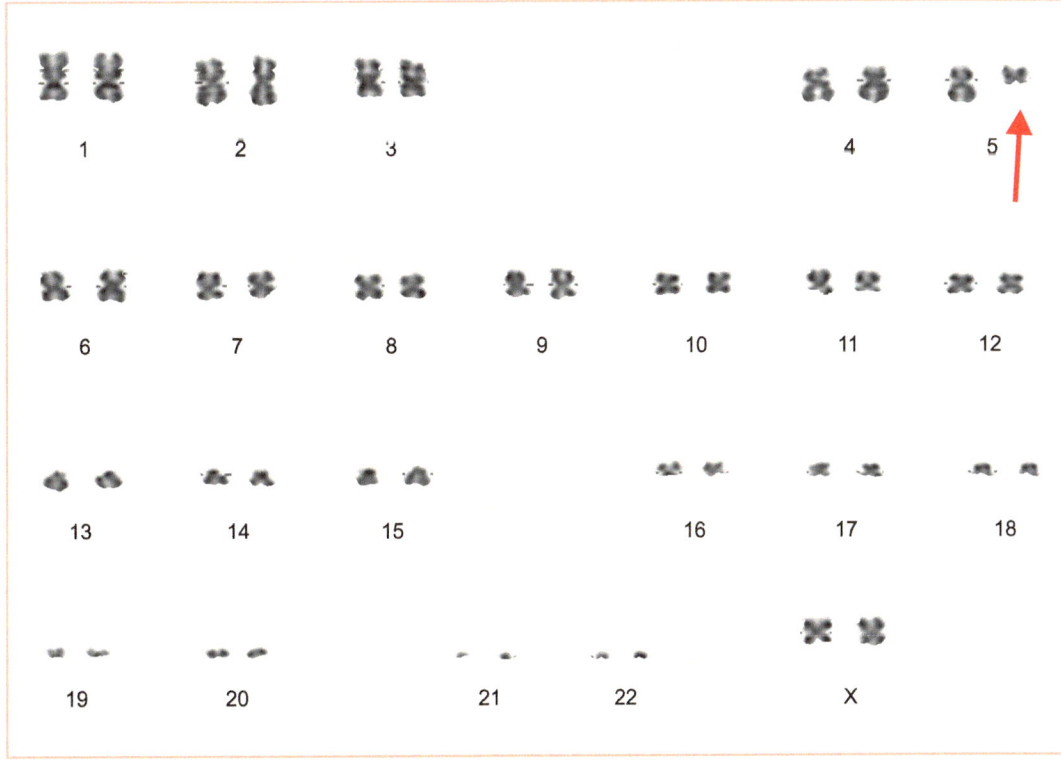

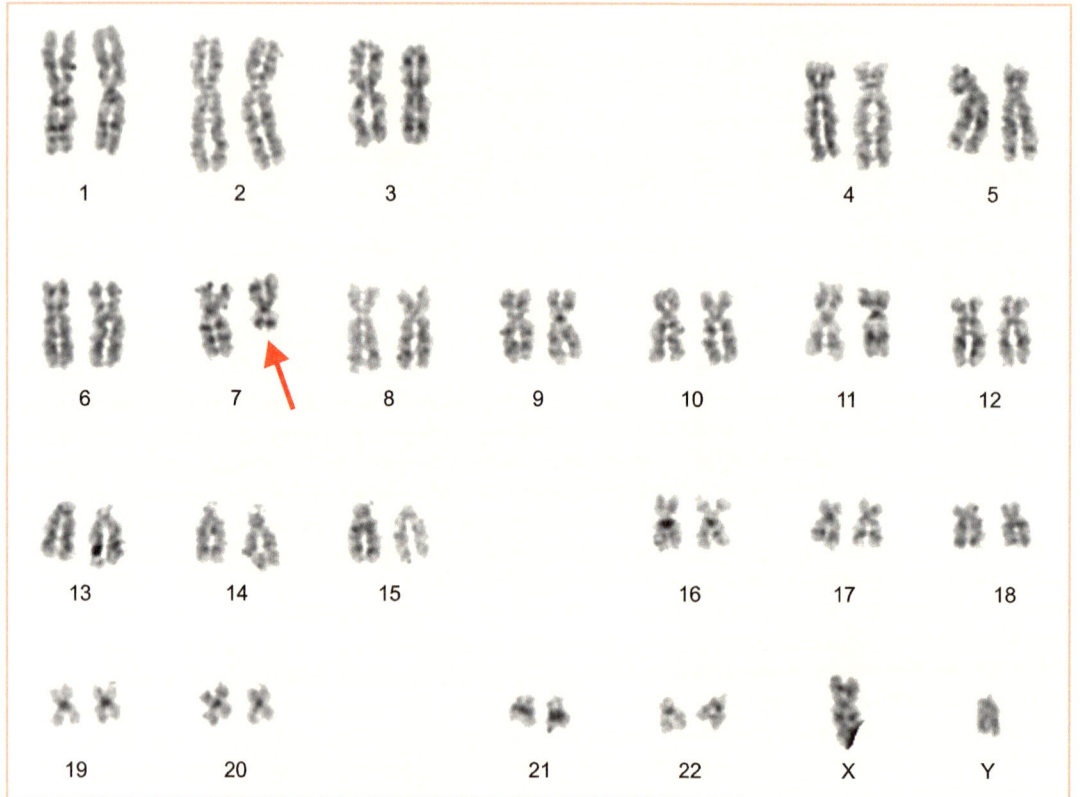

Figura 8-78.

Cariótipo de paciente do sexo masculino mostrando deleção do braço longo do cromossomo 7 (7q-), anormalidade associada a mau prognóstico.

Figura 8-79.

Cariótipo de paciente do sexo feminino com SMD-t após uso de alquilantes, mostrando múltiplas anormalidades com 5q-, 12p- e monossomia do 7. Os cariótipos complexos se associam a mau prognóstico.

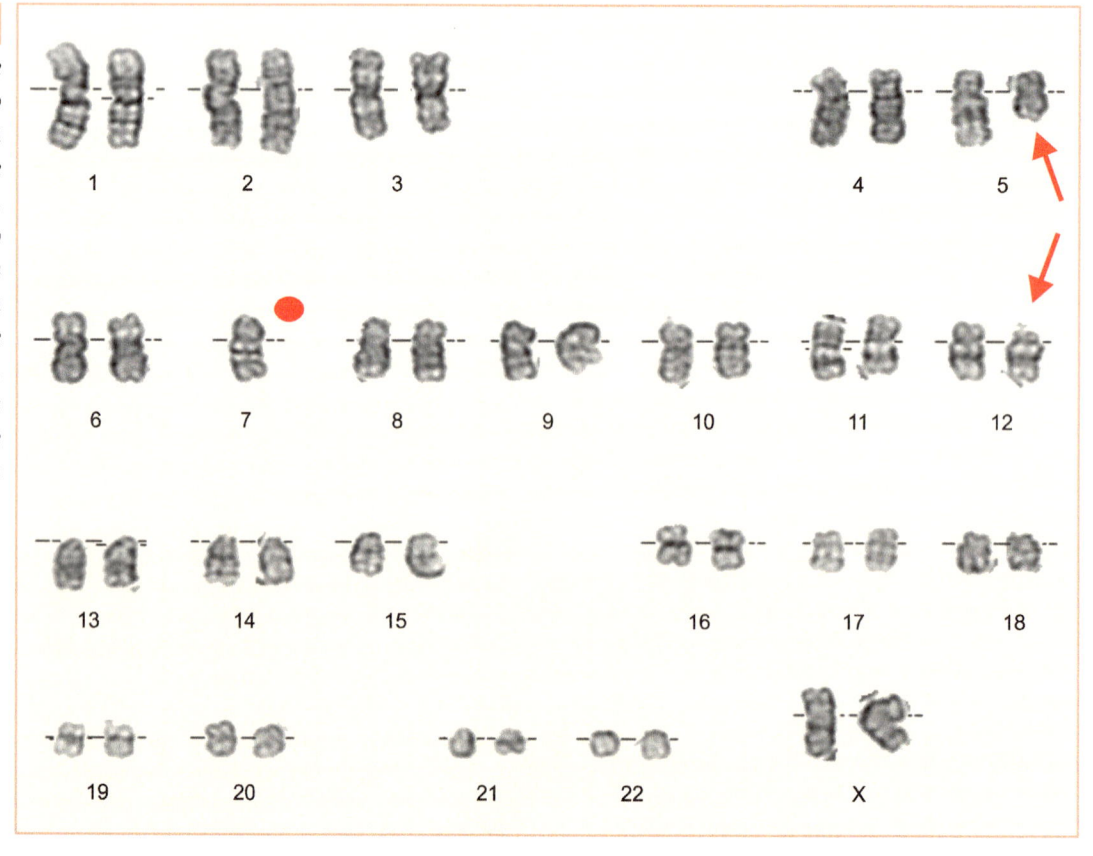

Figura 8-80.

Cariótipo de paciente do sexo feminino mostrando der(1;7) (q10; p10), anormalidade assinalada na seta. Observa-se também trissomia do cromossomo 21. A translocação t(1;7) é não-balanceada resultando na perda do braço longo do cromossomo 7 e trissomia do cromossomo 1. É infreqüente nas SMD de novo e está associada a mau prognóstico.

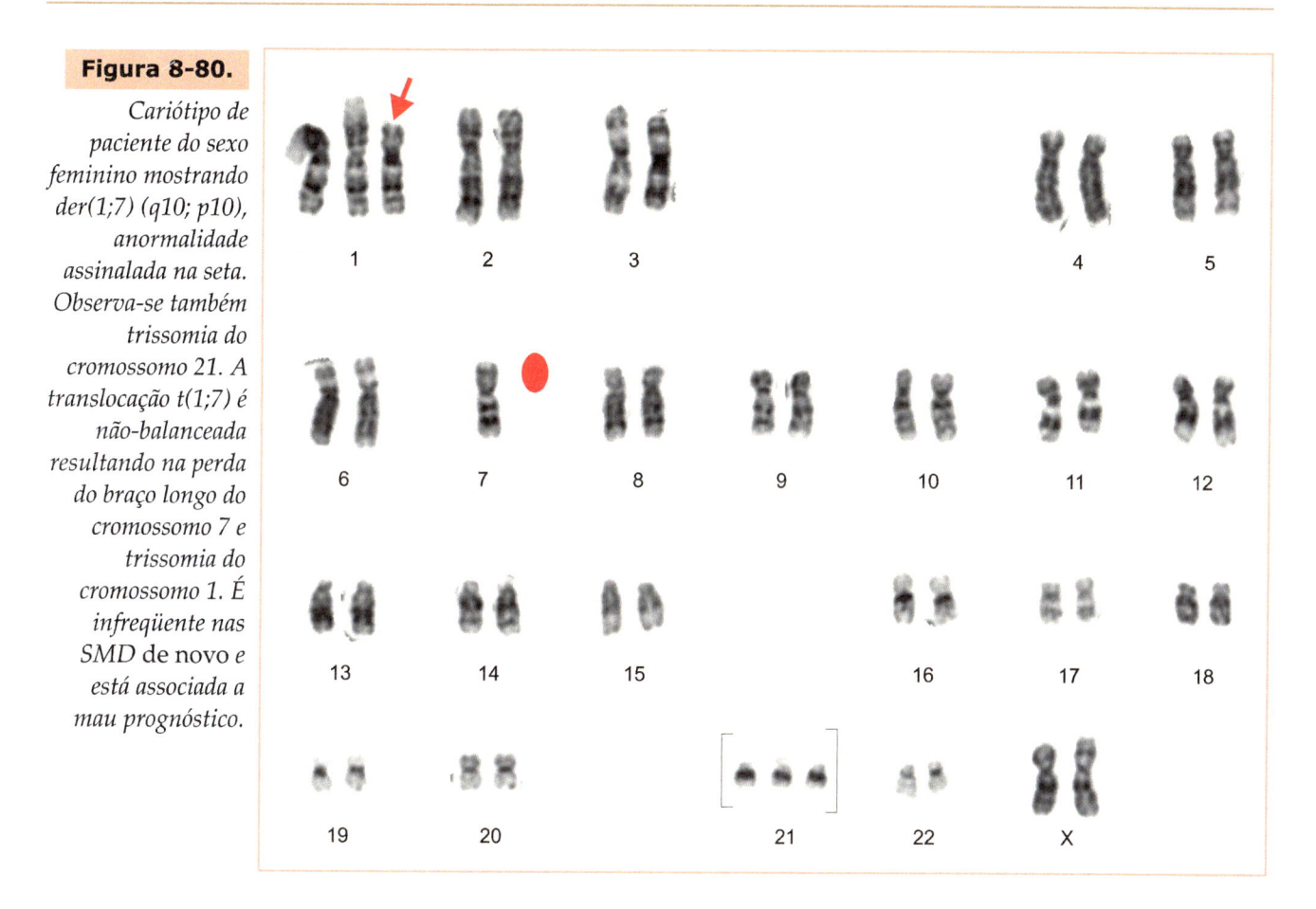

Diversos estudos demonstraram que a presença de alterações citogenéticas são variáveis de valor de prognóstico independente nas SMD. Conforme será visto mais adiante, anormalidades citogenéticas clonais complexas (três ou mais anormalidades citogenéticas) ou rearranjos do cromossomo 7 (monossomia ou deleção do braço longo) se associam a pior prognóstico.

Exclusão de Outras Patologias

É importante a exclusão de patologias que cursam com displasia na MO. Entre elas citamos: doenças auto-imunes, renais, hepáticas, deficiência de vitaminas (B_{12}, folato), infecções virais (parvovírus B19, HIV), uso de quimioterápicos, etanol, G-CSF.

Outros Estudos: Imunofenotípicos e Moleculares

Alterações na maturação das linhagens mielóide e eritróide na medula óssea, assim como aumento de células precursoras e presença de neutrófilos hipogranulares na MO podem ser documentados em estudos com citometria de fluxo. Apesar de não haver um padrão antigênico constante nas SMD, a presença de antígenos aberrantes associados a estágios anormais de maturação podem auxiliar o diagnóstico. A análise de células eritróides pode mostrar aumento de células imaturas e diminuição da expressão de CD71 nos eritroblastos. Também no setor mielóide pode ser observado aumento de células imaturas e

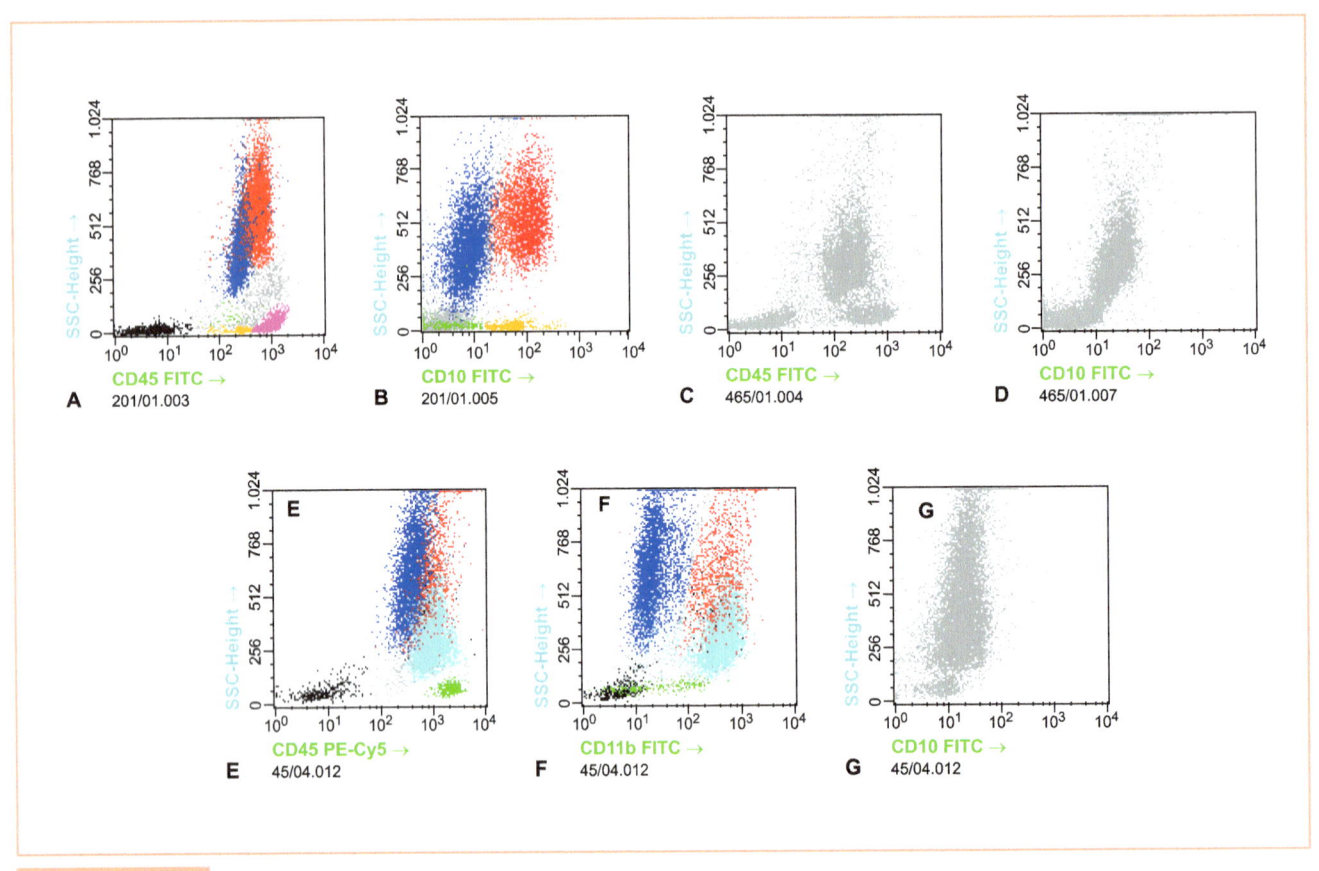

Figura 8-81.

Características imunofenotípicas na linhagem granulocítica para os antígenos CD10 e CD45 em medula óssea normal (A e B) e em pacientes portadores de AR (C e D) e de LMMC (E a G). Análise em paint-a-gait *no total celular e de acordo com características intrínsecas (SSC, eixo y) versus antígenos (eixo x). (Fonte: Dra. Neusa Batista de Melo, Laboratório Atalaia, Goiânia.) A. SSC versus CD45, granularidade com padrão normal. Monócitos em cinza. B. SSC versus CD10 mostra a expressão de CD10 em granulócitos (vermelho, maior SSC). Células B precursoras em amarelo (baixo SSC). C. SSC versus CD45 mostra linhagem mielóide com baixa granularidade. D. SSC versus CD10. Padrão evidenciando, além da hipogranularidade, baixo porcentual de granulócitos e/ou granulócitos sem expressão de CD10. E. SSC versus CD45. F. SSC versus CD11b: MO com aumento de monócitos azul-claro), linhagem granulocítica com desvio de maturação para a esquerda (precursores granulocíticos em azul-escuro). Diferencial mostrou 18,4% de promielócitos, 20,0% de mielócitos, 16,4% de metamielócitos). G. SSC versus CD10. Neste paciente, o padrão evidencia redução porcentual de granulócitos (12,8% de bastonetes e 10,4% de neutrófilos segmentados, em vermelho). (Nota: E a G são do mesmo paciente.)*

maior proporção de granulócitos com expressão de CD56 e menor expressão de CD10 e CD16. As alterações encontradas podem ser secundárias ao percentual dos constituintes celulares, permitindo ao citometrista e morfologista correlacionar, em conjunto, os achados de morfologia e citometria, diferenciando amostras representativas do parênquima medular de amostras com hemodiluição.

A análise de marcadores de apoptose também pode auxiliar o diagnóstico. A anexina V, um anticoagulante protéico, tem a propriedade de se ligar à fosfatidilserina, fosfolípide que é translocado para a face externa da membrana no processo inicial da apoptose. Estudos com citometria de fluxo utilizando a anexina V demonstraram o aumento da taxa de apoptose nas SMD em fases iniciais, podendo ser um dado adicional para diagnóstico.

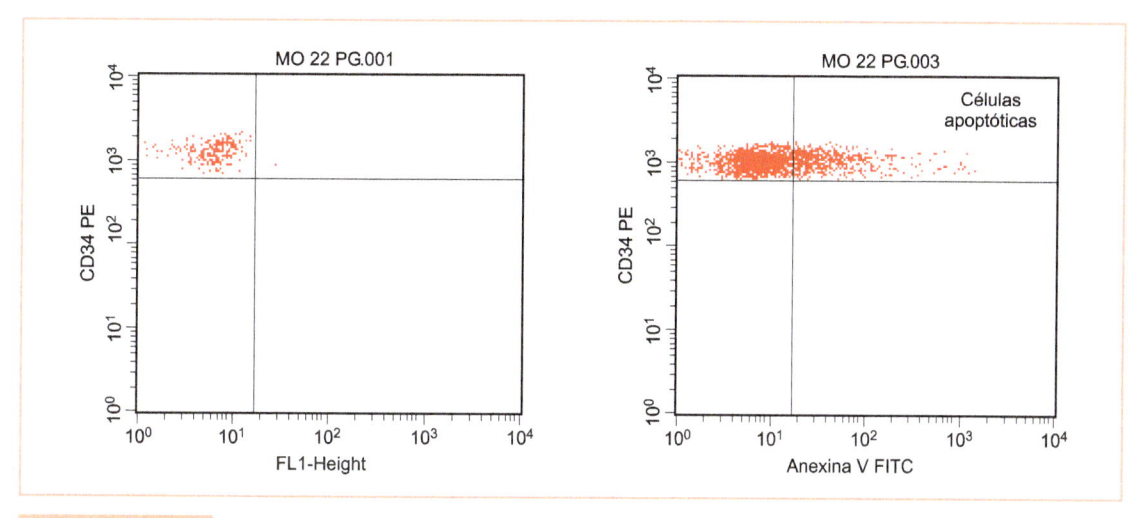

Figura 8-82.

Análise de células CD34 em apoptose, método de anexina V por citometria de fluxo. O citograma à esquerda é o controle da reação, à direita é mostrada a quantificação da apoptose, definida pelo porcentual de células no quadrante superior direito, que exibem marcação simultânea de CD34 e anexina V. (Fonte: Dr. Volmar Belisário Filho, dissertação de mestrado, FMUSP, 2005.)

Estudos moleculares, particularmente por FISH — *hibridização* in situ *por fluorescência* —, vêm sendo analisados nas SMD. Esta técnica, que alia a citogenética a estudos moleculares, tem a vantagem de poder estudar material em interfase, podendo ser analisado um número maior de células, entretanto tem alto custo e é restrita a anormalidades citogenéticas já bem conhecidas. A utilização de um painel grande de sondas (geralmente para cromossomos 5, 7, 8, 11, 13, 20 e Y) pode detectar anormalidades não visualizadas em cariótipos de má qualidade e influenciar o risco prognóstico.

CLASSIFICAÇÃO FAB

A classificação das SMD do grupo FAB proposta em 1982 foi precedida por um trabalho desse mesmo grupo em 1976 e recebeu um adendo em 1985.

No trabalho de 1976, foi proposta a separação das SMD das LMA, definindo-se que a presença de 10% a 30% de blastos e promielócitos entre todas as células nucleadas da medula óssea caracterizava a mielodisplasia e acima dessa porcentagem, diagnosticava-se a LMA. Foram também reconhecidos dois grupos de SMD: a anemia refratária com excesso de blastos e a leucemia mielomonocítica crônica, esta caracterizada pela presença de mais de 1.000 monócitos/mm³ no sangue periférico.

A classificação FAB das SMD, proposta em 1982, foi uma classificação morfológica que padronizou subtipos da doença, além de ter definido critérios para avaliação de displasia e de células blásticas. Utilizando apenas a contagem global de leucócitos, o estudo do aspirado de MO e SP por colorações habituais (May-Grünwald-Giemsa) e a citoquímica da MO para detecção de ferro, foram definidos os parâmetros necessários para essa classificação: a porcentagem de blastos na MO e SP; a porcentagem de sideroblastos em anel na MO; o número absoluto de monócitos no SP e a existência de bastonetes de Auer. Os cinco grupos de SMD são mostrados no Quadro 8-11.

Quadro 8-11.

Classificação FAB das SMD

	% Blasto SP	% Blasto MO	Outros
AR	≤ 1	< 5	–
ARSA	≤ 1	< 5	Sideroblastos anel > 15%
AREB	≤ 5	5-20	–
AREBt	> 5*	> 20 e < 30*	Bastonete Auer*
LMMC	< 5	< 20	Monócito > 1.000/mm³

*Para inclusão na AREBt basta um dos parâmetros.

Em 1985 foram criados critérios mais rigorosos para a distinção entre eritroleucemia (LMA-M6) e SMD. Encontrando-se população de eritroblastos igual ou superior a 50% de todas as células nucleadas da MO, deve-se verificar o porcentual de blastos entre todas as células não eritróides: quando abaixo de 30% define-se SMD; acima disto, diagnostica-se LMA-M6.

A classificação FAB encerra valor de prognóstico bastante importante, conforme demonstrado em trabalhos analisando casuística de vários centros (Quadro 8-12). Curvas de sobrevida e risco de transformação leucêmica dos portadores de SMD na casuística do Hospital das Clínicas da Faculdade de Medicina da Universidade de São Paulo (HC-FMUSP) são mostradas na Fig. 8-83.

Quadro 8-12.

Estimativa de sobrevida e risco de transformação leucêmica nos subtipos de SMD *de novo*

	MIC	Sanz	HC-FMUSP
Nº pacientes	1.081	1.914	96
Nº trabalhos	11	9	1
Sobrevida (meses)			
AR	50 (18-64)	37	52
ARSA	51 (14-76+)	49	89
AREB	11 (7-16)	9	16
AREBt	5 (2,5-11)	6	4
LMMC	11(9-60)	22	16
% transformação em LMA			
AR	12	11 (0-20)	15
ARSA	8	5 (0-15)	0
AREB	44	23 (11-50)	41
AREBt	60	48 (11-75)	100
LMMC	14	20 (3-55)	25

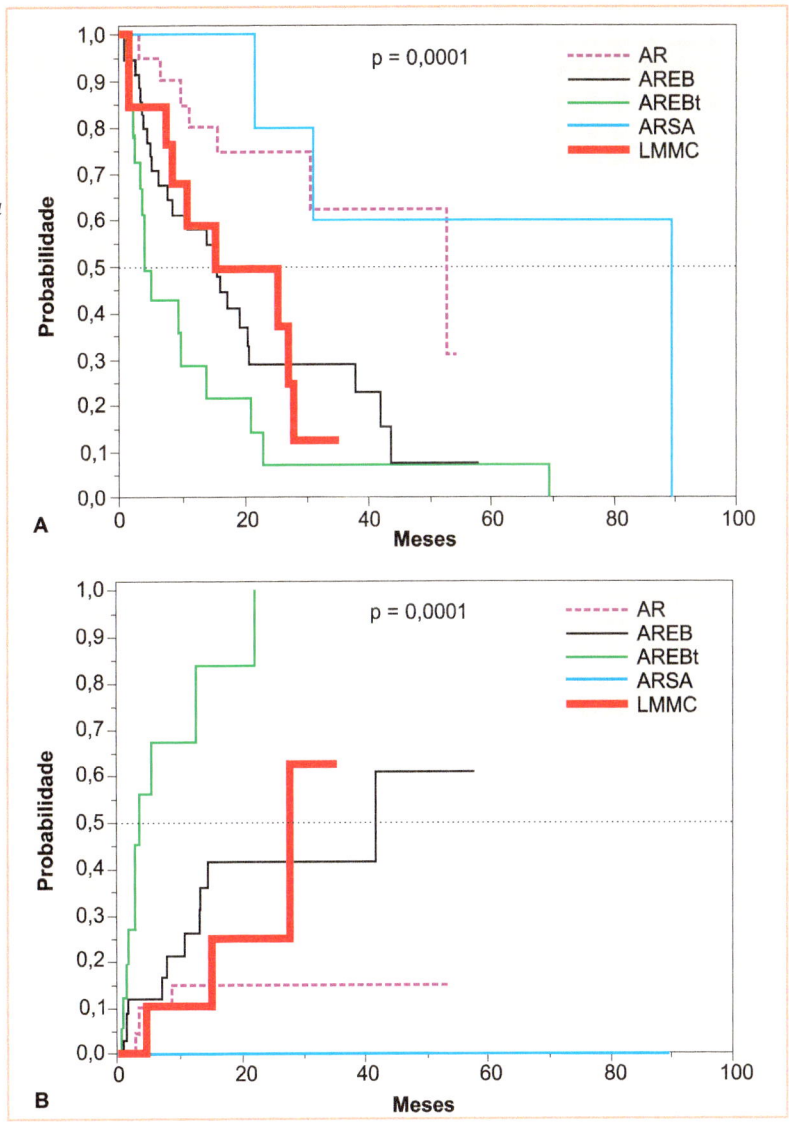

Figura 8-83.

*Estimativa da probabilidade de sobrevida (**A**) e de transformação leucêmica (**B**) pelo método de Kaplan-Meier. Estudo de 96 pacientes com SMD de novo do Serviço de Hematologia do Hospital das Clínicas da Faculdade de Medicina de São Paulo, estratificados pelos subtipos da classificação FAB.*

CLASSIFICAÇÃO OMS

Nos últimos anos, os avanços na estudo das neoplasias estimularam o aparecimento de novas classificações que se utilizam além de critérios morfológicos, de marcadores imunofenotípicos, citogenéticos e moleculares. Estas novas classificações visam adequar o nome da patologia a suas características biológicas e de prognóstico. Em 1999 a Organização Mundial de Saúde publicou uma proposta de classificação para as neoplasias hematológicas, com publicação detalhada em compêndio em 2001. Em 2002 foi publicado trabalho revisado da classificação OMS para as neoplasias mielóides, no qual foram incluídas as SMD.

O Quadro 8-13 enumera dados relevantes da classificação OMS para as SMD, SMD/SMP e para as LMA/SMD, e o Quadro 8-14 detalha os critérios diagnósticos dessa classificação.

Em relação a última classificação, nota-se:

• suprimiu-se a AREBt; pacientes com mais de 20% de blastos mielóides são classificados como LMA-M2.

- a AREB foi subdividida em AREB 1 (5%-9% de blastos na MO) e AREB 2 (10%-20% de blastos na MO).

- a AR e a ARSA devem ter comprometimento apenas da série vermelha.

- criada a citopenia refratária com displasia de múltiplas linhagens (CRDM), compreendendo os casos de AR e ARSA com displasia de outras linhagens que não a eritróide.

- criado um subtipo que inclui critérios morfológicos e citogenéticos: a síndrome do 5q-.

- casos não classificáveis são incluídos no grupo das SMD inclassificáveis.

- A LMMC pertence ao grupo das SMD/SMP.

Esta classificação, apesar de alvo de críticas por alguns estudiosos, foi validada em ampla casuística, na qual se verificou a importância da CRDM, da separação da AREB em dois grupos e da síndrome do 5q-.

Quadro 8-13.
Resumo da classificação OMS para SMD, SMD/SMP e LMA/SMD (Vardiman, 2002)

SMD (< 20% de blastos)

- **Anemia refratária**

  Sem sideroblastos em anel (AR)

  Com sideroblastos em anel (ARSA)

- **Citopenia refratária com displasia de múltiplas linhagens (CRDM)**

- **AR com excesso de blastos (AREB)**

  Tipo 1 (5%-10% blastos na MO)

  Tipo 2 (10%-20% blastos na MO)

- **Síndrome do 5q-**

- **SMD inclassificável**

SMD/SMP

LMMC

LMC atípica

LMMJ

LMA (> 20% de blastos) relevantes

- Com displasia multilinhagem

  com SMD prévia

  sem SMD prévia

- LMA/SMD-t

  pós-alquilantes

  pós-epipodofilotoxinas

  outros tipos

SMD: síndrome mielodisplásica; LMA: leucemia mielóide aguda; SMP: síndrome mieloproliferativa; LMMC: leucemia mielomonocítica crônica; LMC: leucemia mielóide crônica; LMMJ: leucemia mielomonocítica juvenil.

Quadro 8-14.		
Critérios diagnósticos para os subtipos de SMD na classificação OMS (*apud* Brunning, 2001)		
Tipo	**SP**	**MO**
AR	Anemia 0 ou raros blastos	Só displasia SV < 5% blastos, < 15% SA
ARSA	Anemia 0 blastos	Só displasia SV < 5% blastos, ≥ 15% SA
CRDM	Citopenias 0 ou raros blastos sem Auer < 1.000 monócitos/mm³	Displasia > 10% células em ≥ 2 linhagens < 5% blastos, < 15% SA sem Auer
CRDM-SA	Citopenia 0 ou raros blastos sem Auer < 1.000 monócitos/mm³	Displasia > 10% células em ≥ 2 linhagens < 5% blastos, ≥ 15% SA sem Auer
AREB 1	Citopenias < 5% blastos < 1.000 monócitos/mm³ sem Auer	1 ou + displasias 5%-9% blastos sem Auer
AREB 2	Citopenias 5%-19% blastos < 1.000 monócitos/mm³ ± Auer	1 ou + displasias 10%-19% blastos ± Auer
SMD-U	Citopenia 0 ou raros blastos sem Auer	Uma displasia em SG ou SM < 5% blastos sem Auer
Síndrome 5q-	Anemia < 5% blastos	SM hiper ou normocelular Megacariócitos hipolobados < 5% blastos, sem Auer 5q- isolado em citogenética

SP: sangue periférico; MO: medula óssea; SV: série vermelha; SA: sideroblastos em anel; SG: série granulocítica; SM: série megacariocítica, SMD-U: SMD inclassificável.

CLASSIFICAÇÕES DA SMD PEDIÁTRICA

As SMD das crianças compreendem um grupo de patologias bastante diversas em relação a dos adultos. São doenças bastante infreqüentes, estimando-se incidência de 3,6 casos/milhão, associam-se a anormalidades genéticas constitucionais e têm alta freqüência de monossomia do cromossomo 7.

Além das classificações FAB e OMS, outras classificações têm sido propostas para a mielodisplasia pediátrica. Em uma delas, foram acrescentadas à classificação FAB, anormalidades constitucionais e as SMD-t; em outra, as SMD foram classificadas por categoria, alterações citológicas e citogenéticas (classificação CCC), e em outra foi adaptada a classificação da OMS para as SMD e SMP pediátricas. Esta última está descrita no Quadro 8-15.

Quadro 8-15.
Classificação OMS adaptada para as SMD e SMP pediátricas (*apud* Hasle, 2003)

SMD

   CR (< 2% blastos SP e < 5% blastos MO)

   AREB (2%-19% blastos SP e 5%-19% blastos MO)

   AREBt (20%-29% blastos SP ou MO)

SMD/SMP

   LMMJ

   LMMC (apenas secundária)

   LMC Ph-

Síndrome de Down

   Mielopoese transitória anormal

   LMA

CR: citopenia refratária; LMMJ: leucemia mielomonocítica juvenil; LMMC: leucemia mielomonocítica crônica; LMC Ph-: leucemia mielóide crônica cromossomo Philadelfia negativo.

FATORES DE PROGNÓSTICO NAS SMD

Diversas variáveis (clínicas, de sangue periférico, de aspirado e histologia medulares, bioquímicas, citogenéticas, entre outras) foram estudadas e muitas se demonstraram de valor de prognóstico nas SMD *de novo* (Quadro 8-16).

O primeiro sistema de escore com valor de prognóstico desenvolvido para as SMD foi conhecido como escore de Bournemouth. Este escore utilizava apenas valor de hemoglobina, neutrófilos, plaquetas e a porcentagem de blastos na MO, sendo capaz de discriminar três grupos com diferentes probabilidades de evoluir para óbito e leucemia. Escores modificados foram desenvolvidos pelo grupo de Düsseldorf (incluindo parâmetro DHL), pelo grupo espanhol (estratificando a porcentagem de blastos na MO), pelo grupo francês e pelo grupo japonês (incluindo dados citogenéticos). Em estudo feito por nós, concluímos que as variáveis de valor de prognóstico incluíram porcentagem de blastos na MO, nível sérico de albumina e plasmocitose detectada na histologia medular.

Em 1997, a partir de pacientes com SMD *de novo* procedentes de casuísticas européias, japonesa e americana, foi criado o escore denominado IPSS (International Prognostic Scoring System). As variáveis de maior impacto foram a porcentagem de blastos na MO, as alterações cariotípicas e o número de citopenias. Foram criados quatro grupos de risco com diferenças em relação à chance de sobrevida e ao risco de transformação leucêmica. Os Quadros 8-17 e 8-18 resumem os achados do IPSS.

O Quadro 8-19 resume os achados de três sistemas de escore desenvolvidos para as SMD *de novo*.

Quadro 8-16.

Fatores relacionados à sobrevida e à transformação leucêmica nas SMD

Características	Redução sobrevida e/ou alta taxa de progressão leucêmica
Clínicas	
Sexo	Masculino
Idade	Avançada
Antecedentes	QT ou RT
Sintomas sistêmicos	Presentes
Hemorragia	Presente
Sangue periférico	
Plaquetas	Diminuídas
Neutrófilos	Diminuídos
Leucócitos	Diminuídos/aumentados
Monócitos	Diminuídos
Blastos	Aumentados
Aspirado medular	
Blastos	Aumentados
Blastos tipo I	Aumentados
Megacariócitos	Diminuídos
Biópsia medular	ALIP
	Dismegacariopoese
	Hiper/hipocelularidade
	Plasmocitose
	Clusters de blastos
Citogenética	Alterações complexas
	Monossomia do 7, 7q-
	Trissomia do 8
Parâmetros bioquímicos	
Creatinina	Elevada
Bilirrubina	Elevada
Ácido úrico	Elevado
DHL	Elevada
Albumina	Diminuída

QT: quimioterapia; RT: radioterapia.

Quadro 8-17.

IPSS para as SMD *de novo*: variáveis e sua pontuação (*apud* Greenberg, 1997)

Variável/ponto	0	0,5	1,0	1,5	2,0
Blastos MO (%)	< 5	5-10	—	11-20	21-30
Cariótipo*	Bom	Intermediário	Mau	—	—
Nº citopenias**	0,1	2	3	—	—

*Bom: cariótipo normal, ou com anormalidades isoladas 5q-, 20q-, -Y ; mau: 3 ou mais anormalidades ou alteração do cromossomo 7; intermediário: demais alterações.

**Citopenias: Hb < 10g/dl, neutrófilos < 1.500/mm^3, plaquetas < 100.000/mm^3.

As classificações FAB e OMS, assim como a estratificação dos pacientes em diferentes grupos de risco, permitem-nos melhor estudar a biologia da mielodisplasia, bem como tentar individualizar as terapêuticas.

Quadro 8-18.

IPSS para as SMD *de novo*: estimativa de sobrevida e de
transformação leucêmica para os grupos de risco (*apud* Greenberg, 1997)

Risco	Escore	Sobrevida (anos)	25% LMA (anos)
Baixo	0	5,7	9,4
Intermediário 1	0,5-1,0	3,5	3,3
Intermediário 2	1,5-2,0	1,2	1,1
Alto	$\geq 2,5$	0,4	0,2

Quadro 8-19.

Descrição de sistemas de escore de prognóstico para as SMD *de novo*.

	IPSS	Sanz	HC-FMUSP
Parâmetros	**Nº citopenias*** 0/1 (0 pto), 2/3 (0,5 pto) **Cariótipo**:** bom (0 pto), interm. (0,5 pto), ruim (1 pto) **Blastos MO(%)** < 5 (0 pto), 5-10 (0,5 pto), 11-20 (1,5 pto), 21-30 (2 ptos)	**Plaquetas** > 100 mil (0 pto), 50-100 mil (1 pto), < 50 mil (2 ptos) **Blastos MO(%)** < 5 (0 pto), 5-10 (1 pto), >10 (2 ptos) **Idade** >60 anos (1 pto)	**Blastos MO(%)** < 5 (0 pto), 5-10 (1 pto), > 10 (2 ptos) **Albumina (g/dl)** $\geq 3,5$ (0 pto), < 3,5 (1 pto) **Plasmocitose (BMO):** ausente (0 pto) presente (1 pto)
Grupos de risco	Baixo: 0 Interm. 1: 0,5-1,0 Interm. 2: 1,5-2.0 Alto: $\geq 2,5$	Baixo: 1 Interm.: 2-3 Alto: 4-5	Baixo: 0 Interm.: 1 Alto: $\geq 2,0$
Sobrevida (anos), de acordo com escore	Baixo: 5,7 Interm. 1: 3,5 Interm. 2: 1,2 Alto: 0,4	Baixo: 4,2 Interm.: 1,2 Alto: 0,3	Baixo: 4,3 Interm.: 2,3 Alto: 0,6

*e **: descritos no Quadro 8-17.
BMO: biópsia de medula óssea.

Referências Fundamentais

Alessandrino EP, Amadori S, Cazzola M *et al*. Myelodysplastic syndromes: recent advances. *Haematologica*, 2001; *86*:1.124-57.

Aul C, Gattermann N, Heyll A *et al*. Primary myelodysplastic syndromes: analysis of prognostic factors in 235 patients and proposals for an improved scoring system. *Leukemia*, 1992; *6*:52-9.

Bader-Meunier B, Mielot F, Tchernia G *et al*. Myelodysplastic syndromes in childhood: report of 49 patients from a French multicentre study. *Br J Haematol* 1996; *92*:344-350.

Bart R, Frisch B, Baumgart R. Morphologic classification of the MDS: combined utilization of bone marrow aspirates and trephine biopsies. *Leuk Res* 1992; *16*:15-33.

Baur AS, Meuge-Moraw C, Schmidt PM *et al*. CD34/QBEND10 immunostaining in bone marrow biopsies: an additional parameter for the diagnosis and classification of myelodysplastic syndromes. *Eur J Haematol*, 2000; *64*:71-9.

Bennett JM, Catovsky D, Daniel MT *et al*. (FAB Cooperative Group). Proposals for the classification of the acute leukemias. *Br J Haematol* 1976; *33*:451-8.

Bennett JM, Catovsky D, Daniel MT *et al*. (FAB Cooperative Group). Proposed revised criteria for the classification of acute myeloid leukemia. *Ann Intern Med* 1985; *103*:620-5.

Cermak J, Michalova K, Brezinova J, Zemanova Z. A prognostic impact of separation of refractory cytopenia with multilineage dysplasia and 5q- syndrome from refractory anemia in primary myelodysplastic syndrome. *Leuk Res* 2003; *27*:221-9.

Cherry AM, Brockman SR, Paternoster SF *et al*. Comparison of interphase FISH and metaphase cytogenetics to study myelodysplastic syndrome: an Eastern Cooperative Oncology Group (ECOG) study. *Leuk Res* 2003; *27*:1.085-90.

Fohlmeister I, Fischer R, Mödder B, Rister M, Schaefer HE. Aplastic anaemia and the hypocellular myelodysplastic syndrome: histomorphological, diagnostic, and prognostic features. *J Clin Pathol* 1985; *38*:1.218-24.

Germing U, Gattermann N, Strupp C, Aivado M, Aul C. Validation of the WHO proposals for a new classification of primary myelodysplastic syndromes: a retrospective analysis of 1600 patients. *Leuk Res* 2000; *24*:983-92.

Harris NL, Jaffe ES, Diebold J *et al*. World health organization classification of neoplastic diseases of the hematopoietic and lymphoid tissues: report of the clinical advisory committee meeting-Airlie House, Virginia, November 1997. *J Clin Oncol* 1999; *17*:3.835-49.

Kampmeier P, Anastasi J, Vardiman JW. Issues in the pathology of the myelodysplastic syndromes. *Hematol Oncol Clin N Am* 1992; *6*:501-22.

Lee JH, Shin YR *et al*. Application of different prognostic scoring systems and comparison of the FAB and WHO classifications in Korean patients with myelodysplastic syndrome. *Leukemia* 2003; *17*:305-13.

Malcovati L, Della Porta MG, Lunghi M *et al*. Flow cytometry evaluation of erythroid and myeloid dysplasia in patients with myelodysplastic syndrome. *Leukemia* 2005. (Epub ahead of print).

Mandel K, Dror Y, Poon A, Freedman MH. A Practical Comprehensive Classification for Pediatric Myelodysplastic Syndrome: The CCC System. *J Pediatric Hematol Oncol* 2002; *24*:343-52.

Merchant SH, Gonchroroff NJ, Hutchison RE. Apoptotic index by annexin V flow cytometry: adjunct to morphologic and cytogenetic diagnosis of myelodysplastic syndromes. *Cytometry* 2001; *46*:28-32.

Morel P, Hebbar M, Lai JL *et al*. Cytogenetics analysis has the strong independent prognostic value in de novo myelodysplastic syndrome and can be incorporated in a new scoring system: a report on 408 cases. *Leukemia* 1993; *7*:1.315-23.

Mufti GJ, Stevens JR, Oscier DG, Hamblin TJ, Machin D. Myelodysplastic syndromes: a scoring system with prognostic significance. *Br J Haematol* 1985; *59*:425-33.

Nosslinger T, Reisner R, Koller E *et al*. Myelodysplastic syndromes, from French-American-British to World Health Organization: comparison of classifications on 431 unselected patients from a single institution. *Blood* 2001; *98*:2.935-41.

Orazi A, Albitar M, Heerema NA, Haskins S, Neiman RS. Hypoplastic myelodysplastic syndromes can be distinguished from acquired aplastic anemia by CD34 and PCNA immunostaining of bone marrow biopsy specimens. *Am J Clin Pathol* 1997; 107:268-74.

Saad STO, Vassalo J, Arruda VA, Lorand Metze I. The role of the bone marrow study in diagnosis and prognosis of the myelodysplastic syndromes. *Pathologica* 1994; 86:47-51.

Sanz GF, Sanz MA, Vallespi T *et al.* Two regression models and a scoring system for predicting survival and planning treatment in myelodysplastic syndromes: a multivariate analysis of prognostic factors in 370 patients. *Blood* 74:395-408, 1989.

Third MIC Cooperative Study Group. Recommendations for a morphologic, immunologic, and cytogenetic (MIC) working classification of the primary and therapy related myelodysplastic disorders. *Cancer Genet Cytogenet* 1988; 32:1-10.

Toyoma K, Ohyashiki K, Yoshida Y *et al.* Clinical implications of chromosomal abnormalities in 401 patients with myelodysplastic syndromes: a multicentric study in Japan. *Leukemia* 1993; 7:499-508.

Travis WP, Pierre RV. Preleukemia/dysmyelopoietic syndrome. *Lab Med* 1985; 16:157-63.

Tricot G, De Wolf-Peters C, Hendrickx B, Verwilghen RL. Bone marrow histology in myelodysplastic syndromes I. Histological findings in myelodysplastic syndromes and comparison with bone marrow smears. *Br J Haematol* 1984; 57:423-30.

Van den Berghe H, Cassiman JJ *et al.* Distinct haematological disorder with deletion of long arm of number 5 chromosome. *Nature* 1974; 251:437-8.

Varela BJ, Chuang C, Woll JE, Bennett JM. Modifications in the classification of primary myelodysplastic syndromes; the addition of a scoring system. *Hematol Oncol*, 1985; 3:55-63.

Velloso ERP, Beitler B, Conchon M, Dorlhiac P, Chamone DAF. Survival and risk of leukemia transformation according to FAB classification and international prognostic score system — analysis of 58 brazilian patients with myelodysplastic syndromes. *Leuk Res* 2001; 25:S61-62.

Velloso ERP, Beitler B, Pozzi D *et al.* Primary myelodysplastic syndromes: multivariate analysis of prognostic factors in brazilian patients. *Leuk Res* 1996; 21(S1):14.

Velloso ERP, Beitler B, Castelli J *et al.* Primary myelodysplastic syndromes: analysis of prognostic factors in 96 brazilian patients. *Intern J Haematol* 1996; 64(S1):72-3.

Velloso ERP. *Síndromes mielodisplásticas de novo: fatores preditivos para sobrevida e transformação leucêmica*, São Paulo, 1996. Tese de doutorado — Faculdade de Medicina, Universidade de São Paulo.

Velloso ERP. *Contribuição ao estudo clínico e hematológico das Síndromes mielodisplásticas*. São Paulo, 1992. Dissertação (Mestrado) — Faculdade de Medicina, Universidade de São Paulo.

Leitura Recomendada

Bain BJ. *Leukemia. Diagnosis. A guide to the FAB classification*. Gower Medical Publishing, London: 1990.

Bennett JM, Catovsky D, Daniel MT *et al.* (FAB Cooperative Group). Proposals for the classification of the myelodysplastic syndromes. *Br J Haematol* 1982; 51:189-99.

Brunning RD, Bennett JM, Flandrin G *et al.* Myelodysplastic syndromes. *In*: Jaffe ES, Harris NL, Stein H, Vardiman JW (eds.) *Pathology and Genetics of Tumours of Haematopoietic and Lymphoid Tissues*. Lyon: WHO, International Agency for Research on Cancer (IARC), 2001.

Greenberg P, Cox C, LeBeau MM *et al.* International scoring system for evaluating prognosis in myelodysplastic syndromes. *Blood* 1997; 89:2.079-88.

Hasle H, Niemeyer CM, Chessels JM *et al.* A pediatric approach to the WHO classification of myelodysplastic and myeloproliferative diseases. *Leukemia* 2003; 17:277-82.

Heaney ML, Golde DW. Myelodysplasia. *N Engl J Med* 1999; 340:1.649-60.

Vardiman JW, Harris NL, Brunning RD. The WHO classification of the myeloid neoplasms. *Blood* 2002 100:2.292-302.

PARTE C

Síndromes Mieloproliferativas

Therezinha Ferreira Lorenzi

INTRODUÇÃO

Sob a denominação de síndromes mieloproliferativas (SMP), são englobadas proliferações mielóides de evolução crônica originadas a partir de uma célula indiferenciada pluripotente medular, o que lhes confere um caráter clonal.

Essas patologias incluem, classicamente, leucemia mielóide crônica (LMC), policitemia vera (PV), mielofibrose idiopática (MFI) e trombocitemia essencial (TE).

Cada uma dessas condições apresenta peculiaridades próprias quanto à linhagem celular que se origina da proliferação clonal, além de características clínicas mais ou menos específicas que tornam possível o diagnóstico diferencial.

O tipo mais característico de síndrome mieloproliferativa crônica é a LMC na qual foi descrita, em 1960, a anomalia cromossômica típica, o cromossomo 22q⁻ ou cromossomo Philadelphia (Ph1), resultante de translocação recíproca entre os cromossomos 9 e 22, designada t(9;22)(q34;q11).

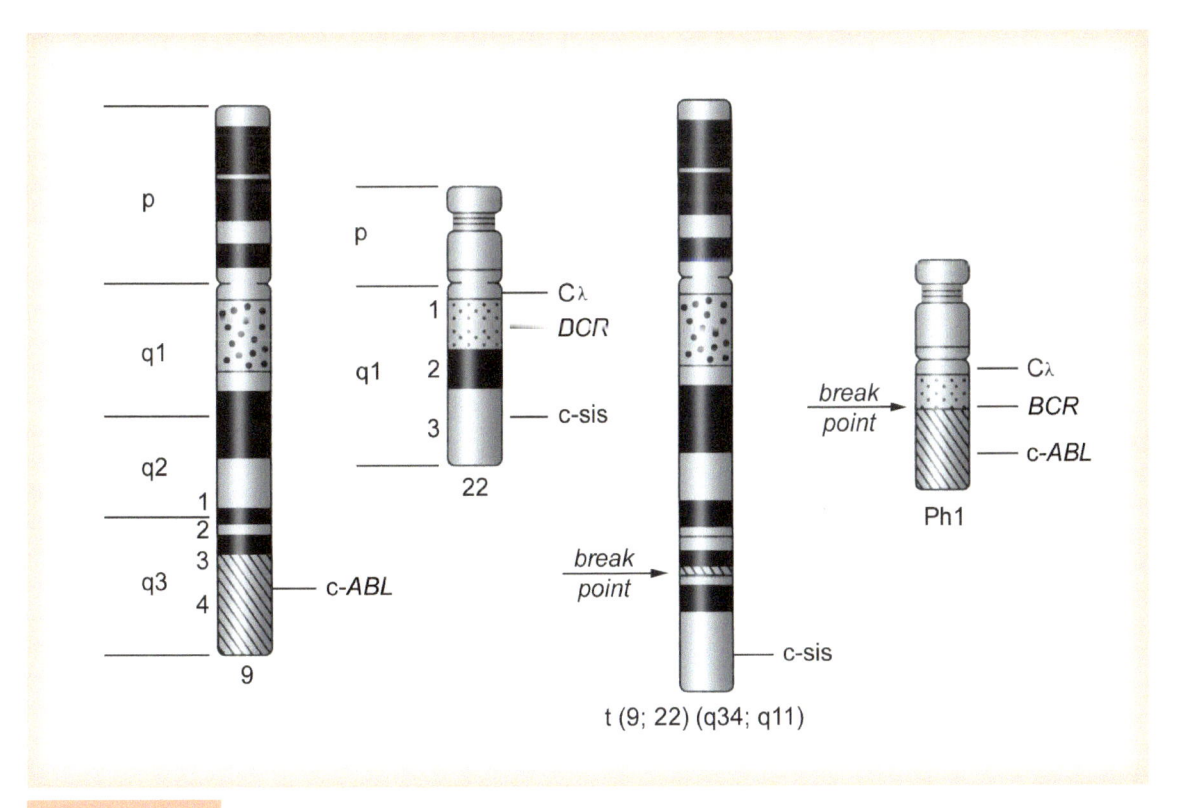

Figura 8-84.

Representação esquemática da t(9;22)(q34;q11) — cromossomo Ph1.

A t(9;22)(q34;q11) corresponde à transferência do oncogene *ABL*, localizado no cromossomo 9 para a região específica denominada *"break point cluster region"*, ou *BCR*, no cromossomo 22. Isto dá origem a um gene híbrido — *BCR/ABL*, presente nos pacientes com LMC. Forma-se ainda outro gene híbrido — *ABL/BCR* no cromossomo 9 que não é expresso em todos os casos da doença.

O clone de células Ph_1^+ tem grande tendência de adquirir novas alterações com o progredir da doença. Nessa evolução costumam aparecer; (1) duplo Ph_1^+; (2) trissomia do 8; (3) isocromossomo 17; (4) trissomia do 19.

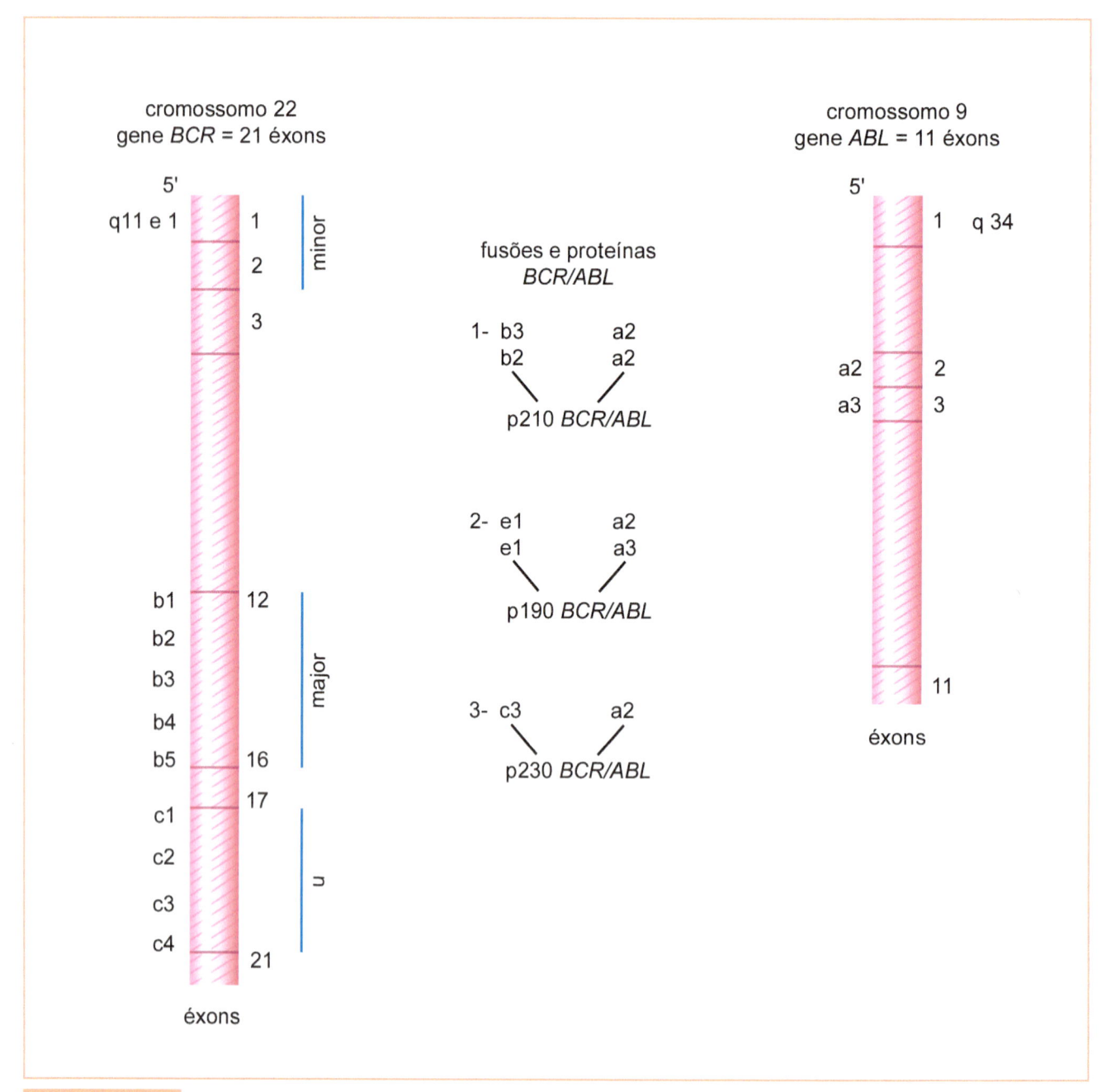

Figura 8-85.

Formação do gene de fusão BCR/ABL *e seus produtos (proteínas).*

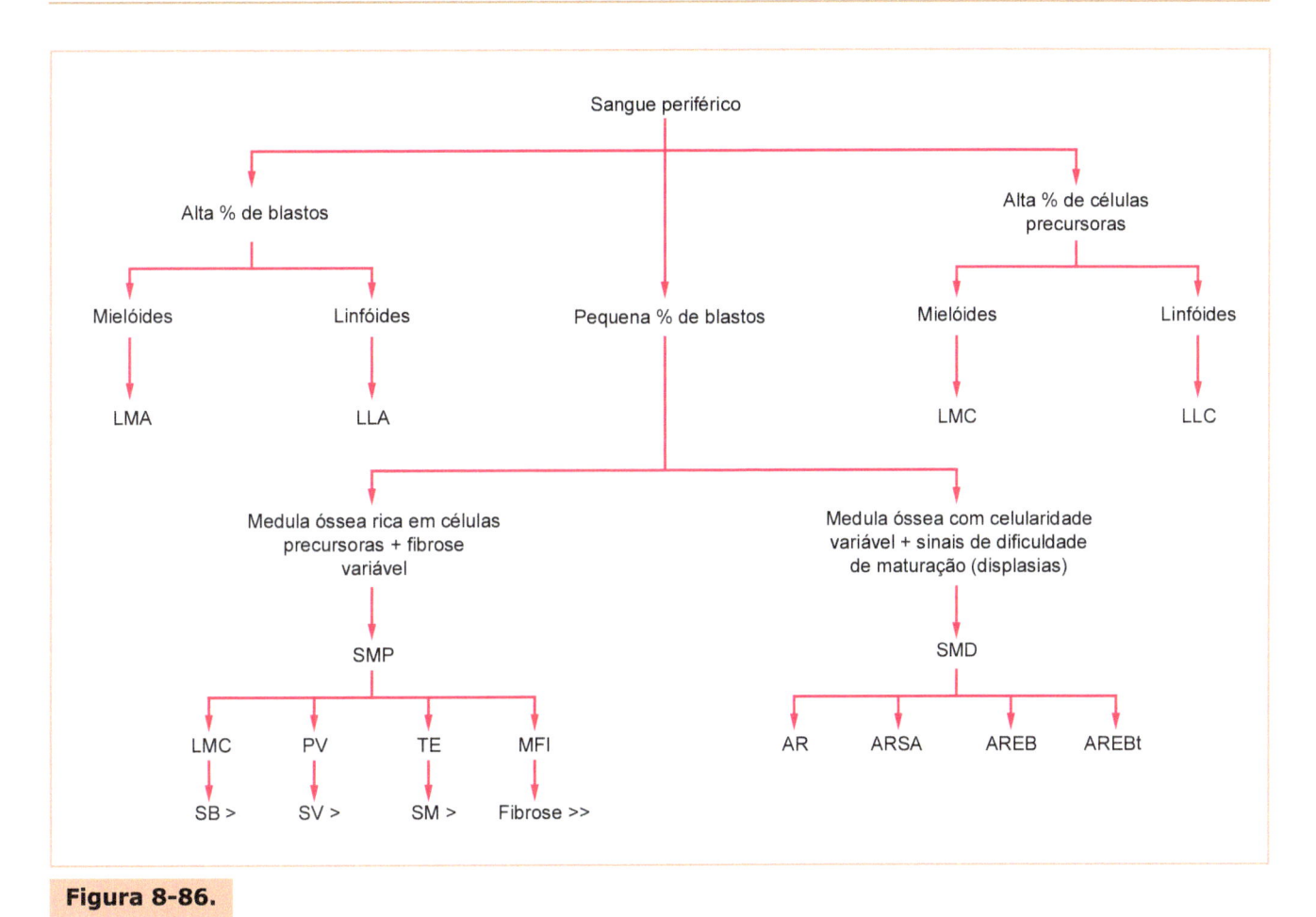

Figura 8-86.

Síndromes mieloproliferativas e mielodisplásicas — dados hematológicos para o diagnóstico diferencial.

O cromossomo Ph_1^+ é detectado em 99% dos casos de LMC. Origina-se da transferência do proto-oncogene *ABL*, normalmente localizado no cromossomo 9, conforme referido. Admite-se que o aparecimento do gene de fusão *BCR/ABL* em uma célula pluripotente seja capaz de iniciar o processo leucêmico, especialmente nos indivíduos que apresentam baixa imunidade.

O produto do gene *BCR/ABL*, isto é, a oncoproteína p210, desregula a atividade normal da proteína ABL, com ativação da tirosinoquinase. Daí resulta um sinal de transdução descontrolado que conduz à ativação da proliferação celular e, por conseguinte, um distúrbio da hematopoese. Além disso, altera-se a adesão das células ao estroma medular ao mesmo tempo em que se reduz a apoptose que leva ao aumento de sobrevida das células originadas do clone leucêmico.

A transformação maligna das células precursoras tem, portanto, como ponto inicial o descontrole gerado pela justaposição do gene *BCR* ao *ABL*, o que altera a atividade normal desse último.

CLASSIFICAÇÃO DAS SMP CRÔNICAS

Essas patologias têm sido classicamente divididas em: (1) leucemia mielóide crônica; (2) policitemia vera; (3) trombocitemia idiopática ou essencial; e (4) mielofibrose crônica idiopática.

Dentre essas, a mais bem caracterizada é a LMC, para a qual existe o conhecimento seguro da etiopatogenia.

O diagnóstico diferencial entre as várias doenças baseia-se no estudo morfológico das células do sangue e da medula óssea completado por exame histopatológico de medula óssea, citoquímica das células granulocíticas (fosfatase alcalina), além da citogenética e, quando possível, análise molecular por técnica da PCR e *Southern blot*.

Com freqüência o diagnóstico é clínico, fundamentado nos dados do hemograma, do mielograma e da biopsia óssea.

Com alguma freqüência não é possível fazer o diagnóstico diferencial entre as quatro entidades, pois há semelhanças no quadro clínico. Além disso, existem outros tipos de proliferações mielóides consideradas "atípicas", cujos quadros clínico e laboratorial diferem um pouco das condições referidas.

Atualmente, as síndromes mieloproliferativas englobam formas consideradas clássicas e formas atípicas.

Uma característica importante na evolução das SMP, em especial a LMC, é a evolução final para a forma de leucemia mielóide aguda. Nesses casos, a hematopoese inicial, aparentemente normal, dá lugar à proliferação de células jovens ou blásticas.

Outra característica é a instalação e progressão de uma fibrose medular que está presente em quase todos os pacientes.

Quadro 8-20.

Classificação das neoplasias mielóides (WHO, 1999)

Doenças mieloproliferativas

- Leucemia mielóide crônica Ph_1+

- Mielofibrose idiopática

- Policitemia vera

- Trombocitemia essencial

- Leucemia neutrofílica crônica

- Leucemia eosinofílica crônica/síndrome de hipereosinofilia

- Outras proliferações não classificáveis

Síndromes mieloproliferativas/mielodisplásicas

- Leucemia mielomonocítica crônica

- Leucemia mielóide crônica atípica

- Leucemia mielomonocítica juvenil

Síndromes mielodisplásicas (SMD)

Leucemias mielóides agudas (LMA)

Finalmente, encontram-se vários aspectos de displasia medular nas linhagens eritroblástica, granulocítica e megacariocitária. Por este motivo certas formas de mieloproliferações são classificadas como SMP/SMD, ou seja, síndromes com aspecto de mieloproliferação e de mielodisplasia (ver Capítulo 8B).

A LMC juvenil e a LMMC têm aspectos hematológicos de SMP e de SMD. Estas duas formas da doença, assim como a LMC Ph_1^-, que, muitas vezes, tem rearranjo *BCR/ABL* ausente, constituem o grupo de LMC atípicas.

Além da displasia e da fibrose medular, as SMP apresentam basofilia e eosinofilia em porcentagem variável no sangue periférico e na medula óssea.

Em raros casos a basofilia e a eosinofilia são expressivas, caracterizando a leucemia crônica basofílica ou a leucemia crônica eosinofílica. Esta última pode constituir-se em uma evolução da chamada "síndrome de hipereosinofilia".

Quadro 8-21.
Classificação das doenças mielodisplásicas/mieloproliferativas (WHO, 2001.)

Doenças mielodisplásicas/mieloproliferativas	
LMMC	Monocitose $> 1 \times 10^9$/L; Ph_1^-; *BCR/ABL*⁻; blastos < 20% no sangue ou na medula óssea. Tipo LMMC-1, 2 e LMMC-1 ou LMMC-2 com eosinofilia.
LMC atípica	Ph_1^-; *BCR/ABL*⁻.Granulocitose marcada e displasia de várias linhagens. Doença clinicamente agressiva
LMM juvenil	Hiperplasia neutrófila e monocitária; Ph_1^-; *BCR/ABL*⁻. Acomete crianças e adolescentes.
Doenças mieloproliferativas	
LMC típica	Fase crônica → acelerada → blástica Ph_1^+; *BCR/ABL*+ Sangue: • leucocitose com desvio à esquerda • basofilia e eosinofilia • trombocitose (raramente trombocitopenia) hepato e esplenomegalia Medula óssea: • hipercelular • > série granulocítica e > série megacariocitária. Fibrose variável. Poucos blastos.
LCN	A leucemia crônica neutrofílica é diagnosticada quando há confirmações genética e/ou molecular.
LCEos	A leucemia crônica eosinofílica e a síndrome de hipereosinofilia se confundem. O diagnóstico de leucemia é feito quando há clonalidade.
PV	Aumento das células eritroblásticas medulares; aumento de megacariócitos medulares. Fibrose medular freqüente. Aumento da massa de eritrócitos circulantes. Esplenomegalia.
MFI	Anemia leucoeritroblástica no sangue periférico (leucocitose ou leucopenia + blastos mielóides + eritroblastos circulantes). Plaquetopenia ou plaquetose no sangue. Medula óssea com fibrose e esclerose óssea. Esplenomegalia progressiva.
TE	Aumento de plaquetas no sangue e hiperplasia de megacariócitos medulares. Fibrose medular é menor na TE do que na PV e MFI.
SMP	Não classificáveis.

São descritos também raros casos de leucemia granulocítica crônica com predomínio de células neutrófilas maduras. É a leucemia neutrofílica que também está englobada, *latu sensu*, nas LMC atípicas.

Em 2001 a OMS, juntamente com a Sociedade de Hematopatologia e a Associação Européia de Hematopatologia, propôs nova classificação das neoplasias hematopoéticas e linfocitárias.

Foram revistas as leucemias mielóides agudas, as SMD, as SMP crônicas, assim como aquelas condições nas quais ocorrem *displasias* associadas a características *proliferativas*, isto é, as SMD/SMP. Estas últimas incluem a leucemia mielomonocítica crônica, a LMC atípica e a leucemia mielomonocítica juvenil (Quadros 8-20 e 8-21).

DIAGNÓSTICO DAS SMP

O diagnóstico se baseia nos achados clínicos de: fadiga, palidez, hepatoesplenomegalia progressiva e, mais raramente, adenomegalias, hemorragias, fenômenos tromboembólicos, febre e presença de infiltrados cutâneos.

A comprovação da suspeita clínica é feita mediante hemograma, mielograma e punção-biopsia da medula óssea (Fig. 8-87A a E).

Leucemia Mielóide Crônica

A mais freqüente das SMP é a LMC, cujo diagnóstico deve ser comprovado pela citogenética e, sempre que possível, por exames moleculares que evidenciem a presença do produto do gene de fusão *BCR/ABL*.

A biopsia de medula óssea mostra aspectos importantes para o diagnóstico. A presença de fibrose no material celular é freqüente em todos os tipos de SMP, embora seja típico da MFI. Na LMC encontra-se aumento de linhagens granulocítica e megacariocitária; entretanto, agrupamentos de células jovens, blásticas, podem ser observados mesmo na fase inicial da doença. A fibrose medular aumenta com a evolução da leucemia e, às vezes, torna-se muito evidente (Fig. 8-88A a C)

Nas SMP são encontradas células granulocíticas precursoras em circulação, mas com certo predomínio de formas maduras (bastonetes e segmentados).

O diagnóstico diferencial entre as formas de SMP e as reações secundárias a infecções, exige, muitas vezes, a realização da coloração citoquímica da fosfatase alcalina. Esta enzima está presente em neutrófilos normais, porém é negativa nestas células, quando originadas de clone leucêmico da LMC.

Na fase blástica da LMC os granulócitos maduros diminuem e aumenta a porcentagem de blastos no sangue periférico e na medula óssea. Com freqüência, a basofilia encontrada na fase crônica se acentua, tornando-se marcada.

O padrão citológico se altera, pois há aumento de blastos mielóides ou linfóides. Estes últimos casos são mais raros. Há ainda modificação da citogenética, com aparecimento de outras alterações: (1) duplo Ph_1^+; (2) ganho de um cromossomo 8 (+8); (3) isocromossomo 17 (17q); (4) trissomia do 19.

Na fase crônica da LMC as plaquetas estão em número normal ou pouco aumentado.

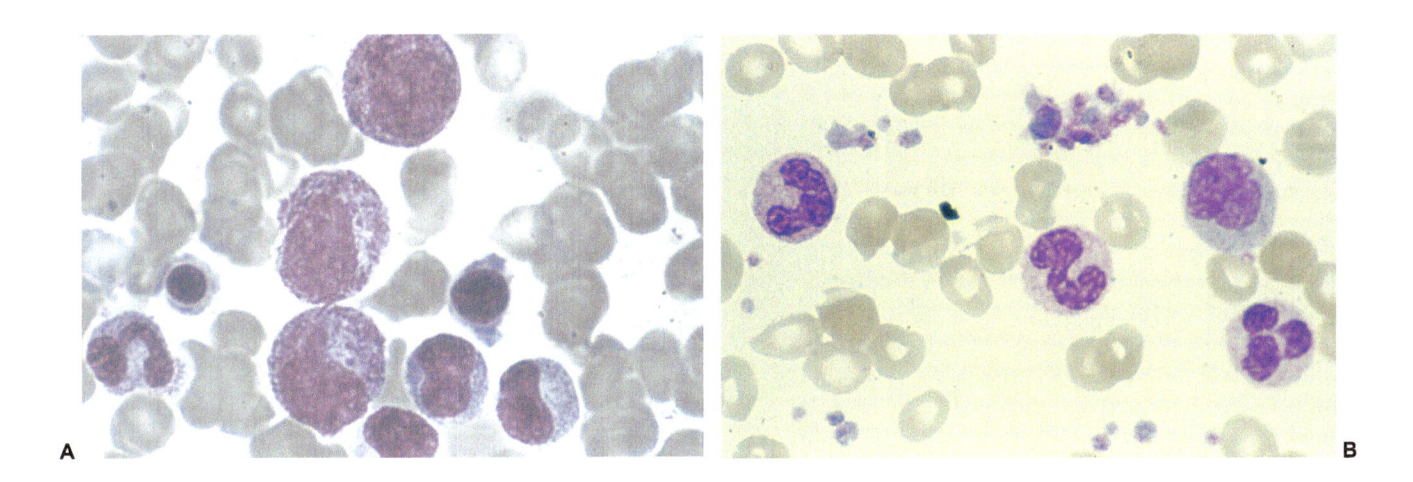

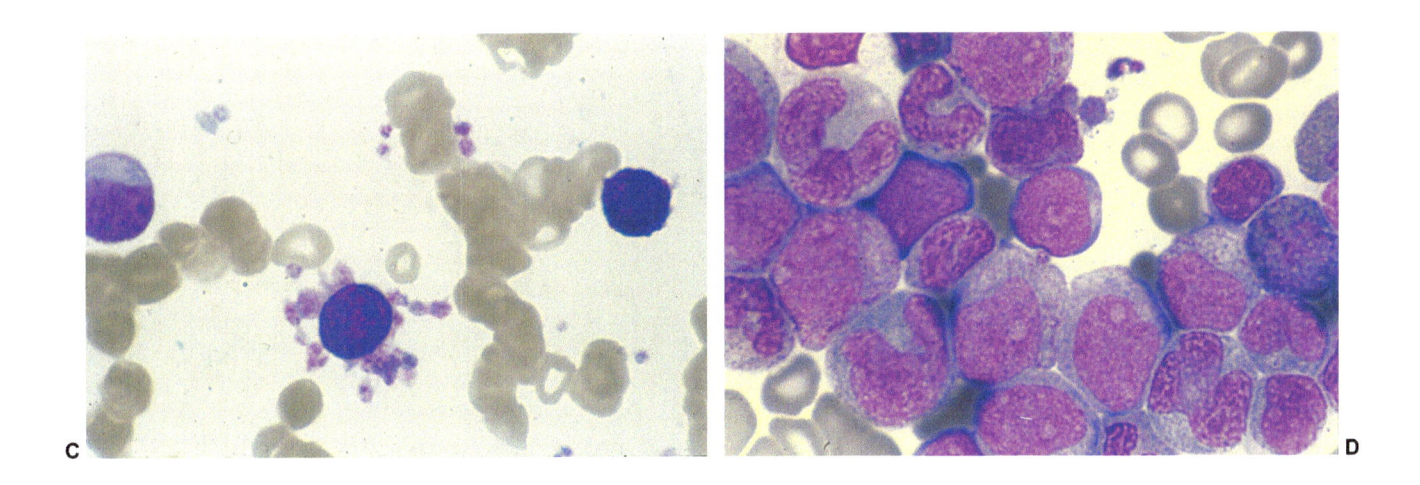

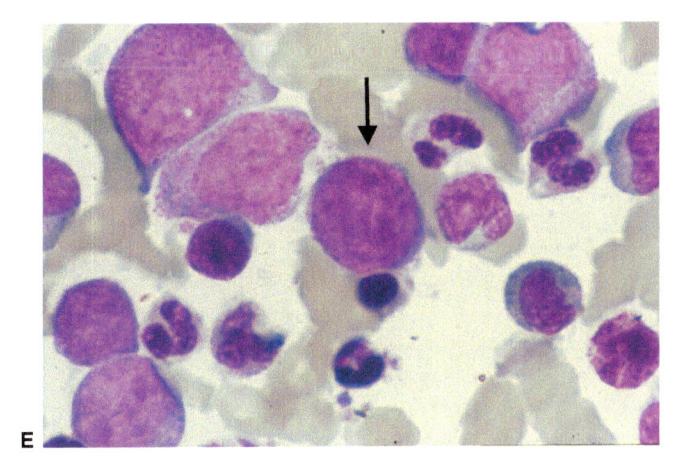

Figura 8-87.

*Leucemia mielóide crônica: (**A**) sangue periférico — leucocitose com precursores granulocíticos e eritroblastos circulantes; (**B**) e (**C**) plaquetas e micromegacariócitos no sangue circulante; (**D**) esfregaço de medula óssea hipercelular na série granulocítica; (**E**) medula óssea — micromegacariócito no centro da figura (seta). Leishman.*

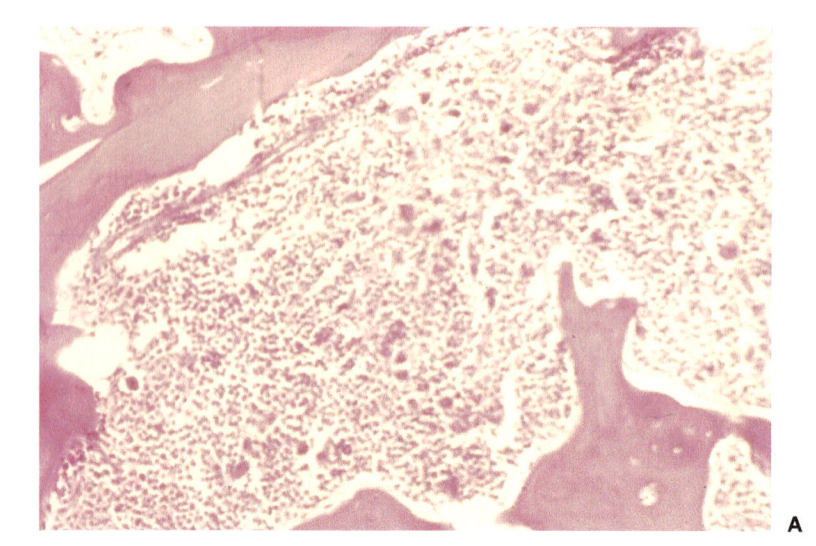

A

Figura 8-88.

A a C. Leucemia mielóide crônica — biopsia de medula óssea: (A) hipercelularidade medular com pouca fibrose (HE); (B) e (C) fibrose medular avançada — fibras reticulínicas coradas pela prata. Perdrau.

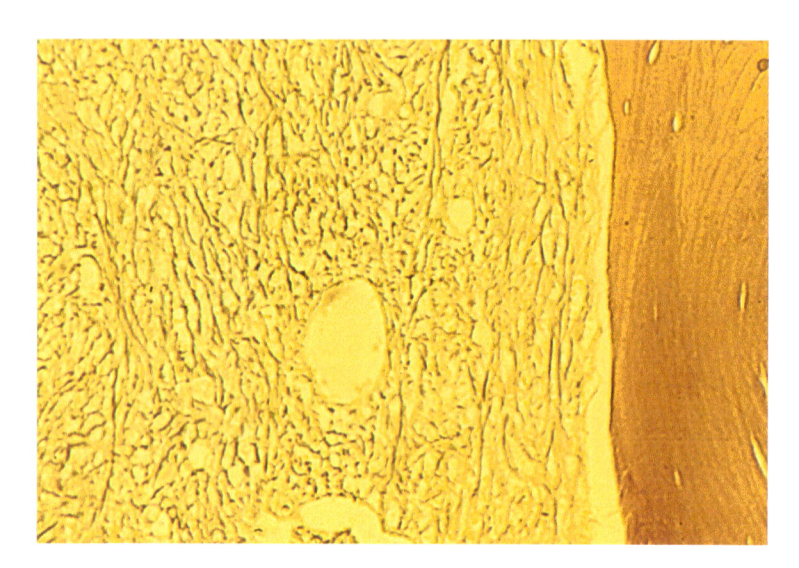

B

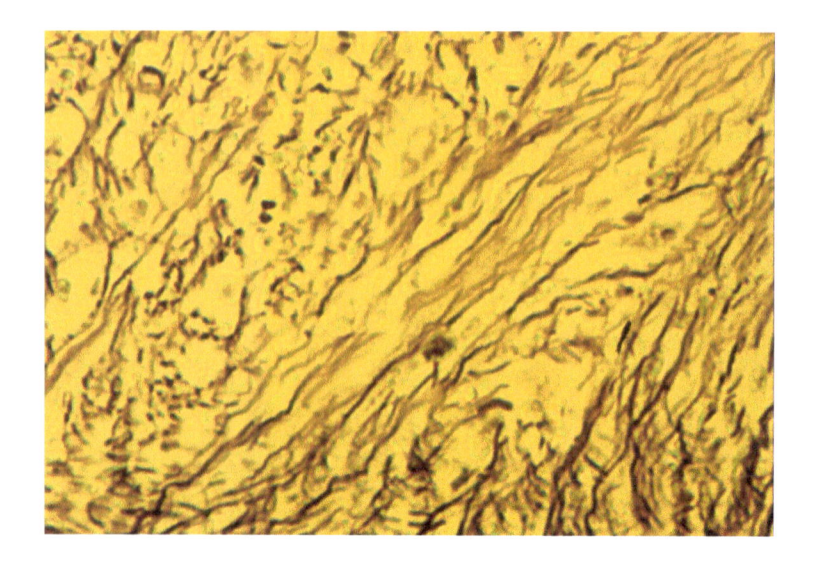

C

Figura 8-89.

A a C. Reação da fosfatase alcalina em neutrófilos do sangue periférico: (A) sangue de indivíduo normal — reação positiva em dois segmentados neutrófilos e negativa em linfócito; (B) esfregaço de sangue na LMC — reação totalmente negativa nos neutrófilos; (C) e (D) esfregaços de indivíduos com reação leucemóide (infecção aguda) — reação fortemente positiva em segmentados neutrófilos.

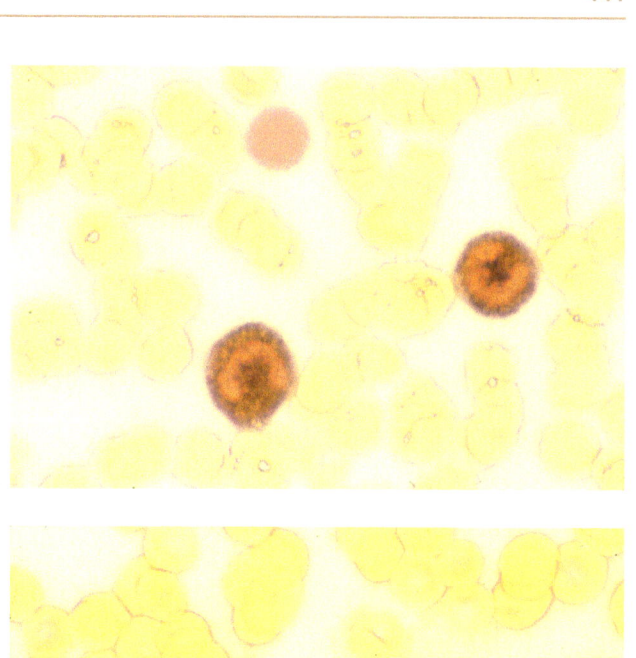

A

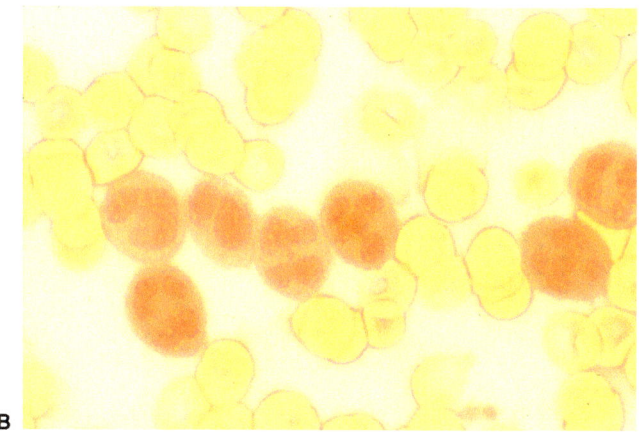

B

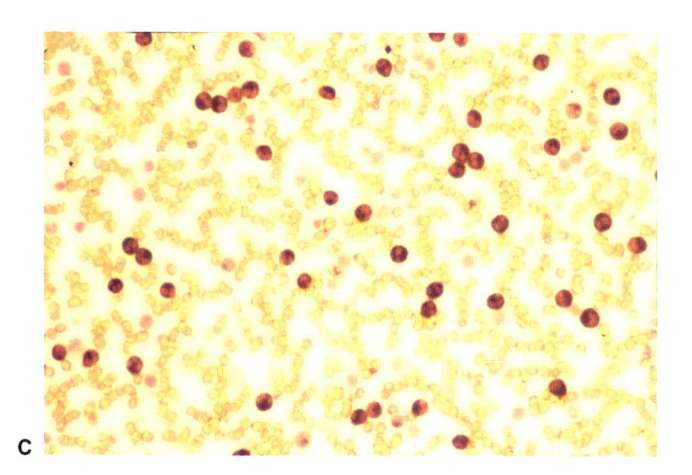

C

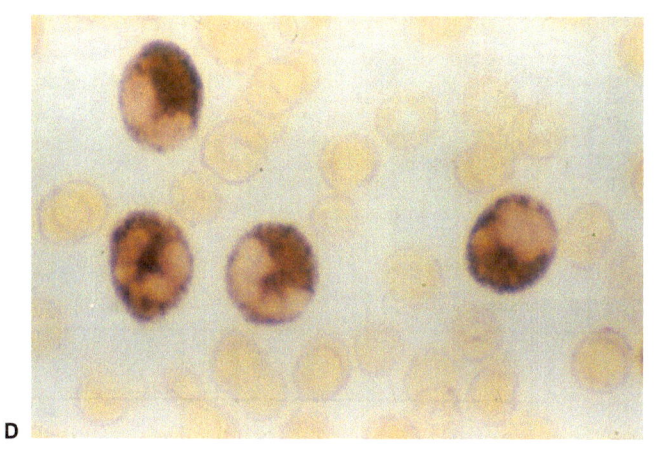

D

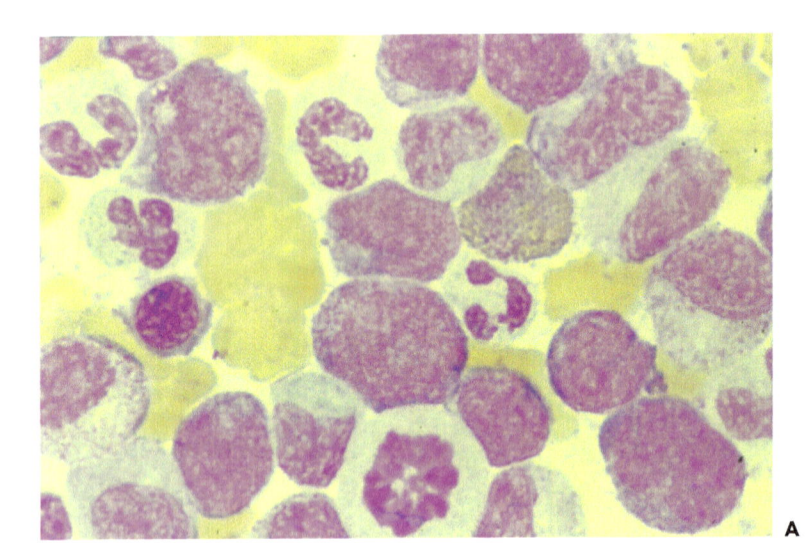

A

Figura 8-90.

*A a **F**. Leucemia mielóide crônica em fase blástica (agudizada): (**A**) esfregaço de medula óssea — grande porcentagem de células jovens (blastos mielóides). Leishman; (**B**) reação do Sudan black negativa nos blastos (linfóides) e fortemente positiva em uma célula madura (segmentado); (**C**) esfregaço de medula óssea com basofilia. Leishman.*

(Continua)

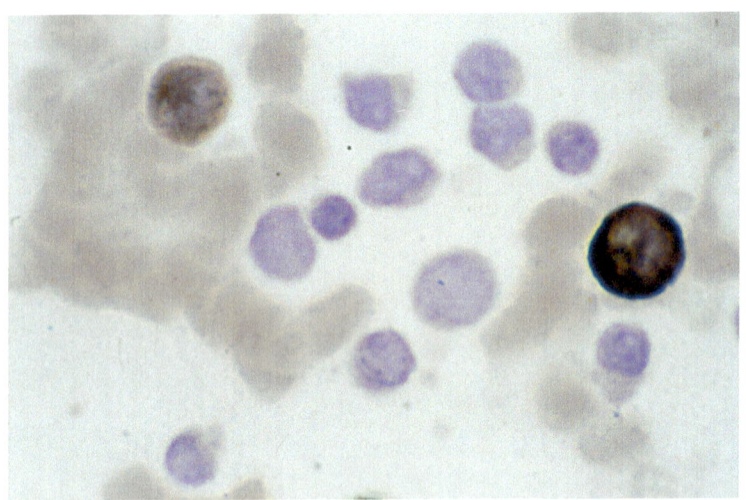

B

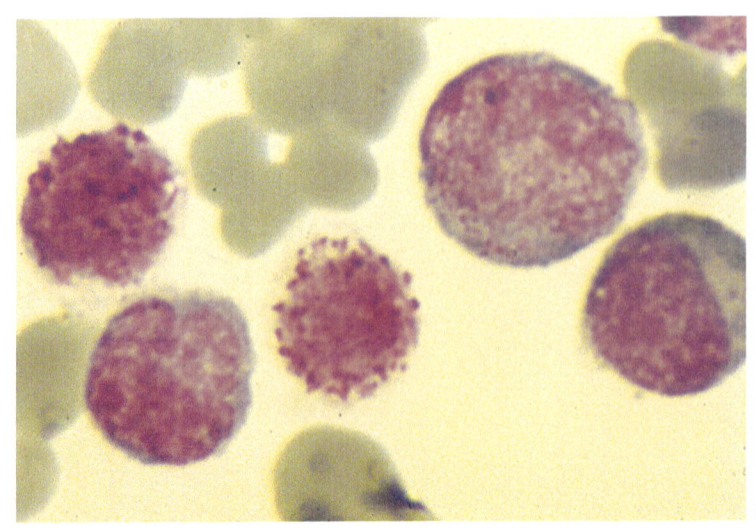

C

Figura 8-90.

Continuação.
***D** a **F.** Biopsia de medula óssea de caso de LMC agudizada com blastos mielóides. Persistem raros megacariócitos e eritroblastos e surgem grandes células mielóides muito atípicas (**F**). HE.*

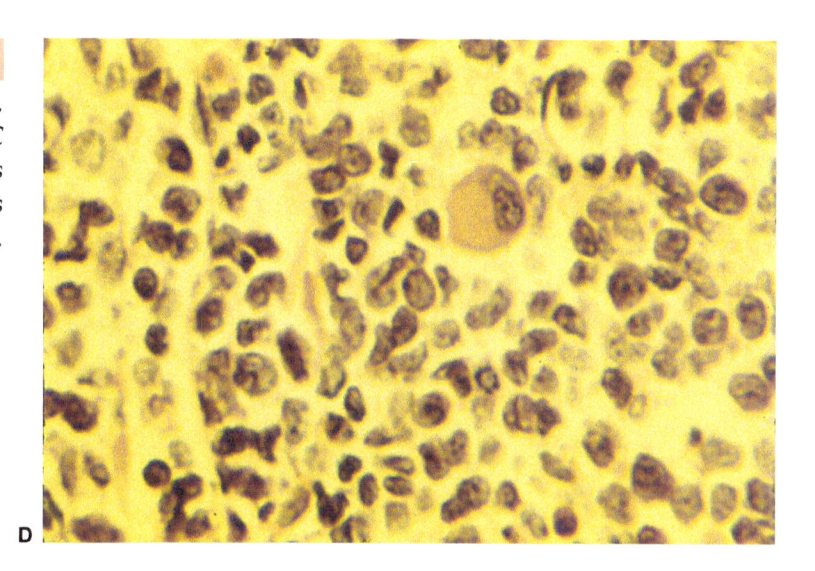

D

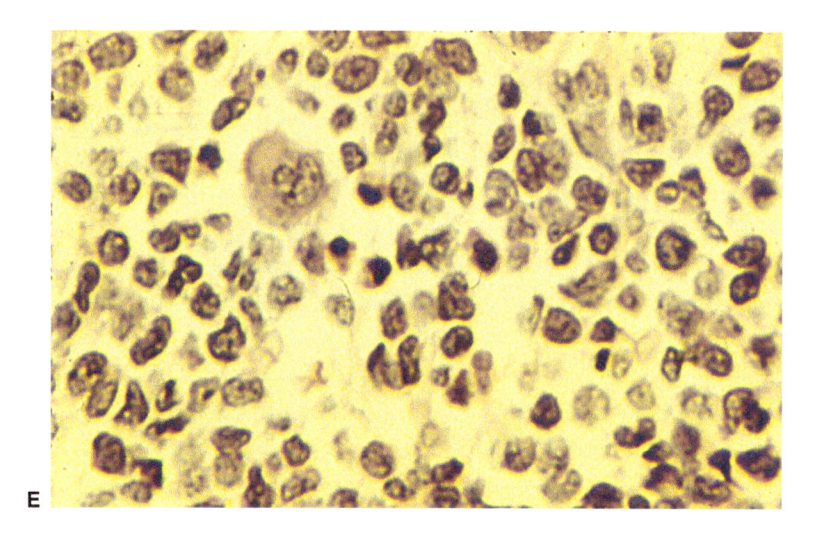

E

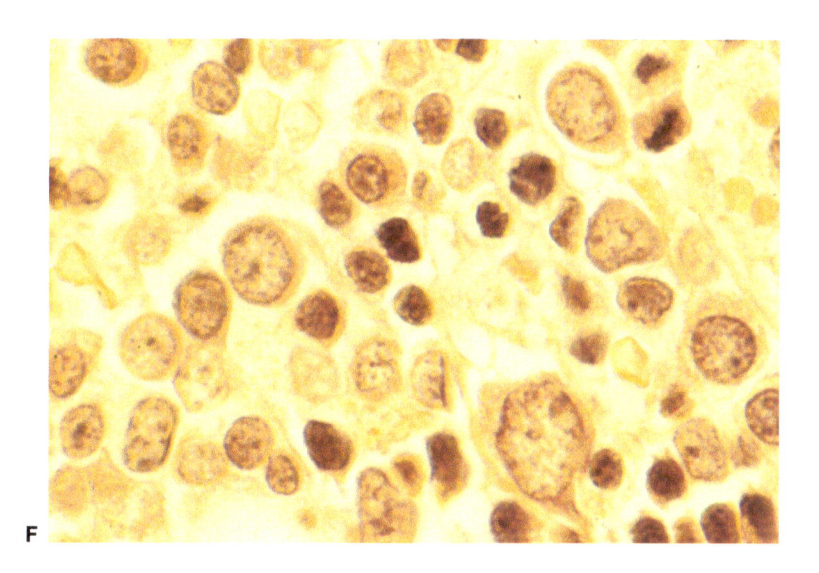

F

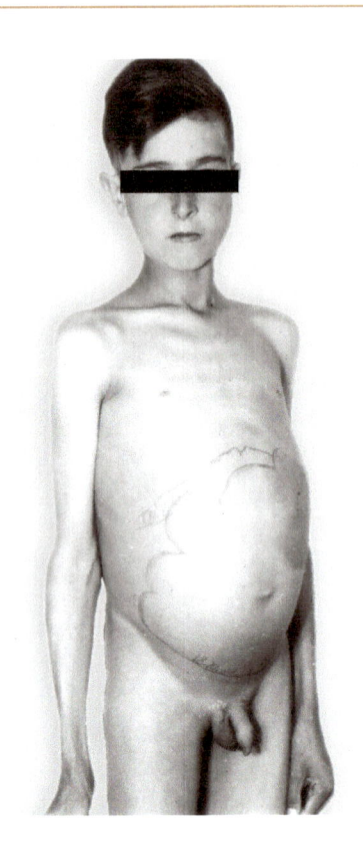

Figura 8-91.

Leucemia mielóide crônica em jovem de 16 anos de idade. Hepatoesplenomegalia avançada.

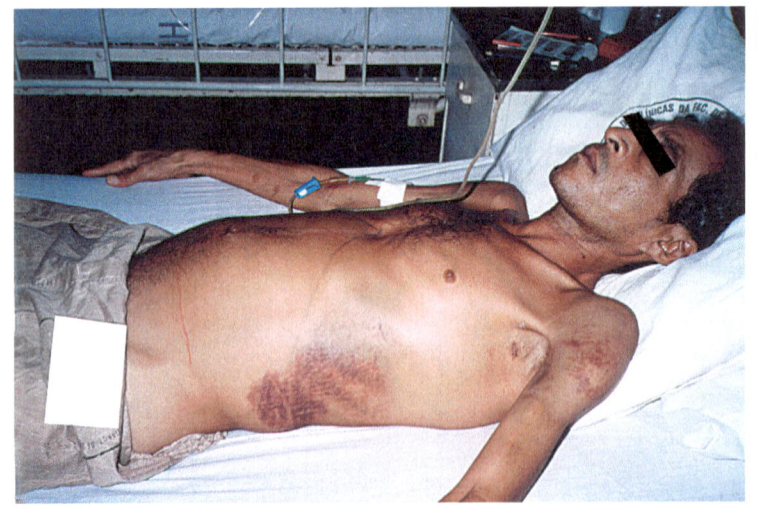

Figura 8-92.

Leucemia mielóide crônica agudizada: equimoses extensas secundárias à plaquetopenia.

Quando a doença entra na fase acelerada e blástica costuma haver plaquetopenia em grau variável, acompanhada de tendência a sangramentos e intensificação da anemia.

Em poucos casos há aumento do número dessas células, instalando-se plaquetose com a presença de megacariócitos atípicos em circulação.

Outras vezes, também raras, aumenta muito o número de eritroblastos circulantes com aparecimento de formas atípicas de macroeritroblastos e de megaloblastos, com citoplasma muito basófilo, o que lembra as células da leucemia aguda mielóide tipo M6 (FAB) ou eritroleucemia.

Figura 8-93.

*A a C. LMC em fase blástica: (A e B) biopsia de medula óssea — aumento de células jovens (blásticas) agrupadas. Fibrose. HE, (C) esfregaço de sangue periférico mostra agrupamento de grandes blastos quase sem granulações. Muitas mitoses. Leishman. **Observação:** paciente com 400.000 leucócitos/mm³.*

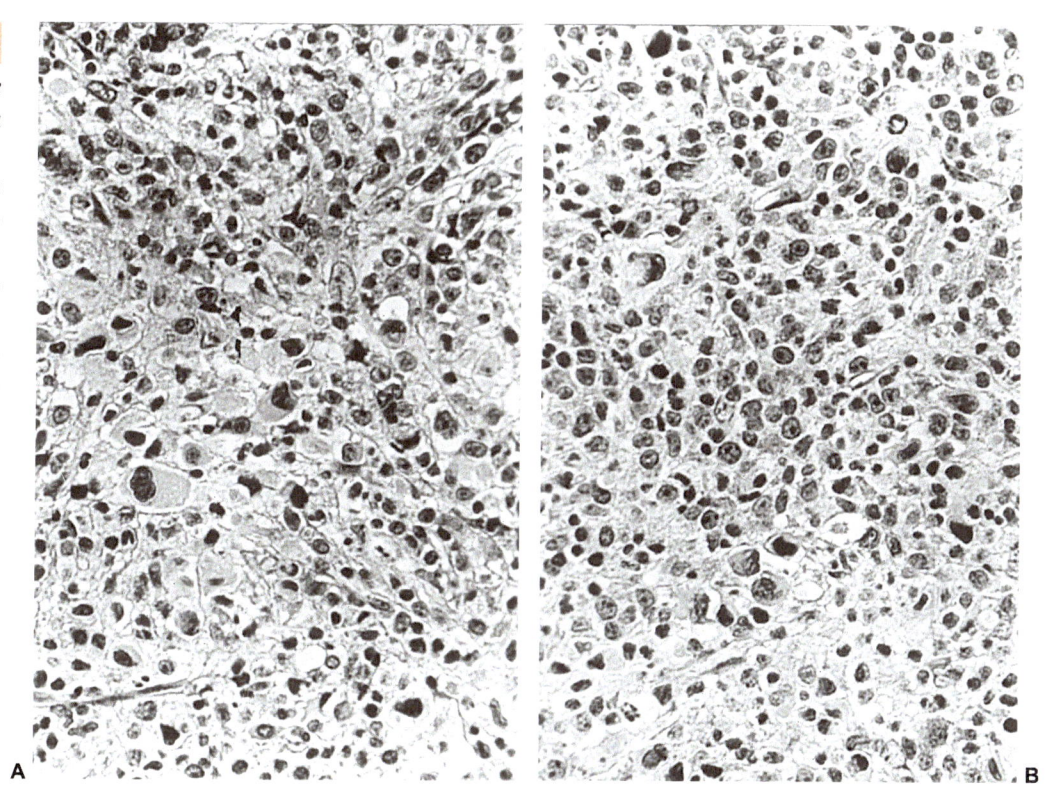

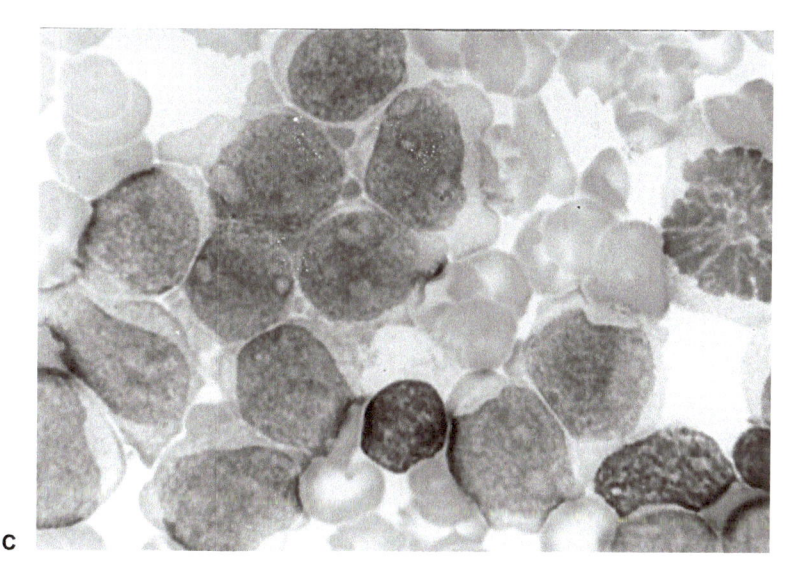

A biopsia de medula óssea revela infiltração focal ou difusa do parênquima medular, com ou sem fibrose, e presença de células atípicas (displasia). A displasia está presente nas três séries: granulocítica, eritroblástica e megacariocitária.

Com maior freqüência, as células blásticas da fase agudizada são de tipo mielóide, mas a LMC pode ter uma fase blástica de tipo linfóide.

No primeiro caso, os blastos são grandes e possuem granulações finas que se coram por peroxidase e/ou Sudan black. Os blastos linfóides são menores e não possuem granulações peroxidase ou Sudan positivas. A basofilia existente na fase crônica persiste na fase blástica, ou até mesmo se intensifica (Fig. 8-90A a F).

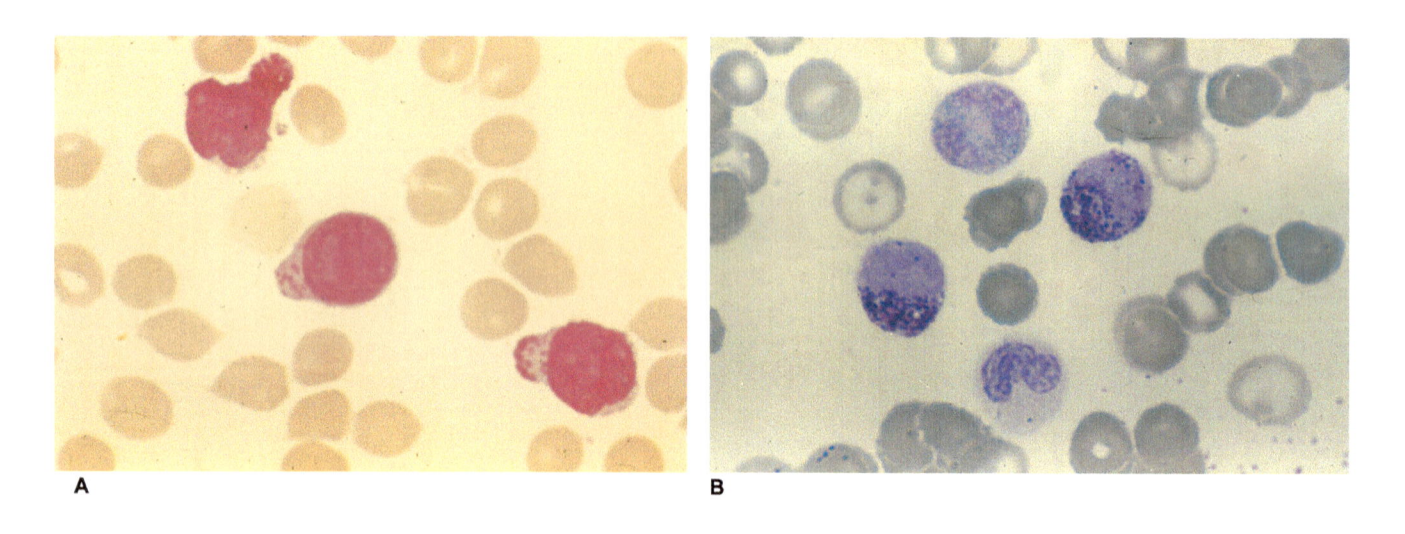

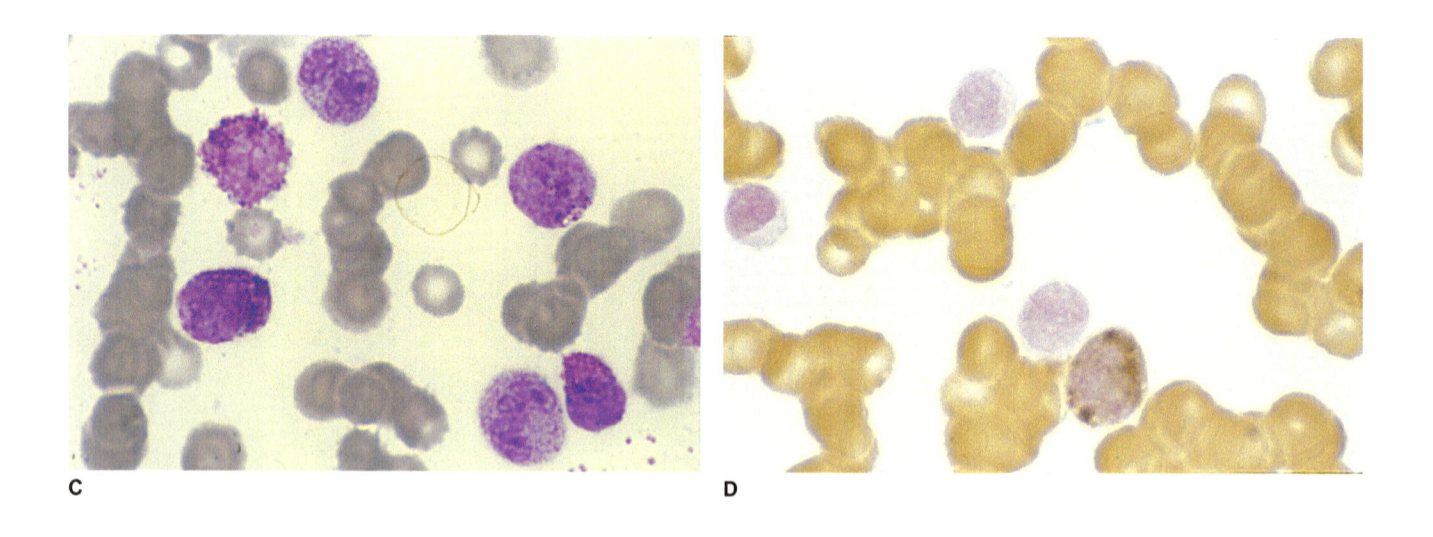

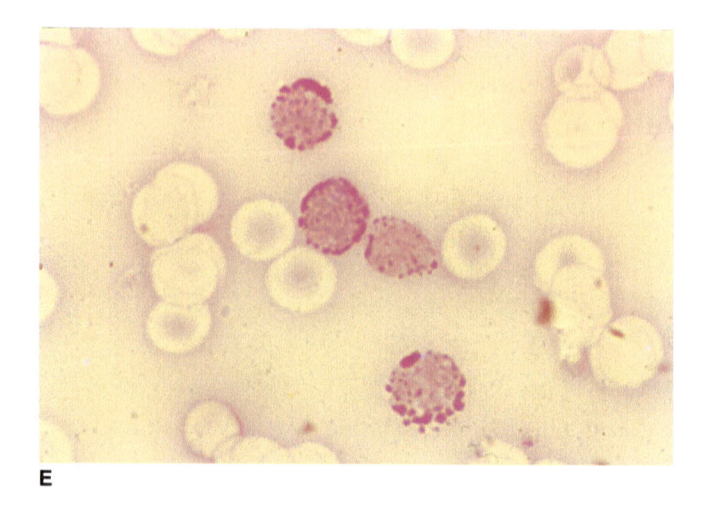

Figura 8-94.

A a E. Leucemia crônica basofílica: (A) células basófilas jovens no sangue periférico; (B e C) células basófilas maduras no sangue. Leishman. (D) reação da peroxidase e (E) reação do PAS. Observar grãos grosseiros, pouco numerosos nas células basofílicas.

Figura 8-95.

A a C. Leucemia mielóide crônica agudizada com blastos linfóides. Biopsia de medula óssea. HE.

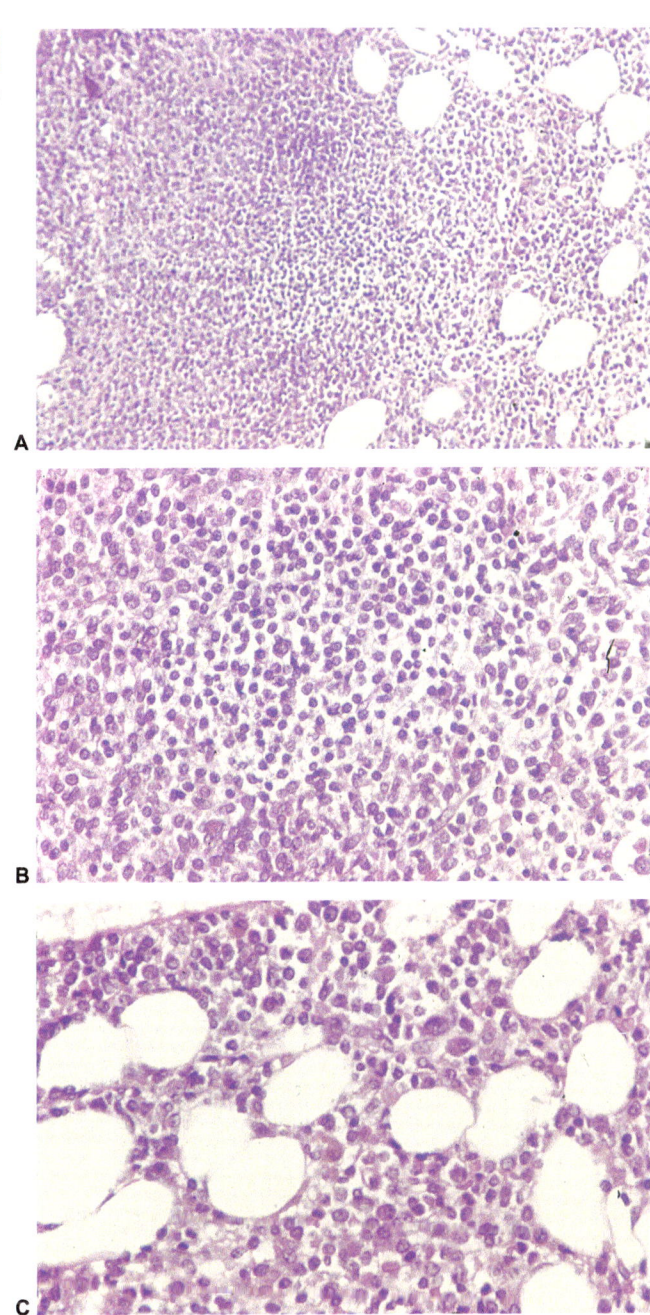

Figura 8-96.

Leucemia mielóide crônica juvenil — sangue periférico com raros blastos (não mostrados), basofilia, plaquetose e predomínio de neutrófilos maduros. Leishman.

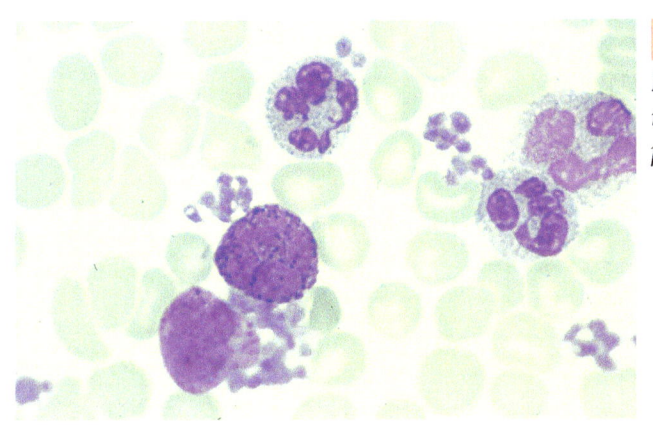

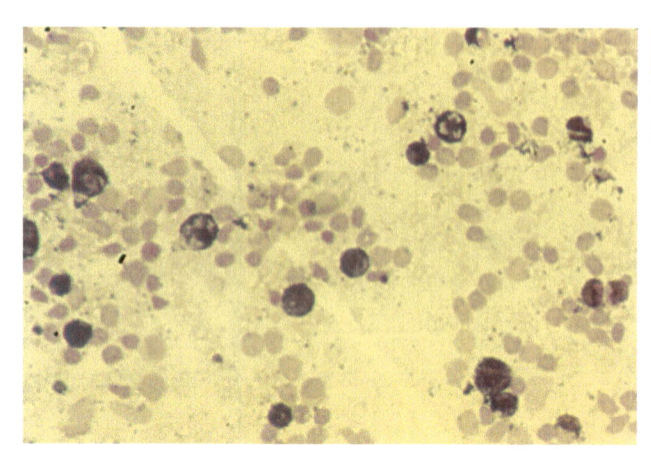

Figura 8-97.

Leucemia mielóide crônica. Gânglio linfático com metaplasia mielóide. Reação da peroxidase.

Figura 8-98.

A a C. Síndrome de hipereosinofilia, sangue periférico: (A) eosinófilos em grande número, possuem poucos grãos. Leishman, (B) eosinofilia evidente. Um eritroblasto circulante, reação de Sudan black; (C) reação da fosfatase alcalina positiva. Escore normal.

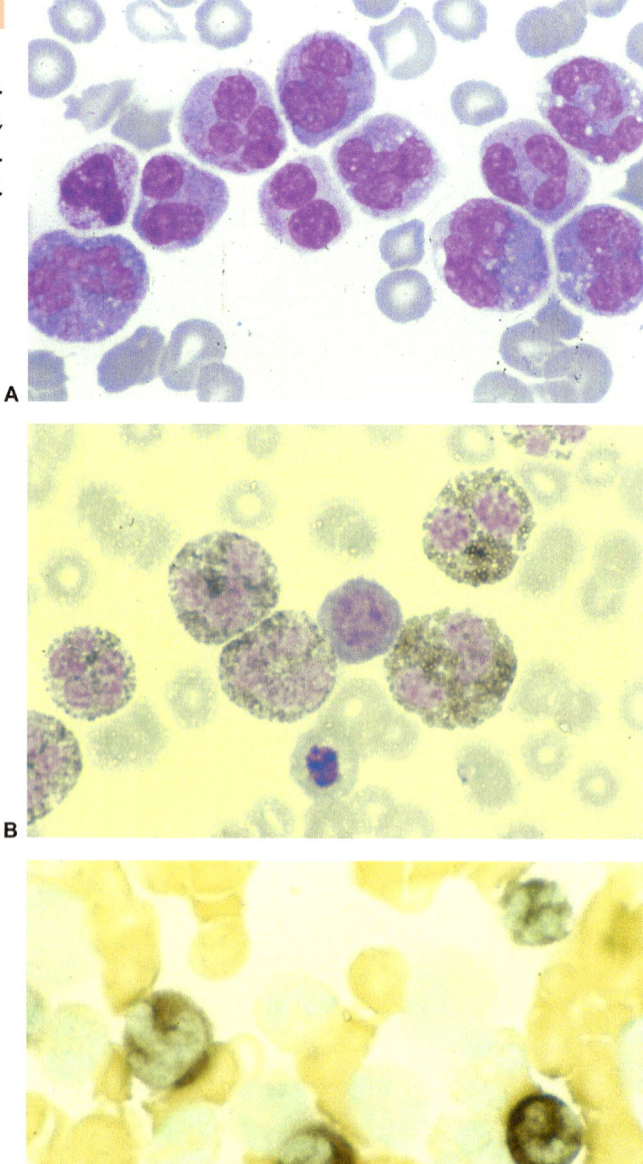

Figura 8-99.

A e B. Leucemia crônica eosinofílica — medula óssea: (A e B) grande quantidade de células jovens e maduras com granulações eosinófilas. Essas granulações são de tamanho pouco menor do que aquelas presentes em células normais da linhagem. Leishman.

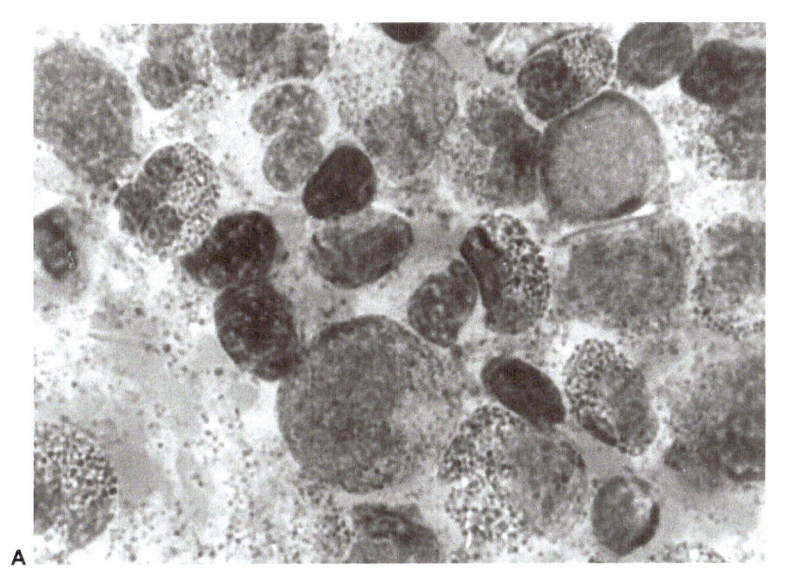

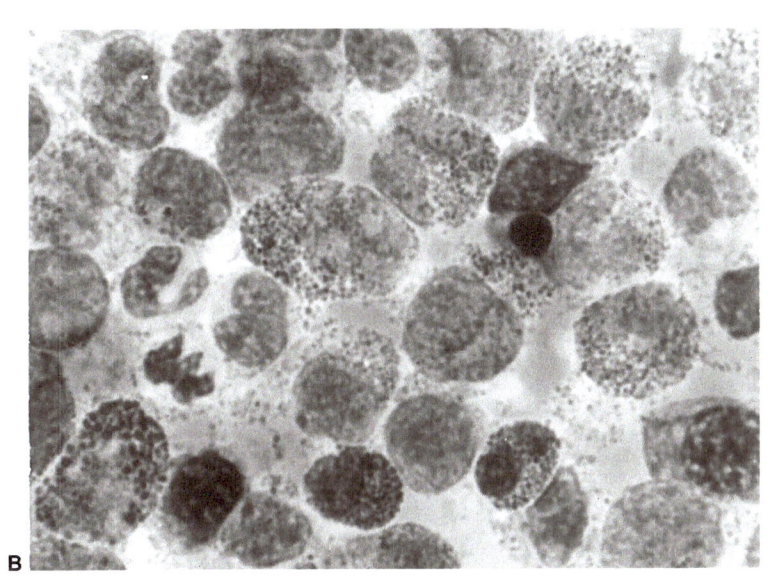

Policitemia Vera

Assim como a LMC, a policitemia vera (PV) é uma doença mieloproliferativa crônica mais freqüente em idades superiores a 50 anos, acometendo em especial o sexo masculino.

A PV, juntamente com a mielofibrose idiopática (MFI) e a trombocitemia essencial (TE) são consideradas SMP cromossomo Ph_1 negativas, no entanto também são doenças de origem clonal.

O diagnóstico diferencial entre essas patologias continua dependendo das características clínicas próprias de cada uma delas, porém vários estudos têm procurado determinar marcadores moleculares específicos.

Na PV está presente a produção exagerada de células eritroblásticas na medula óssea, responsável por aumento de eritrócitos circulantes, do hematócrito, da volemia e da viscosidade sangüínea.

Os sintomas clínicos dependem, basicamente, dessas alterações hematológicas, surgindo manifestações neurológicas, hipertensão arterial, alterações da pele (cianose, lesões tróficas) e fenômenos cardiorrespiratórios (dispnéia, infarto de miocárdio, tromboses) de intensidade variável.

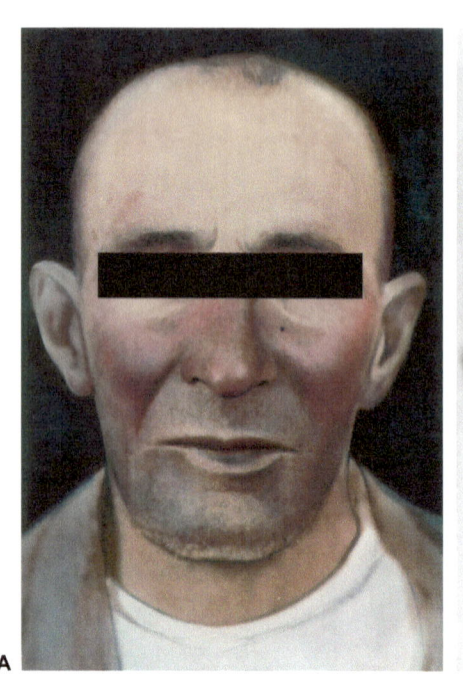

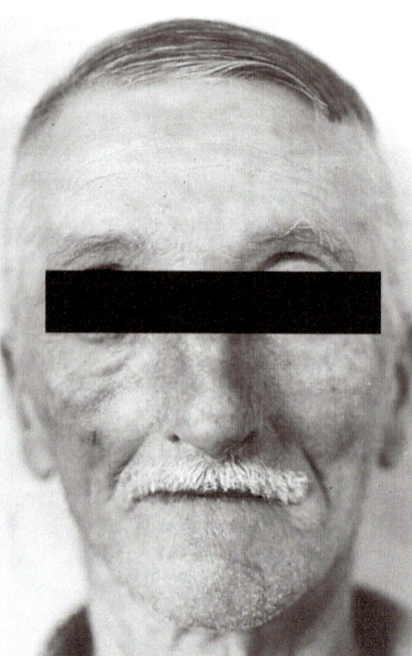

A

B

Figura 8-100.

A e B. Policitemia vera (rubra): dois pacientes com pletora na região cefálica. Pele cianótica.

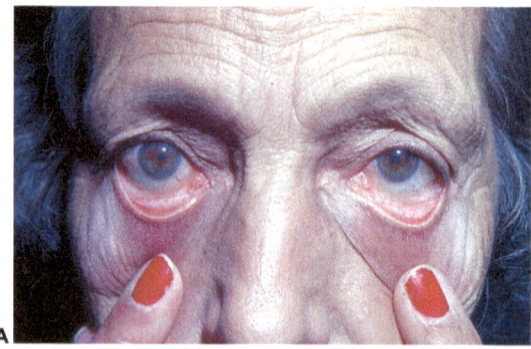

A

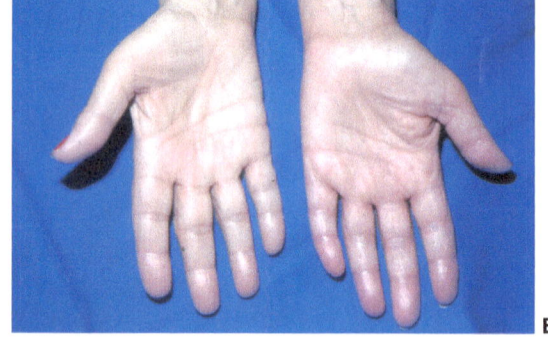

B

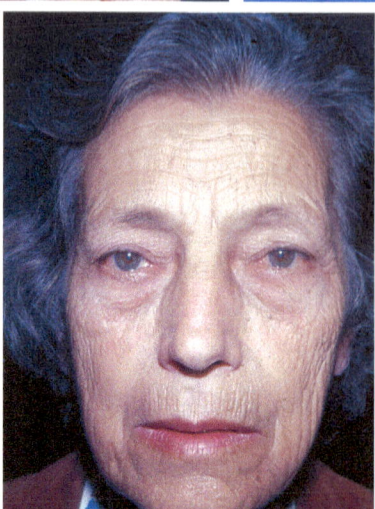

C

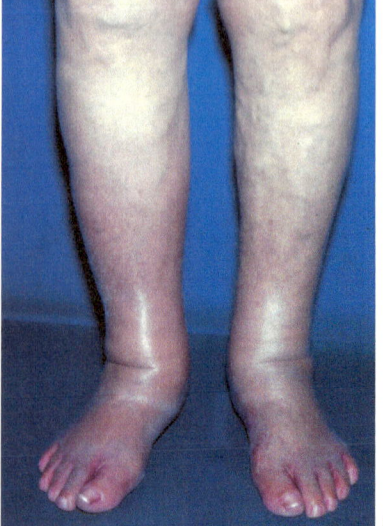

D

Figura 8-101.

A a D. Policitemia vera (rubra). Paciente do sexo feminino com pletora sangüínea em face, mãos e membros inferiores.

A produção aumentada de células eritroblásticas depende de vários fatores. As *stem cells* medulares da PV são capazes de proliferar em cultura mesmo na ausência do fator estimulador fisiológico — a eritropoetina (EPO).

Quando colocadas em cultura, elas são capazes de originar colônias de células eritróides denominadas EEC (*endogenous erythroid colonies*).

Portanto, tais células não respondem de modo exagerado à ação da EPO, como se acreditava anteriormente.

As células-tronco da PV são hipersensíveis à ação de outros fatores de crescimento, em especial o IGF-1 (*insulin growth factor-1*).

Na presença de pequenas quantidades desse fator num meio de cultura, aparecem colônias de células tipo ECC (*erythroid colonies cells*).

Além disso, o IGF-1 inibe a apoptose dos precursores eritroblásticos o que colabora para o aumento dessa linhagem celular na circulação.

Figura 8-102.

A e B. Policitemia vera. Medula óssea com hiperplasia da série vermelha. Mitoses. Leishman.

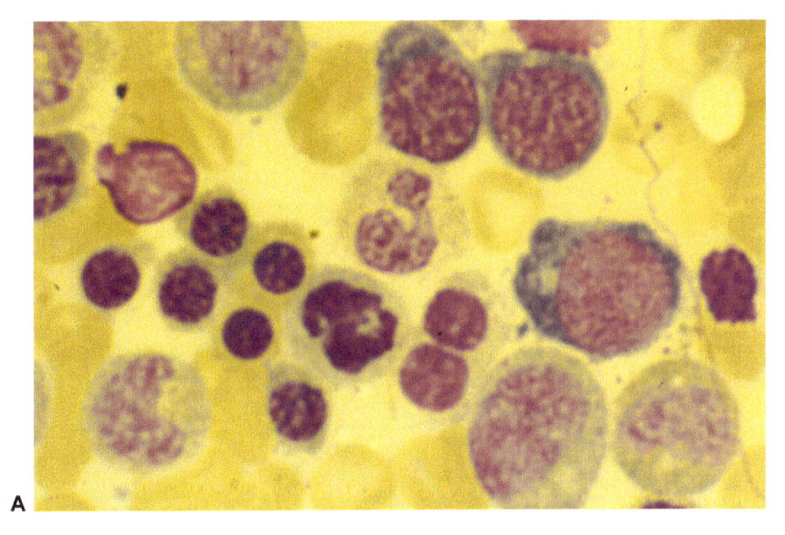

A

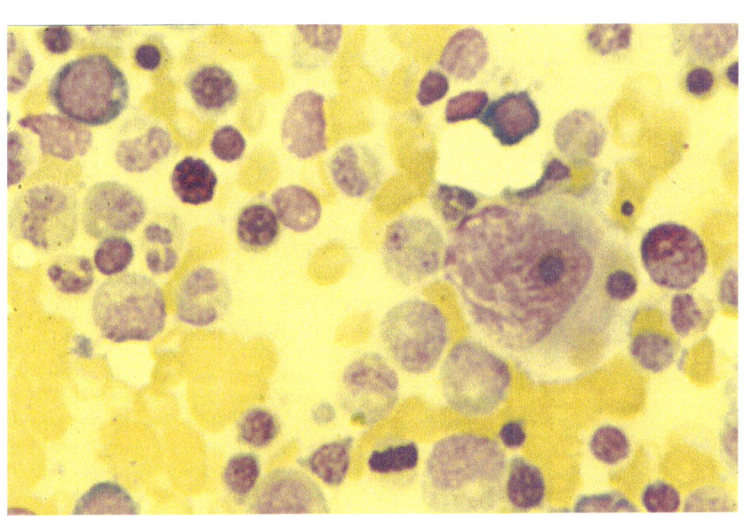

B

Embora em menor porcentagem, as EEC também estão presentes em cultura de células jovens provenientes de indivíduos com MF e TE, o que comprova uma correlação não apenas clínica entre essas doenças mieloproliferativas.

O diagnóstico de PV se baseia nos dados clínicos referidos, nos achados do hemograma, do mielograma, na dosagem da EPO no sangue e, principalmente, no exame histológico da medula óssea.

Costumam-se considerar duas fases na PV, de caráter evolutivo. Inicialmente, há aumento da massa eritrocitária, hematócrito elevado e plaquetas em número normal ou aumentado. A reação da fosfatase alcalina resulta em escore normal ou aumentado e, além disso, ocorre com freqüência esplenomegalia.

Numa fase posterior pode instalar-se anemia; a esplenomegalia, anteriormente presente acentua-se e a medula óssea, que de início se mostrava hipercelular, passa a hipocelular. A biopsia de medula vai mostrar fibrose relativamente acentuada.

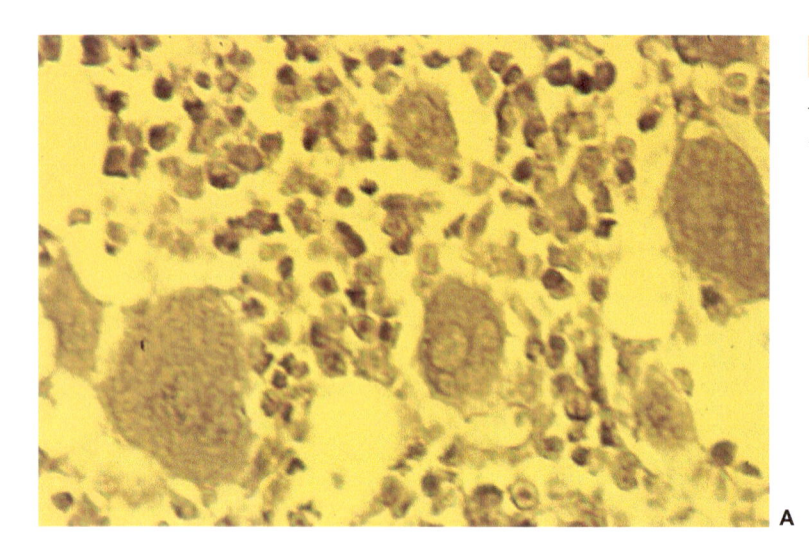

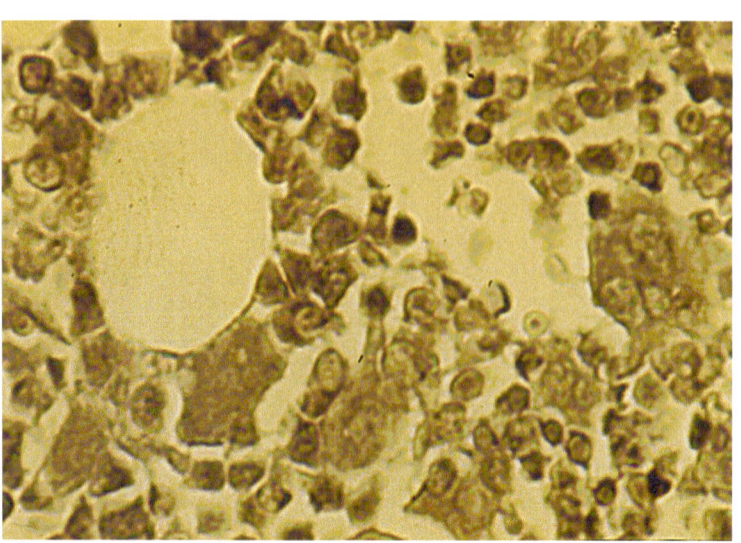

Figura 8-103.

A e B. Policitemia vera. Medula óssea, biopsia. Riqueza de megacariócitos e ausência de fibrose. Coloração pela prata. (Perdrau.)

Figura 8-104.

A e B. Policitemia vera. Coloração da fosfatase alcalina fortemente positiva no sangue periférico de dois pacientes.

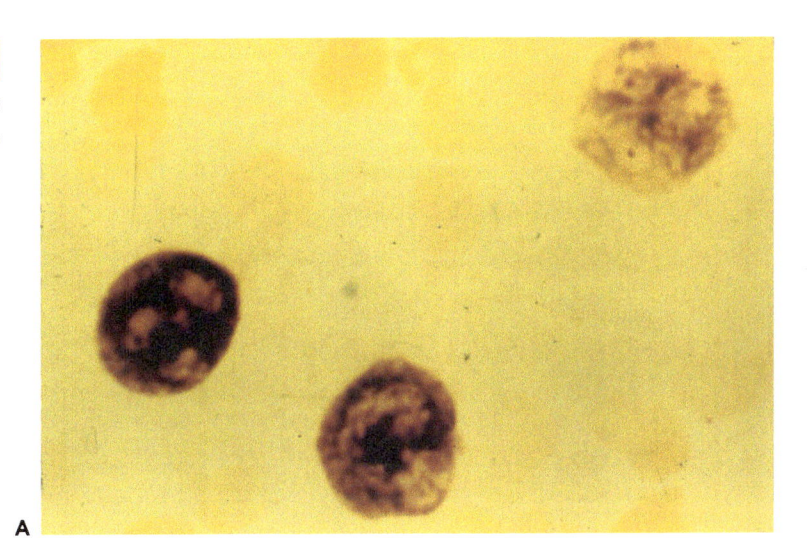

A

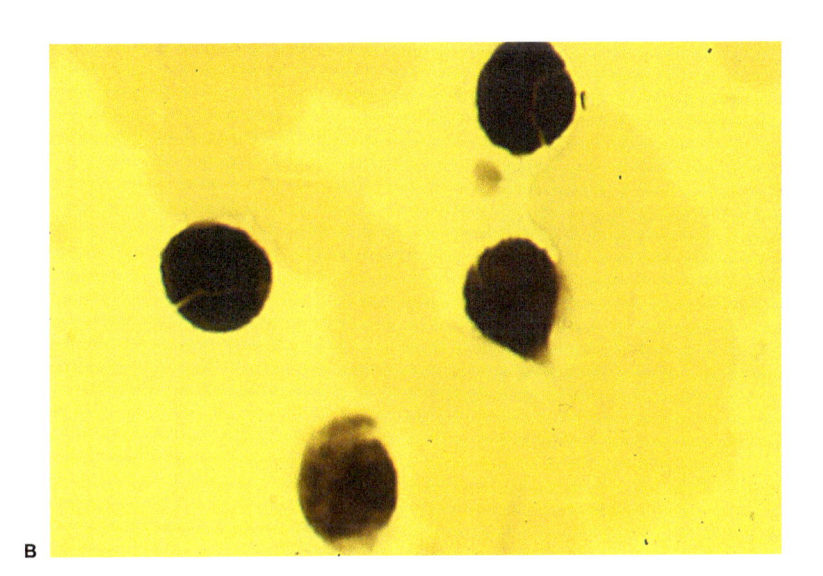

B

Mielofibrose Idiopática

A mielofibrose primária, ou idiopática, recebe também as denominações de anemia leucoeritroblástica e metaplasia mielóide agnogênica. É doença de evolução crônica, de origem clonal assim como a LMC e a PV, que se instala a partir de célula indiferenciada (*stem cell*) medular.

Inicia-se de forma insidiosa e evolui com palidez progressiva, aumento de volume do baço, febrícula, perda de peso e, raramente, perdas hemorrágicas.

O exame de sangue revela anemia de intensidade variável em função do tempo da doença. O aspecto do sangue é típico, com quadro de leucoeritroblastose. Esta se caracteriza por presença de células eritroblásticas em circulação, leucocitose discreta e presença de precursores granulocíticos circulantes, com raros blastos tipo mieloblastos de aspecto normal. As plaquetas costumam estar em número normal ou aumentado, o que afasta o diagnóstico de leucemia mielóide aguda. A anemia que se instala progride lentamente.

Para o diagnóstico diferencial com a LMC é útil a realização do teste citoquímico da fosfatase alcalina. Este mostra reação positiva, como em indivíduos normais, ou até aumentada. São raros os casos de MFI com reação da fosfatase alcalina negativa.

A punção da medula óssea pode ser difícil nos casos em que a fibrose medular já está em fase avançada (medula "seca").

O exame histopatológico da medula óssea é que aponta o diagnóstico de mielofibrose.

Ao lado desses achados, a MFI evolui com metaplasia mielóide em tecidos hematopoéticos como baço e linfonodos, assim como em fígado e, mais raramente, em outros órgãos.

A metaplasia mielóide se instala naqueles tecidos que permitem a proliferação de *stem cells* originadas da medula óssea as quais se diferenciam em precursores granulocíticos, eritroblásticos, megacariocitários e tecido fibroso.

Além da fibrose, à custa de fibras colágenas e reticulínicas, encontra-se, em alguns casos, a neoformação óssea que resulta em osteopetrose medular.

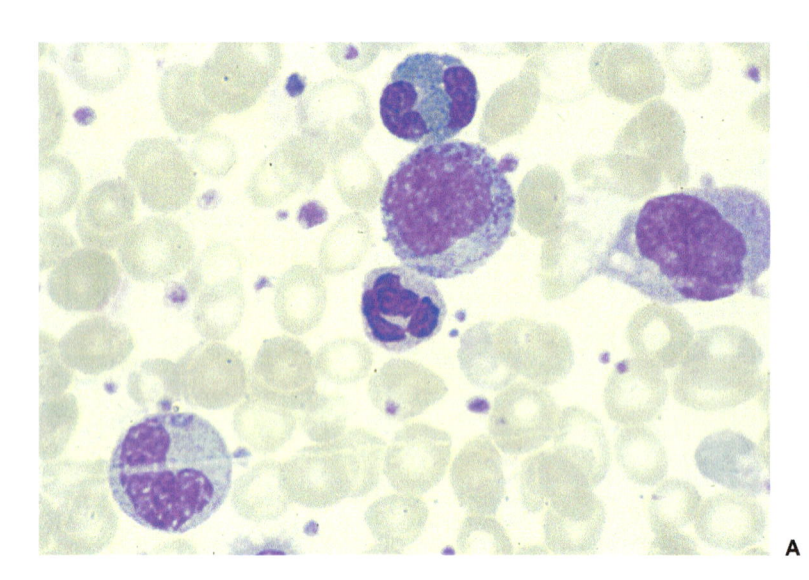

A

Figura 8-105.

A a G. Mielofibrose idiopática (vários pacientes) — sangue periférico: (A e B) plaquetas em grande número, granulócitos jovens e eritroblastos circulantes. Observar ponte entre núcleos de dois eritroblastos (B). Leishman.

(Continua)

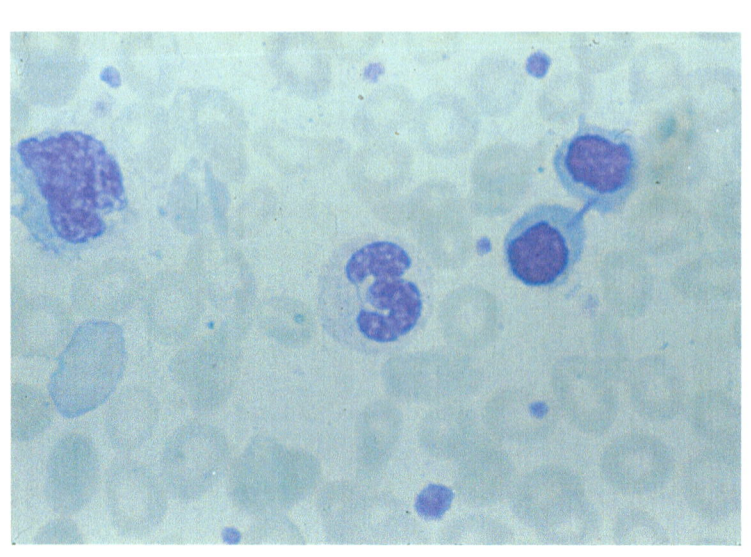

B

Figura 8-105.

Continuação.
(C a E): atipias de plaquetas. Observar plaqueta
gigante (D) e megacariócito pequeno
circulante (C). Leishman.

(Continua)

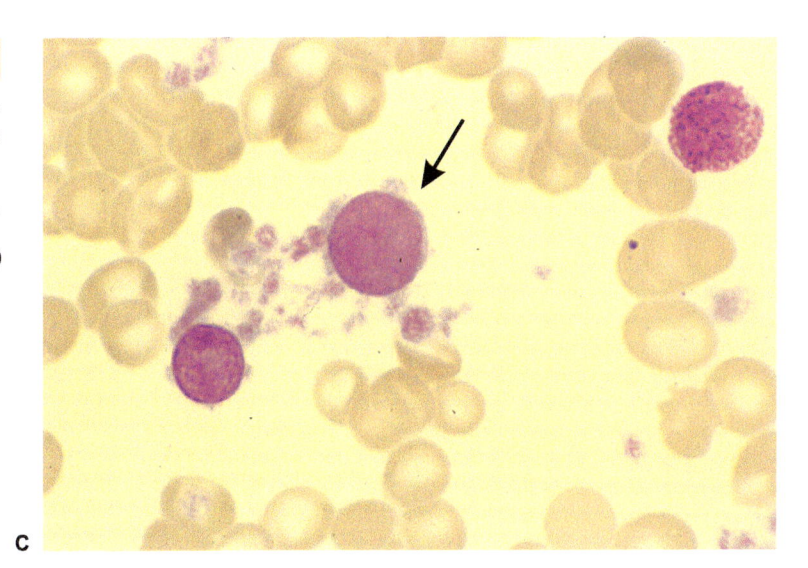

C

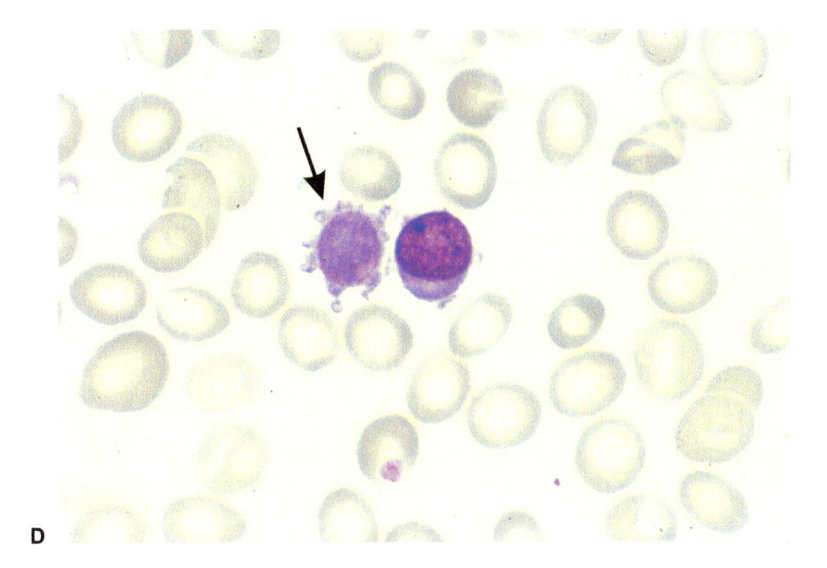

D

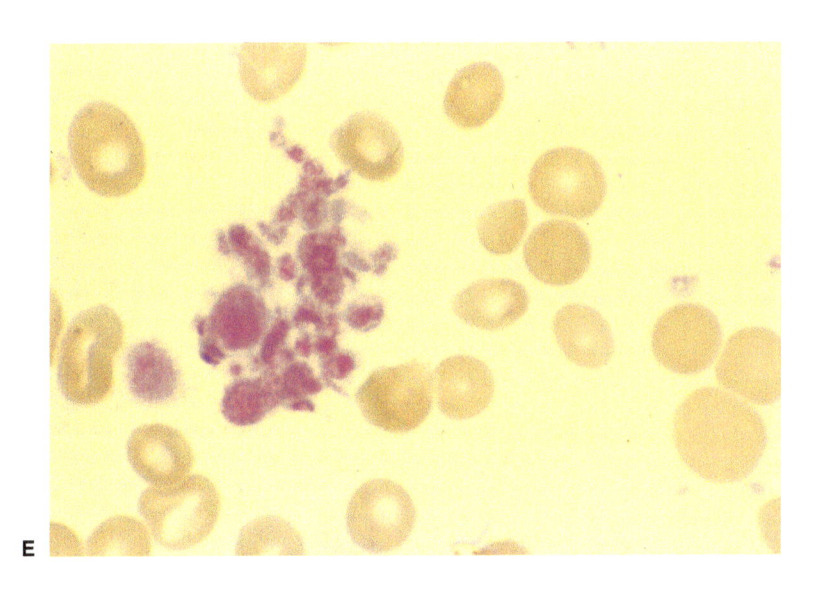

E

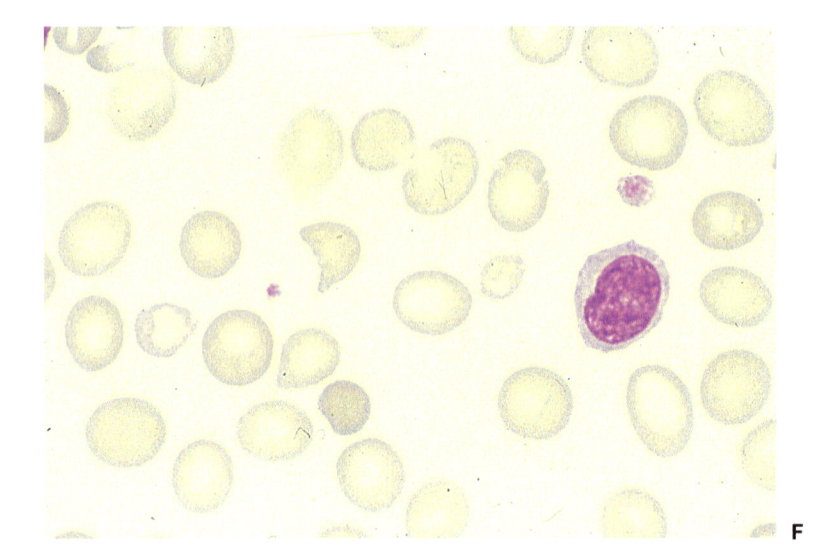

F

Figura 8-105.

Continuação.
*(**F**) atipias de eritrócitos. Leishman. (**G**) fosfatase alcalina positiva em segmentados neutrófilos.*

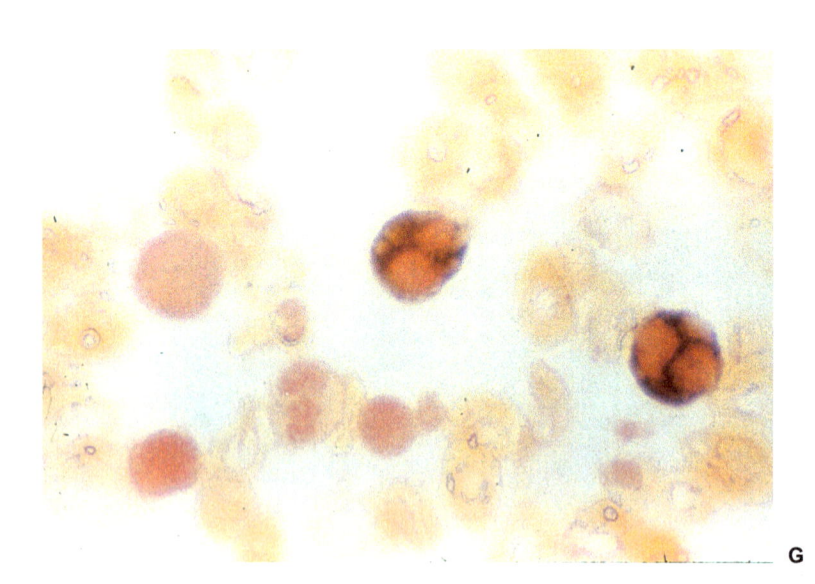

G

Figura 8-106.

Mielofibrose idiopática — sangue periférico. Observar hemácias em "lágrima" (setas) e outras atipias eritrocitárias. Leishman.

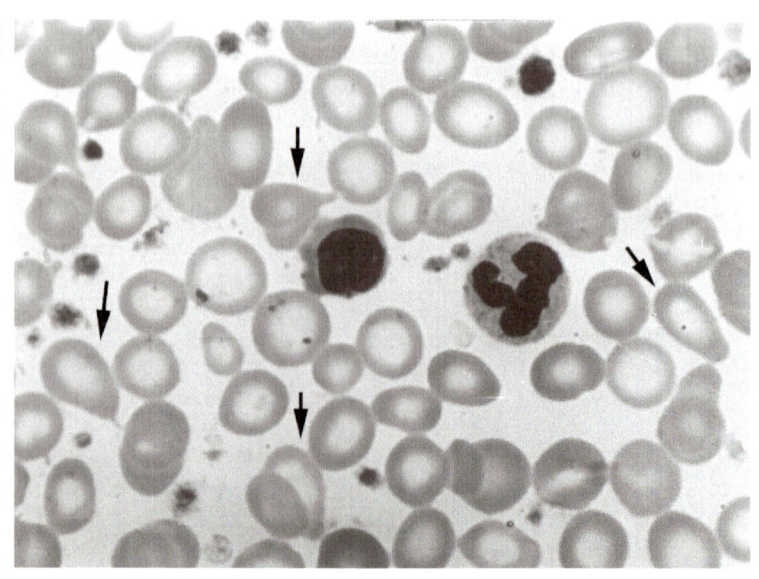

Figura 8-107.

A a F. Mielofibrose idiopática. Biopsia de medula óssea (vários pacientes): (A a D) medula óssea rica em células. Riqueza de megacariócitos, eritroblastos e granulócitos. HE.

(Continua)

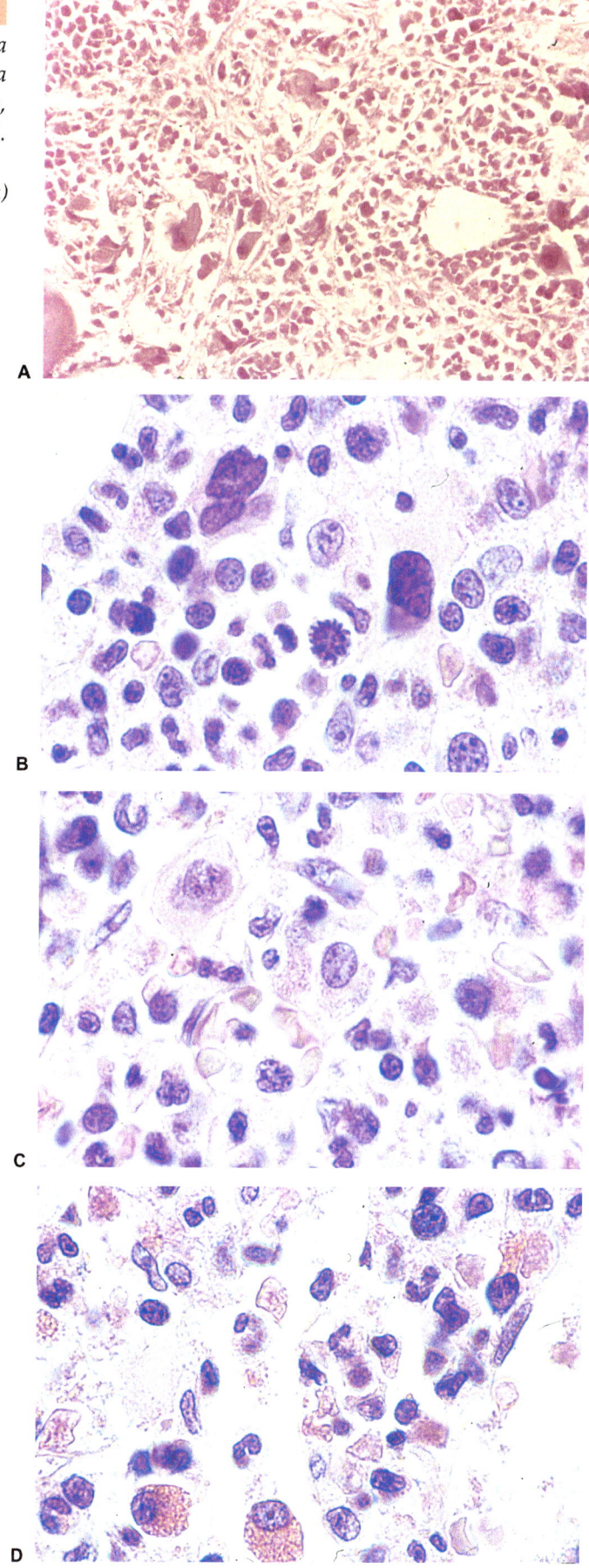

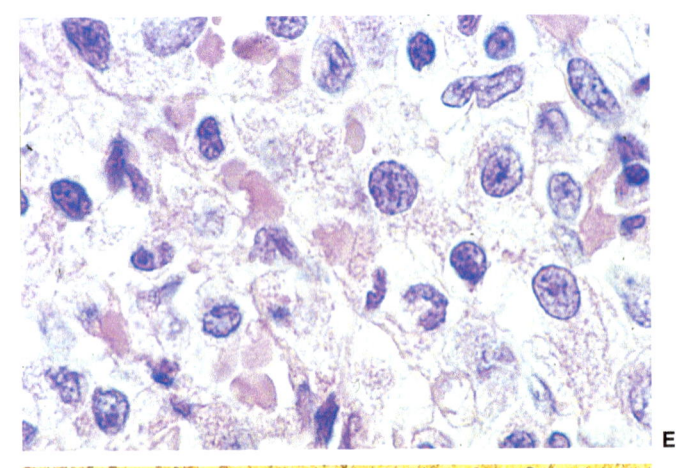

E

F

Figura 8-107.

Continuação.
(E) medula óssea hipocelular; (F) medula óssea hipocelular;
com fibrose. HE.

Figura 8-108.

A e B. Mielofibrose idiopática. Fibrose medular avançada.
Perdrau.

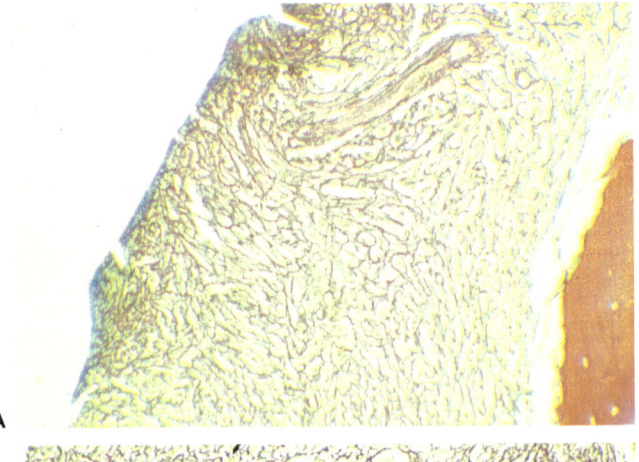

A

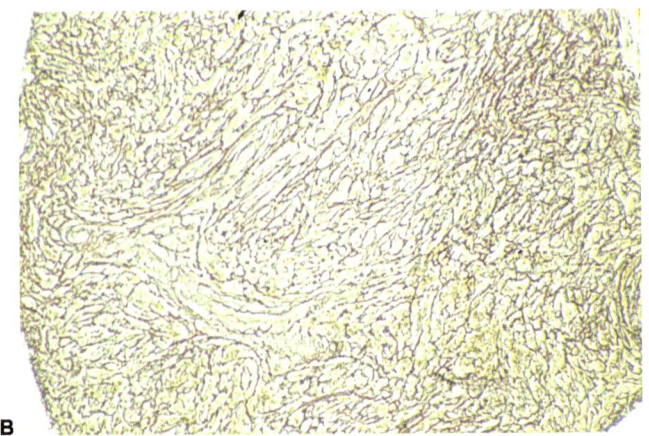

B

Figura 8-109.

*A a C. Biopsia de medula óssea em casos de PV (**A** e **B**) e MFI (**C**): nas duas patologias ocorre hiperplasia de megacariócitos, porém na PV é evidente o aumento da série eritroblástica enquanto na MFI a fibrose está presente mesmo nas fases iniciais, com medula hipercelular. HE.*

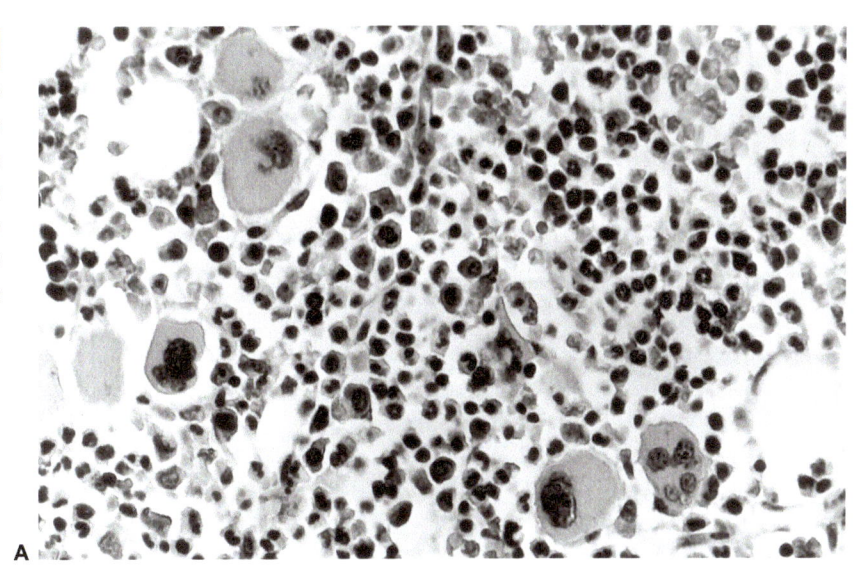

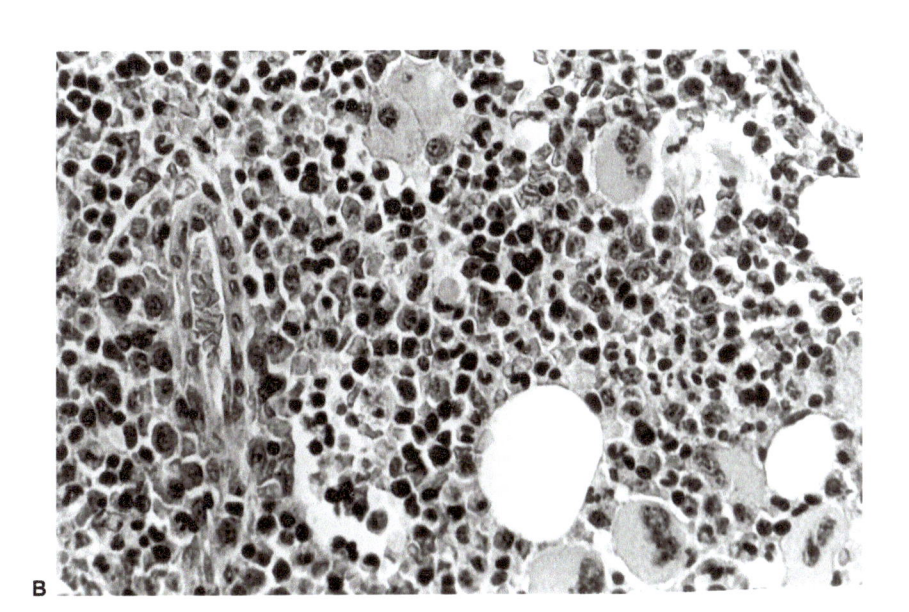

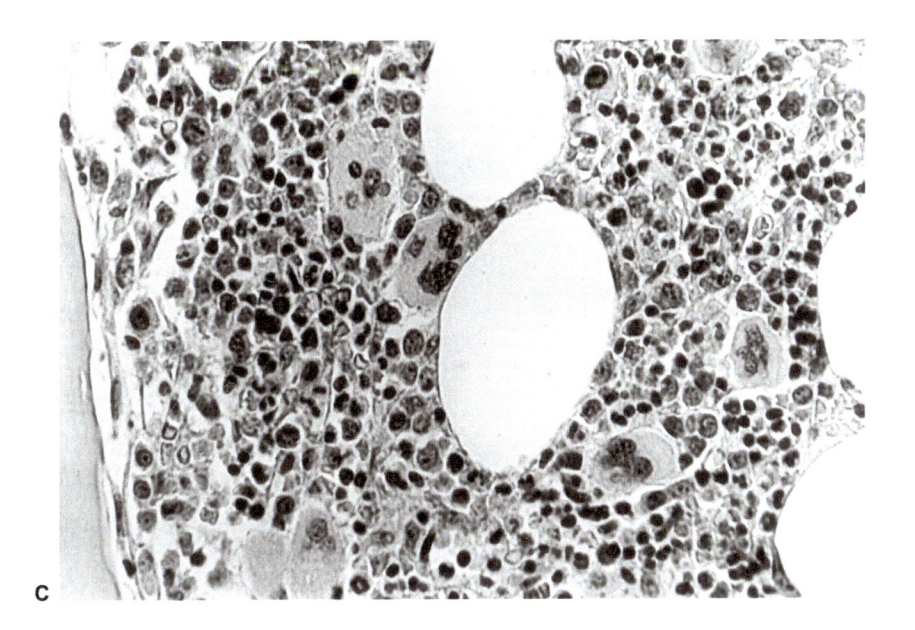

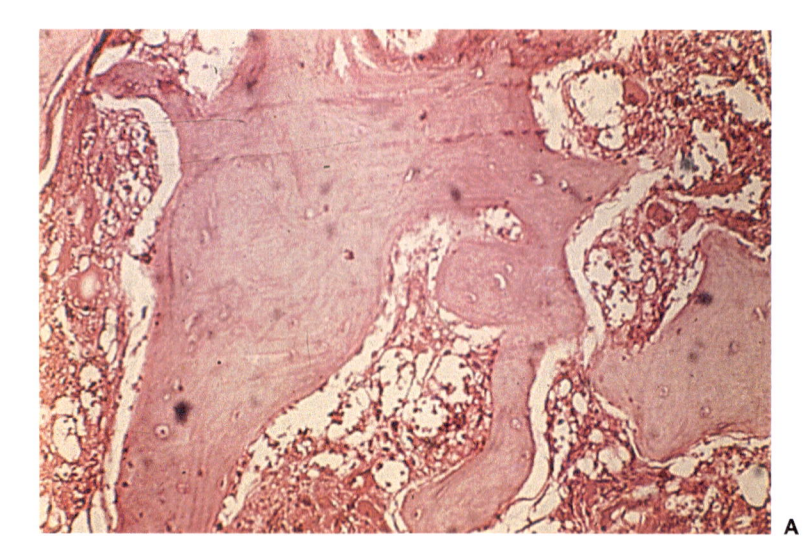

A

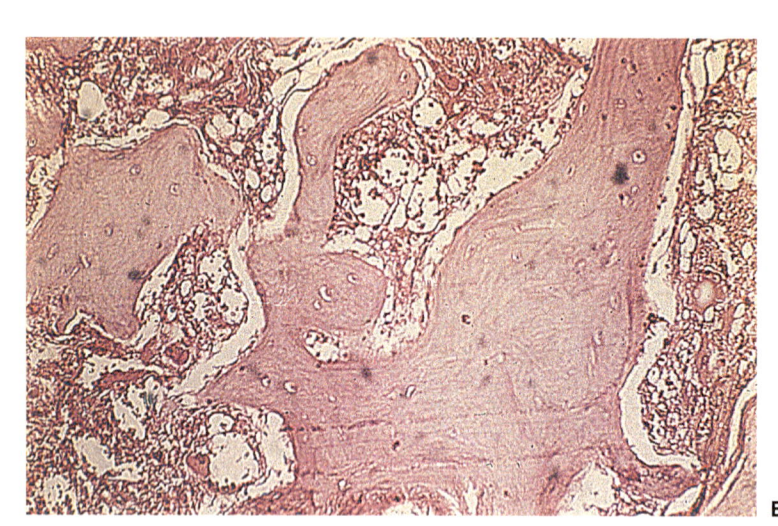

B

Figura 8-110.

A e *B. Medula óssea. Mielofibrose e osteopetrose. HE.*

Figura 8-111.

Mielofibrose idiopática. Corte de baço (esplenectomia). Polpa vermelha rica em células eritroblásticas e fibrose. Observar um megacariócito. HE.

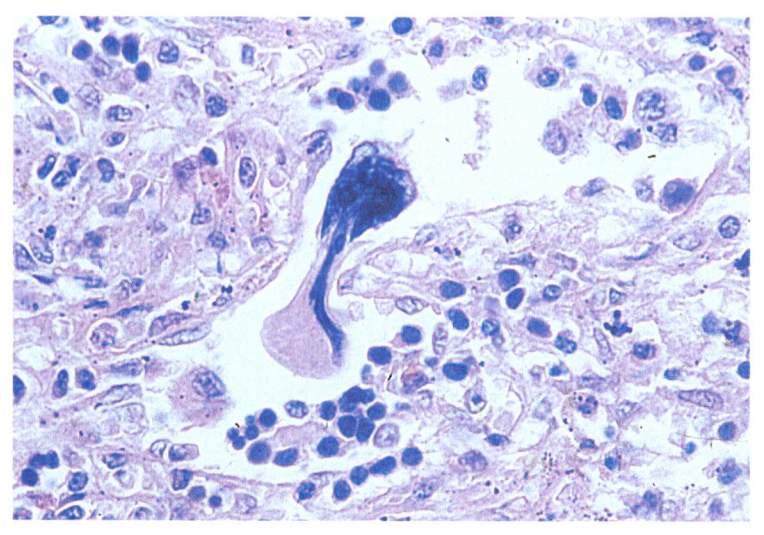

Figura 8-112.

A e B. Mielofibrose idiopática. Cortes de baço (esplenectomia). Polpa vermelha. Observar megacariócitos e macrófagos com grãos de ferro (setas). HE.

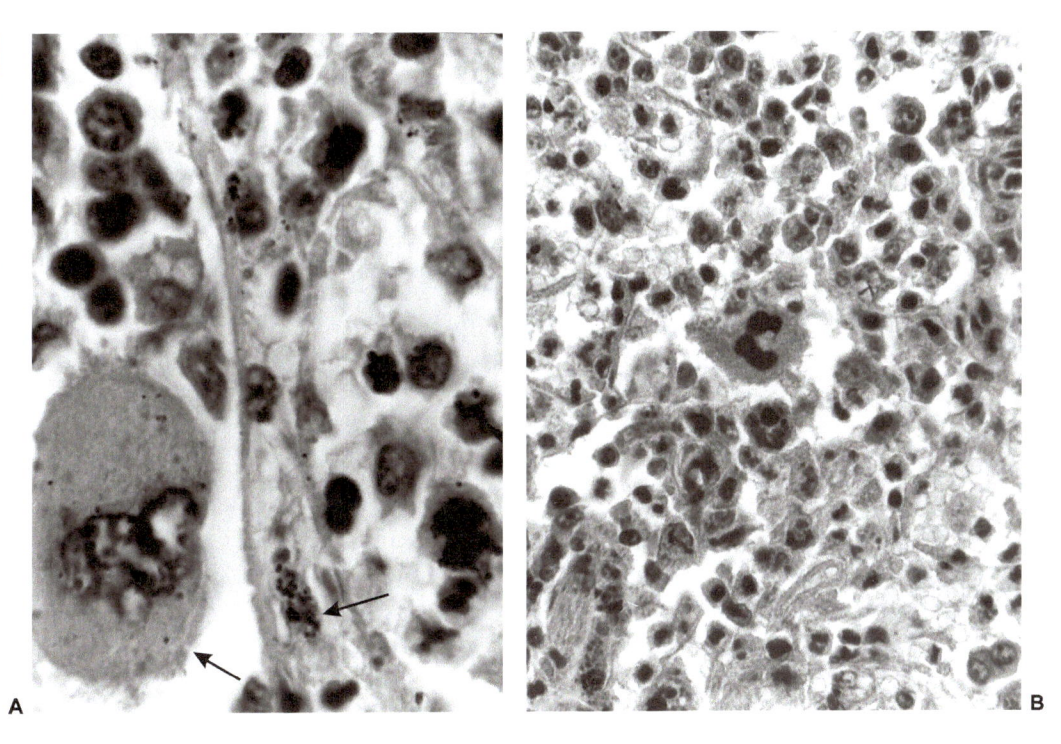

Trombocitemia Essencial

Doença rara que acomete com maior freqüência indivíduos com idade superior a 50 anos, a trombocitemia essencial caracteriza-se por discreta anemia, esplenomegalia, tendência a manifestações trombóticas e hemorragias, apesar de cursar com plaquetose em grau variável no sangue periférico.

As alterações hematológicas da TE são basicamente: (1) redução da hemoglobina; (2) leucocitose discreta com raros precursores granulocíticos circulantes; (3) plaquetose variável, que pode ultrapassar taxas de $2.000.000/mm^3$; (4) provas funcionais das plaquetas alteradas (agregação plaquetária deficiente); (5) presença de micromegacariócitos circulantes.

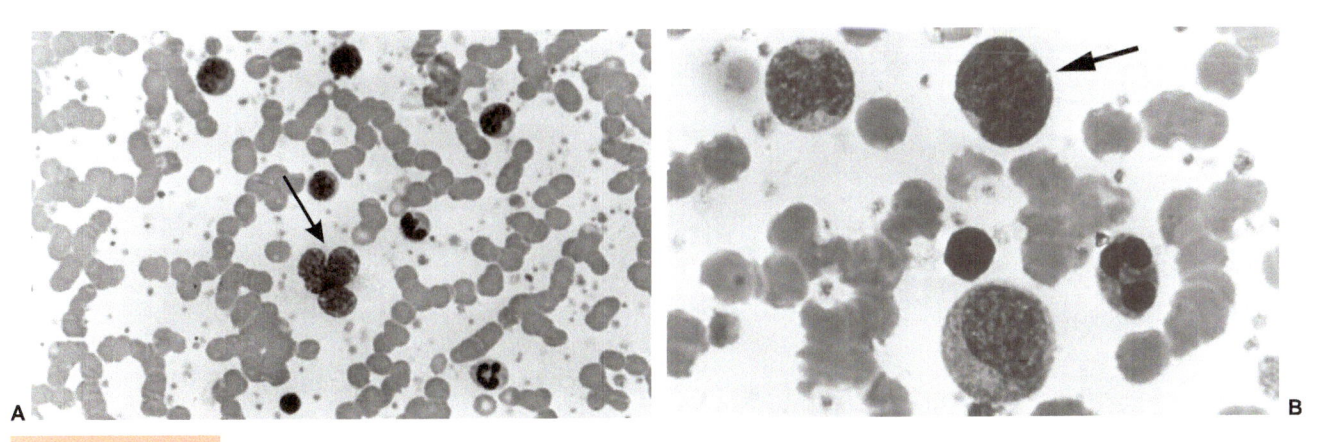

Figura 8-113.

A e B. Trombocitemia essencial — sangue periférico: (A e B) plaquetose acentuada. Megacariócitos na circulação (setas). Leishman.

A fosfatase alcalina nos segmentados neutrófilos é normal, embora possa resultar em escore negativo (raramente).

A punção de medula óssea revela material hipercelular, grande aumento de megacariócitos, muitos agrupados e com formas anormais. Em geral não há aumento de fibrose.

A hiperplasia megacariocitária medular é semelhante àquela encontrada na PV, mas nesta patologia esse aumento está, freqüentemente, associado à fibrose tipo reticulínico.

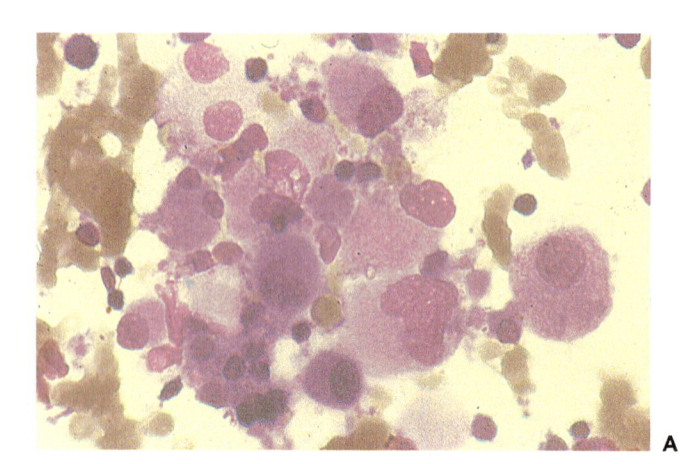

A

Figura 8-114.

A a C. Trombocitemia essencial — medula óssea: hiperplasia de megacariócitos agrupados que apresentam pequeno tamanho. Muitas células estão produzindo plaquetas. Leishman.

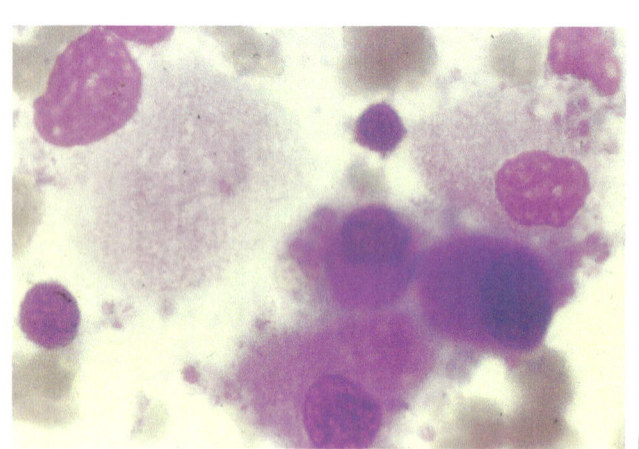

B

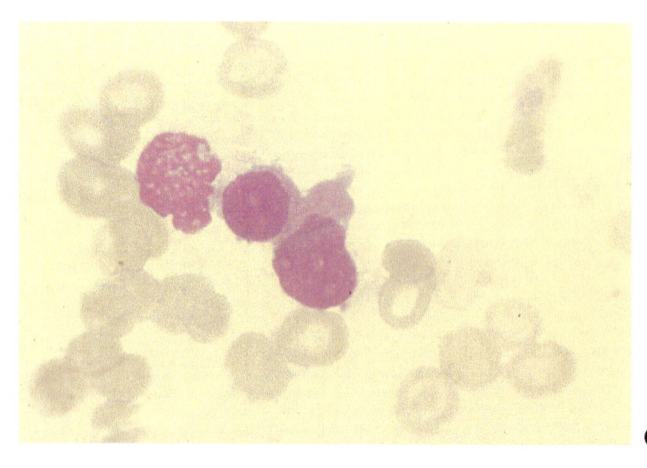

C

Diagnóstico Diferencial Entre as SMP

Além das características clínicas peculiares a cada uma das patologias que compõem as SMP há diferenças hematológicas que servem ao diagnóstico.

O hemograma, o mielograma e o exame histológico de medula óssea, assim como a reação citoquímica da fosfatase alcalina nos segmentados neutrófilos do sangue, são úteis nesse sentido.

Característica importante dessas síndromes mieloproliferativas se refere ao caráter evolutivo entre elas, assim como à evolução final para um quadro de leucemia mielóide aguda.

Praticamente todas essas patologias evoluem para o quadro de fibrose medular. Isto é mais freqüente com a LMC e a PV, mais raro na TE.

Alguns marcadores moleculares têm sido empregados na diferenciação.

Na LMC o marcador importante é o cromossomo Ph1, porém nas demais patologias ele é mais raramente encontrado. Outras anomalias citogenéticas são citadas: (1) del (20); (2) +8; (3) +9; (4) del 5q, del (7q), del (11q), del (13q).

Mais recentemente, têm sido usados alguns marcadores para diferenciar as três formas de SMP: PV, MFI e TE.

Embora essas patologias derivem de uma célula-tronco pluripotente, sendo então de origem clonal, os precursores eritroblásticos, megacariocitários e as células jovens das

Quadro 8-22.

Principais características hematológicas das SMP

LMC	PV	MFI	TE
Sangue periférico			
L = ↑↑	L = N	L = N, ↓ ou ↑	L = N, ↓ ou ↑
E = N ou ↓	E = ↑↑	L = ↓	L = N ou ↓
Pl = N, ↑ ou ↓	Pl = N ou ↑	Pl – N, ↑ ou ↓	Pl = ↑↑
F. alcalina nos neutrófilos zero ou ↓↓	Idem ↑	Idem N ou ↑	Idem N ou ↑
Medula óssea — citologia			
↑ precursores granulocíticos	↑ precursores eritroblásticos e megacariócitos	↓ das três linhagens mielóides na fase avançada	↑ precursores plaquetários (megacariócitos)
Medula óssea — histologia			
Variável conforme a fase:	Idem	Idem	Idem
hipercelular →	hipercelular →	normocelular (raramente hipercelular) →	hipercelular →
hipocelular →	hipocelular →	hipocelular	hipocelular →
> blastos → fibrose	fibrose marcada	→ fibrose	fibrose

L: leucócitos; E: eritrócitos; Pl: plaquetas; N: normal; ↓: diminuído; ↑: aumentado.

SMP respondem de modo diverso a alguns fatores de crescimento, o que provoca a expansão das diferentes linhagens. Na PV os precursores eritróides crescem independentemente da eritropoetina mas respondem de forma exagerada ao IGF-1. Os megacariócitos da TE são hipersensíveis à ação da trombopoetina (TPO) enquanto na mielofibrose as células jovens respondem exageradamente ao fator SCF (*stem cell factor*).

Outros marcadores celulares são importantes na diferenciação das SMP: a expressão do gene *PRV-1* e do receptor c-mpl. O primeiro foi estudado em granulócitos da PV, tendo sido encontrada expressão aumentada em 100% dos pacientes. Na MFI e na TE esse aumento foi mais raramente detectado.

O receptor c-mpl, da TPO, tem expressão diminuída nas células em muitos casos de PV e de MFI. Na TE a expressão do c-mpl foi encontrada aumentada em alguns casos estudados, porém não na totalidade.

A expressão do gene *PRV-1* e a capacidade de formação de colônias eritróides endógenas (EEC) parecem ser, até aqui, os marcadores mais confiáveis. Entretanto, a diferenciação continua a se basear nos dados clínico-morfológicos.

Referências Fundamentais

Anastasi J, Vardiman JW. Chronic myelogenous leukemia and the chronic myeloproliferative diseases. *In*: Knowles DM (ed.). *Neoplastic hemopathology.* 2nd ed., Philadelphia. Lippincott Williams and Wilkins, 2001: 1.745-90.

Bennett JM, Catovsky D, Daniel MT *et al*. The chronic myeloid leukemias: guidelines for distinguish chronic granulocytic, atypical chronic myeloid and chronic myelomonocytic leukaemia. Proposals by the French–American–British Cooperative Leukaemia Group. *Br J Haematol* 1994; *87*:146-54.

Goldman JM, Melo JV. Chronic myeloid leukemia: advances in biology and new approaches to treatment. *N E J M* 2003; *349*:1.451-64.

Harris NL, Jaffe ES, Diebold J *et al*. World Health Organization classification of neoplastic diseases of the hematopoietic and lymphoid tissues: report of the Clinical Advisory Committee Meeting — Airlie House, Virginia, November 1997. *J Clin Oncol* 1999; *17*:3.835-49.

Pahl HL. Molecular markers in myeloproliferative disorders: from classification to prognosis? *Hematology* 2003; *8*:199-209.

Spivak JL. The chronic myeloproliferative disorders: clonality and clinical heterogeneity. *Semin Hematol* 2004, *41*:1-5.

Vardiman JW, Harris NL, Brunning RD. The World Health Organization (WHO) Classification of the myeloid neoplasms. *Blood* 2002; *100*:2.292-302.

Leitura Recomendada

Barbiu T. The leukemia controversy in myeloproliferative disorders: is it a natural progression of disease, a secondary sequela of therapy, or a combination of both? *Semin Hematol* 2004; *41*(suppl3):15-17.

Barosi G, Vittorio R, Margherita M *et al*. Spleen neoangiogenesis in patients with myelofibrosis with myeloid metaplasia. *Br J Haematol* 2004, *124*:618-25.

Brito-Babapulle F. The eosinophilias, including the idiopathic hypereosinophilic syndrome. *Br J Haematol* 2003; *121*:203-23.

PARTE D

Linfomas Não-Hodgkin

Luís Fernando Pracchia • *Therezinha Ferreira Lorenzi*

INTRODUÇÃO

Linfomas não-Hodgkin são neoplasias caracterizadas pela proliferação clonal de linfócitos. Dependendo do grau de diferenciação dos linfócitos tumorais, diferentes apresentações clínico-patológicas podem ser encontradas. Portanto, o termo linfoma não-Hodgkin reúne um grupo heterogêneo de neoplasias linfocitárias. Com o intuito de identificar entidades clínicas distintas, permitindo assim um maior entendimento sobre fisiopatologia, história natural e tratamento destes tumores, vários esquemas para a classificação dos linfomas não-Hodgkin foram propostos a partir da década de 50. Até o início dos anos 80, a maioria dos esquemas classificatórios baseava-se, principalmente, nos aspectos histológicos encontrados nos tecidos acometidos, como no caso da Formulação de Trabalho (*Working Formulation*) proposta pelo Instituto Nacional do Câncer dos Estados Unidos que segregava os vários tipos de linfomas não-Hodgkin em função do tamanho das células neoplásicas (linfócitos pequenos ou grandes), do tipo de infiltração nodal (nodular ou difusa) e de particularidades na morfologia nuclear e citoplasmática dos linfócitos tumorais (Quadro 8-23).

Durante as décadas de 80 e 90, a expansão do conhecimento sobre a fisiologia do sistema linfocitário, bem como o desenvolvimento tecnológico nas áreas de imunologia e biologia molecular, propiciou a percepção de que classificações fundamentadas apenas em aspectos morfológicos eram insuficientes para delimitar com precisão tipos clinicamente relevantes de linfoma. Em 1994, um grupo de estudos norte-americano e europeu, composto por hematopatologistas e oncologistas clínicos, propôs uma nova classificação dos linfomas não-Hodgkin, baseada não somente em aspectos morfológicos, mas também nos aspectos clínicos, imunofenotípicos e genotípicos destes tumores. Esta classificação, denominada REAL (*Revised European-American Lymphoma Classification*), parecia factível para os patologistas e útil para os clínicos, pois fornecia informações sobre o comportamento clínico e o prognóstico dos diferentes tipos de linfoma. A classificação REAL, validada em diversos estudos internacionais que comprovaram sua aplicabilidade e relevância, foi utilizada como base para a classificação das neoplasias do tecido hematopoético e linfóide da Organização Mundial de Saúde (OMS), publicada em 2001 (Quadro 8-23).

A classificação da OMS separa as distintas entidades linfomatosas tendo em vista os seguintes aspectos:

- comportamento clínico (indolente, agressivo, altamente agressivo);

- forma de apresentação clínica (predominantemente linfomatosa ou leucêmica, apresentação extranodal primária);

- grau de diferenciação das células tumorais (células precursoras ou maduras);

- aspectos histomorfológicos (citomorfologia e estrutura tecidual do sítio acometido);

- fenótipo tumoral (perfil de expressão de proteínas relacionadas à diferenciação normal e ao ciclo celular);

- genótipo tumoral (presença de alterações cromossômicas ou moleculares)

A integração dessas características fundamenta o diagnóstico dos diferentes tipos de linfoma não-Hodgkin. O Quadro 8-24 apresenta uma versão esquemática desta classificação, composta pelas entidades mais comumente encontradas e de acordo com a nomenclatura proposta pelo Grupo de Hematopatologia da Sociedade Brasileira de Patologia.

Quadro 8-23.
Classificação REAL dos linfomas não-Hodgkin

I.   *Linfomas B de células precursoras* (linfoblastos) correspondem às leucemias/linfomas B linfoblásticos

- *Linfomas B periféricos.* Estes linfomas periféricos são divididos em:

   — LLC-B; leucemia pro-linfocítica e linfoma linfocítico de células B (pequenas).

   — Linfoma linfoplasmocitóide — imunocitoma.

   — Linfoma do manto.

   — Linfomas centrofoliculares grau I (células pequenas), grau II (células pequenas e grandes) e grau III (de células grandes). *Variante*: difuso, de pequenas células.

   — Linfoma da zona marginal, de baixo grau de malignidade tipo MALT (*mucosa-associated lymphoid tissue*), forma extranodal e linfoma B monocitóide.

   — Linfoma esplênico da zona marginal, com ou sem linfócitos vilosos.

   — Leucemia de células "cabeludas" (tricoleucemia) (*hairy cell leukemia*)

   — Plasmocitoma/mieloma.

   — Linfoma difuso de grandes células. *Variante*: linfoma mediastinal primário (tímico).

   — Linfoma de Burkitt.

   — Linfoma de alto grau de malignidade, Burkitt-símile.

II. *Linfomas T de células precursoras* (linfoblastos) correspondem aos linfomas/leucemias de células T linfoblásticos

- *Linfomas T e NK periféricos.* Estes são divididos em:

   — LLC-T e leucemia pro-linfocítica T.

   — Leucemia de grandes linfócitos granulares (LGL) de tipo T e tipo NK.

   — Micose fungóide, síndrome de Sézary.

   — Linfomas periféricos vários.

   — Linfoma angioimunoblástico — AILD.

   — Linfoma angiocêntrico.

   — Linfoma intestinal.

   — Linfoma/leucemia do adulto — ATLL.

   — Linfoma de grandes células anaplástico — CD30 + (Ki-1) e linfócitos T-null.

   — Linfoma anaplástico de grandes células, Hodgkin-símile.

Obs.: O termo leucemia/linfoma usado para as neoplasias de células B precursoras indica que predomina a apresentação delas como *forma leucêmica*; a denominação linfoma/leucemia de células T precursoras reflete a predominância das formas linfomatosas nestes casos.

Quadro 8-24.

Classificação OMS das linfoproliferações

Comportamento clínico	Fenótipo tumoral					
	B			T e NK		
	Apresentação linfomatosa	Apresentação leucêmica	Apresentação extranodal primária	Apresentação linfomatosa	Apresentação leucêmica	Apresentação extranodal primária
Indolente	• Linfoma linfocítico • Linfoma folicular • Linfoma da zona marginal linfonodal • Linfoma linfoplasmocítico • Linfoma de células do manto	• Leucemia linfocítica crônica • Tricoleucemia	• Linfoma da zona marginal extranodal tipo MALT • Mieloma múltiplo		• Leucemia linfocítica de grandes células T granulares • Leucemia pró-linfocítica T	• Micose fungóide
Agressivo	• Linfoma difuso de grandes células B			• Linfoma de grandes células anaplásicas • Linfoma de células T periféricas não-especificado		• Síndrome de Sézary • Linfoma T/NK extranodal
Altamente agressivo	• Linfoma de Burkitt	• *Linfoma linfoblástico B* • *Leucemia linfóide aguda B*		• *Linfoma linfoblástico T*	• *Leucemia linfóide aguda T* • Leucemia T do adulto (forma aguda)	

Nota: As neoplasias de células precursoras estão apresentadas em tipos itálicos.

A classificação da OMS reconhece mais de 20 tipos específicos de linfomas não-Hodgkin, alguns de rara ocorrência. A seguir, apresentaremos uma breve descrição dos linfomas mais freqüentes no Brasil, exceto as neoplasias linfocitárias de células precursoras (leucemia linfoblástica aguda e linfoma linfoblástico) e as neoplasias plasmocitárias, apresentadas em capítulos específicos.

DESCRIÇÃO DAS ENTIDADES LINFOMATOSAS

Linfomas de Fenótipo B

Linfoma Difuso de Grandes Células B

- *Aspectos clínicos.* O linfoma difuso de grandes células B (LDGCB) é o tipo mais freqüente dos linfomas. Acomete predominantemente indivíduos nas sexta e sétima décadas de vida, mas pode ocorrer em qualquer faixa etária. Apresenta-se como uma neoplasia agressiva que acomete principalmente sítios nodais, podendo cursar com infiltração secundária de sítios extranodais. Pode também apresentar-se como doença primária extranodal, sendo o trato gastrointestinal o sítio mais freqüentemente acometido, seguido do sistema nervoso central e da pele. Sua incidência é maior em pacientes imunossuprimidos e nos portadores de infecção por HIV ou SIDA (síndrome de imunodeficiência adquirida).

- *Aspectos morfológicos.* Composto por células tumorais de grande porte que infiltram difusamente a estrutura normal do tecido acometido, apresenta três variantes celulares distintas: imunoblástico, centroblástico ou anaplásico. Os centroblastos são células de médio porte, de núcleo ovalado com cromatina frouxa e dois ou mais nucléolos perinucleares evidentes e citoplasma escasso, levemente basofílico e agranular. Os imunoblastos são células de grande porte, de núcleo arredondado com um único nucléolo central e citoplasma basofílico abundante. A variante anaplásica é constituída de agrupamentos de grandes células de aspecto bizarro, de núcleos irregulares com múltiplos nucléolos.

- *Fenótipo tumoral.* As células tumorais expressam antígenos de superfície de linhagem B (CD19, CD20, CD79a) bem como IgM ou IgG de superfície com restrição clonal de cadeias leves. A variante anaplásica pode apresentar expressão de CD30, e a maioria dos casos pode apresentar expressão nuclear da proteína BCL-6.

- *Genótipo tumoral.* Não há alterações citogenéticas específicas do LDGCB, mas até 30% destes podem apresentar t(14;18). A análise do perfil de expressão gênica das células tumorais demonstrou a existência de duas entidades genotipicamente distintas, um tipo com características de células do centro germinativo, de melhor prognóstico, e um tipo com características de linfócito B ativado, de pior prognóstico.

Figura 8-115.

A a C. Linfoma difuso de grandes células B. HE.

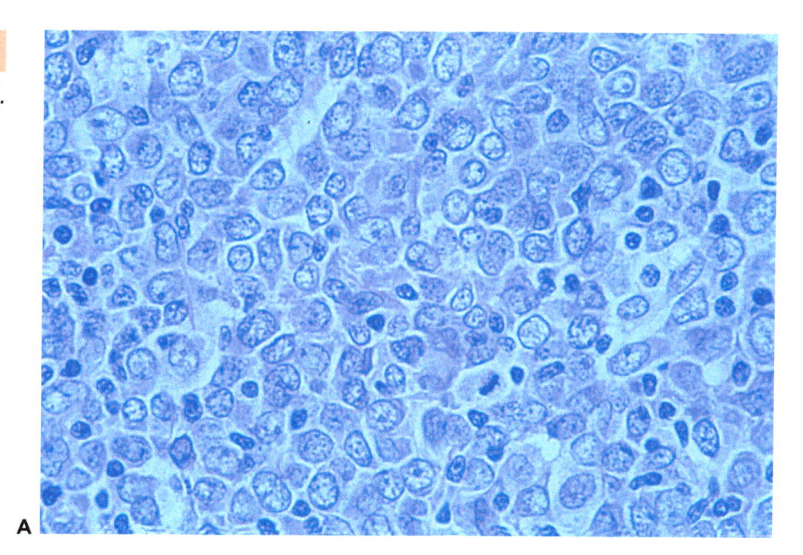

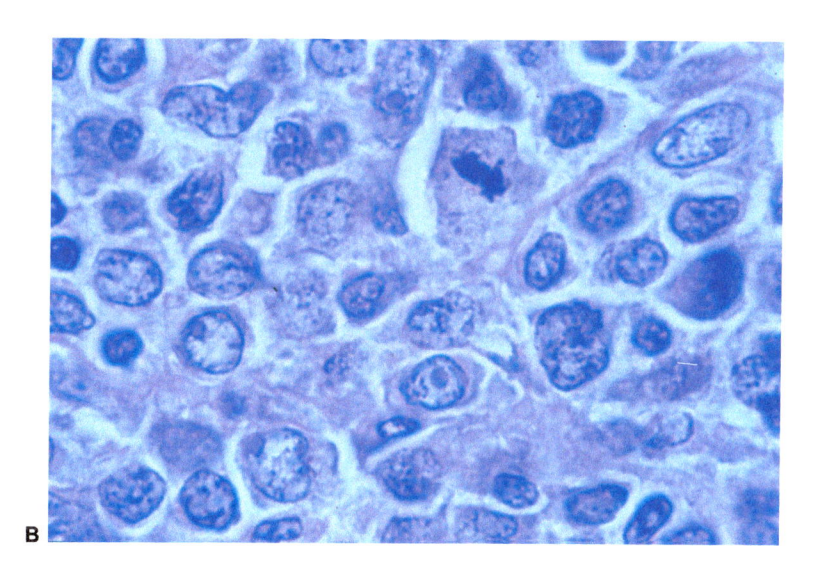

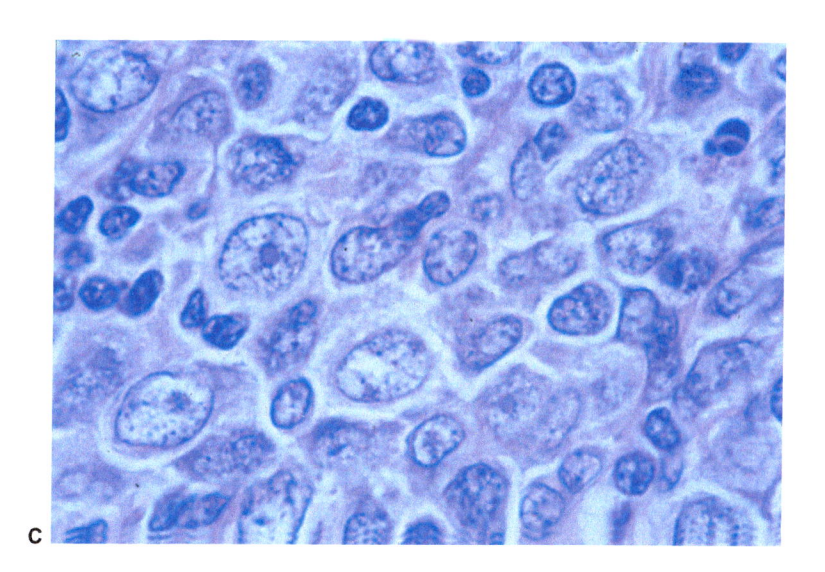

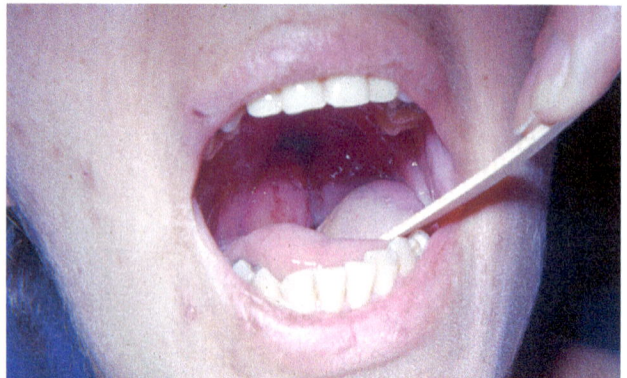

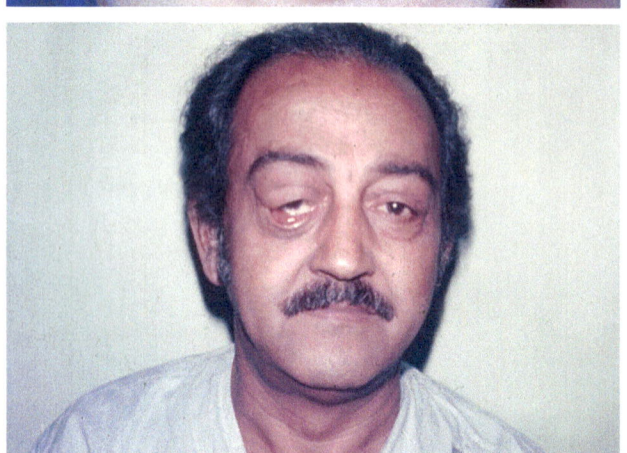

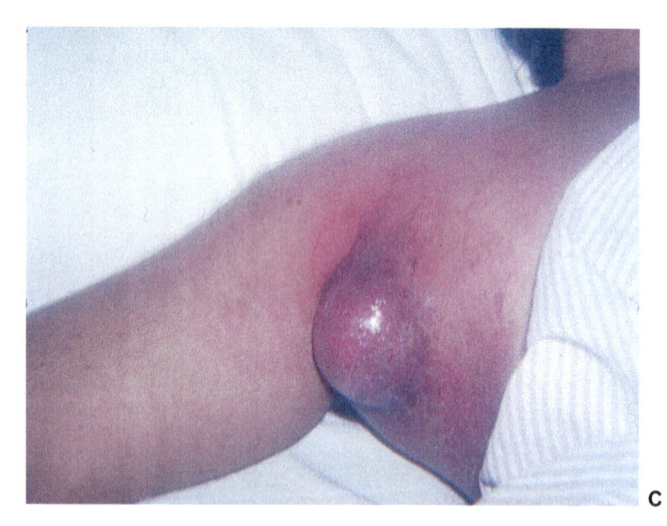

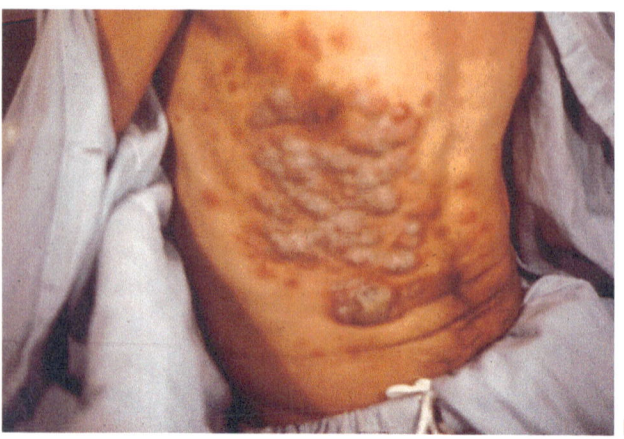

Figura 8-116.

A e B. Linfoma linfoblástico: (A) infiltração de amígdalas; (B) infiltração de órbita; (C e D) infiltração de subcutâneo.

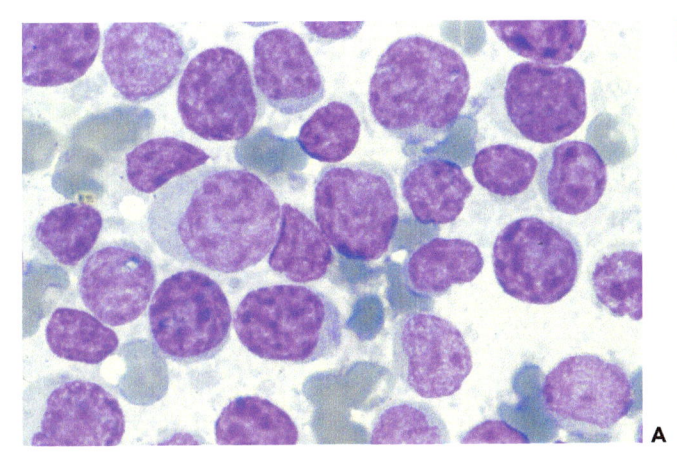

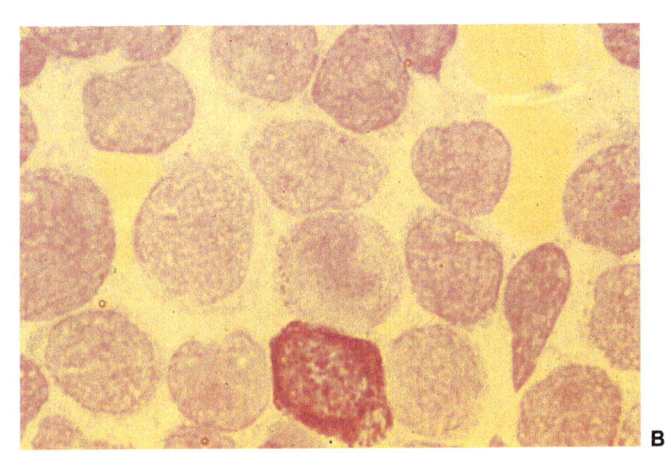

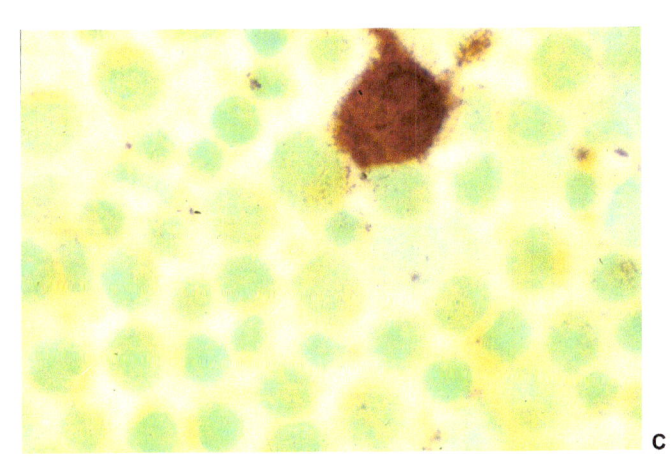

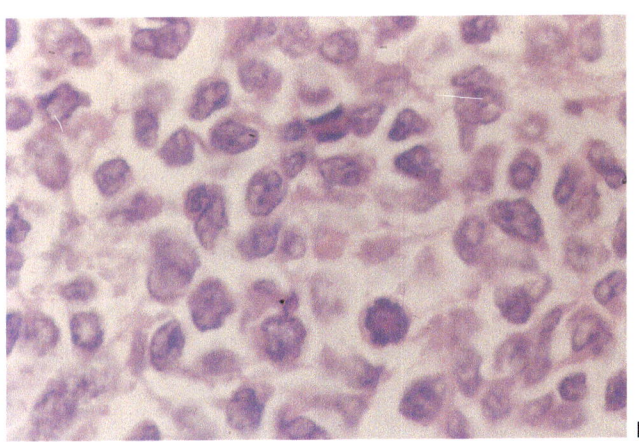

Figura 8-117.

*A a **D**. Gânglio linfático em caso de linfoma linfoblástico tipo B (esfregaços obtidos por punção): (**A**) Leishman; (**B**) coloração de PAS; (**C**) reação citoquímica da fosfatase ácida; (**D**) biopsia do mesmo caso. HE.*

Figuras 8-118 a 121.

8-118. Linfoma difuso de grandes células B: arquitetura do linfonodo totalmente apagada pela infiltração difusa de células linfóides médias ou grandes, com núcleo redondo ou ovalado. 8-119. Linfoma difuso de grandes células B, maior aumento da figura anterior: os núcleos apresentam-se com certa irregularidade na forma e tamanho, a cromatina é finamente granulosa e nucléolos pequenos em número variável podem ser observados. 8-120. Linfoma difuso de grandes células B, variante rica em células T/histiócitos, biopsia de linfonodo: nesta neoplasia predominam em número os linfócitos pequenos reativos. As células neoplásicas são raras, grandes com núcleo vesiculoso e nucléolos evidentes. HE. 8-121. Linfoma difuso de grandes células B, variante rica em células T/histiócitos, imunoistoquímica para CD20: as células neoplásicas expressam fortemente o CD20, enquanto os linfócitos T de fundo não o expressam.

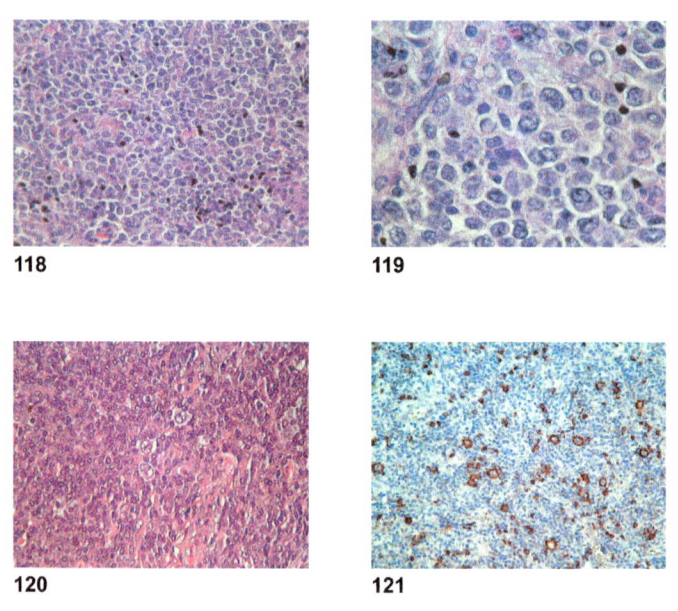

Linfoma Folicular

- *Aspectos clínicos.* O linfoma folicular é o segundo tipo de linfoma não-Hodgkin mais freqüente. É uma neoplasia de linfócitos maduros, clinicamente indolente e incurável. Acomete sobretudo indivíduos na sexta década de vida, na forma de massas nodais indolores de crescimento lento e progressivo. Mais de 60% dos pacientes apresentam doença disseminada ao diagnóstico, com infiltração de medula óssea ou sangue periférico. Em 30% dos casos ocorrem sintomas sistêmicos como febre, sudorese e perda de peso.

- *Aspectos morfológicos.* É predominantemente constituído por pequenos linfócitos tumorais (centrócitos), de núcleo clivado com cromatina densa e escasso citoplasma acinzentado. Pode apresentar também uma quantidade variável de centroblastos nos tecidos acometidos, o que permite sua separação em três graus histológicos distintos, descritos no Quadro 8-25. A graduação histológica é fundamental, pois permite a identificação de casos com pior prognóstico. A infiltração tumoral nodal tem padrão folicular na maioria dos casos, mas apresentações difusas também podem ocorrer.

- *Fenótipo tumoral.* Os linfócitos tumorais expressam antígenos de superfície de linhagem B (CD19, CD20, CD79a), bem como IgM ou IgD de superfície com restrição clonal de cadeias leves. A maioria dos casos apresenta expressão de CD10 e da proteína BCL-2.

- *Genótipo tumoral.* Mais de 80% dos casos apresentam t(14;18), levando à superexpressão da proteína antiapoptótica BCL-2. Outras alterações citogenéticas podem ser encontradas e estar relacionadas ao prognóstico deste tumor, como no caso de anormalidades do braço curto do cromossomo 17, relacionadas à inativação do gene supressor de tumor *P53.*

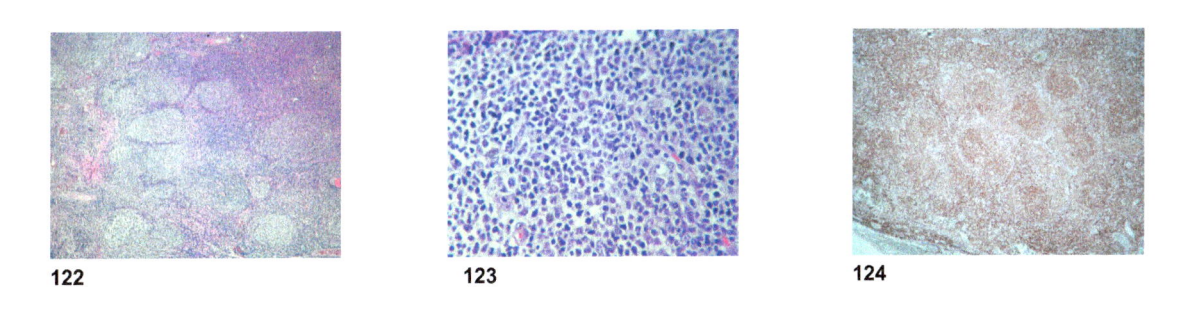

122 **123** **124**

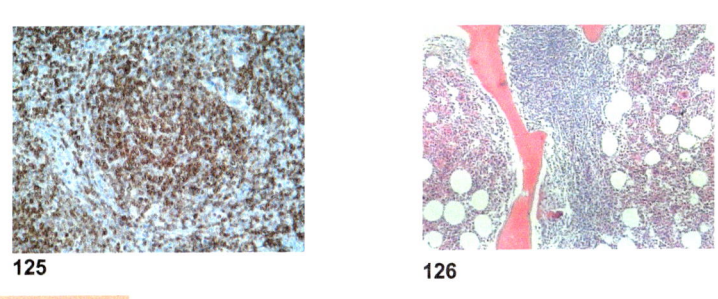

125 **126**

Figuras 8-122 a 126.

8-122. Linfoma folicular grau I, biopsia de linfonodo: os folículos neoplásicos estão dispostos lado a lado, têm tamanhos semelhantes e não apresentam o halo de pequenos linfócitos da zona do manto nem polarização. 8-123. Linfoma folicular grau I, biopsia de linfonodo: em grande aumento, a neoplasia é constituída predominantemente por células pequenas, núcleos irregulares, clivados (centrócitos) e por algumas maiores com nucléolos pequenos localizados junto à membrana nuclear (centroblastos). HE. 8-124. Linfoma folicular, biopsia de linfonodo, imunoistoquímica para Bcl2: as células dos folículos neoplásicos expressam Bcl2, o que é importante na distinção entre folículos neoplásicos e folículos reativos os quais não expressam esta proteína. 8-125 Linfoma folicular, biopsia de linfonodo, imunoistoquímica para Bcl2: maior aumento da fotografia anterior. 8-126. Linfoma folicular: infiltração da medula óssea pelo linfoma folicular, constituído predominantemente por células linfóides pequenas, dispostas junto às trabéculas ósseas, "padrão paratrabecular", que é o padrão mais freqüente de comprometimento da medula óssea por este tipo de linfoma.

Quadro 8-25.		
Graduação histológica do linfoma folicular		
Grau histológico	**Número de centroblastos***	**Prognóstico**
Grau I	0 a 5	Bom
Grau II	6 a 15	Bom
Grau II	Acima de 15	Ruim

*Número de centroblastos encontrados por campo de grande aumento (objetiva de 40×, ocular de 18mm).

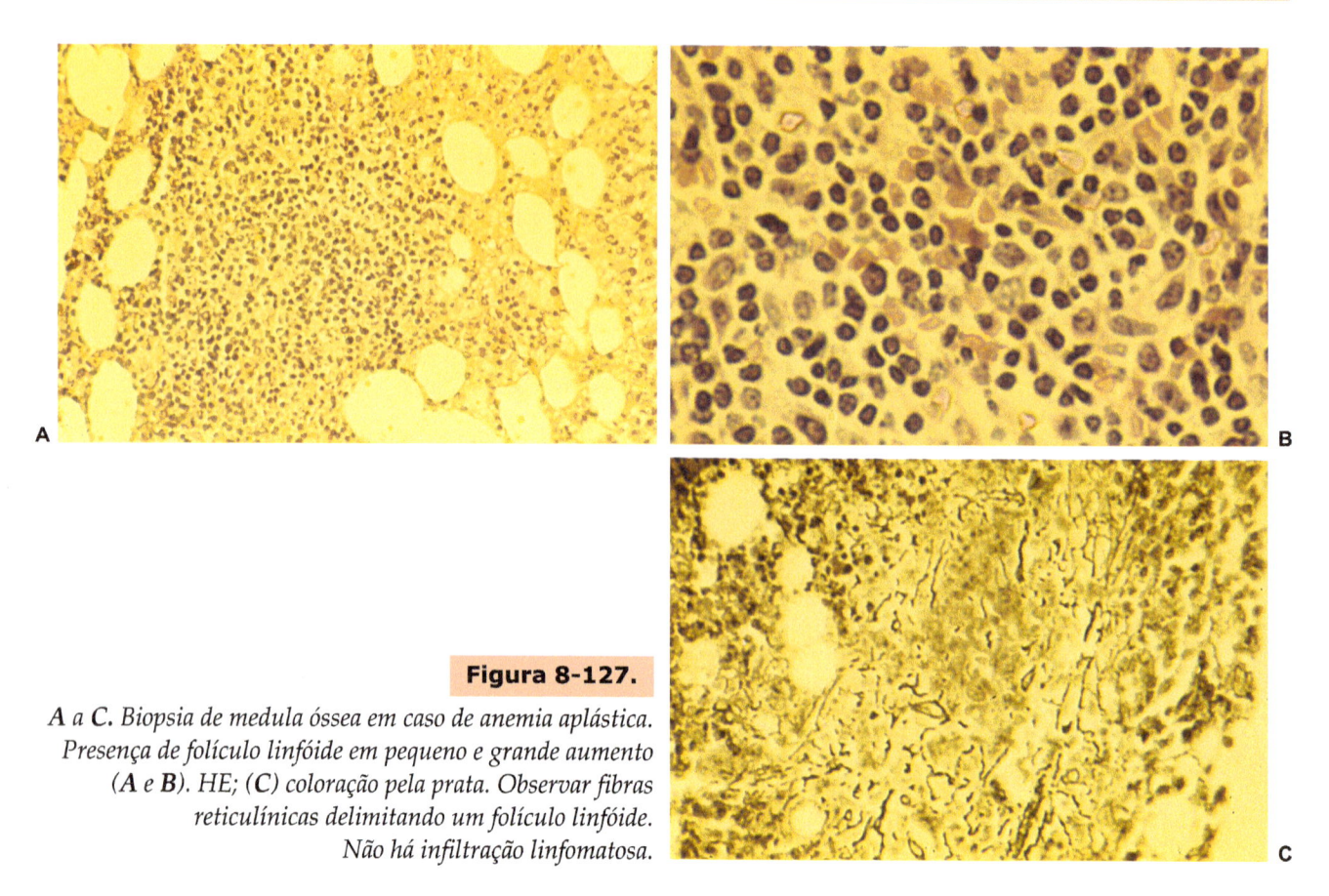

Figura 8-127.

A a C. Biopsia de medula óssea em caso de anemia aplástica. Presença de folículo linfóide em pequeno e grande aumento (A e B). HE; (C) coloração pela prata. Observar fibras reticulínicas delimitando um folículo linfóide. Não há infiltração linfomatosa.

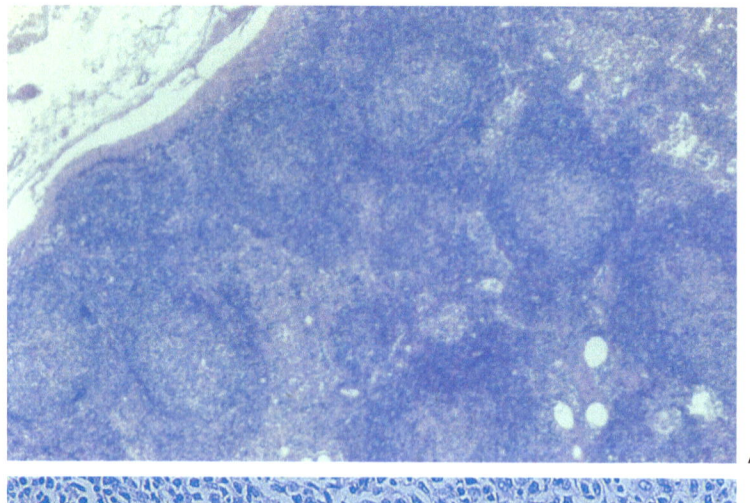

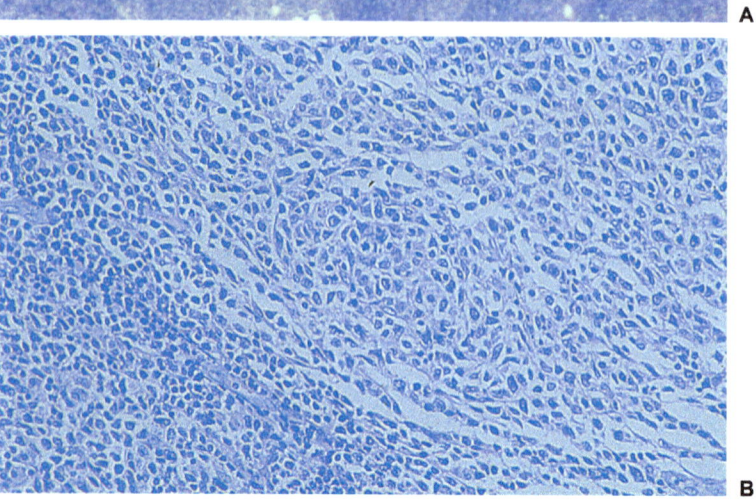

Figura 8-128.

A e B. Linfoma folicular – vários aspectos de gânglios linfáticos; (A) inúmeros folículos agrupados, com tamanhos variados. A e B – coloração de HE.

(Continua)

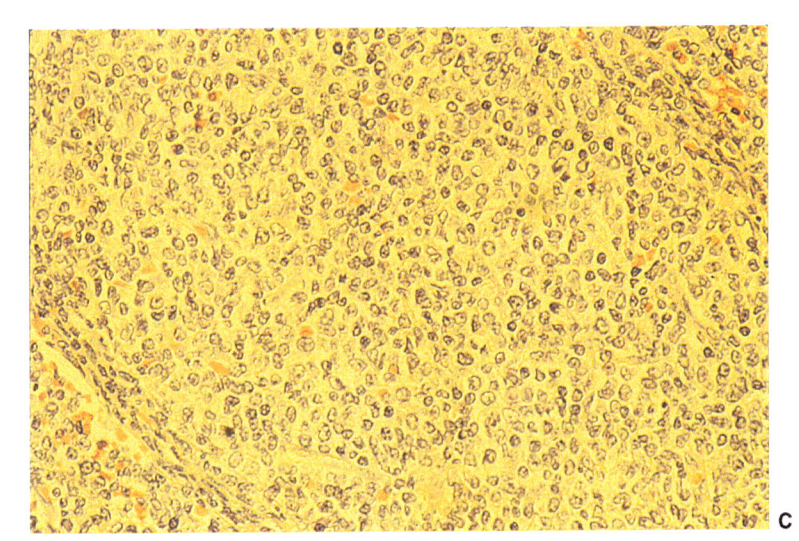

C

Figura 8-128.

Continuação.
C a E. Linfoma folicular – vários aspectos de gânglios linfáticos. (C) Observa-se esboço de folículo; (D e E) zona central do folículo.
C a E – coloração de HE.

(Continua)

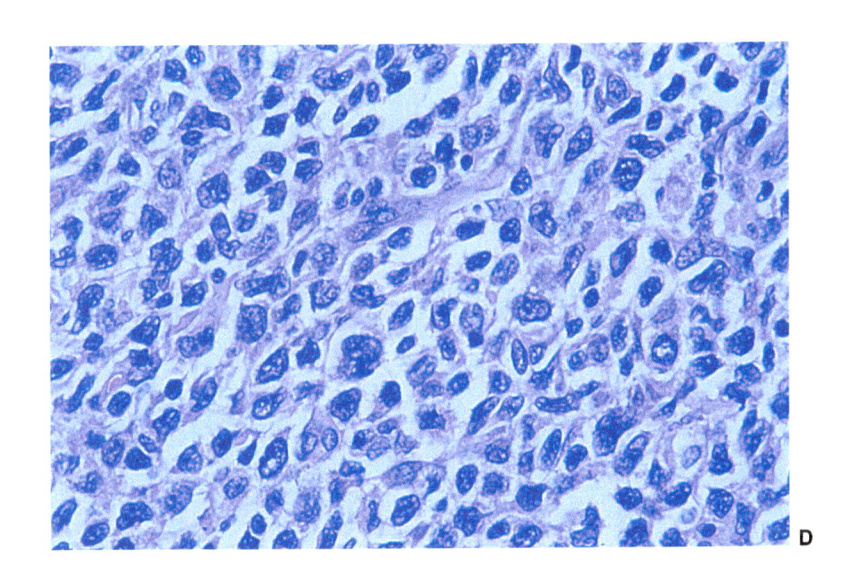

D

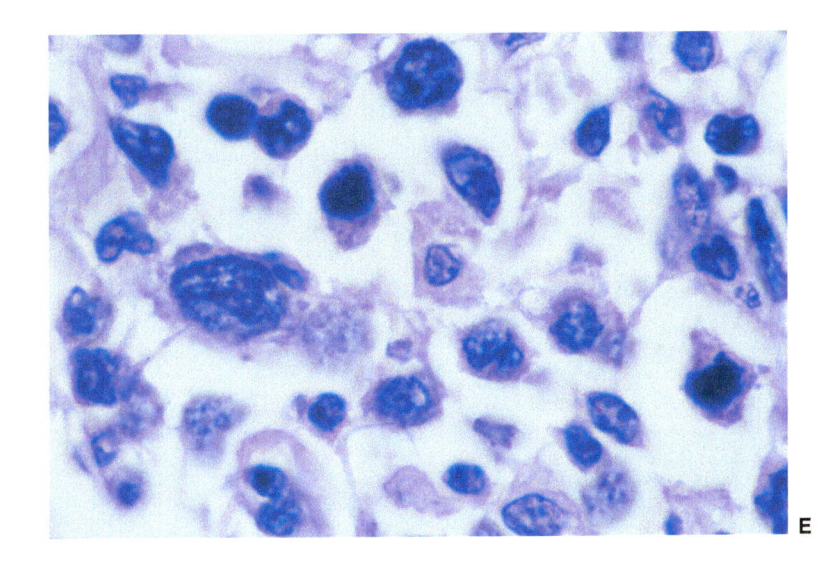

E

Figura 8-128.

Continuação.
F a H. Linfoma folicular – vários aspectos de gânglios linfáticos; (F) zona central do folículo – coloração de HE; (G e H) coloração pela prata (Wilder).

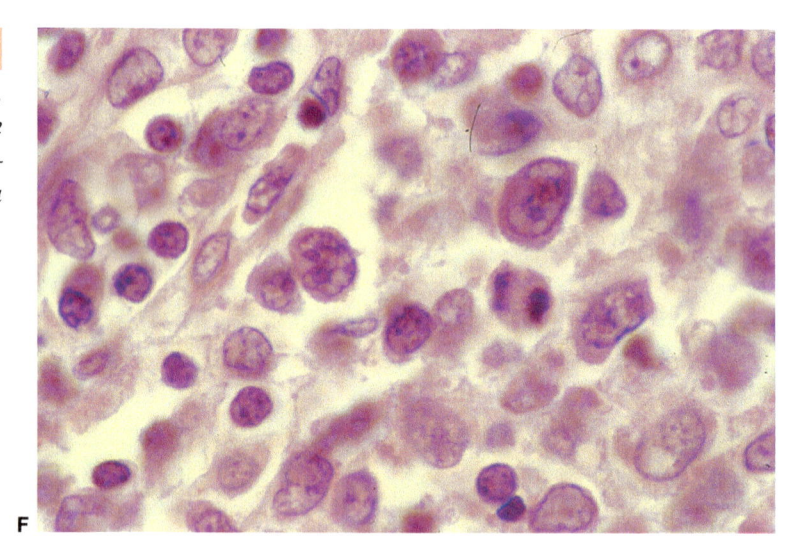

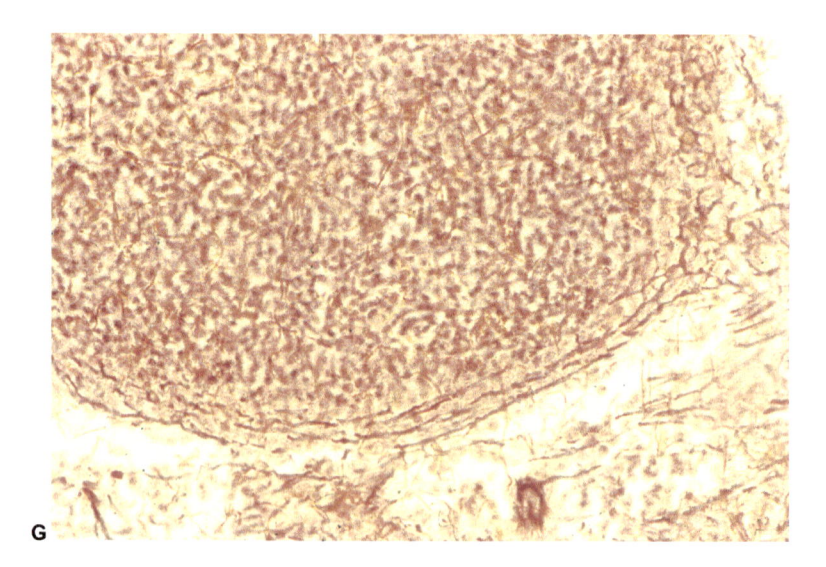

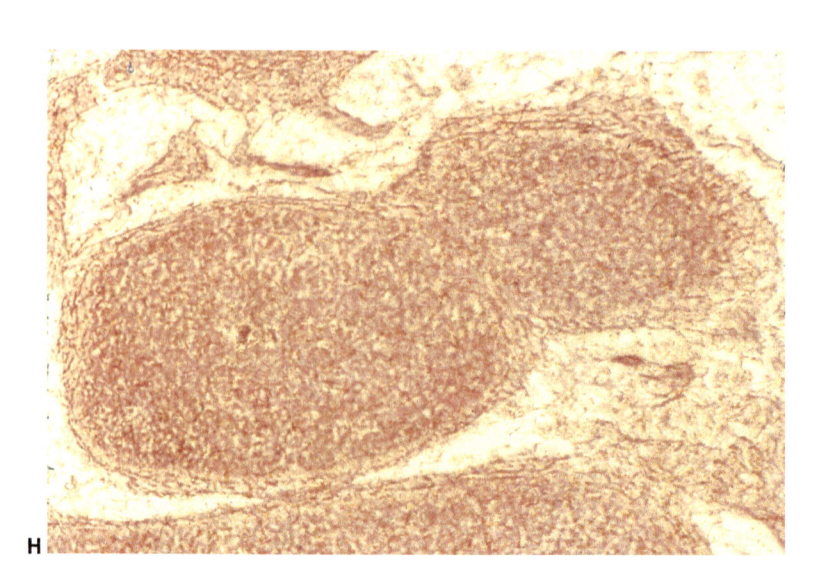

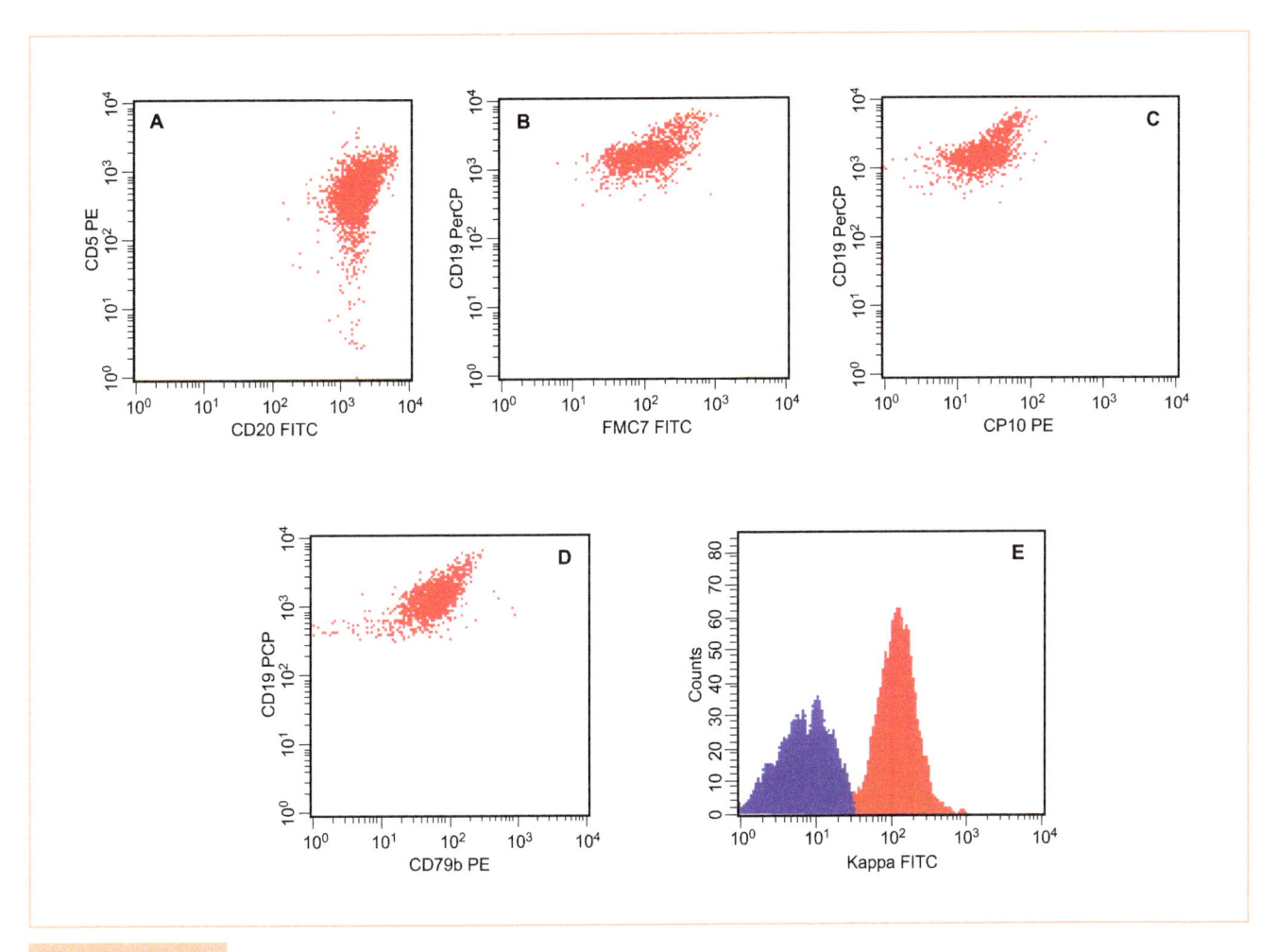

Figura 8-129.

Imunofenotipagem em amostra de sangue periférico de linfoma folicular expressando o antígeno CD19 e co-expressão de CD20/CD5 de alta intensidade (A), FMC7 (B), CD10 (C), CD79b (D). Monoclonalidade para cadeia leve kappa (E) (em vermelho).

Linfoma Linfocítico e Leucemia Linfocítica Crônica

- *Aspectos clínicos.* O linfoma linfocítico e a leucemia linfocítica crônica (LLC) são formas distintas de apresentação do mesmo tipo de tumor, sendo a forma leucêmica a mais comumente encontrada. A LLC apresenta-se como linfocitose crônica em sangue periférico e medula óssea, com ou sem acometimento de sítios nodais. Os casos com presença de doença em linfonodos, mas sem infiltração de sangue e medula óssea são, por definição, denominados de linfoma linfocítico. Ambas as formas acometem sobretudo indivíduos idosos, com incidência duas vezes maior no sexo masculino. Grande parte dos pacientes é assintomática ao diagnóstico, e, quando presentes, os sintomas podem ser secundários tanto à substituição da medula óssea normal quanto à presença de visceromegalias ou a fenômenos auto-imunes.

- *Aspectos morfológicos.* A maioria das células neoplásicas tem aspecto de pequenos linfócitos maduros, de núcleo arrendondado com cromatina densa e escasso citoplasma pálido agranular. Pró-linfócitos de tamanho médio com núcleo regular, nucléolo marcado e citoplasma pálido e abundante podem ser também encontrados, normalmente em pequeno número. Os linfonodos acometidos apresentam pseudofolículos de células tumorais ou infiltração difusa pelos pequenos linfócitos. A infiltração de medula óssea pode ser nodular, intersticial ou difusa e tem relação com o prognóstico da doença (pior na forma difusa).

- *Fenótipo tumoral*. Os pequenos linfócitos tumorais apresentam expressão fraca de marcadores de células B como CD20, CD22 e imunoglobulina de superfície; antígenos de ativação (CD23 e FMC7), CD5 e CD19 são expressos em alta intensidade, resultando em um perfil fenotípico muito característico. A expressão de CD38 em mais de 30% das células tumorais ocorre em, aproximadamente, 10% a 15% dos casos e está relacionada a um pior prognóstico.

- *Genótipo tumoral*. Anormalidades cromossômicas podem ser encontradas em 30% a 50% dos casos. As anormalidades mais comuns são a deleção do braço longo do cromossomo 13, a deleção do braço longo do cromossomo 11 e a trissomia do cromossomo 12, sendo as duas primeiras associadas a um pior prognóstico. Além das alterações cromossômicas, a presença de mutação somática do gene de imunoglobulina (IgV_H) foi recentemente descrita como um fator independente de mau prognóstico.

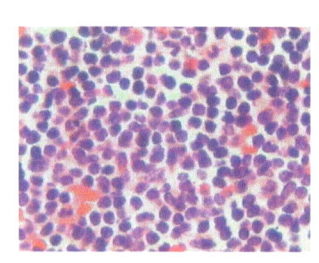

Figura 8-130.

Linfoma linfocítico de pequenas células/leucemia linfocítica crônica: medula óssea difusamente infiltrada por células linfóides pequenas, redondas, com discretas irregularidades nucleares e cromatina condensada. HE.

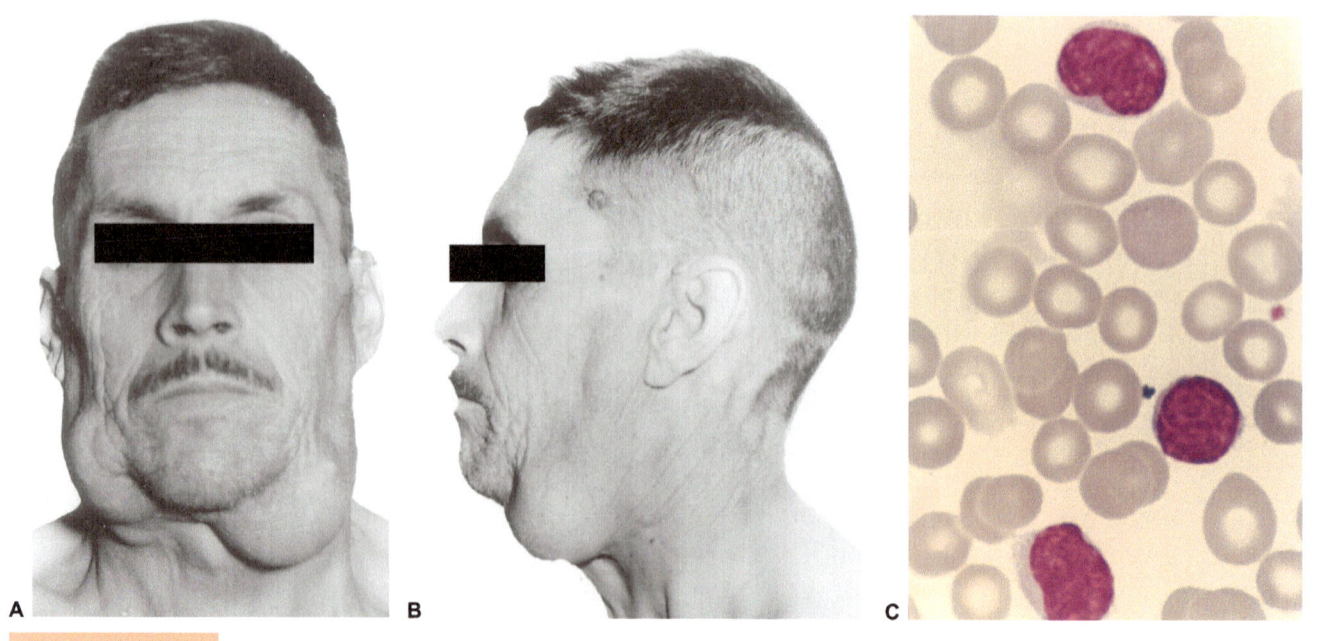

Figura 8-131.

*Linfoma linfocítico de pequenas células/leucemia linfocítica crônica: (**A** e **B**) paciente em bom estado geral, com adenomegalia generalizada. (**C**) Linfocitose no sangue periférico. Leishman.*

Linfoma de Células do Manto

- *Aspectos clínicos*. O linfoma de células do manto é uma linfoproliferação clinicamente agressiva e incurável que acomete, predominantemente, indivíduos na sexta década de vida, com maior incidência no sexo masculino. Apresenta-se como doença nodal na maioria dos casos, normalmente em estádios avançados ao diagnóstico, com infiltração de medula óssea, sangue periférico ou sítios extranodais. Pode também se apresentar como doença primária extranodal intestinal denominada *polipose linfomatosa múltipla*.

- *Aspectos morfológicos*. As células tumorais mais comuns são de pequeno ou médio tamanho, de núcleo irregular com cromatina moderadamente condensada e nucléolo inconspícuo. Na maioria dos casos é aparente a grande heterogeneidade de tipos celulares, podendo coexistir no mesmo tecido tanto o tipo celular comum quanto tipos variantes semelhantes a centroblastos, imunoblastos ou paraimunoblastos. A infiltração nodal pode apresentar-se como hiperplasia da zona do manto, mas a maioria dos casos apresenta um padrão de infiltração difuso ou vagamente nodular.

- *Fenótipo tumoral*. As células tumorais expressam antígenos de superfície de linhagem B (CD19, CD20, CD79a), bem como IgM/D de superfície com restrição clonal de cadeias leves. A expressão de CD5 e FMC7 associada à ausência de expressão de CD23 e CD10 compõem um perfil fenotípico característico que permite o diagnóstico diferencial com outras linfoproliferações B crônicas.

- *Genótipo tumoral*. A maioria dos casos apresenta t(11;14), que promove a superexpressão da proteína indutora do ciclo celular ciclina D1. Alguns casos podem apresentar mutação de *P53*, o que confere um pior prognóstico.

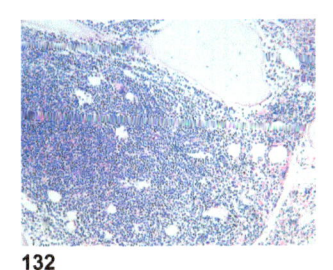

132

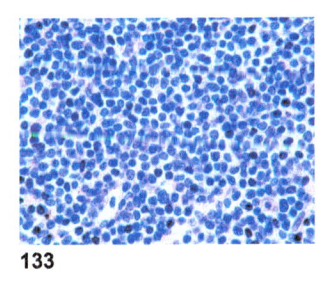

133

Figuras 8-132 a 135.

8-132. Linfoma de células do manto, biopsia de medula óssea: infiltração difusa do tecido hematopoético por células linfóides pequenas. 8-133. Linfoma de células do manto, biopsia de medula óssea: em grande aumento, as células linfomatosas são pequenas, arredondadas, por vezes clivadas, com cromatina moderadamente dispersa e nucléolo inconspícuo. HE. 8-134. Linfoma de células do manto, imunoistoquímica para CD20: as células deste linfoma são fortemente positivas para CD20. 8-135. Linfoma de células do manto, imunoistoquímica para ciclina D1: esta proteína reguladora do ciclo celular está presente em praticamente todos os casos deste linfoma. Observar a coloração marrom no núcleo celular.

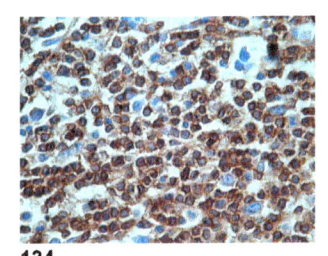

134

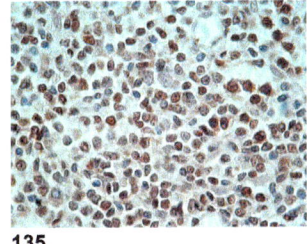

135

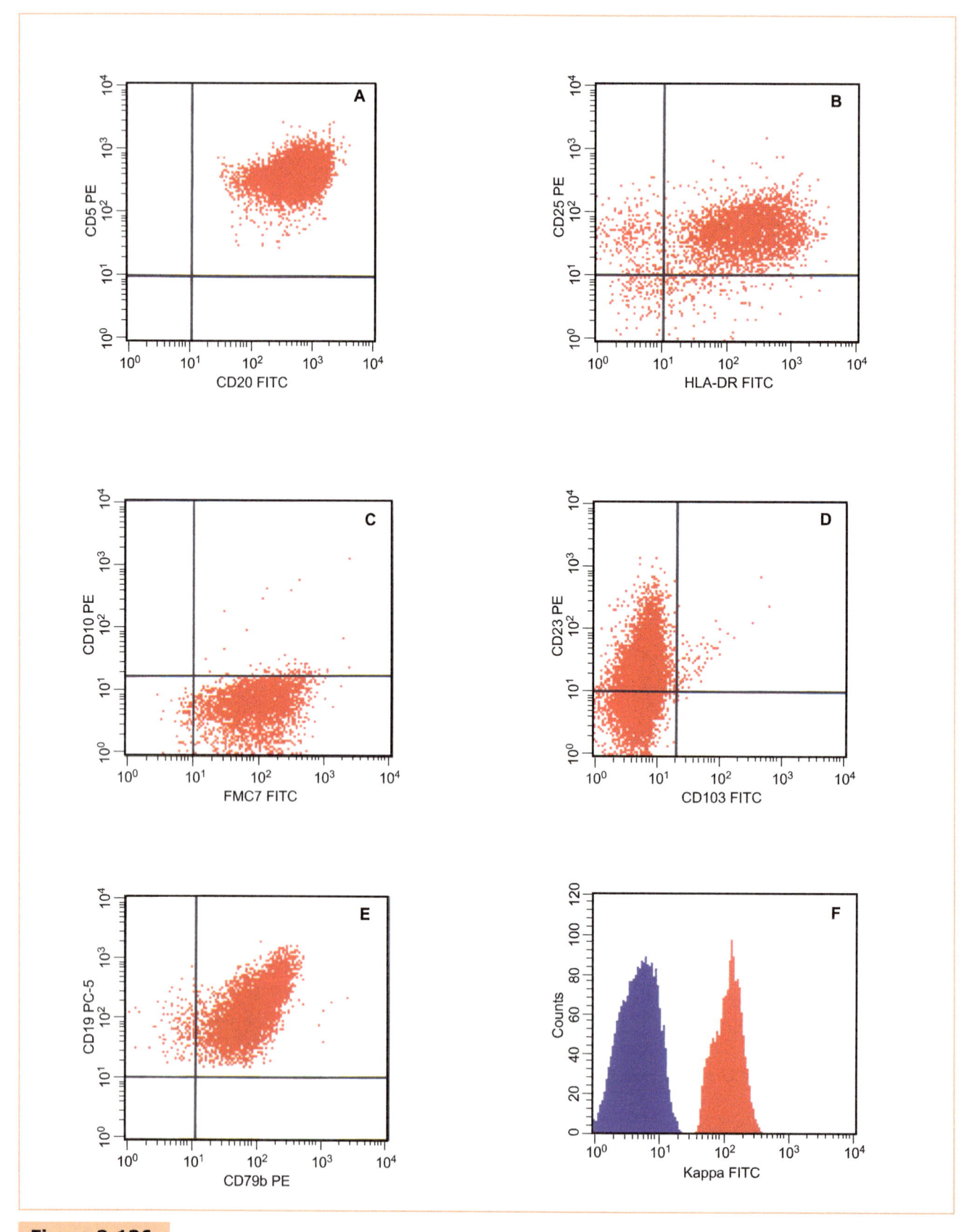

Figura 8-136.

*Imunofenotipagem em amostra de sangue periférico de linfoma de células do manto com 72% de células B (CD19+) com co-expressão de CD20/CD5 de alta intensidade (**A**), positividade para HLA-DR e CD25 (**B**), FMC7 (**C**), CD23 (**D**), CD79b (**E**). Monoclonalidade para cadeia leve kappa (**F**) (em vermelho).*

Linfoma de Zona Marginal

- *Aspectos clínicos*. O linfoma de zona marginal é uma neoplasia clinicamente indolente que pode apresentar-se como doença primariamente nodal (linfoma de zona marginal nodal), doença extranodal (linfoma de zona marginal tipo MALT) ou doença primariamente esplênica (linfoma de zona marginal esplênico). Todas as formas são mais incidentes a partir da sexta década de vida, sem predileção por sexo. O linfoma de zona marginal (LZM) nodal apresenta-se como linfadenopatia localizada ou generalizada, usualmente sem sintomas sistêmicos. O LZM tipo MALT é mais freqüente em portadores de síndrome de Sjögren, tireoidite de Hashimoto e infecção crônica por *Helicobacter pylori*, acomete principalmente o trato gastrointestinal com predileção pelo estômago, mas pode ocorrer em glândulas salivares, tireóide e pulmão, entre outros, usualmente em estádios precoces. O LZM esplênico apresenta-se, comumente, com esplenomegalia progressiva sem sintomas sistêmicos, associada à infiltração de medula óssea e sangue periférico na maioria dos casos.

- *Aspectos morfológicos*. O LZM é composto de células linfocitárias tumorais de pequeno tamanho, com característica de centrócitos. Variantes celulares monocitóides ou plasmocitóides podem também estar presentes, bem como pequeno número de células similares a centroblastos ou imunoblastos. No LZM esplênico ocorre infiltração tanto da polpa branca quanto da vermelha do baço e, no sangue periférico, as células tumorais tendem a apresentar vilos curtos de distribuição polar (linfócitos vilosos). Nos casos de LZM tipo MALT é característico o envolvimento do epitélio glandular pelas células tumorais, resultando na típica lesão linfoepitelial.

- *Fenótipo tumoral*. As células tumorais expressam antígenos de superfície de linhagem B (CD19, CD20, CD79a) bem como IgM/D de superfície com restrição clonal de cadeias leves. Não ocorre expressão de CD10, CD5 e CD23 na maioria dos casos. Embora não exista um perfil fenotípico característico, a expressão de CD21 e CD35 na presença de um quadro histológico típico favorece o diagnóstico do LZM.

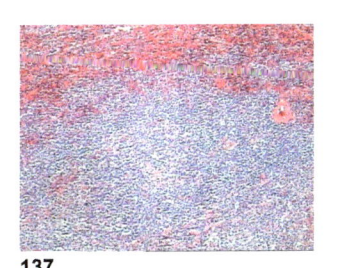

137

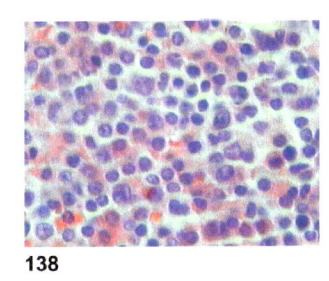

138

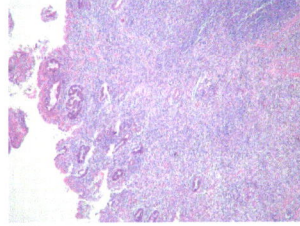

139

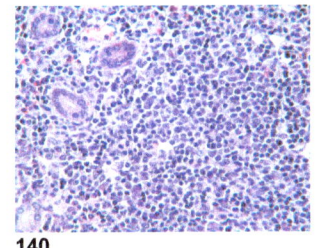

140

Figuras 8-137 a 140.

8-137. Linfoma de zona marginal esplênico: na região da polpa branca do baço observa-se expansão linfomatosa da zona marginal, com destruição do manto linfocitário e colonização do centro germinativo. 8-138. Linfoma de zona marginal esplênico: em maior aumento observam-se células linfóides pequenas com cromatina pouco mais dispersa e algumas células maiores de permeio. 8-139. Linfoma de zona marginal extranodal do tecido linfóide associado à mucosa (linfoma MALT), biopsia gástrica: observar o denso infiltrado linfóide comprometendo a camada mucosa. 8-140. Linfoma de zona marginal extranodal do tecido linfóide associado à mucosa (linfoma MALT), biopsia gástrica: em grande aumento, a neoplasia é constituída por células linfóides pequenas com núcleos discretamente irregulares, cromatina moderadamente dispersa e nucléolos inconspícuos. HE.

- *Genótipo tumoral.* O LZM nodal e o explênico não apresentam alterações genotípicas características. O LZM tipo MALT pode apresentar trissomia do cromossomo 3 em mais de 50% dos casos. As translocações t(11;18) e t(1;14) podem ocorrer em 25% a 50% dos casos, principalmente naqueles avançados localmente e estão relacionadas a uma menor chance de cura com tratamento antibioticoterápico e pior sobrevida.

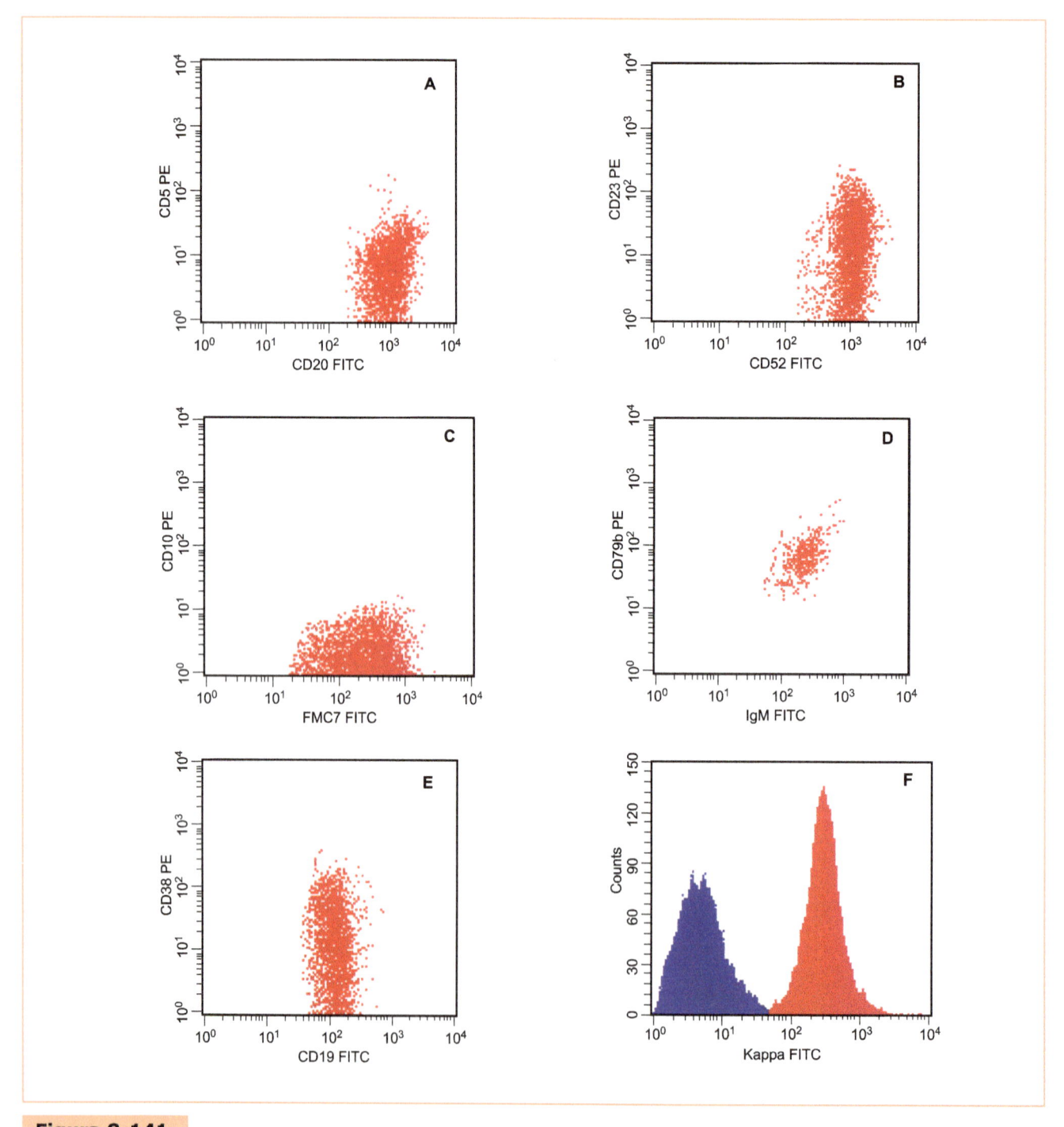

Figura 8-141.

Imunofenotipagem em amostra de sangue periférico de linfoma da zona marginal com 73% de células B (CD19+) (E). Expressão de CD20 de alta intensidade (A), CD23 e CD52 (B), FMC7 (C), CD79b e IgM de superfície (D). Monoclonalidade para cadeia kappa (em vermelho) (F). Negatividade para CD5 (A) e CD10 (C).

Linfoma de Burkitt

- *Aspectos clínicos*. O linfoma de Burkitt é uma neoplasia altamente agressiva derivada de linfócitos B maduros que ocorre endemicamente em algumas regiões africanas e, esporadicamente, em populações não-africanas. Sua incidência é maior em crianças e pacientes imunossuprimidos, sendo de rara ocorrência em adultos. Clinicamente, apresenta-se como tumoração de rápido crescimento acometendo, predominantemente, sítios extralinfáticos como maxila, íleo distal, ceco, mesentério, rins, ovários e mamas, podendo ou não apresentar invasão concomitante de sítios linfáticos e medula óssea. Nos casos de infiltração maciça da medula óssea (mais de 30% de células neoplásicas) o quadro é de franca leucemia aguda denominada, de acordo com a classificação FAB, de LLA-L3. O linfoma de Burkitt tem também predileção pela infiltração do sistema nervoso central (SNC), e o risco de infiltração está diretamente relacionado com a massa tumoral.

- *Aspectos morfológicos*. É constituído de células linfóides monomórficas de médio a grande tamanho, com núcleo arredondado com múltiplos nucléolos evidentes e citoplasma basofílico agranular podendo apresentar vacúolos. A infiltração nodal é difusa, e podem ser encontradas freqüentes figuras de mitose.

- *Fenótipo tumoral*. As células tumorais expressam antígenos de superfície de linhagem B (CD19, CD20, CD79a) bem como IgM de superfície com restrição clonal de cadeias leves. A expressão do antígeno Ki-67, relacionado ao ciclo celular, é detectada em praticamente todas as células tumorais.

- *Genótipo tumoral*. A maioria dos casos apresenta translocação do oncogene *c-MYC*, presente no cromossomo 8, para o *loci* de cadeia leve ou pesada de imunoglobulina, resultando em t(8;14), t(2;8) ou t(8;22).

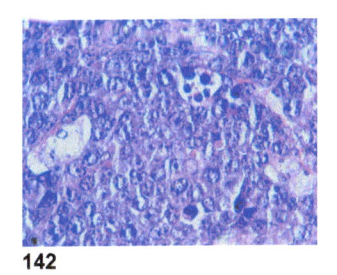

142

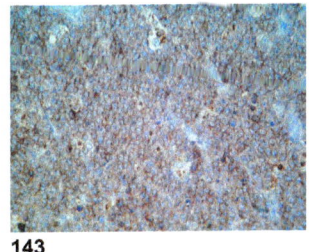

143

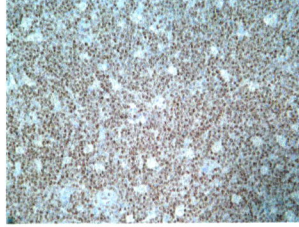

144

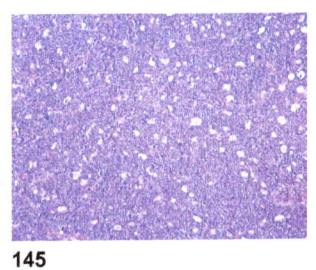

145

Figuras 8-142 a 145.

8-142. Linfoma de Burkitt, biopsia de linfonodo: neoplasia composta por células linfóides de forma e tamanho homogêneos, justapostas, citoplasma escasso, cromatina levemente condensada e alguns pequenos nucléolos evidentes. Presença de macrófagos com debris celulares fagocitados no citoplasma. HE. *8-143*. Linfoma de Burkitt, biopsia de linfonodo, imunoistoquímica para CD10: as células do linfoma de Burkitt expressam o CD10, exibindo coloração marrom na membrana celular. *8-144*. Linfoma de Burkitt, biopsia de linfonodo, imunoistoquímica para Ki67: o linfoma de Burkitt tem índice proliferativo próximo de 100%, o que pode ser visto pela coloração positiva de praticamente todos os núcleos das células linfomatosas. *8-145*. Linfoma de Burkitt, biopsia de linfonodo: arquitetura do linfonodo totalmente apagada pela infiltração de células neoplásicas que, em pequeno aumento, conferem à histologia coloração azulada, aspecto homogêneo, com pontos claros que correspondem a histiócitos. Este aspecto é conhecido como "céu estrelado". HE.

Figura 8-146.

Linfoma de Burkitt com infiltração de gengiva e mandíbula em criança.

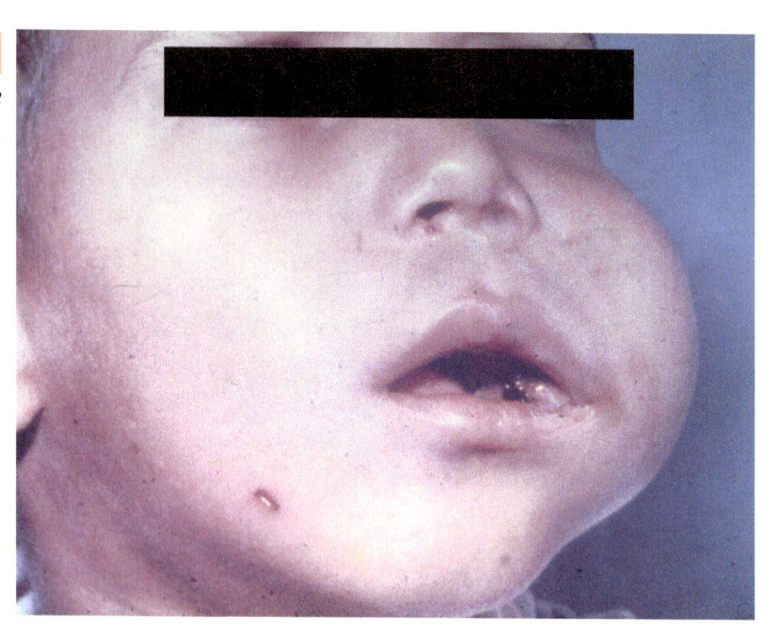

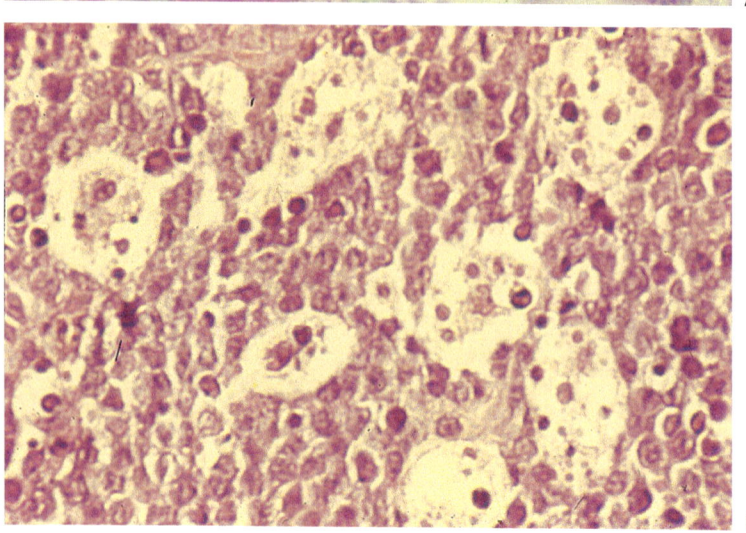

Figura 8-147.

A e B. Linfoma de Burkitt: (A) punção de tumor gengival. Leishman; (B) histopatológico do tumor da mandíbula. HE. Exames do caso anterior.

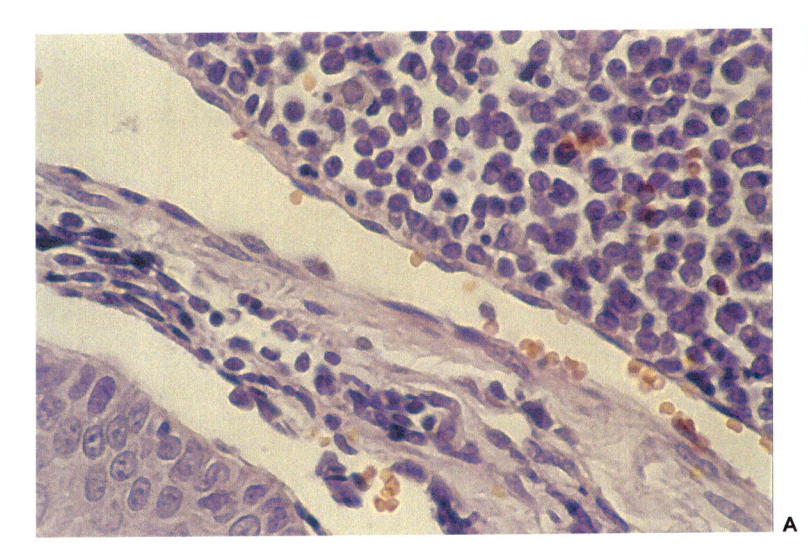

Figura 8-148.

A a C. Linfoma de Burkitt: (A) histopatológico de tumor gengival; (B e C) histopatológico de tumor de ovário. HE.

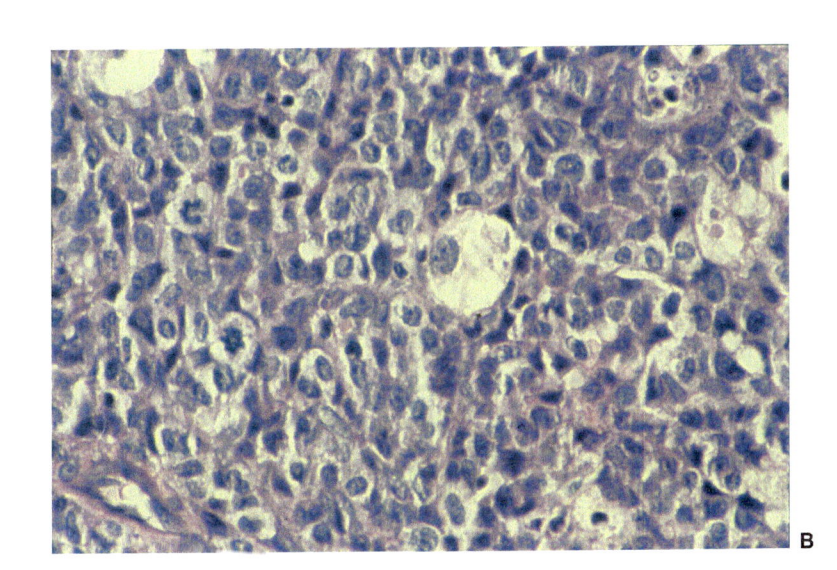

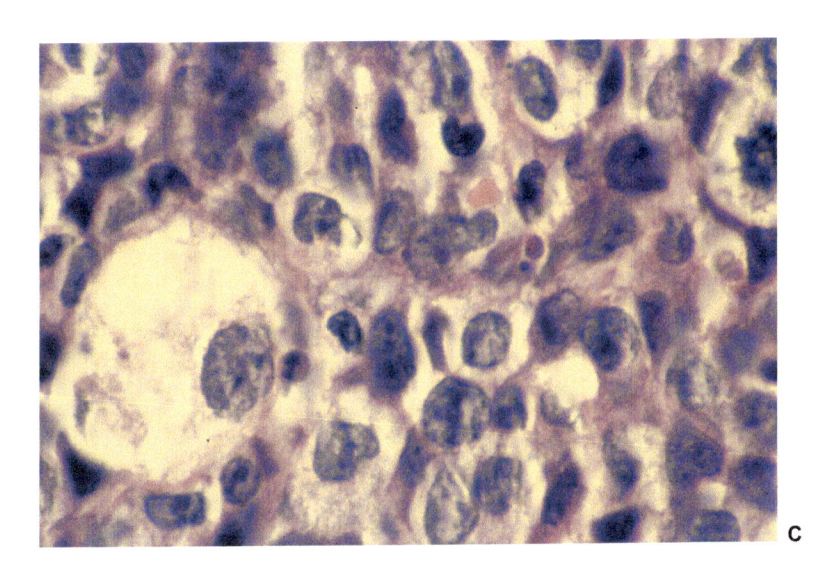

Figura 8-149.

A a C. Linfoma de Burkitt (mesmo caso da figura anterior): (A a C) aspectos de material de medula óssea (punção). Presença de células grandes e mitoses freqüentes. Leishman.

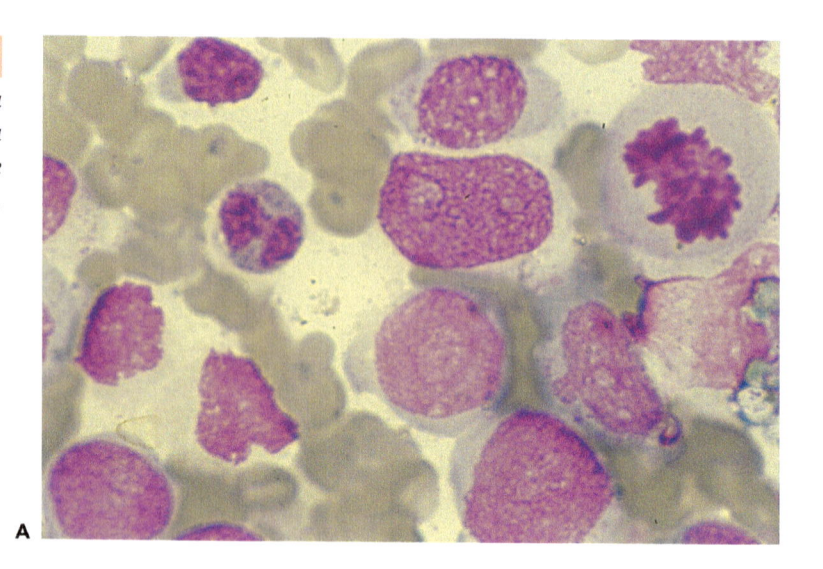

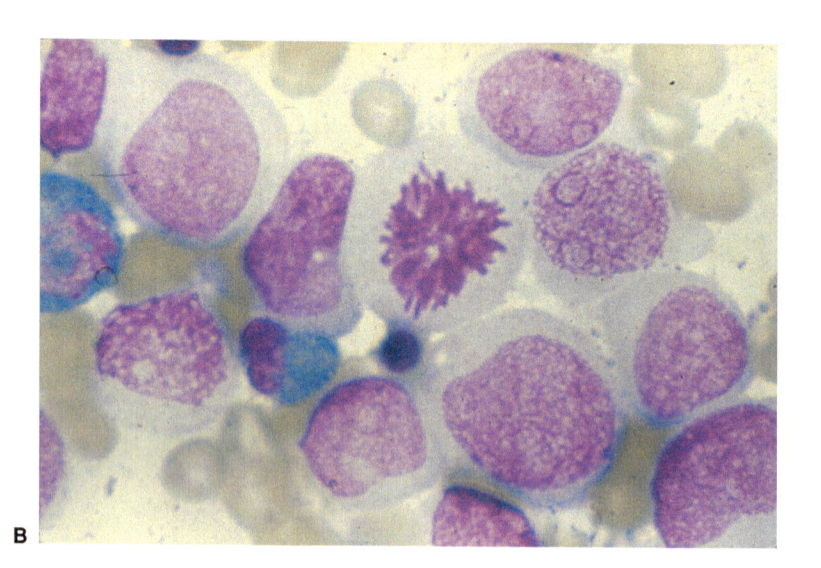

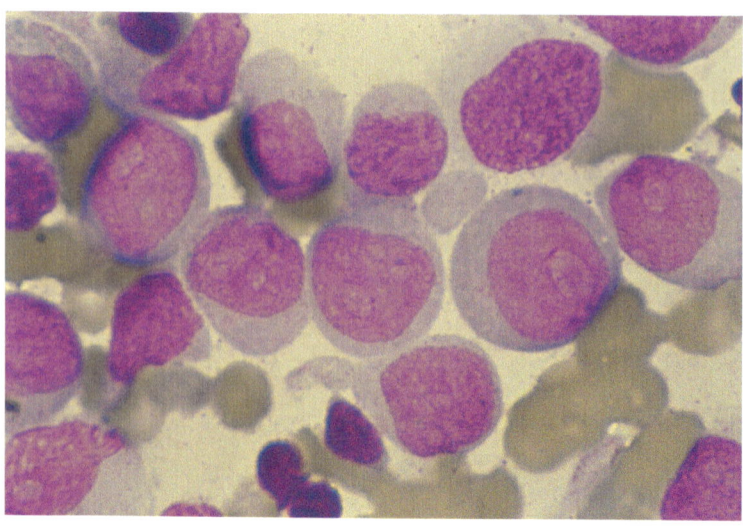

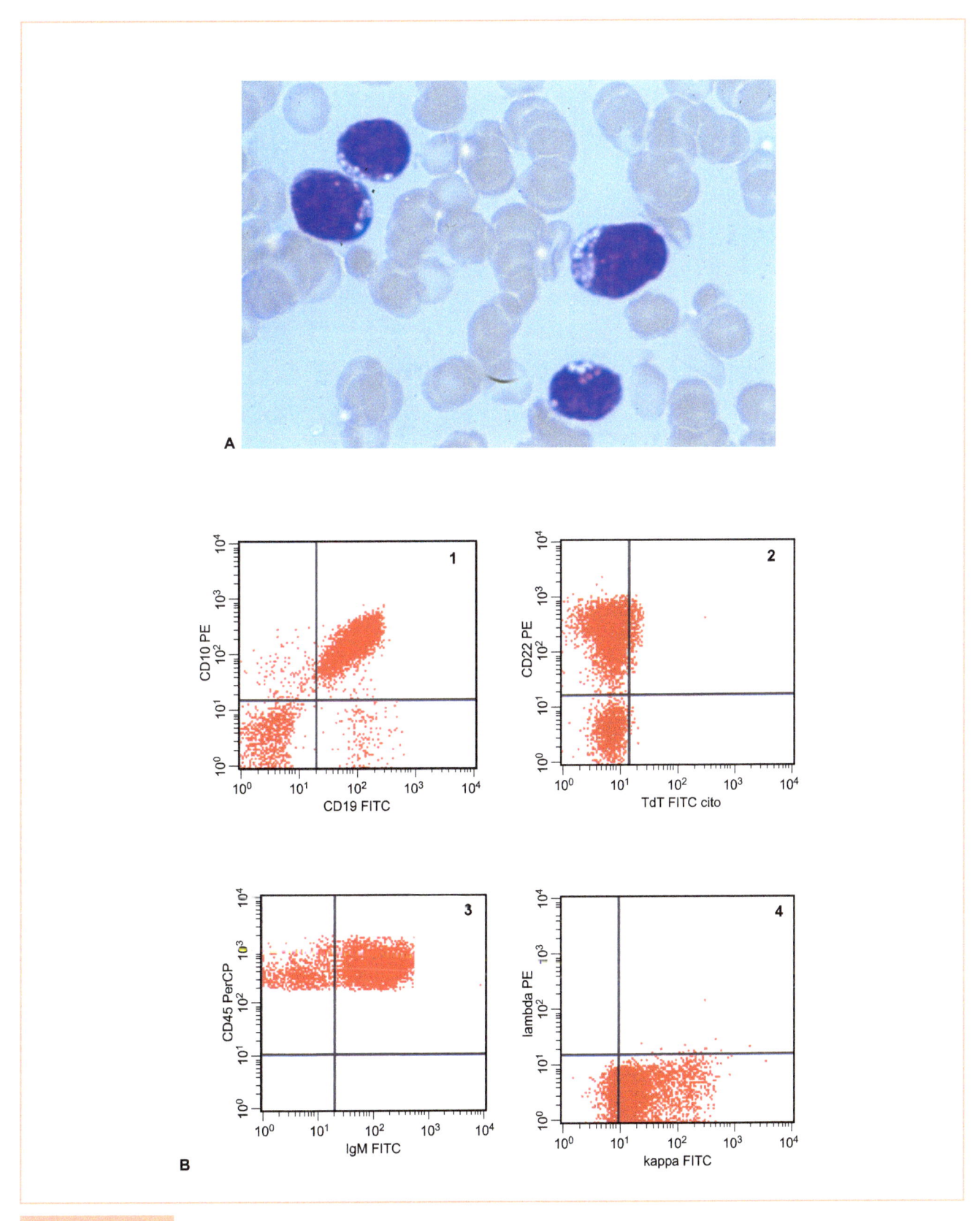

Figura 8-150.

A e B. Linfoma de Burkitt: (A) células típicas em material de punção medular. Leishman; (B) imunofenotipagem de células do mesmo caso —Imunofenotipagem de sangue periférico com 38% de células B maduras (LLA B madura/kappa+): positividade para CD10 e CD19 (1); CD22 (2); IgM superfície (3), com monoclonalidade para cadeia leve kappa (4). Estas células foram negativas para anti-TdT.

Figura 8-151.

*A a **C**. Linfoma de Burkitt em gânglio: (**A** e **B**) HE;
(**C** e **D**) expressão de vírus EB em células ganglionares.*

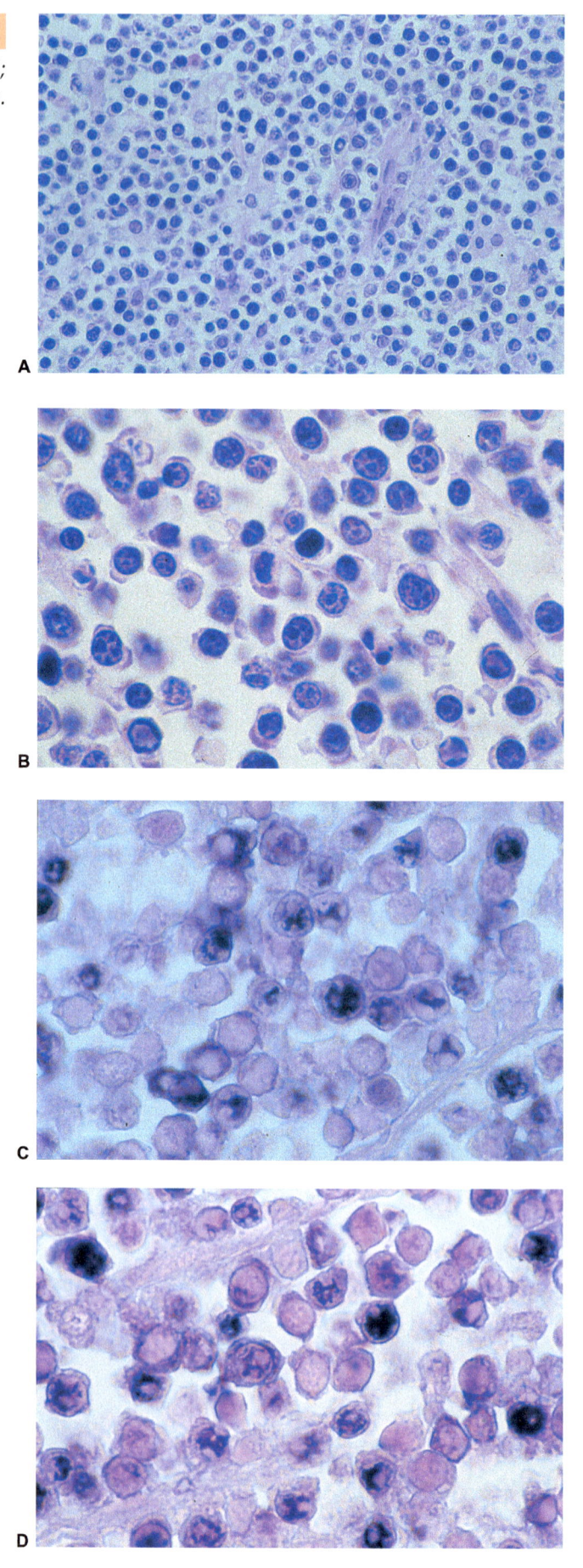

Leucemia Linfática Crônica

A leucemia linfática crônica (LLC) é uma doença linfoproliferativa que acomete, geralmente, indivíduos na idade madura e idosos.

Tem evolução lenta característica, passando mesmo despercebida durante um tempo relativamente longo.

No sangue periférico há leucocitose variável, dependendo da fase da doença, com linfocitose absoluta que, algumas vezes, pode simular uma reação linfocitária benigna ou reacional.

O exame morfológico das células circulantes mostra alta porcentagem de linfócitos com estrutura cromatínica praticamente normal e pequena porcentagem de células maiores, pró-linfócitos, células linfoplasmocitárias e raros linfoblastos. Além disso, destaca-se uma quantidade relativamente grande de células alteradas, que caracterizam as *sombras nucleares* de Grumprecht.

O diagnóstico da proliferação clonal deve basear-se na imunofenotipagem das células linfocitárias, conforme será visto.

A medula óssea está relativamente infiltrada por linfócitos dependendo da fase da doença. Nas fases avançadas a infiltração está sempre presente com aspectos histológicos que variam. Pode haver infiltração linfocitária tipo *trabecular, nodular* ou *difusa*, sendo esta última a mais freqüente.

A proliferação de linfócitos também está presente em gânglios, baço e fígado, o que leva ao aumento desses órgãos. O grau das adenomegalias, esplenomegalia e hepatomegalia varia de acordo com o estágio da doença. Ao exame histológico, observa-se intensa hiperplasia linfocitária com predomínio de células maduras e elementos mais jovens, como grandes linfócitos e/ou células blásticas hiperbasófilas, em menor número.

O fato de a LLC apresentar evolução longa e benigna na maioria das vezes levou à consideração de que os pacientes deveriam ser acompanhados clínica e hematologicamente de modo periódico a fim de se definir *quando* e *como* eles precisariam ser tratados.

Surgiram sistemas de estadiamento da LLC fundamentados nos dados hematológicos e achados clínicos.

O estadiamento de Rai (1975) foi seguido pelo de Binet (1981) (Quadros 8-26 a 8-28).

Quadro 8-26.

Estadiamento da LLC segundo Rai (1975)

- *Estágio 0:* a doença é um achado do exame de sangue, pois há linfocitose absoluta ($\geq$ 15.000 linfócitos/mm³). Na medula óssea, os linfócitos maduros estão em porcentagem $\geq$ 40%.

- *Estágio I:* há linfocitose e aumento de linfonodos.

- *Estágio II:* há linfocitose ou aumento do fígado, ou ainda de ambos. Os linfonodos podem estar ou não aumentados.

- *Estágio III:* presença de linfocitose e anemia (hemoglobina < 11 g/100ml ou hematócrito < 33%). Os linfonodos, o baço e o fígado estão ou não aumentados de volume. A anemia pode ser de qualquer tipo, inclusive anemia hemolítica.

- *Estágio IV:* linfocitose e plaquetopenia (plaquetas < 100.000/mm³). Anemia e organomegalia podem estar ou não presentes.

Quadro 8-27.

Estadiamento da LLC segundo Binet (1981)

Estágio	Dados clínico-laboratoriais	Sobrevida média (anos)
A	Hemoglobina $\geq$ 10,0/100ml; plaquetas $\geq$ 100.000/mm³. Crescimento de 0 a 2 áreas linfóides: cervicais, axilares, inguinais (uni ou bilateral), baço ou fígado palpáveis	15
B	Hemoglobina $\geq$ 10,0g/100ml; plaquetas $\geq$ 100.000/mm³. Crescimento de 3 a 5 áreas linfóides (as mencionadas acima)	5
C	Hemoglobina < 10,0/100ml e/ou plaquetas < 100.000/mm³. Crescimento de qualquer número de áreas linfóides mencionadas acima.	3

Quadro 8-28.

Estadiamento da LLC segundo Rai (1987)

Estágio	Categorias (modificadas)	Sangue periférico	Sobrevida média (anos)
0	Baixo risco	Linfocitose absoluta $\geq$ 5.000/mm³ CD19/CD20/CD5 e CD23-positivos	13+
I	Risco intermediário	Linfocitose + adenomegalias	8
II		Linfocitose + espleno ou hepatomegalia	
III	Alto risco	Linfocitose + anemia (Hb $\leq$ 11g/dl), com ou sem adeno, espleno ou hepatomegalia	2
IV		Linfocitose + plaquetopenia < 100.000/mm³ com ou sem anemia ou adeno, espleno e hepatomegalia	

Em 1987, Rai modificou seu sistema de estadiamento inicial. Neste último usava-se o número $\geq$ 15.000 linfócitos/mm³ para indicar linfocitose no sangue periférico enquanto que na medula óssea estas células estariam em porcentagem $\geq$ 40%.

Graças à introdução da imunofenotipagem dos linfócitos através da qual se pode reconhecer o clone leucêmico precocemente o número absoluto de linfócitos circulantes necessário para definir a LLC caiu para $\geq$ 5.000/mm³.

Como a maioria dos casos de LLC corresponde a proliferações de linfócitos B, os principais marcadores das células leucêmicas nesses casos são: (1) CD5; (2) CD19; (3) CD20; (4) CD23; (5) FMC79 (fraca intensidade); (6) Ig de superfície (IgM ou IgD) (fraca intensidade); (7) CD79b (fraca intensidade). Em geral os marcadores FMC79 e o CD79b são negativos na chamada LLC *típica*.

Também tem importância para definir o caráter progressivo da doença o encontro de genes da IgH (porção variável da cadeia pesada de Ig) mutados nas células da LLC. Quando os genes da IgV_H estão mutados a sobrevida dos pacientes é maior do que aquela nos quais os mesmos genes não sofreram a mutação.

Observou-se também que nesses casos as células linfocitárias apresentam o marcador monoclonal CD38 positivo.

Por esse motivo a avaliação da positividade do CD38 por citometria torna-se importante, pois ela é mais fácil de ser feita, tecnicamente, do que o estudo mutacional dos genes da IgV_H.

Portanto, esses dois parâmetros podem indicar quais os pacientes com maior tendência à evolução ou progressão da doença. De outro lado, a expressão de alguns genes, dentre eles o *ZAP-70*, em linfócitos de LLC tem mostrado correlação com o estado mutacional da IgV_H. Assim como ocorre com o marcador CD38, a expressão aumentada do *ZAP-70* e a não-mutação do gene da IgH são indicadores de doença progressiva mesmo em pacientes que estejam nas fases indolentes da doença (*O* de Rai ou *A* de Binet).

A classificação histológica das neoplasias de células B maduras diferencia: (1) a LLC; (2) o LNH de pequenas células; (3) a leucemia pró-linfocítica; (4) o linfoma linfoplasmocítico e (5) a leucemia de células cabeludas, além das proliferações de células plasmocitárias, como mieloma múltiplo, plasmocitomas, amiloidose, doenças de cadeia pesada e gamopatia monoclonal de significado desconhecido (MGUS).

O diagnóstico diferencial entre LLC e as outras linfoproliferações de células B diferenciadas nem sempre é fácil de ser estabelecido apenas pela morfologia.

Esta tem permitido a separação da LLC *típica* ou *clássica* das outras formas, denominadas *atípicas*, em especial a leucemia pró-linfocítica, o linfoma linfoplasmocítico e a leucemia de células cabeludas.

Além dos marcadores já citados, as células da LLC típica apresentam a reação da ciclina D1 negativa, o que serve na diferenciação com o linfoma de células do manto.

A partir de 1994, a análise imunofenotípica das células linfocitárias permitiu a utilização de sistemas de escore visando ao prognóstico da LLC. Um primeiro sistema baseava-se na positividade dos marcadores CD5, CD23, FMC7, CD22 e na intensidade de IgV_H.

Surgiram outros sistemas nos quais foram incluídos os resultados com outros marcadores: CD79b, CD11, CD38.

A citogenética tem demonstrado a incidência de anomalias freqüentes na LLC. Foram descritas: (1) trissomia do 12; (2) del 13 (13q14); (3) del 11 (11q22); (4) del 6 (6q21-22); (5) del 17 (17p13), com mutação do gene supressor *P53*. Outras alterações são menos freqüentemente encontradas: (1) trissomia do 8 (+8); (2) translocação t(11;14); (3) trissomia do 3(+3) (ver Capítulo 6).

As alterações anteriormente mencionadas podem estar ligadas a um prognóstico favorável (del 13) ou desfavorável (trissomia do 12; del 11q22; del 17p).

Na evolução da LLC pode ocorrer transformação para uma forma mais agressiva de doença, caracterizada, morfologicamente, pelo aparecimento de células linfocitárias de grande tamanho e aspecto imaturo.

É a síndrome de Richter, detectada raramente e supostamente correlacionada com alterações de alguns genes. Essa transformação pode instalar-se em qualquer fase da doença.

Figura 8-152.

A a C. Leucemia linfática crônica: (A e B) linfocitose do sangue periférico. Inúmeras sombras nucleares (Grumprech); (C) medula óssea com mesmo aspecto. Leishman.

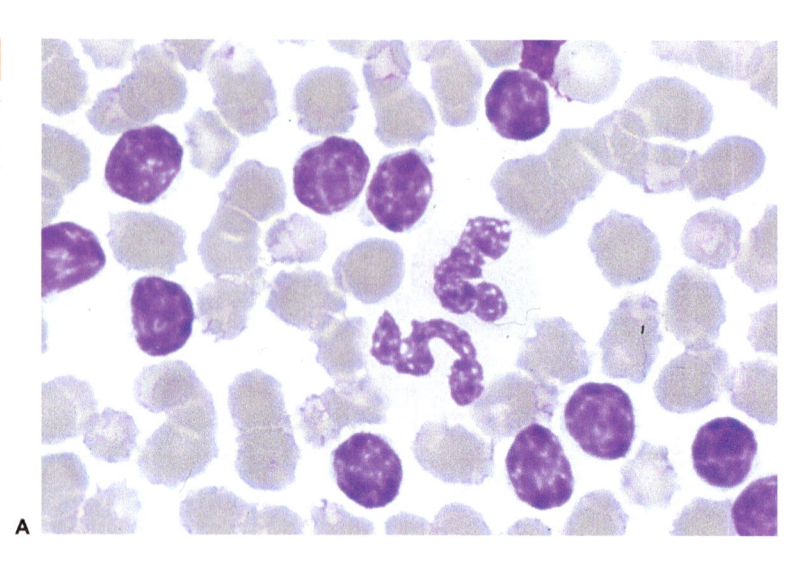

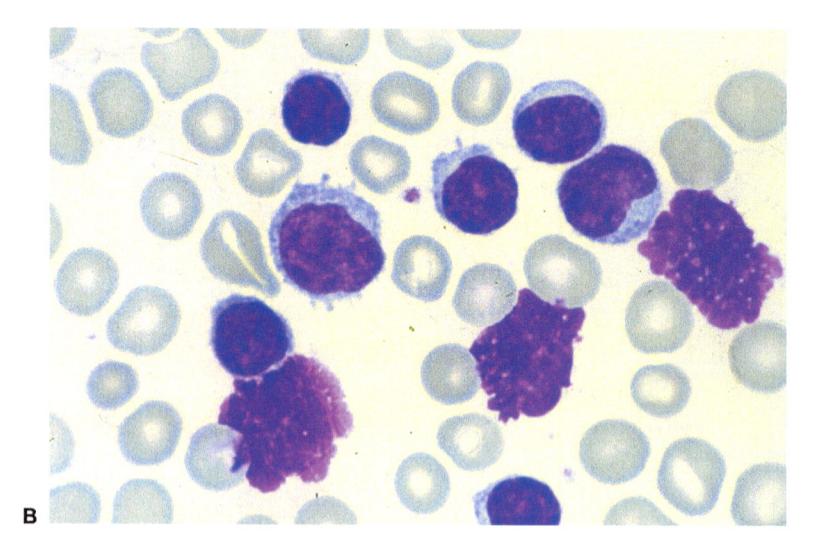

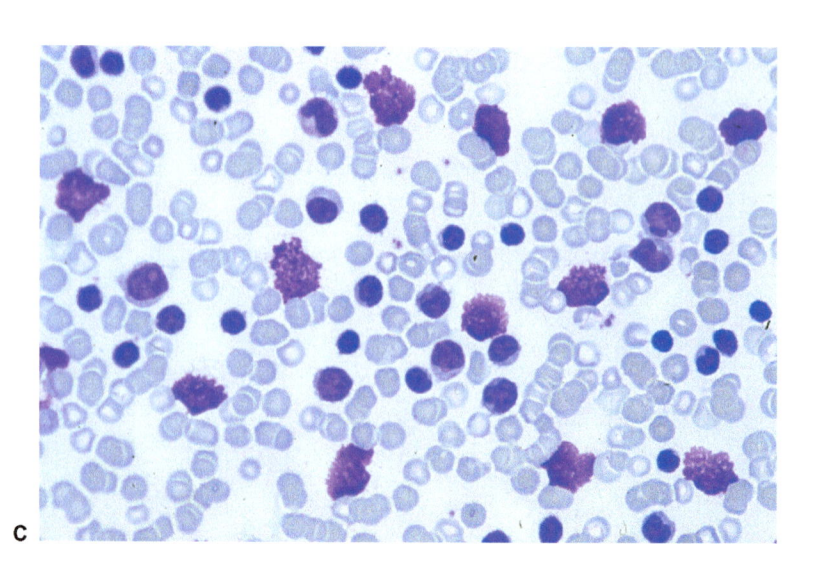

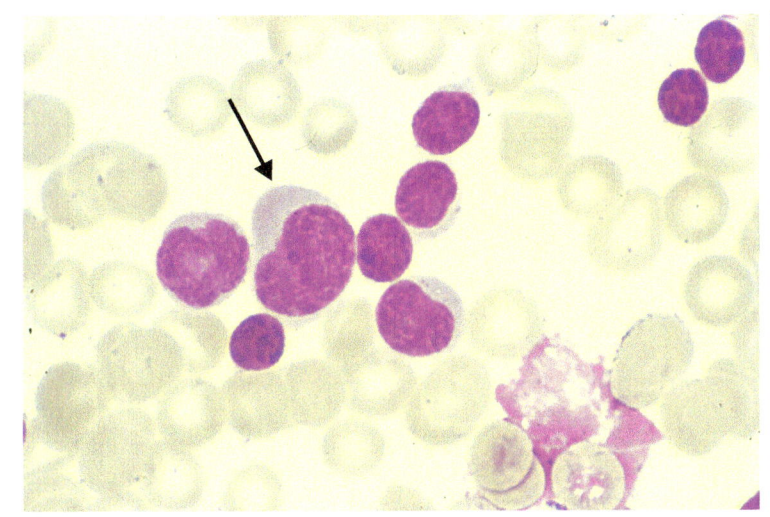

Figura 8-153.

Leucemia linfática tipo B. Observar grande linfócito com núcleo clivado. Leishman.

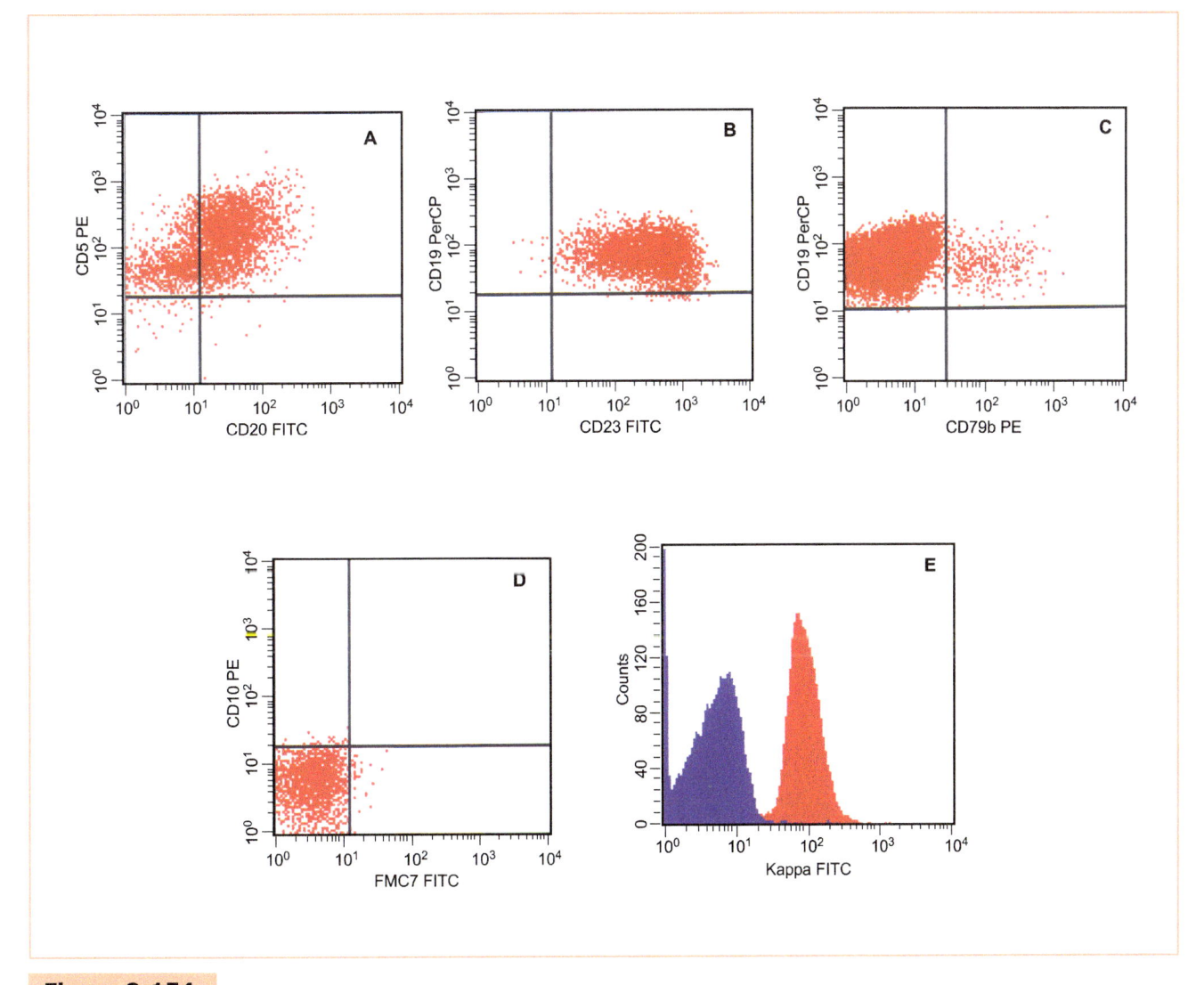

Figura 8-154.

*Amostra de aspirado de medula óssea com 94% de células B (CD19+). Imunofenotipagem compatível com leucemia linfóide crônica de células B (LLC-B) com co-expressão de CD20/CD5 (**A**), CD23 (**B**) com monoclonalidade para cadeia leve kappa (**E**) (pico vermelho). Negatividade para CD79b (**C**), CD10 e FMC7 (**D**).*

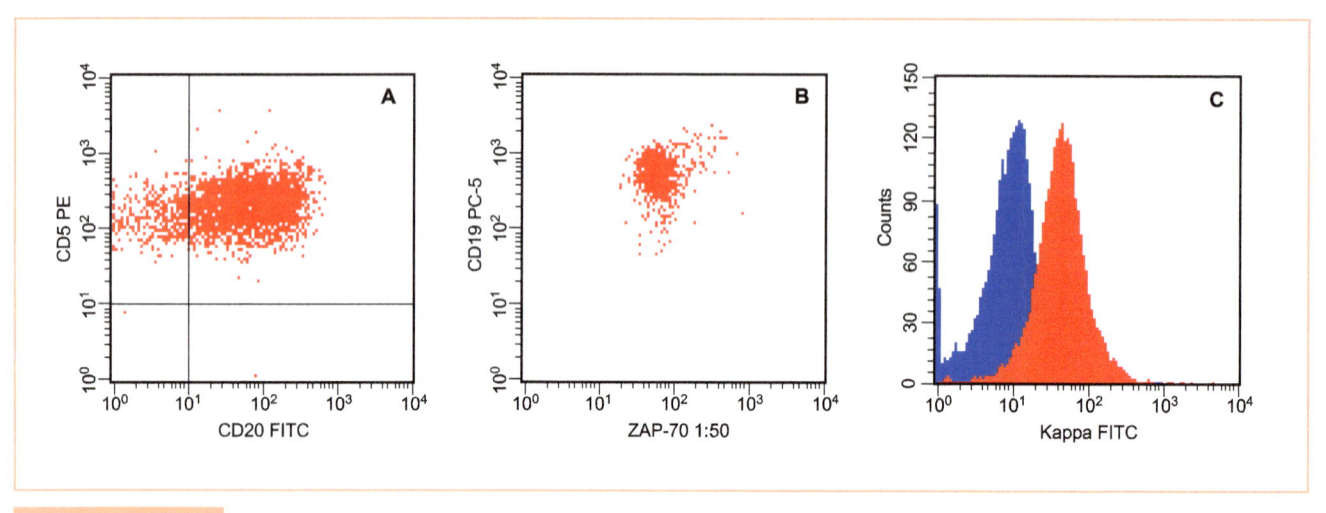

Figura 8-155.

Imunofenotipagem em amostra de sangue periférico de LLC-B com 90% de linfócitos B (CD19+). Imunofenotipagem compatível com leucemia linfóide crônica de células B (LLC-B). Co-expressão de CD20/CD5 (A), positividade para ZAP-70 (B) e monoclonalidade para cadeia leve kappa (C).

Figura 8-159.

A e B. Leucemia pró-linfocítica. Células linfóides têm núcleos com cromatina frouxa. Leishman.

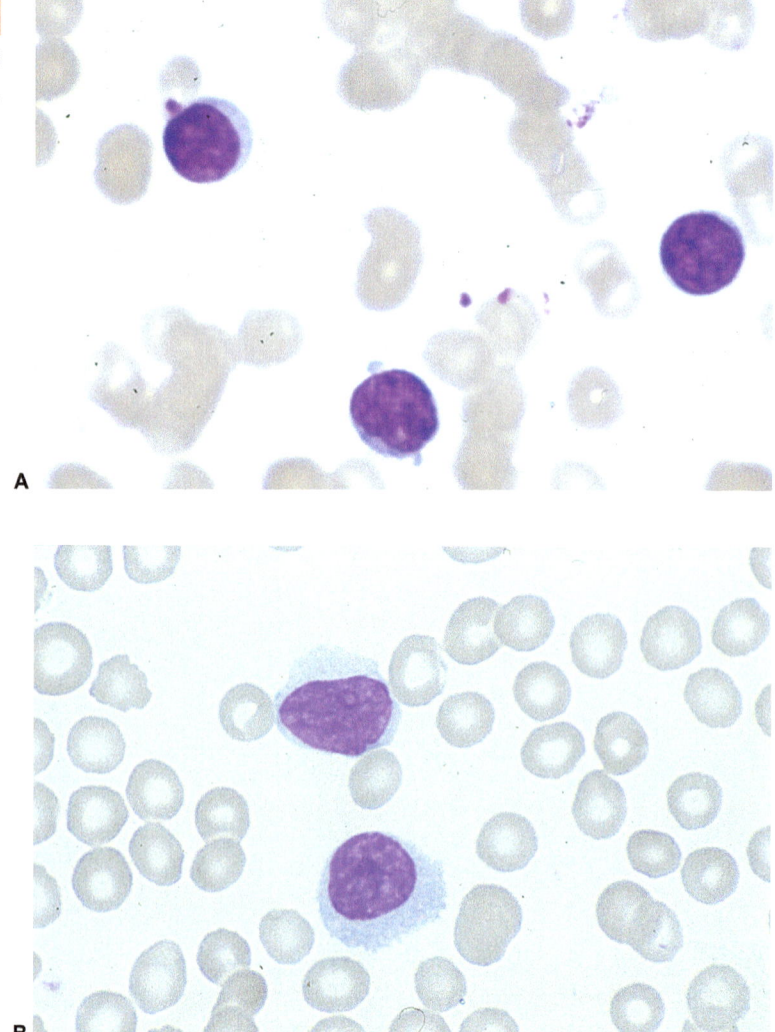

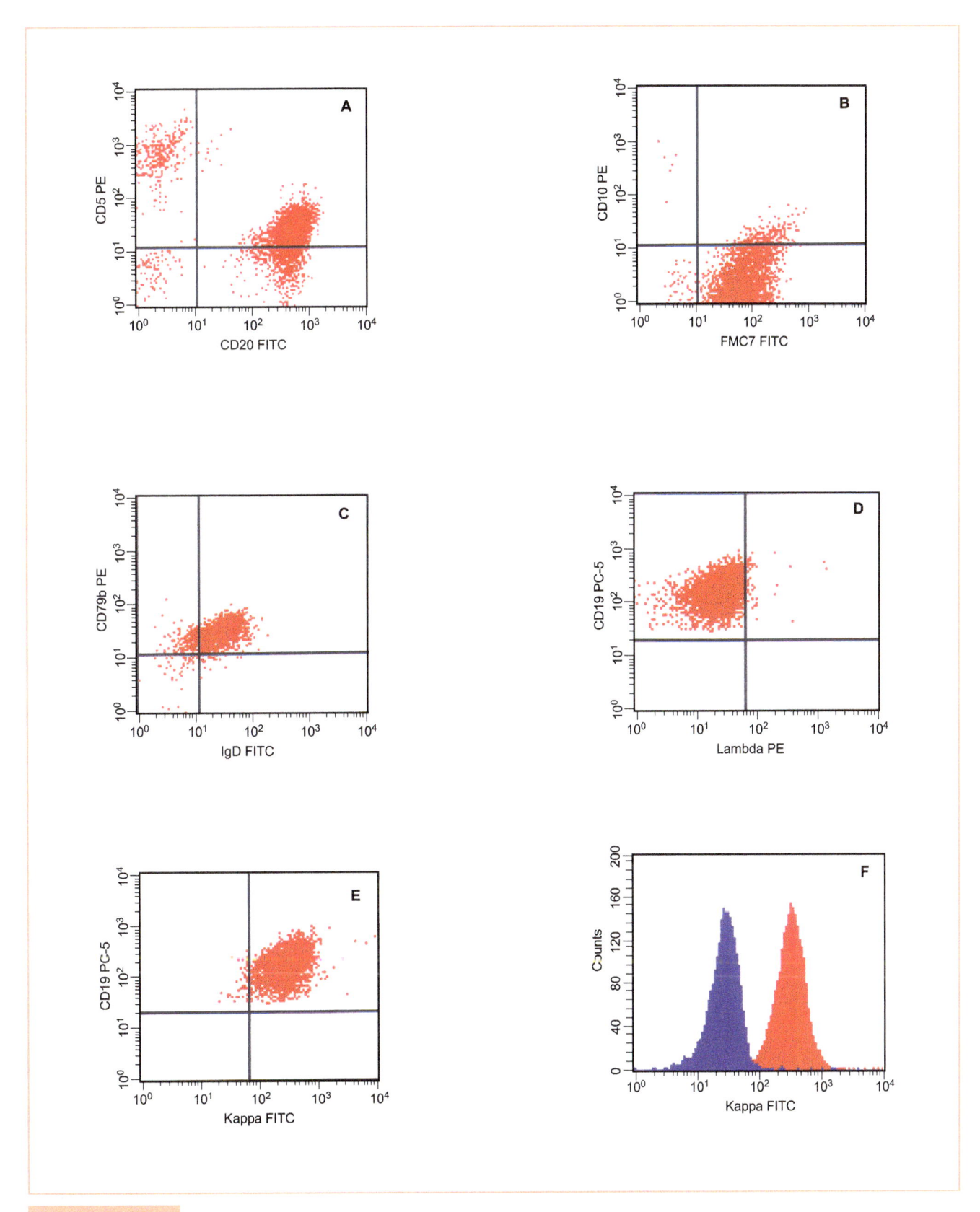

Figura 8-157.

Amostra de sangue periférico com 80% de linfócitos B (CD19+). Imunofenotipagem compatível com leucemia pró-linfocítica. Expressão de CD20 de média-alta intensidade (A); FMC7 (B), CD79b e IgD de baixa intensidade (C) com monoclonalidade para cadeia leve kappa (E e F [pico vermelho]). Negatividade para CD10 (B) e cadeia leve lambda (D) (pico azul).

Tricoleucemia

- *Aspectos clínicos.* A tricoleucemia é uma neoplasia rara de curso indolente que acomete, principalmente, indivíduos a partir da quinta década de vida. Os achados clínicos mais freqüentes são esplenomegalia progressiva e pancitopenia, associados a sinais e sintomas de falência medular ou manifestações auto-imunes. O envolvimento nodal é raro, bem como o acometimento de sítios extranodais. A maioria dos pacientes apresenta um pequeno número de células tumorais no sangue periférico. A tricoleucemia apresenta uma rara forma *variante* que pode cursar com leucocitose à custa de linfócitos tumorais circulantes.

- *Aspectos morfológicos.* Em esfregaços de sangue periférico a morfologia das células tumorais é característica. As "células cabeludas" são células linfóides de tamanho médio, com núcleo ovalado central, nucléolo ausente e citoplasma abundante, cinza pálido com múltiplos vilos discretos, distribuídos por todo o citoplasma. A infiltração da medula óssea é usualmente intersticial ou difusa, sempre acompanhada de fibrose reticulínica. A infiltração esplênica também é característica, com acometimento apenas da polpa vermelha e atrofia da polpa branca. Na tricoleucemia *variante* as células tumorais apresentam nucléolo evidente e citoplasma basofílico.

- *Fenótipo tumoral.* As células tumorais expressam antígenos de superfície de linhagem B (CD19, CD20, CD79a), bem como imunoglobulina de superfície com restrição clonal de cadeias leves. Também ocorre expressão de CD11c, CD25 e CD103. Os antígenos CD10, CD5 e CD23 são usualmente negativos. Na forma *variante* pode não ocorrer a expressão de imunoglobulina de superfície, de CD25 ou CD103.

- *Genótipo tumoral.* A tricoleucemia não apresenta alterações genotípicas características. Pode existir evidência de superexpressão de ciclina D1 na ausência de t(11,14).

Figura 8-158.

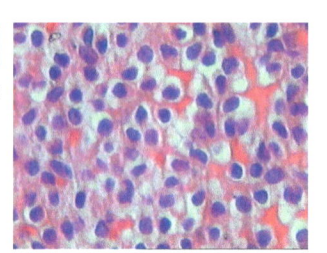

Tricoleucemia, biopsia de medula óssea: infiltração difusa de medula óssea por células linfóides ovaladas com o característico halo claro perinuclear e ausência de figuras de mitose. HE.

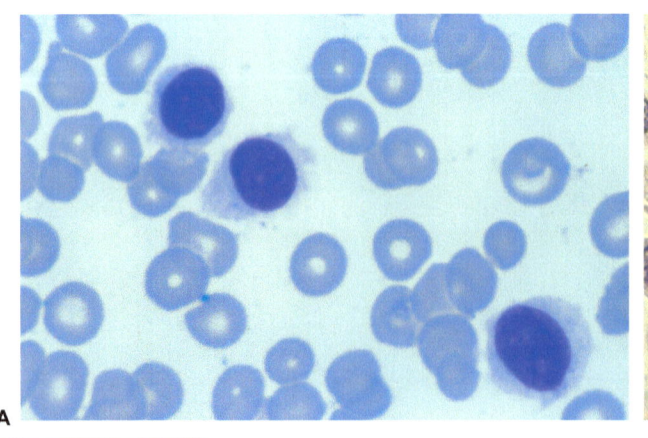
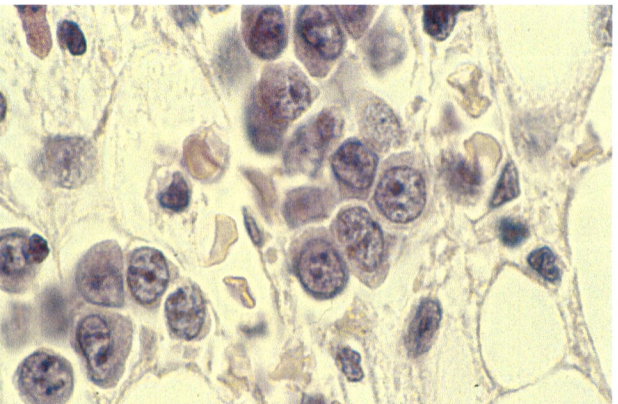

A   B

Figura 8-159.

*Tricoleucemia: (**A**) sangue periférico. Aspecto típico de células "cabeludas". Leishman. (**B**) Material de biopsia de medula óssea. Agrupamento de células atípicas. HE.*

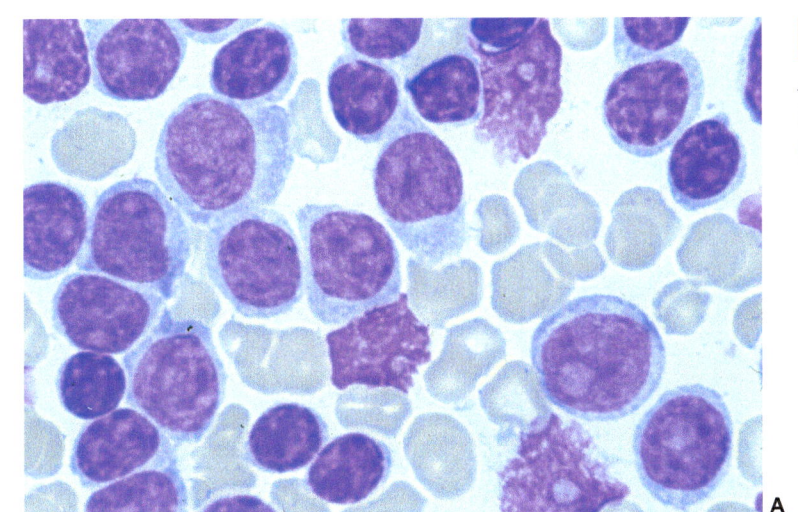

Figura 8-160

*A a C. Leucemia de células "cabeludas".
Medula óssea (**A** e **B**) e sangue periférico
(**C**). May-Grünwald-Giemsa e Leishman.*

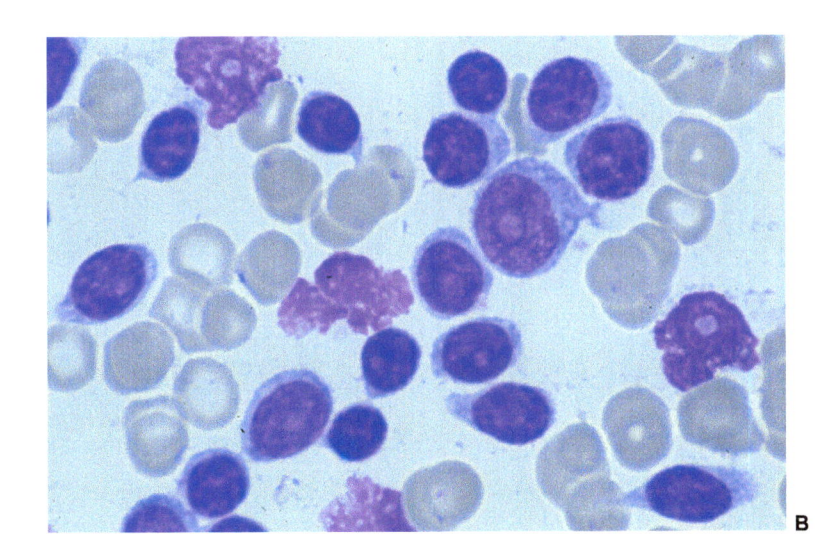

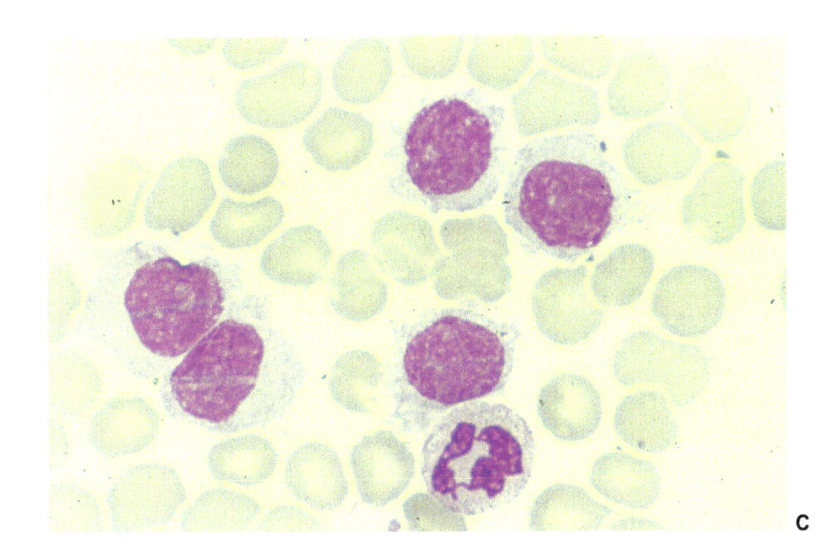

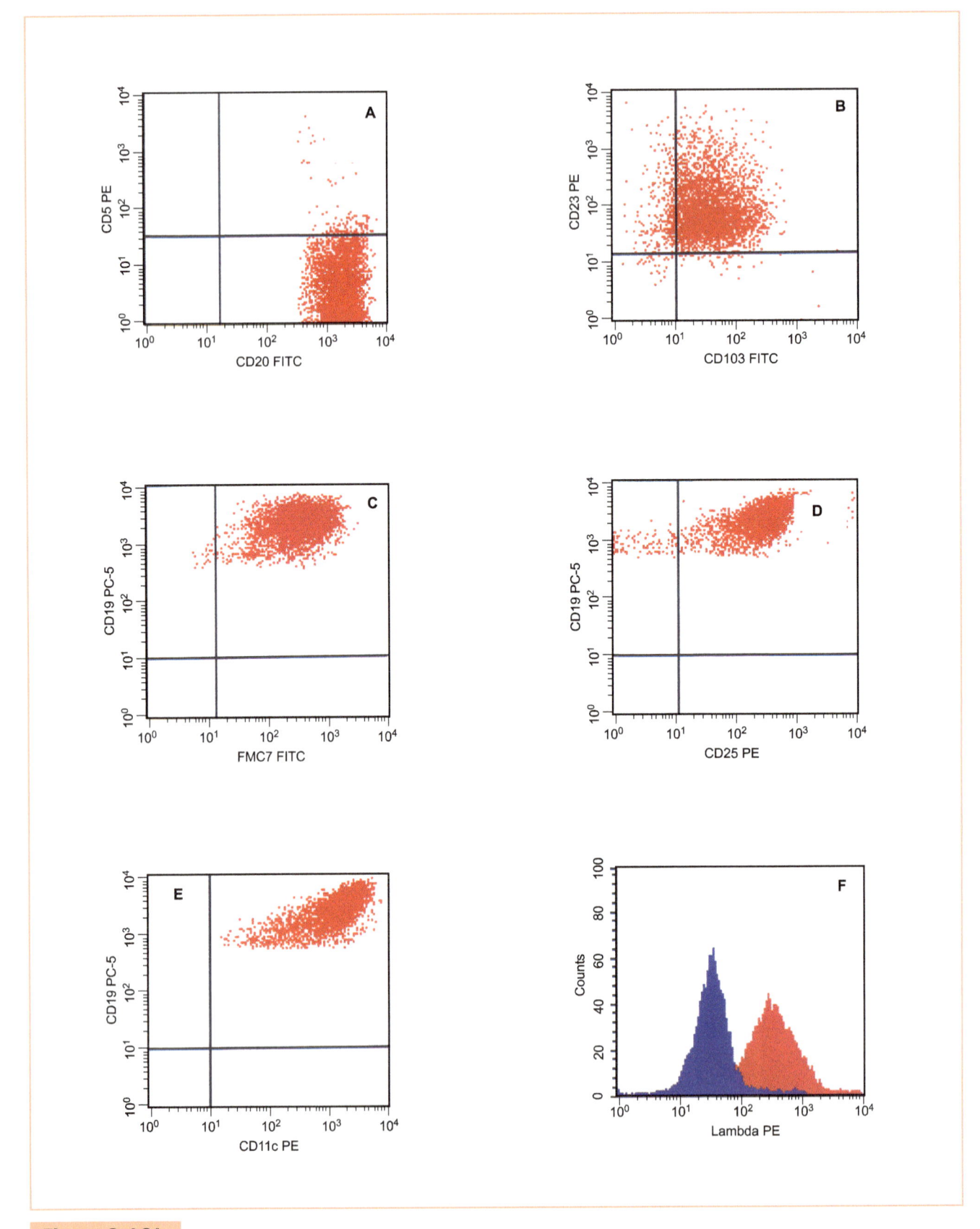

Figura 8-161.

Amostra de aspirado de medula óssea com 33% de células B (CD19+). Imunofenotipagem compatível com HCL (hairy cell leukemia). Positividade para CD20 (A), CD23 e CD103 (B), FMC7 (C), CD25 (D), CD11c (E) com monoclonalidade para cadeia leve lambda (F) (pico vermelho).

Linfomas de Fenótipo T e NK

Linfoma de Células T Periféricas Não-especificado

- *Aspectos clínicos.* O linfoma de células T periféricas (LCTP) não-especificado é o tipo mais comum de linfoma não-Hodgkin de fenótipo T, podendo ocorrer em qualquer faixa etária, sem predileção por sexo. Apresenta-se como doença nodal agressiva, freqüentemente associada à infiltração de sítios extranodais, como a pele e o sistema nervoso central. Sintomas sistêmicos são comuns, bem como eosinofilia secundária.

- *Aspectos morfológicos.* Extremamente polimórfico, o LCTP é composto de células linfóides de médio e grande tamanho, de núcleos irregulares e pleomórficos com nucléolo evidente e citoplasma basofílico agranular. Células anaplásicas e células semelhantes às células de Reed-Sternberg podem ser encontradas, bem como infiltração do tecido acometido por eosinófilos e plasmócitos.

- *Fenótipo tumoral.* As células tumorais expressam antígenos de superfície de linhagem T (CD3, CD2, CD7, CD5). A maioria é positiva para CD4 e negativa para CD8. Fenótipos aberrantes são comuns, com a perda de um ou mais antígenos T-específicos.

- *Genótipo tumoral.* O LCTP não apresenta alterações genotípicas características. A maioria dos casos apresenta rearranjo dos genes do receptor de células T.

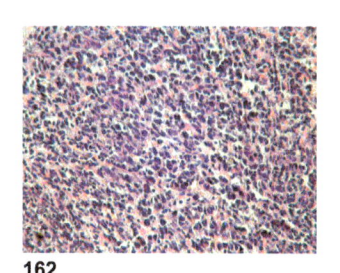

162

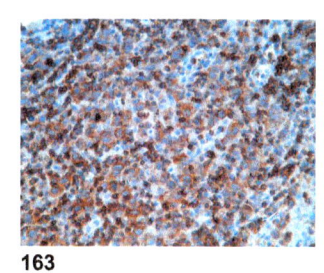

163

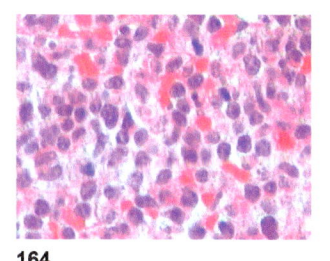

164

Figuras 8-162 a 164.

8-162. Linfoma de células T periféricas sem outras especificações: linfonodo difusamente infiltrado por células linfóides pequenas, médias e grandes com intensa irregularidade no contorno nuclear e cromatina condensada. HE. 8-163. Linfoma de células T periféricas sem outras especificações, biopsia de linfonodo: as células neoplásicas são fortemente positivas para CD3. 8-164. Linfoma linfoblástico de células precursoras T, biopsia de mediastino: tumor de mediastino composto por células linfódes ovaladas, com alta relação núcleo-citoplasmática, cromatina finamente dispersa e nucléolo, por vezes, presente. HE.

Linfoma de Grandes Células Anaplásicas

- *Aspectos clínicos.* O linfoma de células anaplásicas é uma neoplasia agressiva que apresenta maior incidência em crianças, com maior prevalência de acometimento no sexo masculino. É também incidente em pacientes adultos, sem predileção por sexo. Apresenta-se como doença nodal com freqüente envolvimento de sítios extranodais e medula óssea, normalmente em estádios avançados ao diagnóstico.

- *Aspectos morfológicos.* Composto de tipos celulares variáveis, o linfoma anaplásico apresenta uma ampla gama de aspectos morfológicos. São típicas as células de grande porte, de núcleo excêntrico, reniforme, com nucléolo basofílico evidente. O citoplasma pode variar de cinza pálido a eosinofílico. Células anaplásicas e células similares à célula de Reed-Sternberg podem ser encontradas, às vezes formando estruturas sinciciais.

- *Fenótipo tumoral.* A maioria das células tumorais não expressa antígenos de superfície de linhagem T (CD3, CD2, CD7, CD5). A expressão de CD30 em citoplasma e nas regiões do complexo de Golgi é característica, presente em virtualmente todas as células de grande porte. Em contraste com o linfoma de Hodgkin, o antígeno CD15 é raramente expresso.

- *Genótipo tumoral.* A maioria dos casos em crianças apresenta rearranjo dos genes do receptor de células T. Em 60% a 80% dos casos é evidente a t(2;5), que promove a ativação constitucional da tirosina-quinase ALK, reguladora do ciclo celular. A presença da t(2;5) é mais freqüentemente observada em pacientes com idade inferior a 20 anos.

Micose Fungóide/Síndrome de Sézary

- *Aspectos clínicos.* A micose fungóide (MF) é uma doença linfoproliferativa rara de comportamento clínico indolente, com apresentação primária cutânea. Acomete inicialmente a pele na forma de placas eritematosas ou tumores, normalmente associadas a descamação e prurido. Após longos anos de evolução pode ocorrer acometimento sistêmico, normalmente em linfonodos ou sangue periférico. A síndrome de Sézary (SS), considerada uma variante agressiva da MF, é caracterizada pelo acometimento difuso da pele (eritrodermia) asssociado a linfonodomegalia generalizada e presença de mais de 50% de células tumorais circulantes em sangue periférico.

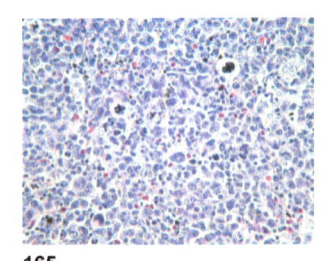
165

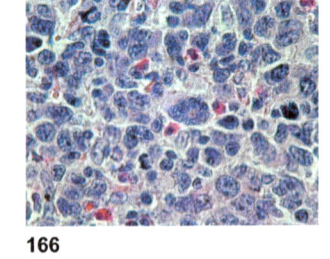
166

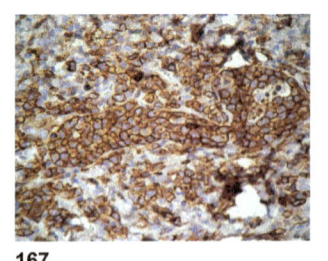
167

Figuras 8-165 a 167.

8-165. Linfoma de grandes células anaplásicas, biopsia de linfonodo: neoplasia de aspecto pleomórfico composto por células grandes com grande variação na forma e volume e inúmeras mitoses atípicas. 8-166. Linfoma de grandes células anaplásicas, biopsia de linfonodo: maior aumento da figura anterior, mostrando célula multinucleada com o característico aspecto em "guirlanda", freqüente neste tipo de linfoma. HE. 8-167. Linfoma de grandes células anaplásicas, imunoistoquímica para CD30: todas as células linfomatosas são fortemente positivas para esta reação, e observa-se a infiltração dos sinusóides pelas células neoplásicas, não raro presente neste tipo de linfoma.

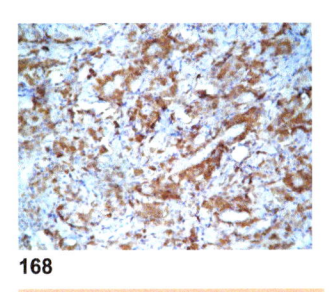 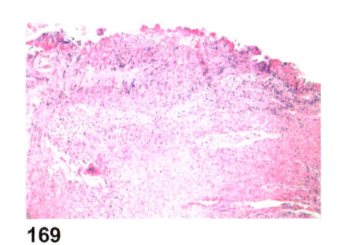 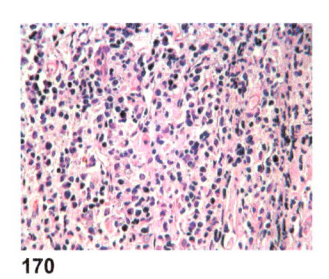

168   **169**   **170**

Figuras 8-168 a 170.

8-168. Linfoma de grandes células anaplásicas, imunoistoquímica para ALK: as células linfomatosas apresentam-se ALK positivas padrão citoplasmático e nuclear. Notar a disposição perivascular das células neoplásicas, comum neste linfoma. 8-169. Linfoma de células T/NK extranodal, tipo nasal, biopsia de seio maxilar: observam-se extensa área de necrose e ulceração da mucosa. 8-170. Linfoma de células T/NK extranodal, tipo nasal, biópsia de seio maxilar: o linfoma é composto por células pequenas e médias com núcleos irregulares e hipercromáticos. Observam-se células inflamatórias tais como pequenos linfócitos e plasmócitos permeando a neoplasia. HE.

- *Aspectos morfológicos.* As células tumorais (células de Sézary) têm aspecto característico. São linfócitos de médio a grande porte, de núcleo convoluto ou cerebriforme com cromatina condensada. A infiltração cutânea pode ser característica nas fases mais avançadas da doença, com a presença de epidermotropismo (infiltração da epiderme por linfócitos tumorais) e microabscessos de Pautrier (agregados de células de Sézary infiltrando a epiderme).

- *Fenótipo tumoral.* As células tumorais típicas expressam antígenos T, como CD2, CD3 e CD5. A maioria dos casos expressa CD4 e TCRαβ, na ausência de CD7.

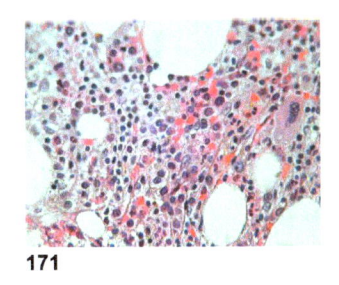 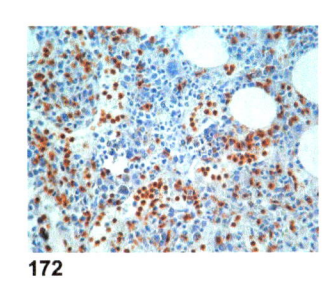

171   **172**

Figuras 8-171 e 172.

8.171. Leucemia linfocítica de grandes células T com grânulos; biopsia de medula óssea: infiltração intersticial por células linfóides pequenas. HE. 8-172. Leucemia linfocítica de células T com grânulos grandes, imunoistoquímica para CD3: observar a presença de inúmeros linfócitos T, CD3 positivos, infiltrando o tecido hematopoético.

- *Genótipo tumoral.* A maioria dos casos apresenta rearranjo dos genes do receptor de células T. Embora várias alterações cromossômicas possam ser encontradas, a MF/SS não apresenta alterações genotípicas características.

Leucemia Pró-linfocítica T

- *Aspectos clínicos.* A leucemia pró-linfocítica T é uma linfoproliferação rara e agressiva, que se apresenta na forma de leucemia, com infiltração de sangue periférico, baço e medula óssea. O quadro clínico característico é de hepatoesplenomegalia e linfadenomegalia periférica, sempre associadas a intensa linfocitose em sangue periférico, em contagens que podem ultrapassar 100.000 células/mm^3.

- *Aspectos morfológicos.* Os linfócitos tumorais são de grande porte, de núcleo arredondado ou ovalado com nucléolo evidente. O citoplasma é abundante, basofílico e agranular. Alguns casos podem apresentar variantes citológicas de núcleo irregular ou cerebriforme.

- *Fenótipo tumoral.* A maioria das células são positivas com CD2, CD3, CD7 e CD4. Em até 25% dos casos pode haver coexpressão de CD4 e CD8.

- *Genótipo tumoral.* A maioria dos casos apresenta rearranjo dos genes do receptor de células T. A maioria dos casos apresenta anormalidade nos cromossomos 14, 8 e 12.

Leucemia/Linfoma de Células T de Adulto

- *Aspectos clínicos.* A leucemia/linfoma de células T de adulto (LCTA) é uma neoplasia clinicamente agressiva que pode apresentar-se na forma de linfoma ou leucemia. Apresenta quatro variantes clínicas bem definidas: forma aguda, forma linfomatosa, forma crônica e forma *smoldering*. A forma aguda, mais comumente encontrada, está associada a grande quantidade de células tumorais circulantes, linfadenopatia generalizada, rapidamente progressiva, na ausência de hipercalcemia e linfocitose. A forma crônica apresenta-se como linfocitose persistente, de curso indolente, podendo estar associada a lesões cutâneas e pulmonares. Os casos de LCTA *smoldering* apresentam linfometria dentro dos limites da normalidade, com menos de 5% de células atípicas circulantes. Todas as formas estão associadas à infecção crônica pelo vírus HTLV 1.

- *Aspectos morfológicos.* As células leucêmicas são de médio ou grande porte e apresentam núcleo irregular, multiobulado, com cromatina moderadamente condensada e nucléolo evidente. O citoplasma abundante é fortemente basofílico e agranular. Pleomorfismo celular é comum, com presença de ocasionais linfócitos cerebriformes ou blastóides.

- *Fenótipo tumoral.* A maioria das células expressa CD2, CD3, CD25 e CD4.

- *Genótipo tumoral.* A maioria dos casos apresenta rearranjo dos genes do receptor de células T. Integração do genoma do HTLV 1 pode ser demonstrada em todas as células tumorais.

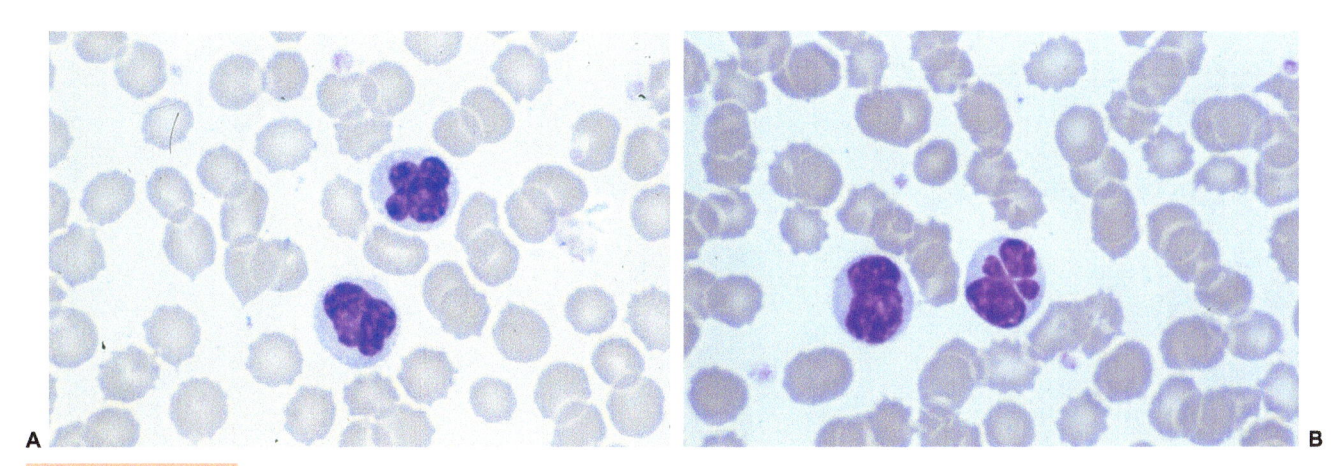

Figura 8-173.

*A e **B**. Doença linfoproliferativa de células T maduras (ATL). Sangue periférico. Notar os núcleos das células com protuberâncias. May-Grünwald-Giemsa.*

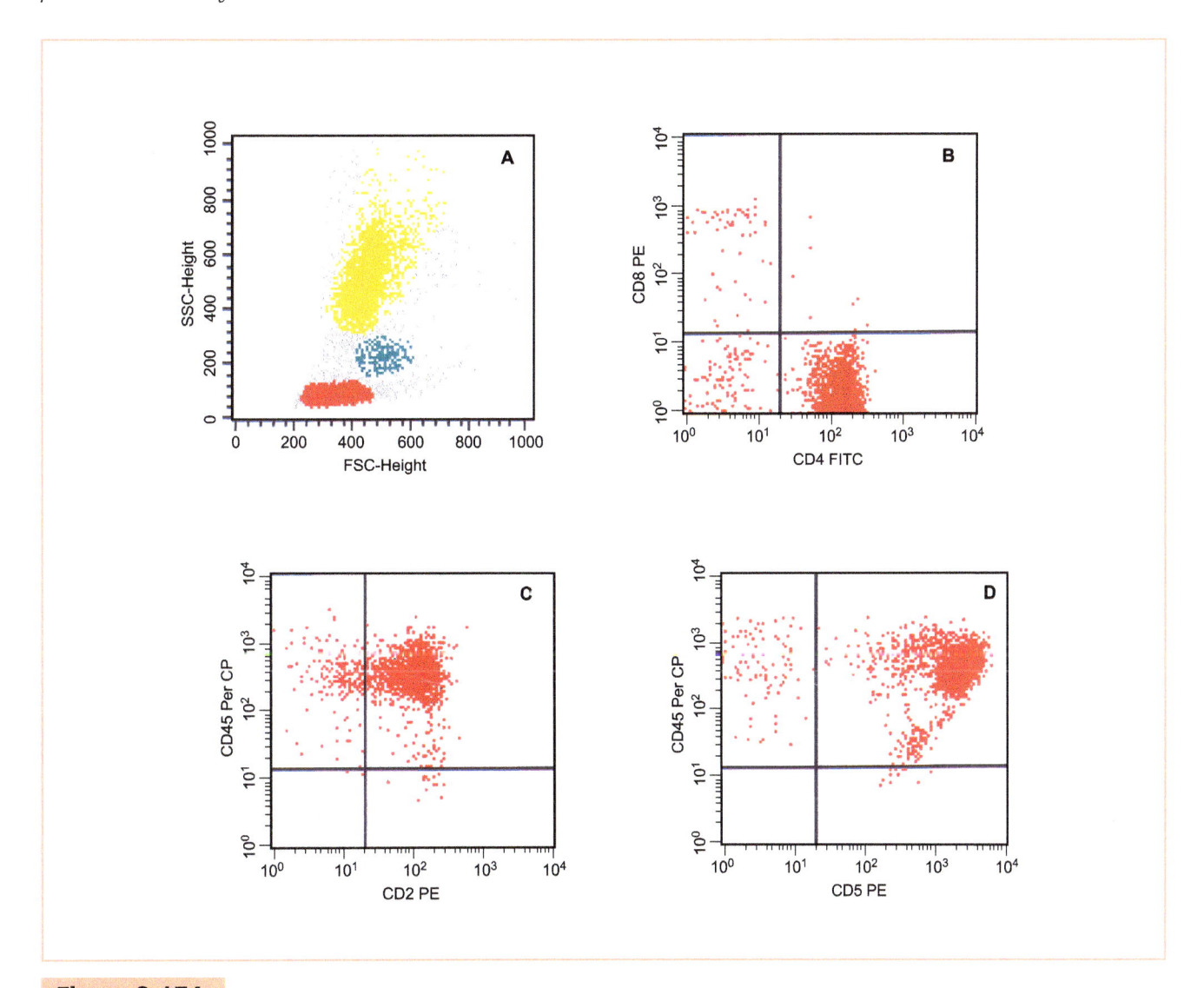

Figura 8-174.

*Imunofenotipagem em sangue periférico de paciente portador de doença linfoproliferativa crônica de células T (ATL). Distribuição celular (FSC/SSC) (**A**). Positividade para CD2 (**C**),CD4 (**B**), CD5 (**D**). Negatividade para CD8 (**B**). Ausência de antígenos da linhagem B (CD19) e mielóide (CD33) (não mostrados) (mesmo caso da Fig. 8-175).*

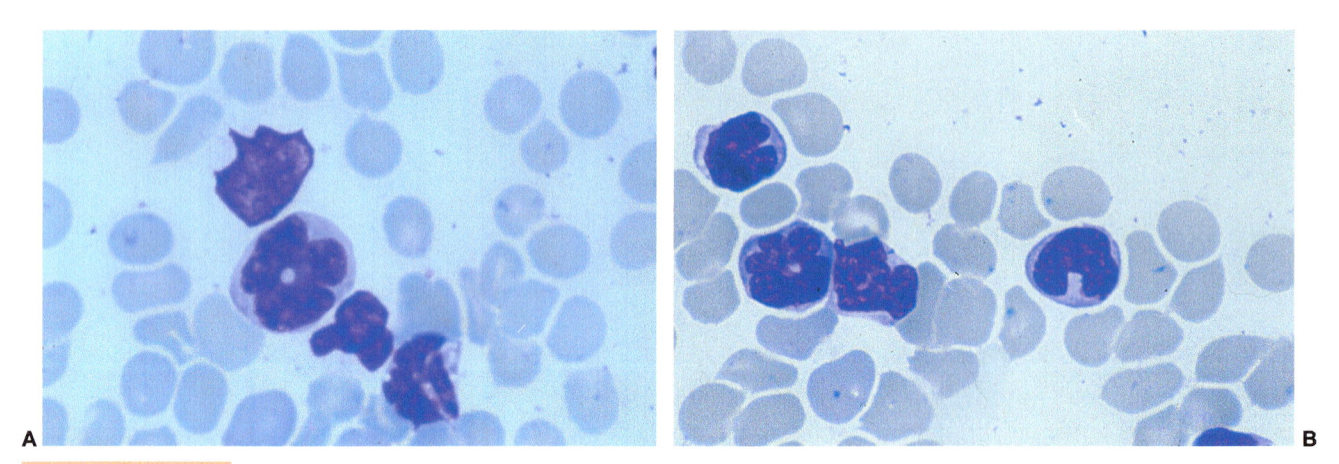

Figura 8-175.

A e B. Doença linfoproliferativa de células T maduras no sangue periférico (ATL). Observar os núcleos com protuberâncias May-Grünwald-Giemsa.

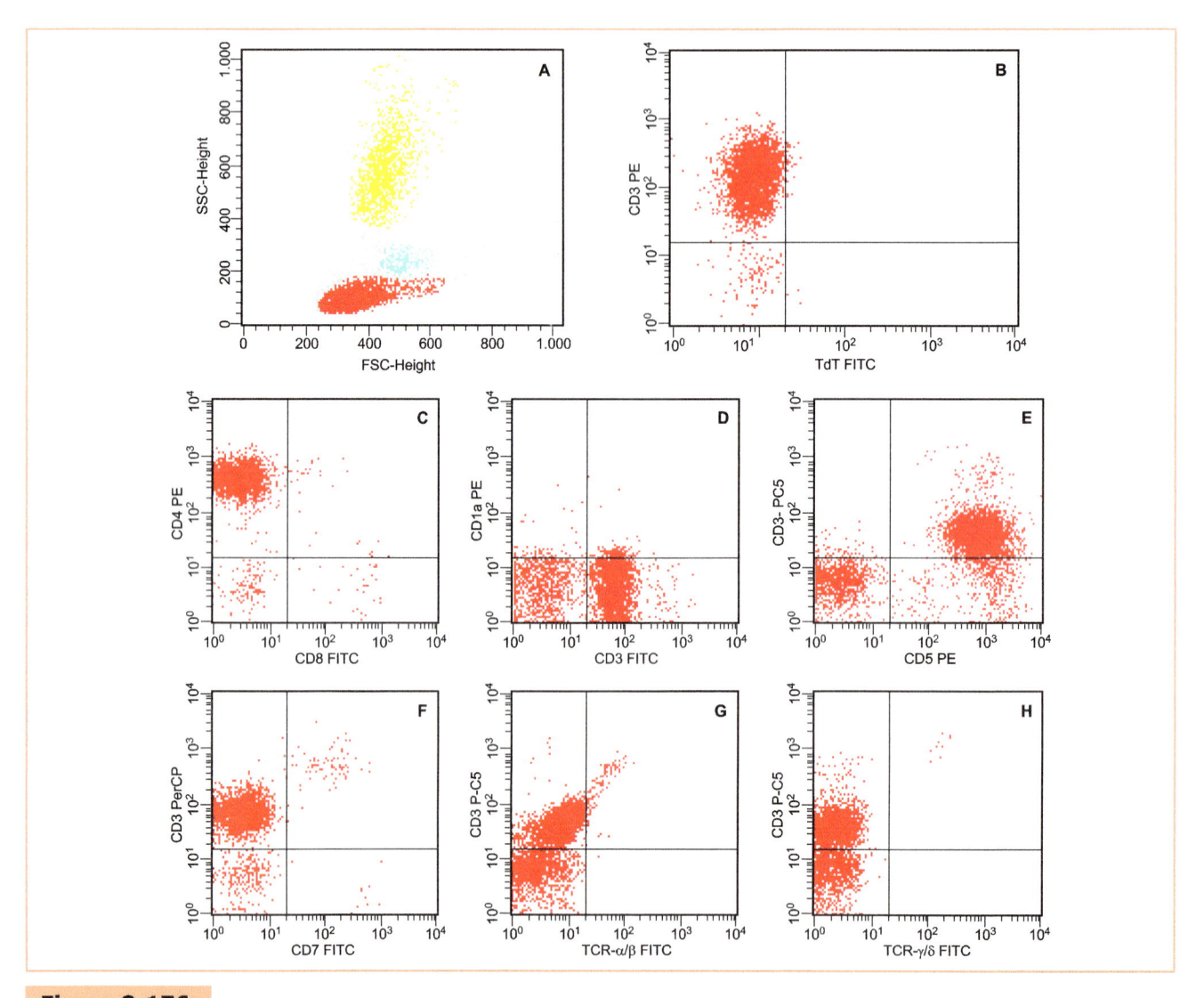

Figura 8-176.

Imunofenotipagem em sangue periférico de portador de doença linfoproliferativa crônica de células T (DLPC-T). Setenta por cento das células têm antígenos de linfócitos T CD3/CD4 e CD5. (A a E) Negatividade para anti-TdT (B), CD1a (D), CD7 (F), CD8 (C) TCR alfa/beta (G) e gama/delta (H) (mesmo caso da Fig. 8-177.)

Figura 8-177.

Doença linfoproliferativa de células T maduras. Sangue periférico. May-Grünwald-Giemsa.

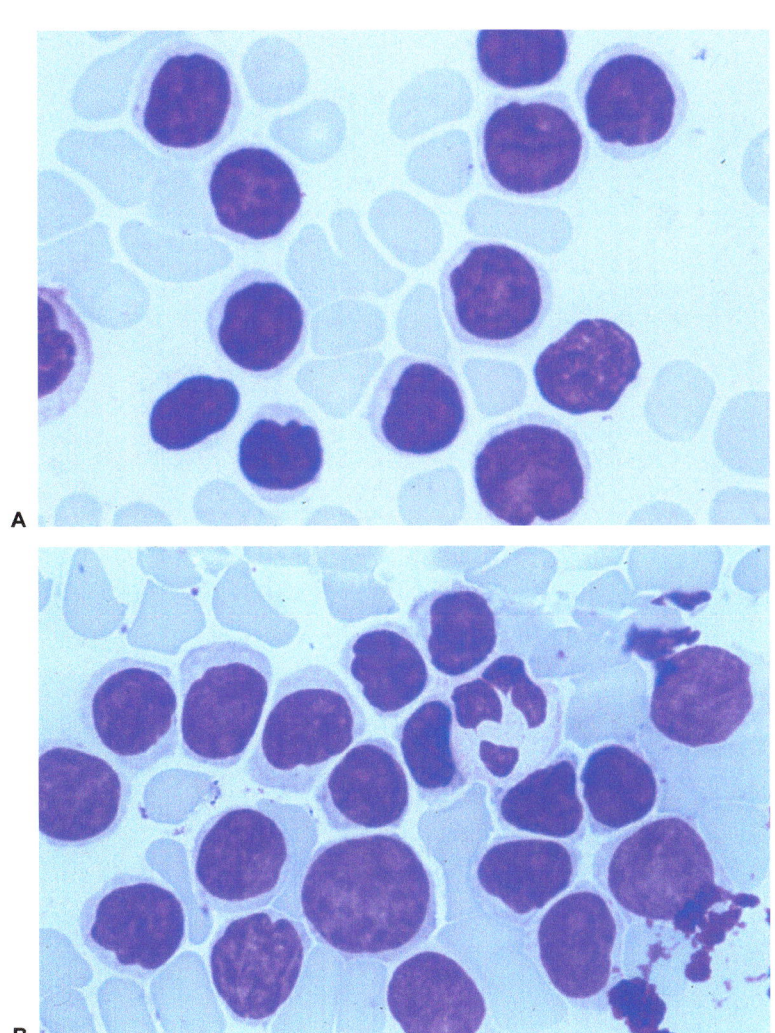

A

B

Figura 8-178.

Síndrome de Sjögren – paciente portadora de artrite reumatóide deformante e tumor de parótida.

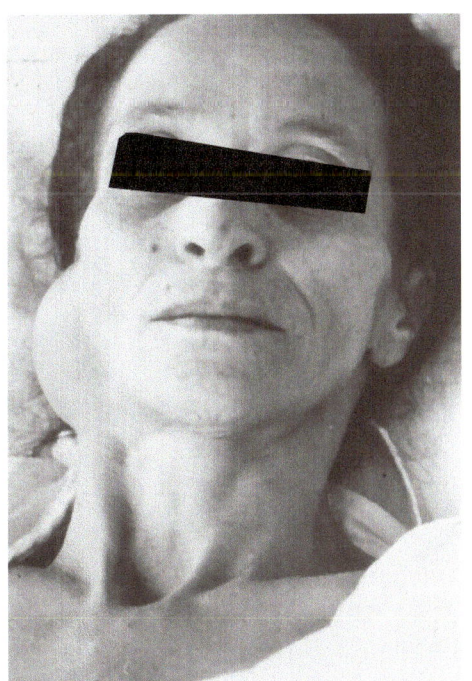

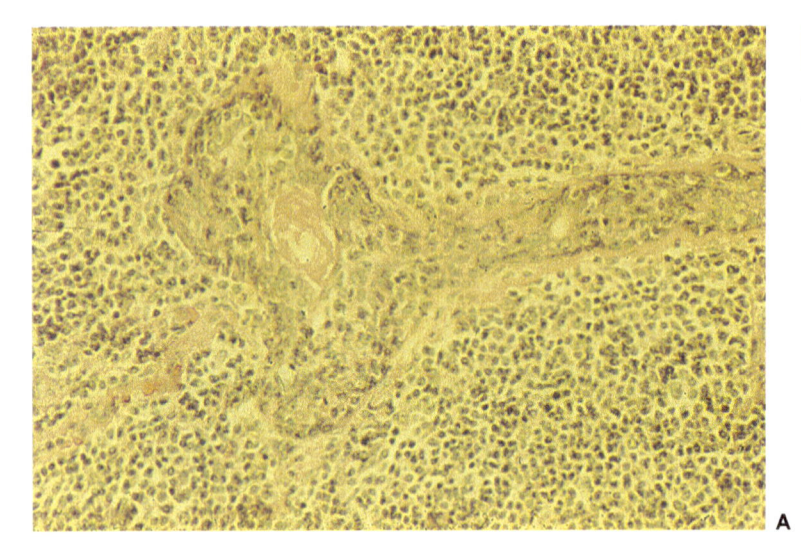

Figura 8-179.

A a C. Síndrome de Sjögren: histopatológico de glândula parótida (infiltração linfomatosa).

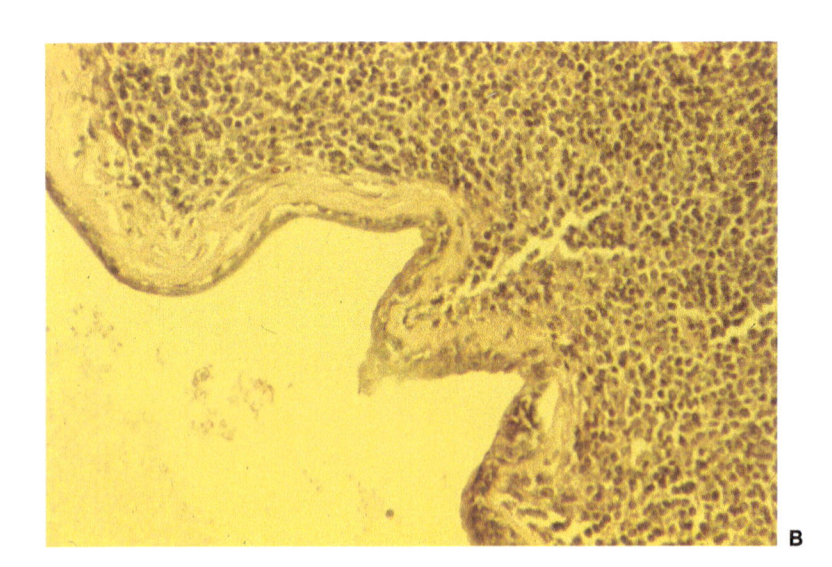

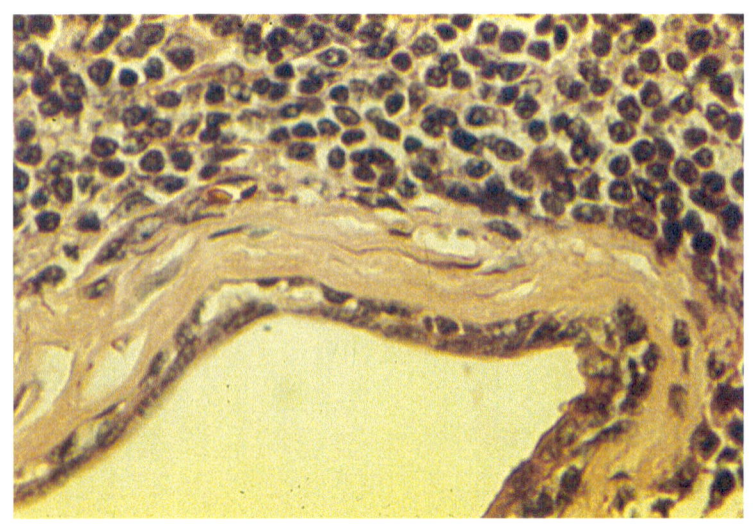

A e B. Micose fungóide: lesões extensas em paciente do sexo feminino.

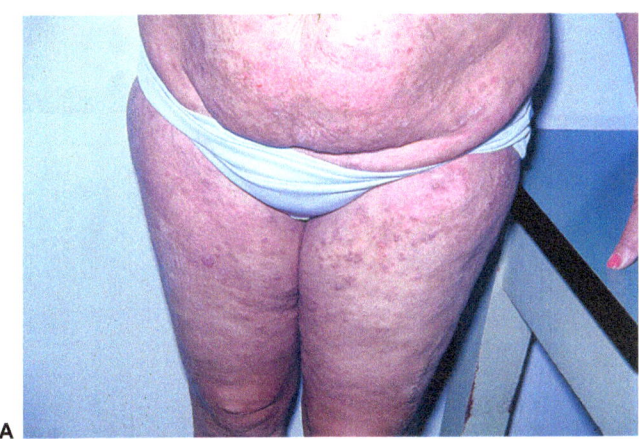

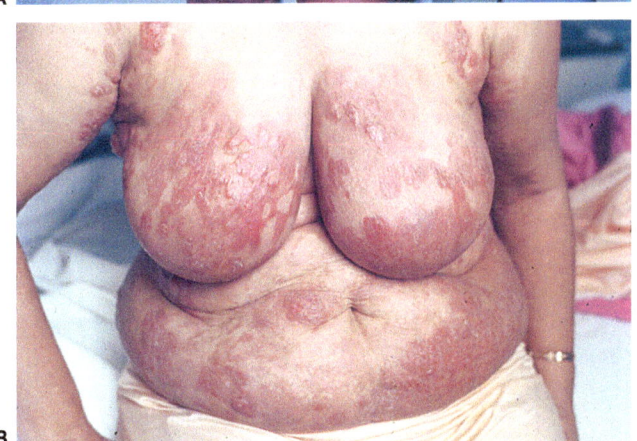

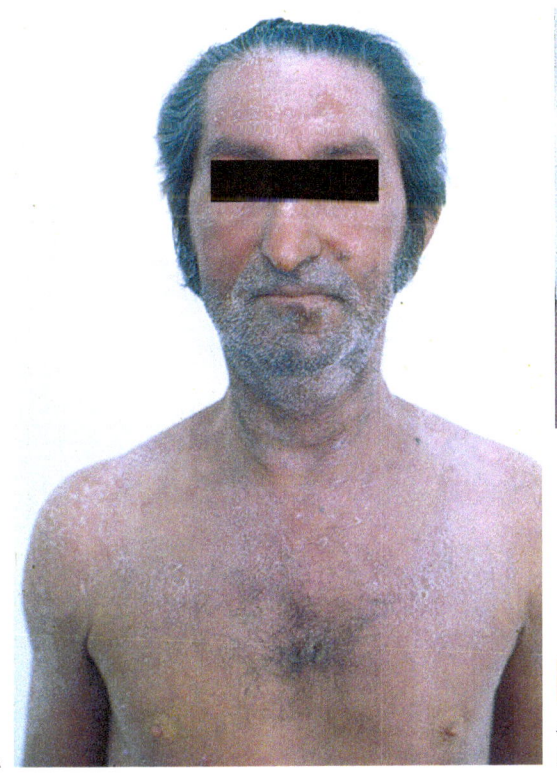

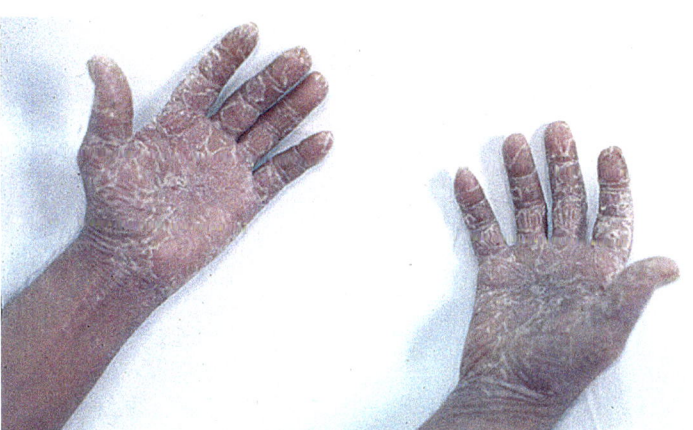

A e B. Síndrome de Sézary. Paciente com eritrodermia em rosto, tronco e membros.

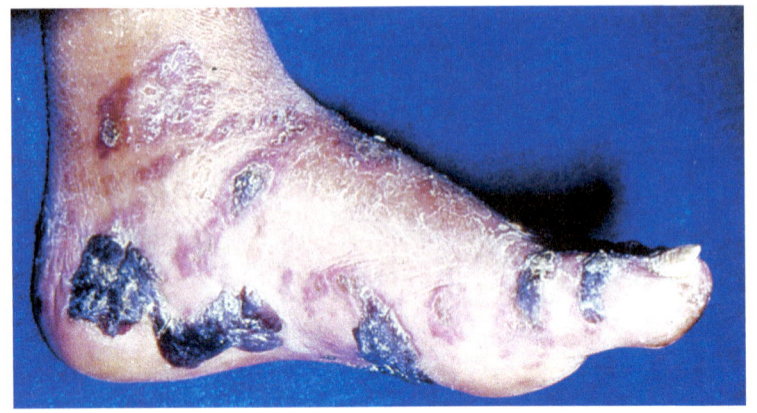

Figura 8-182.

Lesão de pele (sarcoma de Kaposi) em caso de imunodeficiência adquirida (SIDA).

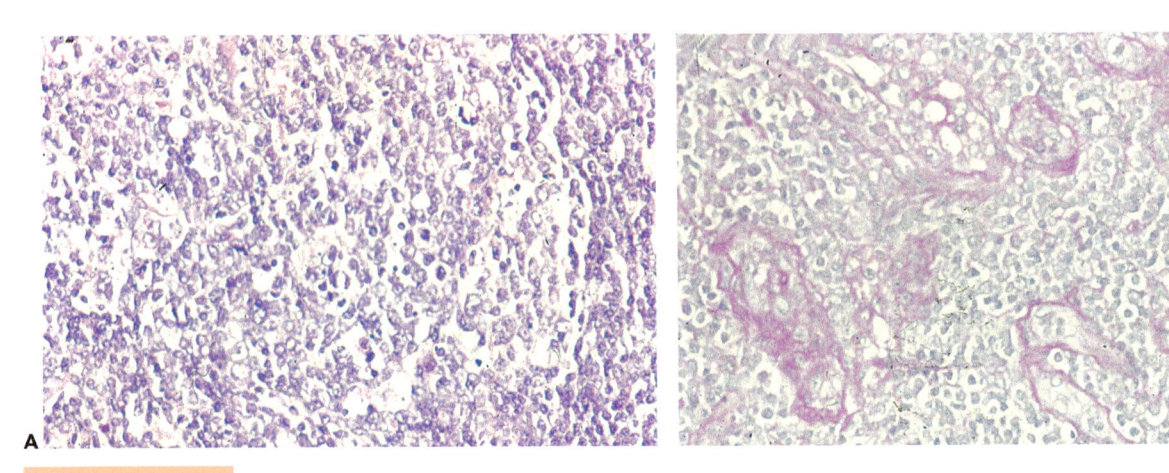

Figura 8-183.

*A e **B**. Linfadenopatia angioimunoblástica: (**A**) gânglio linfático corado pela HE; (**B**) fase sarcomatosa (evolutiva) do mesmo caso. PAS.*

Leucemia Linfocítica de Grandes Células T Granulares

- *Aspectos clínicos.* A leucemia linfocítica de grandes células T granulares (LLGC) é uma neoplasia rara e indolente, que se apresenta na forma de leucemia crônica, com infiltração do sangue periférico, baço e medula óssea. Muitos pacientes são assintomáticos ao diagnóstico e assim permanecem durante anos, mas a maioria apresenta síndromes auto-imunes associadas, como aplasia pura de série vermelha ou neutropenia cíclica, que sempre demandam pronto tratamento devido a grande morbidade associada. A presença de linfocitose à custa de grandes células T granulares ($> 2.000/mm^3$), mantida por mais de 6 meses, é normalmente utilizada como critério diagnóstico.

- *Aspectos morfológicos.* As células leucêmicas são linfócitos grandes, de núcleo arrendondado com cromatina condensada e citoplasma pálido azulado com granulação fina azurofílica.

- *Fenótipo tumoral.* O perfil fenotípico das células tumorais é variado. A maioria dos casos expressa antígenos T (CD3, TCR, CD8), com expressão variável de CD57 e/ou CD56. Alguns casos podem expressar TCRγδ e CD4, isolado ou associado a CD8.

- *Genótipo tumoral.* A LLGC não apresenta alterações cariotípicas características.

Linfoma de Células T/NK (LTNK) Extranodal

- *Aspectos clínicos.* O LTNK é uma neoplasia agressiva e rara, de apresentação primariamente extranodal. Ocorre em indivíduos adultos, sendo mais comum em homens. O principal sítio de acometimento é o trato aerodigestivo superior, mais comumente a cavidade nasal. Embora na maioria dos casos apresente-se em estádios limitados, o prognóstico é muito ruim, seja pela intensa destruição tecidual local seja pela ocorrência de disseminação sistêmica. Alguns casos podem ser associados à síndrome hemofagocítica.

- *Aspectos morfológicos.* A aparência das células tumorais é muito variável, encontrando-se linfócitos tumorais de médio porte, de núcleo irregular e citoplasma cinza pálido. Em cortes histológicos são freqüentes os achados de necrose de coagulação e lesões angiocêntricas ou angioinvasivas.

- *Fenótipo tumoral.* A maioria das células tumorais não expressa antígenos de superfície de linhagem T (CD3, CD2, CD7, CD5). A expressão de CD3 citoplasmático é freqüente, bem como a de CD57. Na maioria dos casos, antígenos do vírus EB podem ser encontrados nos linfócitos anômalos.

- *Genótipo tumoral.* O LTNK não apresenta alterações cariotípicas características. A maioria dos casos apresenta DNA do vírus EB em sua forma epissomal.

As ilustrações que seguem complementam a documentação de linfomas não-Hodgkin.

Figura 8-184.

A e B. Linfoma difuso tipo linfoblástico (dois casos). Observar os núcleos frouxos das células nos cortes histológicos (HE) e nos esfregaços feito por imprint *(Leishman).*

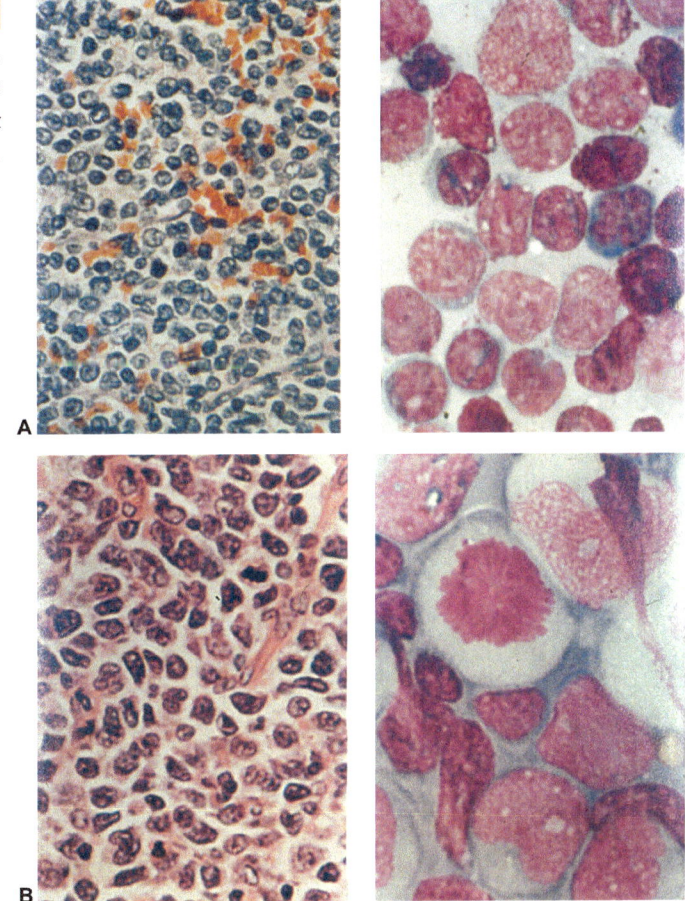

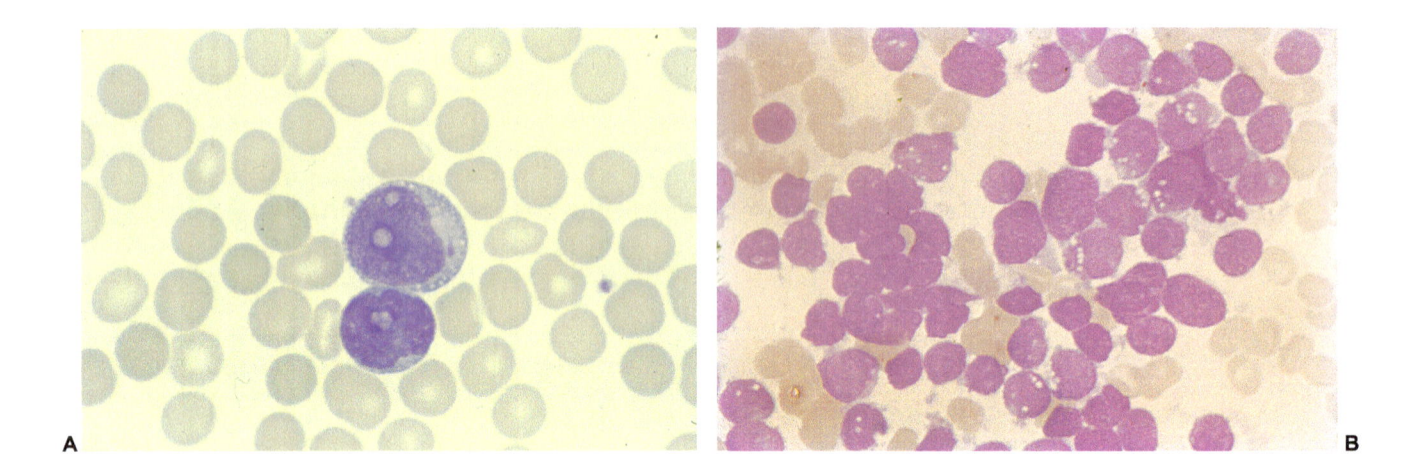

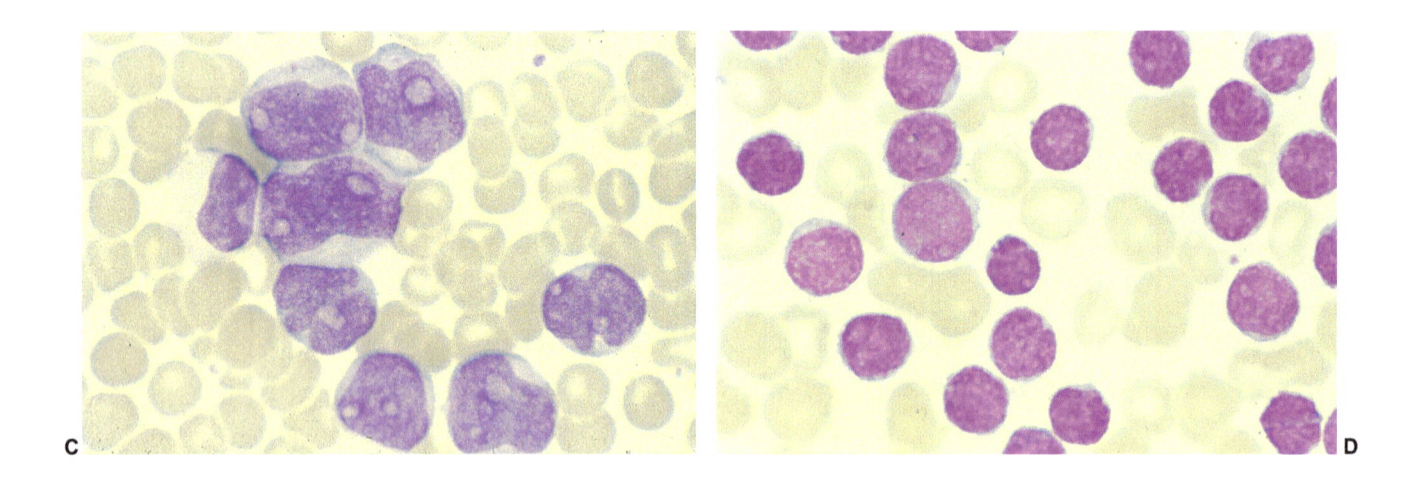

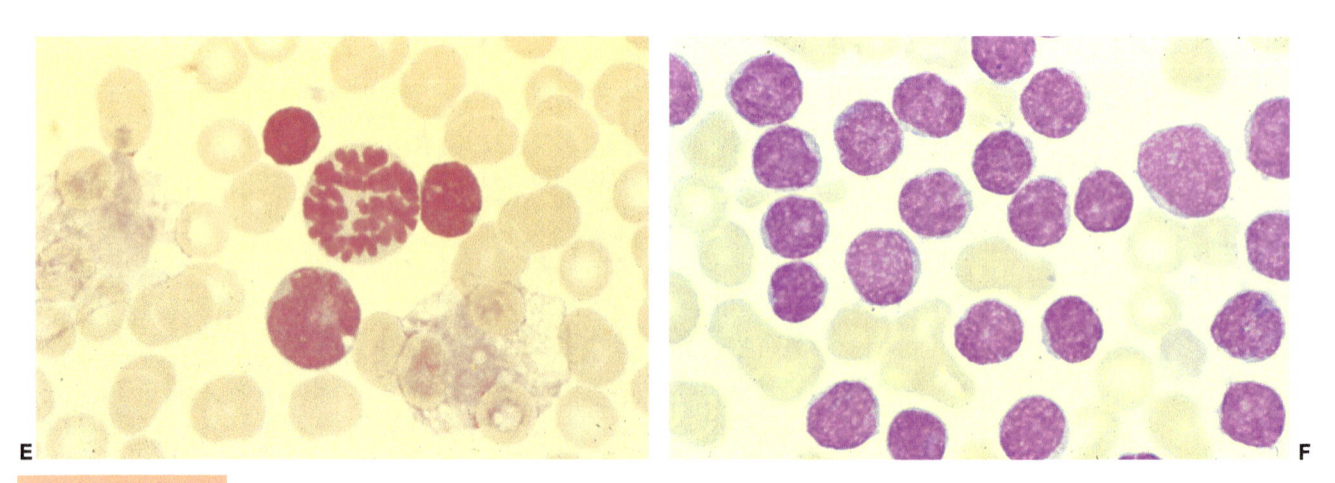

Figura 8-185.

*A a **F**. Sangue periférico em vários casos de LNH. Observar a presença de células muito atípicas em circulação, de tipo blastos (**A** a **D**) ou de tipo pró-linfócito (**E** e **F**). Leishman.*

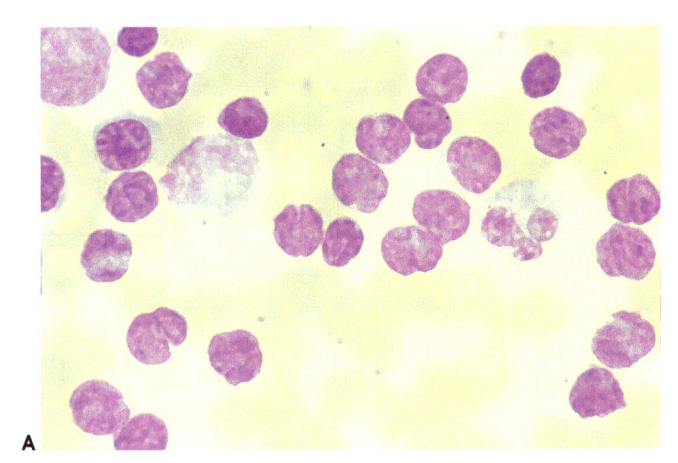

Figura 8-186.

*A a **F**. Medula óssea infiltrada por células linfomatosas: (**A** e **B**) linfoma tipo B, de células clivadas; (**C**) linfoma linfocítico/leucemia linfóide crônica; (**D**) linfoma de grandes células, tipo histiocitário. Leishman; (**E** a **G**) linfoma de células histiocitárias marcadas pela reação da αNAE (**E** e **F**) e pela fosfatase ácida (**G**).*

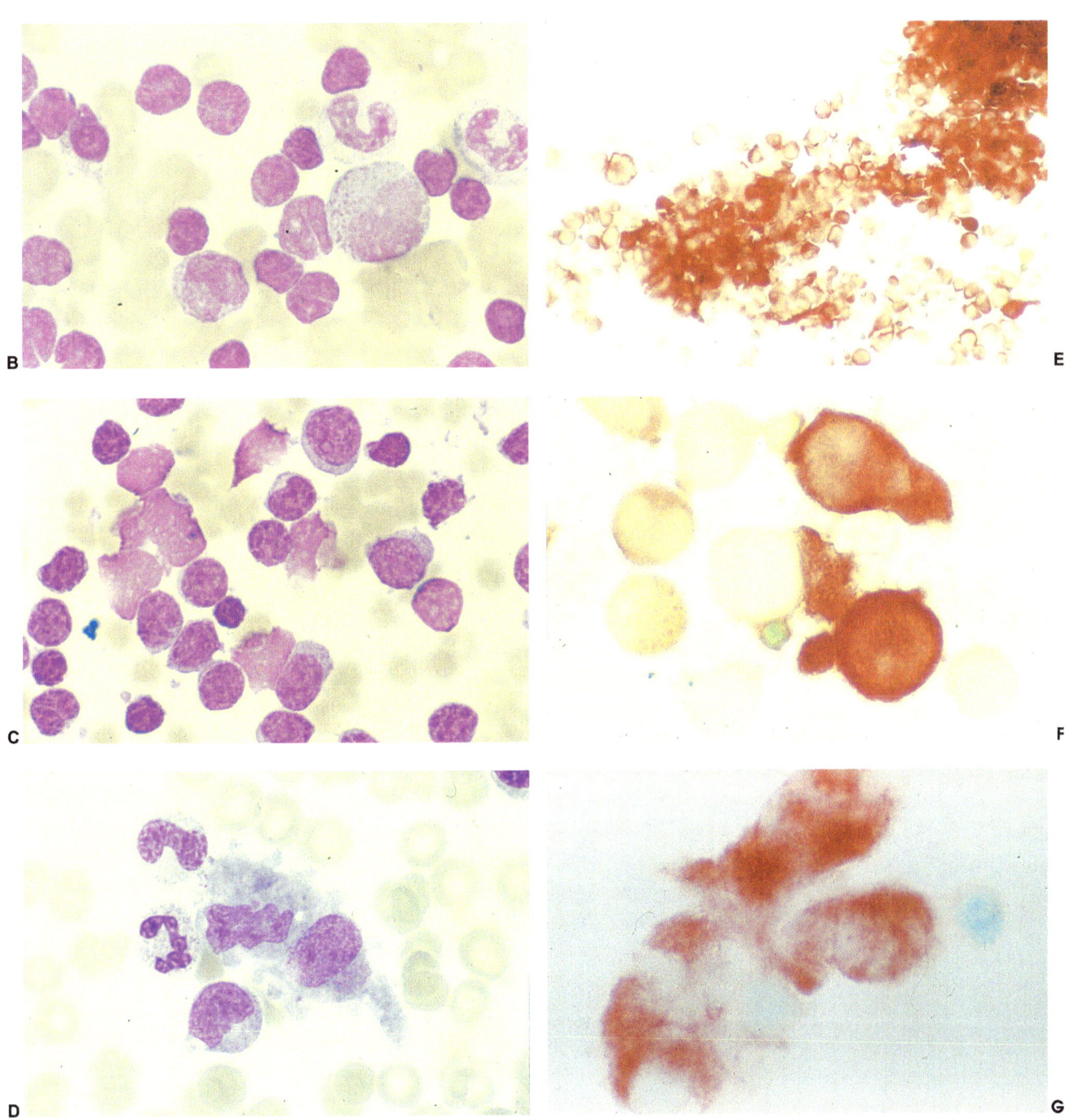

Figura 8-187.

Linfoma de grandes células B. Grande massa tumoral nas regiões cervical e da face.

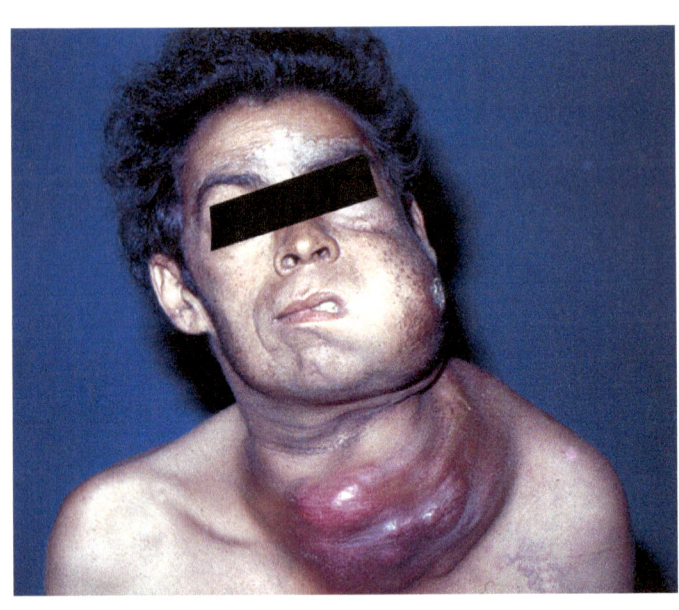

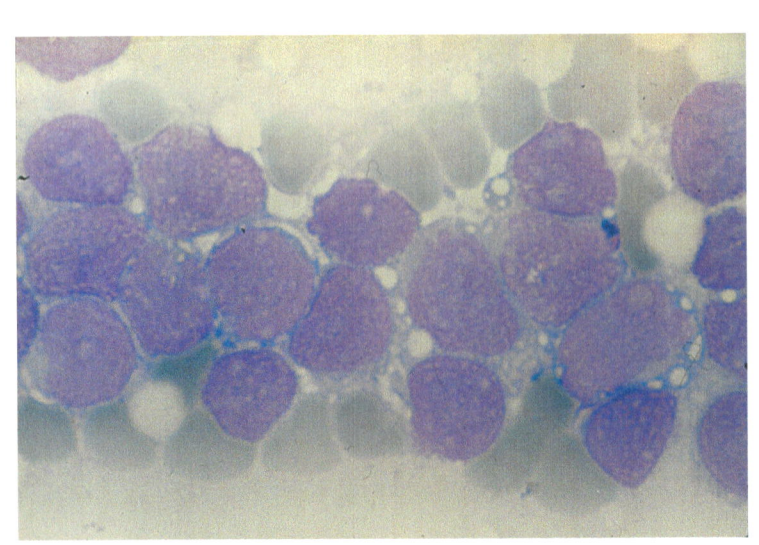

Figura 8-188.

A e B. *Casos de linfoma de grandes células (tipo B). Grande atipia das células (Leishman).*

(Continua)

A

B

Figura 8-188.

Continuação.
C a E. Casos de linfoma de grandes células
(tipo B). Grande atipia das células (Leishman).
D e E. Células grandes são fortemente positivas
pela reação do PAS.

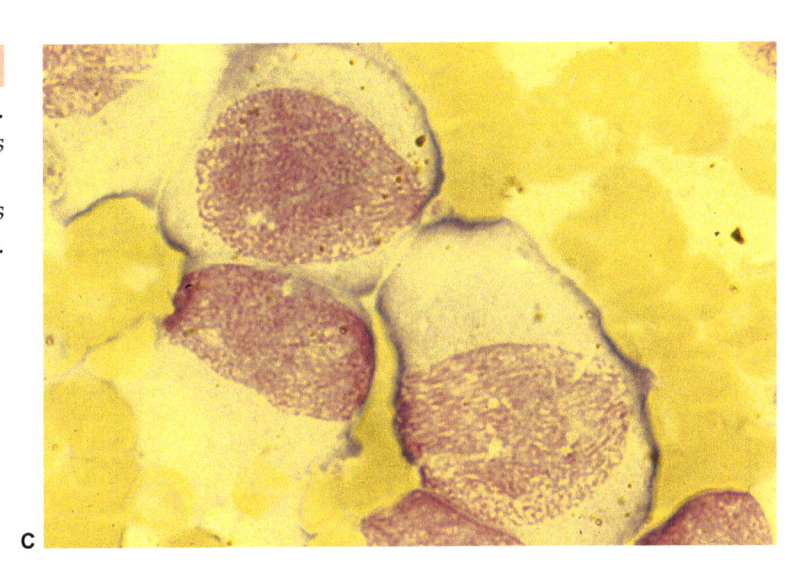

C

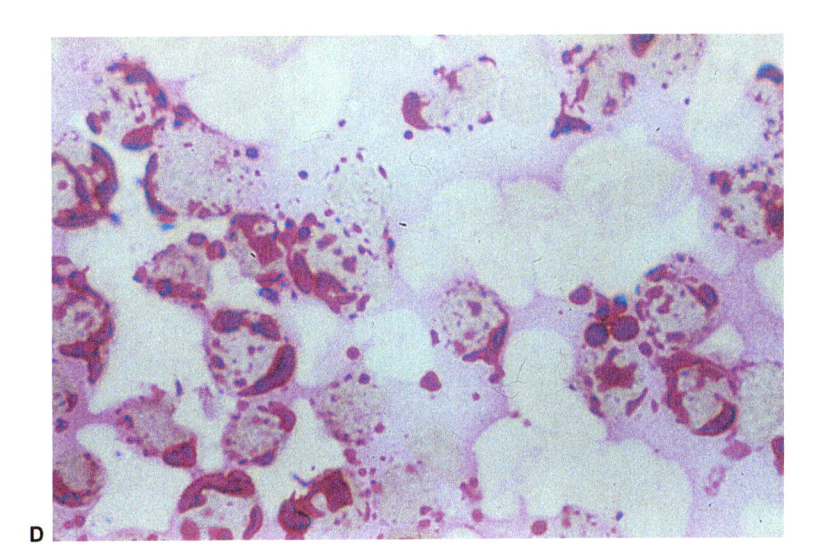

D

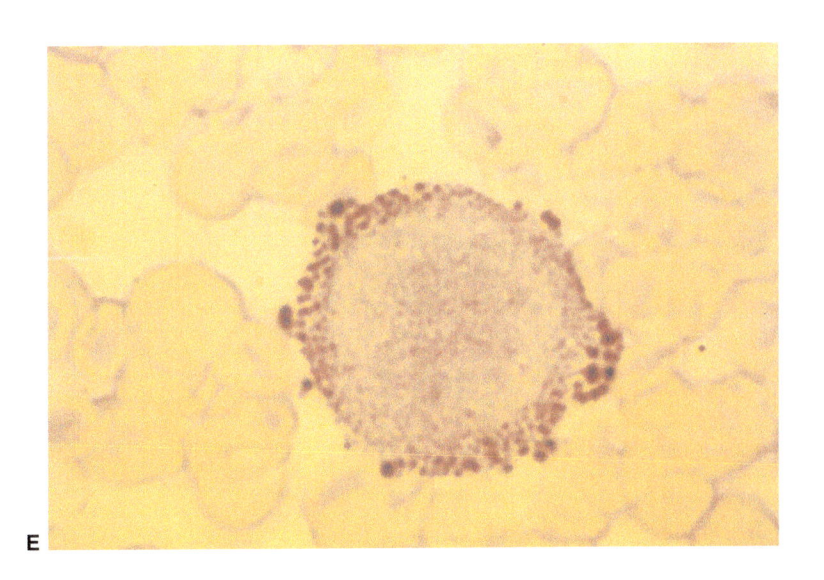

E

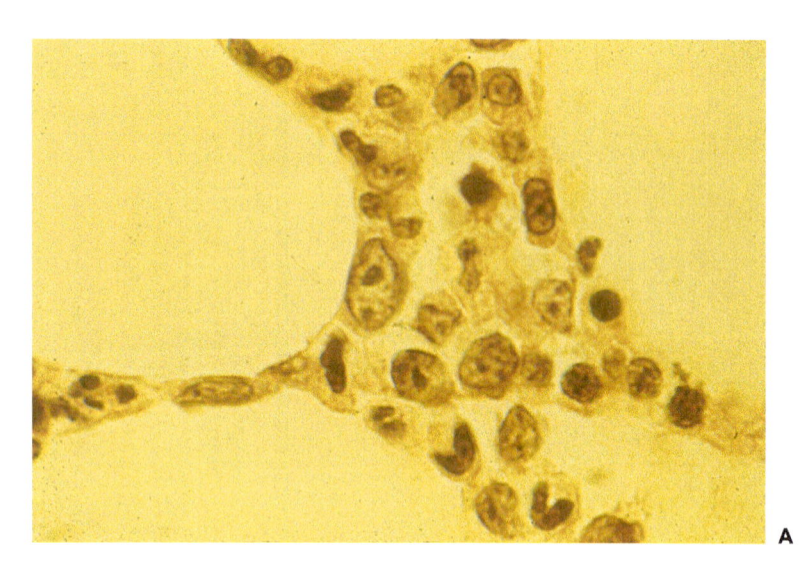

A

Figura 8-189.

A a C. Infiltração da medula óssea por LNH. Material obtido por punção-biopsia: células atípicas, volumosas e figuras de mitose. HE.

(Continua)

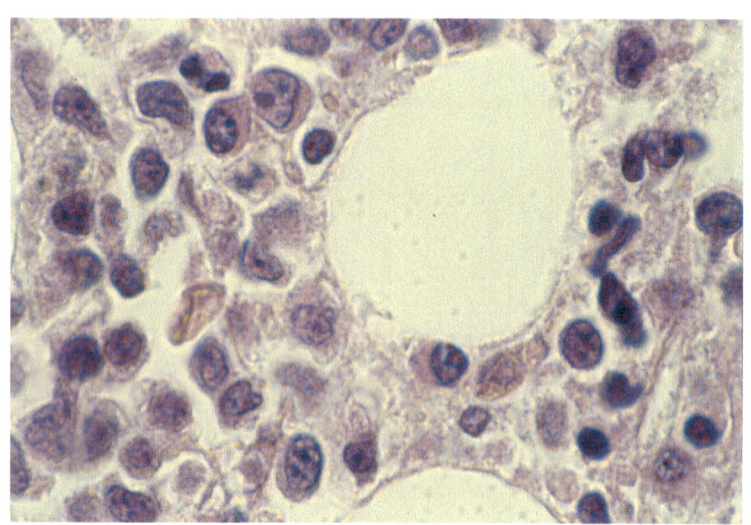

B

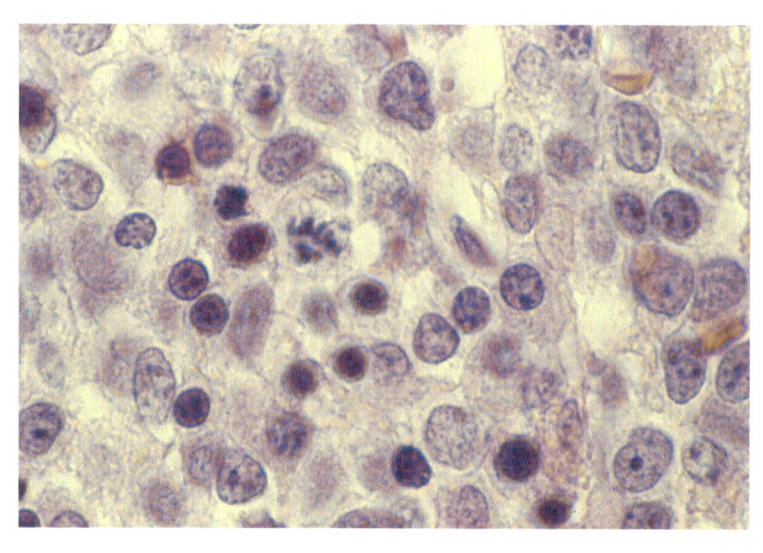

C

Figura 8-189.

Continuação.
***D** a **F.** Infiltração da medula óssea por LNH.
Material obtido por punção-biopsia: células
atípicas, volumosas e figuras de mitose. HE.*

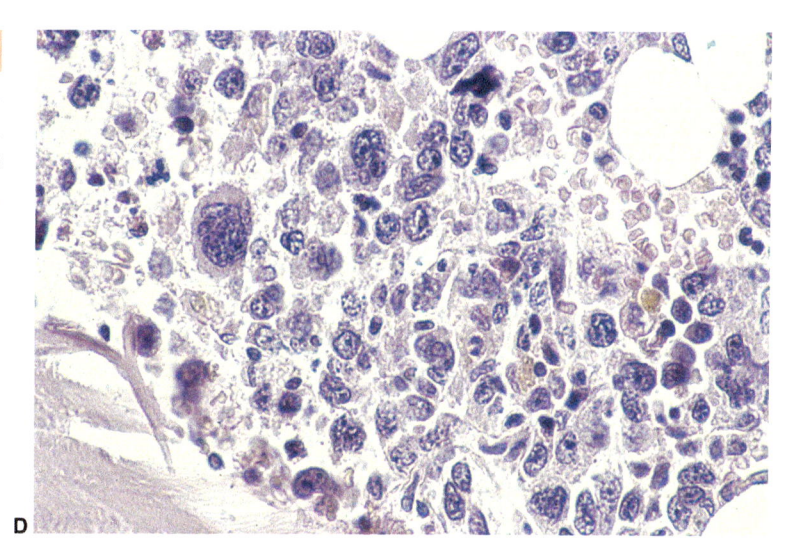

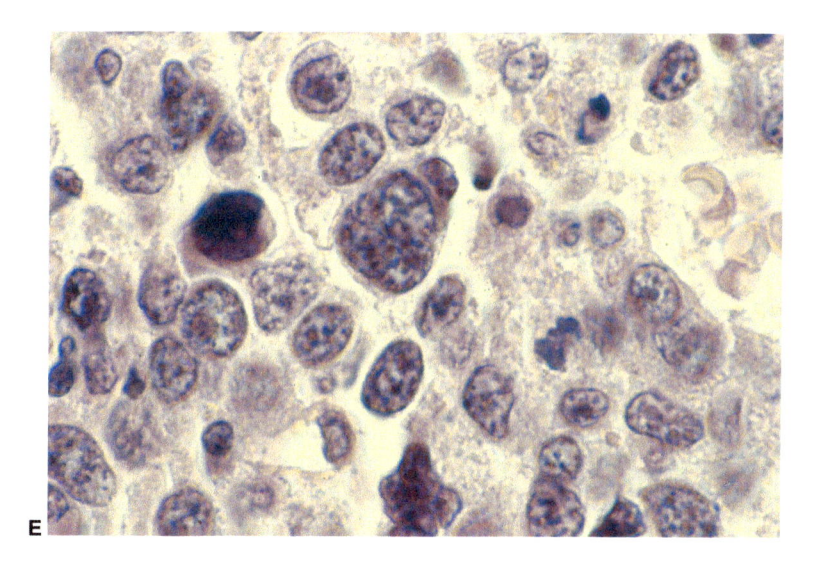

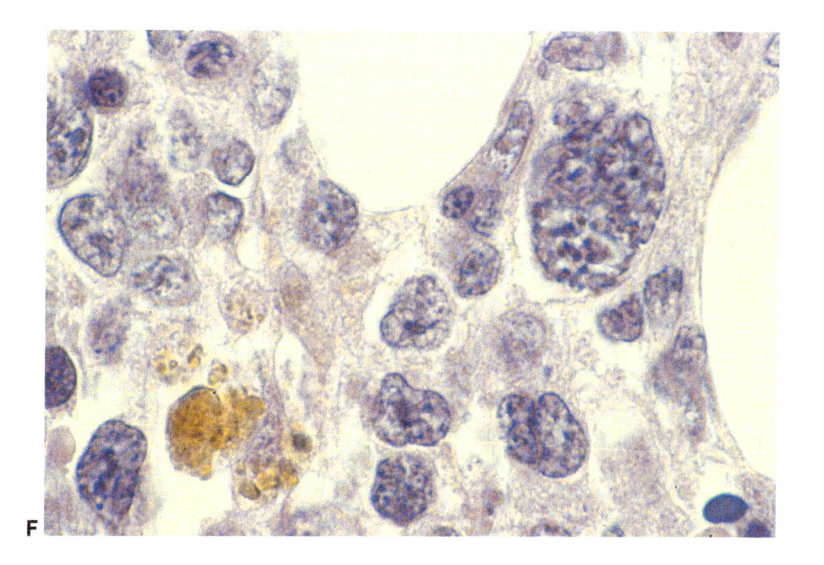

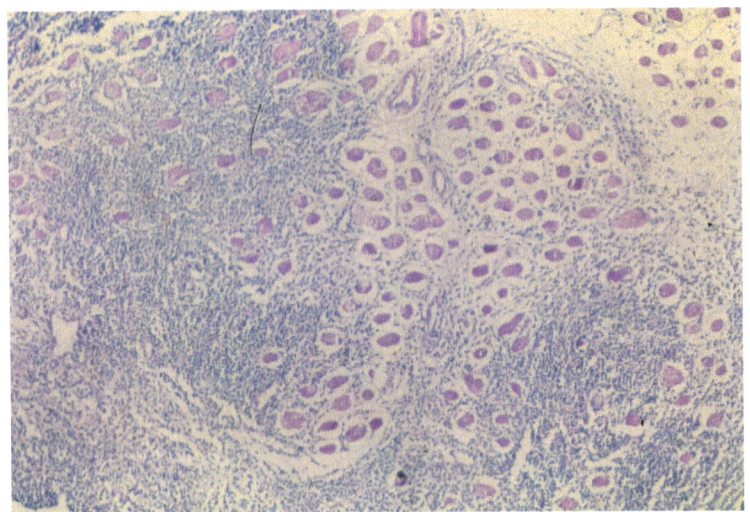

Figura 8-190.

Linfoma linfoplasmocitóide (imunocitoma) em gânglio linfático. HE.

Referências Fundamentais

Harris NL, Jaffe ES, Stein H, Banks PM *et al.* A revised European-American Classification of Lymphoma Neoplasms: a proposal from the International Lymphoma Study Group. *Blood* 1994; *84*: 1361-92.

Jaffe ES, Harris NL, Stein H, Vardiman JW *et al.* World Health Organization classification of tumours of haematopoietic and lymphoid tissues. IARC Press, 2001.

Matutes E, Owusu-Ankomah K, Morilla R *et al.* The immunological profile of B-cell disorders and proposal of a scoring system for the diagnosis of CLL. *Leukemia* 1994, *8*: 1.640-5.

Müller-Hermelink HK, Catovsky D, Montserrat E *et al.* Chronic lymphocytic leukaemia/small lymphocytic lymphoma. *In*: Jaffe ES, Harris NL, Stein H, Vardiman JW (eds.). *World Health Organization Classification of Tumors. Pathology and Genetics of Tumours. Pathology and Genetics of Tumours of Hematopoietic and Lymphoid Tissues.* Lyon: IARC Press, 2001: 127-30.

Non-Hodgkin's Lymphoma Pathologic Classification Project. National Cancer Institute (NCI) sponsored study of classifications of non-Hodgkin's lymphomas: summary and description of a Working Formulation for clinical usage. *Cancer* 1982; *49*: 2.112-35.

Paes RAP, Vassalo J, Alves AC *et al.* Classificação da Organização Mundial da Saúde para as neoplasias dos tecidos hematopoiético e linfóide: proposta de padronização terminológica em língua portuguesa do grupo de Hematopatologia da Sociedade Brasileira de Patologia. *J Bras Patol Med Lab* 2002; *38*: 237-8.

Rai KR, Wasil T, Iqbal U *et al.* Clinical staging and prognostic markers inc chronic lymphocytic leukemia. *Hematol. Oncol Clin N Amer* 2004; *18*: 795-805.

The Non-Hodglin's Lymphoma Classification Project. A clinical evaluation of the International Lymphoma Study Group Classification of Non-Hodgkin's lymphoma. *Blood* 1997; *89*: 3.909-18.

Wiestner A, Rosenwald A, Barrys TS *et al.* ZAP-70 expression identifies a chronic lymphocytic leukemia subtype with unmutated immunoglobulin genes, inferior clinical ourcome and distinct gene expression profile clinical outcome and distinct gene expression profile. *Blood* 2003, *101*: 4.944-51.

Leitura Recomendada

Barrans SL, Carter I, Owen RG *et al.* Germinal center phenotype and bcl-2 expression combined with the International Prognostic Index improves patient risk stratification in diffuse large B-cell lymphoma. *Blood* 2002, *99*: 1.136-43.

Berger F, Felman P, Thieblemont C *et al.* Non-MALT marginal zone B-cell lymphomas: a description of clinical presentation and outcome in 124 patients. *Blood* 2000; *95*: 1.950-6.

Cavalli F, Isaacson PG, Gascoyne RD, Zucca E. MALT Lymphomas. *Hematology (ASH Educational Program)* 2001; 241-58.

Cogliatti SB, Schmid U. Who is Who and What was REAL? A review of the new WHO classification (2001) for malignant lymphomas. *Swiss Med Wkly* 2002; *132*: 607-17.

Colomo L, López-Guillermo A, Perales M *et al.* Clinical impact of the differentiation profile assessed by immunophenotyping in patients with diffuse large B-cell lymphoma. *Blood* 2003; *101*: 78-84.

Franco V, Florena AM, Iannitto E. Splenic marginal zone lymphoma. *Blood* 2003; *101*: 2.464-72.

Hsi ED, Kopechy KJ, Appelbaum Fr *et al.* Prognostic significance of CD38 and Cd20 expression assessed by quantitative flow cytometry in chronic lymphocytic leukaemia. *Br J Hematol* 2003, *120*: 1.017-25.

Koch P, del Valle F, Berdel WE *et al.* Primary gastrointestinal non-Hodgkin's lymphoma: I anatomic and histologic distribution, clinical features, and survival data of 371 patients registered in the German Multicenter Study GIT NHL 01/92. *J Clin Oncol* 2001; *19*: 3.861-73.

Lee JN, Giles F, Huh Yo *et al.* Molecular differences between small and large cells in patients with chronic lymphocytic leukaemia. *Eur J Hematol* 2003; *71*: 235-42.

Levine PH, Cleghorn F, Manns A *et al.* Adult T-cell leukemia/lymphoma: a working point score classifications for epidemiologic studies. *Int J Cancer* 1994; *59*: 491-3.

Lopez-Guilermo A, Cid J, Salar A *et al.* Peripheral T-cell lymphomas: initial features, natural history, and prognostic factors in a series of 174 patients diagnosed according to the REAL classification. *Ann Oncol* 1998; *9*: 849-55.

Loughran TP. Clonal diseases of large granular lymphocytes. *Blood* 1993; *82*: 1-14.

Mashal RD, Canellos GP. Small non-cleaved lymphoma in adults. *Am J Haematol* 1991; *38*: 40-7.

Matutes E, Garcia Talavera J, O'Brian M *et al.* The morphological spectrum of T-prolymphocytic leukaemia. *Br J Hematol* 1986, *64*: 111-24.

Milito CB, Morais JC, Nucci M *et al.* Classificação dos linfomas não-Hodgkin: estudo morfológico e imunoistoquímico de 145 casos. *J Bras Patol Med Lab* 2002; *38*: 315-21.

Pracchia LF, Maurino BB, Menezes Y *et al.* Classificação REAL/OMS de linfomas: real para o sistema público de saúde no Brasil? (resumo). *Rev Bras Hematol Hemoter* 2003; *25*(supl. 2): 58.

Quintanilla-Martinez L, Jaffe ES. Agressive NK cell lymphomas: insights into the spectrum of NK cell derived malignancies. *Histopathology* 2000; *37*: 372-4.

Rosenwald A, Wright G, Chan WC *et al.* The use of molecular profiling to predict survival after chemotherapy for diffuse large-B-cell lymphoma. *N Engl J Med* 2002; *346*: 1.937-47.

Shanafelt TD, Geyer SM, Kay NE. Prognosis at diagnosis: integrating molecular biologic insights into clinical practice for patients with CLL. *Blood* 2004; *103*: 1.202-10.

Siegel RS, Pandolfino T, Guitart J *et al.* Primary cutaneous T-cell lymphoma: review and current concepts. *J Clin Oncol* 2000, *18*: 2.908-25.

Stein H, Foss H-D, Dürkop H *et al.* CD30(+) anaplastic large cell lymphoma: a review of its histopathologic, genetics, and clinical features. *Blood* 2000; *96*: 3.681-95.

PARTE E

Linfoma de Hodgkin

Valeria Buccheri

INTRODUÇÃO

Os avanços que ocorreram nos últimos 20 anos, na área da imunologia e da biologia molecular, permitiram um melhor entendimento da patogênese do linfoma de Hodgkin (LH). Atualmente, seu diagnóstico está fundamentado na avaliação morfológica suplementada pela análise imuno-histoquímica, sendo considerado o principal critério a detecção de células gigantes multinucleadas denominadas células de Reed-Sternberg (R-S), dentro de um infiltrado inflamatório, nos cortes histológicos. A população tumoral ainda inclui um número variável de células mononucleares, as *células de Hodgkin* (H), que apresentam características citológicas similares às das células de R-S e também de células neoplásicas *variantes*, cada uma correspondendo a um subtipo específico do LH. Outro achado característico é a presença de uma baixa proporção de células clonais malignas (R-S, H e células variantes), geralmente correspondendo a 1% a 2% do total da massa tumoral, em meio a um tecido hiper-reativo composto por linfócitos, células plasmáticas, histiócitos, neutrófilos, eosinófilos e células estromais em diferentes proporções dependendo do subtipo histológico do LH. Recentemente, estudos moleculares mostraram que em 98% dos casos a população clonal neoplásica (R-S, H e células variantes) derivam de células B periféricas, e em 2% dos casos de células T periféricas.

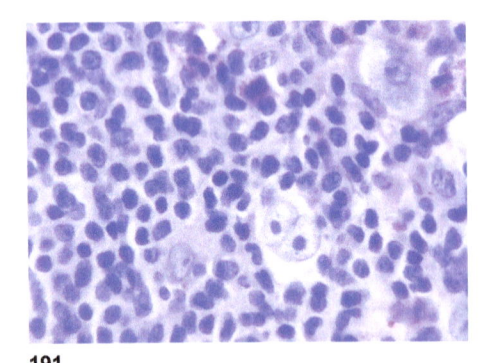

191

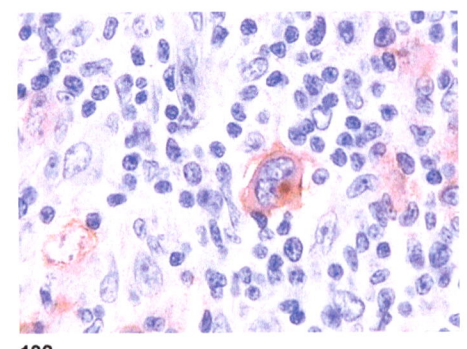

192

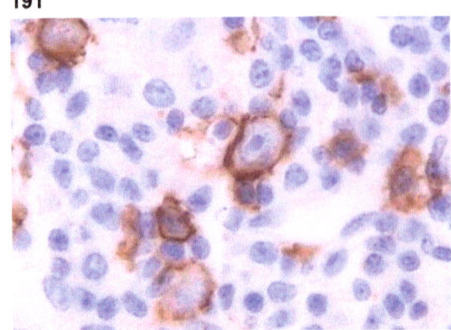

193

Figuras 8-191 a 193.

8-191. *Célula de Reed-Sternberg típica: binucleada com nucléolos evidentes no centro dos núcleos. HE.* **8-192.** *Célula de Reed-Sternberg típica com expressão característica de CD30 em ponto na região perinuclear, correspondente ao complexo de Golgi.* **8-193.** *Variante mononucleada da célula de Reed-Sternberg (célula de Hodgkin): expressão de CD15 na membrana citoplasmática.*

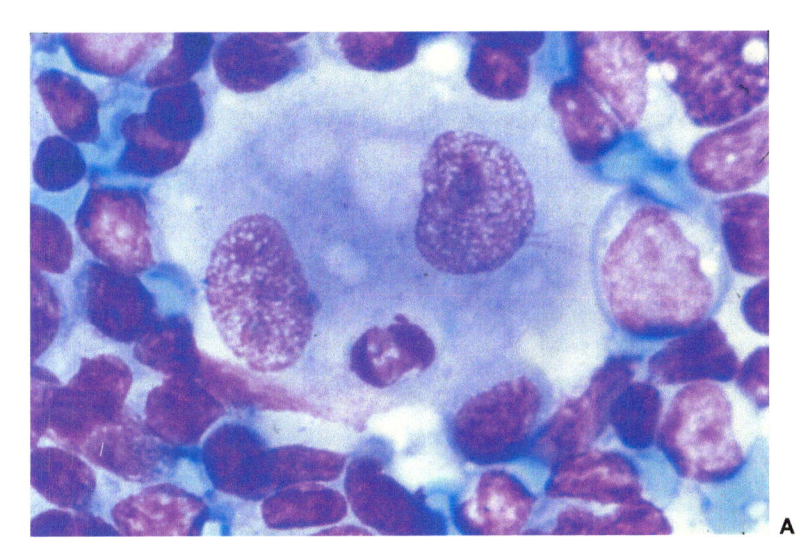

Figura 8-194.

A a C. Punção de gânglio linfático cervical. Células de Reed-Sternberg em meio a linfócitos. Presença de células grandes, binucleadas (A e B). Grande massa nucleolar (C). Leishman.

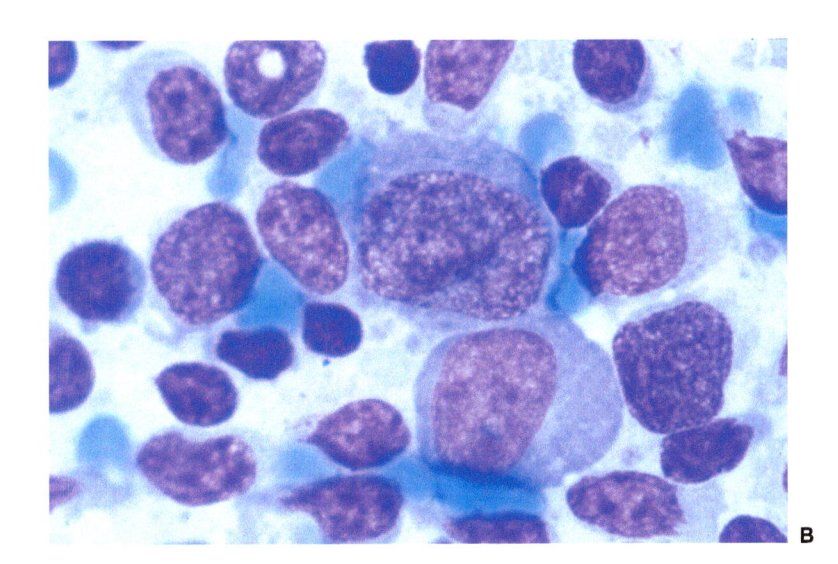

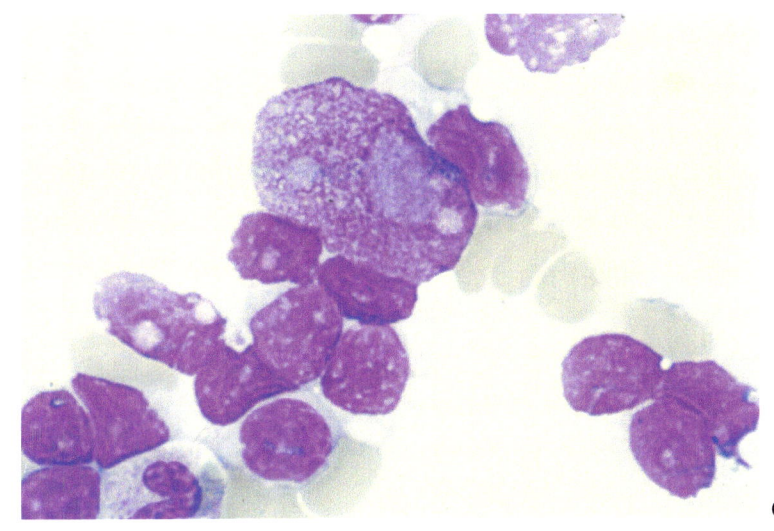

CLASSIFICAÇÃO HISTOPATOLÓGICA DO LH

Em 1832, *Sir* Thomas Hodgkin fez a primeira descrição macroscópica do processo patológico, e, em 1898 e 1902, Carl Sternberg e Dorothy Reed, independentemente, descreveram as células diagnósticas típicas.

Desde então, várias tentativas foram feitas para se classificar o LH e correlacionar os aspectos morfológicos com o prognóstico. Entretanto, apenas em 1944 Jackson e Parker idealizaram um sistema de classificação fundamentado nos achados patológicos distintos e no quadro clínico, que foi utilizado por cerca de duas décadas. Subseqüentemente, a classificação foi considerada clinicamente irrelevante, já que a maioria dos casos pertencia ao subtipo granuloma. Essa classificação foi aprimorada por Lukes e Butler (1966), que reconheceram seis subtipos do LH, baseados na proporção de linfócitos:células R-S e na presença de tipos característicos de fibrose (Quadro 8-29). Com o propósito de facilitar a aceitação dessa nova classificação, após a Conferência de Rye, os subtipos linfocítico e/ou histiocítico, nodular e difuso foram agrupados em predominância linfocitária e os subtipos fibrose difusa e reticular em depleção linfocitária (Quadro 8-29). A classificação de Rye foi utilizada por mais de 30 anos tendo sido aceita mundialmente devido a sua alta reprodutibilidade e boa correlação clínico-patológica.

Em 1992, o British National Lymphomas Investigation (BNLI) estabeleceu um sistema de gradação para o subtipo esclerose nodular (EN). Na EN tipo I, que corresponde a cerca de 70% dos casos de EN, mais de 75% dos nódulos contêm células de RS dispersas em um substrato rico em linfócitos, de celularidade mista ou fibro-histiocítico e sem atipia das células neoplásicas. Na EN tipo II, pelo menos 25% dos nódulos contêm um número maior de células de RS, com áreas de depleção de linfócitos ou com presença de células neoplásicas atípicas.

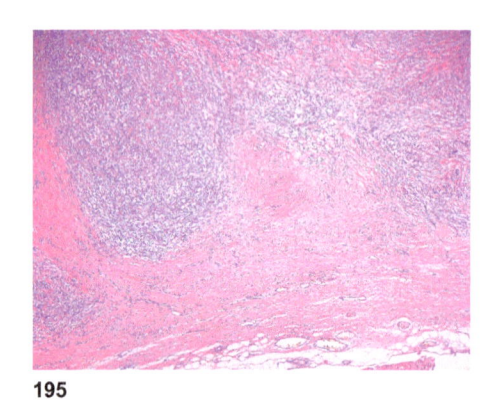

195

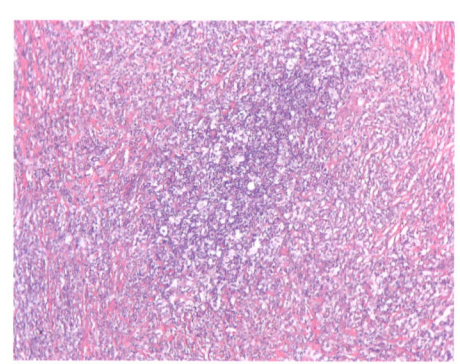

196

197

Figuras 8-195 a 197.

8-195. *Linfoma de Hodgkin clássico forma esclerose nodular: espessamento fibroso da cápsula com emissão de septos que dividem o linfonodo em nódulos.* **8-196.** *Linfoma de Hodgkin forma esclerose nodular: presença de artefatos de retração freqüentes nesta forma, caracterizados por espaços claros dentro dos quais se encontram células de Reed-Sternberg (células lacunares).* **8-197.** *Célula lacunar: variante da célula de Reed-Sternberg que apresenta artefatos de retração freqüentemente observados na forma esclerose nodular do linfoma de Hodgkin clássico. HE.*

A partir dos avanços que ocorreram na segunda metade do século passado na área da biologia, patologia e clínica ficou evidente que modificações no sistema de classificação dessa patologia se faziam necessárias. Em 1994, The International Lymphoma Study Group introduziu uma classificação européia-americana revisada das neoplasias linfóides — classificação REAL — que incluía algumas modificações na classificação dos LH. Nesta classificação o subtipo predominância linfocitária nodular (com ou sem áreas difusas) foi considerado uma entidade a parte, pelas suas características biológicas, imuno-histoquímicas e clínicas. Além disso, outras formas da predominância linfocitária (nodular e difusa) passaram a ser designadas como a forma rica em linfócitos, dentro da nova subdivisão de linfoma de Hodgkin clássico. As categorias esclerose nodular, celularidade mista e depleção linfocitária não foram alteradas (Quadro 8-29).

Quadro 8-29.

Classificações histológicas do linfoma de Hodgkin

Jackson & Parker	Lukes & Butler	Classificação de Rye	Classificação REAL
Paragranuloma	Linfocítico e/ou histiocítico, nodular	Predominância linfocitária	Predominância linfocitária nodular
	Linfocítico e/ou histiocítico, difuso		Linfoma de Hodgkin clássico Rico em linfócitos
Granuloma	Esclerose nodular Celularidade mista	Esclerose nodular Celularidade mista	Esclerose nodular Celularidade mista
Sarcoma	Fibrose difusa Reticular	Depleção linfocitária	Depleção linfocitária

Atualmente, a classificação empregada é a proposta pela Organização Mundial de Saúde (OMS), que incorporou as modificações sugeridas pela classificação REAL. O LH compreende duas entidades:

- Predominância linfocitária nodular (LHPLN) — a análise imunofenotípica mostra positividade para CD20 e outros marcadores de célula B, incluindo a imunoglobulina (Ig) de cadeia pesada e leve. Na maioria dos casos, o CD15 e o CD30 são negativos (Quadro 8-30). Corresponde a cerca de 5% dos casos da doença.

- Linfoma de Hodgkin clássico (LHC) — a análise imunofenotípica mostra, na maioria dos casos, positividade para CD30 e CD15 e negatividade para marcadores da linhagem linfóide B. Corresponde a 95% dos casos, subdivididos em: esclerose nodular (EN) tipos I e II; celularidade mista (CM); depleção linfocitária (DL); e rico em linfócitos (LHCRL) (Quadro 8-30).

Quadro 8-30.	
Classificação histológica do linfoma de Hodgkin pela Organização Mundial de Saúde (OMS)	
Linfoma de Hodgkin	
Linfoma de Hodgkin predominância linfocitária nodular (LHPLN)	5%
Linfoma de Hodgkin clássico (LHC)	95%
Esclerose nodular (tipos I e II)	70%
Celularidade mista	20%
Depleção linfocitária	5%
Rico em linfócitos	5%

DIAGNÓSTICO

Para se fazer um diagnóstico adequado deve ser realizada uma biopsia excisional com retirada de todo o gânglio e revisão da lâmina de biopsia por um hemopatologista. A coloração pela hematoxilina-eosina em geral é suficiente, porém hoje em dia a avaliação histopatológica deve incluir análise imuno-histoquímica.

Morfologicamente, no LHPLN a arquitetura do linfonodo é total ou parcialmente substituída por um infiltrado, nodular ou nodular e difuso, com a presença de esparsas células neoplásicas grandes, conhecidas como células linfocíticas e/ou histiocíticas (células variantes da célula de R-S). No LHPLN as células neoplásicas são positivas para CD45, para marcadores da linhagem linfóide B (CD20, CD79a, Ig de cadeia pesada e leve) e negativas para CD15 e CD30. Entretanto, positividade para CD30 raramente pode ser encontrada. Além disso, a imunomarcação com o fator de transcrição Oct2 e seu co-ativador BOB.1 é freqüentemente encontrada nas células linfocíticas e/ou histiocíticas, podendo ser útil no diagnóstico diferencial entre LHPLN e LHC. A infecção latente pelo vírus EBV não é encontrada nas células linfocíticas e/ou histiocíticas (Quadro 8-31).

No LHC, a arquitetura do linfonodo está alterada pela presença de um número variável de células de R-S e H, que se encontram dentro de um rico infiltrado inflamatório. Também podem ser encontradas variantes das células de R-S e H, como, por exemplo, as células lacunares (variante da célula de R-S) no subtipo esclerose nodular. Outra característica é que as células neoplásicas representam apenas a minoria do infiltrado celular, que pode variar de 0,1% a 10%, dependendo do subtipo histológico. As células de R-S e H são positivas para CD30 em quase todos os casos e para CD15 em 75% a 85% dos casos, sendo sempre negativas para CD45. A maioria dos casos são também negativos para marcadores da linhagem linfóide B. Outro achado característico é a ausência do fator de transcrição Oct2 e/ou de seu co-ativador BOB.1. Desde que o vírus de Epstein-Barr (EBV) é freqüentemente detectado, a hibridização *in situ* para EBER-1 é um teste diagnóstico adicional importante (Quadro 8-31). (*Obs.:* Oct2 é fator transcricional indutor da síntese de imunoglobina.)

Outros diagnósticos diferenciais devem ser realizados, em particular entre LHPLN e linfoma de grandes células B rico em células T, e LHC e linfoma de grandes células anaplásico CD30+. Para tanto, imunomarcação com o antígeno epitelial de membrana (EMA), antígenos associados a linhagem T e ALK1 são mandatórios (Quadro 8-32).

Quadro 8-31.

Expressões antigênicas encontradas no linfoma de Hodgkin predominância linfocitária nodular e no linfoma de Hodgkin clássico

	LHPLN	LHC
CD30	Raramente positivo	Geralmente positivo
CD15	Negativo	Geralmente positivo
CD20	Geralmente positivo	Geralmente negativo
CD45	Positivo	Negativo
Ig H e L	Positivo	Negativo
Oct2	Positivo	Geralmente negativo
BOB.1	Positivo	Negativo
Genoma EBV	Geralmente negativo	Freqüentemente positivo

LHPLN: linfoma de Hodgkin predominância linfocitária nodular; LHC: linfoma de Hodgkin clássico;
Ig H e L: imunoglobulinas de cadeias pesada e leve; EBV: vírus de Epstein-Barr; Oct2: fator de transcrição e seu ativador (BOB.1)

Quadro 8-32.

Diagnóstico diferencial entre linfoma de Hodgkin e linfomas não-Hodgkin CD30+

	LHPLN	LHC	LGCA	LGCA-C	LCBrCT	LGC-B mediastinal
CD30	Raramente positivo	Geralmente positivo	Positivo	Geralmente positivo	Raramente positivo	Geralmente positivo
CD15	Negativo	Geralmente positivo	Negativo	Negativo	Negativo	Negativo
CD20	Geralmente positivo	Geralmente negativo	Negativo	Negativo	Geralmente positivo	Positivo
CD45	Positivo	Negativo	Geralmente positivo	—	Positivo	Positivo
CD3	Negativo	Negativo	Geralmente positivo	Positivo	Negativo	Negativo
EMA*	Positivo em 50%	Negativo	Geralmente positivo	Geralmente negativo	Positivo em 50%	—
ALK1	Negativo	Negativo	Geralmente positivo	Negativo	—	—
PAX-5	Positivo	Positivo	Negativo	—	Geralmente positivo	Positivo
IgH e L	Positivo	Negativo	Negativo	Negativo	—	—
Genoma EBV	Geralmente negativo	Freqüentemente positivo	Negativo	Geralmente negativo	Negativo	—

EMA: antígeno de membrana epitelial, Ig H e L: imunoglobulinas de cadeias pesada e leve; LHPLN: linfoma de Hodgkin predominância linfocitária nodular; LHC: linfoma de Hodgkin clássico; LGCA: linfoma de grandes células anaplásico, CD30+; LGCA-C: linfoma de grandes células anaplásico cutâneo; LCBrCT: linfoma de células B rico em células T; LGC-B mediastinal: linfoma de grandes células B mediastinal.

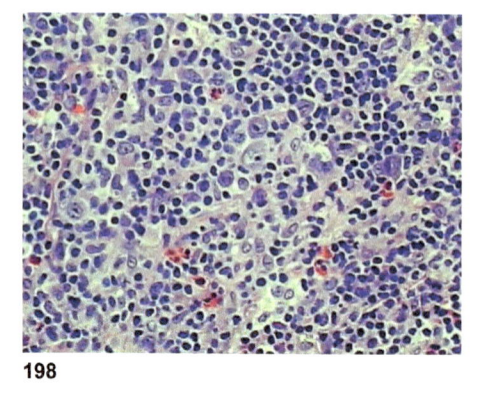

198

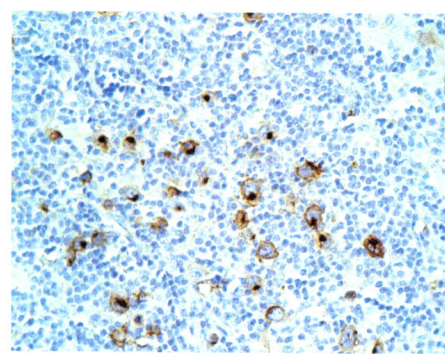

199

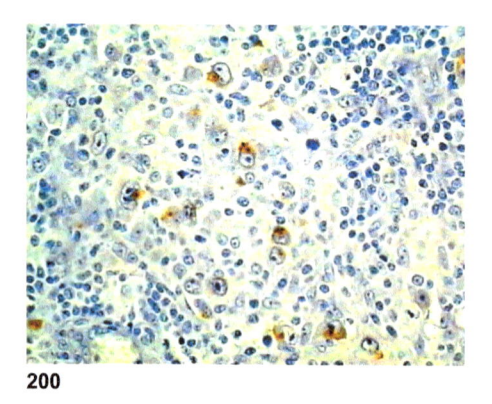

200

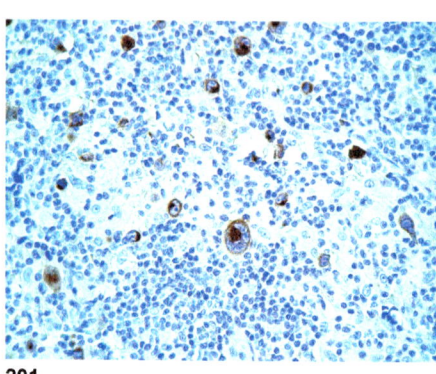

201

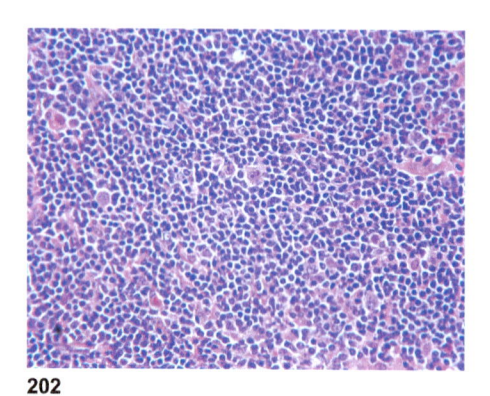

202

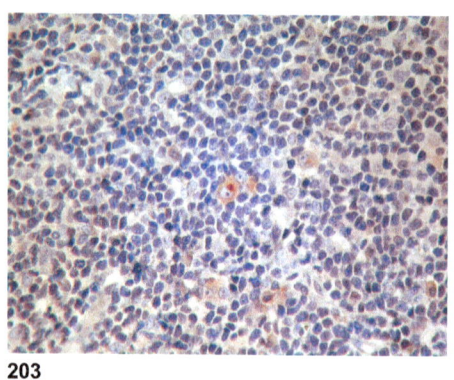

203

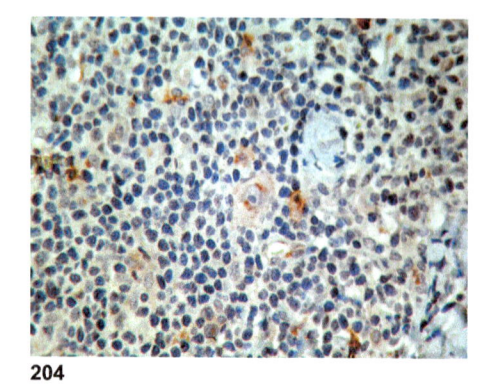

204

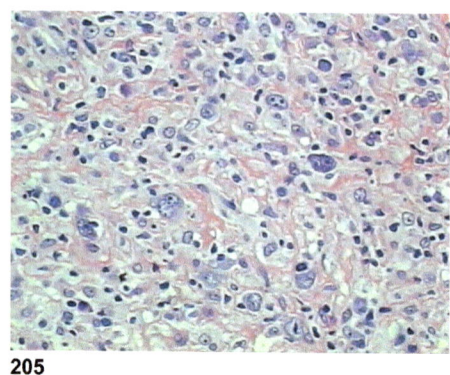

205

Figuras 8-198 a 205.

8-198. *Linfoma de Hodgkin clássico forma celularidade mista: células de Reed-Sternberg em fundo característico constituído por linfócitos, histiócitos e eosinófilos. HE.* **8-199.** *Linfoma de Hodgkin clássico forma celularidade mista. Reação imuno-histoquímica com anticorpo anti-CD30 que evidencia as células de Reed-Sternberg. Notar a presença de agrupamentos de histiócitos epitelióides, CD30 negativos, no canto superior direito.* **8-200.** *Linfoma de Hodgkin clássico forma celularidade mista: células de Reed-Sternberg expressando CD15. Aspecto característico de coloração da membrana citoplasmática e da região perinuclear (Golgi).*
8-201. *Linfoma de Hodgkin clássico forma celularidade mista associada ao vírus Epstein-Barr (EBV). Expressão de LMP-1* "Latent Membrane Protein" *pelas células de Reed-Sternberg infectadas pelo EBV.*
8-202. *Linfoma de Hodgkin clássico forma rica em linfócitos: raras células de Reed-Sternberg em fundo predominantemente linfocitário. Histiócitos podem estar presentes, porém eosinófilos são raramente encontrados. HE.*
8-203. *Linfoma de Hodgkin clássico forma rica em linfócitos: expressão de CD30 pelas células de Reed-Sternberg.* **8-204.** *Linfoma de Hodgkin clássico forma rica em linfócitos: expressão de CD15 pelas células de Reed-Sternberg.*
8-205. *Linfoma de Hodgkin clássico forma depleção linfocitária: inúmeras células de Reed-Sternberg em meio às quais são vistos relativamente poucos linfócitos em fundo rico em matriz fibrilar. HE.*

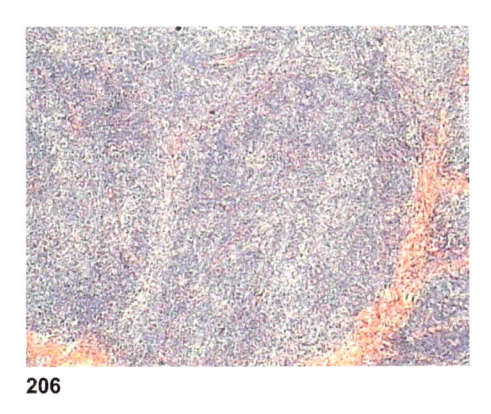

206

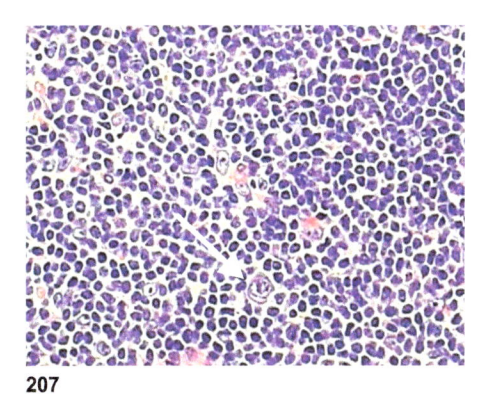

207

Figuras 8-206 a 208.

8-206. *Linfoma de Hodgkin forma predominância linfocitária nodular: esboço de nódulos constituídos predominantemente por pequenos linfócitos. HE.* **8-207.** *Linfoma de Hodgkin forma predominância linfocitária nodular: em grande aumento observam-se raras células linfo-histiocitárias (seta), morfologicamente semelhantes às células de Hodgkin, mas com imunofenótipo diferente.* **8-208.** *Linfoma de Hodgkin forma predominância linfocitária nodular: expressão de CD20 pela célula linfo-histiocitária.*

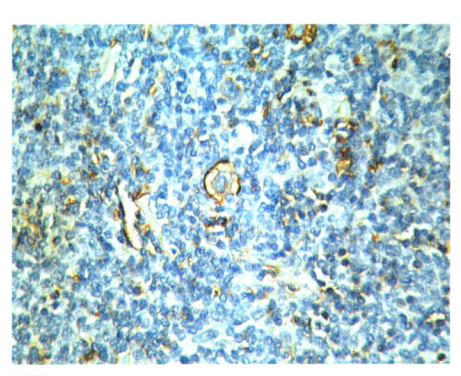

208

EPIDEMIOLOGIA

O LH corresponde a cerca de 30% de todos os linfomas e, em contraste, com os linfomas não-Hodgkin (LNH), sua incidência aparentemente não tem mudado.

Os casos de LHPLN correspondem a 5% de todos os LH ocorrendo predominantemente no sexo masculino entre 30 e 50 anos de idade. O LHC corresponde a 95% de todos os LH, e os casos se distribuem em uma curva de idade bimodal; o primeiro pico entre os 15 e 30 anos e o segundo após os 50 anos de idade. Dentre os subtipos de LHC, o mais comum é a EN, que ocorre em 70% dos casos, enquanto a CM compreende cerca de 20% dos casos e os subtipos DL e LHCRL 5% cada um. Exceto os casos de EN, nos quais a razão de sexo homem:mulher é de cerca 1:1, em todos os outros subtipos há predominância do sexo masculino.

QUADRO CLÍNICO

A maioria dos pacientes portadores de LHPLN se apresenta com doença localizada e comprometimento de linfonodos periféricos, cervicais, axilares ou inguinais. Raramente ocorre envolvimento do mediastino, do baço e da medula óssea. Cerca de 5% a 20% dos pacientes têm doença avançada. Em ambas as situações, porém, a doença tem curso clínico indolente e as recidivas são freqüentes, porém sempre responsivas a tratamento.

Por outro lado, no LHC a maioria dos pacientes (60% a 80%) se apresenta com aumento dos linfonodos da região cervical e supraclavicular, 10% a 20% da região axilar e 6% a 12% da região inguinal. Apresentação infradiafragmática exclusiva ocorre em cerca de 10% dos pacientes. Ao diagnóstico, linfonodos mediastinais estão envolvidos em mais de 60% dos pacientes, a maioria com o subtipo EN. Além disso, ao diagnóstico, a esplenomegalia é encontrada em 30% dos casos e comprometimento retroperitoneal em 25% dos casos e estão associados ao subtipo CM. Infiltração hepática e da medula óssea ocorre em menos de 5% dos casos, sendo mais comuns no subtipo DL. Excetuando-se o envolvimento localizado de uma região ou órgão extralinfático por contigüidade, a infiltração multifocal de outros órgãos e tecidos extranodais é rara e varia entre os subtipos histológicos da doença.

Aparecimento de febre ($\leq 38°C$), sudorese noturna intensa e perda de mais de 10% do peso corporal nos últimos 6 meses são considerados sintomas sistêmicos e ocorrem em 25% de todos os pacientes, ao diagnóstico, principalmente naqueles com doença avançada nos quais a incidência aumenta para 50%. Outros sintomas considerados não específicos são o aparecimento de dor em regiões comprometidas pelo LH após ingestão de álcool e prurido. Este último ocorre em cerca de 10% dos pacientes e geralmente precede o diagnóstico clínico em meses, 1 ano, ou até mais.

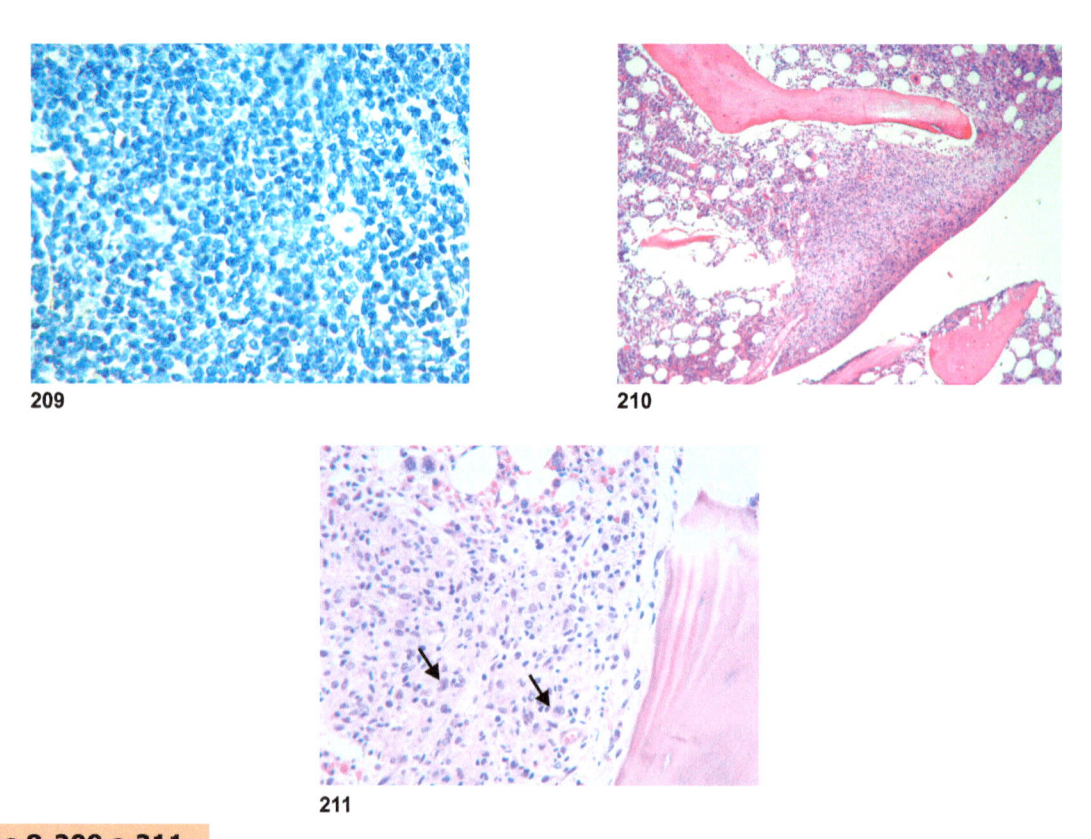

Figuras 8-209 a 211.

8-209. *Linfoma de Hodgkin forma predominância linfocitária nodular. Reação imuno-histoquímica utilizando-se anticorpo anti-CD20: observar que a célula linfo-histiocitária não expressa CD20.* **8-210.** *Biopsia de medula óssea em paciente com linfoma de Hodgkin clássico. A área mais densamente celular corresponde à infiltração focal pelo linfoma.*

8-211. *Biopsia de medula óssea em paciente com linfoma de Hodgkin clássico. Células de Reed-Sternberg (setas) em fundo linfo-histiocitário característico. HE.*

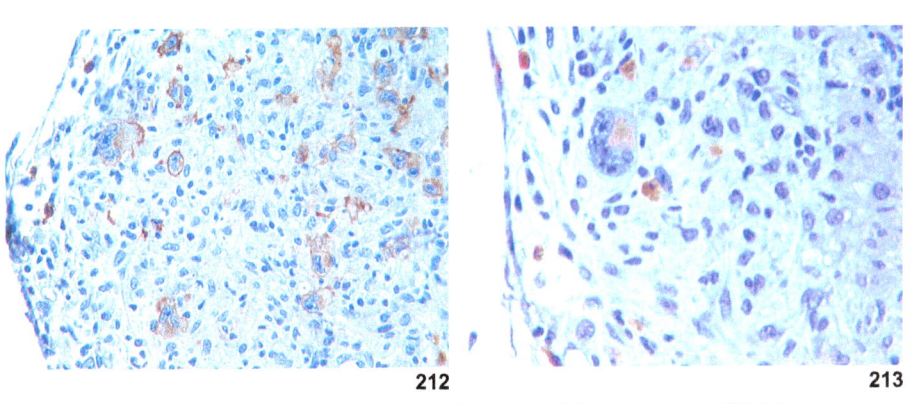

Figuras 8-212 e 213.

8-212. *Biopsia de medula óssea em paciente com linfoma de Hodgkin clássico. Reação imuno-histoquímica utilizando-se anticorpo anti-CD30, que evidencia as células de Reed-Sternberg.* **8-213.** *Biopsia de medula óssea em paciente com linfoma de Hodgkin clássico. Imunoexpressão de CD15 pelas células de Reed-Sternberg. Notar que os granulócitos também expressam CD15.*

212

213

ESTADIAMENTO

Os princípios básicos da classificação clínica do LH acordados na Conferência de Rye, em 1965, e que se propõem a determinar a extensão da doença, se mantêm até os dias atuais. Foi necessário, contudo, introduzir algumas modificações. Durante a Conferência de Ann Arbor, realizada em 1971, tornou-se evidente que a presença de doença extralinfática, adjacente a um sítio linfático (infiltração por contigüidade), não implicava pior prognóstico. Também foi introduzido o conceito de estadiamento patológico, que utilizava informações obtidas durante a laparotomia exploradora.

Esse sistema de estádios clínico/patológicos foi utilizado até o encontro de Cotswolds, realizado em 1988. Nesse encontro foram introduzidas duas modificações importantes: (1) definição do número de sítios comprometidos e conceito de *bulky disease* — massa tumoral ≥ 10cm no maior diâmetro em qualquer sítio comprometido, ou massa mediastinal maior que um terço do diâmetro transverso do tórax; (2) a não necessidade de estadiamento patológico por laparotomia. Esta última decorreu: (1) da melhora na qualidade das técnicas de imagem pelo uso da tomografia computadorizada para a detecção de doença intratorácica e intra-abdominal; (2) da morbidade precoce e da tardia relacionadas à esplenectomia; e (3) da identificação de fatores preditivos de risco de doença infradiafragmática, ou indicativos da necessidade de terapia sistêmica. Atualmente, a indicação de laparotomia é infreqüente. Também foi incorporado no estádio III a subdivisão em estádio III₁ e III₂, como proposto por Desser e colaboradores, em 1977 (Quadro 8-33).

Ainda nesse encontro foram abordadas questões sobre a obtenção de respostas completas após tratamento. Já havia sido bem documentado que alterações radiológicas residuais após radioterapia e/ou quimioterapia não implicavam necessariamente doença ativa e, portanto, quando não havia confirmação histopatológica, esta deveria ser designada como remissão completa não confirmada (Quadro 8-33).

A utilização de um adequado sistema de estadiamento além de facilitar a comunicação e troca de informações entre os diferentes centros, orienta o profissional nas decisões terapêuticas e fornece informações em relação ao prognóstico. Para tanto, certos procedimentos clínicos, laboratoriais e de imagem são necessários para o estadiamento inicial do LH. Também devem ser realizadas investigações que permitam a avaliação da toxicidade relacionada a terapêutica instituída (Quadro 8-34).

Quadro 8-33.

Estádios clínicos do linfoma de Hodgkin — Classificação de Ann Arbor (1971)
e correspondentes alterações após Encontro de Cotswolds (1988)

Estádio	Classificação de Ann Arbor	Revisão de Cotswolds
I	Comprometimento de uma única região linfática ou estrutura linfóide (baço, timo, anel de Waldeyer) (I) que podem estar acompanhadas pelo envolvimento localizado de um órgão ou sítio extralinfático por contigüidade (I_E)	Inalterado
II	Comprometimento de duas ou mais regiões linfáticas do mesmo lado do diafragma (II), que podem estar acompanhadas pelo envolvimento localizado de um órgão ou sítio extralinfático por contigüidade (II_E)	Hilos direito e esquerdo: uma área cada, independente do mediastino Número de sítios anatômicos comprometidos devem ser anotados (p. ex. II_4)
III	Comprometimento de regiões linfáticas em ambos os lados do diafragma (III), que podem estar acompanhadas pelo envolvimento localizado de um sítio ou órgão extralinfático por contigüidade (III_E)	III_1 — comprometimento do baço e/ou de linfonodos hilares, esplênicos, celíacos e portais III_2 — comprometimento de linfonodos paraaórticos, ilíacos e mesentéricos
IV	Comprometimento multifocal de um ou mais órgãos ou tecidos extralinfáticos, com ou sem comprometimento linfonodal associado	Inalterado

Sintomas sistêmicos: febre ($\geq 38°C$); sudorese noturna abundante; perda de mais de 10% do peso corporal nos últimos 6 meses

A	Ausência de sintomas sistêmicos	Inalterado
B	Presença de sintomas sistêmicos	Inalterado
E	Envolvimento extranodal por contigüidade	Inalterado
X		*Bulky* — massa tumoral $\geq 10cm$ no maior diâmetro em qualquer sítio comprometido, ou massa mediastinal maior que um terço do diâmetro transverso do tórax (nível T5–T6)
RC [nc]		Remissão completa não confirmada (imagens residuais anormais)

Quadro 8-34.	
Procedimentos necessários para o estadiamento inicial do linfoma de Hodgkin	
Avaliação clínica	História (sintomas B, intolerância ao álcool, prurido) e exame físico (cadeias linfonodais periféricas, anel de Waldeyer, fígado e baço)
Avaliação laboratorial	Hemograma completo, VHS, funções renal e hepática, eletrólitos, albumina sérica, DHL
Técnicas de imagem	RX de tórax (póstero-anterior e lateral), TC da região cervical, TC de tórax, TC de abdome e pelve
	Cintilografia com 67Ga ou 18F-FDG PET
	Técnicas de imagem adicionais, necessárias em situações especiais
	Cintilografia óssea
	Ultra-som do abdome
	Ressonância magnética
Avaliação patológica	BMO bilateral. Procedimentos invasivos adicionais, em situações especiais (p. ex., biopsia hepática por videolaparoscopia).
Avaliação de toxicidade	Cardíaca: ECG, ecocardiograma ou GATED
	Pulmonar: testes de função pulmonar
	Função tireoidiana e gonadal: TSH, FSH e LH, espermograma

TC: tomografia computadorizada; BMO: biopsia de medula óssea; 67Ga: 67Gálio; 18F-FDG PET: tomografia por emissão de pósitrons que usa a 2-[18F]-fluoro-2-desoxi-D-glicose, um análogo da glicose marcado com flúor 18; GATED (*multiple uptake gated acquisition*): ventriculografia radioisotópica; TSH: hormônio tireoestimulante; FSH: hormônio folículo-estimulante; LH: hormônio luteinizante; VHS: velocidade de hemossedimentação.

FATORES PROGNÓSTICOS

Os fatores prognósticos nos estádios clínicos (EC) iniciais I e II foram desenvolvidos pelo Grupo de Estudo de Linfoma de Hodgkin Germânico (GHSG) e pela Organização Européia para Pesquisa e Tratamento do Câncer (EORTC). Vários fatores relacionados ao hospedeiro (idade, sexo, VHS, sintomas B), ao tumor (três ou mais sítios envolvidos, *bulky disease* e doença esplênica extensa) e inclusive os referentes aos subtipos histológicos foram considerados (esclerose nodular grau II, celularidade mista e depleção linfocitária). Atualmente, apenas a presença de *bulky disease* e de sintomas B são considerados importantes como indicativos de mau prognóstico.

Na doença avançada (EC III e IV), vários fatores prognósticos foram identificados pelo International Prognostic Factors Project. Os fatores independentes associados a prognóstico desfavorável, após quimioterapia citotóxica, incluem: idade ≥ 45 anos, sexo masculino, EC IV, albumina sérica $< 4,0$g/dl, hemoglobina $< 10,5$g/dl, leucocitose $\geq 15 \times 10^9$/l e contagem linfocitária absoluta $< 0,6 \times 10^9$/l. São considerados com pior prognóstico os pacientes que apresentam 3 ou mais dos fatores acima citados.

Pelo estadiamento clínico de Ann Arbor modificado os pacientes nos estádios I e IIA são considerados pela maioria dos grupos como portadores de doença inicial. No entanto, levando em conta a presença de fatores prognósticos adversos nesses estádios, esses pacientes foram subseqüentemente divididos em de prognóstico favorável e intermediário. Os pacientes considerados com prognóstico desfavorável englobam os EC III e IV.

Na prática médica, atualmente, a intensidade do tratamento varia de acordo com os fatores prognósticos. Nos casos com fatores prognósticos favoráveis são realizadas terapias menos intensas, visando diminuir a toxicidade relacionada ao tratamento. Por outro lado, nos casos com fatores prognósticos intermediários e desfavoráveis são introduzidos esquemas mais agressivos com o objetivo de aumentar a chance de cura.

As Figs. 8-214 a 8-229, a seguir, completam ilustrações sobre aspectos histopatológicos e clínicos do linfoma de Hodgkin.

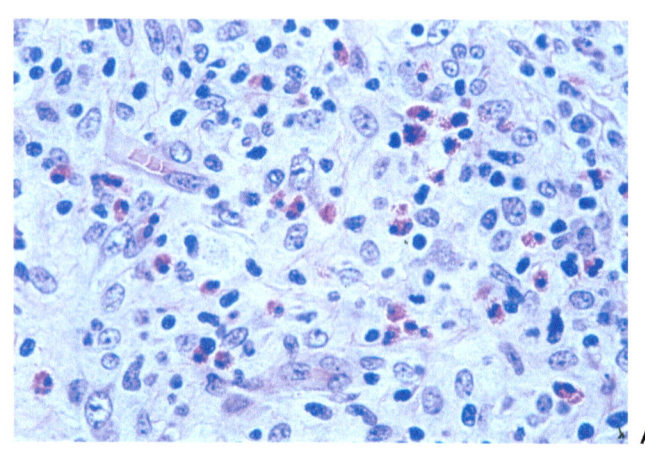

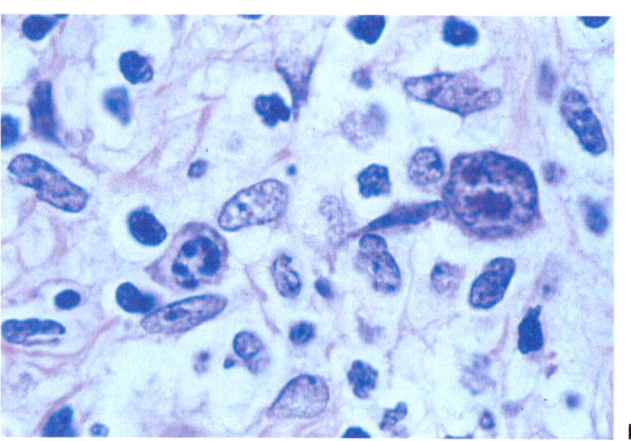

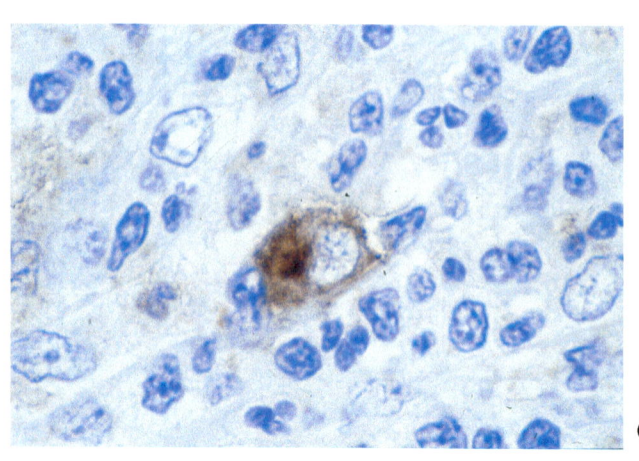

Figura 8-214.

(*A*) *Gânglio linfático de LH clássico com depleção linfocitária e eosinofilia.* (*B*) *Maior aumento do mesmo material. HE.* (*C*) *célula de R-S com expressão de CD30.*

Figura 8-215.

Baço no LH. Células de R-S (variante). HE.

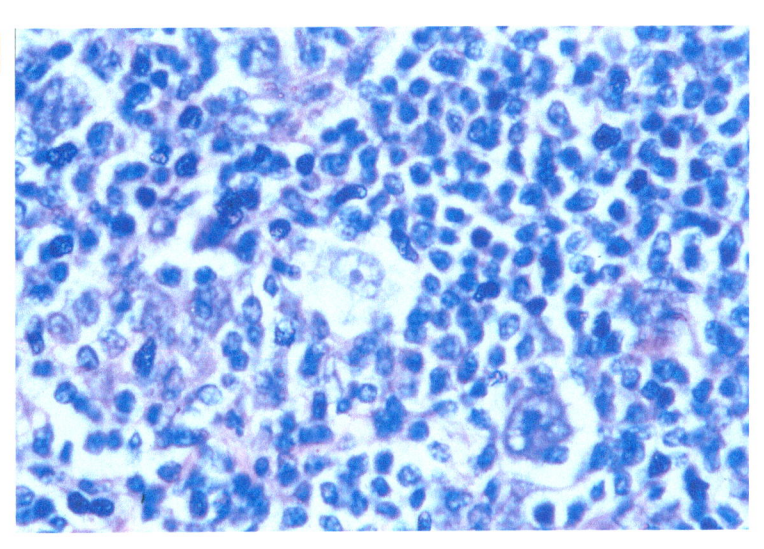

Figura 8-216.

LH, forma predominância linfocitária. HE.

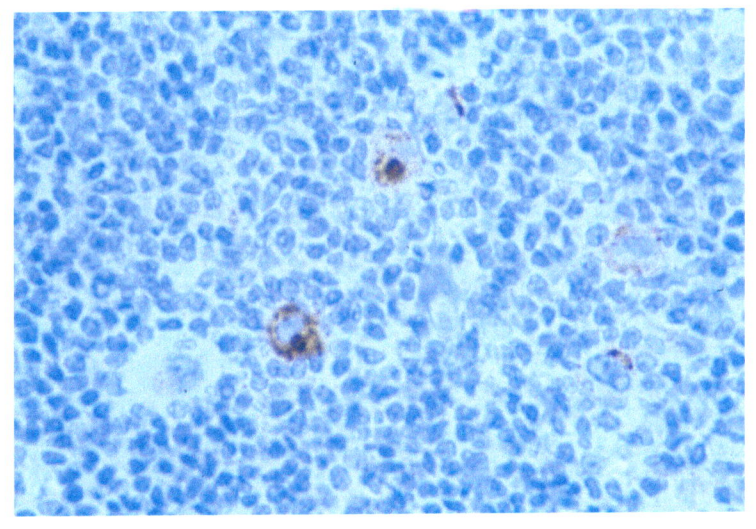

Figura 8-217.

LH, forma predominância linfocitária. Raras células de R-S marcadas pelo CD15.

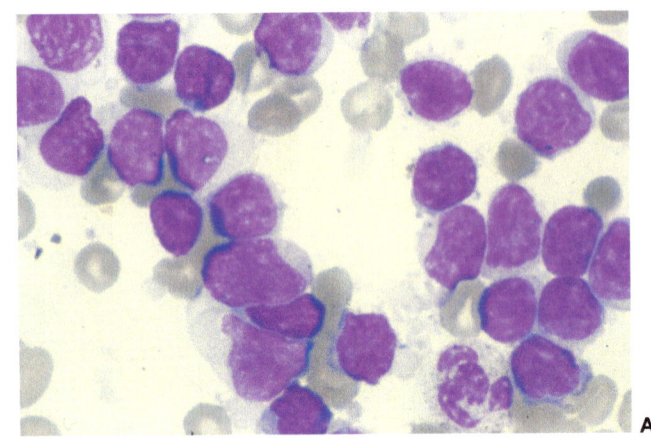

A

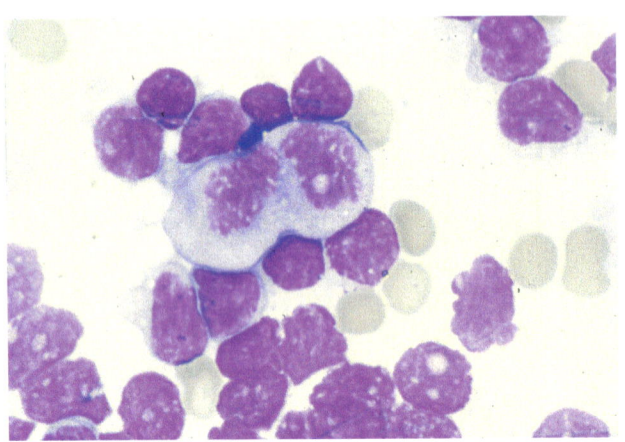

B

Figura 8-218.

A e B. Imprints *de material ganglionar em caso de LH clássico rico em linfócitos. Observar uma mitose de célula grande em B. Leishman.*

Figura 8-219.

A e B. Punção ganglionar. LH com depleção linfocitária e presença de células grandes, tipo reticular — histiocitárias hiperbasófilas (sarcoma de Hodgkin). Observar mitose em A. Leishman.

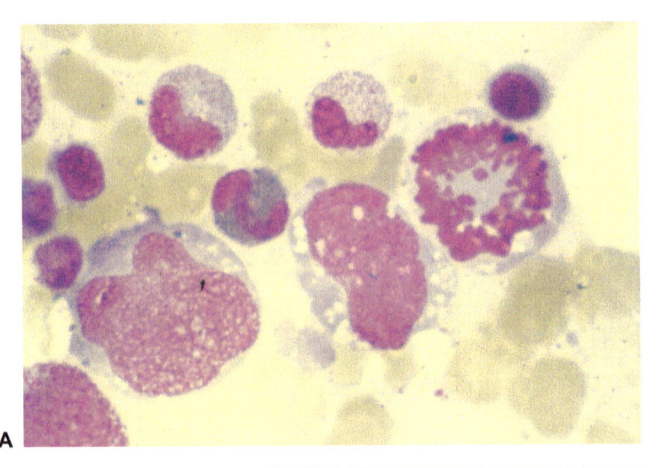

A

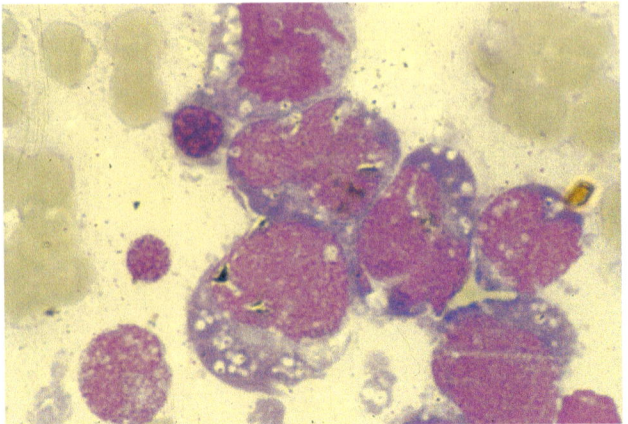

B

Figura 8-220.

A a D. Biopsias de medula óssea em pacientes com LH clássico. Células de R-S típicas. HE.

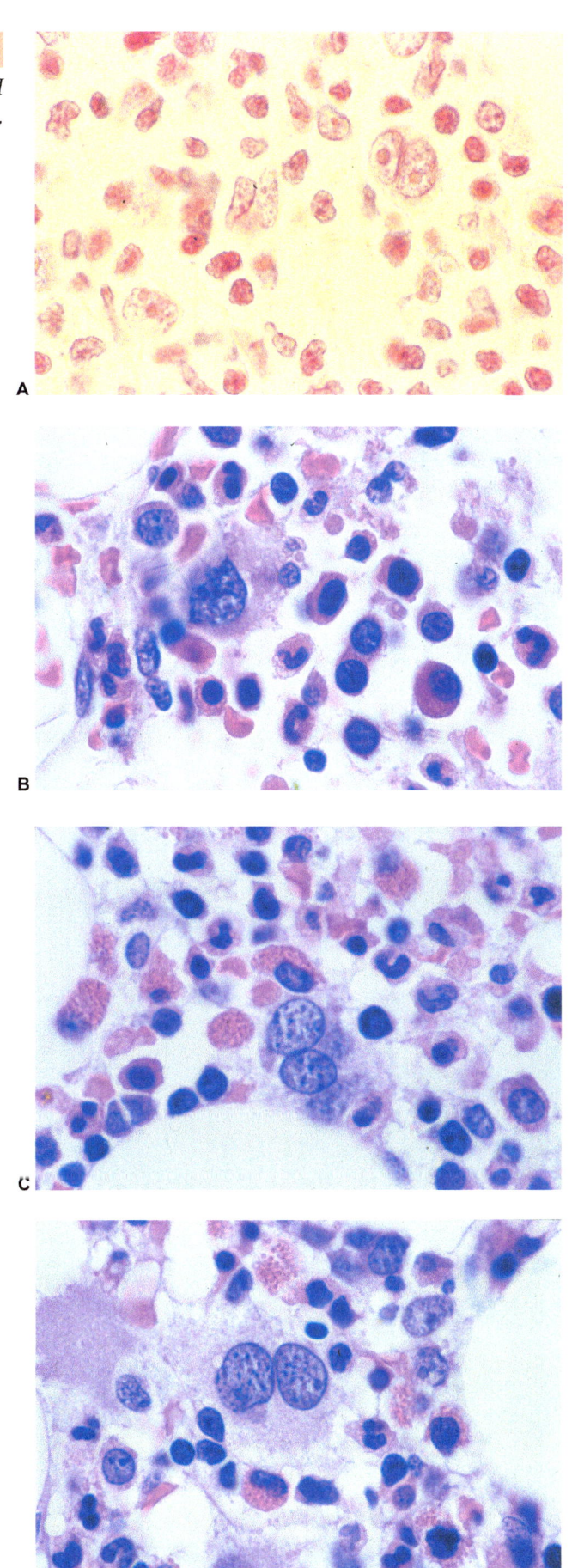

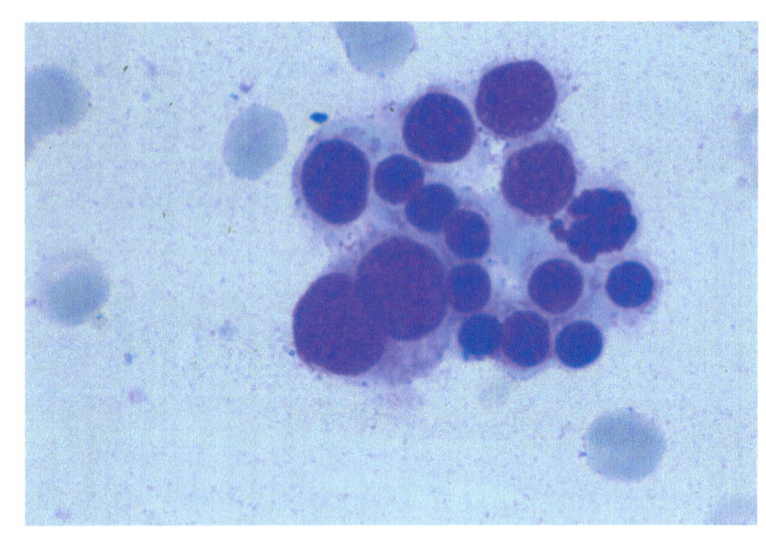

Figura 8-221.

Imprint *de material medular retirado por biopsia (ver Fig. 8-220C e D). Leishman.*

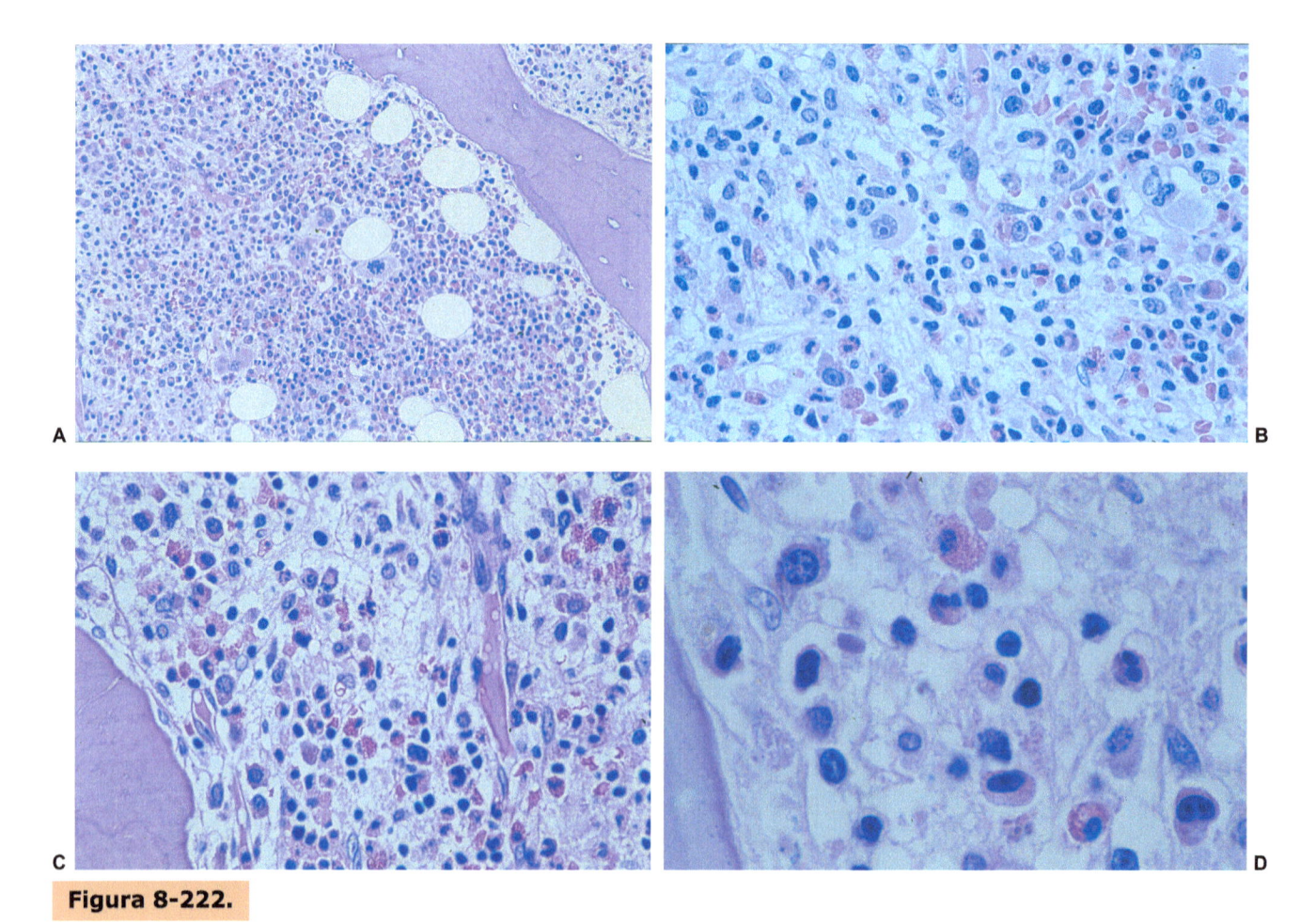

Figura 8-222.

A a D. Biopsia de medula óssea em LH clássico: (A) riqueza celular e áreas de fibrose; (B e C) fibrose justatrabecular; (D) idem, em maior aumento. HE.

Figura 8-223.

A a C. Biopsia de medula óssea em LH clássico. Áreas de fibrose em A e B e área sem fibrose, rica em parênquima medular normal. HE.

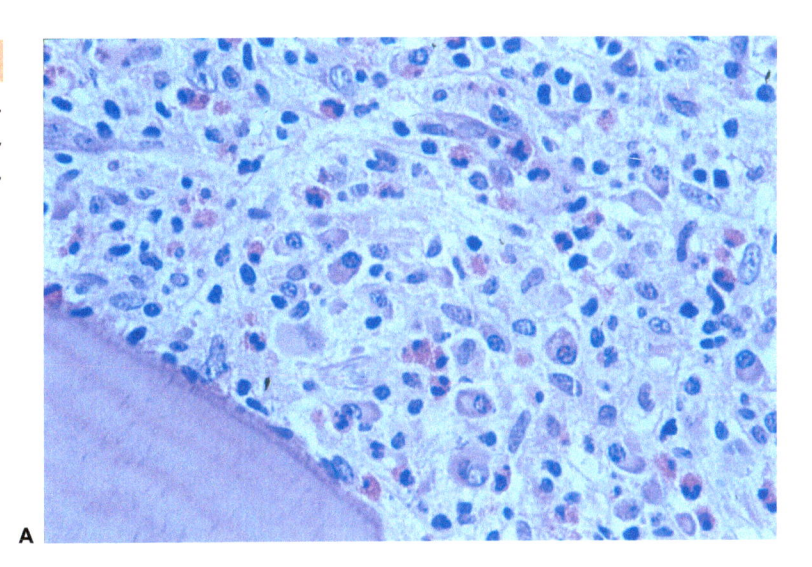

A

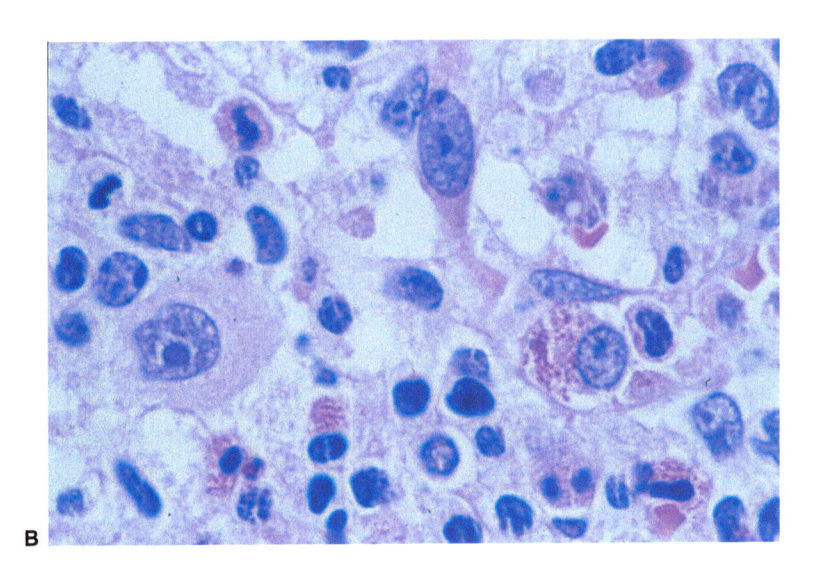

B

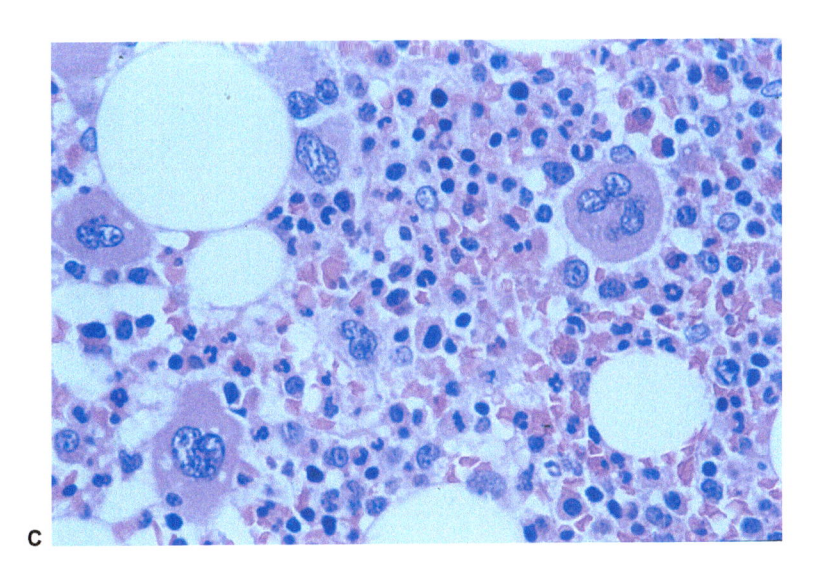

C

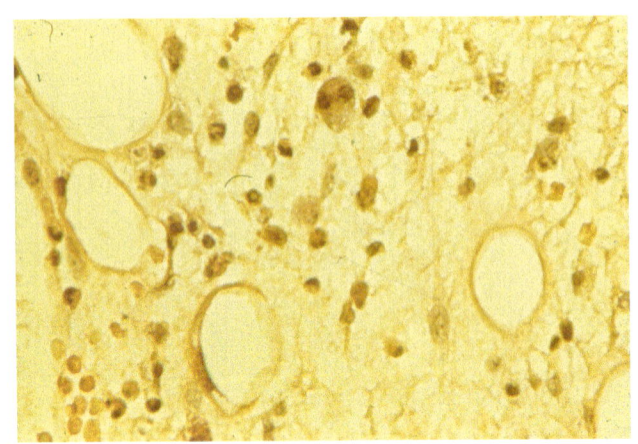

Figura 8-224.

Biopsia de medula óssea em paciente de LH clássico. Hipocelularidade e fibrose avançada. HE.

Figura 8-225.

Linfoma de Hodgkin. Grande adenomegalia cervical.

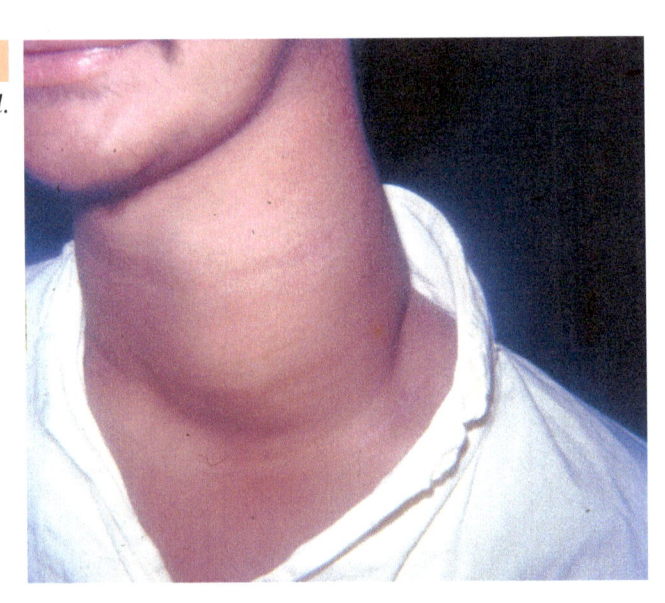

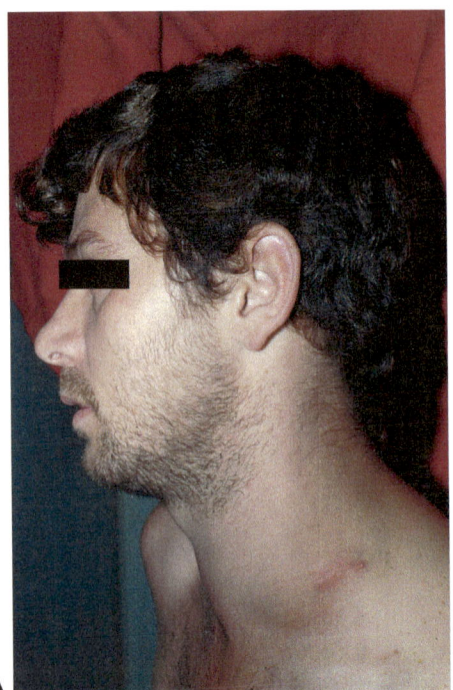
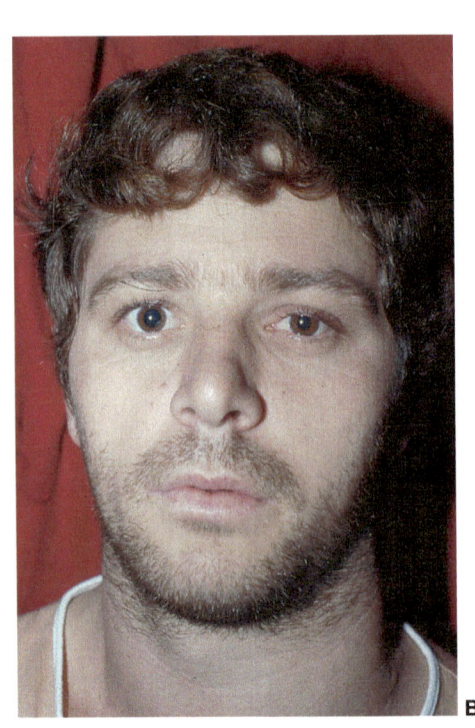

Figura 8-226.

A e B. Paciente com LH com adenomegalia cervical e síndrome de Claude Bernard-Horner (miose, enoftalmia com redução da fenda palpebal).

A   B

Figura 8-227.

Baço retirado por esplenectomia em caso de LH clássico.

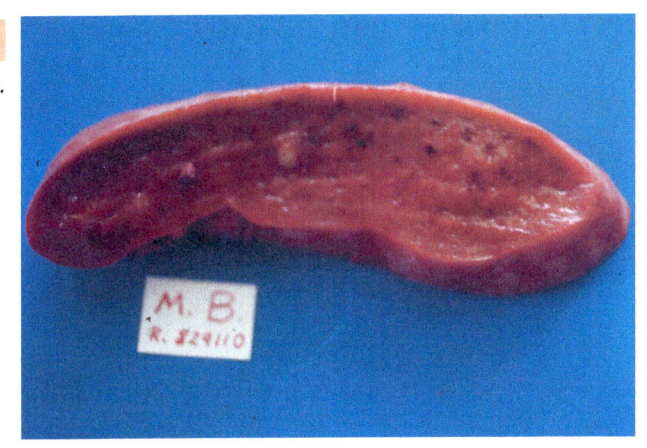

Figura 8-228.

Gânglios mesentéricos com LH (necropsia).

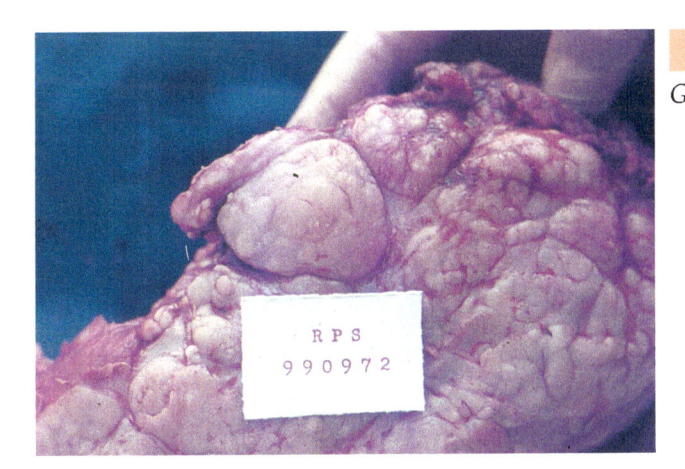

Figura 8-229.

A e B. Linfoma de Hodgkin: (A) com adenomegalia mediastinal (abaulamento do tórax) em paciente adulto; (B) grande massa cervical em criança.

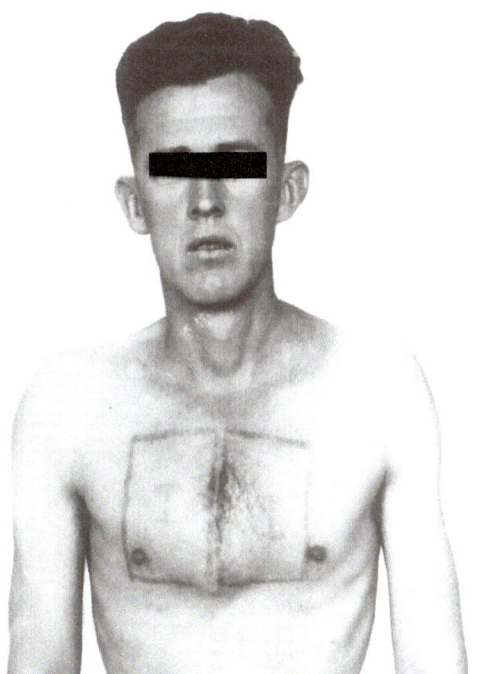

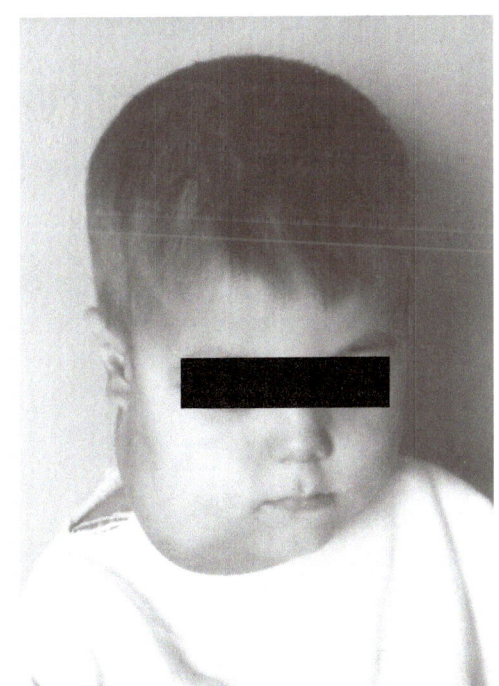

A

B

Referências Fundamentais

British National Lymphoma Investigation. The value of laparotomy and splenectomy in the management of early Hodgkin's disease. *Clin Radiol* 1975; *26*:151-7.

Desser RK, Golomb HM, Ultmann JE *et al.* Prognostic classification of Hodgkin's disease in pathological stage III, based on anatomic considerations. *Blood* 1977; *49*:883-93.

Harris NL, Jaffe ES, Stein H *et al.* A revised European-American classification of lymphoid neoplasms. A proposal from the International Lymphoma Study Group. *Blood* 1994; *84*:1.361-92.

Hasenclever D, Diehl V (for the International Prognostic Project on Advanced Hodgkin's Disease). A prognostic score for advanced Hodgkin's disease. *N Engl J Med* 1998; *339*:1.506-14.

Jackson, Jr. H, Parker F. Hodgkin's disease II. Pathology. *New Engl J Med* 1944; *231*:35-44.

Josting A, Wolf J, Diehl V. Hodgkin's disease: prognostic factors and treatment strategies. *Curr Opin Oncol* 2000; *12*:402-11.

Lister TA, Crowther D, Sutcliffe SB *et al.* Report of a committee convened to discuss the evaluation and staging of patients with Hodgkin's disease: Cotswolds meeting. *J Clin Oncol* 1989; *7*:1.630-36.

Lukes RJ, Butler JJ. The pathology and nomenclature of Hodgkin's disease. *Cancer Res* 1966; *26*:1.063-81.

MacLennan KA, Bennet MH, Tu A *et al.* Relationship of histopathologic features to survival and relapse in nodular sclerosing Hodgkin's disease. A study of 1659 patients. *Cancer* 1989; *64*:1.686-93.

Mendenhall NP, Cantor AB, Barre DM, Lynch Jr. JW, Million RR. The role of prognostic factors in treatment selection for early-stage Hodgkin's disease. *Am J Clin Oncol* 1994; *17*:189-95.

Rosenberg SA, Boiron M, DeVita VT *et al.* Report of the Committee on Hodgkin's disease staging. *Cancer Res* 1971; *31*:1.862-3.

Stein H, Delsol G, Pileri S, Said J. Hodgkin lymphoma. *In*: Jaffe ES, Harris NL, Stein H, Vardiman JW (eds.). *World Health Organization Classification of Tumours. Pathology and Genetics of Tumours of Haematopoietic and Lymphoid Tissues.* Ed. France: International Agency for Research on Cancer (IARC) Press, 2001: 237-54.

Tubiana M, Henry-Amar M, van der Werf-Messing B *et al.* A multivariate analysis of prognostic factors in early stage Hodgkin's disease. *Int J Radiat Oncol Biol Phys* 1985; *11*:23-30.

Tubiana M, Henry-Amar M, Card P *et al.* Toward comprehensive management tailored to prognostic factors of patients with clinical stages I and II in Hodgkin's disease. The EORTC Lymphoma Group controlled clinical trials: 1964-1987. *Blood* 1989; *73*:47-56.

Leitura Recomendada

Mauch P, Armitage J, Diehl V, Hoppe RT, Weiss L (eds.). *Hodgkin's disease.* Philadelphia: Lippincott Williams & Wilkins, 1999.

PARTE F

Outras Doenças Linfoproliferativas (Linfócitos B)

Gracia Aparecida Martinez

INTRODUÇÃO

As gamopatias monoclonais compreendem um grupo de doenças caracterizadas pela expansão descontrolada e acúmulo de um único clone de células B, em estádios finais de diferenciação. Estas células secretam um tipo de imunoglobulina designado componente monoclonal. Este componente monoclonal pode ser observado em situações benignas ou pré-malignas, recebendo a designação de gamopatias monoclonais de significado indeterminado (GMSI). Nas gamopatias monoclonais malignas encontramos doenças relacionadas principalmente aos plasmócitos: mieloma múltiplo (MM) e suas variantes e doenças em que há diferenciação linfoplasmocitóide — macroglobulinemia de Waldenström e doenças de cadeia pesada. Além dessas doenças, encontramos patologias cuja manifestação clínica é decorrente do depósito da imunoglobulina monoclonal: (1) amiloidose primária, (2) doenças de depósito de cadeias leves e pesadas. O Quadro 8-35 mostra as neoplasias do plasmócito segundo a classificação da World Health Organization (WHO), 2001.

Quadro 8-35.
Neoplasias de células plasmocitárias (WHO, 2001)

MIELOMA MÚLTIPLO

Variantes

    Mieloma não-secretor

    Micloma múltiplo indolente

    Mieloma *"smoldering"*

    Leucemia de células plasmocitárias

Plasmocitoma

    Plasmocitoma solitário ósseo

    Plasmocitoma extramedular

Doenças de depósito de imunoglobulinas

    Amiloidose primária

    Doenças sistêmicas de depósito de cadeia leve e pesada

Mieloma osteoesclerótico (síndrome de POEMS)

Doenças de cadeia pesada

    Gama HCD

    Mu HCD

    Alfa HCD

MIELOMA MÚLTIPLO

O mieloma múltiplo (MM) é uma neoplasia caracterizada pela infiltração da medula óssea (MO) por plasmócitos malignos, pela presença de imunoglobulinas monoclonais séricas e/ou urinárias e por lesões osteolíticas. A localização preferencial dos plasmócitos na medula óssea seria conseqüência da expressão de moléculas de adesão (CD56, CD54, CD58, VLA-4, VLA-5) que permitem ancoragem e interação dessas células com fatores e células do microambiente medular que sustentam o desenvolvimento tumoral. Entre tais fatores, a interleucina-6 (IL-6) foi identificada como um dos responsáveis pelo crescimento das células malignas. A interação entre células do estroma, osteoblastos, osteoclastos e plasmócitos, por uma rede complexa de interleucinas, determina a ativação dos osteoclastos que induz a reabsorção óssea a qual pode desencadear dor óssea, osteoporose, hipercalcemia e fraturas, características dos pacientes com MM.

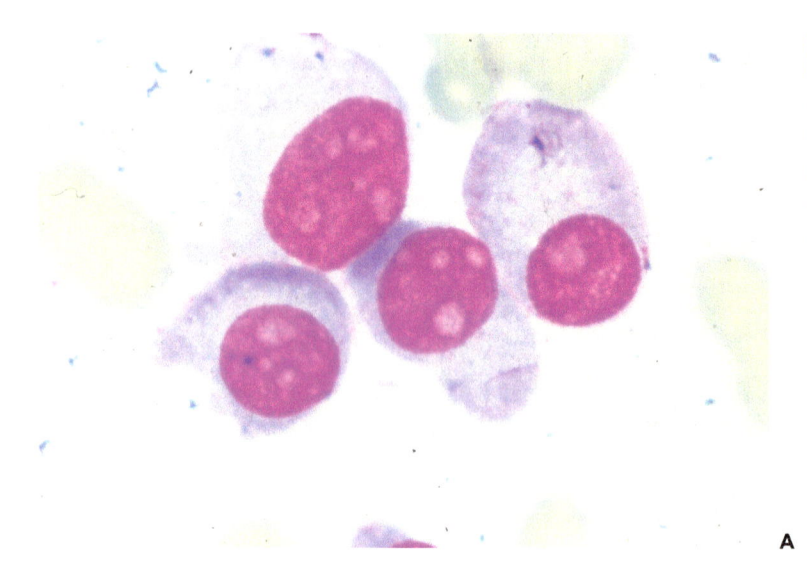

A

Figura 8-230.

A e B. Medula óssea: células mielomatosas. Observar aspecto típico das células plasmocitárias, com núcleos excêntricos e citoplasma basófilo. Nucléolos muito evidentes. Leishman.

(Continua)

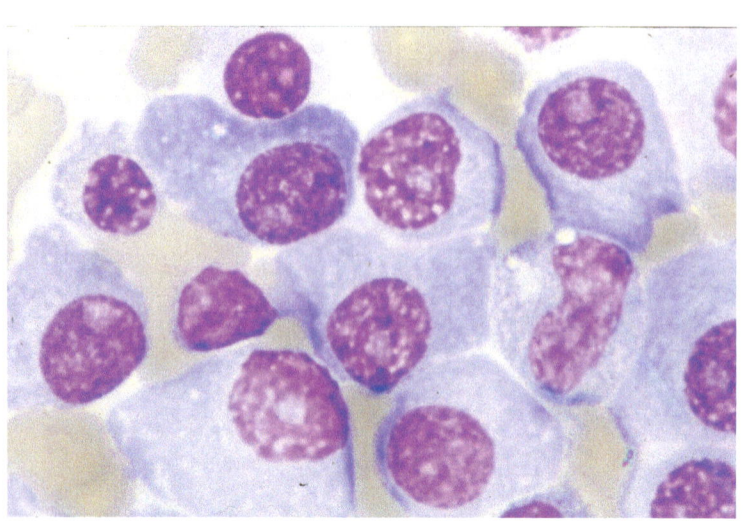

B

Figura 8-230.

Continuação.
*C e **D.** Medula óssea: células mielomatosas.*
Observar aspecto típico das células
plasmocitárias, com núcleos excêntricos e
citoplasma basófilo. Nucléolos muito evidentes.
Leishman.

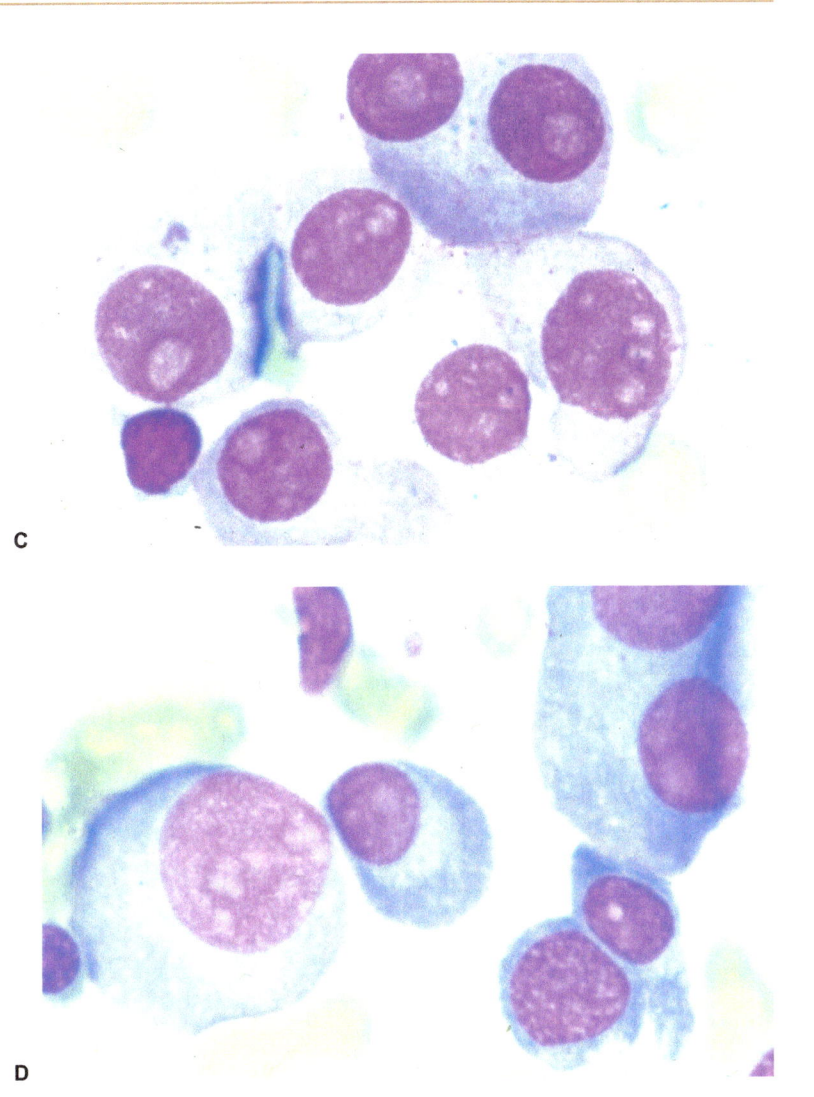

C

D

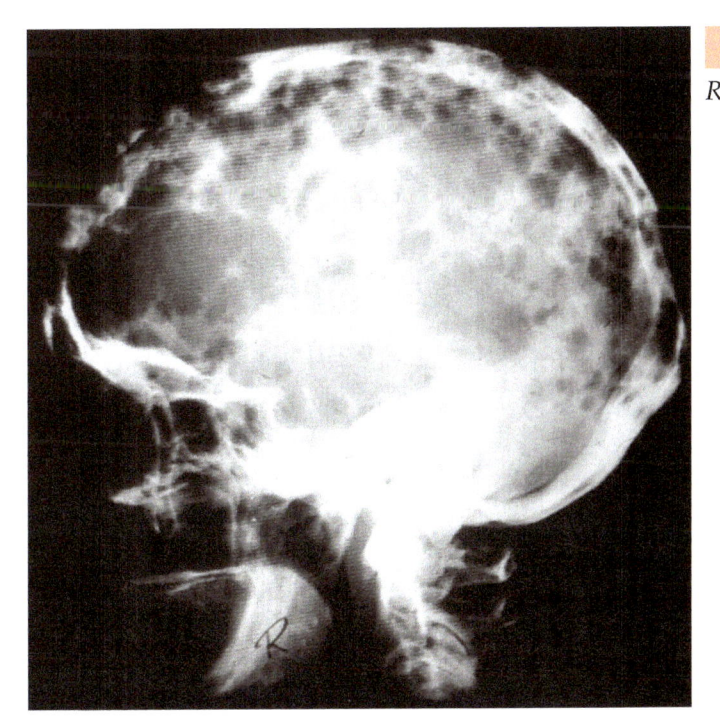

Figura 8-231.

Radiografia de crânio mostrando lesões osteolíticas.

Epidemiologia

O MM é a neoplasia linfóide mais freqüente nos negros e a segunda mais freqüente nos brancos, representando 15% de todas as neoplasias hematológicas. Acomete principalmente indivíduos na sétima década de vida.

Aspectos Clínicos

Os aspectos clínicos encontrados nos portadores de MM são resultado da combinação de fatores: infiltração da medula óssea, complicações decorrentes da presença da paraproteína e deficiência de imunoglobulinas normais.

Dor óssea ocorre em 80% dos casos sendo sintoma importante para o diagnóstico da doença.

Anemia, de grau variável de severidade, acomete dois terços dos pacientes com MM. O mecanismo da anemia no MM geralmente é multifatorial: (1) secreção inapropriada da eritropoetina; (2) efeito colateral de quimioterapia e/ou radioterapia, (3) destruição dos precursores eritróides determinada pelos plasmócitos, via apoptose induzida pelo Fas.

O componente monoclonal sérico e/ou urinário pode ser detectado na eletroforese de proteínas ou por imunofixação e ocorre em 99% dos casos, assim distribuídos: IgG — 50%, IgA — 20%, proteinúria de Bence-Jones (apenas cadeia leve) — 15%. MM IgD, IgE e IgM e não-secretor são raros. A concentração aumentada de paraproteína pode determinar síndrome de hiperviscosidade caracterizada por sonolência e/ou zumbidos e sangramento cutaneomucoso. Pode ocorrer quadro respiratório com sintomas clínicos e alterações radiológicas que, erroneamente, podem sugerir edema agudo de pulmão.

Insuficiência renal é observada em 20% a 40% dos pacientes e resulta da deposição de cadeias leves nos rins, da hipercalcemia e/ou da infiltração renal por plasmócitos.

Hipercalcemia conseqüente à reabsorção óssea é encontrada em 20% a 30% dos pacientes, sendo importante fator de morbidade e de mortalidade.

Episódios infecciosos de repetição são resultantes da deficiência de imunoglobulinas normais.

Diagnóstico

O diagnóstico de MM é realizado pelos dados clínico-laboratoriais e estudo radiológico do esqueleto. Recentemente, em 2003, o International Myeloma Working Group (IMWG) publicou os critérios que definem o MM sintomático, que requer terapia citotóxica. Neste trabalho foram definidos os aspectos que caracterizam a lesão orgânica ou tecidual (ROTI: *related organ or tissue impairment*) resultante da proliferação clonal plasmocitária: hipercalcemia (cálcio sérico > 11,5 mg/l); insuficiência renal (creatinina > 2mg/dl); anemia (Hb < 10g/dl); lesões osteolíticas ou osteoporose; hiperviscosidade; amiloidose e infecções bacterianas recorrentes. O MM sintomático é definido pela presença da proteína monoclonal, pela infiltração plasmocitária da medula óssea e pela presença de pelo menos uma manifestação ROTI.

Quadro 8-36.

Critérios diagnósticos usados para o mieloma múltiplo (WHO, 2001)

O diagnóstico de **MM** requer um critério maior mais um menor ou três critérios menores que devem incluir a + b. Estes critérios devem estar presentes em pacientes sintomáticos com doença progressiva

Critérios maiores

I. Plasmocitoma em biopsia de tecido

II. Medula óssea com plasmócitos > 30%

III. Pico monoclonal na eletroforese de proteínas

   IgG > 3,5g/dl

   IgA > 2,0g/dl

   cadeia leve kappa ou lambda > 1,0g/24 horas

Critérios menores

a. Medula óssea com 10%-30% de plasmócitos

b. Presença de pico monoclonal, mas em níveis inferiores aos descritos acima

c. Lesões osteolíticas

d. Redução das imunoglobulinas normais (< 50% normal)

IgM < 50mg/dl; IgA < 100mg/dl; IgG < 600mg/dl

Diagnóstico de MM

• Um critério maior mais um menor

   1. I + b, I + c, I + d

   2. II + b, I I + c, II + d

   3. III + a, III + c, III + d

• Três critérios menores que devem incluir a + b

   a + b + c, a + b + d

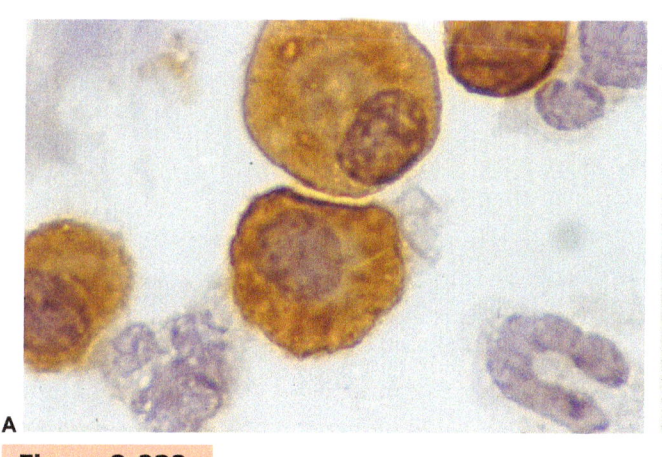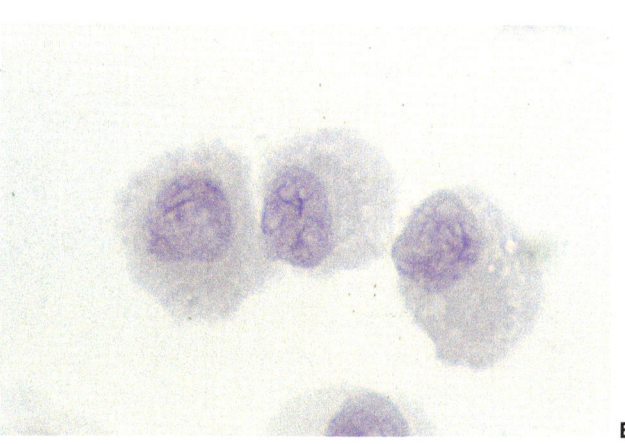

Figura 8-232.

A e B. Medula óssea com reação de imunoperoxidase: (A) monoclonalidade para cadeia leve kappa no citoplasma; (B) reação negativa para a cadeia lambda (mesmo caso).

Figura 8-233.

A e B. Medula óssea: (A) imunoperoxidase positiva para as cadeias lambda e negativa (B) para a cadeia kappa em material retirado para biopsia.

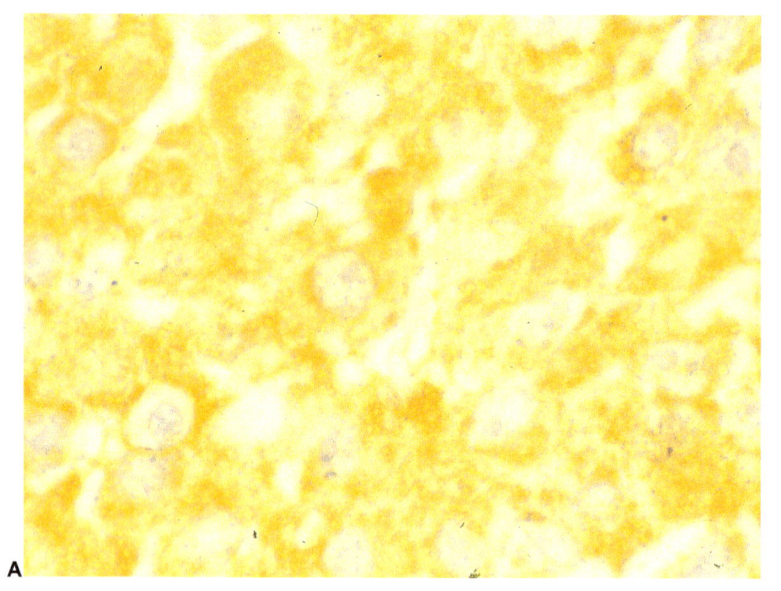

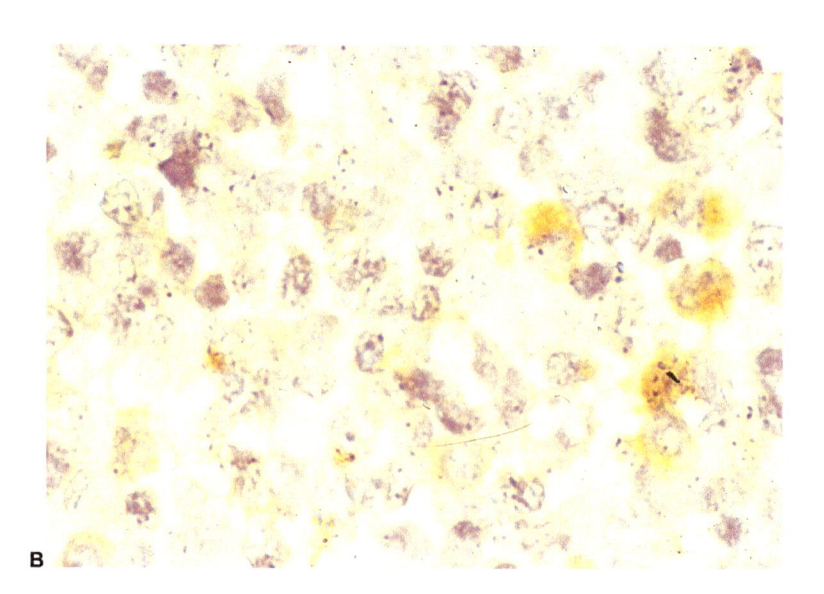

Leucemia de Células Plasmocitárias

O acometimento do sangue periférico pelo MM (leucemia de células plasmocitárias — LCP) ocorre raramente (2%). Pode ocorrer ao diagnóstico (leucemia de células plasmocitárias primária) e na fase terminal da evolução do MM. Os critérios para o diagnóstico de leucemia de células plasmocitárias são: plasmócitos $\geq$ 2.000/mm³ ou plasmócitos $\geq$ 20% dos leucócitos do sangue periférico. A leucemia de células plasmocitárias é cinco a seis vezes mais freqüente nos MM IgD e está presente no MM IgE em aproximadamente 20% dos casos. A incidência de lesões osteolíticas e dor óssea são menos freqüentes que no MM, enquanto organomegalia e linfoadenomegalia são mais comuns. A leucemia de células plasmocitárias é doença agressiva e determina sobrevida curta.

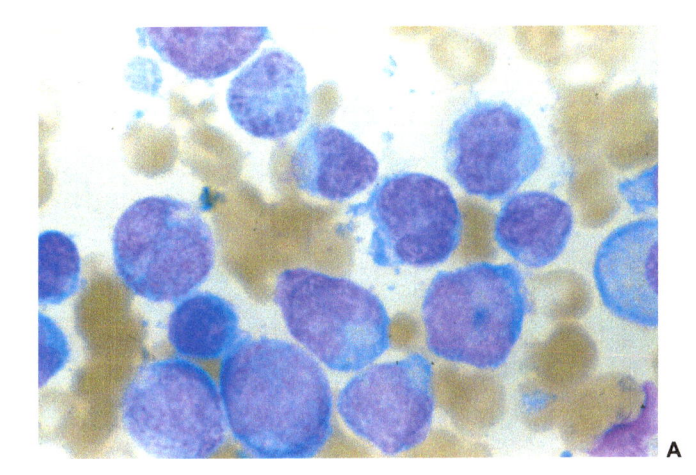

Figura 8-234.

A a C. Medula óssea — leucemia de células plasmocitárias: (A) infiltração medular por células muito jovens. Leishman; (B) reação da fosfatase ácida positiva nas células plasmocitárias; (C) sangue periférico do mesmo caso. Observar eritrócitos formando "rouleaux" (setas). Leishman.

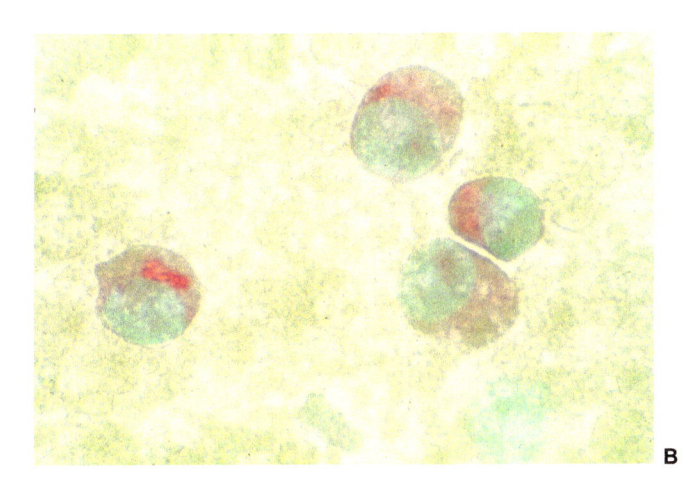

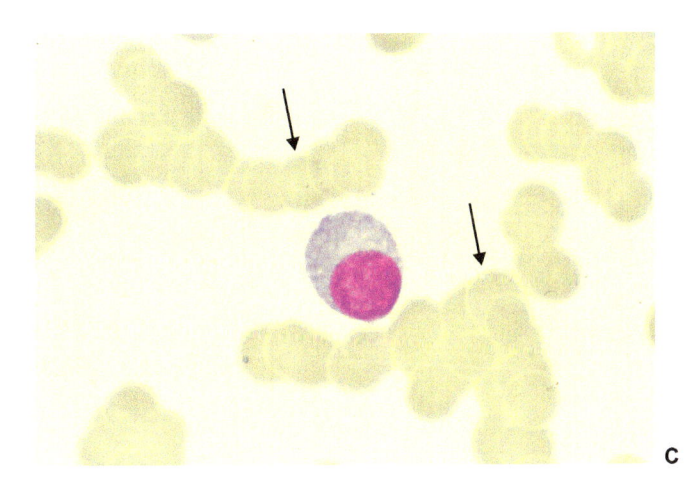

Morfologia da Medula Óssea

A morfologia do plasmócito maligno é bastante variável. Desde formas semelhantes ao plasmócito normal maduro a células imaturas, pleomórficas e anaplásticas. Células multinucleadas podem ser encontradas com freqüência. A imaturidade do núcleo e o pleomorfismo, que raramente ocorrem nos processos reacionais, são indicadores de neoplasia. Inclusões decorrentes de depósito de imunoglobulinas podem ocorrer com aspectos morfológicos distintos. Estas inclusões ocorrem em processos reacionais e malignos.

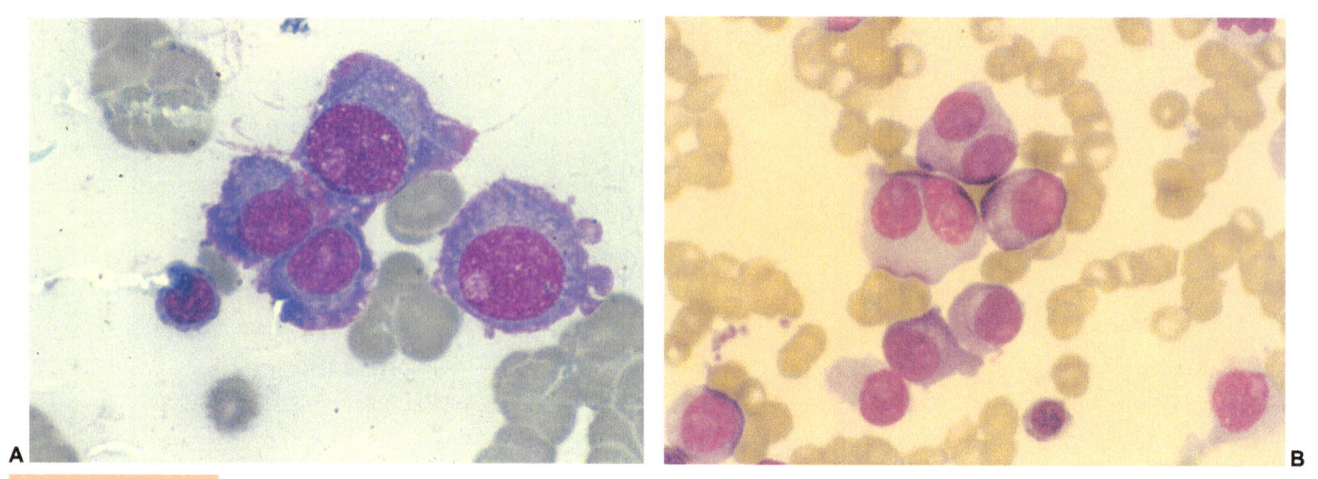

Figura 8-235.

A e B. Medula óssea. Mieloma múltiplo: células pleomórficas e hiperbasófilas. Leishman.

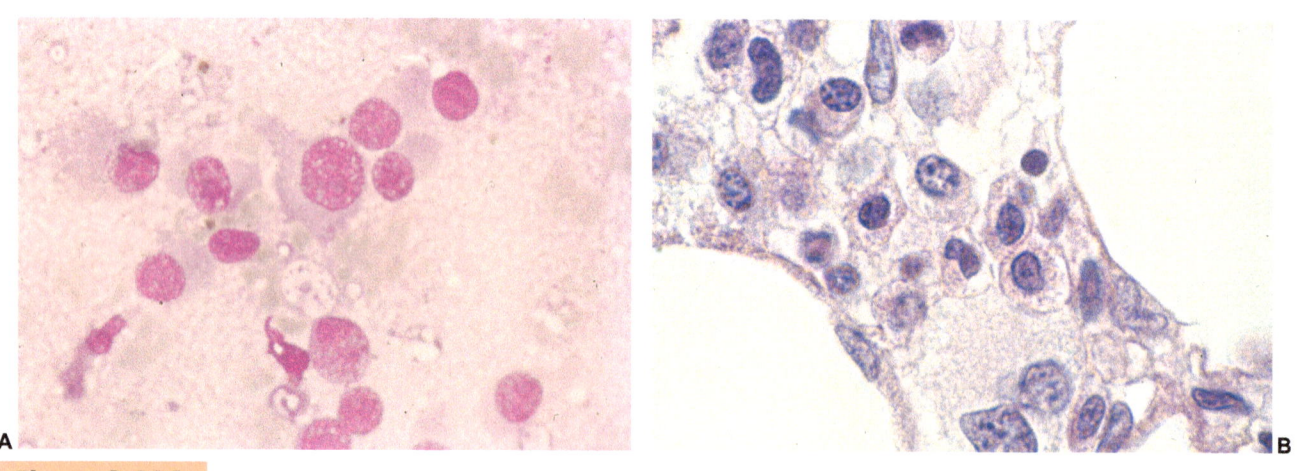

Figura 8-236.

*A e B. Medula óssea: (**A**) células mielomatosas em meio a substância amorfa abundante (proteína). Leishman; (**B**) biopsia de medula óssea também com substância amorfa entre as células. HE.*

Estadiamento

O estadiamento de Durie e Salmon de 1975 é ainda o método-padrão para a identificação de pacientes segundo o risco. Este sistema de estadiamento clínico baseia-se numa combinação de fatores que se correlaciona com a massa tumoral que pode ser inferida pelos valores de hemoglobina do sangue, cálcio sérico, concentração do componente monoclonal no soro e/ou urina e acometimento ósseo avaliado pelo estudo radiológico do esqueleto (Quadro 8-38). Mais recentemente vem sendo proposto sob a organização do International Myeloma Working Group (IMWG) um novo estadiamento, International Staging System (ISS), fundamentado nos valores da albumina sérica e da β_2-microglobulina (β_2M). No Quadro 8-39 descrevemos o novo estadiamento e as respectivas medianas de sobrevida.

Quadro 8-38.

Critério para estadiamento do mieloma múltiplo (Durie e Salmom, 1975)

Estádio	Critério	Massa tumoral
I	Todos os seguintes: 1. Hemoglobina > 10g/dl 2. Cálcio sérico normal 3. RX de esqueleto normal (escala 0) ou plasmocitoma solitário 4. Componente monoclonal IgG < 5g/dl IgA < 3g/dl Cadeia leve urinária < 4g/24h	$< 0,6$ célula $\times 10^{12}/m^2$
II	Não estádio I ou III	$0,6$-$1,2$ célula $\times 10^{12}/m^2$
III	Um ou mais dos seguintes: 1. Hemoglobina < 8,5g/dl 2. Cálcio sérico > 12mg/dl 3. Lesões líticas avançadas (escala 3) 4. Componente monoclonal IgG > 7g/dl IgA > 5g/dl Cadeia leve urinária > 12g/24h	$> 1,2$ célula $\times 10^{12}/m^2$

Subclassificação:

A. Função renal normal (creatinina sérica < 2,0mg/dl)

B. Função renal anormal (creatinina sérica ≥ 2,0mg/dl)

Escala das lesões ósseas:

Esqueleto normal (0)

Osteoporose (1)

Lesões líticas (2)

Destruição extensa e fraturas (3)

Cálcio corrigido (mg/dl) = (Cálcio em mg/dl) – (Albumina em g/dl) + 4

Obs.: Estádios (1), (2) ou (3) são classificados em A ou B de acordo com a função renal.

Quadro 8-39.

Estadiamento segundo o International Staging System (IMWG, 2003)

Estádio	Valores de albumina e $\beta_2 M$	Mediana de sobrevida
I	Albumina ≥ 3,5g/dl e $\beta_2 M$ < 3,5mg/dl	62 meses
II	Albumina < 3,5g/dl e $\beta_2 M$ < 3,5mg/dl ou $\beta_2 M$ > 3,5-5,5mg/dl	44 meses
III	$\beta_2 M$ ≥ 5,5mg/dl	29 meses

Fenótipo Tumoral

A perda de expressão em membrana dos antígenos Pan- B (CD19, CD20, CD22) pelo plasmócito maligno dificultou, inicialmente, a identificação desta população pela citometria de fluxo. Atualmente o plasmócito maligno pode ser reconhecido pela característica expressão, em membrana, dos antígenos de adesão CD38 em forte intensidade, CD138 e CD56 que permitem a ancoragem do plasmócito ao microambiente medular. Na maioria dos casos, mas não em todos, não ocorre expressão de CD19 e CD20, enquanto o antígeno associado à imunoglobulina CD79a é expresso na maioria deles. Caracteristicamente a determinação da expressão do tipo de cadeia pesada e leve da imunoglobulina sintetizada e sua monoclonalidade só são realizadas em citoplasma. Pode ocorrer expressão de CD10 e expressão aberrante de antígenos mielomonocíticos em plasmócitos malignos. O plasmócito normal pode ser diferenciado do maligno por expressão de CD19 e ausência de expressão do CD56. O fenótipo da leucemia de células plasmocitárias é semelhante ao do mieloma, exceto pela redução de expressão de CD56 e maior expressão de CD20 (45% e 50% dos casos, respectivamente). Nas gamopatias monoclonais de significado indeterminado são encontradas duas populações de plasmócitos: uma população com características semelhantes à do plasmócito normal, enquanto a população clonal apresenta características intermediárias entre a da população normal e a maligna.

Quadro 8-40.

Imunofenotipagem das células plasmocitárias normais, da GMSI, do MM e da leucemia plasmocitária

	PN	GMSI Plasmócito normal	GMSI Plasmócito monoclonal	MM	LCP
CD38	+++	+++	++	++	+
CD138	+	+	+	+	+
CD56	−	−	+	++*	±
CD19	+	+		−*	−
Ig citoplasmática	+	+	+	+	+

*Maioria dos casos.

PN: plasmócito normal; MM: mieloma múltiplo; LCP: leucemia de células plasmocitárias; GMSI: gamopatia monoclonal de significado indeterminado.

Genótipo Tumoral

Anormalidades citogenéticas estruturais e numéricas são descritas na maioria dos casos. Cariótipos complexos com ganhos e perdas de vários cromossomos são alterações freqüentes. Aneuploidia pode ser detectada na maioria dos pacientes pela determinação da DNAploidia pela citometria de fluxo e FISH (Fig. 8-237). As anormalidades mais freqüentes são adição dos cromossomos 3, 5, 7, 9, 11, 15 e 19. A monossomia do cromossomo 13 ou deleção parcial deste cromossomo (13q14) na citogenética convencional é descrita em 15% a 20% dos pacientes. Utilizando-se FISH, esta anormalidade é encontrada em 50% dos casos. Esta alteração cromossômica determina prognóstico reservado.

Mieloma Múltiplo Forma Osteoesclerótica

O mieloma múltiplo forma osteoesclerótica é uma neoplasia de plasmócitos freqüentemente associada a polineuropatia, organomegalias (hepatoesplenomegalia), endocrinopatia (diabetes, hipotireoidismo, ginecomastia, atrofia de testículos), gamopatia monoclonal e acometimento de pele. Estas manifestações caracterizam a síndrome de POEMS.

Anemia é encontrada raramente. Trombocitose é comum. Hipercalcemia, insuficiência renal e fraturas patológicas são raras. O componente monoclonal geralmente é pequeno e do tipo IgG ou IgA, sendo que a cadeia leve lambda ocorre em 90% dos casos. O estudo radiográfico demonstra lesões osteoescleróticas.

Figura 8-237.

A e B. Histograma representativo do conteúdo de DNA: (A) diploidia. Pico GO/G1 correspondente à população 2n (canal de fluorescência 50); (B) conteúdo de DNA de paciente com mieloma múltiplo. Pico diplóide GO/G1 corresponde à população hematopoética residual. Pico GO/G1 hiperdiplóide (índice de DNA de 1,19) corresponde à população de plasmócitos malignos.

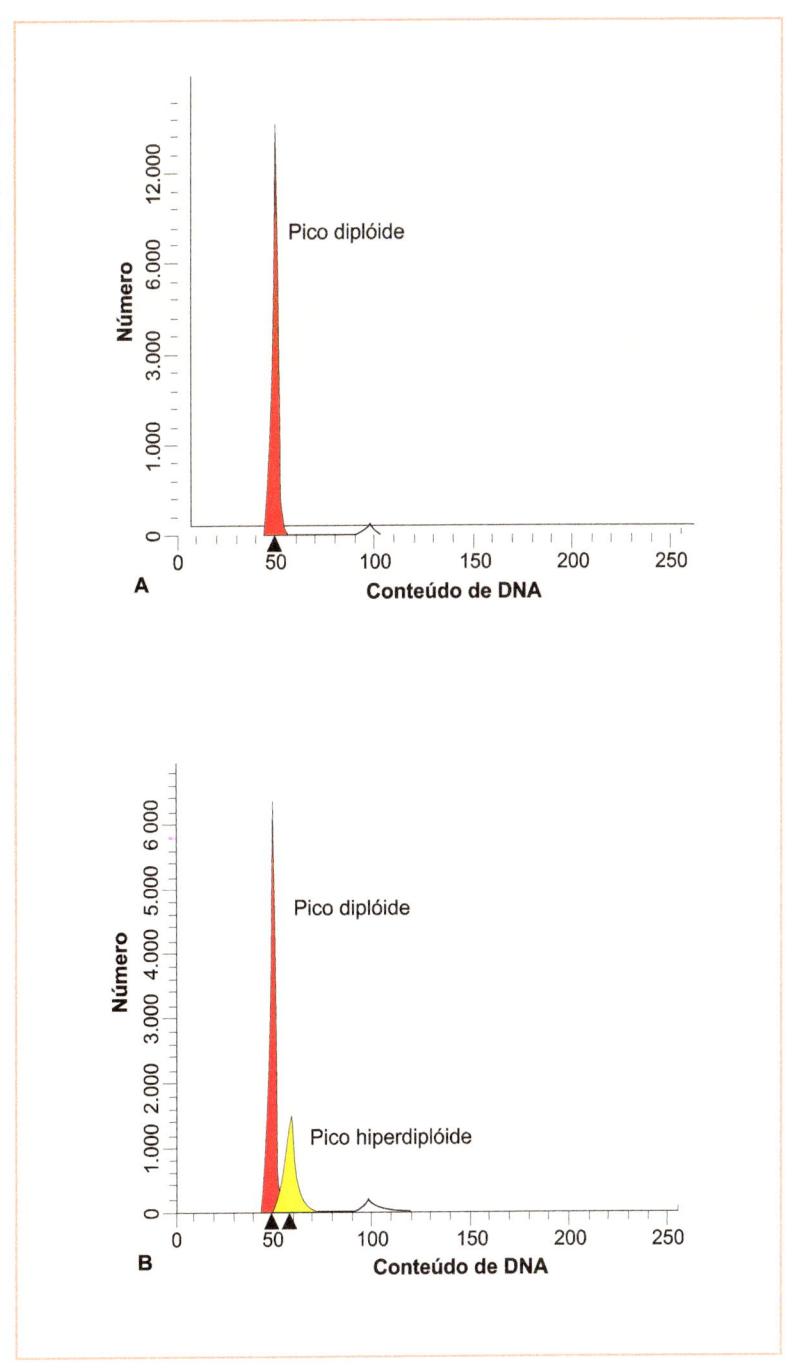

Morfologia

A lesão característica é osteoesclerótica, única ou múltipla. A lesão apresenta espessamento focal das trabéculas ósseas com fibrose peritrabecular e plasmócitos. Nos locais não acometidos pela lesão osteoesclerótica, a infiltração da medula óssea é discreta, geralmente de menos de 5%.

Plasmocitoma

Plasmocitomas são tumores resultantes da proliferação de plasmócitos monoclonais. Dependendo da localização, podem ser ósseos ou extra-ósseos. A morfologia e a imunofenotipagem dos plasmócitos são semelhantes aos casos de MM.

Plasmocitoma Solitário Ósseo

Corresponde a 5% das neoplasias do plasmócito. Aparece como lesão solitária única nos exames de imagem do esqueleto e não deve ocorrer envolvimento da medula óssea, além do local do plasmocitoma. Apenas 25% dos pacientes apresentam pico monoclonal sérico (quase sempre inferior a 3g/dl) ou urinário. A paraproteína em geral desaparece após tratamento local.

Os locais mais freqüentemente acometidos são: vértebras, costelas, crânio, pelve, fêmur, clavícula e escápula. Os pacientes podem referir aparecimento de tumoração, fratura patológica ou apresentar sinais neurológicos devido à compressão de medula espinhal.

Plasmocitoma Extra-ósseo

É uma neoplasia de plasmócitos em local extra-ósseo e extramedular, correspondendo a 3%-5% de todas as neoplasias do plasmócito. Oitenta por cento destes tumores ocorrem no trato respiratório superior: orofaringe, nasofaringe, seios da face e laringe. Podem ocorrer no tubo gastrointestinal, na bexiga urinária, no sistema nervoso central, na mama, na tireóide, nos testículos, nos linfonodos e na pele.

Em ambas as formas de plasmocitoma os critérios para ROTI não são manifestados.

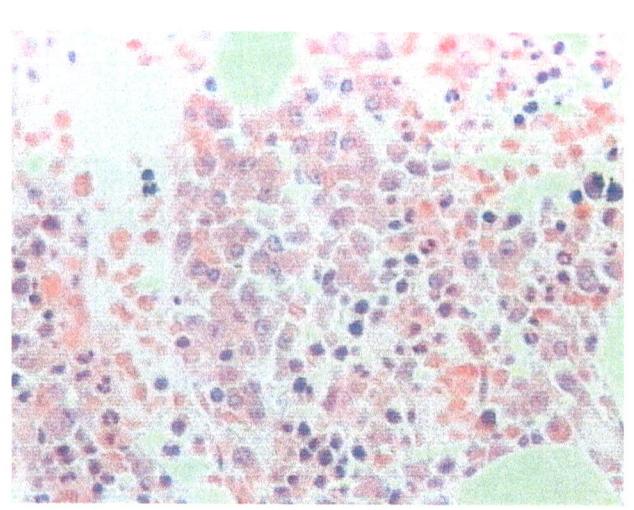

Figura 8-238.

Plasmocitoma/mieloma múltiplo, biopsia de medula óssea: infiltração focal do tecido hematopoético por células plasmocitóides maduras, com núcleo excêntrico e cromatina caracteristicamente disposta em "roda de carroça" e citoplasma abundante basófilo.

Figura 8-239.

Plasmocitoma/mieloma múltiplo, biopsia de medula óssea, imuno-histoquímica para CD138: a positividade para a reação ressalta os agrupamentos de plasmócitos. Observar a presença de uma figura de mitose em célula CD138 positiva.

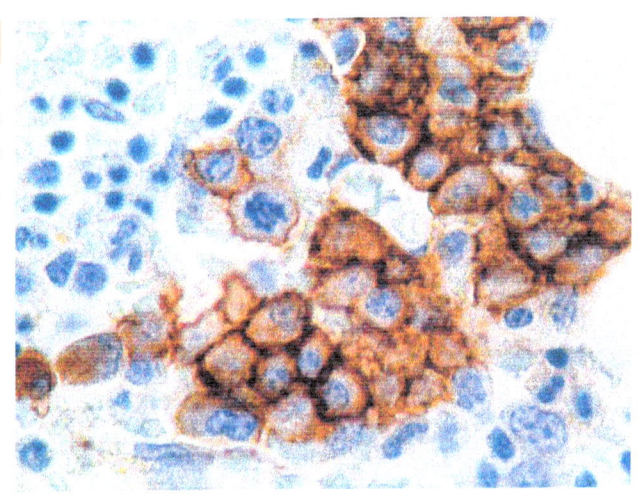

Figura 8-240.

Plasmocitoma da clavícula.

Figura 8-241.

Mieloma múltiplo com metástase em mandíbula.

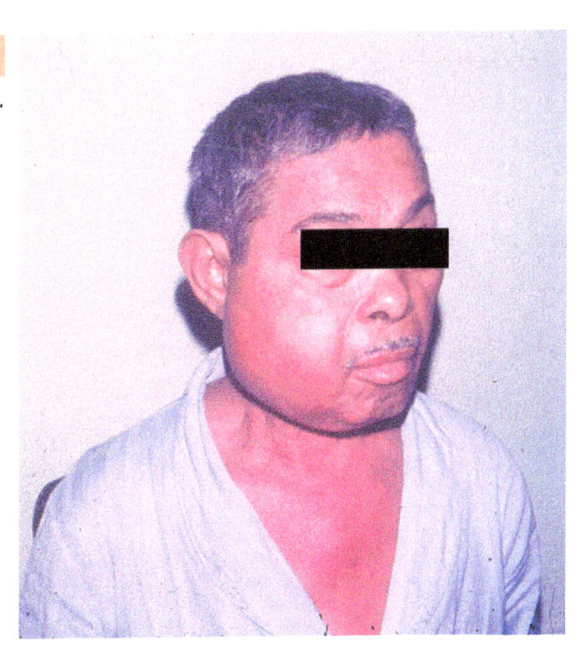

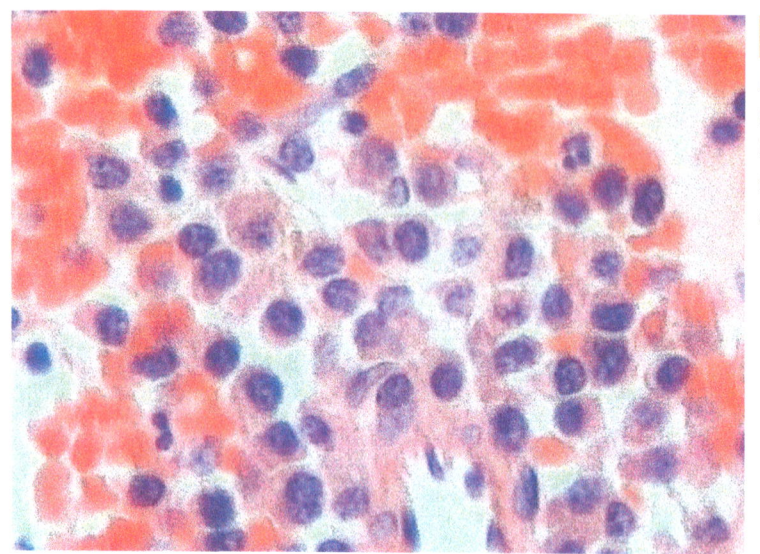

Figura 8-242.

Linfoma linfoplasmocítico, biopsia de medula óssea: infiltração difusa de medula óssea por células linfóides pequenas e redondas, células linfóides com núcleo excêntrico ou com cromatina em "roda de carroça" e plasmócitos.

Macroglobulinemia de Waldenström

Em 1944, Jan Gosta Waldenström descreveu pela primeira vez dois pacientes que apresentavam sangramento oronasal, linfoadenopatia, anemia, trombocitopenia, velocidade de hemossedimentação e viscosidade sérica elevadas, radiografia de esqueleto normal e infiltração da medula óssea, predominantemente, por células linfóides. Estas observações determinaram os fundamentos para o diagnóstico clínico da macroglobulinemia de Waldenström (MW). Atualmente, além dos aspectos clínicos, seu diagnóstico exige a presença do componente monoclonal IgM, a realização da biopsia de medula óssea e imunofenotipagem.

Epidemiologia

A MW é doença rara (1,5% dos linfomas). Acomete principalmente indivíduos na sétima década de vida com predomínio no sexo masculino (3,4 homens:1,7 mulher por milhão de habitantes/ano).

Definição

De acordo com a classificação da World Health Organization (WHO) e Revised European and American Lymphoma (REAL) a macroglobulinemia de Waldenström/ linfoma linfoplasmocítico (LLP) é caracterizada como uma neoplasia de linfócitos pequenos, linfócitos plasmocitóides e plasmócitos, usualmente infiltrando medula óssea e pela presença de imunoglobulina monoclonal IgM. Características clínicas e laboratoriais da MW são também encontradas em outras linfoproliferações B de baixo grau e mieloma múltiplo, dificultando a realização correta do diagnóstico.

Para estabelecer critérios para a MW, diferenciando esta entidade de outras linfoproliferações B secretoras de componente monoclonal IgM e das gamopatias monoclonais IgM de significado indeterminado foi realizado em Atenas, em 2002, o 2nd International Workshop on Waldenström Macroglobulinemia. Chegou-se ao seguinte consenso: (1) a

MW é uma entidade clínico-patológica caracterizada como uma doença primária da medula óssea. Seu diagnóstico não pode ser realizado na ausência de infiltrado monoclonal, predominantemente intertrabecular, da medula óssea por pequenos linfócitos B com diferenciação plasmocitóide; (2) na imunofenotipagem, estas células expressam antígenos PAN-B (CD19, CD20, CD22), IgM de superfície monoclonal. Expressão de CD5 pode ocorrer. CD23 e CD10 raramente são expressos; (3) estes achados devem estar associados à presença de uma gamopatia monoclonal IGM. Apesar de a concentração da paraproteína na MW ser, geralmente, superior a 3g/dl, valores inferiores não excluem o seu diagnóstico. Os critérios propostos para o diagnóstico da MW estão descritos no Quadro 8-41.

Quadro 8-41.
Critérios propostos para o diagnóstico da macroglobulinemia de Waldenström (2nd IWWM, 2002)

- Qualquer concentração de IgM monoclonal

- Infiltração da medula óssea por pequenos linfócitos com diferenciação linfoplasmocitóide/plasmócitos

- Padrão de infiltração da medula óssea intertrabecular

- Imunofenotipagem: IgM de superfície +, CD5±, CD10-, CD19+, CD20+, CD22+, CD23-, CD25+, FMC7+, CD103-, CD138-

- Variações deste perfil podem ocorrer, devendo-se excluir outras linfoproliferações. Atenção especial aos casos CD5+: diagnóstico diferencial entre leucemia linfóide crônica e linfoma do manto

As linfoproliferações B mais freqüentemente associadas à diferenciação plasmocitóide e gamopatia monoclonal IgM estão descritas no Quadro 8-42.

As entidades que mais freqüentemente apresentam estas características estão descritas no Quadro 8-43.

Quadro 8-42.	
Linfoproliferações tipo B de baixo grau de malignidade que podem apresentar achados da macroglobulinemia de Waldenström	
LP secretoras de IgM	MW, LLC, LL, LZM, LF,LM, MM
LP com diferenciação linfoplasmocitóide	MW, LLP, LLC, LZM

LLC: leucemia linfóide crônica; LL: linfoma linfocítico; LLP: linfoma linfoplasmocítico; LZM: linfoma da zona marginal; LF: linfoma folicular; LM: linfoma do manto; MM: mieloma múltiplo.,

Quadro 8-43.

Imunofenotipagem em doenças linfoproliferativas tipo B, de baixo grau de malignidade

Doença	CD5	sIg	CD20	CD23	CD10	FMC7	CD79b	CD22	CD38	CD25	CD11c	Outros
LLC	+	dim.	+	+	–	–	–	+/–	–/+	–/+	+/–	
MW/LLP	+/–	int.	+	+/–	–	+	+/–	+	+	+/–	+/–	CD138–/+
LM	+	int.	+	–	–/+	+	+	+	+	–	–	Ciclina. D1
LF	–	forte	+	–	+	+	+	+	+/–	–	–	
LZM	–/+	forte	+	–	–	+	+	+	–/+	+/–	+	
MM	–	–	–/+	–	–/+				+ forte			CD138+ CD56+

dim: fraco; int.: intermediário; sIg: imunoglobulinas de superfície.

Alguns pacientes apresentam quadro clínico com manifestações auto-imunes relacionadas à paraproteína, sem evidências de linfoma. Estes pacientes constituem um grupo clínico distinto para o qual foi proposta a denominação de doenças relacionadas à IgM.

A presença de IgM, sem linfoma, em pacientes assintomáticos, deve ser classificada como gamopatia monoclonal de significado indeterminado (GMSI).

Aspectos Clínicos

Além do envolvimento da medula óssea e gânglios, outros órgãos ou tecidos, tais como pulmão, trato gastrointestinal e pele, podem estar envolvidos. Ocasionalmente, podem ser observadas manifestações neurológicas ou acometimento renal.

Fenótipo Tumoral

Morfologicamente, a MW é caracterizada por presença de células plasmocitóides, mas poucas células CD138 são detectadas no sangue ou na medula óssea. A expressão de CD20 ocorre em praticamente todos os casos. Quando plasmócitos estão presentes expressam CD20 e não expressam CD138, diferenciando estas células do plasmócito do MM (CD20-, CD138+). A maioria das células expressa IgM. A análise de expressão de CD45 e CD20 demonstra heterogeneidade entre as células B. Na medula óssea podem ser observadas 3 distintas subpopulações de células CD20+: CD20+ CD45+ e CD20+ CD45+++, CD20++ CD45++ . No Quadro 8-44 estão relacionados os imunofenótipos das linfoproliferações B de baixo grau de malignidade.

Quadro 8-44.

Classificação da macroglobulinemia de Waldenström e doenças relacionadas (2nd IWWM, 2002)

	Proteína monoclonal IgM[1]	Infiltração da medula óssea[2]	Sintomas relacionados à IGM	Sintomas relacionados à infiltração tumoral[3]
MW				
Sintomático	+	+	+	+
Assintomático	+	+	−	−
Doenças relacionadas à IgM	+	−	+	−
GMSI	+	−	−	−

1. O painel considerou que a concentração da IgM não deve ser critério para distinção entre MW e GMSI. Todavia, é importante salientar que raramente as GMSI apresentam IgM > 3g/dl.

2. Pacientes com infiltração inequívoca da medula óssea por linfoma linfoplasmocítico devem ser classificados como portadores de MW.

3. Sintomas relacionados à infiltração tumoral incluem qualquer das seguintes manifestações: sintomas constitucionais, citopenias, organomegalia.

Doenças de Cadeia Pesada

As doenças de cadeia pesada são caracterizadas pela presença no soro ou na urina de uma cadeia pesada truncada das imunoglobulinas. Esta alteração impede sua ligação à cadeia leve. Para sua identificação é necessário a realização de imunoeletroforese ou imunofixação, uma vez que, por ser uma imunoglobulina incompleta, sua corrida na eletroforese de proteínas não é característica de cadeia específica. Estas doenças, resultado da proliferação de células linfoplasmocitóides ou plasmócitos, são definidas como uma variante não comum de linfoma. As doenças de cadeias pesadas γ, α e μ relacionam-se com uma variante do linfoma linfoplasmocítico, variante da leucemia linfóide crônica (LLC) e com uma variante extranodal do linfoma da zona marginal associado ao tecido linfóide da mucosa (MALT), respectivamente.

Doença de Cadeia Pesada Gama

Aspectos Clínicos

A primeira doença relacionada à produção de cadeia pesada anômala foi a de cadeia γ, também conhecida como doença de Franklin.

Os pacientes apresentam como sintomas gerais: anorexia, perda de peso, febre, episódios de infecção, linfoadenopatia, hepatoesplenomegalia, envolvimento do anel de Waldeyer.

Tem sido descrita a presença de processos auto-imunes: anemia e plaquetopenia. Linfocitose ou linfopenia podem estar presentes. Eosinofilia pode ocorrer. Plasmócitos circulantes ou linfocitose podem sugerir quadro semelhante ao da leucemia de células plasmocitárias ou da LLC. Geralmente os pacientes não apresentam lesões osteolíticas.

Morfologia da Medula Óssea

O aspirado de medula óssea geralmente apresenta um aumento de linfócitos, células linfoplasmocitóides e plasmócitos. Eosinofilia raramente é encontrada.

Imunofenótipo Tumoral

A imunofenotipagem demonstra a cadeia pesada gama nos plasmócitos e células linfoplasmocitóides. Estas células apresentam os antígenos de linhagem B e não expressam CD5 e CD10.

Doença de Cadeia Pesada Alfa

Esta doença é uma variante do linfoma MALT, no qual uma cadeia de imunoglobulina defeituosa é secretada. Ocorre em adultos jovens.

Aspectos Clínicos

Acomete o trato gastrointestinal, principalmente o intestino delgado, determinando síndrome de má absorção, diarréia, hipocalemia. Outras manifestações são: dor abdominal e febre. Inicialmente, este processo pode ser resolvido com antibióticos, mas pode evoluir para linfoma de alto grau de malignidade.

Diagnóstico

A lâmina própria do intestino delgado encontra-se difusamente infiltrada por plasmócitos e pequenos linfócitos. Podem ocorrer lesões linfoepitelióides.

Fenótipo Tumoral

Os plasmócitos e as células da zona marginal expressam antígenos PAN-B, a cadeia pesada alfa. Ausência de expressão de cadeia leve, CD5, CD10.

Doença de Cadeia Pesada μ

Esta doença é definida como uma variante da LLC com secreção de uma cadeia pesada truncada μ. A medula óssea caracteriza-se pela presença de plasmócitos com vacúolos e pequenos linfócitos semelhantes ao da LLC.

Aspectos Clínicos

Os pacientes quase sempre apresentam hepatoesplenomegalia sem linfadenomegalia. A eletroforese de proteínas geralmente é normal. A cadeia pesada é demonstrada na imunoeletroforese. Cadeia leve na urina é encontrada em 50% dos casos, particularmente kappa. O defeito da cadeia pesada impede sua associação com a cadeia leve.

Morfologia

Caracteriza-se pela infiltração da medula óssea por plasmócitos vacuolizados, circundados por pequenos linfócitos similares ao da LLC.

Fenótipo Tumoral

Expressão citoplasmática monoclonal cadeia pesada μ. Ausência de expressão de cadeia leve, CD5, CD10.

Amiloidose

A amiloidose é uma doença incomum, resultante da deposição de material proteináceo amorfo, acometendo virtualmente qualquer órgão, com compressão de estruturas normais adjacentes e disfunção do órgão infiltrado.

A amiloidose abrange um grande grupo de doenças. Atualmente pelo menos 21 diferentes proteínas são reconhecidas como causa de doença amilóide. Apesar da heterogeneidade de estrutura, todas essas proteínas originam fibrilas amilóides morfologicamente indistinguíveis, e o depósito desta substância é identificado pela sua característica birrefrigência "verde-maçã" ao microscópio de luz polarizada quando corado pelo vermelho Congo.

A amiloidose é classificada em quatro grupos principais de acordo com o tipo de fibra protéica: (1) primária ou amiloidose de cadeia leve de imunoglobulinas (AL) (associada ao MM); (2) amiloidose secundária (AA), associada a processos inflamatórios crônicos; (3) familial (associada à *transthyretin* e lisozima, por exemplo); (4) amiloidose β_2-microglobulina (associada à hemodiálise). Neste capítulo será abordada a amiloidose primária.

Amiloidose Primária

É uma neoplasia de plasmócitos que secretam uma imunoglobulina anormal. Forma um depósito amilóide com as características anteriormente descritas. O principal constituinte deste tipo de amilóide é a região variável da cadeia leve e menos freqüentemente partes da região constante ou toda imunoglobulina. A cadeia leve lambda é o subtipo mais freqüente.

Epidemiologia

É uma doença rara de adultos. Em 80% dos casos é encontrada uma imunoglobulina monoclonal e em 20% dos casos está associada ao MM.

Aspectos Clínicos

A amiloidose costuma envolver vários órgãos. O coração e os rins são os mais freqüentemente acometidos. A amiloidose renal manifesta-se, usualmente, com proteinúria, determinando síndrome nefrótica. Os níveis séricos de creatinina geralmente se encontram dentro dos valores da normalidade. O envolvimento cardíaco é freqüente e rapidamente progressivo, sendo importante fator de prognóstico. Hepatomegalia é comum. Esplenomegalia é rara, ocorrendo em 5% dos casos. Hipoesplenismo é identificado pela presença de corpúsculos de Howell-Jolly no sangue periférico e ocorre em 24% dos casos. Macroglossia ocorre em 20% dos pacientes. Síndrome de má absorção pelo acometimento do intestino delgado e pela neuropatia periférica são outras manifestações da amiloidose primária.

Diagnóstico

O diagnóstico pode ser feito através da pesquisa de amilóide na gordura do subcutâneo, na biopsia de medula óssea ou em órgão acometido. O depósito amilóide é reconhecido na coloração hematoxilina-eosina como uma substância amorfa, eosinofílica, localizada focalmente nas paredes espessadas de vasos sangüíneos, na membrana basal e em tecidos como no tecido adiposo ou na medula óssea. A coloração com vermelho Congo em luz polarizada dá a característica birrefringência verde. O parênquima dos órgãos pode ser substituído por grandes depósitos desta substância. Os plasmócitos costumam estar aumentados nos tecidos adjacentes e na medula óssea. No mielograma a porcentagem de plasmócitos é pequena, usualmente entre 5% e 15%.

Para o diagnóstico de amiloidose primária, além do depósito amilóide no órgão em estudo, deve ser demonstrada a presença da cadeia leve monoclonal no sangue e/ou urina e/ou tecido estudado. Sendo este estudo negativo, deve ser demonstrada a presença de plasmócitos monoclonais na medula óssea. O algoritmo para o diagnóstico da amiloidose primária encontra-se na Fig. 8-246.

Figura 8-243.

A e B. Macroglobulinemia de Waldenström: esfregaços de baço. Células linfoplasmocitárias. Leishman.

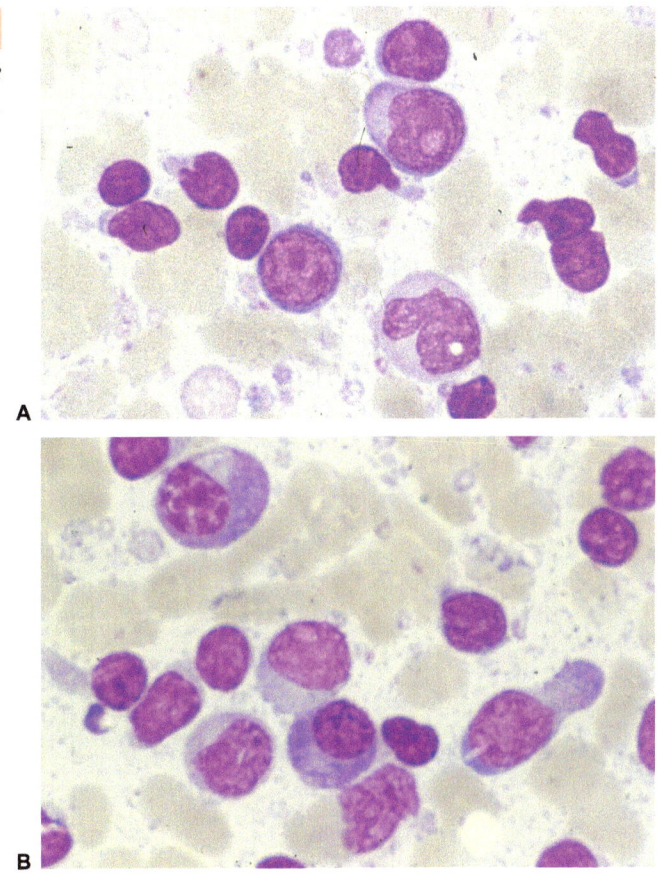

Figura 8-244.

A a C. Sangue periférico: (A) leucemia linfática crônica típica; (B e C) macroglobulinemia de Waldenström. Leishman.

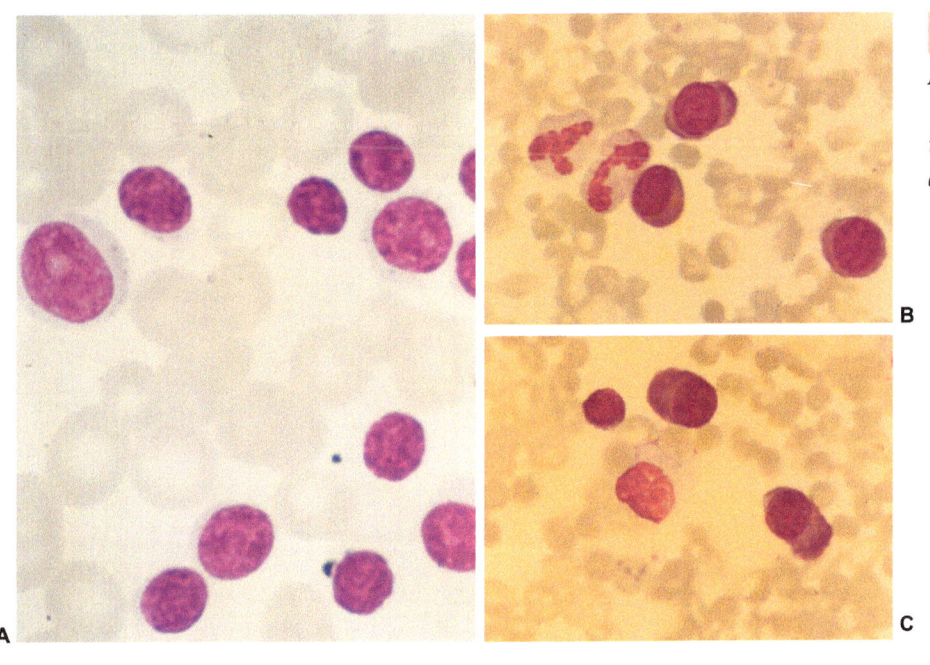

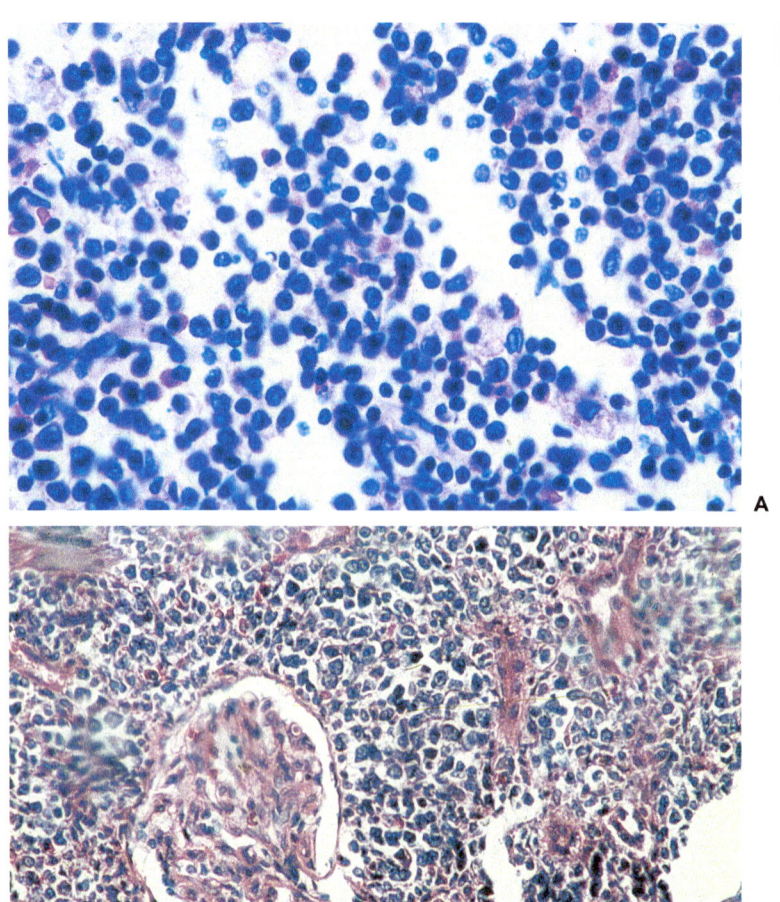

Figura 8-245.

A e B. Macroglobulinemia de Waldenström (necropsia): (A) gânglio e (B) amígdala com infiltração de células linfoplasmocitárias. HE.

Figura 8-246.

Algoritmo para o diagnóstico de amiloidose primária.

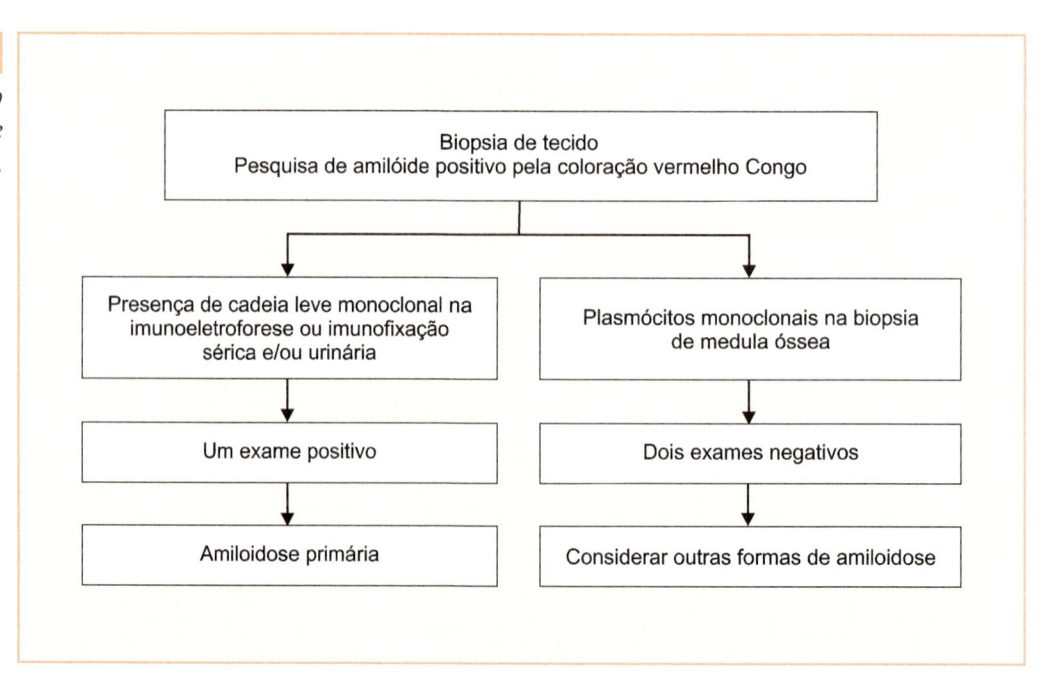

Figura 8-247.

*A a **D**. Amiloidose — biopsia de medula óssea: (**A**) zona hipocelular, com depósito de substância amilóide; (**B**) zona hipercelular; (**C**) infiltração de células plasmocitárias jovens e maduras; (**D**) zona amiloidótica em maior aumento. HE.*

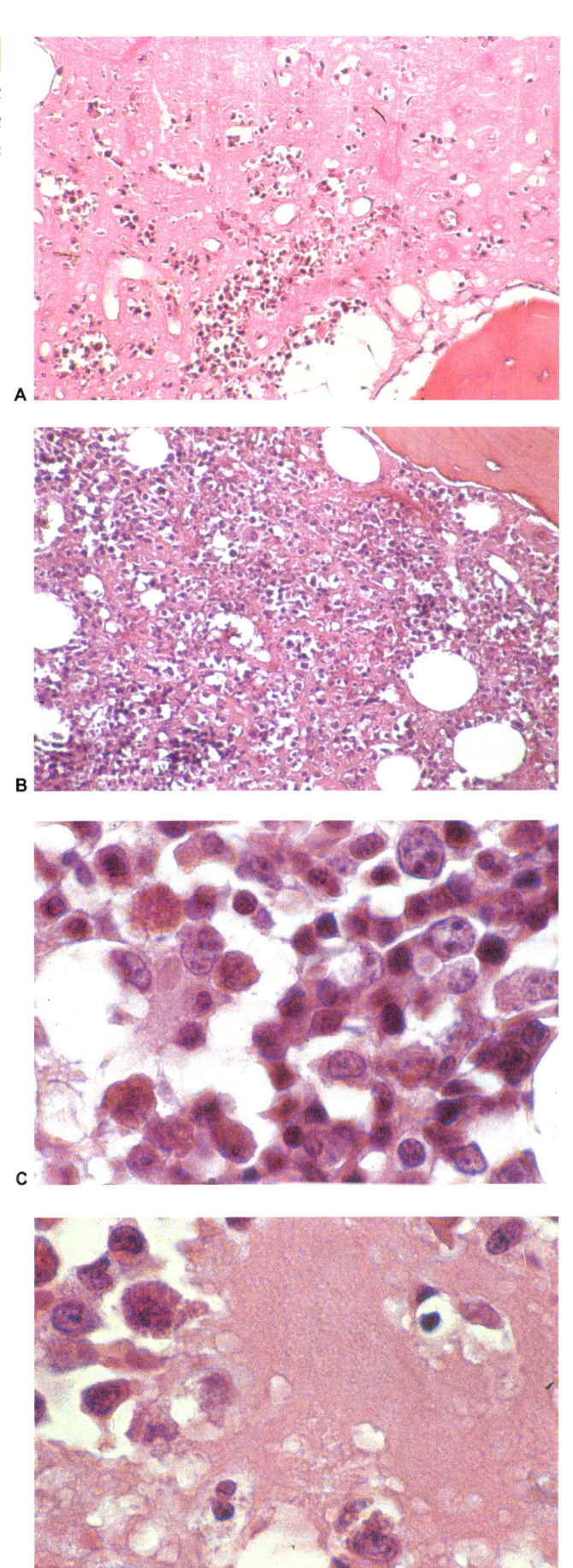

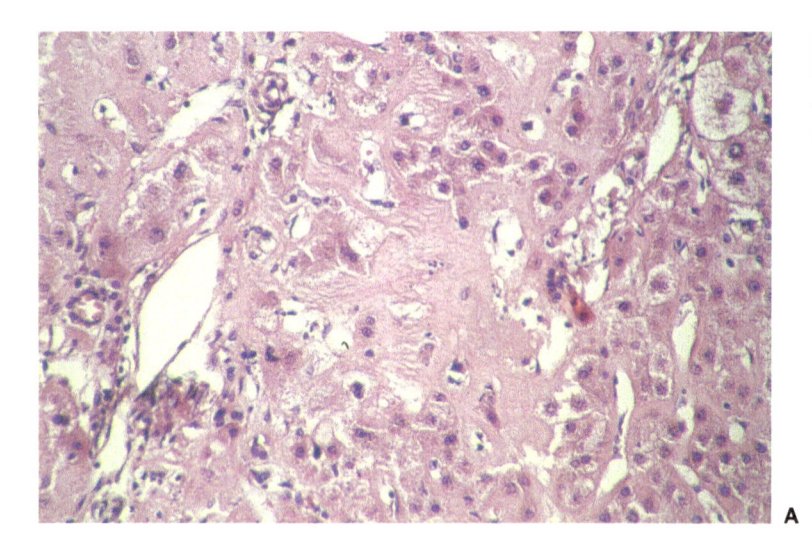

A

Figura 8-248

A e B. Biopsia de fígado com acúmulos de substância amilóide. HE.

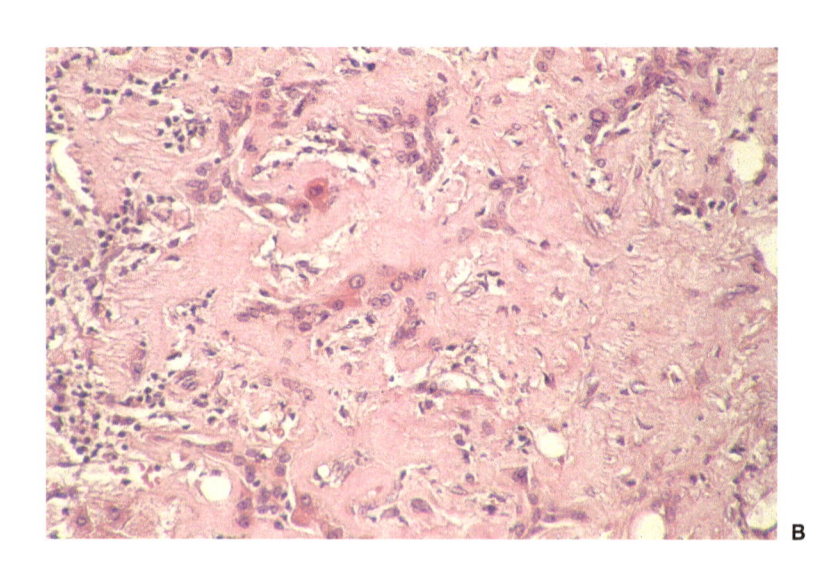

B

Figura 8-249.

Tomografia computadorizada de tórax de paciente com amiloidose, forma tumoral.

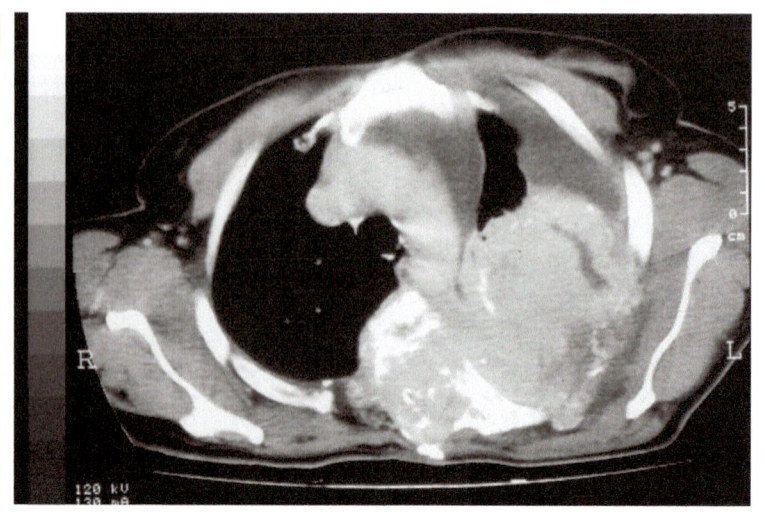

Fenótipo Tumoral

Anticorpos anti-kappa e anti-lambda podem diferenciar o depósito da amiloidose primária da amiloidose secundária. Na medula óssea os plasmócitos devem revelar clonalidade.

Referências Fundamentais

Boccadoro M, Pileri A. Diagnosis, prognosis, and standard tretment of multiple myeloma. *Hematol Oncol Clin North Am* 1997; *11*:111-31.

Dimopoulus MA, Moulopoulos LA, Maniatis A, Alexanian R. Solitary plasmacytoma of bone and asymptomatic multiple myeloma. *Blood* 2000; *96*:2.037-44.

Durie BG, Salmon, SE. A clinical staging system for multiple myeloma. Correlation of measured myeloma cell mass with presenting clinical features, response to treatment, and survival. *Cancer* 1975; *36*:842-54.

Garcia-Sanz R, Órfão A, Gonzalez M *et al.* Prognostic implicatios of DNA aneuploidy in 156 untreated multiple myeloma patients. *Br J Haematol* 1995; *90*:106-12.

Garcia-Sanz R, Órfão A, Gonzalez M *et al.* Primary plasma cell leukemia: clinical immunophenotipic, DNA ploidy, and cytogenetic characteristcs. *Blood* 1999; *93*:1.032-37

Greipp PR, San Miguel JF, Durie BJ. A new international staging system (ISS) for multiple myeloma (MM) from the International Myeloma Working Group. *Blood* 2003; *102*:644a.

Hallek M, Bergsagel PL, Anderson K. Multiple myeloma: increasing evidence for multistep transformation process. *Blood* 1998; *91*:3-21.

Harada H, Kawano MM, N *et al.* Phenotypic difference of normal plasma cells from mature myeloma cell. *Blood* 1993; *81*:2.658-63.

Jaffe ES, Harris NL, Stein H, Vardiman JW. World Health Organization classification of tumors pathology & genetics. Tumours of haematopoietic and lymphoid tissues. Plasma cell neoplasms, p.142-160. International Agency for Research on Cancer, 2001.

Kyle RA, Greipp PR. Smoldering multiple myeloma. *N. Engl J Med* 1980; *302*:1.347-49.

Kyle RA, Gertz MA. Primary systemic amyloidosis: clinical and laboratory features in 474 cases. *Semin Hematol* 1995; *32*:42-9.

Merlini G, Bellottti, V. Molecular mechanisms of amyloidosis. *N Eng J Med* 2003; *346*:583-96.

Owen RG. Developing diagnostic criteria in Waldentröm's macroglobulinemia. *Semin Oncol.* 2003; *30*: 196-200.

Owen RG, Tron SP, Al-Katib *et al.* Clinicopathological definition of Waldentröm's macroglobulin: consensus panel recommendations from the second international workshop on Waldentröm's macroglobulinemia. *Semin Oncol* 2003; *30*:110-5.

Terstappen LW, Johnsen S, Segers-Nolten IM, Loken MR. Identification and characterization of plasma cell in normal human bone marrow by high-resolution flow cytometry. *Blood* 1990; *76*:1.739-47.

The International Myeloma Working Group. Criteria for the classification of monoclonal gammopathies, multiple myeloma and related disorders. A report of The International Myeloma Working Group. *Br J.Haematol* 2003; *121*:749-57.

Leitura Recomendada

Anderson K. Advances in the biology of multiple myeloma: therapeutic applications. *Semin Oncol* 1999; 5(suppl. 13): 10-22.

Greipp PR, Katzmann JA, O'Fallon M, Kyle RA. Value of β2-microglobulin level and plasma cell labelling indices as prognostic factors in patients with newly diagnosed myeloma. *Blood* 1988; *72*:219-23.

Berensosn JR. Advances in the biology and treatment of myeloma bone disease. *Semin Oncol* 2002; *29* (suppl 7):11-16.

French JD, Tschumper RC, Jelinek DF. Dissection of signalling requirements of interleukin-6-stimulated myeloma cell growth. *Acta Oncol* 2000; *39*:777-81.

Pangalis GA, Kyrtsonis MC, Kontopidou FN *et al.* Diferential diagnosis of Waldenstrom's macroglobulinemia from other low-grade B-cell lymphoproliferative disorders. *Semin Oncol* 2003; *30*:201-05.

San Miguel JF, Garcia-Sanz R, González M *et al.* A new staging system for multiple myeloma based on the number of S-phase plasma cell. *Blood* 1995; *85*:448-55.

Sawyer JR, Lukacs JL, Munshi N *et al.* Identification of new nonrandom translocations in multiple myeloma with multicolor spectral karyotyping. *Blood* 1998; *92*:4.269-78.

Tricot G, Sawyer J, Jagannath S *et al.* Poor prognosis in multiple myeloma is associated only with partial or complete deletions of chromosome 13 or abnormalities involving 11 q and not with other karyotype abnormalities. *Blood* 1995; *86*:4.250-6.

PARTE G

Linfadenopatias Reacionais e Doenças Linfoproliferativas Benignas

Therezinha Ferreira Lorenzi

INTRODUÇÃO

O número de linfócitos circulantes num indivíduo normal adulto costuma variar de 1,2 a $4,0 \times 10^9$ células por litro de sangue, o que corresponde a uma contagem porcentual aproximada de 30% a 40% de linfócitos, em um total de 4.000 a 10.000 de leucócitos por milímetro cúbico.

Sob a influência de vários fatores que interferem sobre os órgãos linfóides e a medula óssea, este número pode sofrer variações mais ou menos acentuadas no sentido de um aumento (linfocitose) ou uma diminuição (linfopenia).

A variação do número de células linfocitárias que circulam costuma se relacionar com o estado anatômico dos tecidos linfóides, sendo muito freqüente, embora não obrigatória, linfocitose acompanhada de adenonomegalia, esplenomegalia e mesmo de hiperplasia com hipertrofia dos órgãos linfóides da orofaringe, placas de Peyer e de outros agrupamentos de células linfóides.

Diversos são os agentes capazes de provocar esse estado reacional dos tecidos linfóides. Alguns deles são facilmente reconhecíveis mediante pesquisa direta ou cultura do material retirado para exame. Outros são mais dificilmente determinados, seja com provas indiretas ou sorológicas seja pela detecção por microscopia mais fina. Em um grande número de casos, não se consegue determinar com precisão qual a causa que provocou a reação do tecido linfóide, permanecendo-se no plano das hipóteses etiológicas.

A hiperplasia das células linfóides caracteriza-se pelo aparecimento das formas jovens (imunoblastos) os quais têm características citomorfológicas de lintoblastos, pro-linfócitos ou de plasmócitos jovens. Os mesmos agentes costumam estimular também as células monocitárias destes tecidos, surgindo a hiperplasia monocitária e histiocitária. A participação do tecido conjuntivo de sustentação é bastante importante em certas ocasiões, ocorrendo ainda a hiperplasia do componente vascular (neo-angiogêneses) do(s) órgão(s) atingidos.

O conjunto de alterações anatômicas promove o aumento do órgão linfóide, que geralmente se apresenta amolecido e doloroso à palpação. No sangue periférico pode haver linfocitose ou linfopenia, dependendo do agente que promoveu a reação linfóide e da fase evolutiva da doença.

Além das alterações quantitativas, freqüentes nestes estados reacionais, há alterações no aspecto das células, tanto daquelas presentes nos órgãos linfóides como das circulantes. Os estímulos provocam sobre o sistema linfóide, quase que rotineiramente, a ativação das células, seguida de desdiferenciação e aparecimento de imunoblastos. Estes se apresentam sob aspectos citológicos e citoquímicos diferentes, segundo a origem T ou B do linfócito ativado.

Quadro 8-45.

Doenças linfoproliferativas benignas e outros estados disfuncionais do sistema imune (com base em Pruzanski, 1980)

1. *Linfocitoses reacionais*

    1.1. Infecções: agudas — virais

                                 parasitárias

                                 bacterianas

            crônicas — tuberculose

                                 sífilis

                                 brucelose

                                 convalescença de infecções agudas

    1.2. Drogas: fenil-hidantoínas

    1.3. Alergia: doença do soro, vacinação e imunização

    1.4. Doenças imunológicas: tiroidites

                                   encefalites

    1.5. Reação enxerto *versus* hospedeiro

2. *Doenças linfoproliferativas de natureza benigna*

    2.1. Linfocitose benigna da infância (doença de Carl Smith)

    2.2. Linfangiopatia angioimunoblástica

    2.3. Linfadenopatia da histiocitose sinusal

    2.4. Hiperplasia gigante de gânglios linfáticos (doença de Castleman)

3. *Doenças de etiologia desconhecida relacionadas com o sistema imune*

    3.1. Doenças do colágeno e dos vasos:

            artrite reumatóide juvenil (doença de Still-Chauffard)

            artrite reumatóide

            síndrome de Felty

            lúpus eritematoso sistêmico (LES)

            síndrome de Sjögren

            síndrome de Peetom-Meltzer

            doenças mistas do tecido conjuntivo

            vasculite granulomatosa linfóide

    3.2. Sarcoidose

    3.3. Disglobulinemias

Figura 8-250.

A. Gânglio linfático na mononucleose infecciosa. Observar raras células linfóides jovens grandes, com cromatina nuclear delicada e nucléolos. HE. B. Punção de gânglio em caso de adenomegalia por cisto branquial infectado, com quadro clínico agudo e febril. Leishman.

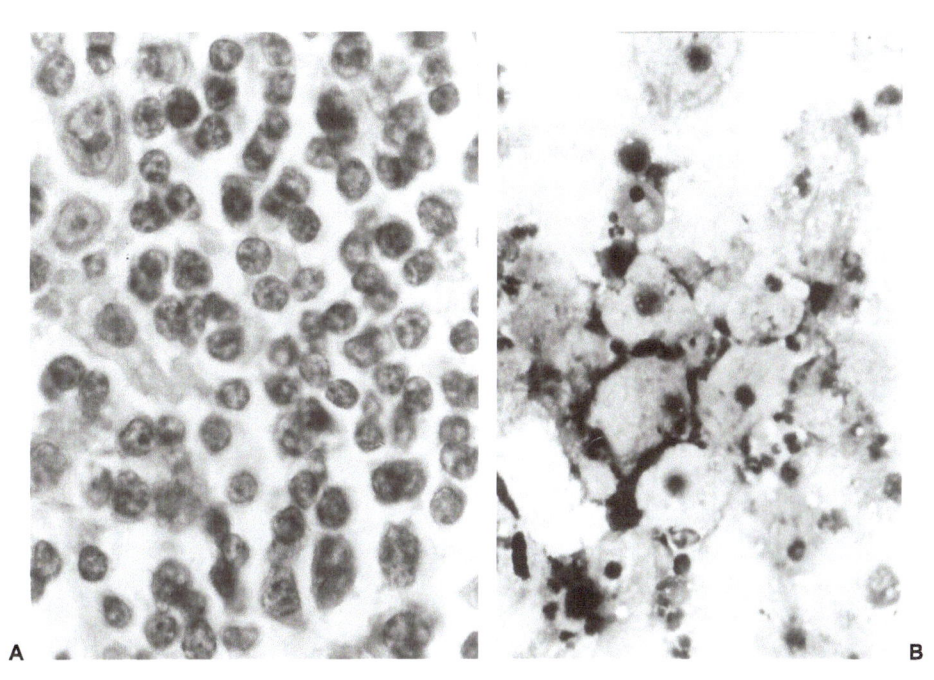

Dentre as linfocitoses reacionais, são comuns as de origem virótica, das quais a mononucleose infecciosa é o exemplo mais típico, ocorrendo também no sarampo, na coqueluche, na parotidite epidêmica e na rubéola das crianças.

As células linfocitárias circulantes têm aspecto de imunoblastos ou de mononucleares atípicos, nos quais a visualização de nucléolos pode fazer o observador menos experiente suspeitar da presença de leucemia linfóide aguda, sobretudo se existirem manifestações purpúricas com plaquetopenia e esplenomegalia (em geral discretas).

O aumento de volume dos gânglios linfáticos está sempre presente, em maior ou menor intensidade, e tais gânglios quase sempre se localizam na região cervical. Quando se punciona um gânglio de certa dimensão, o exame citológico revela a presença de células grandes que possuem nucléolos volumosos, o que pode trazer alguma dificuldade no diagnóstico diferencial com as células de Reed-Sternberg da doença de Hodgkin.

Linfócitos grandes também são encontrados nos linfonodos hiperplasiados que aparecem em alguns pacientes em uso prolongado da fenil-hidantoína. Isto também ocorre nas linfadenomegalias secundárias às reações alérgicas pós-vacinação, na doença do soro e na doença de "arranhadura do gato".

Nas linfodenopatias reacionais, a alteração da anatomia dos linfonodos varia em função do agente causador.

São descritas hiperplasias de tipo *folicular, difusa* ou *sinusal*. Quando há hiperplasia folicular, os centros foliculares se tornam proeminentes, contendo células claras e figuras de mitoses. A zona marginal é rica em linfócitos B de aspecto monocitóide, e na zona do manto há o que se denomina "polarização". Este aspecto corresponde a uma certa orientação dos folículos em direção ao seio subcapsular, por onde entraria(m) o(s) antígeno(s).

A doença de Castleman, por exemplo, tem características de hiperplasia folicular.

A hiperplasia tipo *difuso* ocorre, caracteristicamente, na mononucleose infecciosa. Neste tipo, também denominado *paracortical*, há proliferação de linfócitos, plasmócitos, eosinófilos e histiócitos. Linfócitos aumentados em tamanho tipo *imunoblastos*, com núcleos grandes e nucléolos proeminentes são numerosos na região paracortical.

A hiperplasia sinusal se traduz, como o nome sugere, em proliferação das células histiocitárias presentes junto aos sinusóides da polpa. Isto ocorre quando há algum estímulo à proliferação de macrófagos nos gânglios, como, por exemplo, a presença de corpos estranhos, de metástases tumorais etc.

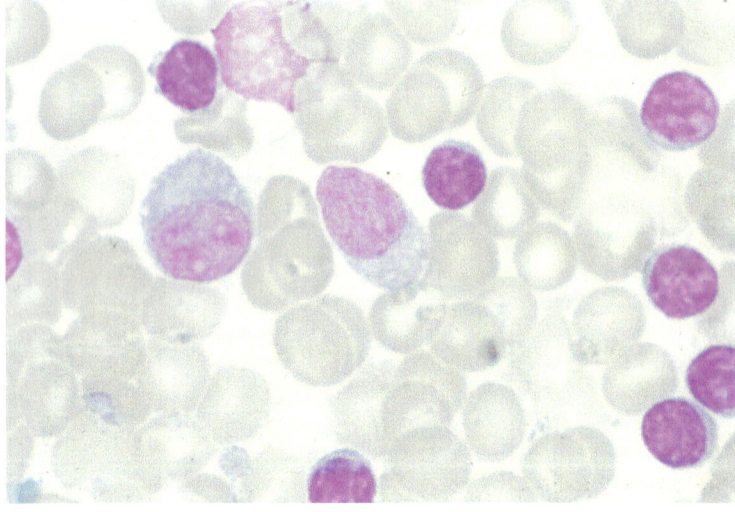

A

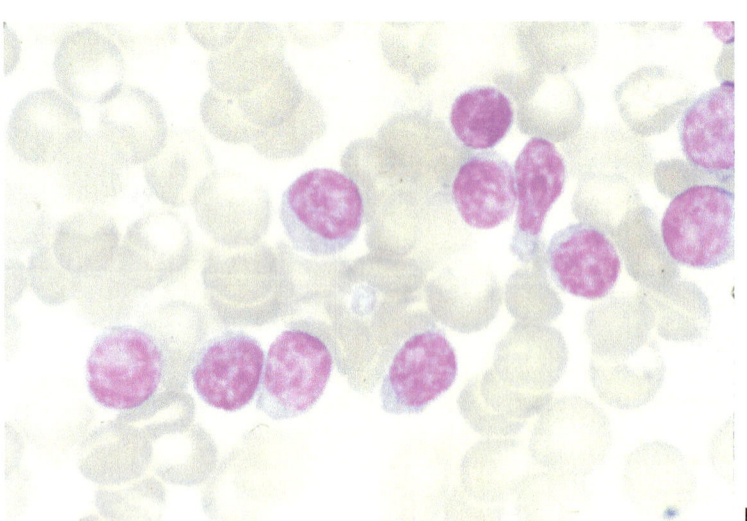

B

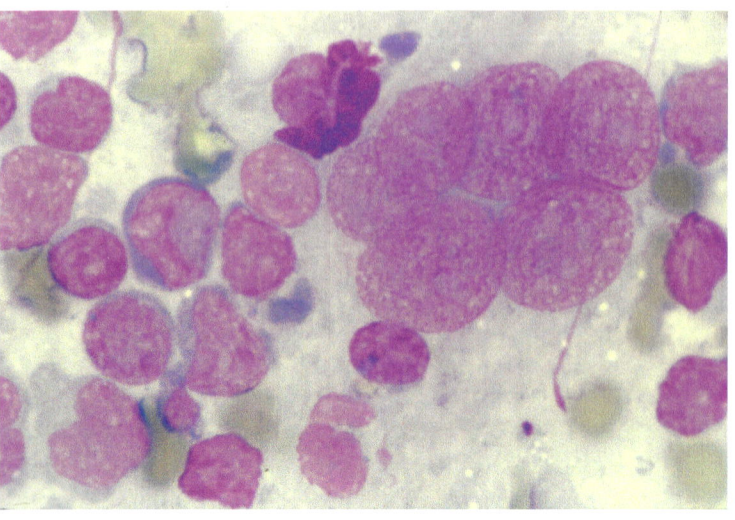

C

Figura 8-251.

A e B. Punção de gânglio mesentério normal (retirado em cirurgia de traumatismo abdominal). C. Esfregaço de material amigdaliano retirado por cirurgia (amigdalite crônica). Observar gigantócito. Leishman.

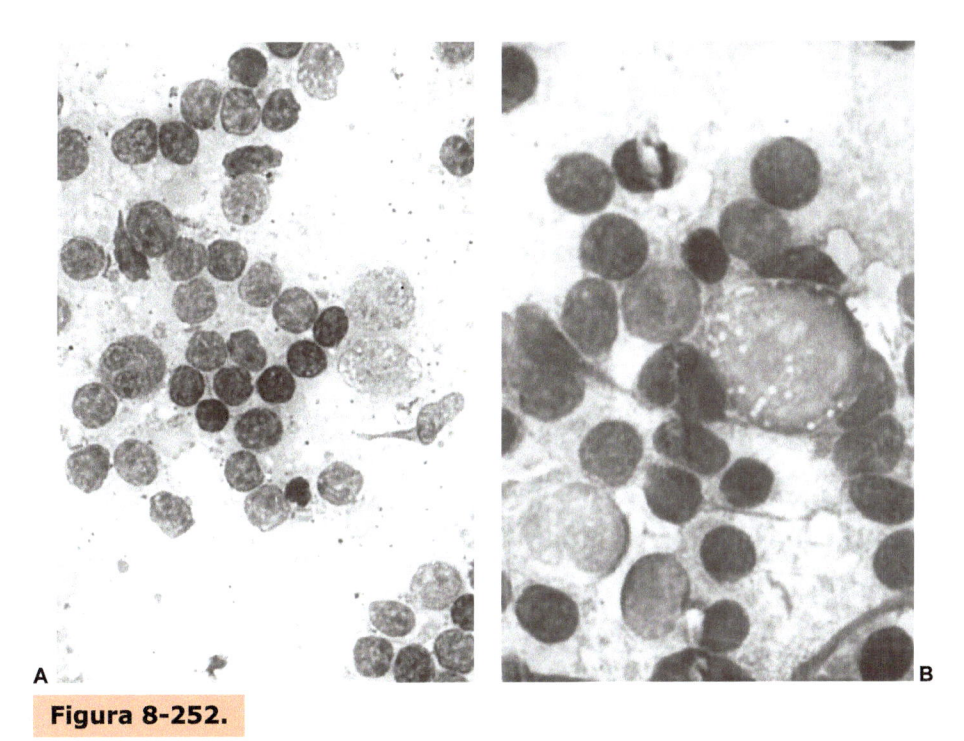

A e B. Linfadenite crônica inespecífica. Presença de células grandes, com vacuolização (B). Leishman.

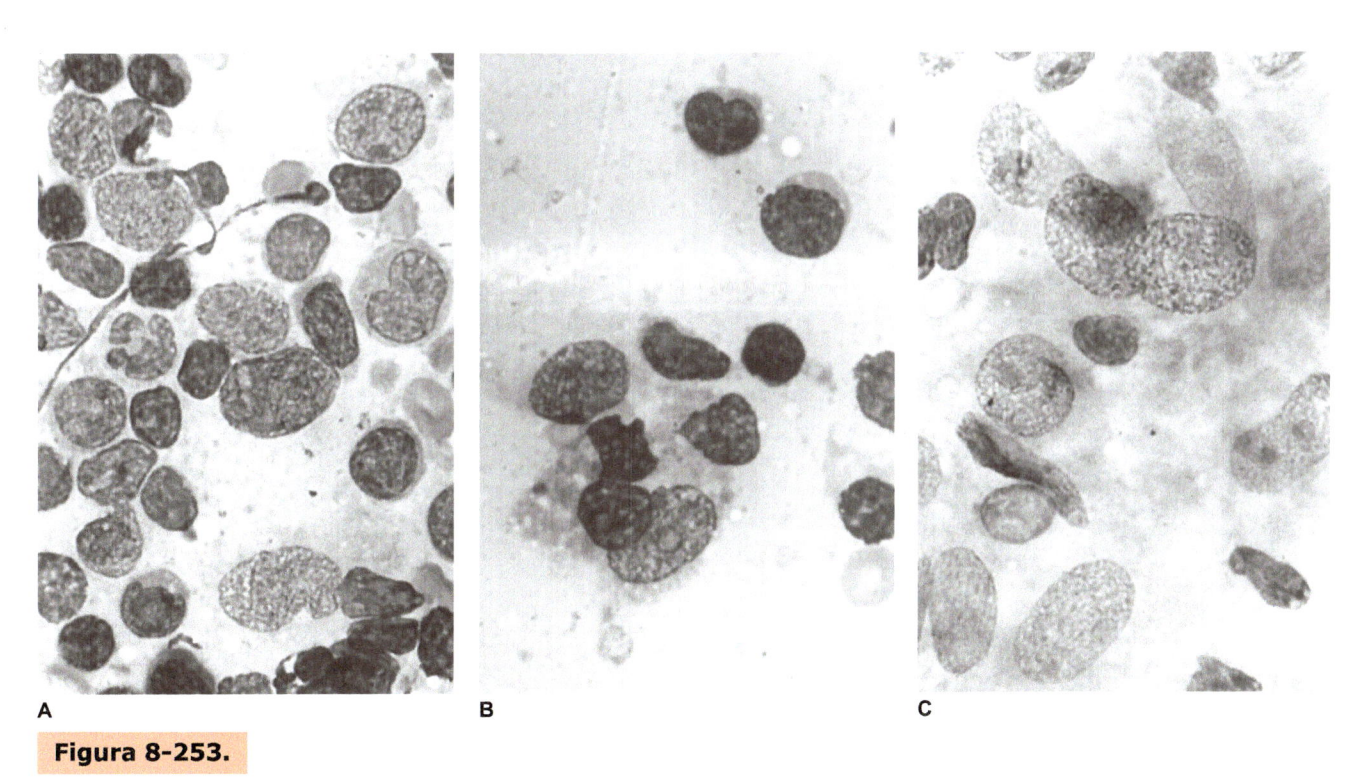

Linfadenopatia crônica de origem luética: (A e B) células grandes de núcleos frouxos, com nucléolos; (C) células alongadas, como aparecem nos granulomas. Leishman.

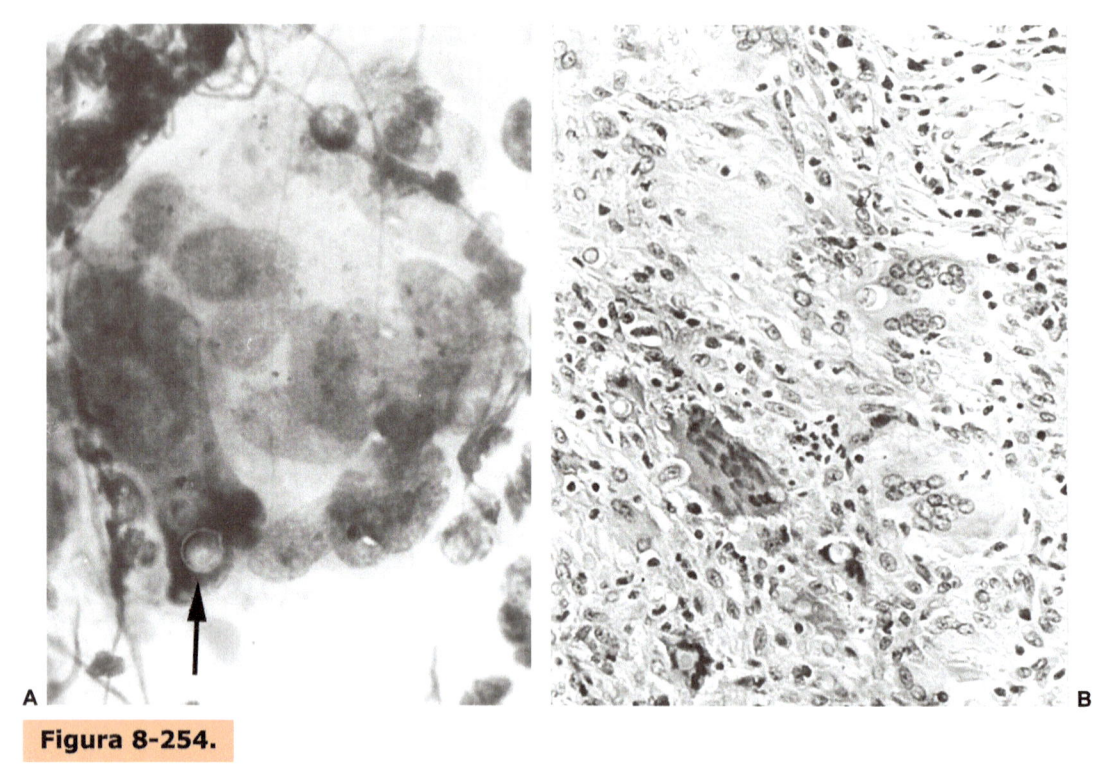

Figura 8-254.

Adenomegalia causada por P. braziliensis: *(**A**) punção de gânglio com agulha. Observar gigantócito com parasita (seta). Leishman; (**B**) corte histológico do mesmo caso. Granuloma, com gigantócitos e parasitas. HE.*

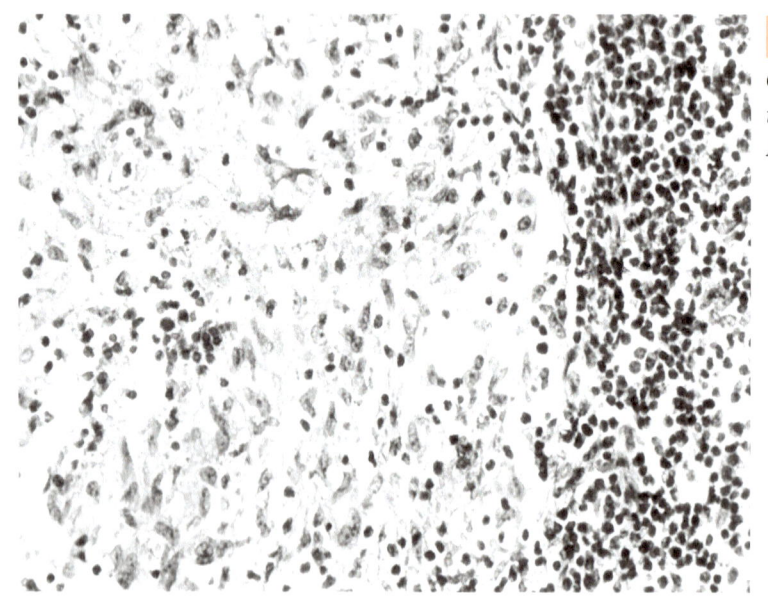

Figura 8-255.

Gânglio linfático aumentado, de paciente com tuberculose ganglionar. Presença de granuloma. HE.

Certas doenças cursam com linfadenomegalia, quadro febril e manifestações gerais relativamente acentuadas como mal-estar geral e dores musculares que sugerem tratar-se de doença infecciosa. Dentre estas, algumas são comuns na infância (linfocitose benigna da criança), enquanto outras são mais freqüentes em pacientes adultos jovens (linfadenopatia da histiocitose sinusal, linfangiopatia angioimunoblástica, hiperplasia gigante de gânglios linfáticos).

Os exames hematológicos nesses casos costumam estar pouco alterados. A anemia raramente é encontrada, exceto quando há hiper-hemólise com Coombs-positivo. Encontram-se leucocitose discreta e, algumas vezes, plaquetopenia, com ou sem anticorpos no soro.

Sintomas gerais de mialgias, anorexia e mal-estar geral com febre sugerem tratar-se de quadro infeccioso.

O exame anatomopatológico dos gânglios revela quadro variável, às vezes uma simples hiperplasia linfocitária, enquanto outras vezes há plasmocitose bem marcada, folículos linfóides grandes e hiper-reativos, linfócitos hiperbasófilos e aumento de mononucleares e de eosinófilos.

A hiperplasia de linfócitos B e de plasmócitos pode ser responsável por hiperglobulinemia, quase sempre de tipo IgG ou IgM. Raramente é encontrado aumento de cadeias leves ou pesadas, ou mesmo um componente monoclonal (M) no soro.

Como conseqüência do quadro de excitação do tecido linfóide, em particular dos linfócitos B, é freqüente a presença de auto-anticorpos antieritrócitos ou antiplaquetas.

A doença de Castleman é condição rara, mas deve estar em mente diante de um quadro de hiperplasia de gânglios linfáticos. Há duas formas anatômicas: (1) plasmocitária e (2) com hialinização vascular. Nesta última há intensa proliferação de vasos capilares de aspecto hialino que penetram os folículos linfóides, dando um aspecto de "pirulito". Outras vezes aparece na região externa ou do manto, com os linfócitos dispondo-se em camadas (aspecto de "cebola").

A linfadenopatia angioimunoblástica com freqüência se acompanha de disproteinemia, por isso a designação AILD (*angioimunoblastic limphadenopathy with dysproteinemia*). Acomete indivíduos mais velhos e é considerada limítrofe entre hiperplasia benigna e maligna.

Associados à presença de linfócitos T e B (imunoblastos) há proliferação vascular e um desarranjo global da arquitetura dos gânglios (na AILD).

Os folículos linfóides tornam-se "borrados" à medida que evolui a proliferação vascular. As células, de início policlonais, transformam-se em monoclonais e instala-se um linfoma, geralmente T, com componente de células B, histiócitos e eosinófilos e material intersticial que se cora muito bem pelo PAS (ver Capítulo 8 D).

Dentre as outras doenças relacionadas com o sistema imune (Quadro 8-45) merecem atenção o lúpus eritematoso sistêmico (LES) e a sarcoidose.

Em todas as doenças anteriormente citadas há, quase sempre, aumento de linfócitos B e diminuição dos linfócitos T, mas na contagem dessas células no sangue periférico é comum o achado de linfopenia. Esta costuma ser mais acentuada quanto maior o grau de atividade da doença.

Anemia hemolítica e púrpura trombocitopênica trombótica (PTT) podem ser encontradas no lúpus eritematoso disseminado, na artrite reumatóide e na síndrome de Sjögren.

As proliferações linfocitárias citadas sumariamente, inclusive a sarcoidose e as disglobulinemias referidas no Quadro 8-45, evoluem como reações linfocitárias policlonais durante algum tempo, mas têm características de disfunção imunológica podendo caminhar para hiperplasias malignas, sobretudo linfomas do tipo não-Hodgkin, macroglobulinemia de Waldenström e, mais raramente, linfoma de Hodgkin.

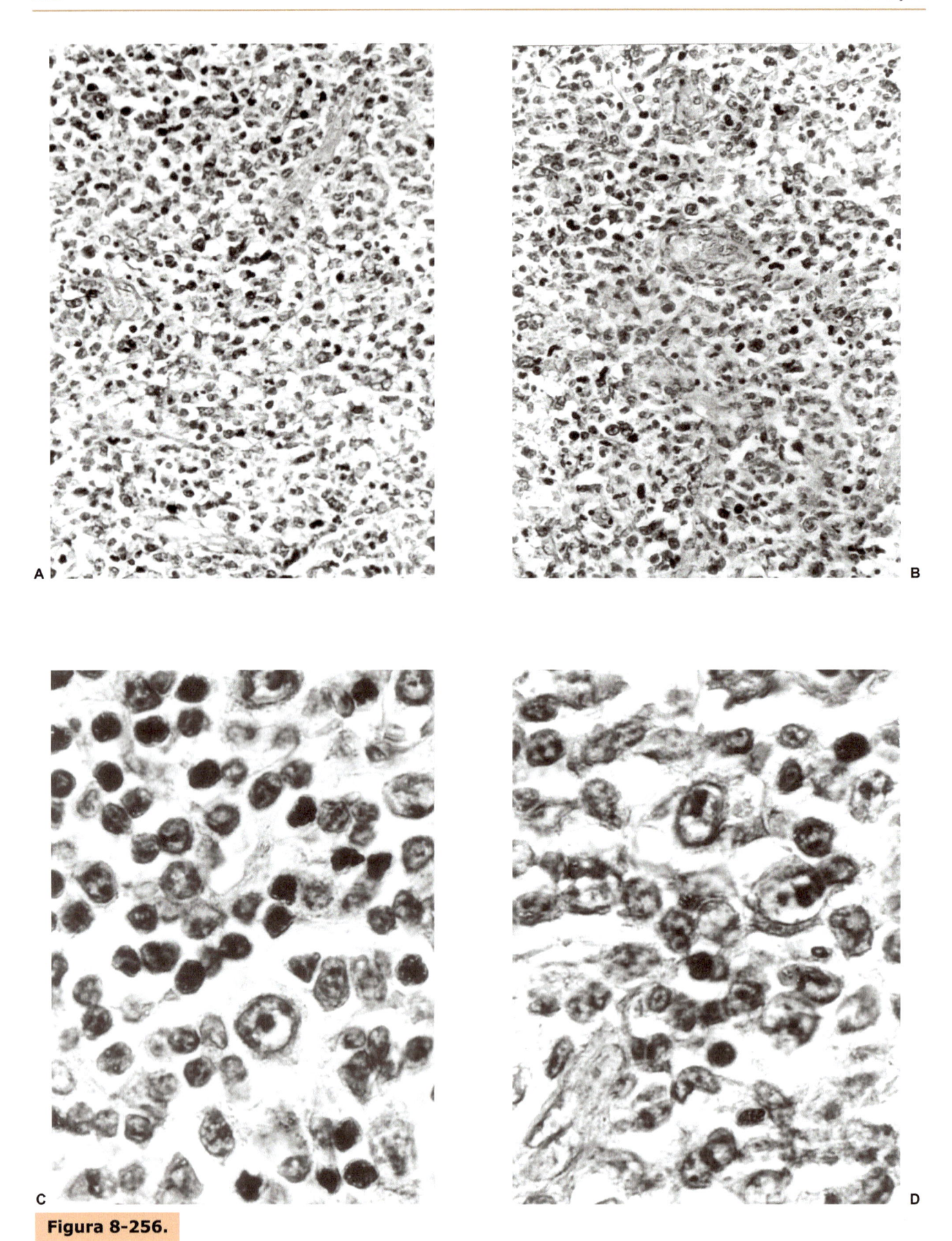

Figura 8-256.

*A a D. Linfadenopatia angioimunoblástica que evoluiu para quadro de sarcoma imunoblástico. Observar em **C** e **D** células linfóides nucleoladas. HE.*

Quadro 8-46.

Tipos de crioglobulinas que podem ser encontradas em linfoproliferações benignas e malignas

Crioglobulinemia	Composição imunoquímica	Doenças associadas
I. Monoclonal	IgG	Mieloma
	IgM	Macroglobulinemia de Waldenström
	Bence Jones	
	IgA	Leucemia linfóide crônica
II. Mista	IgM-IgG	Artrite reumatóide
	IgG-IgG	Síndrome de Sjögren
	IgA-IgG	Crioglobulinemia mista essencial
III. Policlonal	IgM-IgG	Lúpus eritematoso sistêmico
	IgM-IgG-IgA	Artrite reumatóide
		Síndrome de Sjögren
		Mononucleose infecciosa
		Infecção por citomegalovírus
		Hepatite aguda viral
		Hepatite crônica
		Cirrose hepática
		Glomerulonefrite
		Endocardite
		Lepra
		Calazar
		Esplenomegalia tropical

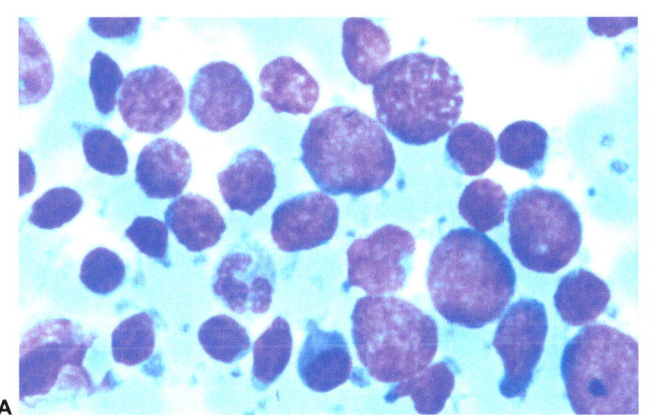

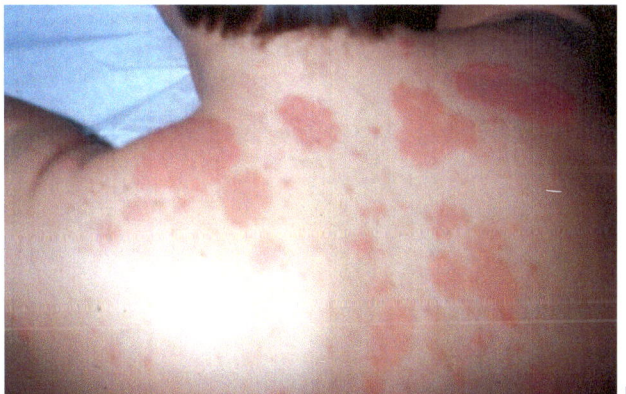

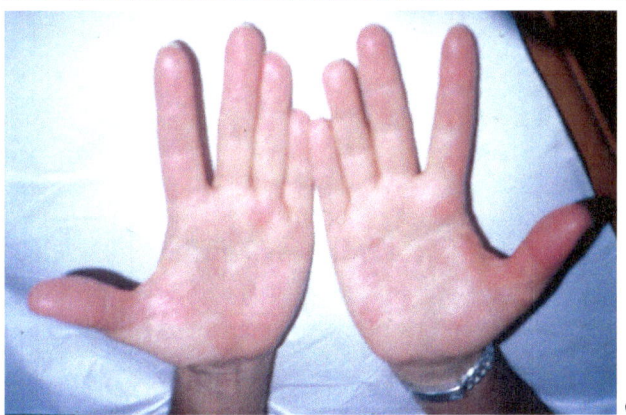

Figura 8-257.

A. Punção com agulha de um caso de adenopatia presente na síndrome de imunodeficiência adquirida (SIDA). Número significativo de linfócitos grandes, hiperbasófilos, jovens. May Grünwald-Giemsa; (B e C) fotos de paciente portador de SIDA. Manchas cutâneas disseminadas (Kaposi).

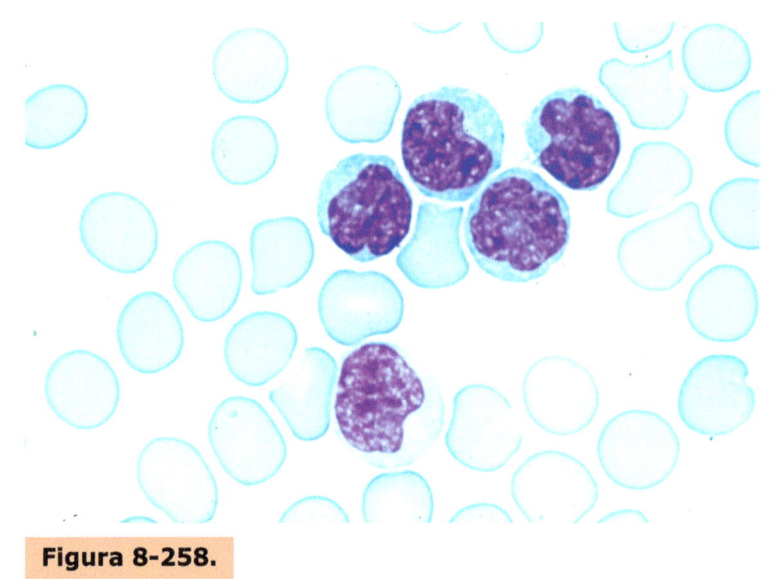

Figura 8-258.

Esfregaço de sangue periférico de um caso de infecção pelo HTLV-1. Observar vários linfócitos grandes, atípicos. Leishman.

PROLIFERAÇÕES DA LINHAGEM MONONUCLEAR FAGOCITÁRIA

A linhagem de células mononucleares fagocitárias pode ser estimulada à proliferação por vários agentes tais como vírus, bactérias e parasitas.

O aumento dessas células na circulação sangüínea e em outros locais, como gânglios, medula óssea, baço e fígado, principalmente, é visto em várias patologias (Quadro 8-47).

Em infecções agudas, cujo exemplo típico é a mononucleose infecciosa, as adenomegalias e a esplenomegalia têm caráter transitório e, quase sempre, são discretas.

Nos quadros infecciosos crônicos, como calazar, esquistossomose e malária, o aumento do gânglio e do baço persiste por longo tempo.

Há hiperplasia monocitária à custa de estímulo das células precursoras ao nível da medula óssea. Como conseqüência, aparecem na corrente sangüínea células jovens, pequenas e facilmente confundidas com linfócitos — são os monócitos *atípicos*, freqüentes na mononucleose infecciosa.

Monocitose de grau variável é freqüente em doenças granulomatosas e do colágeno, como em certas neoplasias (Quadro 8-47).

A hiperplasia de monócitos se acompanha, em certas doenças, de hiperplasia das células fixas dessa linhagem, isto é, dos histiócitos ou macrófagos. Estes são encontrados em grande número nos tecidos e órgãos, como gânglios, baço, fígado, pulmões etc., com aspecto típico segundo o agente causal. Os macrófagos tissulares têm morfologia extremamente variável. O achado de agrupamentos dessas células nos tecidos com disposição típica aponta o diagnóstico da doença.

Reconhecem-se assim os *granulomas* de vários tipos: (1) tuberculoso; (2) blastomicótico; (3) esquistossomótico; (4) sarcoidótico etc.

Quadro 8-47.
Patologias que se acompanham de hiperplasia reacional dos mononucleares fagocitários

Infecções virais:

- Mononucleose infecciosa

Infecções bacterianas:

- Tuberculose

- Sífilis

- Endocardite subaguda

- Brucelose

Infecções parasitárias:

- Calazar

- Toxoplasmose

- Tripanossomíase

- Malária

- Blastomicose sul-americana

Doenças granulomatosas e do colágeno:

- Artrite reumatóide

- Lúpus eritematoso sistêmico

- Sarcoidose

- Retocolite ulcerativa. Enterites crônicas, como doença de Crohn. Hepatite crônica ativa

Doenças neoplásicas

Doenças de Acúmulo

São assim denominadas certas doenças raras em que ocorre um erro metabólico do qual resultam substâncias químicas estranhas ao organismo que necessitam ser removidas por fagocitose dos macrófagos presentes nos órgãos hematopoéticos.

Como conseqüência há hiperplasia dessas células na medula óssea e aumento de volume do baço, do fígado e de gânglios linfáticos.

O sangue se altera pela presença de anemia e plaquetopenia. Paralelamente, há distúrbios neurológicos, cardíacos, insuficiência hepática e freqüentes alterações ósseas.

As doenças de acúmulo são divididas em: (1) lipidoses; (2) mucopolissacaridoses e (3) mucolipidoses.

Quadro 8-48.

Principais características clínicas e hematológicas das lipidoses

Doença	Subtipo	Dados clínicos	Dados hematológicos	Enzima deficiente	Depósito
	I. Adulto	Sem neuropatia; hepatoesplenomegalia; lesões ósseas; alta incidência entre judeus	Anemia; plaquetopenia; células típicas em m. óssea, baço e fígado	Cerebrosidase	Cerebrósido (ceramideoglicose)
Gaucher	II. Infantil	Com neuropatia; adenomegalia; hepatoesplenomegalia; morte precoce (< 2 anos)	Anemia; plaquetopenia rara; células típicas em m. óssea, baço e fígado	Idem	Idem
	III. Juvenil	Com neuropatia; adenomegalia; hepatoesplenomegalia; sobrevida maior do que tipo II, forma mais rara	Anemia; plaquetopenia rara; células típicas em m. óssea, baço, fígado e gânglios	Idem	Idem
Niemann-Pick	Várias formas; infantil, juvenil, adulto, crônico (A, B, C, D, E, F)	Neuropatia grave na infância. Visceromegalias (gânglios, baço, fígado)	Anemia; células espumosas em m. óssea, baço, fígado e gânglios. Linfócitos vacuolizados	Esfingomielinase	Esfingomielina
Tay-Sachs GM_2 gangliosidose	Várias formas (variantes B, O, AB, juvenil)	Neuropatia grave; freqüente entre judeus. Variante B (mais freqüente) denominada idiotia amaurótica infantil	Várias alterações. Linfócitos vacuolizados são vistos na variante AB; células espumosas na variante O	Hexosaminidase (A ou B)	GM_2 gangliosídeo
Síndrome do histiócito *azul-marinho*	Adquirida	Associada a LMC, LMA, PTI, intoxicações, artrite reumatóide, quadro clínico variável	Várias alterações. Histiócitos abundantes na m. óssea e no baço	—	—
	Congênita	Familial; hepato e esplenomegalia. Hemorragias. Neuropatia grave. Lesão de córnea.	Plaquetopenia; histiócitos azuis-marinho na m. óssea, fígado, baço, gânglios	Esfingomielinase, termolábil, lecitina/colesterol, aciltransferase	Esfingomielina, Ceróides? Fosfolípides?

Quadro 8-49.

Principais características clínicas e hematológicas de algumas mucopolissacaridoses e mucolipidoses

Doença (síndrome)	Dados clínicos	Dados hematológicos	Herança
Síndrome de Hürler (tipo I)	Retardamento mental; fácies gargúlica; hepatoesplenomegalia. Lesões de pele, esqueleto, coração, pulmão, sistema nervoso central	Anomalia de Alder-Reilly em granulócitos, linfócitos e monócitos	Autossômica recessiva
Síndrome de Hürler (tipo II)	Retardamento mental mais lento do que no tipo I; hepatoesplenomegalia. Lesões de pele, esqueleto, coração, pulmão e sistema nervoso central como em I	Como no tipo I	Recessiva, ligada ao sexo (masculino)
Sanfilipo (tipo III)	Retardamento mental, alterações esqueléticas e de córnea discretas; hepatoesplenomegalia	Como no tipo I	Autossômica recessiva
GM_1 gangliosidose I	Retardamento mental, hepatoesplenomegalia; adenomegalia; lesões ósseas. Fatal	Linfócitos vacuolizados; histiócitos *espumosos* nos órgãos ricos nessas células	Autossômica recessiva
GM_1 gangliosidose II	Quadro semelhante ao anterior, com evolução crônica	Idem	Autossômica recessiva

Figura 8-259.

Medula óssea em casos de Gaucher (A) e de Hand-Schüller-Christian (B): (A) punção medular mostra células macrofágicas espumosas. Leishman; (B) biopsia de costela. Células espumosas infiltrando o parênquima. HE.

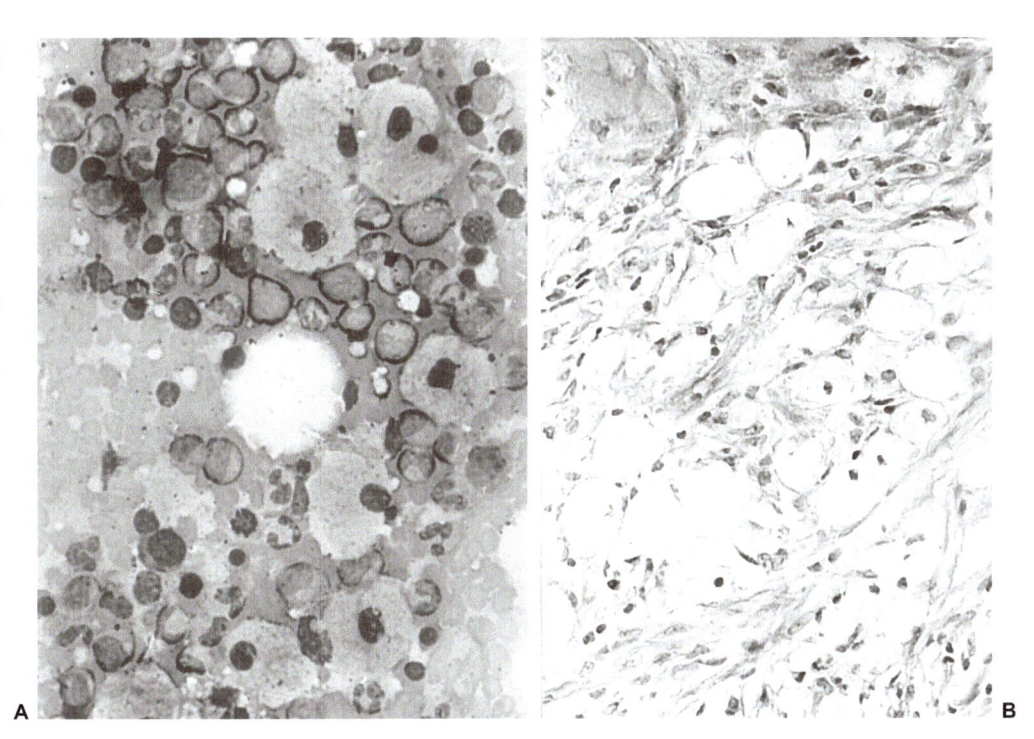

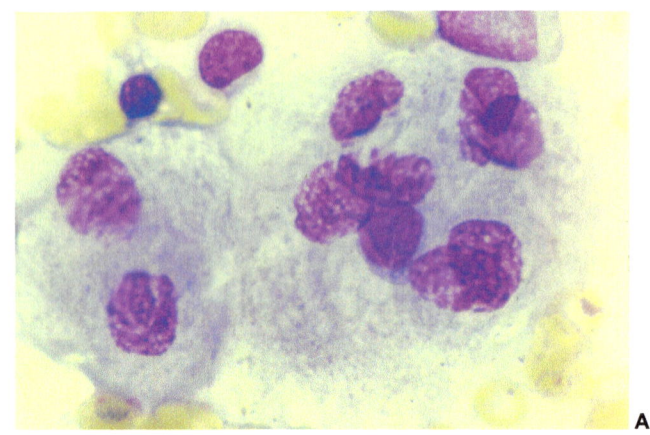

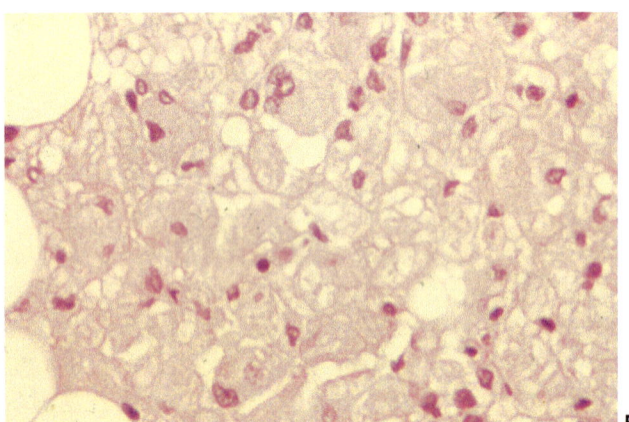

Figura 8-260.

*Doença de Gaucher: (**A**) punção esternal com células espumosas. Leishman; (**B**) biopsia de costela. HE.*

Figura 8-261.

*Doença de Nieman-Pick: (**A**) célula gigante, espumosa coloração de Leishman; (**B**) células espumosas não se coram pelo Sudan black.*

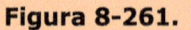

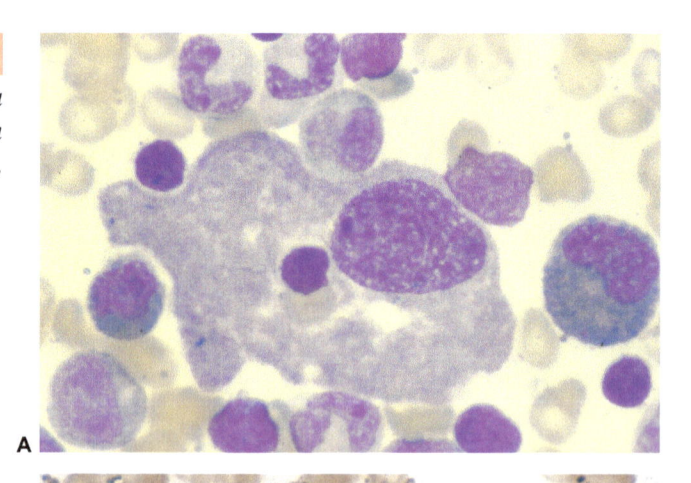

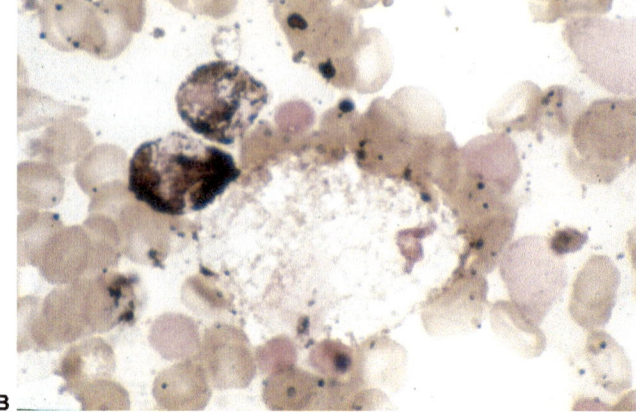

Proliferações Reacionais e Neoplásicas de Monócito e Macrófagos

Em 1994, as proliferações malignas das células macrófago–histiocitárias foram classificadas nos seguintes tipos:

- Leucemia monocítica aguda.
- Leucemia mielomonocítica crônica.
- Histiocitose maligna hemofagocítica.
- Histiocitose maligna com rearranjo 5q35.
- Histiocitose maligna de células de Langerhans:
    - tipo Letterer-Siwe;
    - tipo linfoma histiocítico verdadeiro.

A mesma classificação considerava as seguintes proliferações não-malignas ou reacionais:

- Doenças de acúmulo.
- Xantomatoses.
- Síndrome hemofagocítica fulminante.
- Histiocitoses reacionais de células de Langerhans:
    - tipo histiocitose benigna (recidivante);
    - tipo granuloma eosinófilo;
    - tipo Hand-Schüller-Christian.

A Organização Mundial de Saúde (OMS), em 1999, propôs a seguinte classificação das neoplasias malignas das células histiocitárias e das células dendríticas:

- Neoplasias de macrófagos/histiócitos:
    - sarcoma histiocítico;
    - neoplasias das células dendríticas:
        - histiocitose de células tipo Langerhans;
        - sarcoma de células de Langerhans;
        - sarcoma de células interdigitais;
        - sarcoma de células dendríticas foliculares;
        - sarcoma de células dendríticas não-especificado.

É importante lembrar que os monócitos/macrófagos, as células de Langerhans e as células dendríticas dos órgãos linfóides (gânglios, baço, timo) têm origem comum a partir de células totipotentes CD34+.

Enquanto os monócitos/macrófagos são especializados na fagocitose, as células de Langerhans são pouco fagocíticas, mas também são "apresentadoras" de antígenos aos linfócitos T.

Estas células completam até certo ponto sua maturação na epiderme e parecem constituir uma fase intermediária entre seus precursores e as células dendríticas interdigitais dos gânglios linfáticos, para onde migram posteriormente.

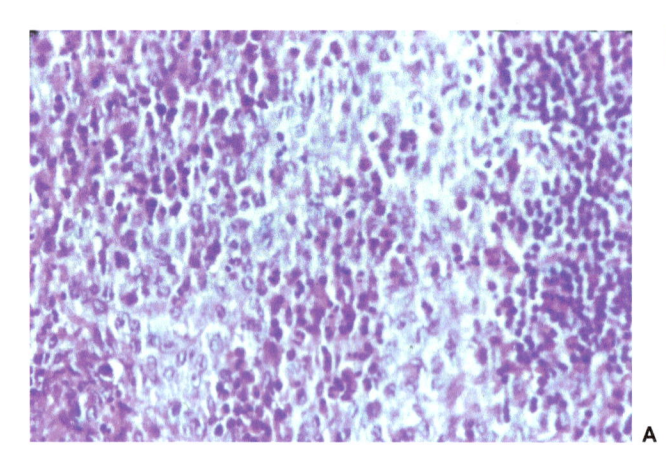

A

Figura 8-262.

*Casos de histiocitoses: (**A** e **B**) material curetado de lesão óssea. Observar em **A** células histiocitárias cercadas de segmentados eosinófilos; (**B**) mesmo caso anterior. Grande número de segmentados eosinófilos no material. Diagnóstico de histiocitose tipo localizado, ou granuloma eosinófilo; (**C**) biopsia de osso mostrando infiltrado de grandes células vacuolizadas. Caso de paciente portador de* diabetes insipidus *com lesões ósseas. Diagnóstico de Hand-Schüller-Christian. HE.*

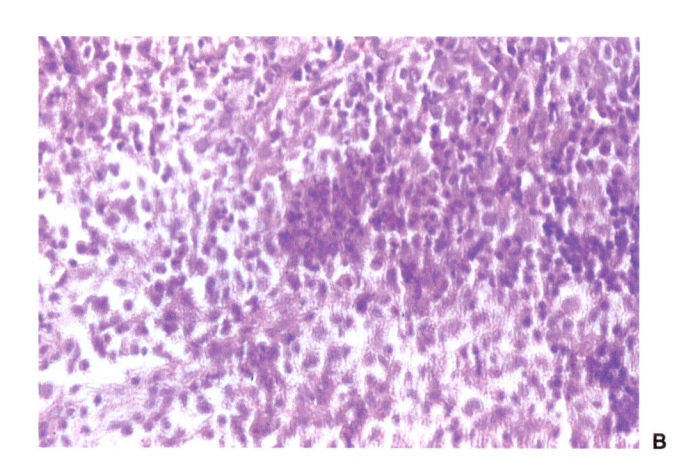

B

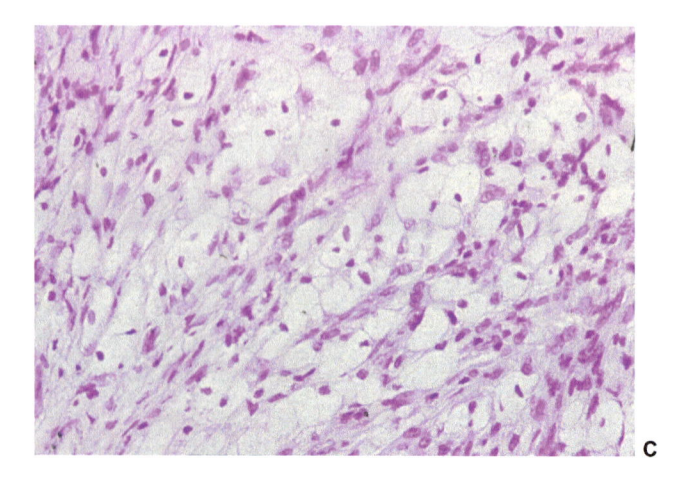

C

Figura 8-263.

A e B. Doença de Letterer-Siwe (histiocitose disseminada). Material ganglionar. Observar presença de células histiocitárias alongadas, com núcleos de cromatina frouxa mas sem características citológicas de malignidade. Leishman.

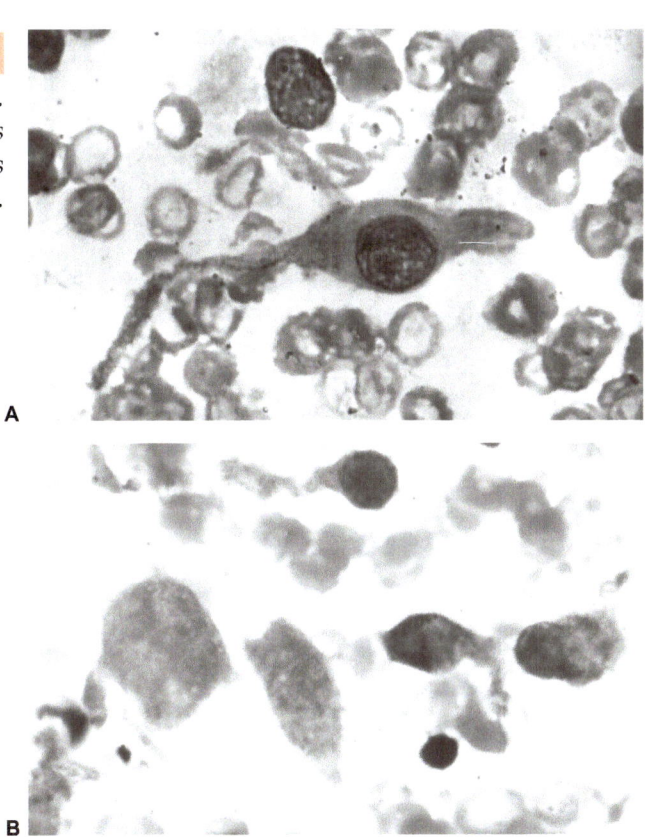

Figura 8-264.

A e B. Caso de esplenomegalia em criança. Punção com agulha de baço. Células grandes tipo histiocitário. Leishman. Diagnóstico histopatológico de histiocitoma.

Adenomegalias Secundárias a Tumores Malignos Não-hematopoéticos

As metástases de tumores epiteliais em linfonodos são relativamente freqüentes, em especial naqueles tumores situados no pescoço. A seguir estão alguns exemplos de carcinomas cujas células puderam ser reconhecidas em esfregaços obtidos por punção ganglionar com agulha. Este material é fácil e rapidamente identificado após alguns minutos, com coloração panótica, por exemplo, o corante de Leishman ou o May-Grünwald-Giemsa.

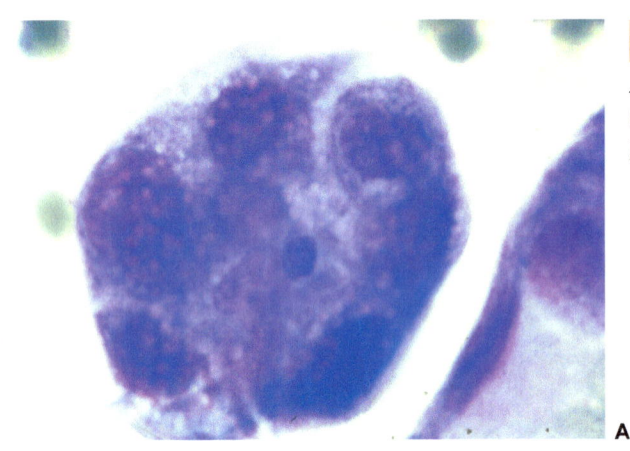

A

Figura 8-265.

Adenomegalias secundárias a metástases tumorais:
(A) carcinoma epitelial. Leishman; (B) adenocarcinoma.
Leishman; (C) adenocarcinoma. Coloração do PAS.

(Continua)

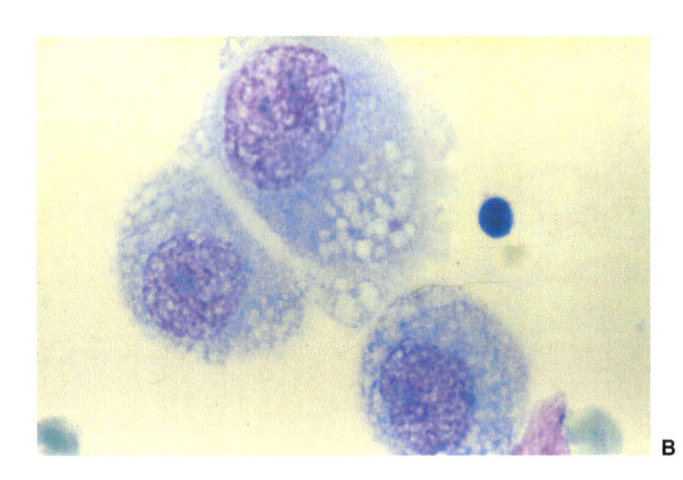

B

C

Figura 8-265.
Continuação.
(D) Carcinoma espinocelular. Leishman;
(E) melanoma. Leishman; (F) carcinoma
indiferenciado. Coloração da alfa-naftil-acetato
esterase ácida (αNAE).

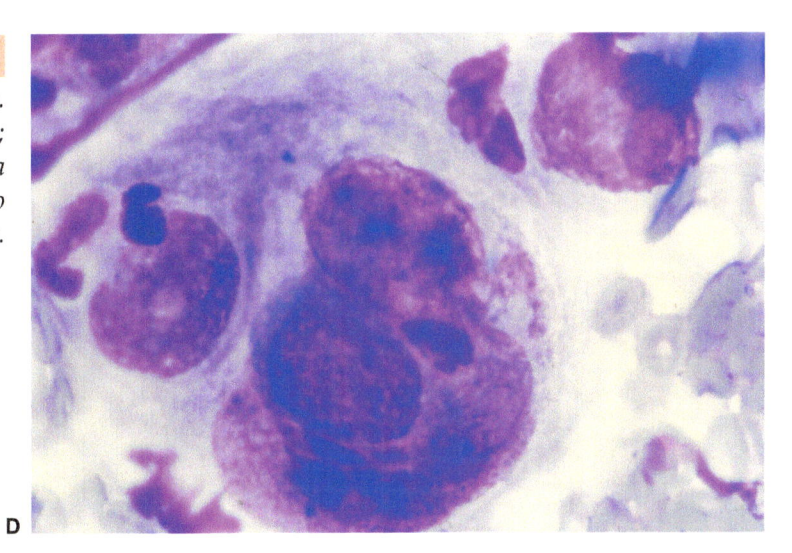

D

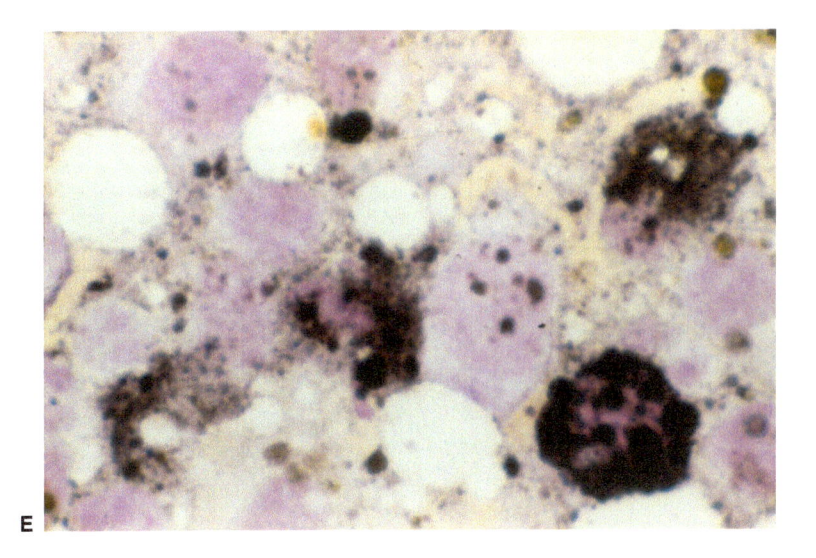

E

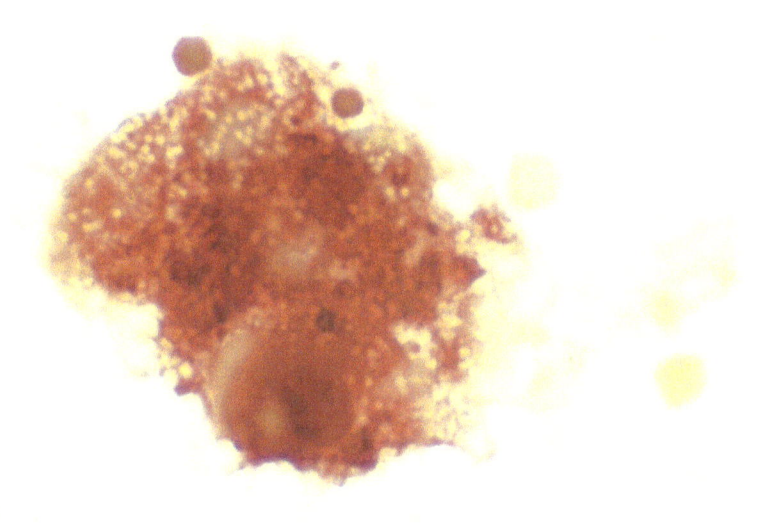

F

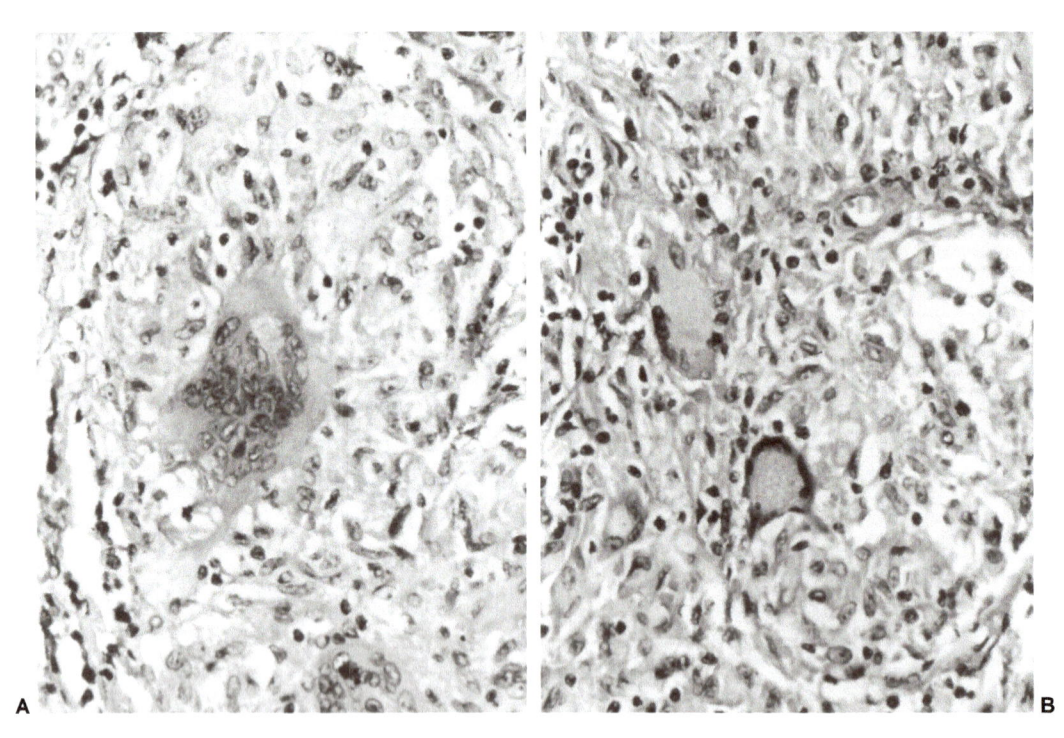

Figura 8-266.

Gânglio linfático em caso de granuloma sarcoidótico (A) e (B). HE.

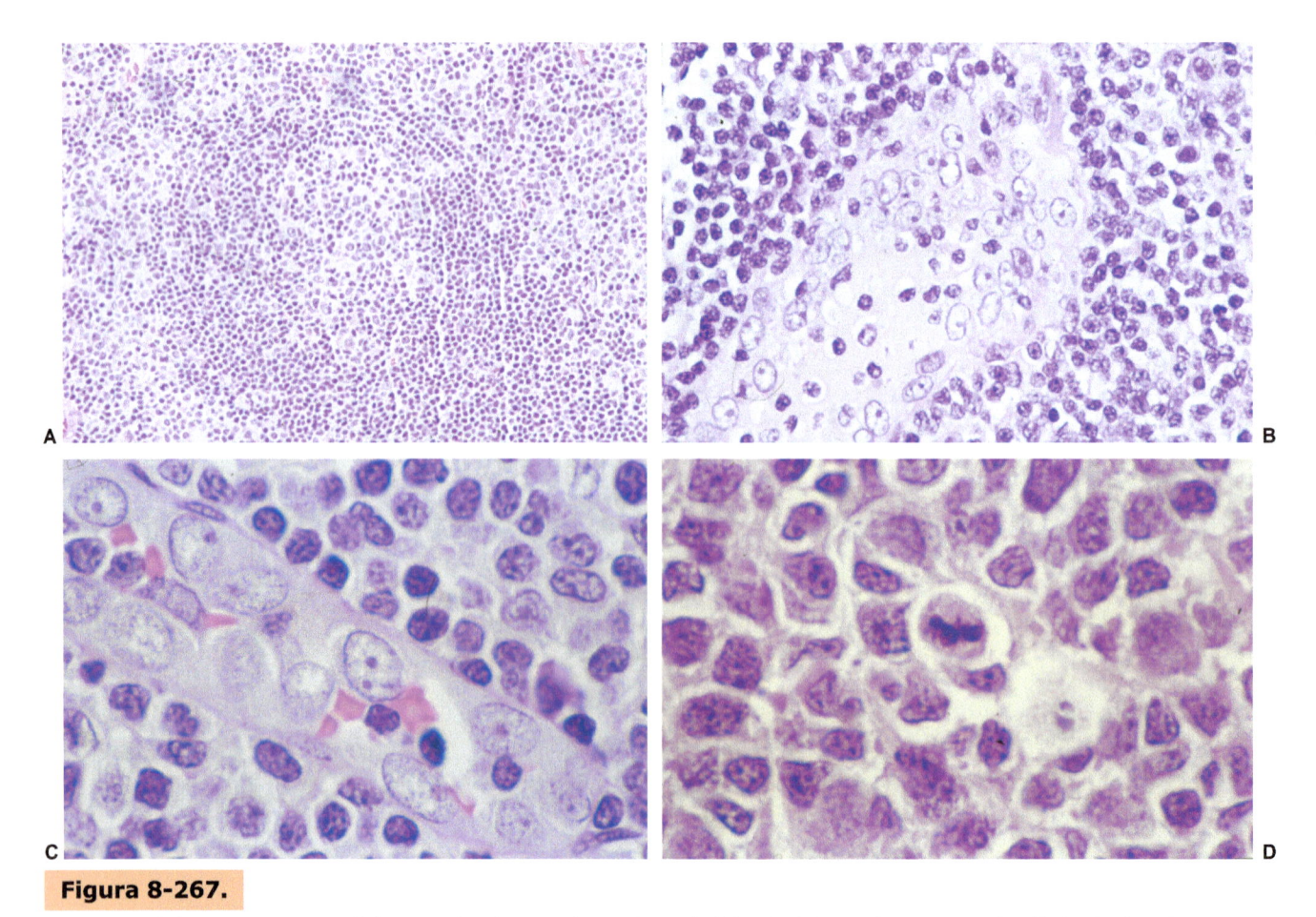

Figura 8-267.

A a D. Linfadenopatia reacional (benigna). Observar hiperplasia de folículo (A) e (B). Presença de células linfocitárias grandes, com raríssimas figuras de mitose, sem atipias (C) e (D). HE.

Referências Fundamentais

Harris NL, Jaffe ES, Diebold J *et al.* World Health Organization classification of neoplastic diseases of the hematopoietic and lymphoid tissues: report of the Clinical Advisory Committee Meeting – Airlie House, Virginia, November 1997. *J Clin Oncol* 1999; *17*:3.835-49.

Lorenzi TF. *Manual de Hematologia. Propedêutica e Clínica.* 3 ed., Rio de Janeiro: MEDSI, 2003.

Pruzanski W. Lymphadenopathy associated with dysgammaglobulinemia. *Semin Haematol* 1980; *17*:44-62.

Leitura Recomendada

Strauchen IA. *Diagnostic Histopathology of Lymph Node.* Oxford: Oxford University Press, 1998.

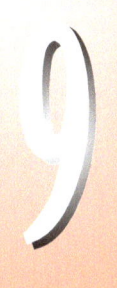

Fisiopatologia da Hemostasia

Elbio Antonio D'Amico • Paula Ribeiro Villaça

ENDOTÉLIO

As células endoteliais desempenham importante papel na manutenção de uma interface não-trombogênica entre o sangue e os tecidos, regulando o evento trombótico, a trombólise, a adesão plaquetária, o tônus vascular e o fluxo sangüíneo.

Em várias patologias, como aterosclerose, hipertensão arterial, hipertensão pulmonar, sepse e síndromes inflamatórias, a resposta endotelial torna-se não-controlada, condições então relacionadas com lesão, disfunção e ativação endotelial.

A *aterosclerose* é decorrente de respostas inflamatórias e fibroproliferativas excessivas, secundárias à agressão endotelial. As alterações vasculares demonstradas mais precocemente são a formação de estrias gordurosas e a adesão de monócitos. Forças biomecânicas ativam as células endoteliais, que passam a apresentar anormalidades funcionais por efeito de lípides (particularmente lipoproteínas de baixa densidade — LDL) e do estresse oxidativo. Por ação de citocinas, fatores de crescimento, lípides e enzimas a função celular é modulada, levando a acúmulo lipídico, vasoconstrição e promoção da trombose. Para que ocorra a adesão dos monócitos, e sua migração para o subendotélio, é necessária a participação ativa da célula endotelial. O endotélio irá oxidar as LDL nativas, que estimulam a produção de endotelina (que é um agente quimiotático de monócitos) e E-selectina. O acúmulo dos monócitos pode representar um mecanismo que visa a remover as LDL oxidadas do subendotélio. Por sua vez, os monócitos ativados secretam fator de necrose tumoral-α (TNF-α) e interleucina-1 (IL-1), com retroalimentação positiva para a proliferação de células endoteliais e células musculares lisas.

Nos *processos infecciosos e inflamatórios* há maior produção endotelial de muitas citocinas, fatores de crescimento, moléculas de adesão e enzimas, contribuindo para as amplas manifestações da sepse e suas seqüelas. As citocinas liberadas durante o quadro séptico, incluindo TNF-α, IL-1 e IL-6, causam maior permeabilidade endotelial, induzem a síntese do fator tecidual e o aumento de moléculas de adesão. Durante o choque séptico pode também ocorrer lesão anatômica do endotélio, com separação das células endoteliais e edema do subendotélio. Esses eventos aumentam as anormalidades da coagulação secundárias à sepse.

Estados de *hiperglicemia crônica* causam função anormal da célula endotelial, sendo um dos maiores fatores responsáveis para o desenvolvimento da doença macro e microvascular. Na *hipertensão arterial* também se demonstra a lesão endotelial, porém não se sabe se ela é causa ou conseqüência da elevação dos níveis pressóricos.

PLAQUETAS

As plaquetas têm um papel crítico na hemostasia normal e nos transtornos trombóticos.

As alterações plaquetárias, plaquetopenias e plaquetopatias, podem ser primárias (congênitas) ou secundárias (adquiridas). Estas últimas podem se exteriorizar com manifestações vasoclusivas (plaquetopenia induzida pela heparina), hemorrágicas (uso de drogas antiplaquetárias ou antiinflamatórios não-hormonais, lesão medular) ou associação de sangramentos com obstrução vascular (púrpura trombocitopênica trombótica). Já as anormalidades plaquetárias primárias, geralmente, cursam com manifestações hemorrágicas, sendo discordantes as opiniões sobre plaquetopatias primárias que apresentam quadros trombóticos (*doença da plaqueta viscosa*). Deve-se destacar que as anormalidades plaquetárias devem ser suficientemente graves para que ocorra sangramento clinicamente significativo, o que demonstra a importante interação entre os vários mecanismos hemostáticos.

As plaquetas são derivadas dos megacariócitos, que sofrem um processo de maturação nuclear, sem a ocorrência de divisão celular, resultando em células gigantes. A trombopoetina é o principal hormônio que controla o desenvolvimento megacariocitário, mas outros hormônios e citocinas têm participação nesse processo, como as interleucinas 3, 6 e

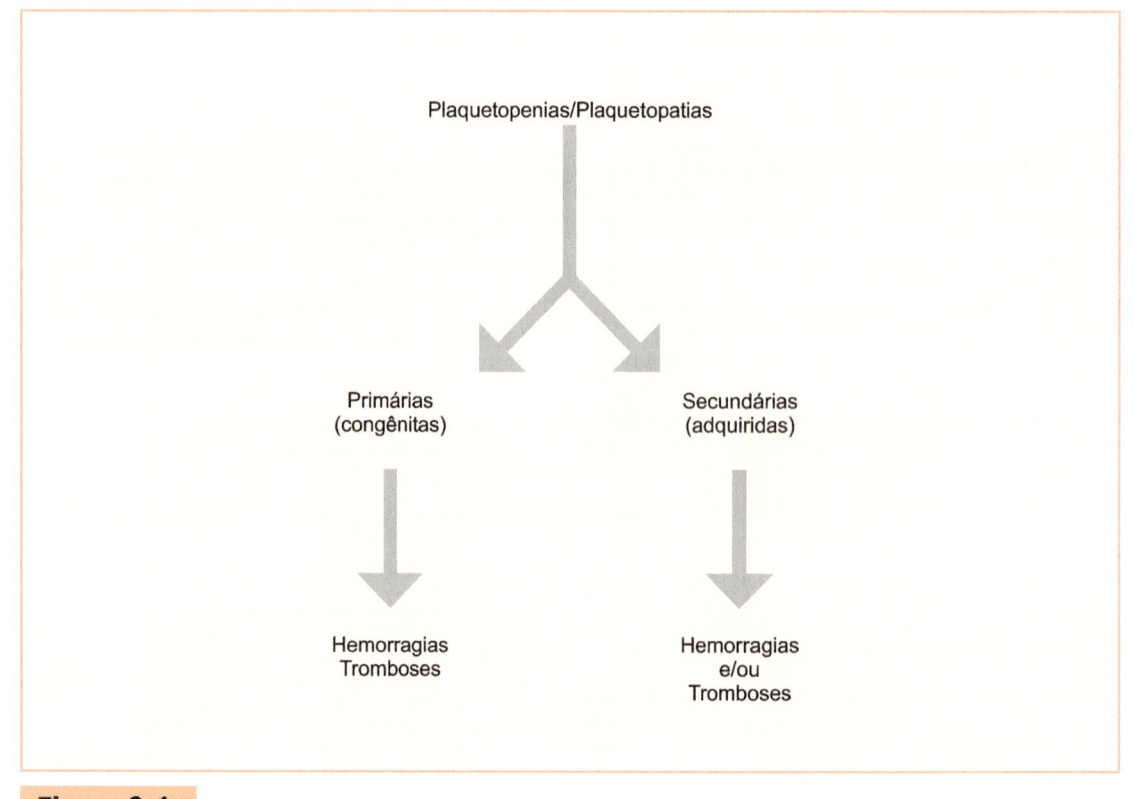

Figura 9-1.

Alterações plaquetárias.

Quadro 9-1.
Causas de plaquetopenias

Pseudoplaquetopenia

Esplenomegalia/seqüestro esplênico

Plaquetopenia secundária a drogas:

    quinina, quinidina, rifampicina, heparina, trimetoprima-sulfametoxazol

Plaquetopenia imunológica:

    Primária

    Secundária:

        doenças auto-imunes, infecções virais e bacterianas

Plaquetopenias hereditárias

---

11. A trombopoetina liga-se a um receptor de membrana, o c-mpl, presente nos megacariócitos e nas plaquetas. A inibição da expressão desse receptor nas células medulares bloqueia o desenvolvimento megacariocitário, tanto que em modelos animais, como em observações clínicas, já foram demonstradas situações de *trombocitopenia amegacariocítica congênita* associada a mutações ou deficiência do c-mpl, ou a presença de autoanticorpos neutralizantes da ação da trombopoetina.

As plaquetas sobrevivem aproximadamente 10 dias. O baço seqüestra continuamente e transitoriamente cerca de um terço das plaquetas circulantes. Conseqüentemente, a esplenomegalia é causa de plaquetopenia, particularmente nos casos de congestão esplênica secundária à hipertensão portal.

A redução isolada do número de plaquetas (plaquetopenia ou trombocitopenia) pode ser decorrente de várias causas. Muitos estudos mostram que contagens plaquetárias falsamente reduzidas (*pseudoplaquetopenia*) ocorrem em aproximadamente 0,1% dos indivíduos, principalmente em amostras de sangue anticoaguladas com ácido etileno-diamino-tetraacético (EDTA), independentemente da presença ou ausência de qualquer doença. Nesses indivíduos, o EDTA, ao quelar o cálcio, altera a molécula da GP IIb/IIIa, fazendo com que anticorpos naturalmente presentes se liguem a neo-epítopos na GP IIb, de modo a causar aglutinação plaquetária e redução da contagem das plaquetas *in vitro*. Essas aglutininas não apresentam importância clínica, porém essas situações podem ser diagnosticadas erroneamente, resultando em tratamentos inapropriados. Em geral, os outros anticoagulantes não alteram a estrutura molecular da GPIIb/IIIa e, portanto, não levam à aglutinação plaquetária.

Vários tipos de *plaquetopenias hereditárias* foram descritos, porém são condições raras. Algumas são autossômicas dominantes (*anomalia de May-Hegglin*, caracterizada por plaquetas gigantes e inclusões neutrofílicas) e outras ligadas ao cromossomo X (*síndrome de Wiskott-Aldrich*).

Mais freqüentes são as plaquetopenias induzidas por medicamentos. Nessas situações, uma droga se liga à membrana plaquetária, expondo uma seqüência de aminoácidos ou carboidratos que se torna antigênica (neo-epítopo). Embora a droga possa ligar-se fracamente ao anticorpo ou à membrana plaquetária, ela promove uma ligação de elevada afinidade entre o anticorpo e o neo-antígeno plaquetário, que são altamente específicos e restritos a pequenos domínios na GPIX, GPIb e, menos comumente, na GPIIb/IIIa. As drogas que mais comumente estão relacionadas com essa condição são quinina, quinidina, rifampicina e trimetoprima-sulfametoxazol. No caso particular da *plaquetopenia induzida pela heparina* formam-se anticorpos específicos para a heparina ligada ao fator plaquetário 4. O complexo formado por esses três componentes (heparina-fator plaquetário 4-anticorpo) pode causar ativação plaquetária, podendo aumentar o risco trombótico em um paciente que, sob uso de heparina, já apresenta um quadro de trombose ou está sob risco de tê-lo.

Na *púrpura plaquetopênica idiopática ou imune primária* a presença de auto-anticorpos antiplaquetários é responsável pela destruição das plaquetas. Nessa condição não se demonstra nenhuma outra doença associada, havendo somente plaquetopenia isolada. Situação semelhante pode ocorrer secundariamente a outras patologias, como lúpus eritematoso sistêmico, outras doenças auto-imunes e infecção pelo HIV. Esses casos serão considerados *púrpura plaquetopênica idiopática ou imune secundária.*

As plaquetopenias são mais freqüentemente secundárias a *processos infecciosos* por vírus (HIV, citomegalovírus, vírus Epstein-Barr, hantavírus), bactérias, micoplasmas, micobactérias, riquétsias ou protozoários. Na maioria desses casos há redução da plaquetopoese, embora a presença de hiperesplenismo seja uma causa contribuinte. No HIV, a plaquetopenia pode ser decorrente da infecção das células do estroma medular, que facilitam a hemopoese. Nos pacientes em sepse, a plaquetopenia tem como causa principal a fagocitose plaquetária mediada pelo aumento das concentrações de fator estimulante de colônias de macrófagos.

Embora as alterações hereditárias da função plaquetária sejam raras, elas definem bem as manifestações hemorrágicas que são encontradas nos distúrbios plaquetários. Os sangramentos cutâneos e mucosos, como petéquias, equimoses, epistaxes, sangramento gengival e metrorragia, são proeminentes; o sangramento gastrintestinal é comum, porém os hematomas viscerais, hemartroses e hemorragias intracranianas são raras, ocorrendo após traumatismos. Por sua vez, as plaquetopatias adquiridas são condições freqüentes, considerando-se que podem ser decorrentes da ingestão de medicamentos, alimentos, condimentos e vitaminas. Para a maioria desses agentes, os relatos limitam-se a descrições de anormalidades laboratoriais, como tempo de sangramento e agregação plaquetária. Somente para o uso do ácido acetilsalicílico está bem documentado o maior risco hemorrágico, decorrente da inibição da síntese de tromboxano A_2, secundária ao bloqueio da ação da ciclooxigenase. Outras condições adquiridas, como insuficiência renal crônica, insuficiência hepática e cirurgia cardíaca, podem causar alteração da função plaquetária. Contudo, embora essas situações possam ocasionar sangramentos de pequena intensidade, podem exacerbar as manifestações hemorrágicas de pacientes que já apresentam alguma anormalidade hemostática, como uma coagulopatia, ou que fazem uso de medicação anticoagulante.

As plaquetopatias congênitas podem ser decorrentes de anormalidades que acometem: (a) a adesão plaquetária; (b) o processo de sinalização através do qual os agonistas

Quadro 9-2.
Plaquetopatias

Primárias ou congênitas

- Anormalidades na adesão plaquetária

    Síndrome de Bernard-Soulier

    Pseudodoença de von Willebrand

- Anormalidades no processo de sinalização intraplaquetária

- Alterações nos grânulos plaquetários

    Deficiência dos grânulos α (síndrome da plaqueta cinzenta)

    Deficiência dos grânulos δ

    Deficiência dos grânulos α/δ

- Anormalidades na agregação plaquetária

    Trombastenia de Glanzmann

- Alteração da atividade procoagulante

    Síndrome de Scott

Secundárias ou adquiridas

- Drogas: ácido acetilsalicílico

- Insuficiência renal crônica

- Insuficiência hepática

- Cirurgia cardíaca com circulação extracorpórea

induzem a ativação das plaquetas; (c) os grânulos plaquetários; (d) a agregação plaquetária e (e) a atividade procoagulante das plaquetas.

A *síndrome de Bernard-Soulier* é uma doença rara caracterizada por defeitos quantitativos ou qualitativos da glicoproteína (GP) Ib/IX/V, que é um receptor primário de adesão plaquetária. Dessa maneira, essas plaquetas perdem a capacidade de se ligar ao fator von Willebrand, resultando em redução da sua adesão ao subendotélio. Embora esse defeito possa ocorrer com todas as forças de cisalhamento, ele é mais evidente onde elas são mais elevadas (microcirculação).

Uma situação oposta à síndrome de Bernard-Soulier ocorre quando a GPIbα apresenta ganho funcional, decorrente de mutação pontual. Isto resulta numa alteração conformacional da GPIb, semelhante à induzida por forças de cisalhamento elevadas, que faz com que o fator von Willebrand se ligue com maior facilidade à GPIbα. Esta condição, denominada *doença de von Willebrand tipo plaquetário* ou *pseudodoença de von Willebrand*, faz com que o fator von Willebrand ligado às plaquetas seja depurado mais rapidamente, resultando num quadro clínico que se assemelha ao subtipo 2B da doença de von Willebrand.

A integrina α2β1 (GPIa/IIa ou VLA-2) é o receptor plaquetário de colágeno. Aparentemente, a ativação desencadeada pela ligação do colágeno é amplificada pela GPIV, através de um mecanismo que necessita da cadeia γ do receptor Fc. Já foram descritos casos de deficiências das duas glicoproteínas mencionadas anteriormente, que se expressaram, clinicamente, por meio de manifestações hemorrágicas de pequena intensidade. Pode-se especular que a deficiência da cadeia γ do receptor Fc possa apresentar quadro semelhante.

Existem três classes de receptores plaquetários de ADP: (1) $P2X_1$, um canal iônico ligado ao influxo de Ca^{2+}; (2) $P2Y_1$, responsável pela mobilização de cálcio e mudança de forma plaquetária induzidas pelo ADP; e (3) $P2Y_{12}$, responsável pela agregação macroscópica das plaquetas, com formação de agregados plaquetários grandes e estáveis. Foram descritas anormalidades no receptor $P2Y_{12}$ que causam alteração no padrão da resposta da agregação plaquetária induzida pelo ADP, caracterizada por agregação diminuída e reversível, associada à ativação limitada da GP IIb/IIIa. Isto faz com que, nos agregados formados, as plaquetas se liguem de maneira fraca, com poucos pontos de contato. Admite-se, também, que a presença do receptor $P2Y_{12}$ anômalo promove redução da sensibilidade plaquetária a outros agonistas, como colágeno e tromboxano A_2 (TXA_2). São descritas, ainda, anormalidades nos receptores plaquetários $α_2$-adrenérgicos e nos receptores para TXA_2.

Anormalidades nas vias metabólicas intraplaquetárias de transdução dos sinais são responsáveis por manifestações hemorrágicas leves. Dentre essas, são relatadas anormalidades na mobilização de Ca^{2+}, produção defeituosa de inositol-1,4,5-trifosfato, redução da fosforilação da plecstrina e deficiência seletiva da isoforma C-β2 da fosfolipase. As deficiências enzimáticas congênitas (ciclooxigenase, prostaglandina H sintetase-1, tromboxano sintetase, lipoxigenase, glicose-6 sintetase e do metabolismo do ATP) causam alterações funcionais das plaquetas que se assemelham à ação do ácido acetilsalicílico ou doença de estoque plaquetário (*storage pool disease*).

Os grânulos plaquetários são classificados em grânulos α e grânulos densos ou δ. Nos grânulos α estão estocadas proteínas sintetizadas pelos megacariócitos (fator plaquetário 4, β-tromboglobulina, fator von Willebrand, fator de crescimento derivado de plaquetas — PDGF) e proteínas provenientes do plasma por processo de endocitose (fibrinogênio, albumina, imunoglobulinas, fator V). A ausência dos grânulos α causa manifestação hemorrágica leve, com anormalidade na agregação das plaquetas dependente da sua atividade secretória. A liberação espontânea do PDGF pode causar fibrose medular. Como essas plaquetas apresentam coloração acinzentada nos esfregaços de sangue corados pelo Wright, essa patologia é denominada de *síndrome das plaquetas cinzentas*. Na *anormalidade da plaqueta de Quebec* a ultra-estrutura dos grânulos α está preservada, porém, em decorrência de grandes quantidades do ativador do plasminogênio tipo uroquinase, há degradação de muitas proteínas presentes nesses grânulos.

Nos grânulos densos são estocados o ADP, ATP, serotonina e cálcio. A deficiência desses grânulos pode ser grave ou parcial, às vezes também acometendo os grânulos α (doença de estoque plaquetário αδ). As doenças hereditárias com deficiências dos grânulos densos associam-se a outras anormalidades celulares, levando a um fenótipo bem característico. Na *síndrome de Wiskott-Aldrich* há plaquetopenia, deficiência imunológica, eczema e infecções recorrentes. Porém, na sua forma leve não há anormalidade imunológica, sendo denominada *plaquetopenia hereditária ligada ao cromossomo X*. Na *síndrome de Hermansky-Pudlak* a deficiência dos grânulos densos é associada à ausência de pigmentação da pele e dos cabelos, albinismo oculocutâneo e função lisossomal defeituosa. Na *síndrome de Chediak-Higashi* há grave deficiência imunológica, levando ao desenvolvimento de síndrome linfoproliferativa, que evolui para uma fase acelerada, em 90% dos casos. As plaquetas e os melanossomas desses pacientes apresentam corpúsculo de inclusão gigantes.

Na *trombastenia de Glazmann* as plaquetas apresentam defeitos quantitativos ou qualitativos da integrina αIIbβ3 (GP IIb/IIIa). Em decorrência dessa anormalidade, embora as plaquetas tenham capacidade de se ligar ao subendotélio, elas não sofrem os processos de espraiamento e de formação de pontes interplaquetárias (agregação plaquetária), que são eventos dependentes da integrina anômala. Além disso, as plaquetas trombastênicas geram menor quantidade de trombina em resposta ao fator tecidual, evidenciando a participação da αIIbβ3 em vários mecanismos.

A alteração da atividade pró-coagulante acontece quando as plaquetas ativadas são incapazes de transportar a fosfatidilserina da camada interna para a camada externa da membrana celular (*síndrome de Scott*). Com isso os fatores Va e Xa ficam incapazes de se ligar à membrana plaquetária, com falha na transformação da protrombina em trombina, o que é suficiente para levar à presença de manifestações hemorrágicas.

MECANISMOS DE COAGULAÇÃO

As anormalidades dos sistemas de coagulação são decorrentes de deficiências quantitativas ou funcionais (qualitativas) das serinoproteases, cofatores ou inibidores de serinoproteases envolvidas nesses mecanismos.

Como o fígado é o local de produção da grande maioria dessas proteínas, qualquer condição que leve à redução da atividade de síntese hepática poderá apresentar manifestações hemorrágicas. Por esse motivo, as hepatopatias correspondem à principal causa de alterações adquiridas da coagulação. Ainda com relação às coagulopatias adquiridas, deve-se enfatizar o papel da vitamina K nessas situações. A vitamina K é uma quinona encontrada em vegetais de folhas verdes, peixes e fígado, sendo produzida pelos microrganismos intestinais *Bacteroides fragilis* e *Escherichia coli*. A vitamina K catalisa a γ-carboxilação nos resíduos de ácido glutâmico presentes na porção N-terminal dos fatores II, VII, IX e X. Com dois grupos carboxil ionizados, os ácidos γ-carboxiglutâmicos apresentam carga negativa suficiente para fazer a ligação dos íons Ca^{2+}. Com este íon ligado, esses fatores da coagulação terão capacidade de formar complexos com os fosfolípides, que é uma etapa fundamental nas reações de coagulação. Na deficiência da vitamina K, ou na presença de um seu antagonista, como a varfarina, os fatores vitamina K dependentes são liberados do fígado sem a γ-carboxilação, não participando adequadamente das reações químicas em que estão envolvidos.

Os estoques corpóreos de vitamina K são limitados e podem ser esgotados quando a dieta é interrompida. Ainda, como a vitamina K é lipossolúvel, obstruções biliares, má absorção de gordura e diarréia crônica podem levar à deficiência da vitamina K. O uso de antibióticos de amplo espectro, por esterilizar a flora intestinal, pode causar leve redução da absorção da vitamina K, que se torna insignificante se a dieta é normal. Os recém-nascidos apresentam menores concentrações plasmáticas dos fatores vitamina K-dependentes que as crianças maiores e os adultos. Tais concentrações podem reduzir ainda mais nos primeiros dias de vida. Como esses baixos níveis podem resultar em manifestações hemorrágicas (sangramento gastrintestinal, epistaxe, equimoses, sangramento

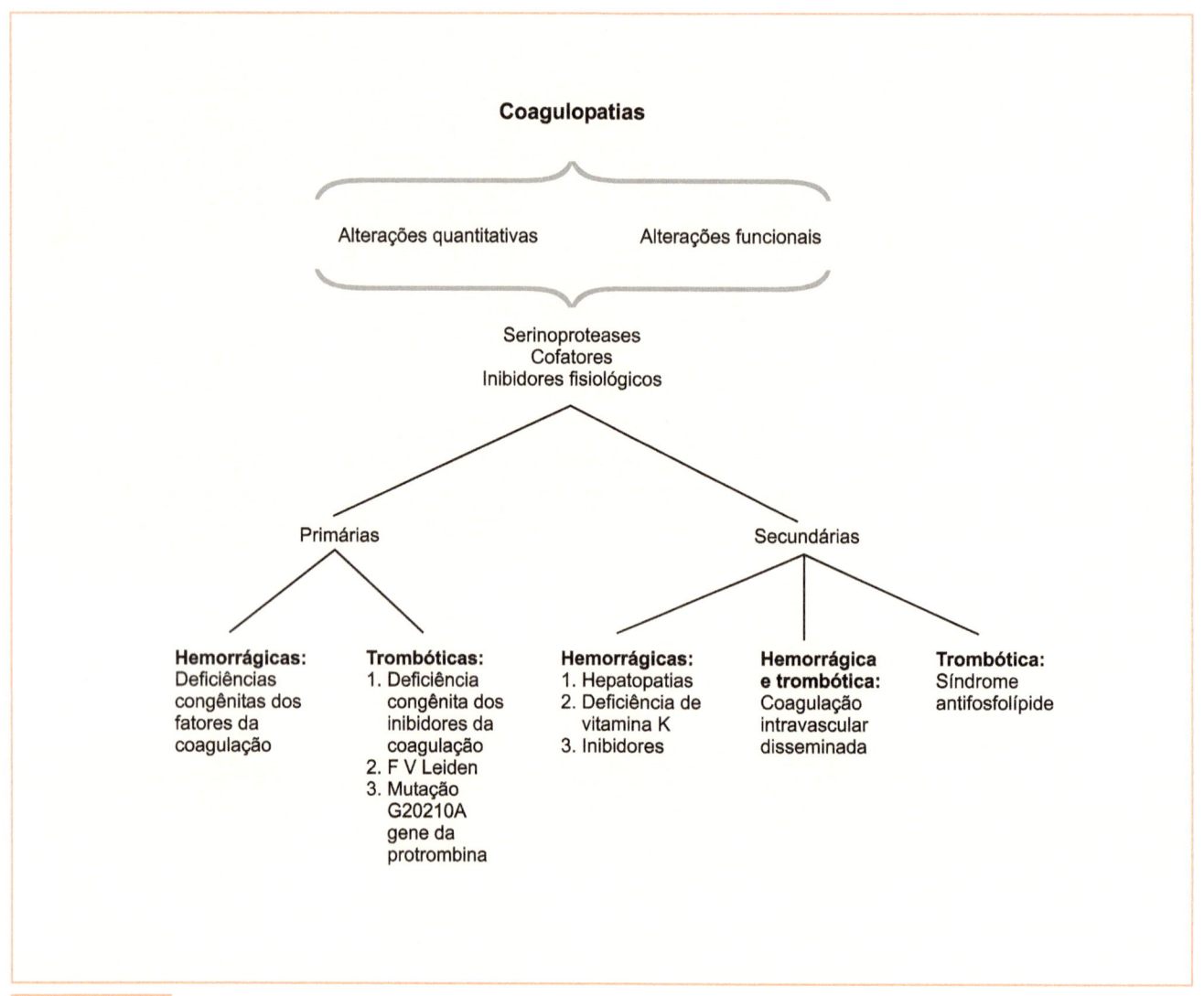

Figura 9-2.

Coagulopatias.

Figura 9-3.

Mecanismo de ação da vitamina K.

no coto umbilical) no segundo ou terceiro dia de vida, é realizada a administração parenteral preventiva de vitamina K. Nos adultos, quando a deficiência de vitamina K é clinicamente significante, ela é corrigida com a suplementação oral, exceto nos casos de má-absorção, quando a administração será feita por via parenteral.

A *coagulação intravascular disseminada* (*CIVD*) é uma síndrome caracterizada por ativação sistêmica intravascular da coagulação, que leva à deposição difusa de fibrina na circulação. Existem fortes evidências de que a CIVD está envolvida na patogênese da disfunção microvascular, contribuindo para a função anormal de vários órgãos. Além disso, a ativação maciça da coagulação pode resultar na depleção de plaquetas e de fatores da coagulação, podendo causar manifestações hemorrágicas. Nesta síndrome, que é sempre secundária a uma doença subjacente, a resposta inflamatória sistêmica faz com que células mononucleares ativadas e células endoteliais alteradas produzam citocinas pró-inflamatórias, que irão mediar a ativação da coagulação. Estas mesmas células irão expressar o fator tecidual, que dará início à ativação da coagulação, resultando na geração de trombina. A concomitante redução funcional dos mecanismos inibitórios fisiológicos da coagulação irá amplificar a geração da trombina e contribuir para a formação da fibrina. Isto decorre de dois eventos: (a) menores concentrações plasmáticas da antitrombina, devido ao seu consumo, à sua lise pela elastase e à redução da sua síntese, e (b) depressão do sistema da proteína C, uma vez que o TNF-α e a IL-1β diminuem a expressão de trombomodulina pelas células endoteliais. Além disso, a remoção da fibrina está diminuída, já que o aumento do PAI-1 faz com que ocorra depressão do sistema fibrinolítico.

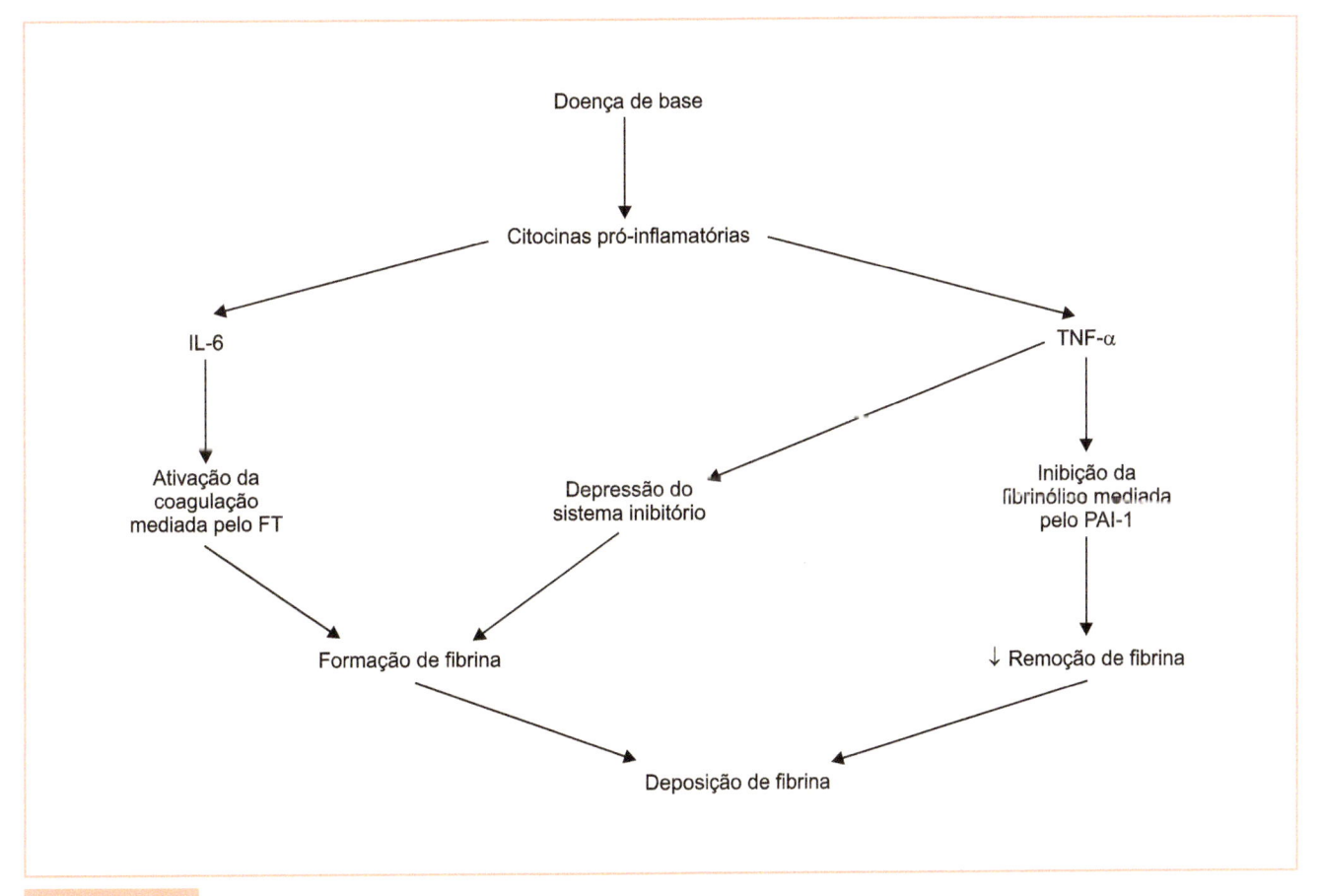

Figura 9-4.

Coagulação intravascular disseminada (CIVD). FT = fator tissular; PAI-1 = antiativador do plasminogênio-1.

Outras causas de coagulopatias adquiridas correspondem ao desenvolvimento de anticorpos (inibidores) contra fatores específicos da coagulação. Estas são condições pouco freqüentes e dentre elas a mais comum decorre de anticorpos adquiridos antifator VIII (*hemofilia adquirida ou estado hemofilóide*).

As coagulopatias congênitas podem ser hemorrágicas ou trombóticas. As coagulopatias congênitas hemorrágicas resultam de deficiências congênitas de qualquer uma das proteínas envolvidas no mecanismo de coagulação. A grande maioria delas pode se manifestar através de sintomatologia hemorrágica, uma vez que os baixos níveis plasmáticos do fator deficiente resultam em redução da taxa de geração da trombina. Contudo, algumas deficiências congênitas de fatores da coagulação não se associam com manifestações hemorrágicas (deficiências do fator XII, precalicreína e cininogênio de alto peso molecular). As manifestações hemorrágicas são caracterizadas por exteriorização relativamente tardia em relação ao evento desencadeante (trauma), ausência de resposta à compressão local, acometimento de músculos, articulações e vísceras, e correlação com a concentração plasmática do fator deficiente.

De um modo geral, as coagulopatias hemorrágicas congênitas são condições pouco freqüentes, com exceção da doença de von Willebrand, hoje considerada como a doença hemorrágica congênita mais comum, e com transmissão autossômica (exceto as hemofilias A e B) (Quadro 9-3).

A doença de von Willebrand (DVW) apresenta características fisiopatológicas peculiares, uma vez que o fator von Willebrand (FVW) está implicado na adesão plaquetária e no transporte do fator VIII coagulante. De acordo com a mutação presente no gene do fator von Willebrand, foram descritos três tipos e quatro subtipos de DVW. Nos tipos 1 e 3, há deficiência quantitativa do FVW, que é parcial no tipo 1 e total no tipo 3; embora exista redução quantitativa do FVW, ele tem função normal. Desse modo, a capacidade de promover a adesão plaquetária e de transportar o fator VIII coagulante será variável, na dependência da intensidade da redução do FVW. Em conseqüência, a intensidade do quadro clínico hemorrágico, que associa manifestações de disfunção plaquetária e de coagulopatia, será proporcional à concentração plasmática do FVW. Além disso, como na DVW tipo 1 o FVW intraplaquetário pode ser normal, reduzido ou ter função anormal, esta é outra condição que irá alterar a apresentação clínica da DVW tipo 1.

Na DVW tipo 2, o FVW circulante apresenta alterações em sua molécula que irão caracterizar o quadro laboratorial. Os subtipos 2A e 2M são decorrentes de alterações moleculares acometendo a função plaquetária do FVW, que se expressa laboratorialmente pela redução da sua atividade de cofator de ristocetina. No subtipo 2B a molécula do FVW apresenta modificação que aumenta a sua afinidade pela GPIb, fazendo com que não só o FVW, como, eventualmente, as plaquetas sejam removidas da circulação. No subtipo 2N são relatadas anormalidades no sítio que faz a ligação do fator VIII e por isso esse subtipo manifesta-se com quadro clínico semelhante ao da hemofilia A, porém acometendo pacientes do sexo masculino e sexo feminino.

Como ainda são relatados casos com dupla heterozigose para a DVW, é possível a ocorrência de pacientes com DVW tipo 1/subtipo 2A.

As coagulopatias congênitas trombóticas ou trombofilias hereditárias podem ser decorrentes de deficiências quantitativas ou qualitativas de proteínas antitrombóticas (antitrombina, proteína C, proteína S) ou de elevadas concentrações de fatores protrombóticos da coagulação (fator V Leiden, mutação G20210A do gene da protrombina, concentrações aumentadas dos fatores VII, XI, IX, VIII, FVW, fibrinogênio e TAFI, ou inibidor da fibrinó-

Quadro 9-3

Características das coagulopatias hemorrágicas congênitas

Fator deficiente	Transmissão	Freqüência	Quadro clínico
Fibrinogênio	Autossômica recessiva (afibrinogenemia) Autossômica dominante ou recessiva (disfibrinogenemia)	1/1.000.000	Equimoses, sangramento gastrintestinal, hemartroses, sangramento pós-traumático, sangramento intracraniano, menorragia
Protrombina	Autossômica dominante ou recessiva	1/2.000.000	Sangramentos mucosos, hemartroses, sangramentos pós-traumáticos
Fator V	Autossômica recessiva	1/1.000.000	Sangramentos pós-traumáticos, menorragia, epistaxe, sangramentos mucosos; hemartoses são raras. Eventos tromboembólicos
Fator VII	Autossômica recessiva	1/500.000	Hemartroses, artropatia crônica, hematomas, epistaxes, menorragia, hematúria, sangramento gastrintestinal, gengivorragia, hematoma retroperitoneal e sangramento em sistema nervoso central. Eventos trombóticos
Fator von Willebrand	Autossômica dominante ou recessiva	0,8%-2,0%	Sangramentos cutâneos e mucosos, hematomas
Fator VIII	Recessiva ligada ao cromossomo X	1/10.000 a 1/20.000	Hemartroses, hematomas musculares, hematúria, epistaxe, sangramento gastrintestinal, sangramento intracraniano
Fator IX	Recessiva ligada ao cromossomo X	1/30.000 a 1/50.000	Hemartroses, hematomas musculares, hematúria, epistaxe, sangramento gastrintestinal, sangramento intracraniano
Fator X	Autossômica recessiva	1/500.000	Sangramento no coto umbilical, epistaxe, hematomas, sangramento gastrintestinal, menorragia, sangramentos mucosos, hemartroses, sangramento intracraniano
Fator XI	Autossômica dominante ou recessiva	1/1.000.000 ~4% nos judeus Ashkenazis	Sangramentos de membranas mucosas, sangramentos pós-traumáticos e pós-cirúrgicos
Fator XIII	Autossômica recessiva	1/2.000.000	Sangramento no coto umbilical, sangramentos tardios, hematomas subcutâneos, abortamento de repetição, sangramento intracraniano

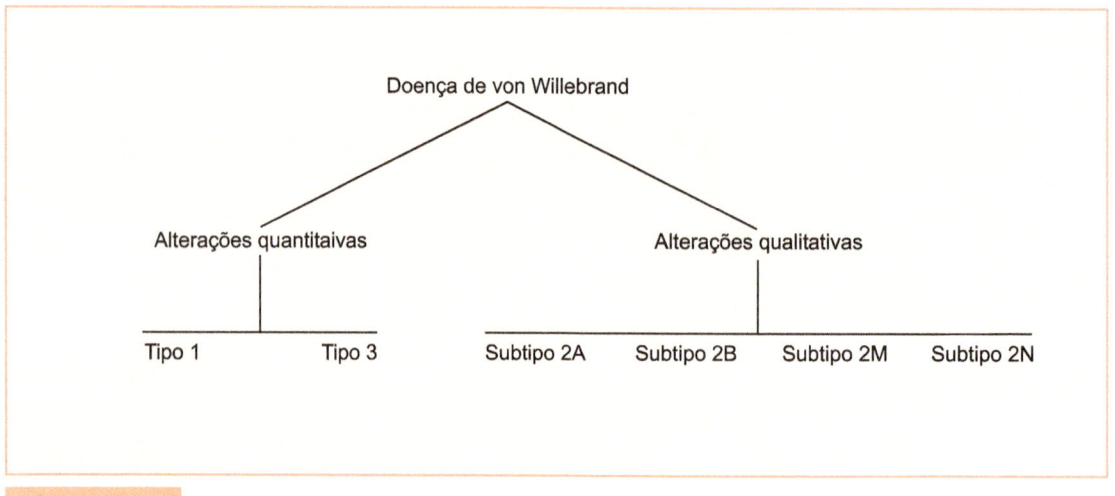

Figura 9-5.

Tipos e subtipos de doença de von Willebrand.

Quadro 9-4.		
Características das principais causas de trombofilia hereditária		
Trombofilia hereditária	**Prevalência na população geral**	**Mecanismo de trombose**
Deficiência de AT	0,02%-0,2%	A AT normalmente inibe a trombina e os fatores Xa, IXa e XIa
Deficiência de PC	0,2%-1,0%	A PC ativada hidrolisa os fatores Va e VIIIa tendo a PS como cofator
Deficiência de PS	0,2%-1,0%	Cofator da PC ativada
FV Leiden	3%-15% (caucasianos)	A mutação T506Q (fator V Leiden) torna o FV resistente à PC ativada
Mutação G20210A da protrombina	2%-3%	A mutação na região promotora 3′ não transcrita do gene faz com que ocorra aumento dos níveis da trombina

lise ativado pela trombina). As trombofilias hereditárias estão associadas principalmente à ocorrência de eventos trombóticos venosos, sendo que o risco trombótico difere para cada trombofilia hereditária. No conceito atual, todo episódio de tromboembolismo venoso representa a associação de uma predisposição genética subjacente com um evento adquirido desencadeante.

SISTEMA FIBRINOLÍTICO

As anormalidades congênitas do sistema fibrinolítico são pouco freqüentes. São descritas alterações quantitativas e funcionais (displasminogenemias) do plasminogênio. Aparentemente, os distúrbios funcionais somente se manifestam nos indivíduos homozigotos, expressando-se por meio de eventos tromboembólicos ou de conjuntivite lenhosa. Em raros casos foi descrito o aumento do t-PA circulante, resultando em doença hemorrágica hereditária.

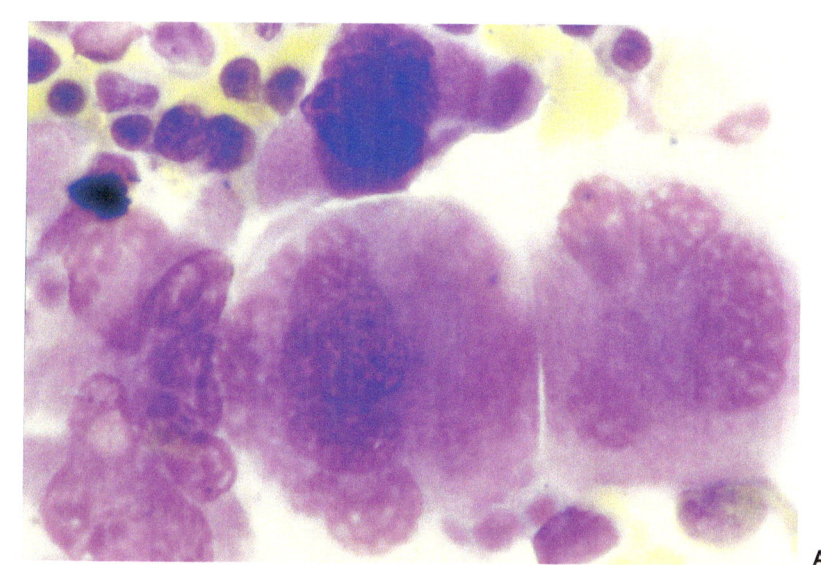

Figura 9-6.

Púrpura trombocitopênica idiopática (PTI)
A. Punção de medula óssea: hiperplasia de
megacariócitos sem plaquetogênese.
Leishman. B. Biopsia de medula óssea. HE.

A

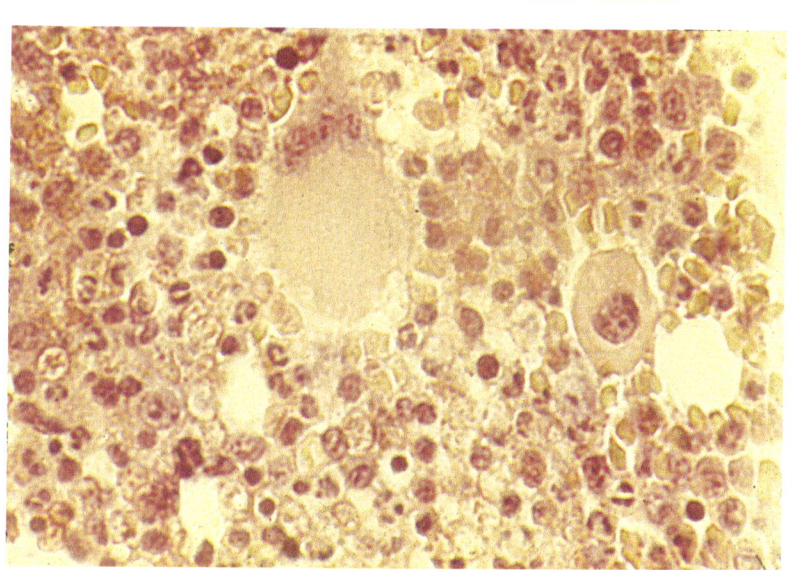

B

Figura 9-7.

Medula óssea rica em células em caso de
hiperesplenismo. HE.

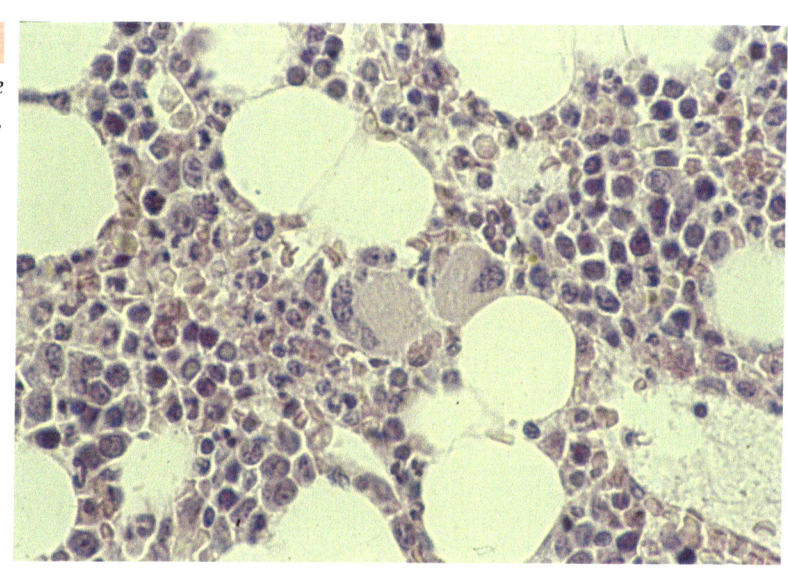

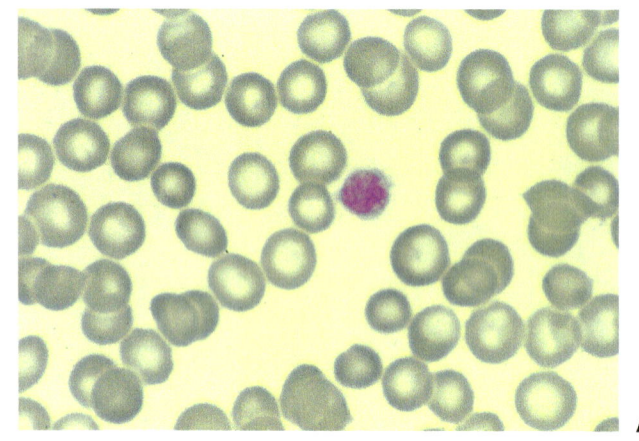

A

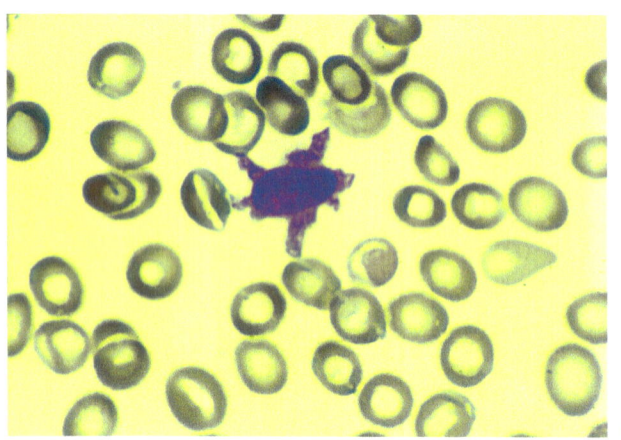

B

Figura 9-8.

A e B. Sangue periférico: plaquetas gigantes (síndrome de Bernard Soulier) Leishman.

Figura 9-9.

*Púrpura trombocitopênica trombótica (PTT). **A.** Medula óssea mostra hiperplasia da série eritroblástica. HE. **B.** Sangue periférico com anomalias de eritrócitos-esquizócitos. Leishman.*

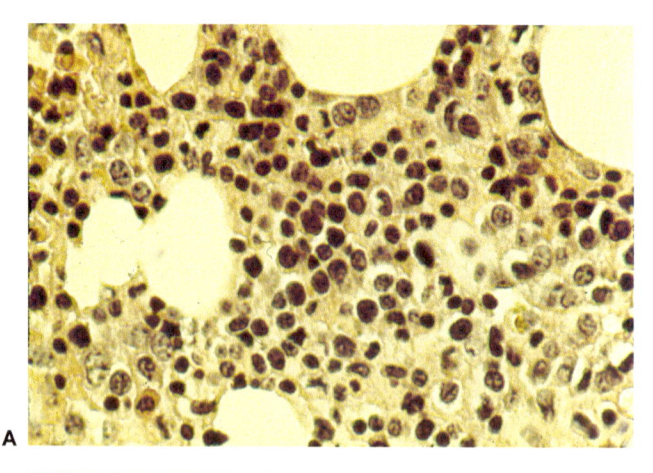

A

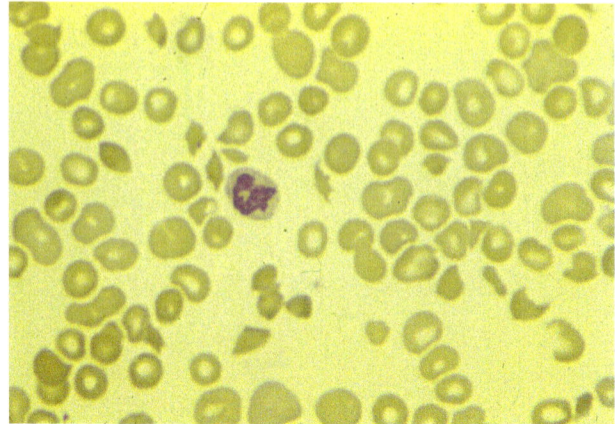

B

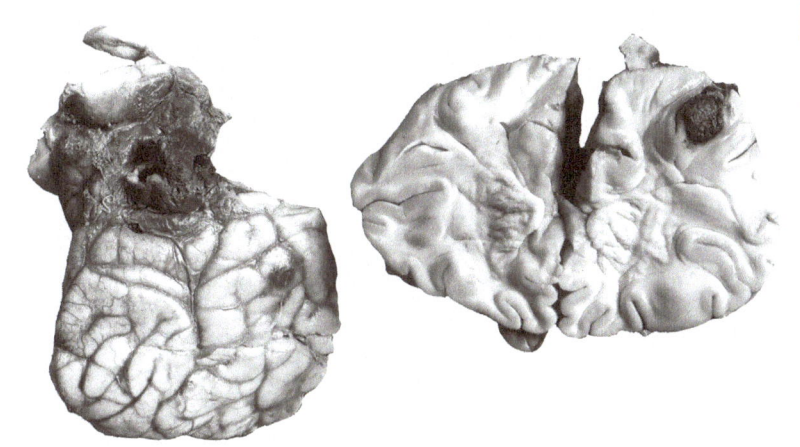

Figura 9-10.

Púrpura trombocitopênica trombótica (PTT) — trombose cerebral.

As deficiências de PAI-1 podem resultar em sangramentos, decorrentes da lise prematura do coágulo no local da lesão vascular. O quadro hemorrágico é observado em homozigotos, que apresentam hemorragias após cirurgias ou também espontaneamente.

Alguns aspectos da hemostasia são abordados nas ilustrações que seguem.

São documentados casos de patologia da hemostasia incluindo alterações das plaquetas e da coagulação. São mostradas também algumas anomalias de vasos sangüíneos.

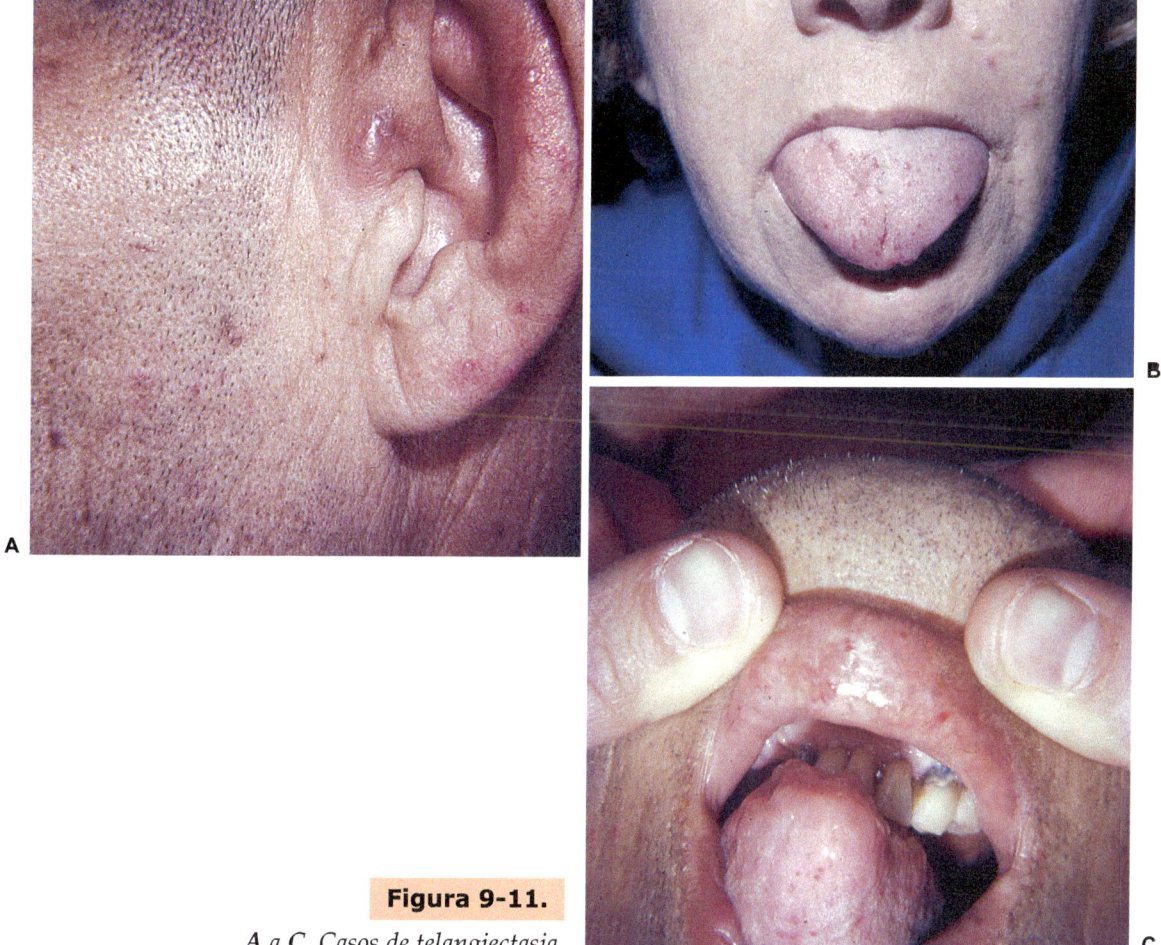

Figura 9-11.

A a C. Casos de telangiectasia.

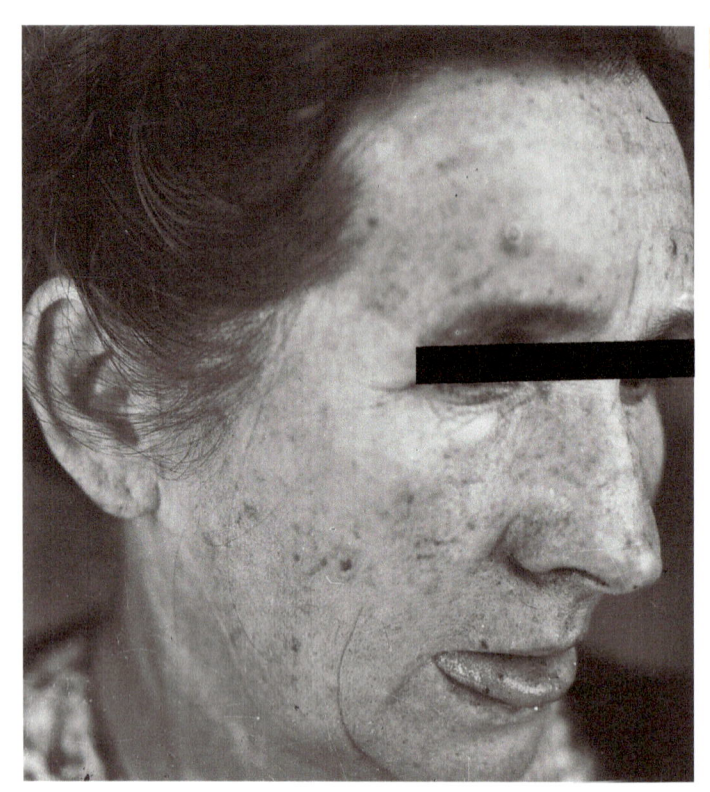

Figura 9-12.

Telangiectasia em adulto.

Figura 9-13.

*A e **B**. Telangiectasia nas mãos.*

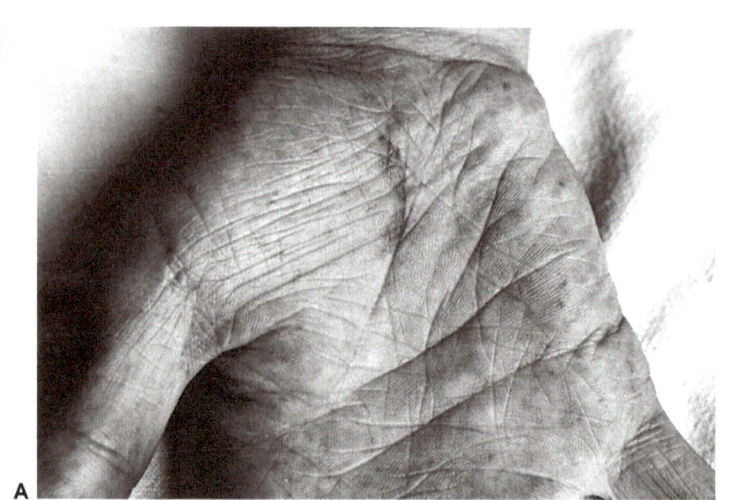

A

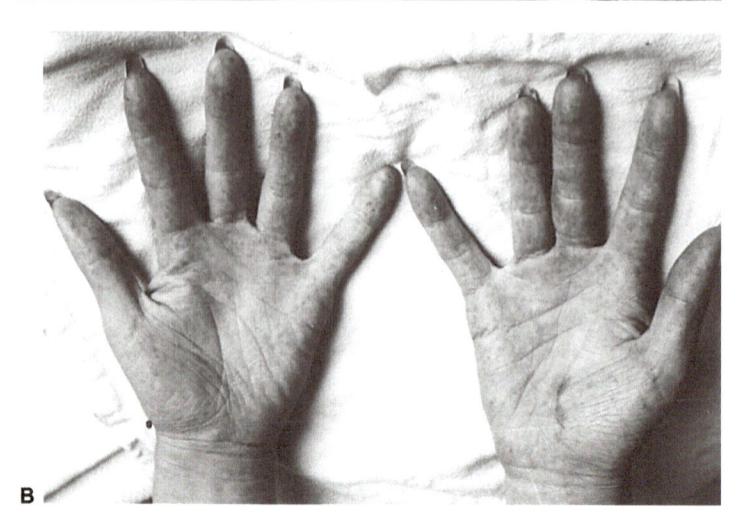

B

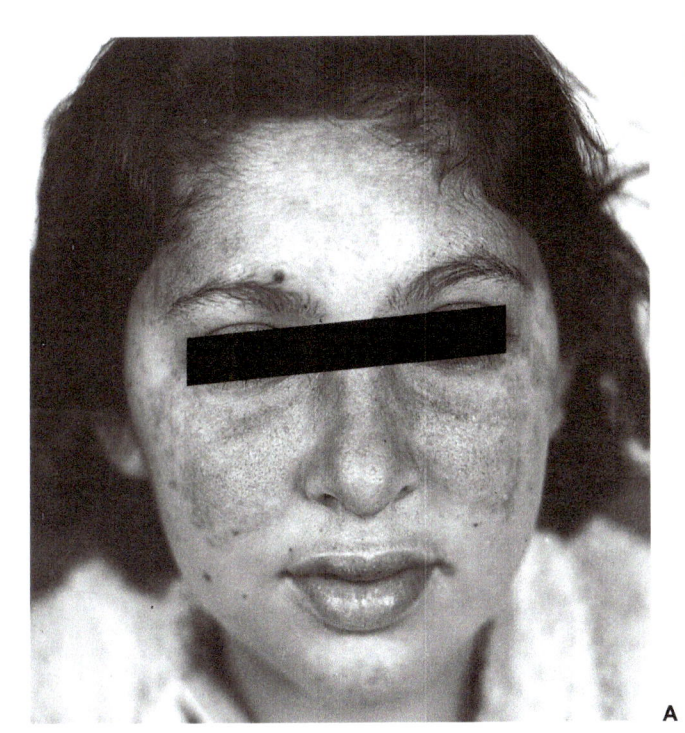

A

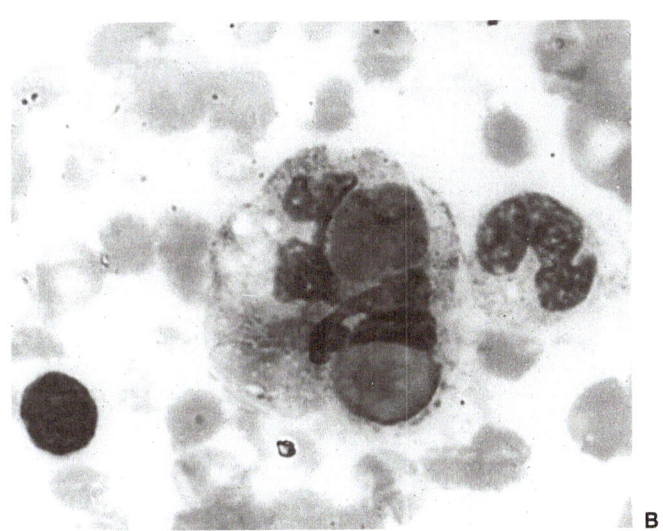

B

Figura 9-14.

A e B. Caso de lúpus eritematoso sistêmico com longo período evoluindo como PTI. Aparecimento de lesões no rosto tipo "asas de borboleta" e células de LE positivas no sangue (B) Leishman.

Figura 9-15.

Púrpura em membros inferiores (senil).

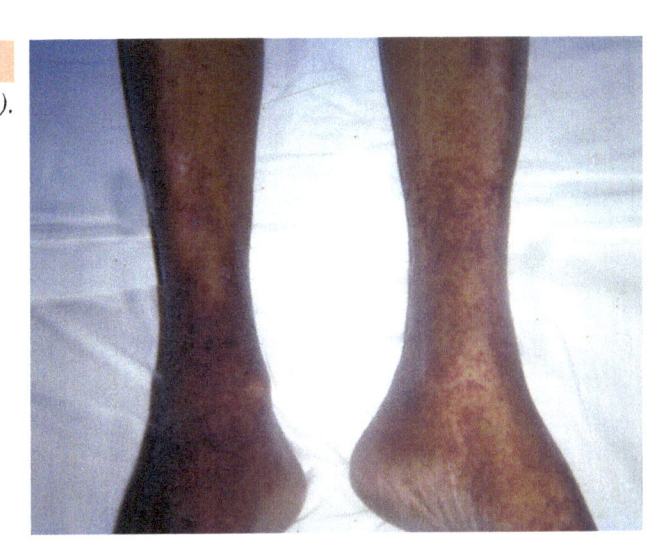

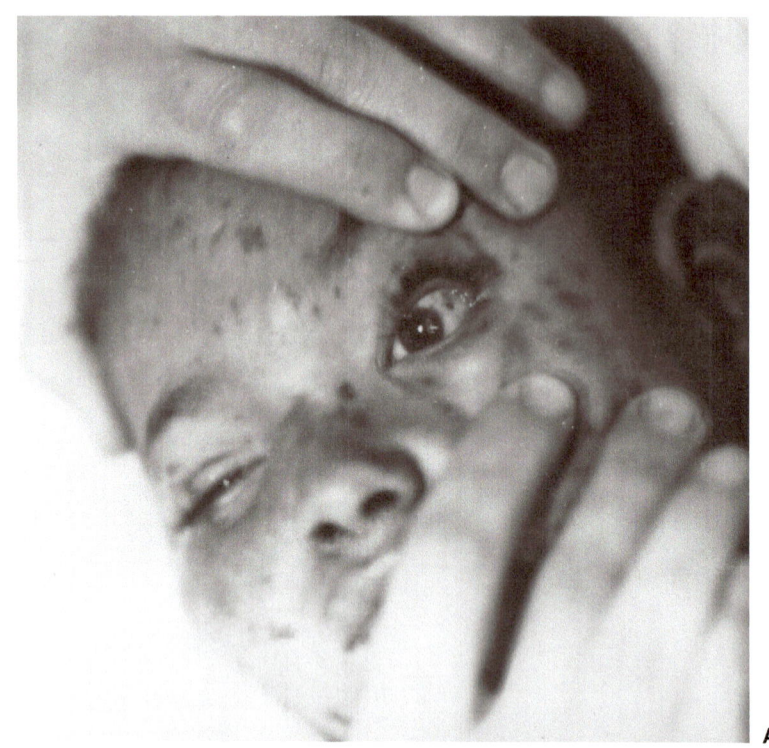

A

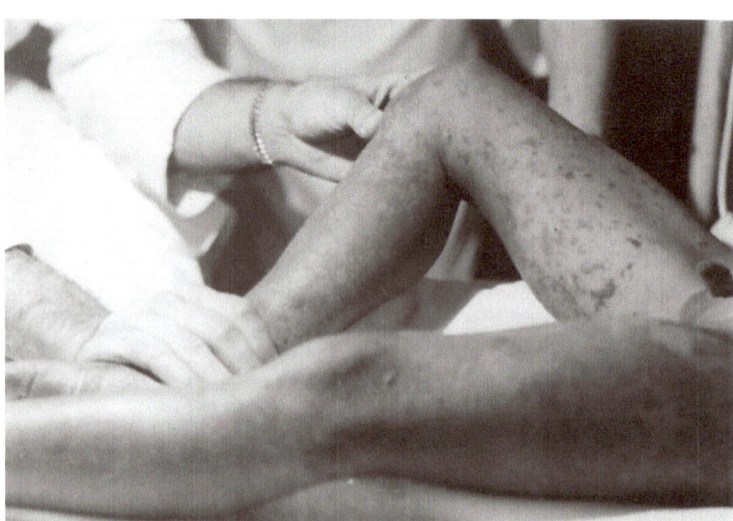

B

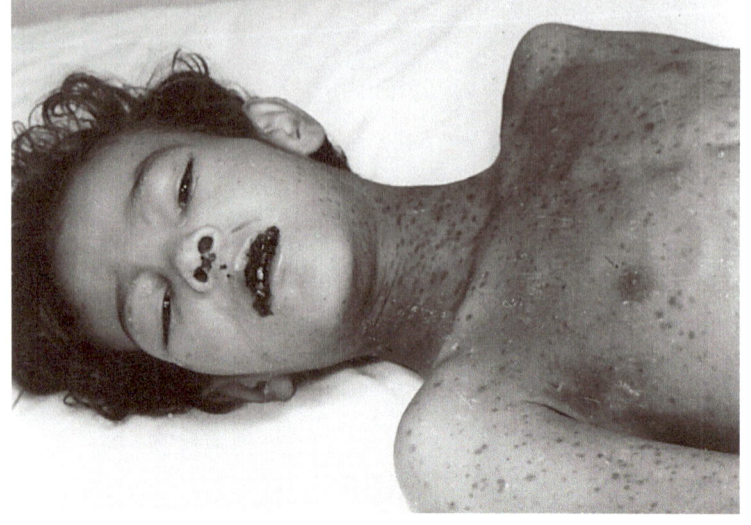

C

Figura 9-16.

A a C. Púrpuras infecciosas de evolução fatal (meningococcemia).

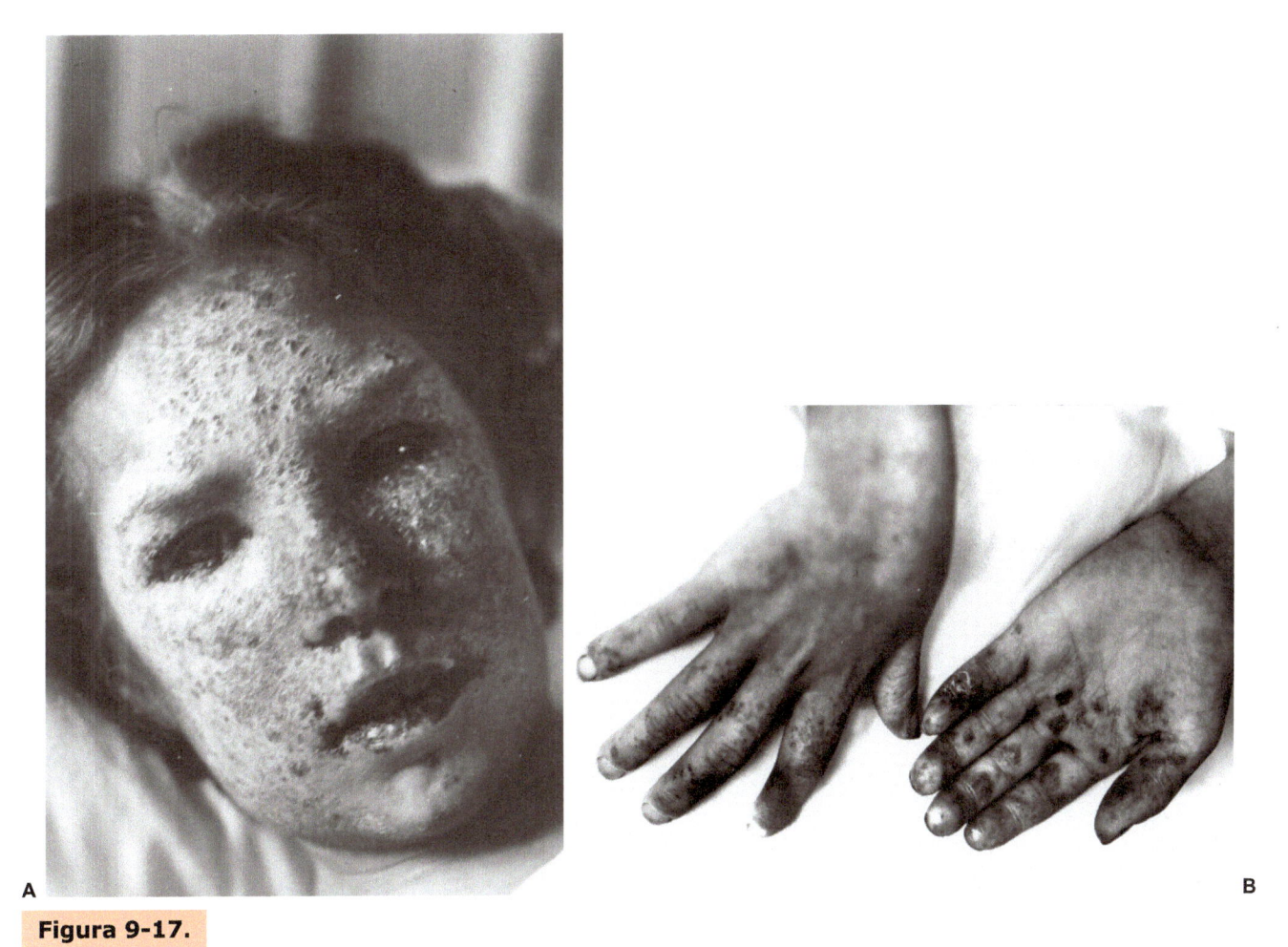

A

B

Figura 9-17.

A e B. Púrpura infecciosa de evolução aguda.

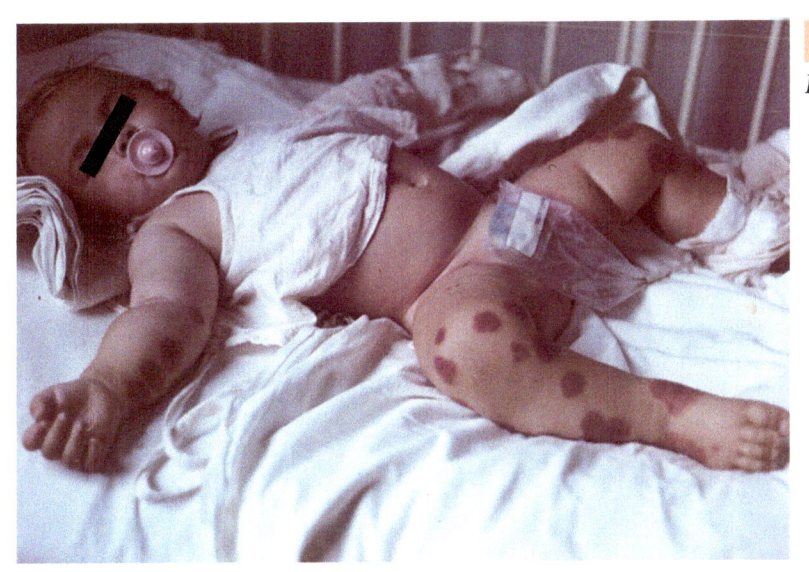

Figura 9-18.

Púrpura infecciosa em paciente de 12 meses.

Figura 9-19.

Púrpura de Henoch-Schönlein.

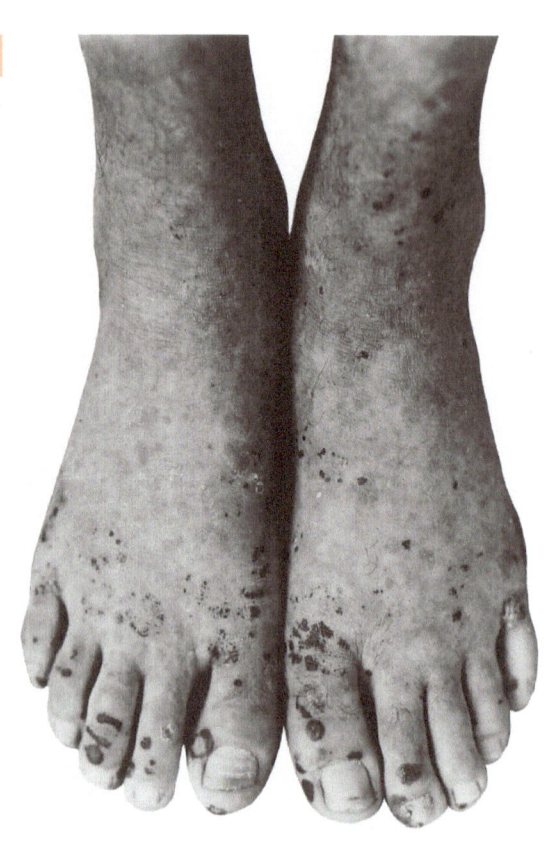

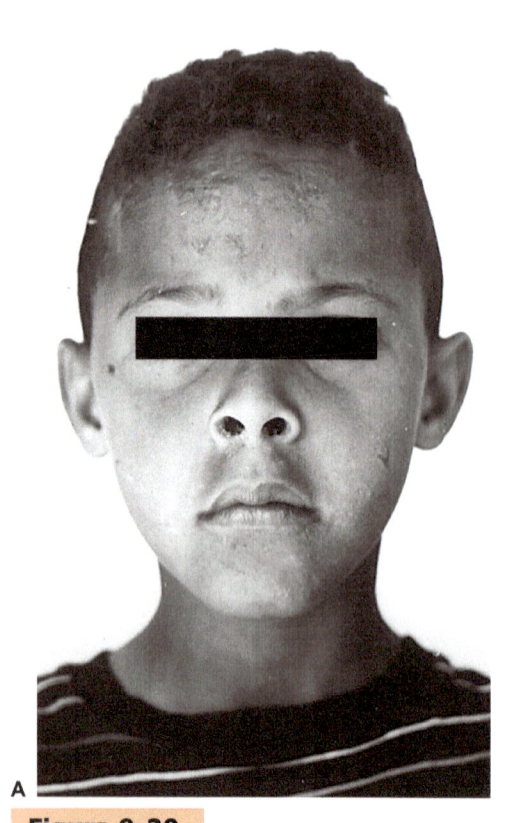

A

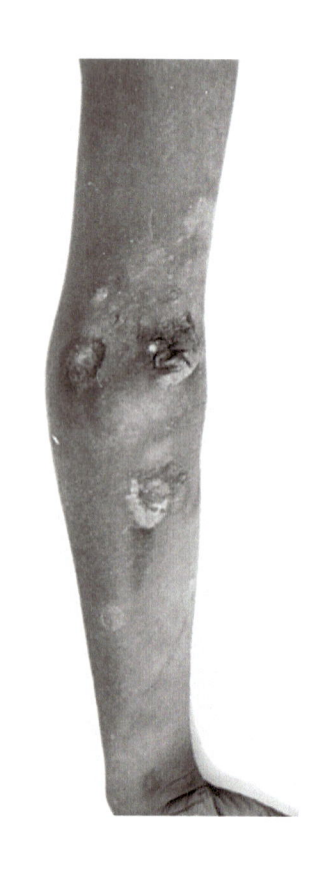

B

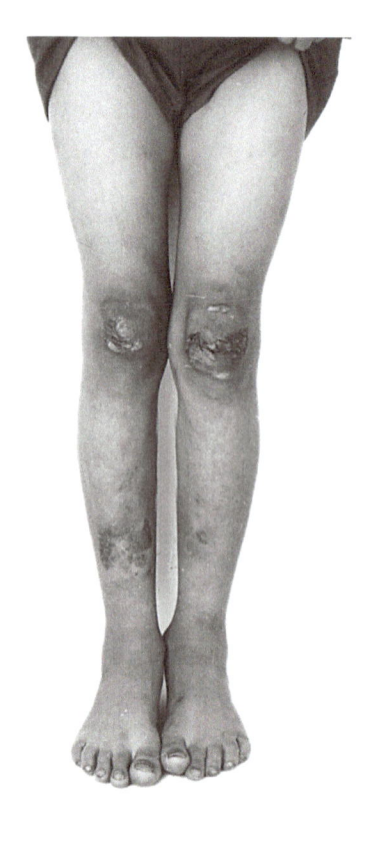

C

Figura 9-20.

A a C. Síndrome de Ehlers-Danlos.

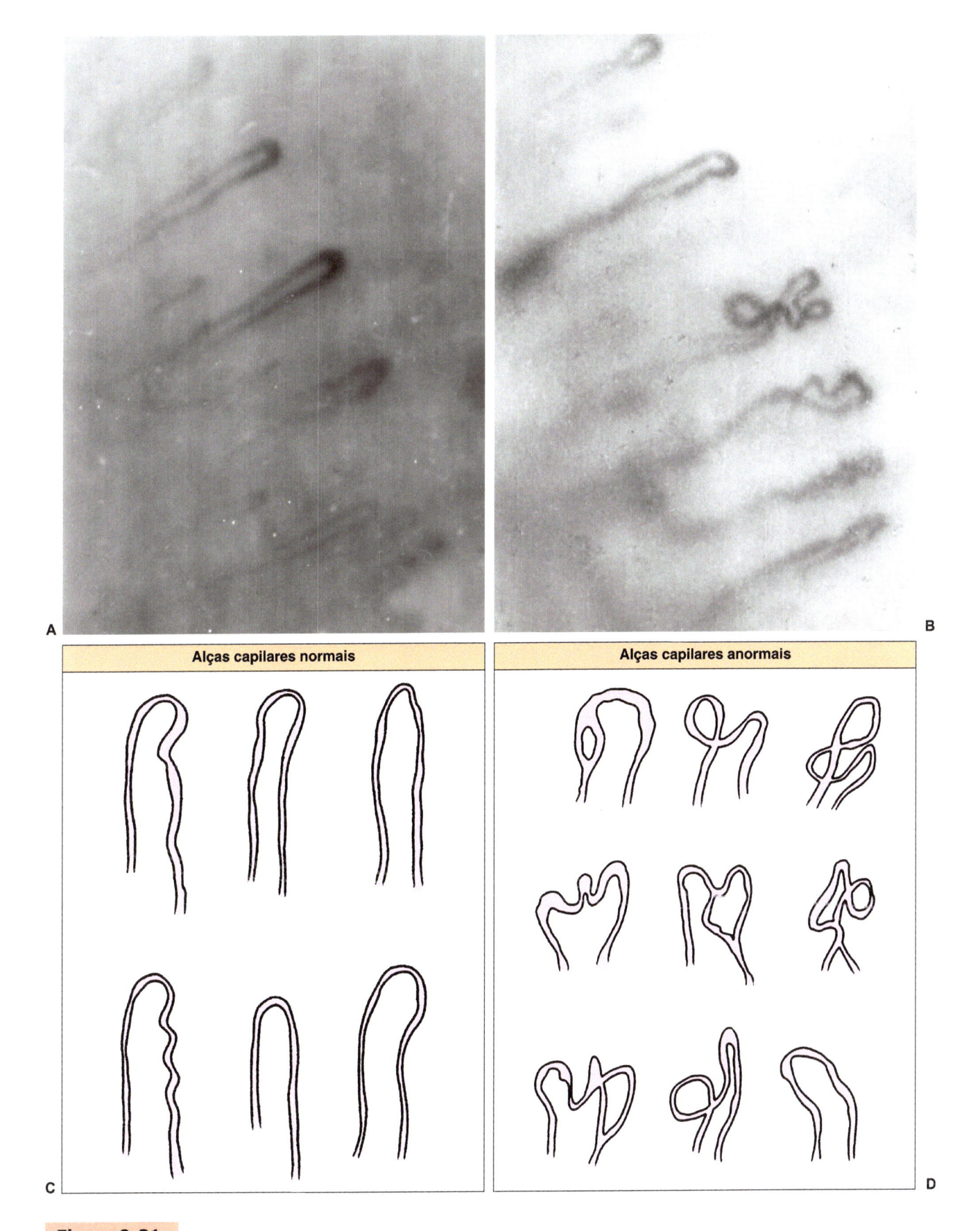

Figura 9-21.

A a D. Capilares normais e anormais. Cortesia da Profa. Therezinha Verrastro.

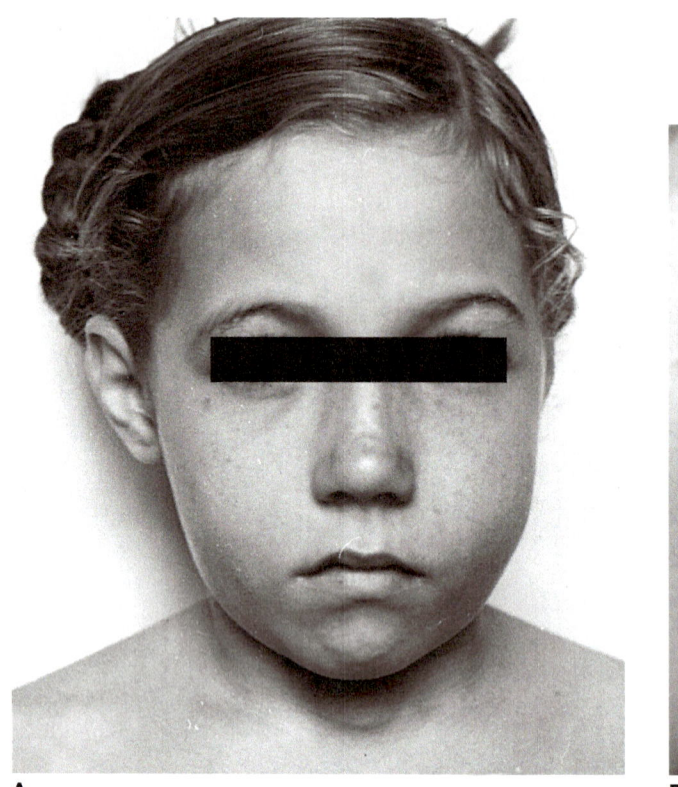

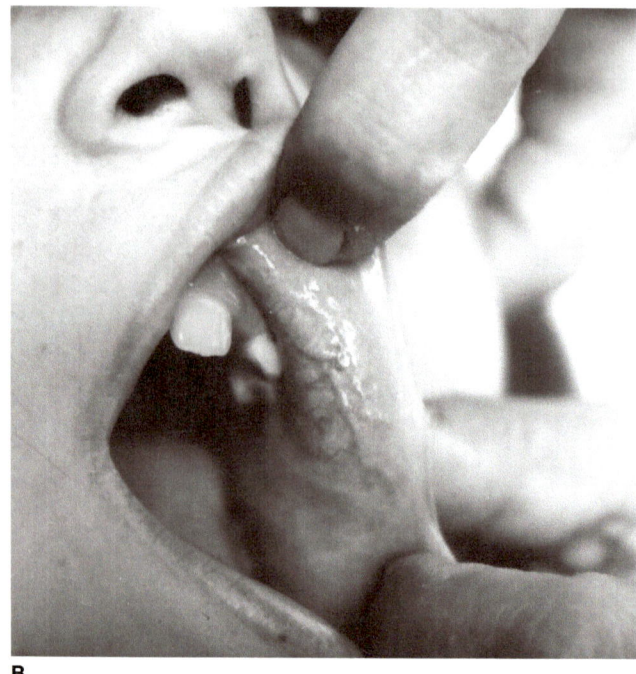

A

B

Figura 9-22.

A e B. Hemangioma da face.

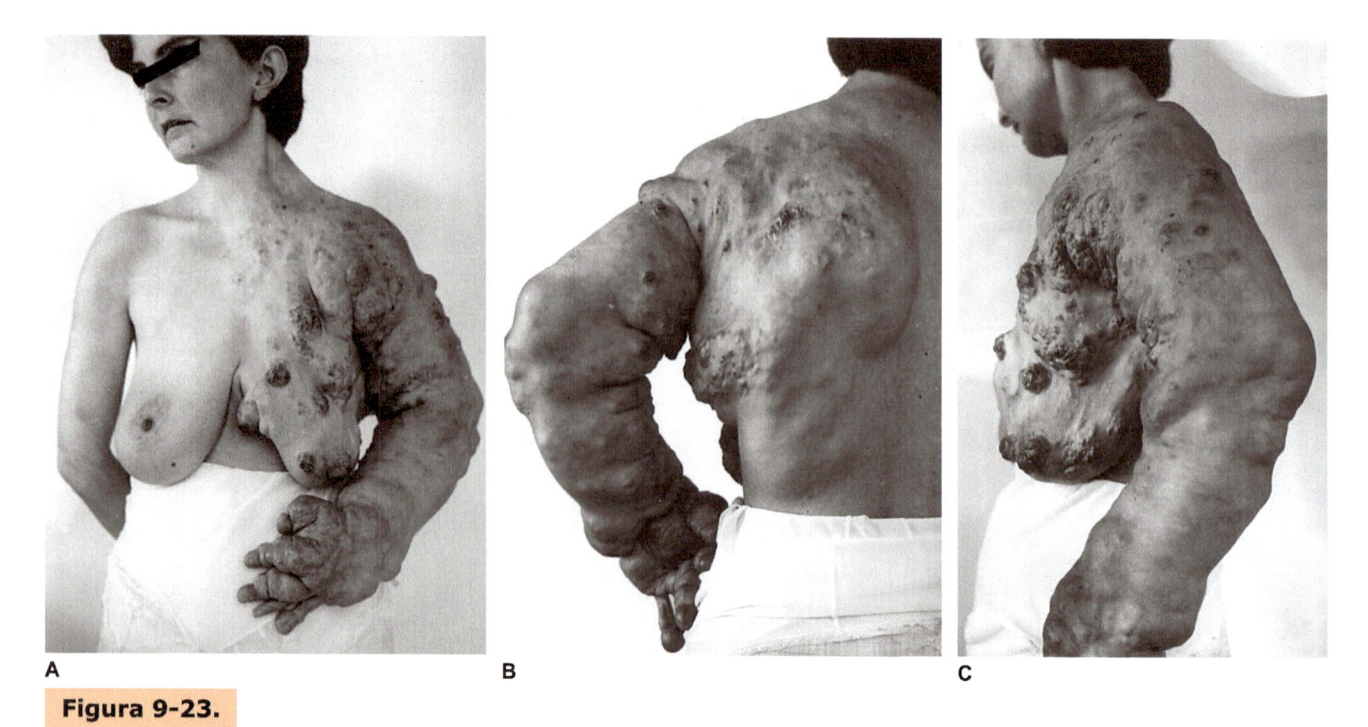

A   B   C

Figura 9-23.

A e C. Hemangioma cavernoso gigante com quadro de CIVD. Cortesia da Profa. Therezinha Verrastro.

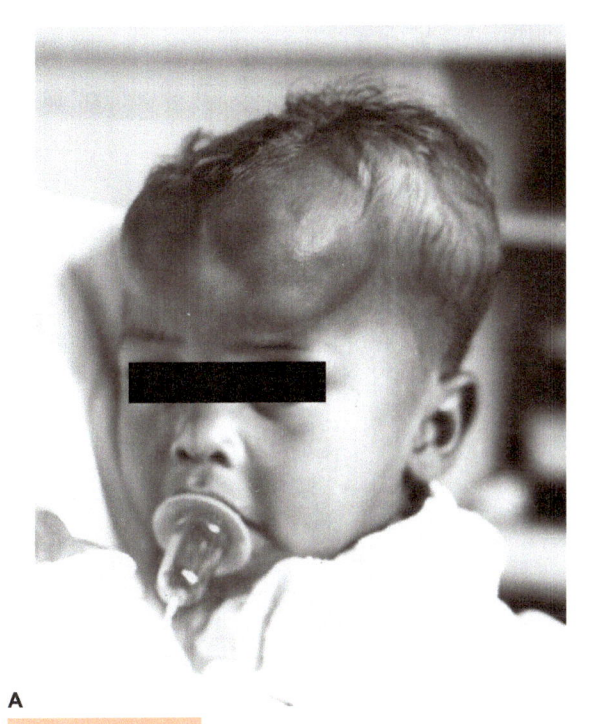
A

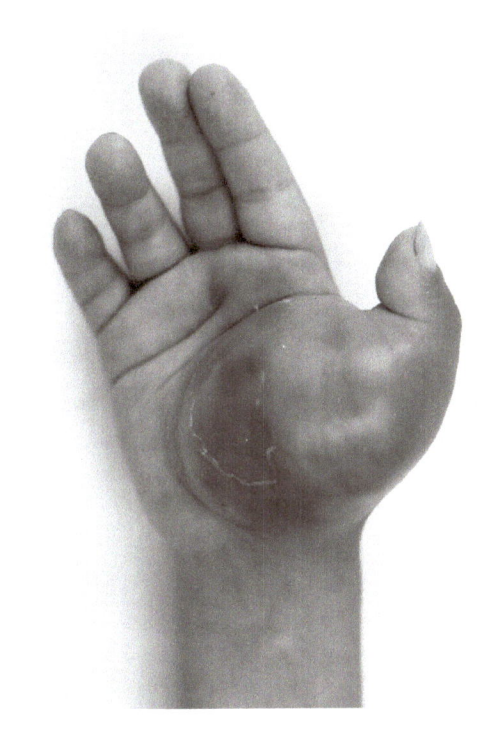
B

Figura 9-24.

A e B. Hemofilia em criança de 8 meses: hematomas.

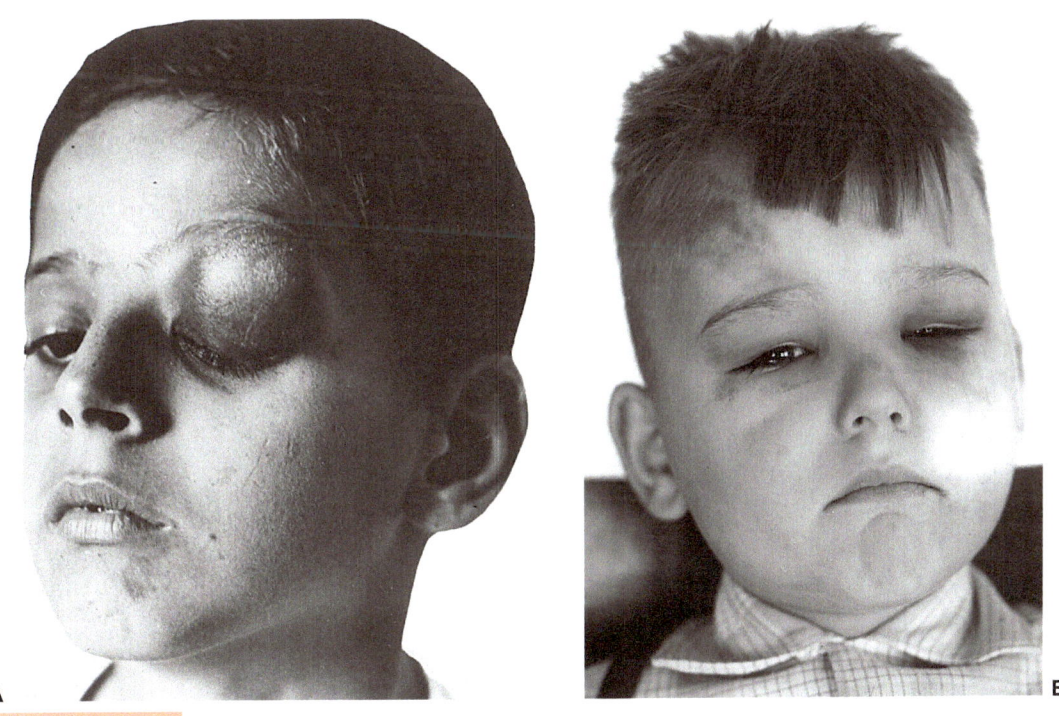
A

B

Figura 9-25.

Hemofilia. A. Deficiência de fator VIII. B. Deficiência de fator IX.

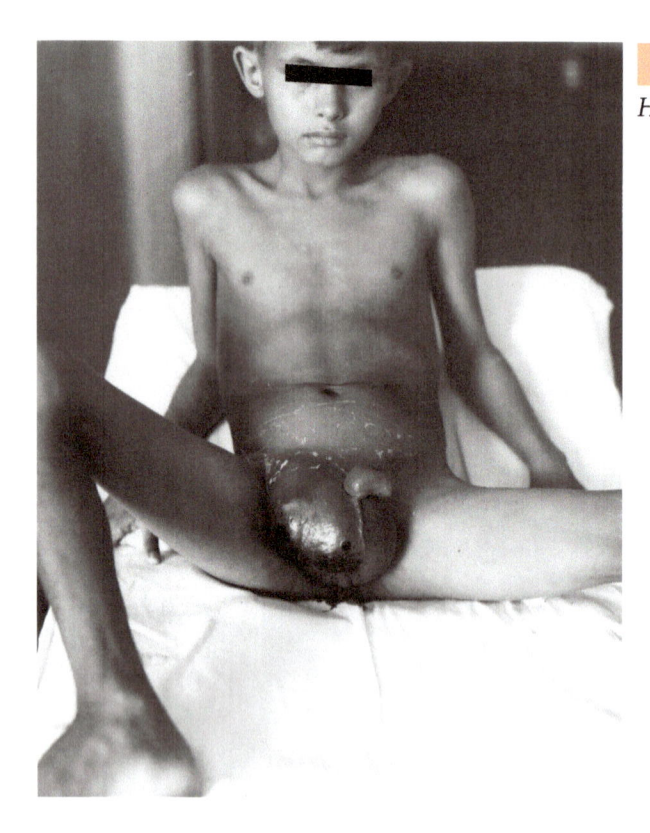

Figura 9-26.

Hemofilia: grande hematoma de escroto.

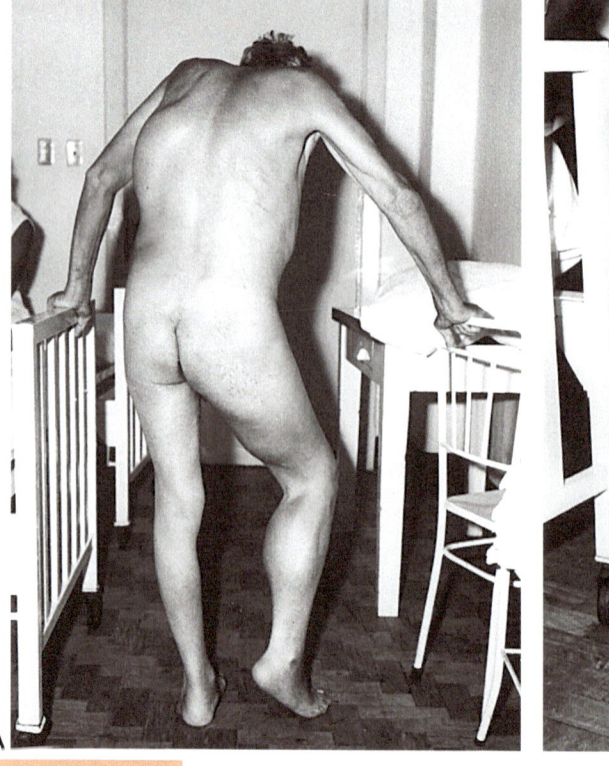
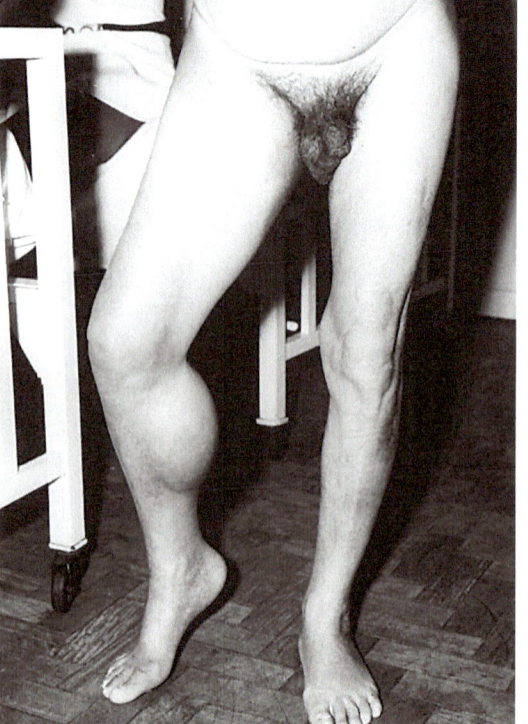

Figura 9-27.

Hematomas em paciente adulto, por deficiência de fator XIII.

Referências Fundamentais

Bachmann F. Plasminogen-plasmin enzyme system. *In*: Colman RW, Hirsh J, Marder VJ, Clowes AW, George JN (eds.). *Hemostasis and thrombosis. Basic principles and clinical practice*. 4 ed., Philadelphia: Lippincott, 2001: 275-320.

Fritsma GA. Thrombosis risk testing. *In*: Rodak BF. *Hematology. Clinical principles and applications*. 2 ed., Philadelphia, WB Saunders, 2002: 645-81.

Galley HF, Webster NR. Physiology of the endothelium. *Br J Anaesth* 2004; *93*:105-13.

George JN. Platelets. *Lancet* 2000; *355*:1.531-9.

Levi M. Current understanding of disseminated intravascular coagulation. *Br J Haematol* 2004; *124*: 567-76.

Nurden AT, Nurden P. Inherited defects of platelet function. *Rev Clin Exp Hematol* 2001; *5*:314-34.

Roberts HR, Hoffman M. Hemophilia and related conditions — inherited deficiencies of prothrombin (factor II), factor V, and factors VII to XII. *In*: Beutler E, Lichtman MA, Coller BS, Kipps TJ (eds.). *Hematology*. 5 ed., New York. McGraw-Hill, 1995: 1.413-39.

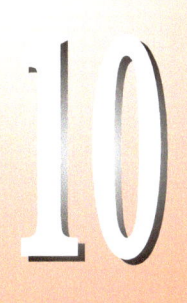

Métodos de Diagnóstico por Imagem em Hematologia

Mauro Miguel Daniel • Manoel de Souza Rocha

VISÃO GERAL DOS MÉTODOS DE DIAGNÓSTICO POR IMAGEM

A radiologia oferece hoje uma grande diversidade de métodos de diagnóstico por imagem, que têm ampla aplicação na avaliação das doenças hematológicas. A interação entre o hematologista e o radiologista na escolha do exame a ser feito e na interpretação dos seus resultados ante os dados do quadro clínico é a melhor maneira de usufruir desse moderno arsenal diagnóstico.

Mesmo com o desenvolvimento de novas metodologias, a radiologia convencional ainda desempenha um papel importante na avaliação de diversas condições clínicas hematológicas, especialmente no estudo do comprometimento ósseo, seja ele neoplásico, infeccioso ou reacional aos processos anêmicos. Embora a cintilografia óssea e a ressonância magnética (RM) permitam um estudo global de todos os segmentos ósseos, a alta definição espacial da radiologia convencional ainda permanece necessária, como o único método ou como referencial, quando da interpretação de exames mais complexos.

Outra área de atuação da radiologia convencional é na avaliação pulmonar, embora neste campo a tomografia computadorizada (TC) venha tendo uma participação cada vez maior. Freqüentemente, a radiografia convencional do tórax é também o primeiro método a diagnosticar uma massa mediastinal linfomatosa, devendo-se ressaltar, porém, a maior eficácia da TC na identificação e caracterização desses achados.

A ultra-sonografia (US) é um método de diagnóstico por imagem amplamente disponível no nosso meio, relativamente barato e de grande aplicação, particularmente no estudo das estruturas abdominais. A US permite identificar visceromegalias, às vezes reconhecendo lesões focais, e linfonodomegalias. O exame ultra-sonográfico, entretanto, pode ser prejudicado por distensão gasosa intestinal e também não avalia estruturas mais profundas com a mesma eficiência que a TC.

Outra área de atuação da US é no estudo de massas cervicais, determinando a sua natureza sólida ou cística, as relações com as estruturas vasculares e precisando a localização anatômica dentro dos compartimentos cervicais, o que facilita a determinação do órgão-sede da lesão. Essas massas cervicais podem ser puncionadas, utilizando-se a US para localizar o melhor ponto de biopsia.

A TC é o método de diagnóstico por imagem mais utilizado em oncologia na atualidade, podendo ser aplicado na avaliação de lesões em qualquer região do corpo.

O grande avanço da TC nos últimos anos foi o desenvolvimento da tecnologia da TC com múltiplos detectores (*multi-slice*), no qual o feixe de raio X atinge ao mesmo tempo múltiplas camadas de detectores. O sistema funciona como se tivéssemos múltiplos tomógrafos atuando simultaneamente, possibilitando obter imagens com menor espessura e em um tempo de aquisição menor. O resultado final é um conjunto de dados que pode ser processado para apresentar imagens em diferentes planos e com alta resolução espacial.

A TC é o método de diagnóstico por imagem mais utilizado no estadiamento das neoplasias linfoproliferativas, porém baseia-se apenas no tamanho do linfonodo para diagnosticar o seu acometimento neoplásico, utilizando-se um diâmetro de 1,0cm como o valor máximo da normalidade. O método tem, portanto, a limitação de não identificar linfonodos acometidos e que ainda estejam com dimensões normais, bem como não permite definir se o aumento linfonodal é de natureza neoplásica ou reacional. Por outro lado, a TC oferece imagens panorâmicas com alta resolução espacial, o que permite fácil comparação das dimensões dos linfonodos e dos demais órgãos durante a evolução das doenças hematológicas.

A ressonância magnética (RM) é o método de diagnóstico por imagem mais caro e com menor disponibilidade em nosso meio do que a TC, porém apresenta maior capacidade de detectar anormalidades em diversas estruturas, particularmente no sistema nervoso central (SNC) e nas estruturas esqueléticas.

Embora a TC possa ser utilizada para avaliação do SNC, a RM tem sensibilidade maior para detecção de processos neoplásicos e infecciosos. Isto também ocorre na avaliação do comprometimento medular ósseo. Nesta área, a RM compete com a cintilografia óssea, porém com maior definição anatômica.

Uma grande vantagem da RM consiste em suas imagens serem geradas sem o uso de radiação ionizante, como é o caso da TC.

O desenvolvimento da tomografia por emissão de pósitrons (PET) representa uma mudança conceitual na avaliação de neoplasias por métodos de diagnóstico por imagem. Durante décadas, os critérios utilizados para o diagnóstico por imagem têm sido alterações morfológicas e, fundamentalmente, de tamanho dos órgãos estudados. Com a PET a análise se transfere para o campo funcional.

Administra-se por via endovenosa um análogo da glicose, a 2-fluorine-18fluorodeoxiglicose. Esta substância se acumula em maior quantidade nas áreas com maior metabolismo, quais sejam as áreas neoplásicas ou infectadas. Uma única sessão analisa todo o corpo, o que possibilita inclusive a detecção de achados incidentais, por vezes relevantes clinicamente.

Isoladamente, as imagens de PET não apresentam grande definição anatômica, o que foi solucionado com a introdução da metodologia PET-TC, mais conhecida pela sigla em inglês "PET-CT". Nesse sistema são acoplados um tomógrafo computadorizado de múltiplas camadas de detectores a um equipamento de PET. Dessa forma são obtidas imagens de alta resolução anatômica (TC) quase que simultaneamente à obtenção de imagens funcionais da PET. Esses equipamentos mistos permitem a fusão desses dois grupos de imagem, possibilitando a precisa localização do ponto de maior atividade metabólica, com uma análise morfológica gerada pelas imagens de TC.

Uma das áreas de maior utilização da PET tem sido a avaliação de pacientes com linfomas. O método se aplica no estadiamento inicial dos diversos tipos de linfomas, permitindo a identificação dos comprometimentos linfonodal e extranodal.

Enquanto a TC estadia o comprometimento linfonodal dos linfomas, detectando aumento do diâmetro dos linfonodos, e, portanto, não diagnostica linfonodos acometidos, mas ainda de tamanho normal, a positividade do exame de PET não depende do tamanho do linfonodo, mas sim do aumento do consumo de glicose e, portanto, do seu análogo (FDG).

Algumas massas linfonodais linfomatosas não desaparecem totalmente após o tratamento, criando uma dificuldade clínica de determinar se a massa residual corresponde à doença ainda ativa ou apenas à fibrose. Pela TC e pela RM essa diferenciação é feita por controles evolutivos, que tentam determinar se a massa permanece estável, entendida então como resultante de fibrose, ou se aumentou de volume, o que indicaria doença em atividade.

A PET pode antecipar esse diagnóstico, pois as massas residuais fibróticas não apresentam concentração aumentada do FDG, enquanto os linfomas com atividade residual mostram atividade metabólica aumentada.

Alguns trabalhos têm mostrado que a PET pode ser usada ainda na avaliação prognóstica após a introdução do tratamento quimioterápico dos linfomas. Os casos que apresentam redução do metabolismo nas massas linfonodais já após o primeiro ciclo de quimioterapia têm maior taxa de remissão quando comparados com aqueles que não tiveram diminuição do metabolismo.

É sempre importante lembrar que a PET apresenta alta sensibilidade para detecção de áreas com metabolismo aumentado, porém em relação ao estadiamento de neoplasias podem ocorrer resultados falsos positivos da PET, particularmente relacionados com aumento do metabolismo decorrente de alterações inflamatórias e infecciosas. Destaca-se, nesse contexto, a necessidade de correlação com dados clínicos e de outros métodos de diagnóstico por imagem, especialmente a TC.

ASPECTOS RADIOLÓGICOS DE DOENÇAS HEMATOLÓGICAS

Anemia Falciforme

O fenômeno de falcização, que leva ao infarto ósseo e à osteonecrose, é responsável pelas principais alterações ósseas descritas na anemia falciforme. Essas alterações podem ser observadas na radiografia simples, já na faixa dos 6 meses aos 2 anos de idade, período em que pode ocorrer a *síndrome da mão-pé*, em que infartos nos pequenos ossos tubulares levam à substituição da medular óssea por tecido fibroso. Em torno dos 6 anos de idade, esses infartos passam a ocorrer na porção tubular dos ossos longos. O aspecto radiológico da fase aguda, acompanhada de dor, pode ser menos pronunciado, simulando uma osteomielite.

O infarto crônico aparecerá, ao raio X simples, como calcificações grosseiras na medular óssea e em órgãos parenquimatosos como o baço (Figs. 10-1 e 10-2). A necrose epifisária, mais comum na cabeça do fêmur e do úmero no adulto, só será notada no raio X em fase mais avançada (Fig. 10-3). Na radiografia de coluna vertebral, um achado caracterís-

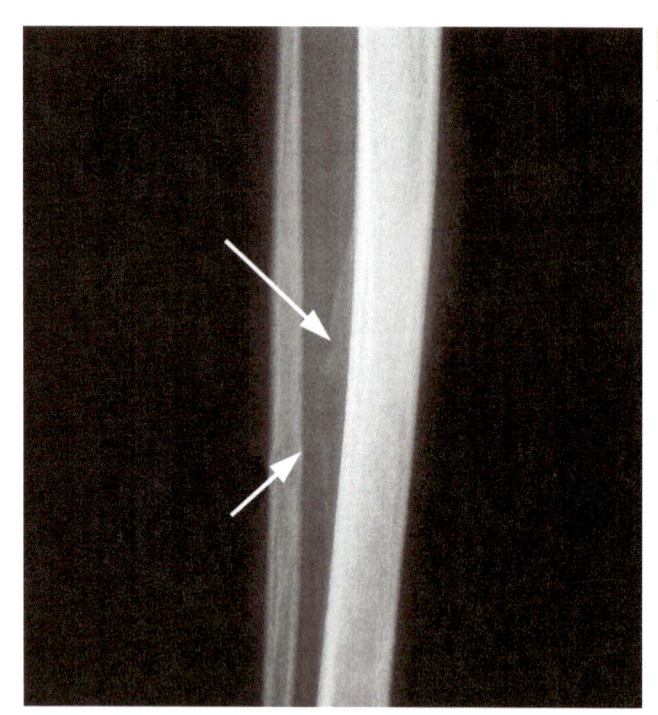

Figura 10-1.

Anemia falciforme. Raio X simples da perna. Observar reação e espessamento periosteal no terço médio da tíbia causado por sangramento local, simulando tumor.

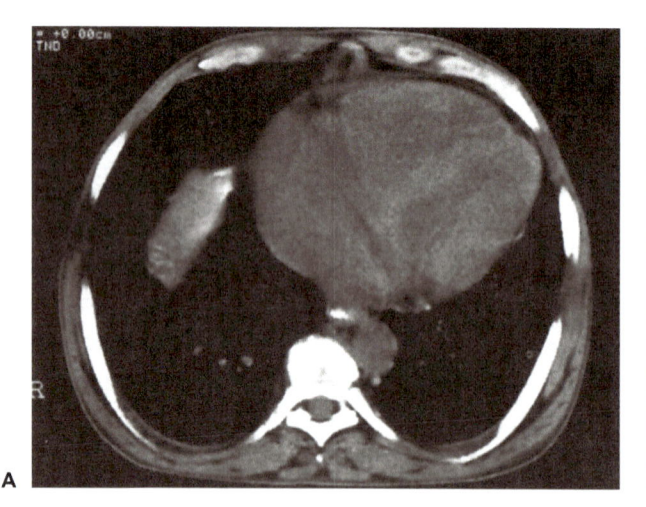

A

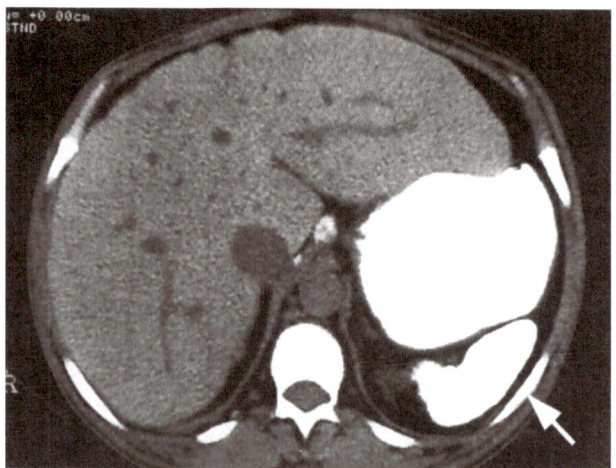

B

Figura 10-2.

*Anemia falciforme no adulto. TC do abdome com contraste oral: **A.** imagem ao nível da região torácica baixa. Cardiomegalia; **B.** imagem ao nível do fígado. Hepatomegalia e extensas calcificações esplênicas (seta); **C.** massa pré-sacral, provável foco de hematopoese extramedular (setas).*

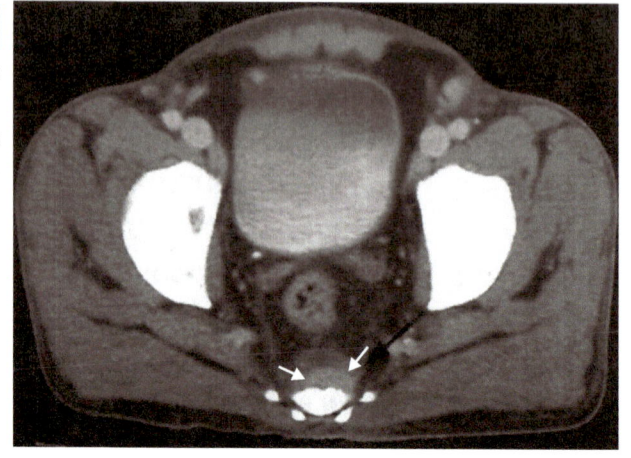

C

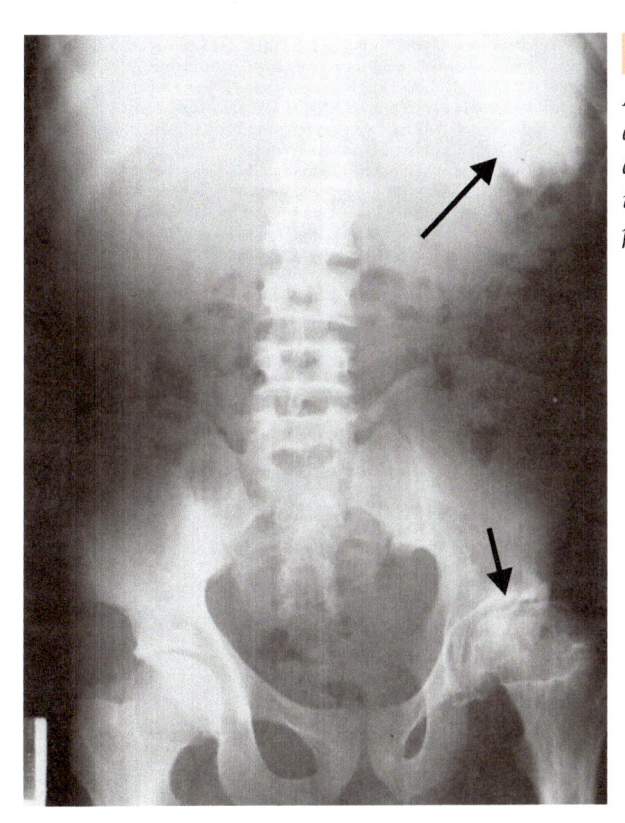

Figura 10-3.

Anemia falciforme. Radiografia simples do abdome. Notar imagem densa no hipocôndrio esquerdo desenhando a morfologia esplênica, dada por depósito de cálcio pós-infarto (seta maior). Importante irregularidade e deformidade da cabeça e do colo do fêmur esquerdo por necrose (seta menor).

tico da anemia falciforme é a chamada *vértebra em H*, em que se observa achatamento da porção central dos platôs vertebrais. A substituição da medula gordurosa por medula hemopoética e os focos de hemopoese extramedular não são identificados ao raio X simples.

Atualmente, a ressonância magnética é o método de escolha para a pesquisa de osteonecrose em fase aguda, identificando essas alterações ósseas muito mais precocemente do que o raio X. A distinção entre infarto agudo e crônico também é feita prontamente por esse método. A diferenciação entre o infarto agudo e a osteomielite (comumente observada nesses pacientes) torna-se mais problemática, pois as duas entidades podem apresentar as mesmas características de sinal. A RM identifica a substituição da medula óssea gordurosa por medula hemopoética nas anemias prolongadas, e por depósitos de ferro decorrentes de hemólise. A pesquisa de focos de hematopoese extramedular também pode ser feita por esse exame, identificando-se, nesses casos, massas paravertebrais com sinal heterogêneo.

O exame por cintilografia pode, precocemente, detectar osteonecrose e infarto ósseo, utilizando-se do tecnécio 99m. A cintilografia com gálio pode detectar focos de osteomielite, diagnóstico diferencial do infarto agudo à RM. Também a cintilografia com leucócitos marcados é um método interessante para confirmação de osteomielite.

Talassemia

As alterações radiológicas da talassemia decorrem, basicamente, da hiperplasia da medular óssea. Há destruição do trabeculado ósseo e afilamento da cortical, podendo haver rompimento da cortical óssea e formação de massas de hemopoese extramedular. Depósitos de ferro periarticulares e nos órgãos intra-abdominais também podem ocorrer.

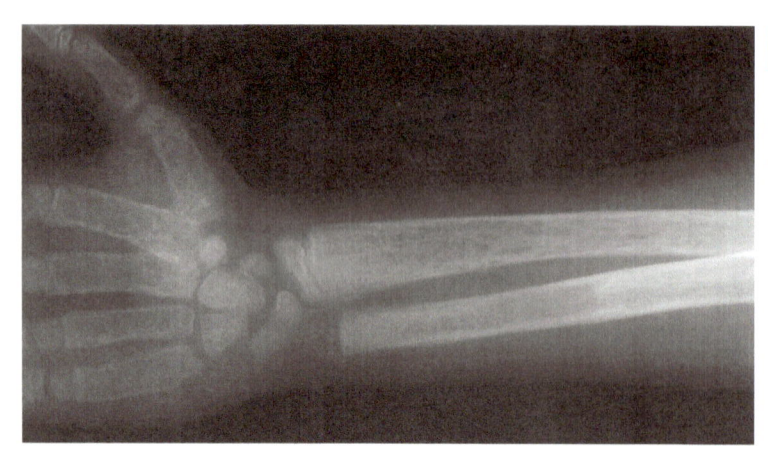

Figura 10-4.

Talassemia. A radiografia simples do punho mostra acentuada rarefação óssea e alargamento dos pequenos ossos longos metacárpicos.

O raio X simples é o primeiro método de escolha para avaliar as alterações ósseas da talassemia (Fig. 10-4). Um alargamento da porção diafisária dos pequenos ossos longos das mãos e pés pode ser encontrado na criança. Com o crescimento, a remodelação óssea devida à hiperplasia da medula acarreta deformidade dos ossos longos, com alargamento da região metaepifisária. Fraturas por osteoporose também podem ocorrer.

Na calota craniana, a hiperplasia da medular óssea e o conseqüente afilamento da tábua externa provocam o aspecto *em escova* (ver Fig. 10-8), que, caracteristicamente, poupa o osso occipital. O envolvimento dos ossos da face leva à má-oclusão dentária e à hipoplasia dos seios paranasais.

A tomografia computadorizada e a RM podem ser utilizadas na detecção e avaliação das massas de hematopoese extramedular, que se formam, principalmente, na região da coluna vertebral, seja paravertebral ou no interior do canal raquiano, bem como na pesquisa de depósitos de ferro nos órgãos abdominais (Figs. 10-5 a 10-7). A cintilografia também pode detectar esses focos de hematopoese extramedular.

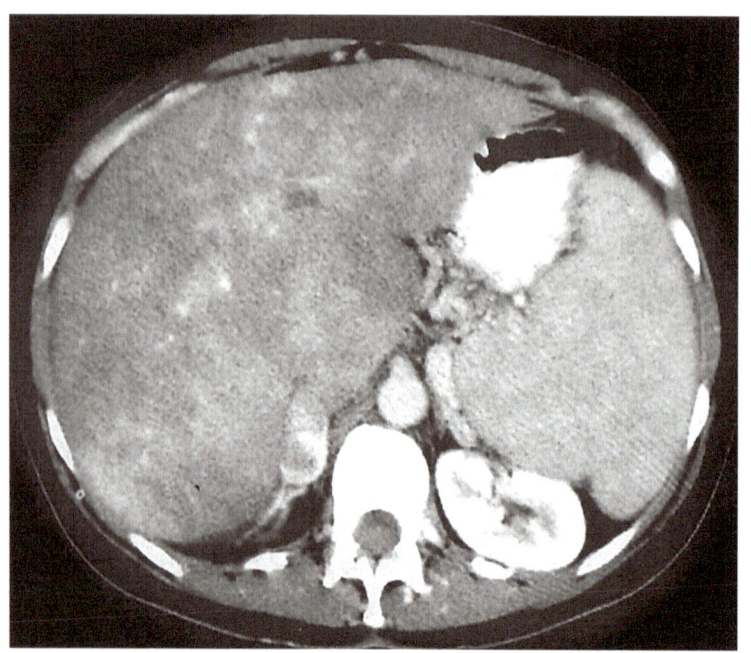

Figura 10-5.

Talassemia. A tomografia computadorizada do abdome com meio de contraste endovenoso e oral revela hepato e esplenomegalia e imagem hipoatenuante indicando trombose de ramo supra-hepático.

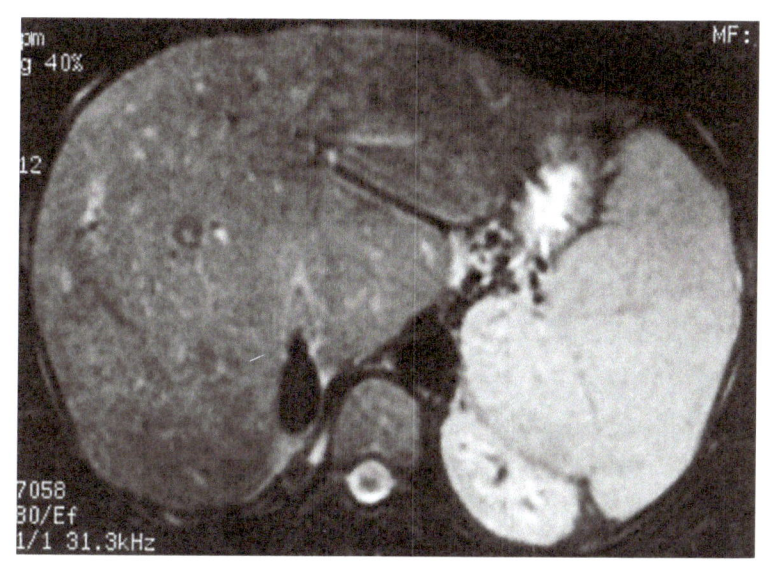

Figura 10-6.

Talassemia. Ressonância magnética: a imagem pesada em T2 (TR:7058/TE:80ms), FSE, mostra hepato e esplenomegalia.

Figura 10-7.

Talassemia. Ressonância magnética: a imagem coronal pesada em T2 (TR:8,8/TE:2ms; α = 20°), FGR, mostra que o contorno inferior do baço atinge a fossa ilíaca esquerda.

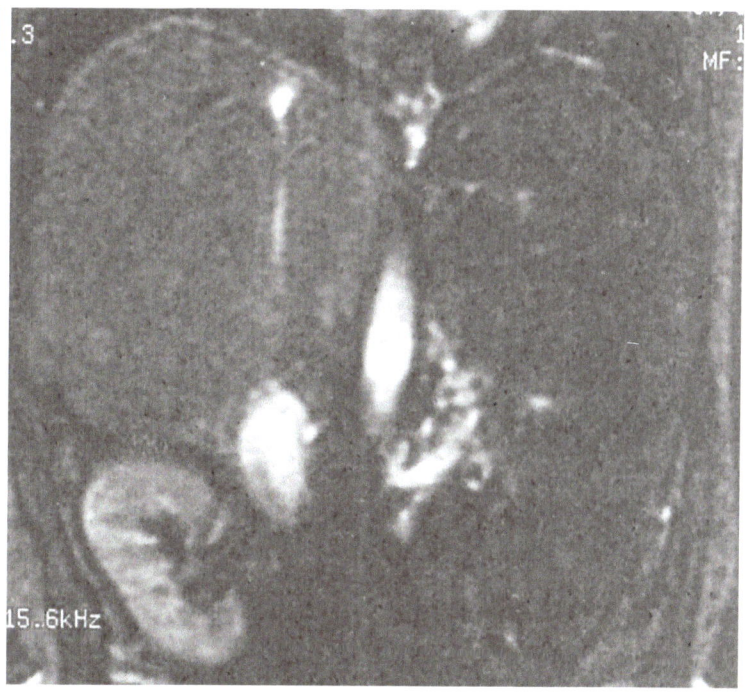

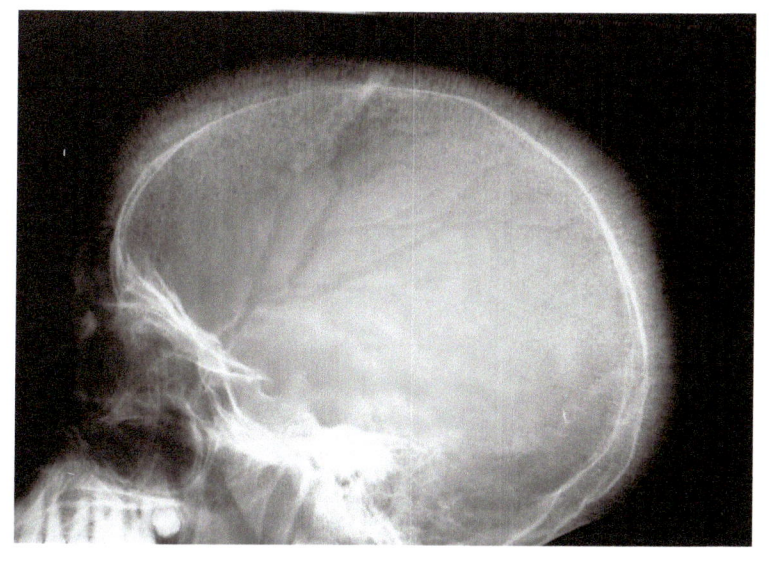

Figura 10-8.

Talassemia. Radiografia de crânio em perfil (crânio "em escova").

Linfomas

Os linfomas, por acometerem praticamente qualquer tecido ou órgão, têm apresentações bastante variadas. Descreveremos aqui os métodos de imagem mais indicados para sua avaliação, considerando os vários aparelhos separadamente.

O *acometimento ósseo* pode ser estudado através da cintilografia e da ressonância magnética. Áreas de captação anômala do radiofármaco à cintilografia direcionam o estudo pela RM. O tecido tumoral é encontrado como um foco de baixo sinal em meio ao alto sinal do tecido gorduroso da medula óssea à RM, na seqüência pesada em T1, na qual o tecido gorduroso aparece branco. Isso é mais evidente sobretudo em pacientes que sofreram radioterapia, na qual a substituição gordurosa da medular óssea é intensa, ou em pacientes idosos. Em crianças, a conversão de medula hematopoética em medula gordurosa ainda é pequena, dificultando a análise de infiltração tumoral da medula óssea. No comprometimento da coluna vertebral, por exemplo, é possível avaliar a extensão do tumor para o interior do canal vertebral e eventual compressão da medula espinhal ou saco dural (Fig. 10-9). Da mesma maneira, nos ossos longos a avaliação da extensão da lesão e do envolvimento de partes moles adjacentes se faz pela RM.

No *sistema nervoso central* (SNC), o linfoma pode simular vários outros tumores ou alguns processos inflamatórios. O comprometimento intracraniano pode ser avaliado tanto através da tomografia computadorizada quanto pela RM. Esta última tem como vantagem não empregar radiação ionizante e apresentar melhor contraste de partes moles, o que significa que a lesão será mais bem delimitada e mais bem definida com relação ao importante edema cerebral provocado por esse tipo de tumor (Fig. 10-10). A RM também é mais sensível na avaliação dos espaços meníngeos, tanto no crânio como na coluna vertebral. O comprometimento meníngeo pode simular meningites infecciosas como a meningite tuberculosa ou outras carcinomatoses.

O único método de imagem que possibilita a visibilidade direta da *medula espinhal* é a RM. Portanto, a análise de compressões medulares e seus efeitos sobre esse tecido nervoso só poderá ser feita através das imagens obtidas com esse método. A mielotomogra-

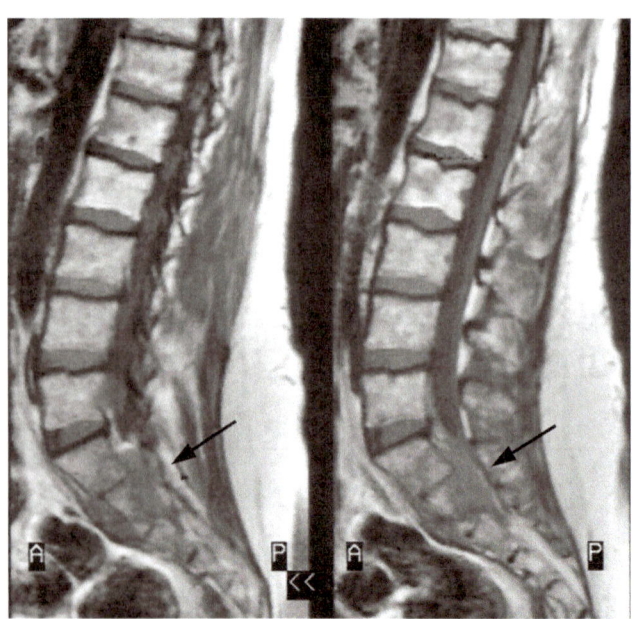

Figura 10-9.

Linfoma não-Hodgkin. Ressonância magnética com imagens pesadas em T1, com técnica de SE. Observam-se diversas áreas de baixo sinal na medula dos corpos vertebrais. Ao nível dos primeiros corpos vertebrais sacrais, nota-se comprometimento de partes moles pré-vertebrais com extensão para o interior do canal raquiano.

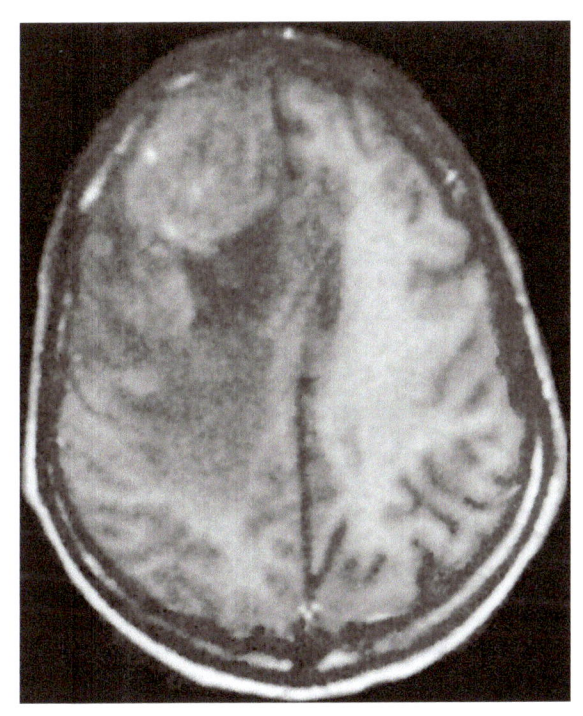

Figura 10-10.

Linfoma não-Hodgkin primário do encéfalo. Ressonância magnética com imagem axial T1 SE pós-contraste endovenoso. Paciente portador de SIDA em que se observa extensa lesão sólida heterogênea de maior sinal, envolta por acentuado edema perilesional de menor sinal em região frontal direita.

fia, exame no qual o meio de contraste é injetado no espaço liquórico, é um método alternativo na avaliação da compressão medular, particularmente em pacientes que não possam ser submetidos a um exame de RM.

Os linfomas *toracoabdominais*, seja pelo envolvimento de gânglios linfáticos, seja por comprometimento dos órgãos parenquimatosos ou vísceras ocas, devem ser estudados preferencialmente através da TC. Os tomógrafos mais modernos, helicoidais, e, mais recentemente os tomógrafos helicoidais *multi-slice*, são extremamente rápidos e a degradação da imagem pelos movimentos respiratórios dos pacientes, comum em idosos e crianças não-cooperativas e pacientes em mau estado geral, torna-se menos pronunciada. Uma desvantagem desse método está na utilização de meio de contraste venoso iodado, que pode provocar reações adversas de graus variados.

Os *pulmões* podem ser avaliados através de raio X simples em PA e perfil ou, preferencialmente, através da TC, exame muito mais sensível que o primeiro. Isso também é verdade na avaliação dos espaços pleurais na pesquisa de implantes sólidos ou derrames e, indiscutivelmente, na avaliação do mediastino à procura de linfadenomegalias (Figs. 10-11 e 10-12). A RM pode também ser utilizada na avaliação mediastinal em caso de dúvidas à TC, principalmente nos casos em que não se pode utilizar o meio de contraste iodado. A avaliação pulmonar através da RM é, em geral, bastante pobre.

Os *órgãos parenquimatosos do abdome superior* (fígado, pâncreas, baço, rins e adrenais) e o *retroperitônio* são bem avaliados através da TC, da RM e da ultra-sonografia. Aqui, mais uma vez, deve-se dar preferência à TC ou à RM. Isso é verdade principalmente no que se refere ao retroperitônio, região de acesso mais difícil para o ultra-sonografista, em especial nos pacientes obesos (Figs. 10-13 a 10-20). Nos últimos anos, houve aumento no número de exames de RM para avaliação do abdome, decorrente da melhora significativa na qualidade das imagens e da redução do tempo de cada seqüência. Hoje, portanto, a RM pode ser utilizada como método de exame rotineiro para avaliação dos órgãos parenquimatosos.

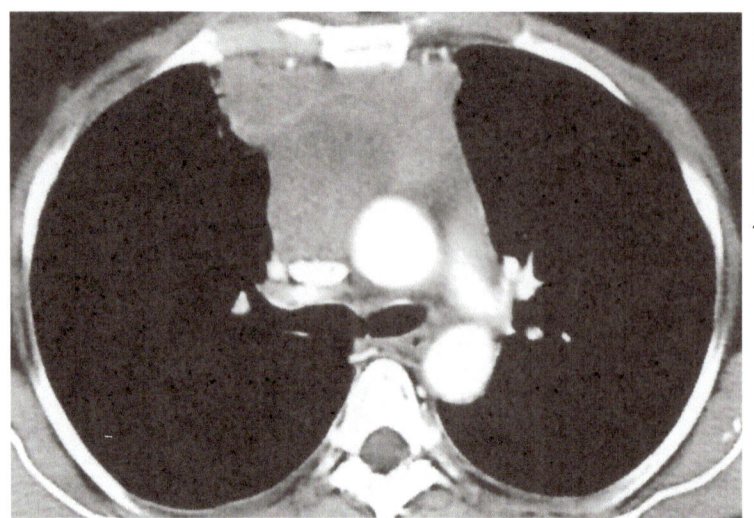

Figura 10-11.

Linfoma de Hodgkin. Tomografia computadorizada do tórax com contraste endovenoso, imagem axial ao nível do mediastino superior. Observam-se extensas adenomegalias formando conglomerados na região retroesternal.

Figura 10-12.

Linfoma de Hodgkin. Tomografia computadorizada do pescoço (mesmo caso da Fig. 10-11). Imagem axial ao nível da cartilagem cricóide. Nota-se ausência de contrastação da luz da veia jugular esquerda, caracterizando trombose (seta).

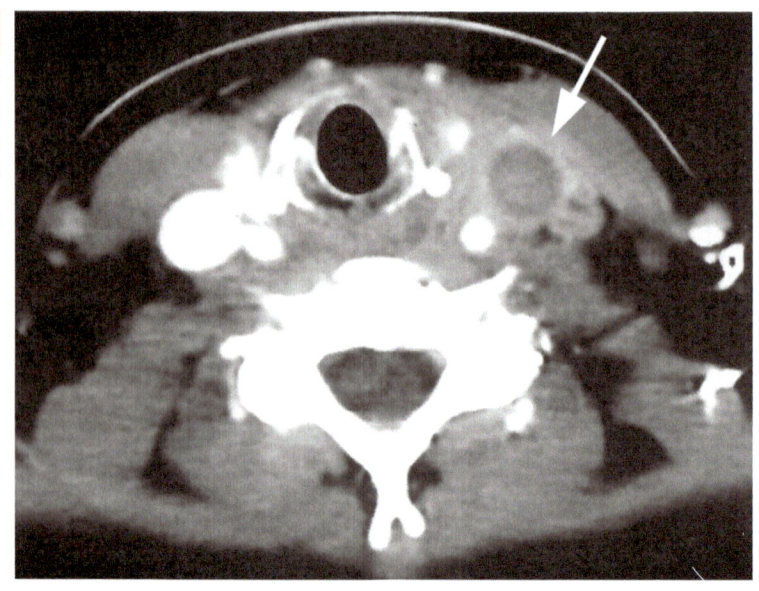

Figura 10-13.

Linfoma não-Hodgkin. Tomografia computadorizada do abdome. Múltiplos nódulos sólidos hepáticos.

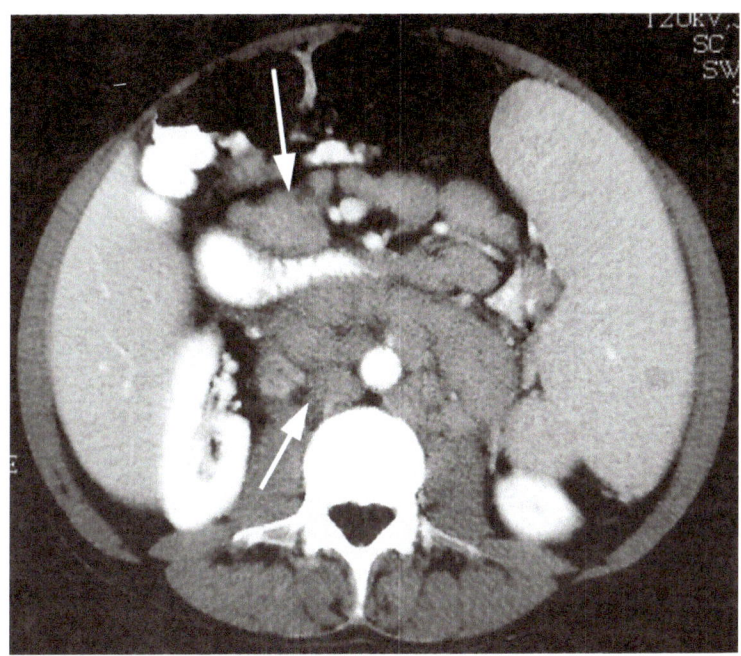

Figura 10-14.

Linfoma não-Hodgkin. Tomografia computadorizada do abdome com contrastes endovenoso e oral, imagem axial ao nível da borda inferior do fígado. Observa-se aumento das dimensões esplênicas no diâmetro ântero-posterior. Notar extensas adenomegalias retroperitoneais e na raiz do mesentério (setas).

Figura 10-15.

Linfoma. TC de abdome: massas em adrenais (setas).

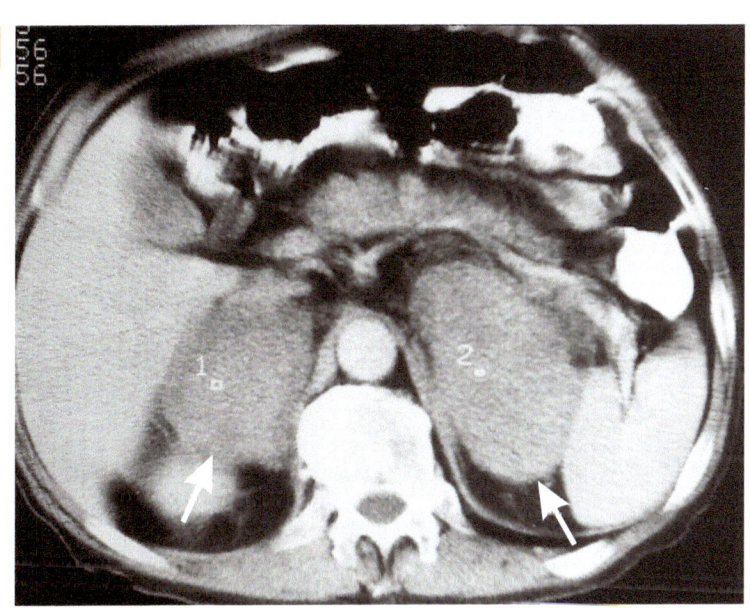

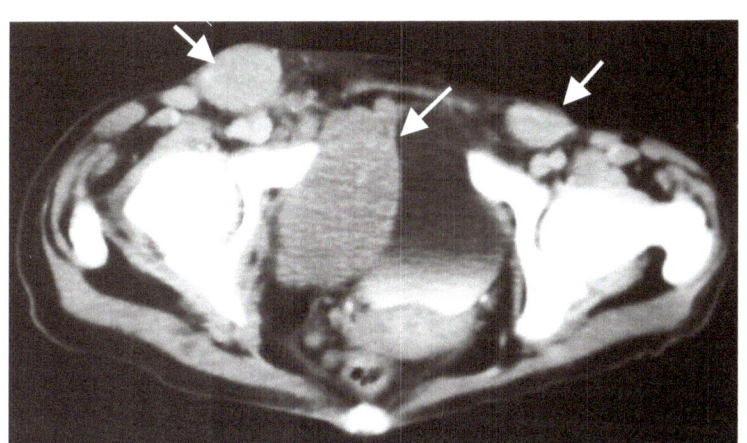

Figura 10-16.

Linfoma. TC da região pélvica: linfonodomegalias em cadeias obturatória e inguinais (setas).

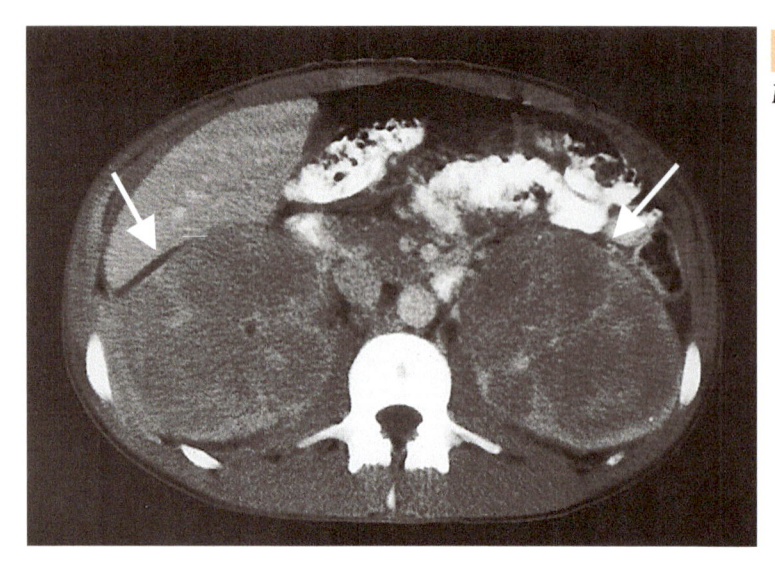

Figura 10-17.

Linfoma. TC do abdome: massas renais (setas).

Figura 10-18.

Linfoma. TC do abdome: múltiplos nódulos hepáticos.

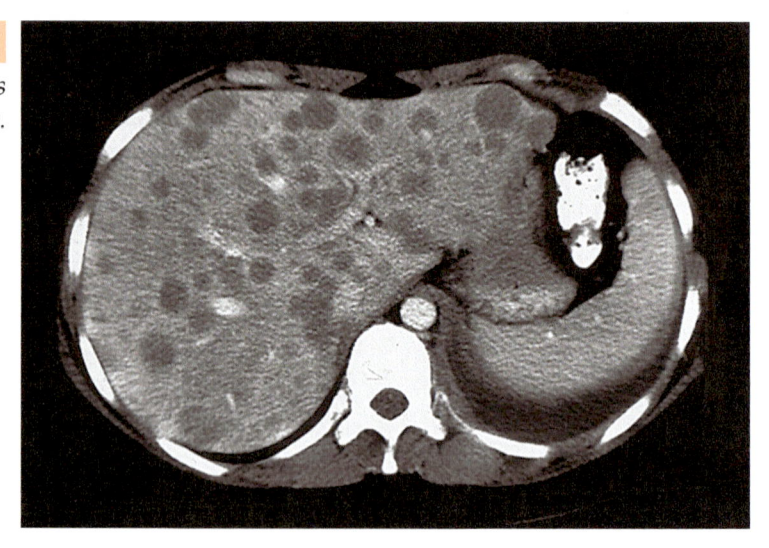

Figura 10-19.

Linfoma. TC do abdome: infiltração perirrenal (setas).

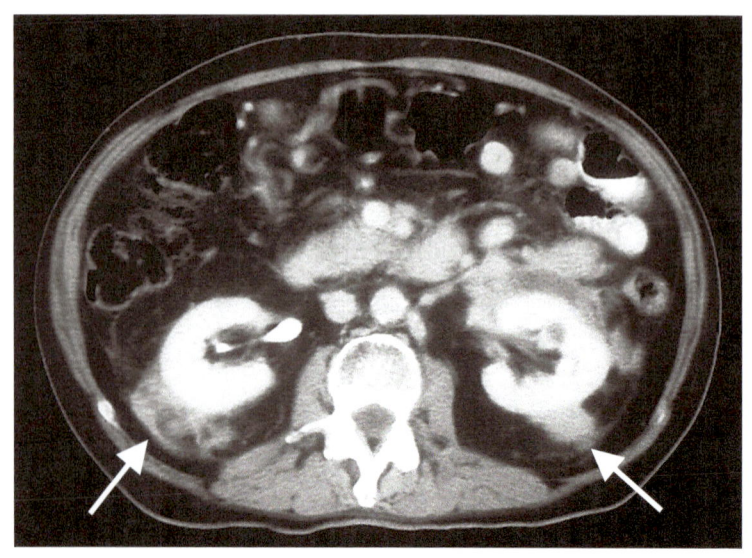

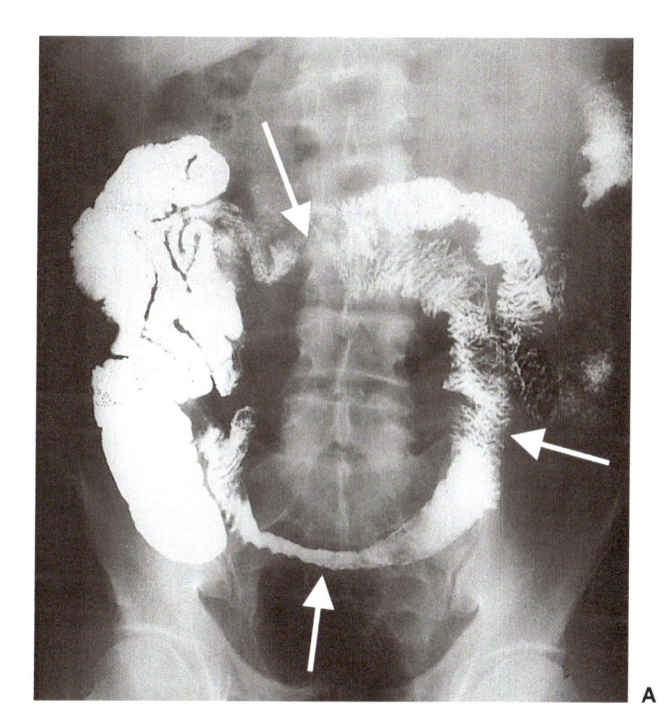

A

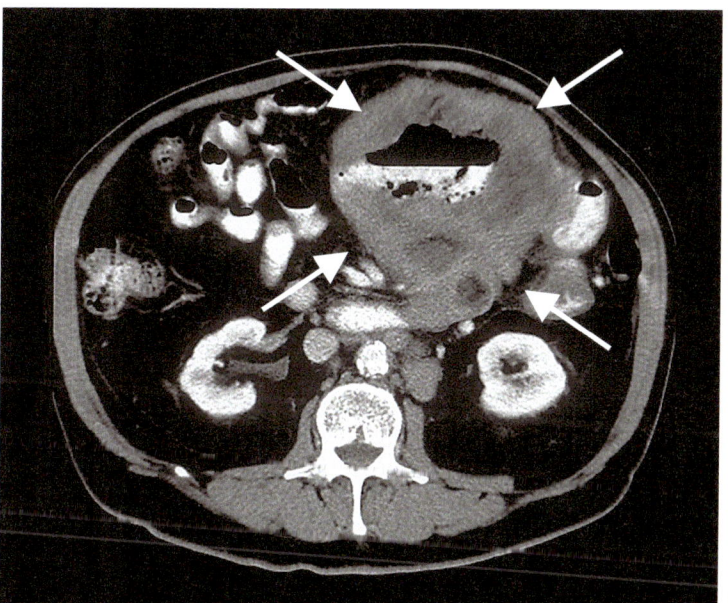

B

C

Figura 10-20.

*Linfoma. **A.** Trânsito intestinal com contraste baritado: infiltração da parede de alças delgadas e "efeito de massa" no meso/hipogástrico (setas). **B.** TC do abdome: massa intraperitoneal em comunicação com a luz intestinal. **C.** TC do abdome: massa obliterando parcialmente a luz do ceco-ascendente.*

A avaliação das vísceras ocas pode ser feita pelas radiografias contrastadas por bário ou pela tomografia computadorizada. A pelve também pode ser estudada através dos três métodos de investigação.

Radiografia simples vai mostrar grandes lesões ósseas (Fig. 10-21) que podem ser maiores à RM dada a maior sensibilidade desse método (Fig. 10-22). Devemos salientar que o útero e os anexos são atualmente estudados preferencialmente pela US, inclusive com avaliação transvaginal. Já o estadiamento em busca de linfonodos deve ser realizado de preferência através da TC ou da RM.

Cabeça e *pescoço* são locais prediletos de linfoma. Região de complicada anatomia, a escolha do método de exame ideal recai sobre a TC e a RM. Detalhes de comprometimento ósseo são avaliados com mais precisão pela TC, que possibilita a visualização de um possível alargamento dos forâmens da base do crânio e lesões da cortical óssea (por exemplo, da região mandibular). A RM, devido ao melhor contraste de partes moles, é su-

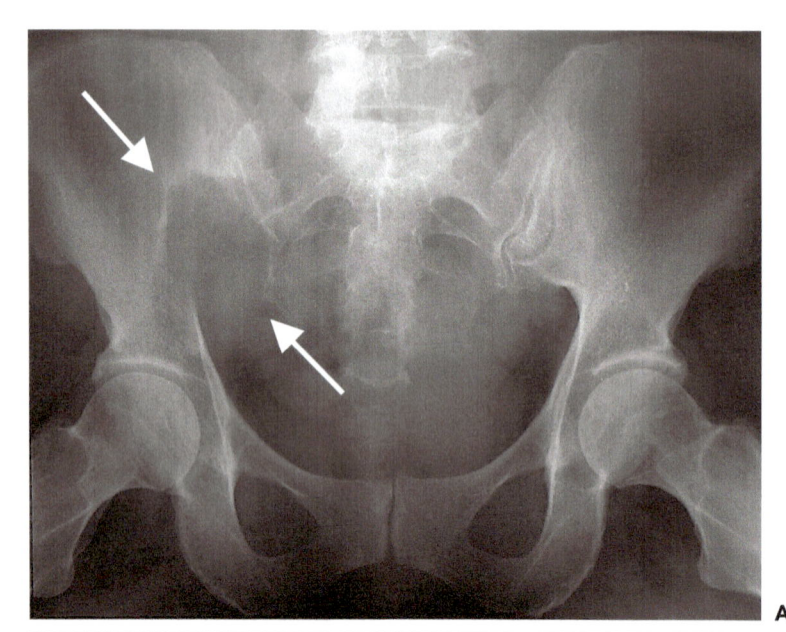

A

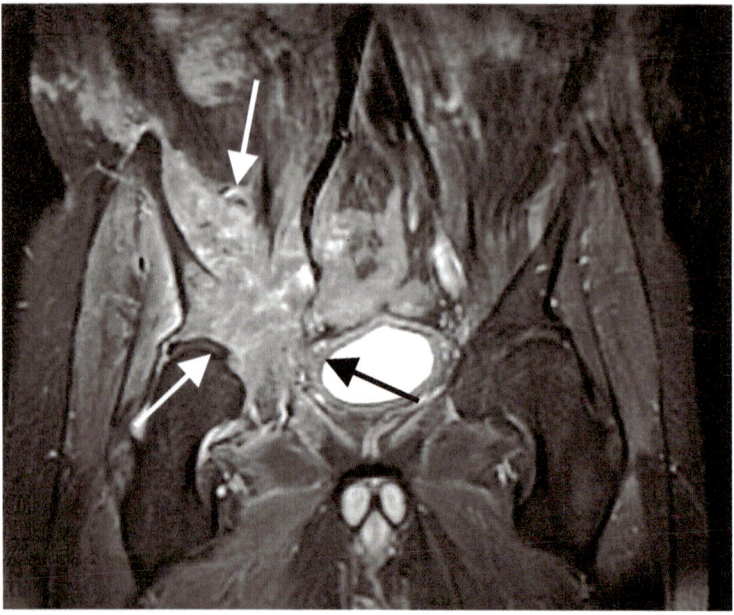

B

Figura 10-21.

*Linfoma. **A.** Radiografia da bacia: lesão lítica no ilíaco direito (setas). **B.** Ressonância magnética: imagem coronal mostra lesão "maior" que no RX convencional (setas).*

perior à TC na avaliação da extensão tumoral, da diferenciação com processos inflamatórios adjacentes, na documentação de eventuais retenções de líquido nos seios da face e na comprovação de extensão tumoral para a medula óssea. A infiltração do tumor para a região intracraniana por contigüidade através dos pares cranianos, principalmente o V e o VII, é primeiramente identificada à RM, mesmo antes do alargamento dos forâmens correspondentes.

A pesquisa de adenomegalias cervicais pode ser feita pela TC, pela RM ou ainda pela US (Figs. 10-22 e 10-23). Este último método apresenta sensibilidade bastante alta e especificidade baixa, resultando em menor efetividade na pesquisa de linfonodos cervicais comprometidos, quando comparado aos outros métodos. A efetividade da TC e da RM é

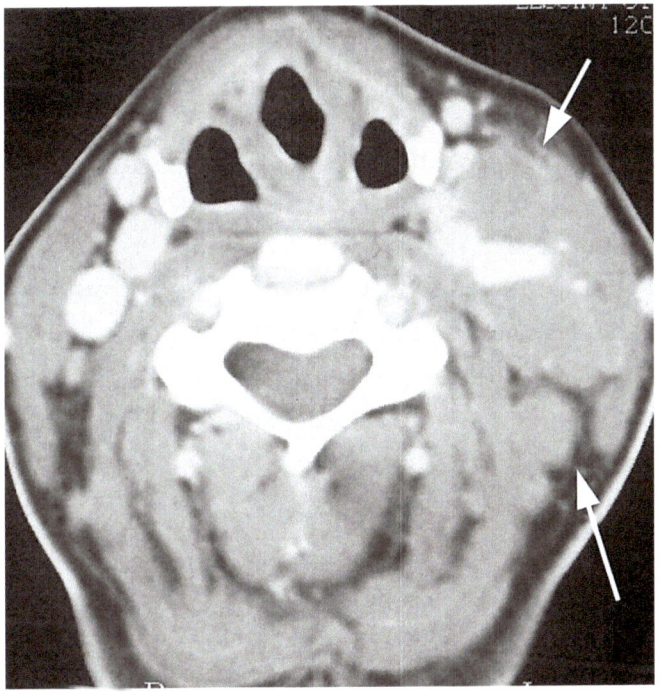

Figura 10-22.

Linfoma não-Hodgkin. Tomografia computadorizada do pescoço, imagem axial pós-contraste endovenoso. Notar adenomegalias à esquerda.

Figura 10-23.

Linfoma. TC de pescoço. Linfonodomegalias (setas).

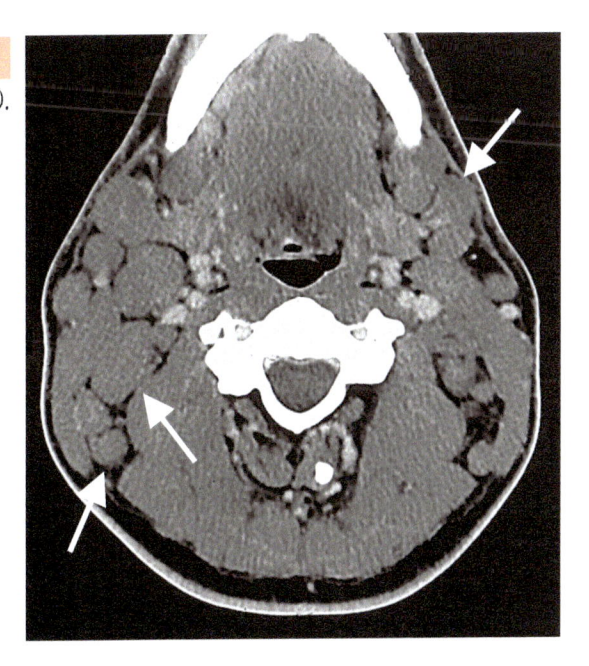

semelhante, com ligeira vantagem para a TC, e é apenas superada pela US associada à biopsia por agulha fina, exame com especificidade de virtualmente 100%. Porém, a avaliação anatomopatológica desse material é difícil e requer pessoal especialmente treinado, e dificilmente o paciente suporta mais que duas ou três punções cervicais para colheita de material, o que inviabiliza estudo de todos os linfonodos encontrados à US.

A tomografia por emissão de pósitrons (PET), com a utilização de glicose marcada (18-*fluorine-fluorodeoxiglicose* — FDG), é um método de exame que pode mapear o corpo inteiro na pesquisa de infiltração pelo linfoma tanto ganglionar como extraganglionar. Alguns estudos indicam maior sensibilidade da PET comparando-a com a TC na detecção da doença extraganglionar.

Single photon emition computed tomography (SPECT) com uso de gálio-67 foi o primeiro método de exame de imagem de avaliação metabólica de uma lesão. O método se mostrou particularmente eficaz para avaliação de massas mediastinais. O fato de este radiofármaco se concentrar nas alças intestinais acaba por prejudicar a análise de um eventual comprometimento abdominal.

A cintilografia com 99mTc pode avaliar a medula óssea, porém, a baixa captação desse colóide nas células reticuloendoteliais da medula óssea relativamente à captação do fígado e do baço dificulta a interpretação desse exame.

RM de corpo inteiro é uma maneira interessante de detectar lesões metastáticas na medula óssea. Trata-se de um exame de RM normal, porém faz-se uma varredura de todo o corpo com protocolo específico, eficaz na pesquisa de lesões ósseas, à semelhança da cintilografia.

Cumpre salientar a importância dos métodos de avaliação por imagem em outras duas situações. Em primeiro lugar, tanto a TC quanto a US são métodos corriqueiramente empregados para *localizar lesões* e *guiar biopsias* (Figs. 10-24 e 10-25). Lesões superficiais são acessíveis à US, enquanto em lesões mais profundas a TC é o método de escolha. Em segundo lugar, no *controle evolutivo* das lesões (Fig. 10-26) deve-se dar preferência ao mesmo método de avaliação por imagem empregado no pré-tratamento, para melhor acompanhamento da dimensão e da proliferação das lesões. O controle evolutivo feito por US, TC ou por RM baseia-se na variação da morfologia a das dimensões de uma lesão especí-

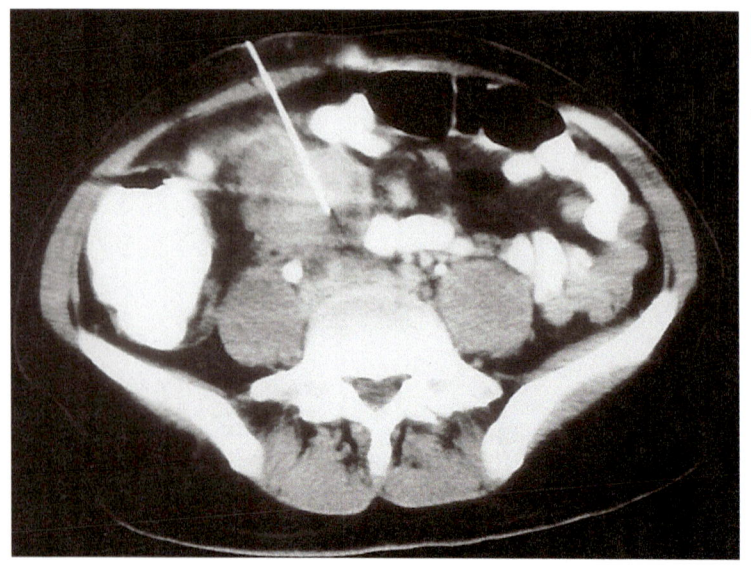

Figura 10-24.

TC para guiar biopsia de massa abdominal. A ponta da agulha está dentro da lesão (linfoma).

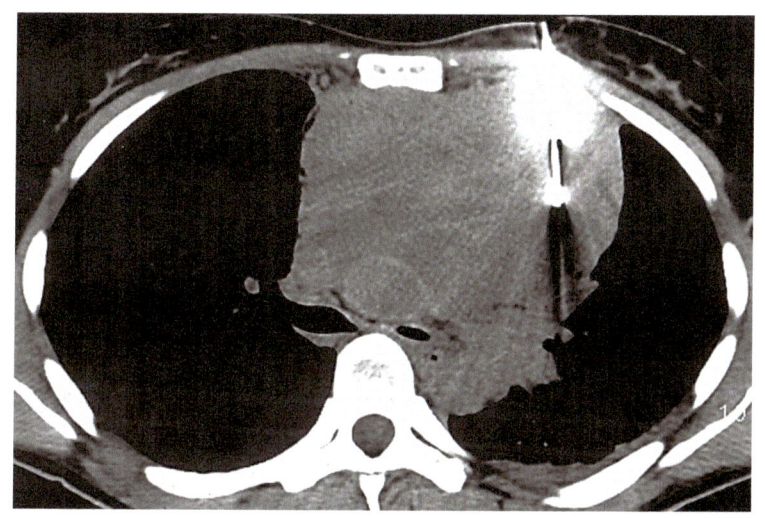

Figura 10-25.

TC para guiar biopsia de massa mediastinal ganglionar (linfoma).

Figura 10-26.

Linfoma pós-tratamento. TC de tórax: linfonodos calcificados no mediastino (seta).

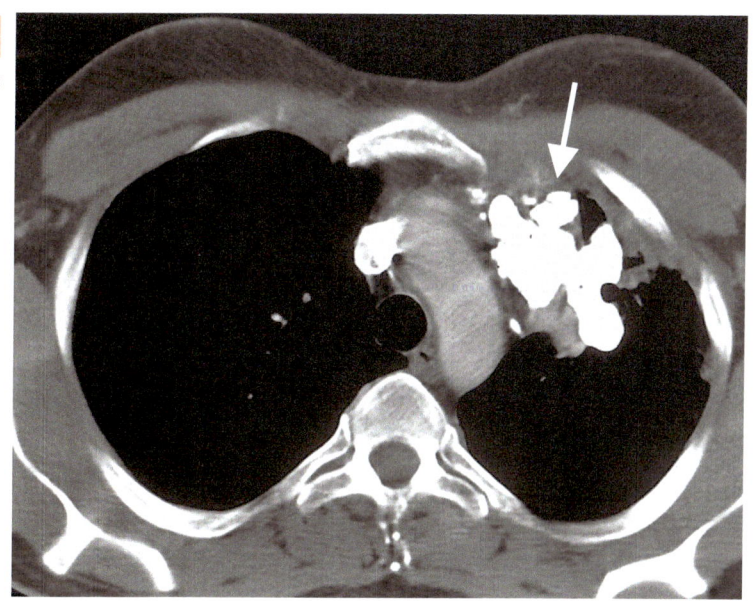

fica de um exame antigo para o outro mais recente. A RM pode, por vezes, prover informações clínicas a respeito de uma lesão, mas sua sensibilidade é relativamente baixa.

Leucemias

Embora estudos *post-mortem* indiquem a presença de infiltrado leucêmico em todos os pacientes, as alterações radiográficas causadas por esses infiltrados podem não estar presentes. Existem, porém, alguns achados que embora não sejam patognomônicos são vistos através dos diversos métodos de avaliação por imagem. Essas alterações são encontradas mais comumente nas leucemias agudas, sobretudo em crianças.

O estudo radiológico está indicado, caso haja suspeita de lesão óssea com sintomatologia dolorosa ou sinais de compressão vascular ou nervosa. As alterações ósseas podem ser vistas pelo raio X simples e são achados característicos, porém não definitivos, de leucemia, podendo estar presentes em outras doenças. Assim, podemos encontrar bandas radiotransparentes metafisárias em ossos longos, erosões ósseas corticais, particularmente na borda medial da metáfise proximal do úmero, lesões líticas ou lesões escleróticas (Fig. 10-27). Os limites dessas lesões ou o comprometimento de partes moles não podem ser avaliados através do raio X. Nestes casos, a TC e, principalmente, a RM farão estadiamento local e a procura de outras lesões ósseas não vistas ao raio X.

O comprometimento pleural, pulmonar e ganglionar mediastinal será avaliado através da TC. Quando presente, o infiltrado pulmonar representa mais provavelmente infecção, hemorragia ou infarto.

Hepatoesplenomegalias ou infiltração de outros órgãos abdominais serão avaliados por US, TC ou, eventualmente, RM inclusive com biópsia (Fig. 10-28).

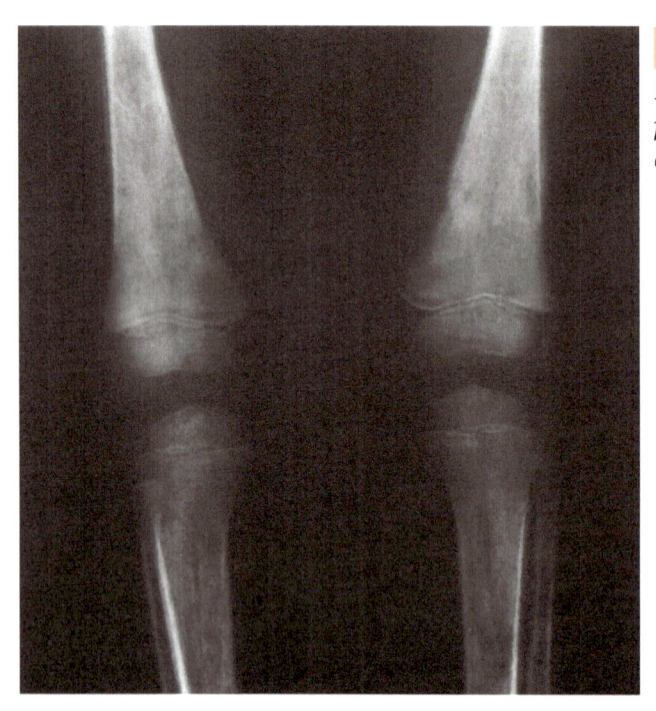

Figura 10-27.

Leucemia linfóide aguda. Rarefação óssea e espessamento do periósteo dos fêmures. Bandas leucêmicas junto às placas de crescimento dos fêmures e das tíbias.

Figura 10-28.

Leucemia linfóide crônica. Tomografia computadorizada do abdome para guiar punção de massa adrenal direita. O exame anatomopatológico confirmou a doença na adrenal.

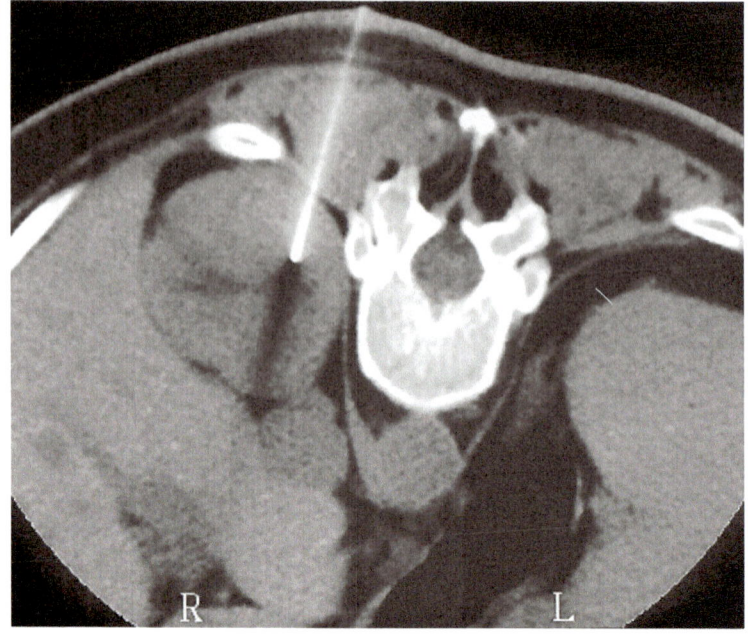

Lesões leucêmicas envolvendo ossos ou partes moles da face e região orbitária devem ser estudadas por TC ou RM, que mostrarão a extensão e os limites tumorais para o acompanhamento pós-tratamento.

O infiltrado leucêmico da coluna vertebral pode, com pouca freqüência, invadir o espaço epidural e comprimir a medula espinhal. Como nos linfomas, a RM é o método de escolha na avaliação dessa situação.

O envolvimento leucêmico da leptomeninge pode ser identificado por TC (Fig. 10-29A e B) ou, preferencialmente, pela RM. O uso do meio de contraste endovenoso aumenta bastante a sensibilidade na identificação de nódulos ou massas que comprimem em maior ou menor grau o encéfalo, a medula espinhal ou as raízes nervosas.

A TC e a RM também apresentam boa indicação na avaliação das massas extramedulares de hematopoese e no diagnóstico diferencial das lesões ósseas leucêmicas com outras entidades, como metástases tumorais e osteomielite.

A RM pode ser útil na avaliação da celularidade da medula óssea antes e após transplante de medula óssea.

Dependendo do radiofármaco utilizado, a cintilografia pode ser empregada na identificação de focos de infecção óssea ou extra-óssea ou na detecção de lesões leucêmicas ósseas. Esse método, porém, não apresenta boa definição anatômica, sendo necessária a complementação do estudo com outros métodos de avaliação por imagem.

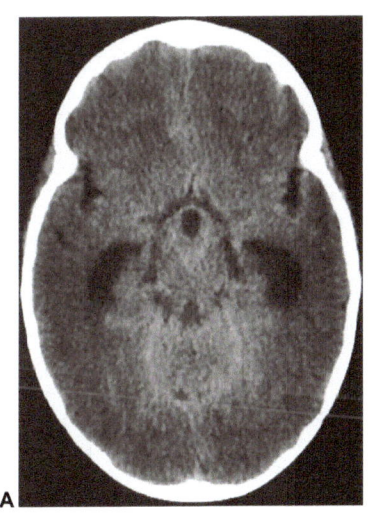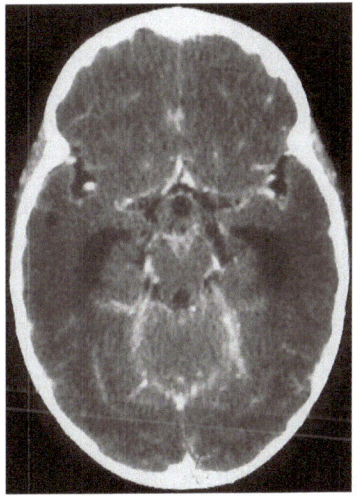

Figura 10-29.

Leucemia aguda. **A.** *Tomografia computadorizada de crânio não-contrastada. Dilatação de caráter hipertensivo dos cornos inferiores dos ventrículos laterais e aumento da densidade dos contornos das cisternas basais.* **B.** *Fase pós-contraste endovenoso ao mesmo nível do corte. Realce acentuado da leptomeninge nas cisternas: infiltração leucêmica.*

Mieloma Múltiplo

A lesão radiológica básica do mieloma múltiplo (MM) é a destruição óssea, observando-se lesões líticas sem bordas escleróticas, de pequenas dimensões, uniformes, envolvendo o esqueleto axial.

Essas alterações podem ser observadas pelo raio X simples (Fig. 10-30) e pela TC, e raramente apresentam outros padrões como lesões escleróticas ou grandes lesões coalescentes (Fig. 10-31). Discute-se a eficiência da cintilografia óssea na detecção das lesões da mielomatose, uma vez que estas são, na maioria das vezes, pequenas e não acarretam reação óssea, podendo ser negativo o estudo por este método.

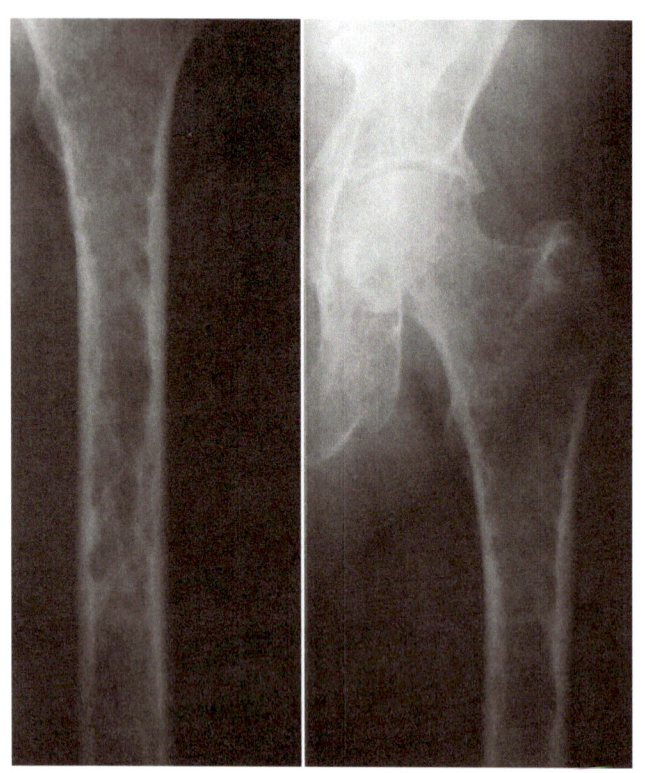

Figura 10-30.

Mieloma múltiplo. O raio X de fêmur mostra aspecto típico das lesões líticas bem delimitadas, sem bordas escleróticas e relativamente uniformes.

Figura 10-31.

Mieloma múltiplo. Tomografia computadorizada da região sacral, janela óssea. Extensas lesões líticas ósseas, confluentes na asa sacral esquerda, onde rompem a cortical óssea.

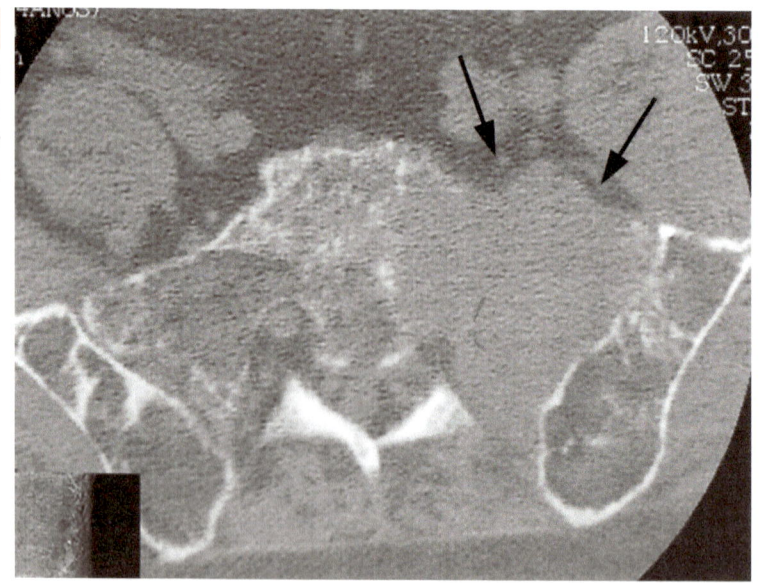

A RM, bastante sensível, tem papel importante na detecção dessas lesões ósseas, na avaliação da progressão do tratamento e no prognóstico do MM. Qualquer lesão que infiltre e substitua os tecidos hematopoético e gorduroso da medular óssea provocará alteração do sinal normal dessa região e poderá ser identificada à RM. A RM pode identificar lesões comprometendo a medula espinhal, mesmo em pacientes com exame de TC normal e, desse modo, orientar o local apropriado para eventual biopsia. A RM apresenta alta sensibilidade na detecção de lesões intramedulares e pode ser usada na avaliação da extensão dessas lesões e no controle evolutivo de tratamento.

Histiocitose X

O padrão radiológico da histiocitose X (HX) varia de acordo com a idade do paciente e com a gravidade da doença. Como regra geral, quanto mais novo o paciente mais grave e mais numerosos os órgãos acometidos.

Através do raio X simples, da TC ou da RM são vistas as lesões ósseas, em geral únicas, líticas, bem delimitadas e sem esclerose, por vezes de aspecto geográfico, comprometendo principalmente o crânio ou a coluna vertebral.

A cintilografia óssea é um método bastante sensível na detecção dessas lesões, sendo o método de escolha na pesquisa de focos múltiplos.

O comprometimento hepático, esplênico e ganglionar, bastante incomum, não é característico e pode ser observado por US ou TC.

Achado radiológico muito interessante na HX é o envolvimento pulmonar. Quando infiltrados pela doença, os pulmões podem mostrar ao raio X simples um processo intersticial relativamente simétrico bilateral, que predomina em campos médios e superiores. Hoje em dia, o melhor método de imagem para avaliação de qualquer comprometimento intersticial pulmonar é a TC com imagens obtidas com 1mm de espessura e programa de alta resolução. Tais imagens colocam em evidência os pequenos cistos confluentes e os micronódulos com distribuição característica observados na HX muito antes que sejam visíveis ao raio X simples.

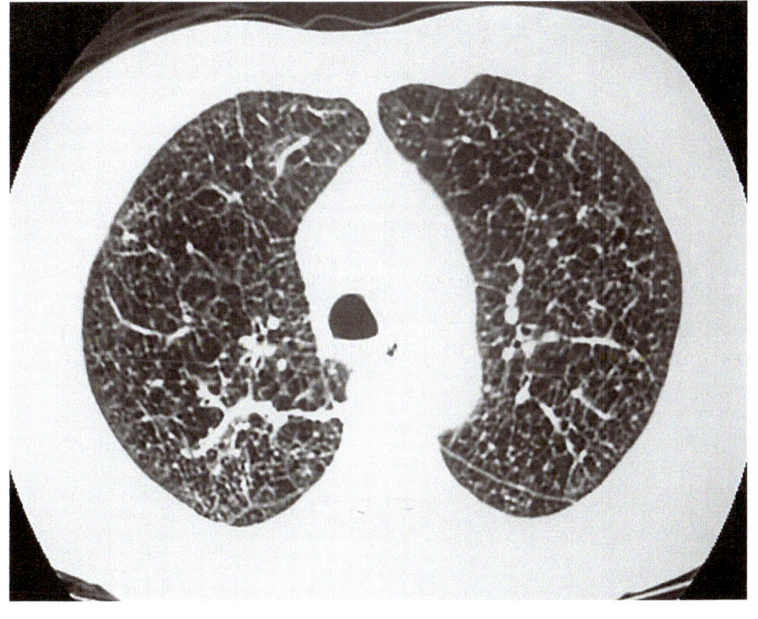

Figura 10-32.

Histiocitose X. TC de alta resolução dos pulmões mostra padrão reticulonodular do parênquima.

Hemofilia

As alterações osteoarticulares relacionadas à hemofilia são decorrentes de repetidos sangramentos. As articulações mais comprometidas são os joelhos e os tornozelos, porém qualquer articulação ou órgão pode estar envolvido.

São descritos basicamente três tipos de alterações:

1. Sangramentos peri e intra-articulares recorrentes que levam a deposição de hemossiderina, derrame articular, erosão óssea e hipertrofia sinovial. Essas alterações podem ser vistas em parte pela radiografia simples (Fig. 10-33), mas é o exame por RM que fornece detalhes definitivos da artropatia hemofílica (Fig. 10-34).

2. Sangramento intra-ósseo que, dependendo da extensão, pode acarretar o aparecimento de imagem lítica ao raio X simples.

3. Menos comum, porém de extrema importância radiológica, é o *pseudotumor hemofílico*, assim chamado por simular lesão tumoral óssea maligna, com levantamento do periósteo e rotura da cortical óssea. Tem como causa sangramento periosteal. O achado de lesões articulares associadas faz pensar no diagnóstico de hemofilia. O raio X, inicialmente, e a RM são os métodos de imagem de escolha na avaliação dos pseudotumores.

Sangramentos intracranianos, torácicos e intra-abdominais devem ser estudados preferencialmente por TC ou, eventualmente, pela RM. O comprometimento intra-raquiano deve ser avaliado pela RM.

No plano muscular, a US e a RM fornecem informações precisas das dimensões e da evolução dos hematomas.

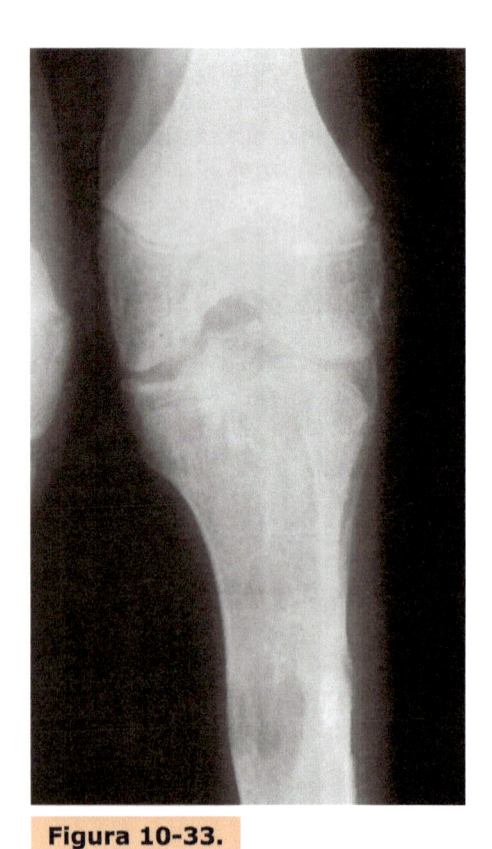

Figura 10-33.

Hemofilia. Raio X simples de joelho. Rarefação óssea, deformidade e irregularidade das faces articulares e imagem cística por sangramento intra-ósseo na metáfise tibial.

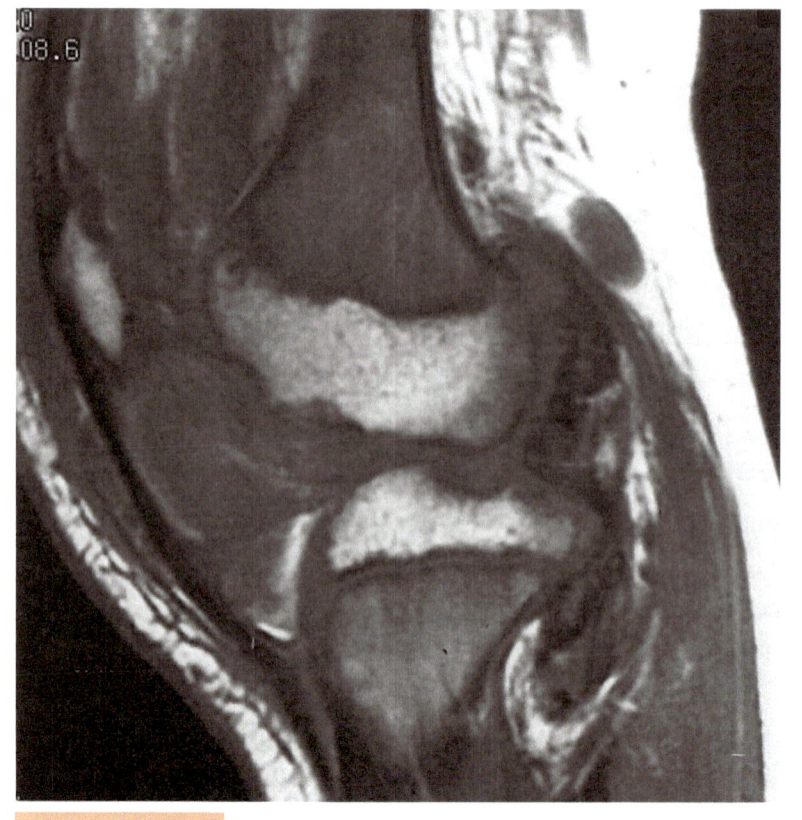

Figura 10-34.

Hemofilia. Ressonância magnética, imagem sagital pesada em T1 (TR:566/TE:11). Acentuado espessamento sinovial, derrame articular heterogêneo e irregularidade dos contornos osteoarticulares femorotibiais.

MÉTODOS DE DIAGNÓSTICO POR IMAGEM NA AVALIAÇÃO DE COMPLICAÇÕES INFECCIOSAS DAS DOENÇAS HEMATOLÓGICAS

Durante a evolução de diversas doenças hematológicas podem ocorrer complicações infecciosas. A TC, pela sua capacidade de avaliar todo o corpo, é uma excelente ferramenta diagnóstica para localizar a infecção, o que nem sempre é possível clinicamente, sobretudo nos pacientes imunodeprimidos, nos quais as manifestações clínicas de infecção não são as clássicas, podendo ocorrer acometimento de vários órgãos ao mesmo tempo.

Embora a radiografia convencional permaneça como o método mais utilizado para diagnóstico de infecção pulmonar, a TC com a técnica de alta resolução (imagens com 1mm de espessura) permite detectar mais precocemente quadros iniciais de infecção pulmonar, particularmente as opacidades em "vidro despolido", que representam preenchimento alveolar ainda sem a formação de consolidações que poderiam ser detectadas nas radiografias convencionais.

Além disso, mesmo em casos nos quais a radiografia convencional já detectou anormalidades pulmonares, a TC de alta resolução pode ser útil identificando padrões mais específicos, como cavitações e "halos perilesionais", que podem orientar quanto ao agente infeccioso.

Para a pesquisa de infecções abdominais pode-se utilizar a TC ou a ultra-sonografia. Embora amplamente utilizada no nosso meio, a US apresenta limitações no estudo de quadros infecciosos abdominais, particularmente nos pacientes obesos ou naqueles com grande distensão intestinal. Nesses casos destaca-se a maior eficácia da TC, que permite análise das alças intestinais, da cavidade peritoneal e dos órgãos parenquimatosos intra e retroperitoneais, simultaneamente. Essa avaliação global é uma das vantagens da TC no estudo de pacientes com doenças hematológicas, pois freqüentemente esses pacientes, quando infectados, podem apresentar sintomatologia inespecífica e às vezes pouco expressiva (Fig. 10-35 a 10-37).

Tanto a US quanto a TC podem ser utilizadas na orientação de punções diagnósticas de massas neoplásicas e em drenagens percutâneas de complicações infecciosas das doenças hematológicas. Embora a US seja mais barata e permita um acompanhamento em tempo real de todo o procedimento de punção, a TC tem a vantagem de oferecer uma imagem mais panorâmica e que inclui todas as estruturas a screm ultrapassadas durante o procedimento de punção, destacando-se, particularmente, nos casos em que o alvo da punção tem localização profunda ou encontra-se envolto por estruturas que dificultam a sua visualização pela US, como, por exemplo, as coleções retroperitoneais.

Antes de todo procedimento de punção ou biopsia percutânea é necessária uma avaliação prévia das condições de coagulação do paciente. Nos casos de drenagem de coleções é prudente a utilização de antibióticos para que se evite uma bacteriemia.

Quando se opta pela colocação de drenos, tornam-se necessárias lavagens destes três a quatro vezes ao dia, com cerca de 10mL de solução salina, e a monitorização do volume drenado. Tendo ocorrido melhora clínica, clareamento do líquido drenado e redução do seu volume para menos de 10mL/dia, pode-se retirar o dreno.

Com a melhora da resolução espacial da TC e da US, tem sido cada vez menos necessária a utilização de estudos cintilográficos com gálio-67 e índio-111 para avaliação de quadros infecciosos.

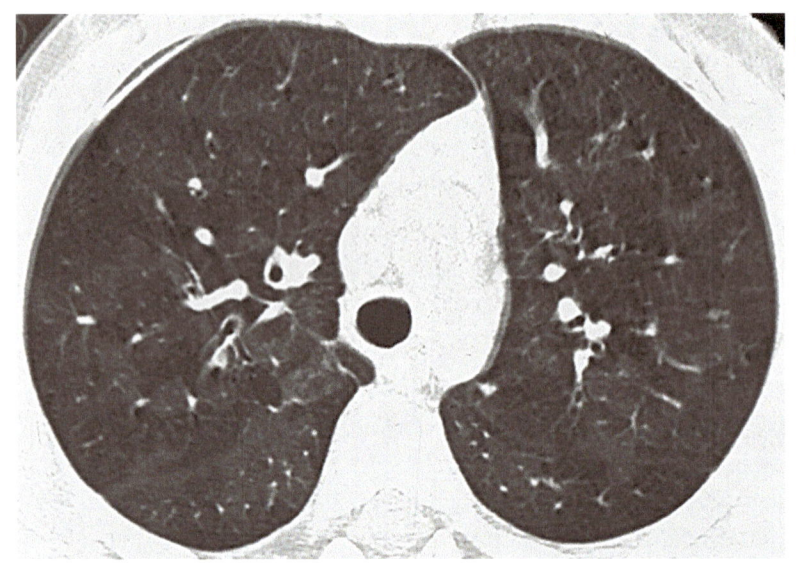

Figura 10-35.

TC de alta resolução dos pulmões. Opacidades em "vidro fosco" denotando infecção oportunista.

Figura 10-36.

TC de abdome. Colite. Espessamento das paredes do hemicólon direito (seta).

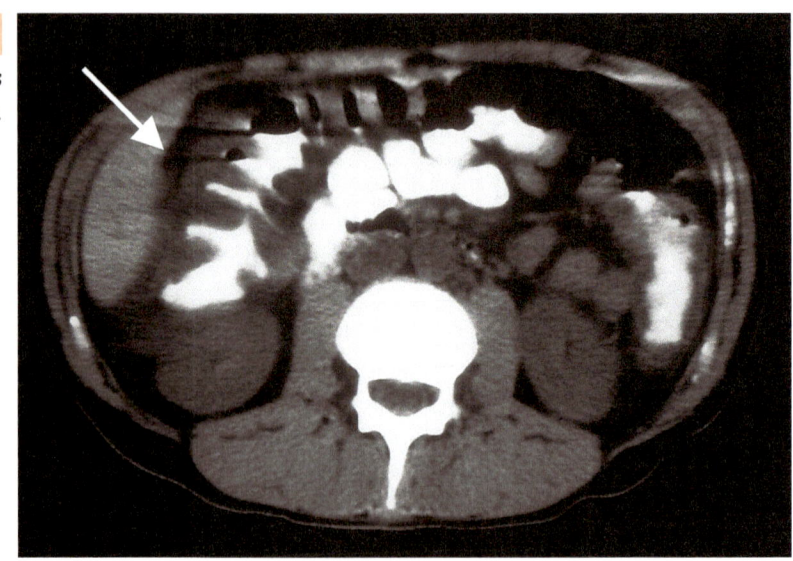

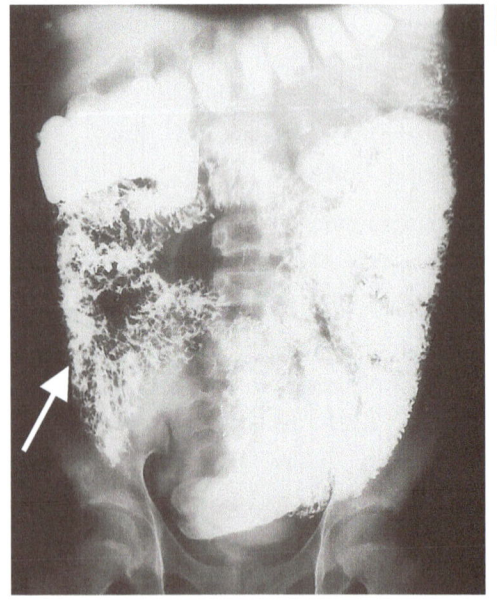

Figura 10-37.

Trânsito intestinal. Enterite. Espessamento das pregas mucosas do intestino delgado (seta).

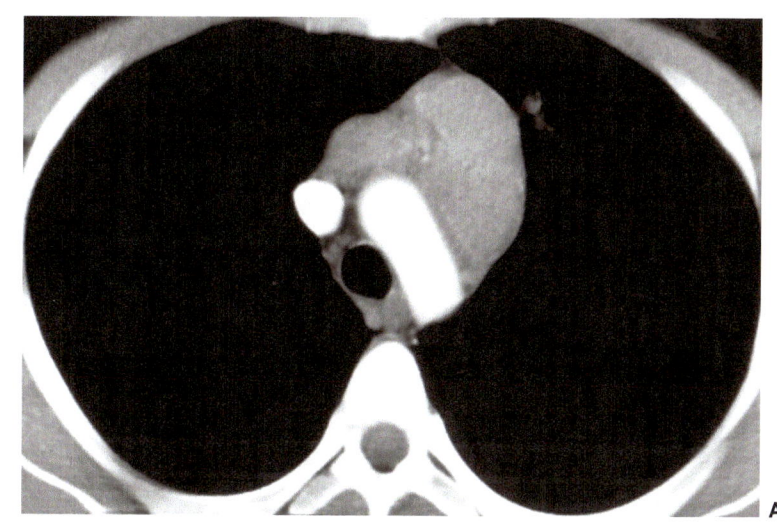

A

Figura 10-38.

A e B. Linfoma não-Hodgkin. A. TC de tórax: linfonodomegalias mediastinais. B. PET-SCAN: áreas de metabolismo de glicose aumentado em grau acentuado nas regiões de transição cervical inferior/torácica superior, supraclavicular e base de pulmão E.

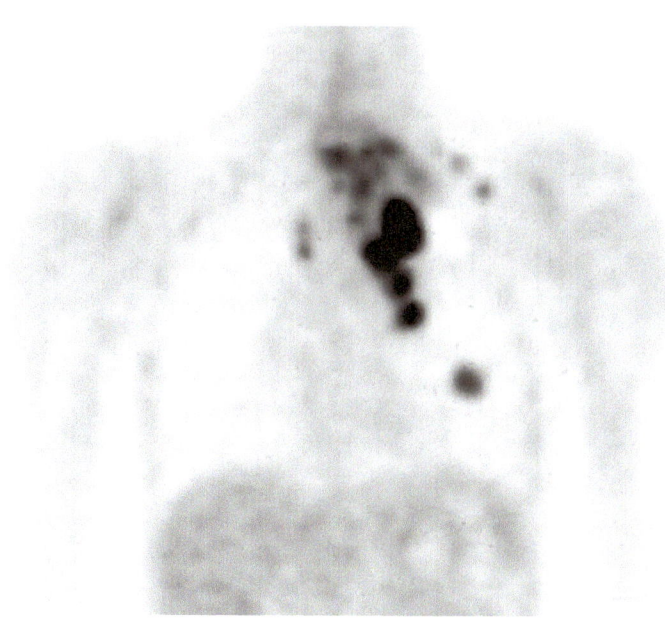

B

Referências Fundamentais

Resnick D. *Diagnosis of bone and joint disorders*. Philadelphia: WB Saunders Company, 1995.

Sutton D. *A textbook of radiology and imaging*. Churchill Livingstone, 1987.

Silverman FN, Kuhn JP. *Caffey's pediatric X-ray diagnosis*. St. Louis: Mosby, 1993.

Leitura Recomendada

Carr R, Barrington SF, Madan B. Detection of lymphoma in bone marrow by whole-body positron emission tomography. *Blood* 1998; *91*(9):3.340-46.

Daffner RH, Lupetin AR, Dash N *et al*. MRI in the detection of malignant infiltration of bone marrow. *AJR* 1986; *146*(2):353-8.

Gualdi GF, Di Biasi C, Serafini G, Casciani E. The role of MRI in the valuation of disorders involving the bone marrow. *Clin Ther* 1997; *148*(9):407-17.

Jones RJ. The role of bone marrow imaging. *Radiol* 1992; *183*:321-2.

Kangarloo H, Dietrich RB, Taira RT *et al.* MR imaging of bone marrow in children. *J Comput Assist Tomogr* 1986; *10*(2):205-9.

Moore SG, Gooding CA, Brasch RC *et al.* Bone marrow in children with acute lymphocytic leukemia: MR relaxation times. *Radiol* 1986; *160*(1):237-240.

Ruzal-Shapiro C, Berdon WE, Cohen MD, Abramson SJ. MR imaging of diffuse bone marrow replacement in pediatric patients with Cancer. *Radiol* 1991; *181*(2):587-9.

Spaepen K, Stroobants S, Dupont P. Prognostic value of positron emission tomography (PET) with fluorine-18 fluorodeoxyglucose after first-line chemotherapy in non-Hodgkin's lymphoma. *J Clin Oncol* 2001; *19*(2):414-9.

Steinborn M, Heuck AF, Tiling R, Bruegel M, Gauger L, Reiser MF. Whole-body bone marrow MRI in patients with metastatic disease to the skeletal system. *J Comput Assist Tomogr* 1999; *23*(1):123-9.

ousem DM, Patrone PM, Grossman RI. Leptomeningeal metastases: MR evaluation. *J Comput Assist Tomogr* 1990; *14*(2):255-61.

Índice Remissivo